O tratamento da
dependência química
e as terapias cognitivo-
-comportamentais

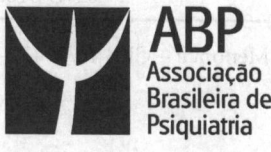
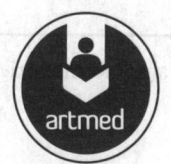

A Artmed é a editora
oficial da ABP

Nota: A medicina é uma ciência em constante evolução. À medida que novas pesquisas e a experiência clínica ampliam o nosso conhecimento, são necessárias modificações no tratamento e na farmacoterapia. Os organizadores/coautores desta obra consultaram as fontes consideradas confiáveis, num esforço para oferecer informações completas e, geralmente, de acordo com os padrões aceitos à época da publicação. Entretanto, tendo em vista a possibilidade de falha humana ou de alterações nas ciências médicas, os leitores devem confirmar estas informações com outras fontes. Por exemplo, e em particular, os leitores são aconselhados a conferir a bula de qualquer medicamento que pretendam administrar, para se certificar de que a informação contida neste livro está correta e de que não houve alteração na dose recomendada nem nas contraindicações para o seu uso. Essa recomendação é particularmente importante em relação a medicamentos novos ou raramente usados.

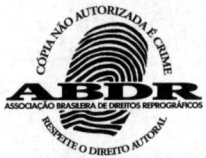

T776   O tratamento da dependência química e as terapias cognitivo-comportamentais : um guia para terapeutas / Organizadores, Neide A. Zanelatto, Ronaldo Laranjeira. – 2. ed. – Porto Alegre : Artmed, 2018.
xxii, 682 p. : il. ; 23 cm.

ISBN 978-85-8271-511-6

1. Psiquiatria – Dependência química. 2. Terapia cognitivo-comportamental. I. Zanelatto, Neide A. II. Laranjeira, Ronaldo

CDU 616.89

Catalogação na publicação: Karin Lorien Menoncil – CRB 10/2147

O tratamento da
dependência química
e as terapias cognitivo-
-comportamentais

Um guia para terapeutas

2ª Edição

Neide A. **Zanelatto**
Ronaldo **Laranjeira**

Orgs.

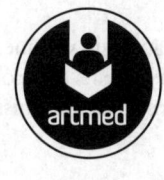

2018

© Artmed Editora Ltda., 2018

Gerente editorial: Letícia Bispo de Lima

Colaboraram nesta edição:
Editoras: Simone de Fraga e Paola de Oliveira
Capa: Paola Manica
Preparação de originais: Camila Wisnieski Heck
Leitura final: Lisandra Picon
Projeto gráfico: Tipos Design Editorial e Fotografia
Editoração: Kaéle Finalizando Ideias

Reservados todos os direitos de publicação à
ARTMED EDITORA LTDA., uma empresa do GRUPO A EDUCAÇÃO S.A.
Av. Jerônimo de Ornelas, 670 – Santana
90040-340 Porto Alegre RS
Fone: (51) 3027-7000 – Fax: (51) 3027-7070

SÃO PAULO
Rua Doutor Cesário Mota Jr., 63 – Vila Buarque
01221-020 – São Paulo – SP
Fone: (11) 3221-9033

SAC 0800 703-3444 – www.grupoa.com.br

É proibida a duplicação ou reprodução deste volume, no todo ou em parte, sob quaisquer formas ou por quaisquer meios (eletrônico, mecânico, gravação, fotocópia, distribuição na Web e outros), sem permissão expressa da Editora.

IMPRESSO NO BRASIL
PRINTED IN BRAZIL

AUTORES

Neide A. Zanelatto: Psicóloga clínica. Coordenadora e docente de Cursos na Unidade de Aperfeiçoamento Profissional em Psicologia e Psiquiatria (UPPSI). Especialista em Dependência Química pela Unidade de Pesquisa em Álcool e Drogas da Universidade Federal de São Paulo (UNIAD/Unifesp). Mestre em Psicologia da Saúde pela Universidade Metodista de São Paulo (UMESP).

Ronaldo Laranjeira: Professor titular de Psiquiatria da Escola Paulista de Medicina (EPM) da Unifesp. Coordenador geral da UNIAD.

Alessandra Diehl: Psiquiatra e educadora sexual. Membro do Grupo de Estudos em Sexualidade Humana do Centro Universitário Salesiano (Unisal/CNPq) e da UPPSI. Especialista em Dependência Química pela Unifesp e em Sexualidade Humana pela Universidade de São Paulo (USP). Diploma em Saúde Sexual e Reprodutiva pela Geneva Foundation for Medical Education and Research (GFMER). Mestre e Doutora pelo Departamento de Psiquiatria da Unifesp.

Alessandra F. Chohfi: Psicóloga com ênfase em Terapia Cognitiva.

Alexandre Quelho Comandule: Psiquiatra e psicólogo. Especialista em Dependência Química pela UNIAD/Unifesp.

Alexandre S. e C. Araujo: Filósofo. Especialista em Dependência Química pela UNIAD/Unifesp. Presidente da Associação Faces e Vozes da Recuperação no Brasil e da Associação Intervir para Dependentes Químicos e Outras Compulsões. Comunicador do Programa Recuperação, da Rádio Boa Nova.

Aline Koller: Psicóloga clínica e palestrante. Especialista em Psicoterapia Junguiana pelo Instituto Junguiano de Ensino e Pesquisa (IJEP).

Ana Maria M. Serra: Psicóloga. Professora e diretora clínica e pedagógica do Instituto de Terapia Cognitiva (ITC). Especialista em Psicologia Clínica e em Terapia Cognitivo-comportamental pelo Institute of Psychiatry da Universidade de Londres, Inglaterra. Mestre em Psicologia pela Universidade de Illinois, Estados Unidos. PhD em Psicologia pelo Institute of Psychiatry da Universidade de Londres, Inglaterra. Presidente honorária da Associação Brasileira de Psicoterapia Cognitiva (ABPC).

Andre de Queiroz Constantino Miguel: Psicólogo comportamental. Mestre em Dependências Patológicas pela Universidade de Pisa, Itália. Doutor em Ciências pelo Departamento de Psiquiatria da Unifesp. Pós-doutorando em Ciências do Departamento de Psiquiatra da Unifesp e do Departamento de Psiquiatria da Universidade de Yale, Estados Unidos.

Andrea Lorena C. Stravogiannis: Psicóloga. Coordenadora do Ambulatório de Pesquisa e Tratamento de Amor e Ciúme Patológicos do Ambulatório dos Transtornos do Impulso (AMITI) do Hospital das Clínicas da Faculdade de Medicina da Universidade de São Paulo (HCFMUSP). Especialista em Dependência Química pela UNIAD/Unifesp e em Terapia Cognitivo-comportamental pelo Ambulatório de Ansiedade (AMBAN) do Instituto de Psiquiatria (IPq) do HCFMUSP. Mestre em Ciência pela FMUSP. Doutoranda da FMUSP.

Carla Bicca: Psiquiatra. Especialista em Dependência Química pela Unifesp e em Terapia Cognitiva pelo Beck Institute. Mestre em Ciências Médicas pela Universidade Federal do Rio Grande do Sul (UFRGS). Diretora da Villa Janus.

Carolina Meneses Gaya: Psicóloga. Especialista em Saúde Pública pela Universidade de Franca (Unifran). Doutora em Saúde Mental pela USP. Pós-doutorada em Psiquiatria e Psicologia Médica pela Unifesp.

Cláudio Jerônimo da Silva: Psiquiatra. Professor afiliado do Departamento de Psiquiatria da Unifesp. Especialista em Dependência Química pela Unifesp. Doutor em Ciências pela Unifesp. Diretor técnico da Associação Paulista para o Desenvolvimento da Medicina (SPDM).

Daniel Cruz Cordeiro: Psiquiatra. Especialista em Educação Sexual pelo Unisal e em Dependência Química pela Unifesp. Mestre em Psiquiatria pelo Instituto de Psiquiatria de Londres do King's College London, Inglaterra.

Douglas José Resende Lima: Psicólogo clínico. Pesquisador do Instituto Nacional de Ciência e Tecnologia para Políticas Públicas do Álcool e Outras Drogas (INPAD) da Unifesp. Coordenador de cursos na área de Dependência Química da SPDM Educação. Especialista em Dependência Química pela UNIAD/Unifesp e em Saúde Mental da Infância e Adolescência pela Unidade de Psiquiatria da Infância e Adolescência (UPIA) da Unifesp.

Edilaine Moraes: Psicóloga. Coordenadora e professora de cursos de extensão a distância da UPPSI. Especialista em Dependência Química pela Unifesp. MBA em Economia e Gestão em Saúde pelo Grupo Interdepartamental de Economia da Saúde (GRIDES) da Unifesp. Pós-doutorada em Psiquiatria e Psicologia Médica pela Unifesp.

Eliane Mary de Oliveira Falcone: Psicóloga. Docente do Programa de Pós-graduação (PPG) em Psicologia Social do Instituto de Psicologia da Universidade Estadual do Rio de Janeiro (IP/UERJ). Especialista em Terapia Cognitiva pelo Beck Institute. Mestre em Psicologia Clínica pela Pontifícia Universidade Católica do Rio de Janeiro (PUC-Rio). Doutora em Psicologia Clínica pela USP. Ex-presidente da Federação Brasileira de Terapias Cognitivas (FBTC) (2003-2005). Fundadora da *Revista Brasileira de Terapias Cognitivas* (RBTC).

Fabiola Boschetti Spadin: Psicóloga clínica. Especialista em Dependência Química pela UNIAD/Unifesp e em Terapia Cognitiva pelo ITC.

Flavia Serebrenic: Psicóloga, psicoterapeuta individual, de casal e família. Pesquisadora colaboradora no Grupo Interdisciplinar de Estudos de Álcool e Drogas (GREA) do IPq--HCFMUSP. Mestre em Dependência Química pela Universidade de Londres, Inglaterra. Doutora em Psiquiatria pela Unifesp.

Francisco Lotufo Neto: Professor associado da FMUSP, do PPG em Psicologia Clínica da USP e do Instituto de Estudos Brasileiros da USP. Especialista em Psiquiatria pelo Departamento de Neuropsiquiatria da FMUSP. Doutor em Psiquiatria pela USP.

Gabriela Baldisserotto: Psiquiatra com treinamento intensivo em Terapia Comportamental Dialética (DBT) pelo The Linehan Institute Behavioral Tech. Membro da equipe de consultoria DBT Porto Alegre.

Geraldo M. Campos: Psicólogo. Gestor em Políticas Públicas relacionadas ao Álcool, Tabaco e Outras Drogas. Especialista em Dependência Química pela Unifesp.

Helena M. T. Sakiyama: Psicóloga clínica. Pesquisadora do INPAD/Unifesp. Especialista em Dependência Química pela Unifesp, em Terapia Cognitivo-comportamental (TCC) pelo Centro de Estudos em TCC e em Psicoterapia Psicanalítica pela USP. Mestre em Ciências da Saúde pela Unifesp.

Irismar Reis de Oliveira: Psiquiatra e terapeuta cognitivo-comportamental. Professor titular de Psiquiatria, atuando nos Programas de Pós-graduação em Medicina e Saúde e Processos Interativos de Órgãos e Sistemas da UFBA. Doutor em Neurociências pela Universidade Federal da Bahia (UFBA). Livre-docente em Psiquiatria pela UFBA.

Isabel Cristina Weiss de Souza: Psicóloga clínica e instrutora de *Mindfulness* pela Universidade da Califórnia e pelo Centre for Addiction Treatment Studies, Reino Unido. Pesquisadora do Núcleo de Pesquisa em Saúde e Uso de Substâncias (NEPSIS/Unifesp). Diretora do Espaço Terapêutico Isabel Weiss. Especialista em Terapias Cognitivas pela USP. Mestre em Saúde Coletiva pela Universidade Federal de Juiz de Fora (UFJF). Doutora em Ciências pela Unifesp.

Isabel Silva: Psicóloga. Especialista em Dependência Química pela UNIAD/Unifesp.

Karen P. Del Rio Szupszynski: Psicóloga. Professora adjunta do Curso de Psicologia da Universidade Federal de Grande Dourados (UFGD). Docente e orientadora de Mestrado do PPG em Psicologia da UFGD. Mestre e Doutora em Psicologia Clínica pela PUCRS. Pós-doutoranda do Departamento de Psicobiologia da Unifesp.

Karine Koller: Médica. Especialista em Dependência Química pela UNIAD/Unifesp.

Lawrence P. Riso: Psicólogo. Professor associado, The American School of Professional Psychology, Argosy University, Washington DC.

Lina Sue Matsumoto: Psicóloga. Coordenadora e professora do Curso de Formação em Terapia Cognitiva Narrativa & Focada na Compaixão do IPq-HCFMUSP. Professora convidada do Curso de Especialização em TCC do AMBAN/IPq-HCFMUSP. Terapeuta cognitiva certificada pela FBTC. Certificada em Terapia Cognitiva Processual. Especialista em TCC pelo Centro de Estudos em Terapias Cognitivo-comportamentais (CETCC-SP) e em Transtornos Alimentares pelo IPq-HCFMUSP. Mestranda do PPG do IPq-HCFMUSP.

Lucianne Valdivia: Psicóloga. Membro do Grupo de Pesquisa em Processos e Intervenções em Saúde Mental do PPG em Psiquiatria e Ciências do Comportamento da UFRGS. Especialista em Psicoterapia pelo Estudos Integrados de Psicoterapia Psicanalítica (ESIPP). Mestre em Psiquiatria e Ciências do Comportamento pela UFRGS.

Luiz Gustavo Vala Zoldan: Psiquiatra. Preceptor na Graduação de Medicina da Universidade Nove de Julho (Uninove). Coordenador médico e diretor clínico do Centro de Referência de Álcool, Tabaco e Outras Drogas da Secretaria de Estado da Saúde de São Paulo (CRATOD/SES). Especialista em Dependência Química pela UNIAD/Unifesp.

Manoel Antônio dos Santos: Psicólogo. Professor titular do Departamento de Psicologia da Faculdade de Filosofia, Ciências e Letras de Ribeirão Preto da USP. Especialista em Psicologia Hospitalar e Psicologia Clínica pelo Conselho Federal de Psicologia. Mestre e Doutor em Psicologia Clínica pelo Instituto de Psicologia da USP. Membro da Academia Paulista de Psicologia.

Marcelo Ribeiro: Psiquiatra. Diretor do CRATOD/SES. Especialista em Dependência Química pela UNIAD/Unifesp. Mestre e Doutor em Ciências pela Unifesp.

Margareth da Silva Oliveira: Psicóloga. Mestre em Psicologia Clínica pela PUCRS. Doutora em Ciências pela Unifesp. Pós-doutorada pela Univerity of Mayland Baltimore County (UMBC).

Maria de Fátima Rato Padin: Psicóloga. Diretora clínica da Clínica de Reabilitação e Tratamento da Dependência Química GRESSUS. Especialista em Dependência Química pela EPM/Unifesp. Doutora em Ciências pelo Departamento de Psiquiatria da Unifesp.

Michaele Terena Saban-Bernauer: Psicóloga. Docente e cofundadora da Atualização em Terapia de Aceitação e Compromisso da Escola de Educação Permanente (EEP) do HCFMUSP. Especialista em Análise do Comportamento Aplicada à Clínica pelo Núcleo Paradigma. Mestre em Psicologia Experimental pela PUC-SP.

Monica Zilberman: Psiquiatra. Pós-doutorada em Psiquiatria e Gênero pela Universidade de Calgary, Canadá.

Natália Priolli Jora Pegoraro: Enfermeira. Coordenadora do Centro de Atenção Psicossocial – Álcool e Drogas (CAPS-AD) de Ribeirão Preto, São Paulo. Doutora em Ciências pela Escola de Enfermagem de Ribeirão Preto (EERP) da USP.

Neliana Buzi Figlie: Psicóloga. Professora afiliada da EPM/Unifesp. Especialista em Dependência Química pela Unifesp. Formação em Entrevista Motivacional pelo Center on Alcoholism, Substance Abuse, and Addictions (CASAA) da University of New Mexico, Estados Unidos. Mestre em Saúde Mental pela Unifesp. Doutora em Ciências pela Unifesp.

Nelson Francisco Annunciato: Professor. Doutor em Neuroanatomia pelo Instituto de Ciências Biomédicas da USP (ICB/USP) e pela Medizinische Universität zur Lübeck, Alemanha. Pós-doutorado em Programas de Reabilitação Neurológica pelo Centro Infantil de Munique, Alemanha.

Paulo Márcio Souza: Psiquiatra. Preceptor do Programa de Residência Médica em Psiquiatria do Instituto de Psiquiatria de Santa Catarina (IPQ/SC). Presidente do Centro de Estudos do IPQ/SC.

Paulo B. Moraes: Psicólogo. Supervisor no ITC. Especialista em Dependência Química pela UNIAD/Unifesp e em Terapia Cognitivo-comportamental pelo ITC.

Paulo Roberto O. H. Santana: Médico. Residente de Psiquiatria do Instituto Bairral de Psiquiatria (IBP). Especialista em Dependência Química pela UNIAD/Unifesp.

Renata Brasil Araujo: Psicóloga com Aperfeiçoamento Especializado em Dependência Química pela Cruz Vermelha Brasileira. Chefe da Unidade de Desintoxicação Jurandy Barcellos. Coordenadora e supervisora dos Programas de Dependência Química e de Terapia Cognitivo-comportamental do Hospital Psiquiátrico São Pedro. Professora de Terapia Cognitivo-comportamental da Wainer Psicologia Cognitiva, Centro de Estudos da Família e do Indivíduo, Núcleo de Estudos e Atendimentos em Psicoterapias Cognitivas, Cognitivo, Instituto Catarinense de Terapia Cognitiva e Instituto Paranaense de Terapia Cognitiva. Diretora do Modus Cognitivo: Núcleo de Terapia Cognitivo-comportamental. Formação em Terapia dos Esquemas pelo Núcleo de Estudos e Atendimentos em Psicoterapias Cognitivas/ International Society of Schema Therapy (NEAPC-ISST). Mestre em Psicologia Clínica pela PUCRS. Doutora em Psicologia pela PUCRS. Vice-presidente da Associação Brasileira de Estudos do Álcool e Outras Drogas (ABEAD) (2017-2019). Presidente da Associação de Terapias Cognitivas do Rio Grande do Sul (ATCRS) (2013-2016).

Roberta Payá: Psicóloga. Membro e professora da UPPSI. Especialista em Terapia de Família e Casal pela PUC-SP, em Álcool e Drogas e em Educação Sexual pelo Unisal, e em Dependência Química pela Unifesp. Mestre em Terapia de Família pela Universidade de Londres, Inglaterra. Doutora em Saúde Mental pela Unifesp.

Roberto Banaco: Analista do comportamento com ênfase em Clínica Analítico-comportamental. Professor do Mestrado Profissional em Análise do Comportamento Aplicada do Centro Paradigma – Ciências do Comportamento. Voluntário junto ao AMBAN/IPq-HCFMUSP. Mestre em Psicologia Experimental pelo Instituto de Psicologia da USP. Doutor em Ciências: Psicologia Experimental pelo Instituto de Psicologia da USP.

Rodrigo Noia Mattos Montan: Psicólogo. Analista do Comportamento. Especialista em Dependência Química pelo IPq-HCFMUSP. Mestrando em Análise do Comportamento Aplicada do Centro Paradigma – Ciências do Comportamento.

Sandra Cristina Pillon: Enfermeira. Pesquisadora associada do INPAD/Unifesp. Professora titular da EERP/USP, Centro Colaborador da OMS para o Desenvolvimento da Pesquisa em Enfermagem. Especialista em Dependência Química pela UNIAD/Unifesp. Mestre e Doutora em Ciências pela Unifesp. Pós-doutorada pela Faculty of Nursing, University of Alberta, Canadá.

Sérgio de Paula Ramos: Psiquiatra. Doutor em Medicina pela Unifesp. Diretor da Villa Janus.

Sergio Luis Ferreira: Psicólogo pleno do Hospital Dia da Rede Hora Certa M'Boi Mirim 1 – Organização Social – Centro de Estudos e Pesquisas Dr. João Amorim (CEJAM).. Especialista em Dependência Química pela UNIAD/Unifesp.

Sérgio M. Duailibi: Médico do trabalho. Especialista em Dependência Química pela UNIAD/Unifesp. Mestre em Ciências da Saúde pela Fundação de Apoio à Unifesp (FapUnifesp). Doutor em Ciências da Saúde pela Unifesp.

Silvia Leite Pacheco: Psicóloga clínica. Professora convidada dos Cursos de Especialização em Dependência Química e em Saúde Mental da Infância e Adolescência da UNIAD/Unifesp. Pesquisadora do INPAD/Unifesp. Especialista em Terapia Cognitivo-comportamental pela CETCC e em Dependência Química pela Unifesp.

Vinicius Marinacci Cardim: Acadêmico de Psicologia. Técnico especializado em Políticas sobre Drogas pela Federação Brasileira de Comunidades Terapêuticas (FEBRACT). Extensões em Aconselhamento em Dependência Química pela UNIAD/Unifesp e em Terapia Cognitivo-comportamental Aplicada ao Tratamento da Dependência Química pela UNIAD/Unifesp e pelo IPq-HCFMUSP.

Wilson Vieira Melo: Psicólogo com treinamento intensivo em DBT pelo The Linehan Institute Behavioral Tech. Coordenador do Curso de Formação em Terapia Comportamental Dialética da Elo Psicologia e Desenvolvimento. Diretor do Instituto de Terapia Cognitiva do Rio Grande do Sul. Presidente da FBTC (2019-2021). Mestre em Psicologia Clínica pela PUCRS. Doutor em Psicologia pela UFRGS e pela Universidade da Virginia, Estados Unidos.

Zenon Lotufo Jr.: Filósofo e analista transacional. Professor do Curso de Especialização em Terapia Cognitivo-comportamental do AMBAN/IPq-HCFMUSP. Especialista em Análise Transacional pela Asociación Latinoamericana de Analisis Transaccional (ALAT) e em Logoterapia pela Associação Brasileira de Logoterapia e Análise Existencial Frankliana (SOBRAL). Doutor em Psicologia da Religião pela PUC-SP.

À minha neta Laís, um amor novo,
indescritível, imensurável.

Neide A. Zanelatto

AGRADECIMENTOS

Assim como a 1ª, esta 2ª edição é o produto da experiência de vários autores, especialistas nas áreas da dependência química e das terapias cognitivo-comportamentais. É para esses autores – aqueles que revisaram seus capítulos já publicados na 1ª edição e aqueles que se juntaram a esse grupo na 2ª edição, contribuindo com novos temas, dedicando seu tempo, muitas vezes curto em função dos vários projetos acadêmicos – que vão nossos sinceros agradecimentos. Agradecemos também àqueles autores que não puderam participar em virtude de problemas de ordem profissional ou particular, mas que se mostraram atenciosos e dedicados em nossos contatos. Agradecemos também à Artmed Editora – Grupo A, que, mais uma vez, com sua equipe de produção oferecendo uma parceria generosa, muitíssimo paciente e dedicada, validou nosso projeto, tornando possível a produção desta nova edição.

Parte da experiência descrita e esmiuçada nesta obra foi construída no dia a dia, a partir da relação profissional-paciente. Por isso, aos pacientes da Unidade de Pesquisa em Álcool e Drogas da Universidade Federal de São Paulo (UNIAD), da Unifesp, bem como aos de nossos consultórios particulares, externamos o nosso sincero agradecimento: sem nossa experiência com eles, nem nosso aprendizado nem esta publicação seriam possíveis. De modo especial, queremos agradecer àqueles que, protagonistas dos casos apresentados, permitiram que suas histórias servissem como exemplo, ilustrando e facilitando o aprendizado.

Agradecemos, ainda, aos professores convidados (todos autores deste livro) e a todos os alunos do Curso de Terapia Cognitivo-comportamental Aplicada ao Tratamento da Dependência Química – alguns desses alunos, inclusive, cederam gentilmente trechos de suas apresentações de estudos de caso realizadas durante o curso, com o objetivo de ilustrar as técnicas abordadas.

Aos amigos mais próximos, que em encontros informais deram sugestões valiosas e apoio ao projeto, registramos nosso grande apreço.

Nosso agradecimento especial aos leitores das áreas de interesse focadas nesta obra – dependência química e terapias cognitivo-comportamentais: que ao validarem nosso projeto e divulgarem nosso livro entre seus pares, possibilitaram a elaboração de uma nova edição, desta vez ampliada segundo às necessidades daqueles que se ocupam do tratamento de pacientes com transtornos por uso de substâncias.

APRESENTAÇÃO

É um enorme desafio tratar pessoas que sofrem de dependência química, pois são altas as taxas de recaída e pouco animadores os resultados terapêuticos encontrados na prática clínica e nos artigos científicos publicados. Se revisarmos, por exemplo, os ensaios clínicos randomizados com psicofármacos, excluindo as pesquisas com tabaco e álcool, são inconsistentes os resultados obtidos para o manejo da fissura, uma das razões principais das recaídas nessa clientela.

Por sua vez, as implicações clínicas do uso de substâncias tornam mais difícil a avaliação psiquiátrica dos pacientes: tanto a intoxicação quanto a síndrome de abstinência, os transtornos induzidos por drogas e os transtornos de início tardio podem ser confundidos com doenças psiquiátricas comórbidas, levando a erros na prescrição do tratamento.

Além disso, devemos lembrar que a maioria dos pacientes que buscam atendimento apresenta comorbidades psiquiátricas, usa mais de uma substância e tem diferentes graus de motivação para interromper cada uma delas, o que demonstra a enorme complexidade da dependência química e a necessidade de um tratamento integrado que envolva não só os transtornos comórbidos, mas também as questões motivacionais.

Esses pacientes, que apresentam uma deletéria confluência entre fatores biológicos e psicossociais, não nos consultam, em geral, para ficar abstinentes, e sim para que os ajudemos a se transformarem em pessoas capazes de moderação. Pois bem, até a presente data, a medicina ainda não foi capaz de desenvolver a pílula da moderação ou o remédio definitivo para a fissura, e, por isso, está nas psicoterapias a chance de ajudá-los.

Se fizermos uma viagem histórica pelo caminho das psicoterapias no campo da dependência química, poderemos observar que o alcoolismo é o transtorno estudado há mais tempo. No início do século passado, sob a influência da psicanálise, ele foi visto como sintoma de conflitos inconscientes, o que resultaria na indicação de psicoterapia psicodinâmica para esses pacientes. No entanto, o próprio Freud, que costumava revisar constantemente seus achados, deu-se conta da inconveniência dessa indicação, ao sugerir, em 1916, que "dependentes de drogas não são suscetíveis ao tratamento psicanalítico porque ao menor retrocesso ou dificuldade recaem".*

---

*Jones, E. Sigmund Freud life and work. London: Hogarth Press; 1974. V. 2. p. 213.

Muitos anos depois, em 1967, a Associação Médica Americana reconheceu a doença "alcoolismo". Essa nova conceitualização foi ao encontro do que professavam os Alcoólicos Anônimos desde 1935, e os esforços para tratar os pacientes ampliaram-se, tendo como principal objetivo terapêutico a abstinência do álcool.

Na visão da época, no entanto, alcoolistas não se motivariam para o tratamento devido a sua negação das vicissitudes decorrentes da doença, bem como à projeção sobre os outros de suas próprias mazelas. O objetivo terapêutico era o de destruir o sistema de defesas psíquicas para, havendo a rendição, resultar em motivação para tratamento. Nascia a técnica do confronto, desenvolvida por Vernon Johnson a partir de 1973 e difundida no Brasil a partir de 1977.

Pobres resultados terapêuticos, oriundos do conceito monolítico de doença, criaram o terreno propício para a plena aceitação do conceito de "síndrome de dependência do álcool", proposto por Edwards e Gross em 1976. O alcoolismo deixava de ser percebido como uma doença e passava à condição de uma síndrome, multideterminada, com diferentes apresentações clínicas, mas o desafio continuava a ser como motivar os pacientes. Para tanto, Edwards, em Londres, e Marta Sanches Craig, em Toronto, chamaram a atenção para a eficácia de tratamentos mais simples e breves, com o intuito de atingir mais pessoas e motivá-las. Com isso, as portas abriram-se para as seguintes percepções: 1) o alcoolismo não mais poderia ser entendido como uma condição única que os pacientes apresentavam ou não; 2) devido à multiplicidade de possibilidades, alguns pacientes poderiam se beneficiar de tratamentos que não se centrassem na abstinência do álcool; 3) técnicas terapêuticas sofisticadas, caras e extensivas não necessariamente produziam melhores resultados; e 4) devidamente motivados, alguns pacientes conseguiam recuperar-se do alcoolismo com um simples aconselhamento.

Gradativamente, a visão psicanalítica de um paciente vitimado por sua conflitiva inconsciente e necessitado de extensa psicoterapia foi dando lugar a outra visão, a do paciente capaz de "se ajudar" – se adequadamente orientado – por meio de sua cognição.

Técnicas terapêuticas mais simples e menos invasivas foram propostas. O paciente passou a ser reconhecido como alguém capaz de se abster, e a ele foi entregue a tarefa de *apenas* não recair. Essa é resumidamente a proposta de Marlatt e Rohsenow, de 1980, que sofreu desenvolvimento ulterior no livro *A prevenção de recaída*, de 1985. De acordo com esse modelo, o que se pretende é construir com o paciente um projeto terapêutico, fixando-se objetivos compartilhados, visando aumentar sua autoeficácia para lidar com as diferentes situações-gatilho para o consumo de drogas. Permanecia, contudo, o desafio de como motivar os pacientes. A ampliação dos conhecimentos na área possibilitou que se entendesse como central a questão da motivação para os pacientes aderirem aos tratamentos prescritos e disporem-se a processar mudanças em suas vidas.

Nos anos de 1980, foram Miller e a dupla Prochaska e DiClemente os autores que mais se ocuparam desses assuntos. Miller propôs técnicas que ajudassem o paciente na motivação para mudança dos comportamentos aditivos, as quais ganharam corpo em seu livro *Motivacional interviewing: preparing people to change addictive behavior*, de 1991. Contemporaneamente aos esforços de Miller, a dupla Prochaska e DiClemente passou a estudar o que chamaram de "estágios de mudança", vendo-os como um processo, no qual existem aspectos específicos de motivação em cada um dos estágios propostos.

Em 1993, Aaron Beck, que desenvolveu a terapia cognitiva, adaptou-a para pessoas com transtornos aditivos. De acordo com Beck, os terapeutas, ao tratarem pessoas que apresentam dependência química, deviam dar especial atenção à forma como eles viam a si mesmos, o mundo e o futuro, o que incluía o modo como compreendiam o uso das drogas – a isso denominou, respectivamente, crenças centrais e crenças aditivas.

Ainda hoje, novas pesquisas têm sido realizadas e novas terapêuticas propostas para o atendimento dessa clientela, como a terapia do esquema, a terapia comportamental dialética e *mindfulness* para prevenção de recaída, o que demonstra a busca incessante dos profissionais para diminuir as altas taxas de recaída.

É justamente de tudo isso que trata este livro, que é referência na área da dependência química e que, em sua 2ª edição, vem não só para guiar os profissionais no processo diagnóstico, mas também para oferecer conhecimento nas abordagens psicoterapêuticas, colaborando para um atendimento de excelência a pessoas que sofrem de dependência química.

Nosso objetivo aqui é suscitar em você, leitor, curiosidade para mergulhar em cada um dos capítulos da obra e, acima de tudo, despertar um desejo genuíno de prestar um cuidado humano e especializado a esses indivíduos tão vulneráveis e carentes de atenção.

Renata Brasil Araujo
Doutora em Psicologia pela Pontifícia Universidade Católica do Rio Grande do Sul.

Sérgio de Paula Ramos
Doutor em Medicina pela Universidade Federal de São Paulo.

PREFÁCIO

O transtorno por uso de substâncias (TUS) é considerado um fenômeno de difícil manejo inserido em um contexto de grande complexidade, dada a quantidade de variáveis que nele interferem e são influenciadas por sua presença. O tratamento desse transtorno, portanto, também deve ser planejado levando-se em conta um sem-número de condições, com vistas a obter desfechos mais positivos.

Cada paciente deve ser considerado em sua individualidade, e não se deve perder de vista o objetivo principal do clínico que atua nessa área: instaurar a esperança de uma possível melhora do quadro, auxiliando o indivíduo na compreensão de seu transtorno, objetivando modificar seus pensamentos geradores de comportamentos facilitadores da manutenção dos quadros de dependência, utilizando as ferramentas terapêuticas que têm apresentado resultados baseados em evidências.

As terapias cognitivo-comportamentais têm sido referenciadas como padrão-ouro quando se trata de abordagens consideradas eficazes no tratamento de transtornos psiquiátricos diversos, inclusive o TUS, e a aplicação desse conjunto de técnicas no contexto do tratamento tem se mostrado eficaz, tanto para o alcance como para a manutenção da abstinência, seja com usuários de álcool e tabaco, seja com os que consomem substâncias ilícitas ou semi-ilícitas. Esse conjunto de abordagens terapêuticas será descrito nesta obra focando-se os três grupos principais de correntes teóricas das terapias cognitivo-comportamentais: terapias de reestruturação cognitiva, de resolução de problemas e de treinamento de habilidades, acrescidas de várias abordagens no contexto das terapias de terceira onda.

O objetivo deste livro, a exemplo de outros manuais produzidos fora de nosso país, é apresentar ao leitor, em sua primeira parte, uma revisão geral do que é o TUS, quais os modelos explicativos desse fenômeno, como estão classificadas as substâncias psicoativas, quais os efeitos agudos, crônicos e os sintomas de abstinência das substâncias com as quais nos deparamos mais comumente na prática clínica e quais as principais comorbidades associadas ao transtorno que ora buscamos compreender.

Em seguida, serão apresentadas as principais correntes teóricas que embasam o grupo das terapias cognitivo-comportamentais, os modelos delas derivados para a compreensão e o tratamento do problema dos transtornos por uso de álcool e outras substâncias, as terapias contextuais e da chamada terceira onda das terapias cognitivo-comportamentais, bem como um rol de técnicas tanto cognitivas quanto comportamentais, descritas na íntegra, que serão utilizadas durante as sessões estruturadas.

Uma seção desta obra será destinada a oferecer ao terapeuta um modelo de atendimento, apresentando-se o conteúdo de cada sessão de tratamento, inclusive as orientações de procedimentos específicos da parte do terapeuta, os formulários necessários para cada tema escolhido e os planos de ação voltados para o treino do tema discutido.

O grupo de sessões estruturadas está dividido em temas centrais (aqueles voltados especificamente para o tratamento do TUS), essenciais no tratamento de todo indivíduo, e temas específicos (para os casos em que existam comorbidades ou outras questões que mereçam atenção e que, se não tratadas, terão como consequência alteração no curso do TUS, dificultando a adesão ou favorecendo a ocorrência dos episódios de recaídas).

A obra contemplará, ainda, os cuidados especiais com populações específicas (adolescentes, mulheres e idosos), com alguns dos transtornos da personalidade que mais frequentemente cursam com os TUS, bem como oferecerá recursos para a abordagem do paciente usuário de uma droga específica – álcool, tabaco, maconha, cocaína/*crack* – e medicações prescritas.

Reiterando o que dissemos na 1ª edição desta obra, Sócrates, em seu diálogo com Fedro (Platão, 387 a.C./368 a.C.), critica a palavra escrita, que, segundo ele, "tornava menos inteligente o leitor que teria o seu espaço de reflexão limitado por ela". Que este livro não confirme a teoria do grande filósofo, mas sirva como um guia e aponte um norte, cuja rota será construída com a experiência e o conhecimento únicos de cada profissional. A especialização, a frequência aos encontros de supervisão clínica, a inserção em grupos de estudo específicos sobre o assunto, o cuidado pessoal e a vivência clínica de cada um, aliados às sugestões deste manual, darão um toque único e particular a cada processo, cujo principal objetivo é viabilizar o manejo de um transtorno gerador de tantos prejuízos.

Esperamos, com este livro, contribuir para a prática das terapias cognitivo-comportamentais, em todas as suas modalidades, aplicadas ao tratamento dos TUS, de modo a facilitar a adesão dos pacientes ao tratamento e obter resultados duradouros, que gerem melhor qualidade de vida e que superem as dificuldades e as armadilhas decorrentes desse transtorno hoje presente em tantos indivíduos.

Neide A. Zanelatto

SUMÁRIO

Apresentação xiii
Renata Brasil Araujo, Sérgio de Paula Ramos

PARTE I
Dependência química 1

1. Transtornos por uso de substâncias – conceituação e modelos teóricos 3
   Daniel Cruz Cordeiro

2. Critérios para diagnóstico do transtorno por uso de substâncias 14
   Marcelo Ribeiro, Luiz Gustavo Vala Zoldan

3. Classificação das substâncias psicoativas 25
   Paulo Roberto O. H. Santana, Alessandra Diehl

4. Efeitos do uso agudo e do uso crônico e sintomas de abstinência 36
   Sérgio M. Duailibi

5. Principais comorbidades associadas ao transtorno por uso de substâncias 54
   Alessandra Diehl, Paulo Márcio Souza

PARTE II
Terapias cognitivo-comportamentais 71

6. Terapias cognitivo-comportamentais: história, evolução e princípios teóricos 73
   Eliane Mary de Oliveira Falcone

7. Teoria e terapia cognitivo-comportamental 87
   Ana Maria M. Serra

8. A dependência química e o modelo cognitivo de Aaron Beck 102
   Cláudio Jerônimo da Silva

9. Teoria analítico-comportamental 115
   Roberto Banaco, Rodrigo Noia Mattos Montan

10. Terapia de aceitação e compromisso 133
    Michaele Terena Saban-Bernauer

11. Terapia focada na compaixão..158
Lina Sue Matsumoto, Francisco Lotufo Neto

12. Terapia comportamental dialética nos transtornos por uso de substâncias............................171
Wilson Vieira Melo, Gabriela Baldisserotto, Lucianne Valdivia

PARTE III
Modelos derivados das terapias cognitivo-comportamentais...185

13. Prevenção de recaída...187
Flavia Serebrenic

14. Terapia cognitivo-comportamental das habilidades sociais e de enfrentamento de situações de risco...203
Neide A. Zanelatto

PARTE IV
Abordagens complementares às terapias cognitivo-comportamentais....................................211

15. Mindfulness e terapia cognitivo-comportamental na prevenção de recaída............................213
Isabel Cristina Weiss de Souza

16. Terapia focada no esquema...226
Zenon Lotufo Jr., Lawrence P. Riso, Francisco Lotufo Neto

17. Terapia cognitiva processual na dependência química...256
Irismar Reis de Oliveira

18. Aplicações da abordagem BRENDA como estratégia de intervenção psicossocial para dependência de substâncias...291
Sandra Cristina Pillon, Natália Priolli Jora Pegoraro, Manoel Antônio dos Santos

19. Entrevista motivacional e as terapias cognitivo-comportamentais no tratamento da dependência de substâncias..305
Neliana Buzi Figlie

20. Terapia cognitivo-comportamental e intervenção em crise..322
Helena M. T. Sakiyama, Douglas José Resende Lima, Silvia Leite Pacheco

PARTE V
Técnicas cognitivas..341

21. Técnicas cognitivas..343
Paulo B. Moraes, Fabiola Boschetti Spadin

PARTE VI
Técnicas comportamentais 363

22. Técnicas e terapias comportamentais aplicadas ao tratamento da dependência química 365
Andre de Queiroz Constantino Miguel, Carolina Meneses Gaya

PARTE VII
Estrutura das sessões 381

23. Análise funcional, formulação de caso e conceituação cognitiva 383
Fabiola Boschetti Spadin, Alessandra F. Chohfi, Neide A. Zanelatto

24. Estrutura das sessões: temas centrais 402
Neide A. Zanelatto

25. Estrutura das sessões: temas específicos 468
Neide A. Zanelatto

PARTE VIII
Populações específicas 505

26. Terapia cognitivo-comportamental aplicada ao tratamento de pacientes com transtorno por uso de álcool 507
Margareth da Silva Oliveira, Karen P. Del Rio Szupszynski

27. Terapia cognitivo-comportamental aplicada ao tratamento de pacientes com transtorno por uso de maconha 528
Flavia Serebrenic

28. Terapia cognitivo-comportamental aplicada ao tratamento de pacientes com transtorno por uso de cocaína/*crack* 544
Karine Koller, Aline Koller, Alexandre S. e C. Araujo, Nelson Francisco Annunciato

29. Terapia cognitivo-comportamental aplicada ao tratamento de pacientes com transtorno por uso de benzodiazepínicos e metanfetaminas 554
Alexandre Quelho Comandule, Maria de Fátima Rato Padin

30. Terapia cognitivo-comportamental aplicada a pacientes com transtorno por uso de tabaco 571
Isabel Silva, Sergio Luis Ferreira, Neide A. Zanelatto

31. Terapia cognitivo-comportamental aplicada ao tratamento de crianças e adolescentes com transtorno por uso de substâncias 589
Neide A. Zanelatto

32. Terapia cognitivo-comportamental aplicada ao tratamento de mulheres com transtorno por uso de substâncias 600
Andrea Lorena C. Stravogiannis, Monica Zilberman

33. Terapia cognitivo-comportamental aplicada ao tratamento de idosos com transtorno por uso de substâncias 616
Neide A. Zanelatto

34. Terapias cognitivo-comportamentais em grupo para o tratamento dos transtornos por uso de substâncias 625
Vinicius Marinacci Cardim, Geraldo M. Campos, Edilaine Moraes

35. Terapia cognitivo-comportamental familiar e terapia comportamental de casais aplicadas ao tratamento dos transtornos por uso de substâncias 644
Neide A. Zanelatto, Roberta Payá

PARTE IX
Cuidado do cuidador 659

36. Terapia cognitivo-comportamental para pacientes difíceis ou resistentes 661
Neide A. Zanelatto

Índice 675

PARTE I

DEPENDÊNCIA QUÍMICA

1
TRANSTORNOS POR USO DE SUBSTÂNCIAS – CONCEITUAÇÃO E MODELOS TEÓRICOS

▸ DANIEL CRUZ CORDEIRO

PONTOS-CHAVE

- Foram propostos modelos teóricos para tentar explicar os critérios clínicos do transtorno por uso de substâncias (TUS) e as construções psicológicas envolvidas nesse processo.
- Esses modelos podem ser utilizados concomitantemente, sobretudo quando entendemos que o TUS ocorre de forma multifatorial.
- O *Manual diagnóstico e estatístico de transtornos mentais* (DSM) e a *Classificação internacional de doenças e problemas relacionados à saúde* (CID) norteiam os principais pontos a serem investigados no desenvolvimento do diagnóstico de TUS.
- Tais manuais são modificados de tempos em tempos para uma melhor adequação aos novos conhecimentos científicos e às mudanças sociais e culturais.

Desde a última edição deste livro, houve mudanças importantes a respeito dos conceitos relacionados à dependência química. O DSM foi lançado em sua quinta versão com mudanças na forma de entender e classificar esse transtorno. O DSM é um norteador para todos aqueles que trabalham diretamente com transtornos mentais, seja no tratamento direto, seja em pesquisas e em outros setores, como companhias de seguro, políticas públicas e a própria indústria farmacêutica. Apesar das críticas relacionadas ao manual escrito pela American Psychiatric Association (APA), não se pode negar a influência direta deste, que envolve desde diagnósticos até decisões diversas a respeito de vários assuntos relacionados ao tema, bem como sobre a própria CID (DSM-5).

Nos últimos anos, foram desenvolvidos modelos teóricos na tentativa de explicar de forma distinta os critérios clínicos do TUS e as construções psicológicas envolvidas nesse processo. A organização de tais modelos tem a intenção de investigar, controlando estímulos ambientais, como apenas alguns indivíduos vulneráveis, após a exposição prolongada a substâncias, tornam-se compulsivos em seu consumo. Atualmente, o conceito de dependência química entende esse problema como um transtorno neuropsiquiátrico que afeta algumas pessoas que utilizam substâncias. Os estudos genéticos têm contribuído para que haja um melhor entendimento da vulnerabilidade de determinadas pessoas. O grande desafio para o futuro será integrar esses resultados, identificando significados funcionais e correlacionando a genética aos modelos comportamentais e aos processos cognitivos em indivíduos que passam de usuários recreacionais para consumidores compulsivos.[1]

A evidência atual mostra que a maioria das drogas exerce seus efeitos de reforço inicial ativando circuitos de recompensa no cérebro. Porém, com a continuidade do consumo, ocorre prejuízo cerebral: esse órgão se torna progressivamente mais sensível a fatores estressantes, produzindo interferências no autocontrole e, por fim, uma transição para o consumo automático e compulsivo. Essa evolução pode se dar com maior facilidade em indivíduos com vulnerabilidades genéticas, que apresentam transtornos psiquiátricos, que tiveram experiências precoces de consumo de substâncias na adolescência e que estão sob a ação de estresse crônico.[2]

Com o desenvolvimento das tecnologias, novas formas de realizar diagnósticos são desenvolvidas e apuradas. Para a maioria das especialidades médicas, existem diferentes exames laboratoriais ou de imagem que podem ser utilizados para apontar a presença de determinada patologia ou distúrbio. Quando um paciente apresenta pressão arterial de 180/120 mmHg, não há dúvidas de que ele é ou pelo menos está hipertenso. Se a contagem de hemácias estiver baixa, podemos dizer, de forma grosseira, que a pessoa tem anemia. No entanto, o fato de alguém beber todos os dias não o torna necessariamente dependente de álcool. Por exemplo, alguns clínicos são favoráveis ao consumo diário de uma taça de vinho, o que diminuiria o risco de acidentes cardiovasculares.[3]

Da mesma forma que outros temas relacionados à psiquiatria, a dependência também sofre por não dispor de exames laboratoriais ou de imagem para a realização de diagnóstico apurado e preciso.

Essa complexidade no diagnóstico de problemas relacionados ao consumo de substâncias gera inúmeras possibilidades de erro, desde a elucidação do problema até sua resolução e, por fim, seu prognóstico. O profissional da saúde que trabalha com tal especialidade deve ter familiaridade com os sistemas diagnósticos para não minimizar quadros de maior gravidade ou para não cometer o oposto, isto é, dar importância exagerada a situações em que o quadro de dependência ainda não está instalado. Na primeira situação, o profissional peca por fazer menos que o necessário; na segunda, por realizar tratamentos que podem produzir iatrogenia (p. ex., a introdução de medicamentos em paciente que obteria mais benefícios com outro tipo de intervenção).[4]

O conhecimento e a frequência na utilização das classificações auxiliam o profissional da saúde mental a identificar melhor a sintomatologia dos pacientes, diminuindo, dessa forma, a possibilidade de erros.

▶ TRANSTORNO POR USO DE SUBSTÂNCIAS: MODELOS TEÓRICOS

Existem diferentes modelos que tentam explicar o TUS. A seguir, são apresentados os mais conhecidos.

MODELO MORAL

Nesse modelo, quatro traços relacionados ao funcionamento individual criariam o senso de moralidade: simpatia, autocontrole, justiça e dever. "Defeitos" nessas características gerariam problemas no convívio social, promovendo um colapso. A falta de autocontrole seria a própria impulsividade. Comportamentos criminosos surgiriam quando impulsividade se somasse a agressividade e falta de empatia. James Q. Wilson acredita que tanto o criminoso como o indivíduo com TUS devem ser julgados moralmente para prevenir e corrigir seus comportamentos.[5] No modelo moral, tanto o uso de substâncias como a própria dependência são escolhas pessoais. Acredita-se que esse consumo seja um desrespeito às normas sociais, transformando o paciente em um transgressor. Esse tipo de entendimento torna o indivíduo sujeito a críticas sobre a doença, como se ele fosse responsável por ela e, logo, estivesse apto a arcar com todas as consequências em quaisquer situações.[6,7] Esse é o modelo que muitas vezes torna o paciente intoxicado alvo de críticas, desatenção e punição em serviços de saúde, bem como de pensamentos populares do tipo: "Tanta gente doente, e esse aí causando confusão porque bebe", "Esse paciente vive chegando drogado no pronto-socorro. Melhor atender rápido e mandar logo embora", "Apanhou na rua? Foi estuprada? Também, quem mandou usar droga/beber?".

Em determinadas situações, o modelo moral é empregado e pode surtir efeitos positivos, como os Alcoólicos Anônimos (AA). Esse grupo de 12 passos trabalha com alguns conceitos em que falhas de caráter são pontuadas e discutidas para que o indivíduo perceba tais problemas e possa fazer mudanças em seus comportamentos. Nessa situação, não há uma pessoa "melhor" apontado falhas e cobrando melhorias por parte daquele com "falhas morais", mas sim a autopercepção da necessidade de mudança pela identificação com o coletivo, situação em que todos teriam características semelhantes.[8]

Fora de situações como a exemplificada, a abordagem do modelo moral mostra-se inadequada no tratamento do TUS. Apenas responsabilizar o paciente pelo quadro de intoxicação ou pelos danos causados em sua vida devido ao consumo de substâncias não torna o profissional diferente das pessoas em geral (p. ex., família, empregador, vizinhos), que já apresentaram esse tipo de postura muitas vezes. O paciente é levado a responsabilizar-se como causador da doença e como mantenedor dela por não ter "força de vontade" para promover mudanças comportamentais bem-sucedidas.[9]

MODELO DA TEMPERANÇA OU SOBRIEDADE

No século XVIII, o consumo de álcool começou a ganhar mais atenção, e quadros de embriaguez passaram a ser considerados doença a partir de trabalhos científicos como os publicados por Thomas Trotter.[6] No fim do século XIX, nos Estados Unidos, surgiu o modelo da temperança, ou sobriedade, o qual teve alguma credibilidade até 1933. Foi a primeira tentativa estruturada para entender a etiologia do alcoolismo. Com a utilização desse modelo como forma de entendimento da dependência de álcool, o objetivo do tratamento seria a administração cautelosa e moderada da substância. Tal modelo, diferentemente do anterior, não via a embriaguez como um pecado cometido por falha de caráter do indivíduo, mas sim como um hábito a ser desaprendido.[7] O intuito seria encontrar um equilíbrio no consumo de bebidas, de forma que o paciente retornasse a um estágio anterior ao da dependência. Benjamim Rush dizia que esse modelo servia para entender a dependência de álcool como uma espécie de termômetro físico e moral. Para esse pensador, o consumo "começa com uma escolha, torna-se um hábito e depois uma necessidade". Deveria haver uma fronteira entre o consumo adequado e o beber patológico, e as pessoas que tivessem ultrapassado esse limite deveriam retornar ao consumo sem prejuízo. A Lei Seca foi o auge desse movimento, entre 1919 e 1932, e proibiu a fabricação e o consumo de bebidas alcoólicas.[6,7]

MODELO DA DEGENERESCÊNCIA NEUROLÓGICA

Em 1849, Magnus Huss, na Suécia, publicou um trabalho científico no qual, pela primeira vez, a palavra "alcoolismo" foi utilizada, e o fenômeno foi entendido como uma patologia. Houve forte tendência a acreditar que o tratamento deveria ser igual ao de outras doenças na época: banhos de vapor, tônicos, uso de sanguessugas, etc.[7]

MODELO ESPIRITUAL

Em 1935, Bill Wilson e Robert Smith criaram os AA. A dependência de álcool, nesse modelo, é entendida como uma condição que o indivíduo se torna incapaz de superar por si só. A esperança de mudança consiste em entregar a vida a uma força superior e, a partir daí, segui-la rumo à recuperação. Praticar os 12 passos é peça fundamental para a recuperação. A partir dos AA, outras irmandades foram criadas, seguindo basicamente a programação dos 12 passos. Os grupos Al-Anon e Alateen foram desenvolvidos para familiares de dependentes de álcool. Além deles, há os Narcóticos Anônimos (NA), o Dependentes de Sexo Anônimos, o Neuróticos Anônimos, o Comedores Compulsivos Anônimos, entre muitos outros.[6]

MODELO PSICOLÓGICO

Várias escolas de pensamento voltadas ao modelo psicológico tentam explicar o surgimento do TUS:

- Condicionamento clássico – Situações do dia a dia provocam estímulos, produzindo respostas no indivíduo.
- Condicionamento operante – O consumo de substâncias, produzindo bem-estar, relaxamento e quadros de euforia, ou retirando sensações de ansiedade e mal-estar (reforços positivos e negativos), resultaria em padrões de comportamentos.
- Modelo cognitivo-comportamental – Busca ressaltar a importância dos processos mentais sobre os comportamentos. O esforço do modelo volta-se para o entendimento das expectativas do indivíduo acerca dos efeitos do álcool e de outras substâncias. Expectativas positivas podem promover consumos mais pesados. O modelo de prevenção de recaída ressalta a importância dos processos cognitivos na evocação ou evitação da recaída. Os enfoques voltados para a teoria comportamental surgiram na primeira metade do século XX, com Pavlov e Skinner, e preconizavam que situações capazes de prover o indivíduo de prazer e recompensa geram reforço positivo, aumentando as chances de manutenção do comportamento. Quando o indivíduo aprende que o consumo de álcool é capaz de trazer alívio a situações estressantes, as chances de manter tal comportamento para aquela situação e generalizá-lo para outras aumentam.[10]
- Escola psicanalítica – A dependência de substâncias estaria ligada às tentativas de retorno a estados prazerosos infantis. A doença é explicada a partir da "hipótese da automedicação" a interações disfuncionais na primeira infância, como vulnerabilidades no desenvolvimento da autoestima, construção de relacionamentos e de intimidade problemáticos, habilidade de autoproteção com prejuízos e déficits de tolerância aos afetos.[6,7]
- Modelo de aprendizado social – Discorda que o indivíduo nasça dependente. O aprendizado não é só do contexto da substância, mas do que ela pode dar ao indivíduo. O modelo sociocultural apresenta uma visão mais ampla sobre o papel da sociedade e das subculturas na modelagem dos padrões individuais de consumo. Ele propõe intervenções macrossociais para atuar nas questões das drogas (p. ex., aumento de preços, normas claras sobre o consumo, cumprimento de punições previstas, proibição de anúncios, etc.).[10]
- Modelo sistêmico – O comportamento individual é parte interativa de um sistema social mais amplo, no qual se destaca a família. No entendimento das atitudes do indivíduo com TUS, leva-se em conta seus relacionamentos (nos vários níveis). O sistema (família) tende a manter um equilíbrio (muitas vezes precário) que resiste às mudanças. O modelo propõe que o TUS é um transtorno familiar. A mudança de comportamento do indivíduo com TUS produziria desagrado ou resistência da família. A terapia familiar é a intervenção indicada para alcançar o sucesso terapêutico.[10]

MODELO BIOLÓGICO

Estudos neurobiológicos relacionados ao consumo de substâncias vêm apontando a dependência química como um transtorno crônico do cérebro e que o estudo minucioso desses elementos resultará em futuros tratamentos mais individualizados e eficazes.[2] O modelo biológico ganhou força a partir dos anos de 1970 e aponta a fisiologia e a genética dos indivíduos como responsáveis pela etiologia da dependência. Esse modelo estuda a herança genética e a constituição biológica do indivíduo e como tais características determinam o surgimento da dependência. Estudos com famílias, gêmeos e adoção enfatizam a importância das características biológicas dos indivíduos para o surgimento desse processo, por exemplo, estudos com gêmeos idênticos separados na infância e adotados por famílias com características diferentes evoluindo para quadros de dependência química na idade adulta. Na década de 1970, a Organização Mundial da Saúde (OMS) desenvolveu uma nova conceituação sobre a dependência química, considerando-a como uma síndrome que obedece a um *continuum* de gravidade. Houve distinção entre consumo abusivo e dependência.[7,10]

Atualmente, sabe-se que as substâncias podem modular a expressão de genes envolvidos na neuroplasticidade cerebral. Modificações no ácido ribonucleico (RNA) produzem disfunções nos neurônios, que resultam em alterações duradouras observadas no TUS.[11] O consumo dessas substâncias produz aumento da liberação de dopamina no cérebro, em regiões, como o *nucleus accumbens* e a área tegmentar ventral, que estão diretamente relacionadas ao processo de recompensa.[12]

Diversos estudos estão sendo apontados como promissores em relação ao papel biológico do desenvolvimento do TUS. Entre as pesquisas mais importantes, estão:[2]

1. A identificação de subtipos de neurônios dopaminérgicos, a caracterização de suas projeções, insumos e função.
2. A investigação das interações entre os núcleos e os circuitos mediadores de recompensa envolvidos com a regulação do humor.
3. A investigação das interações dinâmicas na recompensa do uso de substâncias e o consumo compulsivo delas.
4. A investigação da influência dos genes sobre a biologia molecular e os circuitos neuronais – essa heterogeneidade individual resulta em diferentes tipos de vulnerabilidade e resiliências ao vício.
5. A identificação de biomarcadores úteis para prevenção e intervenções terapêuticas.

MODELO BIOPSICOSSOCIAL

Segundo esse modelo, uma multifatoriedade está envolvida no surgimento da dependência química. As diferentes teorias associadas seriam necessárias para determinar a doença, e o indivíduo não teria apenas uma única causa para explicar o desenvolvimento, o curso e o prognóstico do problema.[10] A substância seria apenas um dos fatores de uma tríade que incluiria o indivíduo e a sociedade da qual ele faz parte e na qual a substância se encontra.[13]

► CONCEITOS SOBRE O CONSUMO DE SUBSTÂNCIAS

Diante de um consumidor de álcool e/ou outras substâncias, é necessário saber como esse indivíduo utiliza a substância em questão. Nem todos os abusadores se tornam dependentes. O uso abusivo pode ser tão perigoso quanto determinados casos de dependência, e o uso esporádico pode ser mais perigoso do que um transtorno mais grave (p. ex., um jovem que ingere grande quantidade de bebida alcoólica apenas nos fins de semana e que dirige alcoolizado pode se tornar um perigo maior para si próprio e para a sociedade do que um alcoolista crônico que não dirige). As diferenças entre uso, abuso e dependência não são tão nítidas, mas, de forma simplificada, podemos dizer:[10]

- Uso – Seria experimentar, consumir esporadicamente ou de forma episódica, não acarretando prejuízos por conta disso.
- Abuso ou uso nocivo – No consumo abusivo, há algum tipo de consequência prejudicial, seja social, psicológica ou biológica.
- Dependência – Ocorre perda do controle no consumo, e os prejuízos associados são mais evidentes.

Edward e Gross[14] propuseram sinais e sintomas fisiológicos, cognitivos e comportamentais para caracterizar a síndrome de dependência de álcool. A partir dessa definição, foi observado que muitas outras dependências seguiam padrões semelhantes. Segundo os autores, na dependência de álcool, ocorreriam os seguintes fenômenos:[14]

- Estreitamento do repertório do beber – Tendência a ingerir bebidas alcoólicas seguindo um padrão. A pessoa bebe a mesma quantidade, estando acompanhada ou não, nos dias úteis ou nos finais fins de semana. Os dias de abstinência ou de consumo baixo tornam-se cada vez mais difíceis de acontecer. Influências sociais e psicológicas ficam cada vez menos importantes (p. ex., bebia apenas para comemorar, agora bebe quando está feliz, triste, só ou na presença de outras pessoas, de dia ou de noite e em qualquer dia da semana).
- Tolerância – Perda ou diminuição da sensibilidade aos efeitos iniciais do álcool. O indivíduo passa a necessitar de doses cada vez maiores para experimentar os mesmos efeitos agradáveis. Torna-se cada vez mais resistente e consegue exercer atividades que outras pessoas (não dependentes) com o mesmo nível de alcoolemia não conseguiriam.
- Síndrome de abstinência – Sinais e sintomas psíquicos e físicos que ocorrem após a diminuição ou interrupção do consumo da substância. Quanto maior o grau de dependência, mais exuberante é o efeito da ausência da substância no organismo do paciente.
- Saliência do comportamento de uso – Ocorre a presença de desejo persistente e tentativas frustradas de controlar o consumo. O indivíduo passa a utilizar a substância em maiores quantidades e maior frequência que o inicialmente planejado (p. ex., quando conta que sai para tomar uma dose e só volta após beber várias doses). Há um comprometimento funcional, pois o indivíduo passa a utilizar seu tempo de forma cada vez maior para adquirir, consumir ou recuperar-se das intoxicações.[14]

- Alívio ou evitação dos sintomas de abstinência – O consumo não é mais uma experiência unicamente motivada pelo prazer, passando a ser necessária para evitar os sintomas desconfortáveis da ausência da substância.
- Sensação subjetiva da necessidade de consumir – É a própria fissura, isto é, a vontade intensa e subjetiva de consumir.
- Reinstalação da síndrome de dependência após abstinência – Após algum período de abstinência, o indivíduo que volta a consumir rapidamente retorna ao mesmo padrão mal-adaptativo do uso (p. ex., indivíduo que tomava um litro de cachaça por dia, permaneceu um ano sem beber, voltou a usar a bebida e, em questão de semanas, retorna à quantidade de um litro por dia).

A OMS[15] determinou classificações que podem auxiliar no entendimento do consumo de substâncias pelos indivíduos. Por exemplo, quanto à frequência:

- Uso na vida – uso da substância pelo menos uma vez na vida.
- Uso no ano – uso pelo menos uma vez nos últimos 12 meses.
- Uso recente ou no mês – uso pelo menos uma vez nos últimos 30 dias.
- Uso frequente – uso seis ou mais vezes nos últimos 30 dias.
- Uso de risco – implica alto risco de prejuízo à saúde física ou mental do usuário, mas ainda não causou doença física ou psicológica (i.e., quadros de uso abusivo ou nocivo).
- Uso prejudicial – já causa prejuízo físico ou psicológico (i.e., quadros de dependência).

A OMS apresenta, também, uma classificação que organiza os indivíduos conforme a intensidade do consumo. Essa organização é interessante principalmente para profissionais que ainda estão pouco familiarizados com quadros de TUS e que podem ficar confusos com algumas argumentações de pacientes, por exemplo: "Uso pouco", "Só uso quando tem", "Uso socialmente", "Quando uso, costumo usar muito". Essas quantificações são imprecisas e, muitas vezes, tornam a anamnese pouco objetiva. De acordo com a intensidade do consumo, para a OMS, o usuário pode ser:

- Não usuário – nunca utilizou
- Usuário leve – usou, no último mês, menos que uma vez por semana
- Usuário moderado – usou na última semana, mas não diariamente
- Usuário pesado – utilizou diariamente no último mês

▶ O DIAGNÓSTICO DO TRANSTORNO POR USO DE SUBSTÂNCIAS

O DSM-5 e a CID-10 apresentam critérios que auxiliam na identificação correta do diagnóstico de TUS. É importante lembrar que essas classificações são sempre visões reducionistas de um fenômeno complexo e têm como intuito uniformizar o entendimento e o diagnóstico, evitando erros mais grosseiros.

DIAGNÓSTICOS SEGUNDO O DSM-5

As mudanças recentemente ocorridas na quinta edição desse manual apontam para uma visão mais ampliada dos problemas relativos ao consumo de substâncias. Padrões de uso de qualquer tipo de substância, que levem a sofrimento clinicamente significativo ou comprometimento, antes especificados pelos termos "abuso" e "dependência", foram substituídos por "transtorno por uso de substâncias". Portanto, nessa nova forma de classificar, indivíduos que eram "abusadores", ou mesmo aqueles que eram diagnosticados com um transtorno psiquiátrico chamado "dependência química", passaram a compartilhar a mesma denominação, com diferenças em seus níveis de comprometimento, que são agora classificados como leve, moderado e grave.

O diagnóstico, de acordo com o DSM-5, é fundamentado nas seguintes evidências.[15]

Critério A: padrão problemático de uso de determinada substância, que leve a comprometimento ou sofrimento clinicamente significativo, percebido por pelo menos dois dos critérios a seguir, que devem ocorrer pelo período mínimo de 12 meses:

- A substância é frequentemente consumida em maiores quantidades ou por um período de tempo maior que o pretendido.
- Desejo persistente ou esforços malsucedidos na tentativa de reduzir ou controlar o uso da substância.
- Muito tempo é gasto em atividades relacionadas a obtenção, utilização ou recuperação dos efeitos do uso da substância.
- Fissura, desejo intenso ou mesmo necessidade de usar a substância.
- Uso recorrente da substância, resultando em fracassos no desempenho de papéis em casa, no trabalho ou na escola.
- Uso contínuo da substância, apesar dos problemas sociais ou interpessoais persistentes ou recorrentes causados ou piorados por seus efeitos.
- Abandono ou redução de atividades sociais, profissionais ou recreativas importantes ao indivíduo devido ao consumo de substâncias.
- Uso contínuo da substância mesmo em situações nas quais esse consumo represente riscos à integridade física.
- O consumo é mantido apesar da consciência de se ter um problema físico ou psicológico persistente ou recorrente que tende a ser causado ou exacerbado por esse uso.
- Tolerância, definida como: efeito acentuadamente menor com o uso continuado da mesma quantidade de substância e/ou necessidade de quantidades progressivamente maiores de substância para atingir o mesmo grau de intoxicação.
- Abstinência manifestada por: síndrome de abstinência característica da substância utilizada e/ou uso da substância ou de similares na intenção de evitar os sintomas de abstinência.

DIAGNÓSTICOS SEGUNDO A CID-10

O diagnóstico de dependência deve ser feito se três ou mais dos seguintes critérios são experienciados ou manifestos durante os últimos 12 meses:[16]

- Forte desejo ou senso de compulsão para consumir a substância.
- Dificuldades em controlar o comportamento de consumir a substância em termos de início, término ou níveis de consumo.
- Estado de abstinência fisiológica, quando o uso da substância cessou ou foi reduzido, evidenciado por: síndrome de abstinência característica da substância ou uso da mesma substância (ou de uma intimamente relacionada) com a intenção de aliviar ou evitar os sintomas de abstinência.
- Evidências de tolerância, de forma que doses crescentes da substância são requeridas para alcançar efeitos originalmente produzidos por doses mais baixas.
- Abandono progressivo de prazeres ou interesses alternativos em favor do uso da substância: aumento da quantidade de tempo necessário para obter ou consumir a substância ou recuperar-se de seus efeitos.
- Persistência no uso da substância, a despeito de evidência clara de consequências manifestamente nocivas, como dano ao fígado decorrente de consumo excessivo de bebidas alcoólicas, estados de humor depressivos consequentes a consumo excessivo da substância ou comprometimento do funcionamento cognitivo relacionado com a substância: deve-se procurar determinar se o usuário estava consciente da natureza e extensão do dano.

A CID-10 apresenta diferentes graus de comprometimento que podem surgir a partir de uma mesma substância. Por exemplo, F designa qualquer diagnóstico psiquiátrico; o primeiro número (aqui o número 1) representa diagnósticos relacionados a substâncias; o X é a substância, e deve ser substituído pelo respectivo número que a representa, por exemplo, 0 = álcool. Por fim, o último algoritmo representa o quadro em que o indivíduo se encontra; ou seja, F10.0 é a intoxicação aguda provocada pela ingestão de álcool.[16]

- F1x.0 Intoxicação aguda
- F1x.1 Uso nocivo
- F1x.2 Síndrome de dependência
- F1x.3 Estado de abstinência
- F1x.4 Estado de abstinência com *delirium*
- F1x.5 Transtorno psicótico induzido
- F1x.6 Síndrome amnésica
- F1x.7 Transtorno psicótico residual e de início tardio
- F1x.8 Outros transtornos mentais e de comportamento
- F1x.9 Transtorno não especificado

De modo geral, acredita-se que todas ou quase todas as substâncias podem produzir os quadros descritos. No entanto, tais quadros, além das quantidades e da frequência de uso, também podem surgir de acordo com suscetibilidades pessoais e com condições clínicas associadas. Por exemplo, algumas pessoas têm maior predisposição que outras para apresentar quadros psicóticos; portanto, doses menores ou menor frequência de uso de substâncias poderiam produzir um quadro de F1x.5.[16]

Um dos maiores estigmas do diagnóstico de TUS está na impossibilidade de "cura" ou mesmo na dificuldade de lidar com esses pacientes. Entender a doença e suas características é essencial para que o profissional consiga diminuir frustrações ao aumentar as expectativas dos pacientes e dos familiares acerca do tratamento.

REFERÊNCIAS

1. Belin-Rauscent A, Fouyssac M, Bonci A, Belin D. How preclinical models evolved to resemble the diagnostic criteria of drug addiction. Biol Psychiatry. 2016;79(1):39-46.
2. Volkow ND, Morales M. The brain on drugs: from reward to addiction. Cell. 2015;162(4):712-25.
3. Williams GH. Doença vascular hipertensiva. In: Fauci AS, Braunwald E, Isselbacher KJ, Wilson JD, Martin JB, Kasper Dl, et al. Harrison: medicina interna. Rio de Janeiro: McGraw-Hill; 1998.
4. Silva CJ. Critérios de diagnóstico e classificação. In: Diehl A, Cordeiro DC, Laranjeira R. Dependência química: prevenção, tratamento e políticas públicas. Porto Alegre: Artmed; 2011.
5. Stone MH. Outros desenvolvimentos recentes. In: Stone MH. A cura da mente. Porto Alegre: Artmed; 1999.
6. Marques ACPR. O uso do álcool e a evolução do conceito de dependência de álcool e outras drogas e o tratamento. Rev IMESQ. 2001;3:73-86.
7. Perrenoud LO, Ribeiro M. Etiologia dos transtornos relacionados ao uso de substâncias psicoativas. In: Diehl A, Cordeiro DC, Laranjeira R. Dependência química: prevenção, tratamento e políticas públicas. Porto Alegre: Artmed, 2011.
8. Alcoólicos Anônimos. JUNAAB: junta de serviços gerais de alcoólicos anônimos do Brasil. [Lugar desconhecido]: Alcoólicos Anônimos; 2001.
9. Pillon SC, Villar Luis MA. Modelos explicativos para o uso de álcool e drogas e a prática da enfermagem. Rev Lat-Am Enferm. 2004;12(4):676-82.
10. Bordin S. Sistemas diagnósticos em dependência química: conceitos básicos e classificação geral. In: Figlie NB, Bordin S, Laranjeira R. Aconselhamento em dependência química. 2. ed. São Paulo: Roca; 2010.
11. Heller EA, Cates HM, Peña CJ, Sun H, Shao N, Feng J, Golden SA, Herman JP, Walsh JJ, Mazei-Robison M, Ferguson D, Knight S, Gerber MA, Nievera C, Han MH, Russo SJ, Tamminga CS, Neve RL, Shen L, Zhang HS, Zhang F, Nestler EJ. Locus-specific epigenetic remodeling controls addiction- and depression-related behaviors. Nat Neurosci. 2014;17(12):1720-7.
12. Wise RA. Dopamine and reward: the anhedonia hypothesis 30 years on. Neurotox Res. 2008;14(2-3):169-83.
13. Fonseca VAS, Lemos T. Farmacologia na dependência química. In: Diehl A, Cordeiro DC, Laranjeira R. Dependência química: prevenção, tratamento e políticas públicas. Porto Alegre: Artmed; 2011.
14. Edwards G, Marshall EJ, Cook C. O tratamento do alcoolismo: um guia para profissionais da saúde. Porto Alegre: Artmed; 2005.
15. Manual diagnóstico e estatístico de transtornos mentais: DSM-5. Porto Alegre: Artmed; 2014.
16. World Health Organization. Classificação de transtornos mentais e de comportamento da CID-10: descrições clínicas e diretrizes diagnósticas. Porto Alegre: Artmed; 1993.

2
CRITÉRIOS PARA DIAGNÓSTICO DO TRANSTORNO POR USO DE SUBSTÂNCIAS

▸ MARCELO RIBEIRO
▸ LUIZ GUSTAVO VALA ZOLDAN

PONTOS-CHAVE

- O conhecimento dos critérios diagnósticos e de sua aplicabilidade prática é fundamental para os profissionais que atuam nas áreas de tratamento dos transtornos por uso de substâncias (TUSs), pois facilita o diálogo entre eles.
- Para um bom diagnóstico, é importante reconhecer os sintomas presentes e suas variações, que dependem das características próprias do indivíduo e do contexto em que ele está inserido.
- Deve-se ter o mesmo cuidado ao diagnosticar o uso de mais de uma substância em um paciente.
- Quanto mais criterioso é o diagnóstico, melhor é o planejamento do tratamento.

Hoje, o consumo de substâncias está disseminado em todas as classes sociais, faixas etárias e culturas, tornando-se um grave problema de saúde pública em todo o mundo.[1] Muitas vezes, o primeiro contato de um indivíduo que apresenta problemas relacionados ao consumo de substâncias se dá por meio de profissionais não especialistas, e essa é uma abordagem fundamental para encaminhá-lo a tratamento e para prevenir complicações resultantes desse consumo.[2]

A classificação e os critérios diagnósticos para o TUS são necessários para a uniformização e para uma linguagem própria a fim de compreender os fenômenos envolvidos nesse transtorno, objetivando melhores abordagem e tratamento.[3] Portanto, é fundamental que os profissionais conheçam esses conceitos e os apliquem na prática, garantindo, assim, avaliação adequada, condutas e prognósticos padronizados.

▶ O DESENVOLVIMENTO DO CONCEITO DE DEPENDÊNCIA QUÍMICA

O atual conceito de dependência química é resultado de uma evolução de ideias cujas primeiras tentativas de abordagem científica têm menos de 300 anos; e as definições mais próximas da atual, pouco mais de um século. Em comparação ao consumo de substâncias, que ocorre há milhares de anos, o conceito de dependência química é muito recente.[4]

Os problemas relacionados ao consumo de álcool e outras substâncias foram encarados como desvios morais até o século XVIII, quando dois médicos, o norte-americano Benjamin Rush e o britânico Thomas Trotter,[5] caracterizaram pela primeira vez a embriaguez como resultado da perda do autocontrole. O modo de consumo era, até certo ponto, uma escolha pessoal, mas a substância passava a "dominar" o controle e a vontade do usuário. Além disso, Rush e Trotter diziam que a intensidade do consumo variava ao longo de um *continuum* de gravidade e pontuaram que os problemas relacionados ao consumo instalavam-se ao longo do tempo, ou seja, tinham uma história natural.[6]

Entretanto, apesar de a embriaguez ser identificada como uma doença mental, não foram definidos critérios diagnósticos. Apenas em meados do século XIX, Magnus Huss (1849) utilizou o termo "alcoolismo" pela primeira vez, na tentativa de definir o conjunto de complicações clínicas decorrentes do uso abusivo e crônico de álcool.[4] Quase no fim do referido século, outros pesquisadores formularam conceitos que se aproximaram do que hoje é denominado dependência, isto é, uma doença com prováveis causas biológicas e genéticas associadas. Aos poucos, essa definição estendeu-se para outras substâncias, com a criação de entidades nosológicas como morfinismo, narcomania e cocainomania.[7] Poucos pesquisadores ativeram-se aos aspectos psicossociais decorrentes do uso indevido de álcool e substâncias, deixando espaço para as explicações moralmente embasadas ou muito caracteriológicas, ou seja, as que consideravam que a gênese dos problemas com o consumo de álcool e drogas estava direta e exclusivamente ligada a transtornos da personalidade inerentes, não levando em conta as alterações psicossociais como parte da dependência, focando em demasia a presença dos aspectos biológicos e referindo a outros modos problemáticos do consumo.[7]

Nos anos de 1960, as classificações começaram a considerar os diferentes padrões de consumo de álcool, sendo caracterizado dentro destes o uso contínuo, periódico e irregular. Jellineck, em 1960, criou uma classificação que dividia os dependentes de acordo com uma tipologia empiricamente determinada, identificando aqueles com características de origem biológica, com início precoce do consumo e com evolução mais rápida para a perda do autocontrole (tipos gama e delta) e distinguindo-os de outros cujas influências eram de origem ambiental, com evolução mais lenta e arrastada (alfa, beta e épsilon).[8]

Ainda na década de 1960, surgiram os termos "dependência física" e "dependência psicológica", hoje em desuso, mas ainda utilizados de maneira inadequada. Esse tipo de distinção originou duas classes de substâncias psicoativas – as leves e as pesadas –, representando um retrocesso no conceito moralista, com dois vieses dentro desse conceito. O primeiro viés caracteriza o usuário como sem disposição e caráter para tornar-se abstinente de uma dependência apenas psíquica. O segundo considera a substância que produz apenas dependência psíquica, sobretudo quando comparada com substâncias pesadas, como álcool, benzodiazepínicos e opioides.[7]

A partir dos anos de 1970, surge o conceito de síndrome de dependência de álcool, proposto por Edwards e Gross,[9] partindo de três pressupostos básicos:

- A dependência é uma síndrome nosológica: agrupamento de sinais e sintomas que se repete com certa frequência em alguns usuários, porém sem ter uma causa única ou aparente.
- Essa síndrome se organiza dentro de níveis de gravidade, e não como um absoluto categórico: não há um sintoma característico, mas uma série de sintomas cuja intensidade é considerada ao longo de um *continuum* de gravidade.
- A síndrome de dependência é moldada por outras influências capazes de predispor, potencializar ou bloquear suas manifestações. Nesse caso, o padrão de consumo dos indivíduos é moldado por uma série de fatores de risco e de proteção, entre eles fatores individuais, ambientais, culturais, familiares, profissionais, educacionais e sociais, além do tipo de substância utilizado.

▶ DIAGNÓSTICO

Os conceitos atuais que definem os critérios para o diagnóstico de síndrome de dependência são fundamentados nos conceitos da escola britânica de Griffith Edwards[10] (Tab. 2.1) e serviram de base para a elaboração dos dois principais códigos psiquiátricos da atualidade: a *Classificação internacional de doenças e problemas relacionados à saúde* (CID-10), da Organização Mundial da Saúde (OMS) (Tab. 2.2), e a quinta edição do *Manual diagnóstico e estatístico de transtornos mentais* (DSM-5), da American Psychiatric Association (APA) (Tab. 2.1).

A CID-10 foi publicada em 1992 pela OMS,[11] resultado de muitos testes e pesquisas realizados em diversos centros acadêmicos de vários países do mundo. O DSM-5 foi lançado exatamente 20 anos depois de sua edição anterior, o DSM-IV (1993),[12,13] propondo alterações importantes – entre elas, a substituição do binômio "dependência" e "abuso" por "transtornos relacionados a substâncias", com diferentes níveis de gravidade. A organização e a estrutura desses sistemas diagnósticos serão detalhadas adiante.

TABELA 2.1 Critérios diagnósticos da dependência de substâncias

Compulsão para o consumo	A experiência de um desejo incontrolável de consumir uma substância. O indivíduo imagina-se incapaz de colocar barreiras a tal desejo e sempre acaba consumindo.
Aumento da tolerância	A necessidade de doses crescentes de determinada substância para alcançar efeitos originalmente obtidos com doses mais baixas.
Síndrome de abstinência	O surgimento de sinais e sintomas de intensidade variável quando o consumo de substância cessou ou foi reduzido.
Alívio ou evitação da abstinência pelo aumento do consumo	O consumo de substâncias visando ao alívio dos sintomas de abstinência. Como o indivíduo aprende a detectar os intervalos que separam a manifestação de tais sintomas, passa a consumir a substância preventivamente, a fim de evitá-los.
Relevância do consumo	O consumo de uma substância torna-se prioridade, mais importante do que coisas que outrora eram valorizadas pelo indivíduo.
Estreitamento ou empobrecimento do repertório	A perda das referências internas e externas que norteiam o consumo. Conforme a dependência avança, as referências voltam-se exclusivamente para o alívio dos sintomas de abstinência, em detrimento do consumo ligado a eventos sociais. Além disso, o consumo passa a ocorrer em locais onde sua presença é incompatível, como, por exemplo, no ambiente de trabalho.
Reinstalação da síndrome de dependência	O ressurgimento dos comportamentos relacionados ao consumo e dos sintomas de abstinência após um período abstinente. Uma síndrome que levou anos para se desenvolver pode se reinstalar em poucos dias, mesmo o indivíduo tendo passado por um longo período de abstinência.

Fonte: Edwards e colaboradores.[10]

Conhecer esses sistemas é importante para a comunicação entre os profissionais de áreas interdisciplinares afins, como, por exemplo, médicos, psiquiatras e psicólogos. A habilidade do profissional não está apenas em aplicar esses conceitos, mas em reconhecer as sutilezas dos sintomas presentes e como essas manifestações são influenciadas pelo ambiente e pelas características próprias do indivíduo (p. ex., personalidade, comorbidades psiquiátricas, características genéticas), ou seja, identificar os chamados fatores de risco e de proteção que interferem no padrão de consumo e na gravidade da dependência.

DEPENDÊNCIA

A dependência química caracteriza-se por um padrão de consumo compulsivo da substância, estando presentes pelo menos três dos sete critérios diagnósticos elaborados por Edwards e colaboradores (Tab. 2.1).[9] Tal padrão de consumo, em geral, está voltado para o alívio ou a evitação de sintomas provocados pela abstinência, interferindo na execução de atividades e compromissos sociais realizados pelo indivíduo, que passa a abandoná-los ou negligenciá-los em função do uso. Além disso, esse padrão de consumo resulta em tolerância e síndrome de abstinência. Segundo a OMS,[11] ele pode ser aplicado a qualquer classe de substância, exceto cafeína. Contudo, há descrições de sintomas de abstinência em usuários pesados dessa substância.

TABELA 2.2 Critérios da CID-10 para síndrome de dependência e para uso nocivo

Síndrome de dependência	Uso nocivo
Um diagnóstico definitivo de dependência deve usualmente ser feito somente se três ou mais dos seguintes requisitos tenham sido experienciados ou exibidos em algum momento do ano anterior: a. Um forte desejo ou senso de compulsão para consumir a substância. b. Dificuldades em controlar o comportamento de consumir a substância em termos de seu início, término e níveis de consumo. c. Um estado de abstinência fisiológico quando o uso da substância cessou ou foi reduzido, como evidenciado por: síndrome de abstinência para a substância ou o uso da mesma substância (ou de uma intimamente relacionada) com a intenção de aliviar ou evitar sintomas de abstinência. d. Evidência de tolerância, de tal forma que doses crescentes da substância psicoativa são requeridas para alcançar efeitos originalmente produzidos por doses mais baixas. e. Abandono progressivo de prazeres e interesses alternativos em favor do uso da substância psicoativa, aumento da quantidade de tempo necessária para se recuperar de seus efeitos. f. Persistência no uso da substância, a despeito de evidência clara de consequências manifestamente nocivas (deve-se fazer esforços claros para determinar se o usuário estava de fato consciente da natureza e extensão do dano).	O diagnóstico requer que um dano real tenha sido causado à saúde física e mental do usuário. Padrões nocivos de uso são frequentemente criticados por outras pessoas e estão associados a consequências sociais de vários tipos. O fato de um padrão de uso ou de uma substância em particular não serem aprovados por outra pessoa ou pela cultura ou de terem levado a consequências socialmente negativas, como prisão ou conflitos conjugais, não é por si mesmo evidência de uso nocivo. A intoxicação aguda, ou "ressaca", não é por si mesma evidência suficiente do dano à saúde requerido para codificar uso nocivo. O uso nocivo não deve ser diagnosticado se a síndrome de dependência, um transtorno psicótico ou outra forma específica de transtorno relacionado ao uso de drogas ou álcool estiver presente.

USO NOCIVO

O uso nocivo é um padrão mal-adaptativo de uso da substância que culmina em repetidas complicações clínicas e/ou psicossociais para o indivíduo. Todavia, essa situação é restrita ao período de consumo – problemas legais ou interpessoais e vulnerabilidade a acidentes ou situações de violência. Esse diagnóstico se distingue da dependência pela ausência de tolerância, pela síndrome de abstinência ou pelo diagnóstico anterior de dependência química, resumindo-se apenas às consequências prejudiciais do uso frequente.

Em geral, a detecção do uso nocivo é realizada em usuários recentes e, na maioria das vezes, é uma condição transitória. Há um risco importante de evolução para a dependência, mas são possíveis tanto a redução ou o abandono do consumo quanto a persistência do padrão de uso nocivo por um longo período.[14] A categoria abuso de substância não se aplica à nicotina e à cafeína.

O termo "uso nocivo" é utilizado pela CID-10; no DSM-IV, adotava-se o termo "abuso". Havia diferença de critérios entre esses sistemas classificatórios: na CID-10, não há especificações sobre problemas legais, as quais se encontravam no DSM-IV, o qual, porém, não especificava alterações físicas e relação do dano com a substância, conteúdo que a CID-10 tem entre seus critérios.[11,13]

TRANSTORNO POR USO DE SUBSTÂNCIAS

Com o lançamento do DSM-5 em 2013, a APA substituiu as denominações "abuso" e "dependência", presentes no DSM-IV, por um *continuum* de gravidade. Nesse novo formato, passou a existir apenas a categoria diagnóstica "transtorno por uso de substâncias" (Quadro 2.1, Fig. 2.1), que será explicada com mais detalhes na parte final do capítulo.

▶ CID-10

O quinto capítulo da CID-10[11] aborda os transtornos mentais e comportamentais, que estão codificados pela letra F, seguida pelos números de 0 a 9, correspondentes a nove classes de transtornos. Os transtornos mentais decorrentes do uso de substâncias estão organizados da seguinte forma (Quadro 2.2):

QUADRO 2.1 Critérios do DSM-5 para transtorno por uso de substâncias

Transtorno por uso de substâncias

A. Um padrão problemático de uso de [determinada substância], levando a comprometimento ou sofrimento clinicamente significativos, manifestado por pelo menos dois dos seguintes critérios, ocorrendo durante um período de 12 meses:
1. A substância é frequentemente consumida em maiores quantidades ou por um período mais longo do que o pretendido.
2. Existe um desejo persistente ou esforços malsucedidos no sentido de reduzir ou controlar o uso da substância.
3. Muito tempo é gasto em atividades necessárias para a obtenção da substância, na utilização da substância ou na recuperação dos seus efeitos.
4. Fissura ou um forte desejo ou necessidade de usar a substância.
5. Uso recorrente da substância, resultando no fracasso de desempenhar papéis importantes no trabalho, na escola ou em casa.
6. Uso continuado da substância, apesar de problemas sociais ou interpessoais persistentes ou recorrentes causados ou exacerbados por seus efeitos.
7. Importantes atividades sociais, profissionais ou recreacionais são abandonadas ou reduzidas em função do uso da substância.
8. Uso recorrente da substância em situação nas quais isso representa um perigo para a integridade física.
9. O uso de substância é mantido apesar da consciência de ter um problema físico ou psicológico persistente ou recorrente que tende a ser causado ou exacerbado pela substância.
10. Tolerância, definida por qualquer um dos seguintes aspectos:
    a. Necessidade de quantidades progressivamente maiores da substância para alcançar intoxicação ou o efeito desejado.
    b. Efeito acentuadamente menor com o uso continuado da mesma quantidade de substância.
11. Abstinência, manifestada por qualquer dos seguintes aspectos:
    a. Síndrome de abstinência característica da substância (consultar os critérios para síndrome de abstinência específicos para cada droga, entre as páginas 481-590, do DSM-5).
    b. A substância (ou outra substância estritamente relacionada) é consumida para aliviar ou evitar os sintomas de abstinência.

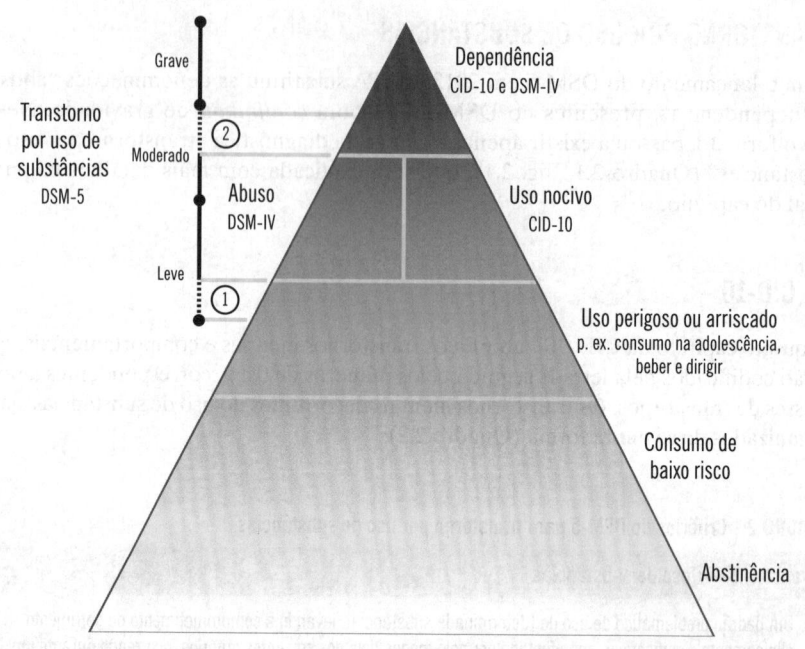

FIGURA 2.1 ▶ O campo dos transtornos relacionados ao uso de substâncias de acordo com as principais classificações internacionais. Outrora bastante semelhantes — contando ambos com um diagnóstico para padrões mal-adaptativos de consumo, marcado por perda do controle e com consequências negativas à saúde circunscritas ao período imediato do uso da substância (uso nocivo, pela CID-10, e abuso, pelo DSM-IV) –, o DSM-5 agrupou o abuso e a dependência em um único diagnóstico: transtorno por uso de substâncias. Questionamentos acerca da maior abrangência dessa nova conceituação para casos outrora não considerados patológicos (1), bem como de sua capacidade reduzida em detectar casos de dependência mais leves (2), ainda aguardam investigações científicas esclarecedoras.[16]

QUADRO 2.2 Classificação dos transtornos mentais decorrentes do uso de substâncias segundo a CID-10

F1:	O número 1 corresponde ao transtorno por uso de substâncias.
F10:	O segundo número corresponde à substância utilizada. F10, por exemplo, indica o transtorno mental decorrente do uso de álcool.
F10.0:	O terceiro número, sempre colocado após o ponto, indica o transtorno por uso da substância representada no número anterior ao ponto. F10.0, por exemplo, significa intoxicação aguda pelo álcool.
F10.07:	O quarto número descreve o curso do transtorno, o subtipo ou as complicações relacionadas ao diagnóstico. F10.07, por exemplo, indica intoxicação patológica decorrente do uso de álcool.

A relação completa das codificações é apresentada nos Quadros 2.3 e 2.4. É importante considerar que muitos usuários podem utilizar mais de um tipo de substância, mas o diagnóstico do transtorno deve ser classificado de acordo com a substância única ou com a classe de substâncias (benzodiazepínicos) mais importante usada. Se o indivíduo utiliza maconha e álcool, estes devem ser codificados separadamente. O código F19, que corresponde ao transtorno resultante do uso de múltiplas substâncias, deve ser utilizado,

QUADRO 2.3 CID-10 – Transtornos mentais decorrentes do uso de substâncias segundo a classe de drogas

F10	Transtornos mentais e de comportamento decorrentes do uso de álcool
F11	Transtornos mentais e de comportamento decorrentes do uso de opioides
F12	Transtornos mentais e de comportamento decorrentes do uso de canabinoides
F13	Transtornos mentais e de comportamento decorrentes do uso de sedativos ou hipnóticos
F14	Transtornos mentais e de comportamento decorrentes do uso de cocaína
F15	Transtornos mentais e de comportamento decorrentes do uso de outros estimulantes, incluindo cafeína
F16	Transtornos mentais e de comportamento decorrentes do uso de alucinógenos
F17	Transtornos mentais e de comportamento decorrentes do uso de tabaco
F18	Transtornos mentais e de comportamento decorrentes do uso de solventes voláteis
F19	Transtornos mentais e de comportamento decorrentes do uso de múltiplas drogas e do uso de outras substâncias psicoativas

QUADRO 2.4 Códigos segundo os transtornos relacionados ao uso de substâncias

Fx.0	Intoxicação aguda
Fx.1	Uso nocivo
Fx.2	Síndrome de dependência
Fx.3	Estado de abstinência
Fx.4	Estado de abstinência com *delirium*
Fx.5	Transtorno psicótico
Fx.6	Síndrome amnéstica
Fx.7	Transtorno psicótico residual e de início tardio
Fx.8	Outros transtornos mentais e de comportamento
Fx.9	Transtorno mental e de comportamento não especificado

de acordo com as diretrizes da CID-10, "somente nos casos em que os padrões de uso de substâncias psicoativas são caóticos e indiscriminados ou nos quais as contribuições de diferentes drogas estão inextrincavelmente misturadas".[11]

A OMS está preparando a 11ª edição da CID. Nesse sentido, especialistas do mundo todo vêm discutindo a validade das categorias diagnósticas vigentes, bem como a necessidade de se incluir outras.[15] Ao que tudo indica, não haverá alterações significativas nos critérios diagnósticos para "dependência" e "uso nocivo", permanecendo a primeira hierarquicamente superior à segunda, ou seja, "o uso nocivo não deve ser diagnosticado se a síndrome de dependência, um transtorno psicótico ou outra forma específica de transtorno relacionado ao uso de drogas ou álcool [estiver] presente".

A nova versão da CID estuda a possibilidade de se introduzir o conceito de "episódio de uso nocivo isolado" [tradução livre] para caracterizar determinadas situações em que a referida intoxicação não se encaixa em um padrão de consumo mais amplo, porém foi capaz de proporcionar danos à saúde e ao entorno social do usuário[15] – por exemplo, um usuário de baixo risco que bebeu em *binge* durante o carnaval ou durante sua formatura e bateu o carro ou um adolescente durante suas primeiras experiências com o consumo de álcool. Um segundo episódio em menos de 12 meses já fecharia critérios para "uso nocivo" propriamente dito. Outra inovação em estudo é a possibilidade de se introduzir um espectro para as intoxicações agudas, que passariam a ter critérios bem-definidos para as modalidades "leve", "moderada" e "grave".[15]

► **DSM-5**

A APA substituiu as denominações "abuso" e "dependência", presentes no DSM-IV, por um *continuum* de gravidade, no DSM-5. Nesse novo formato, passou a existir apenas a categoria diagnóstica "transtorno por uso de substâncias" (Figura 2.1), definida como "um padrão problemático de uso [de qualquer substância psicoativa], levando a comprometimento ou sofrimento clinicamente significativos, manifestado por pelo menos dois [de 11 critérios possíveis], ocorrendo durante um período de 12 meses ("Critério A")" (Quadro 2.1).[12] Quanto à gravidade, a presença de 2 ou 3 critérios caracteriza um TUS "leve"; 4 ou 5, um TUS "moderado"; ao passo que o "grave" reúne ao menos seis sintomas.

A alteração trazida pelo DSM-5 é resultado das seguintes considerações:[17]

- Os critérios diagnósticos do DSM-IV para "abuso" não tinham a validade e a confiabilidade daqueles para "dependência".
- A hierarquização existente entre "dependência" e "abuso" ("uso nocivo", para a CID-10), muitas vezes, passa a impressão de que este último é um padrão de comportamento mais leve, apesar dos graves problemas clínicos, sociais e criminais muitas vezes associados a ele – como os acidentes automobilísticos –, sugerindo que "abuso" e "dependência" não estão necessariamente relacionados dentro de um *continuum* de gravidade.
- Por fim, alguns usuários de substâncias (*diagnostic orphans*) apresentavam dois critérios para dependência (quando eram necessários ao menos três) e nenhum para uso nocivo, o que indicava que tinham problemas, mas não um diagnóstico capaz de orientar alguma prática clínica. Isso levou o grupo responsável pela elaboração do DSM-5 a concluir não se tratar de duas patologias, mas de uma categoria unidimensional, sugerindo que os critérios deveriam ser combinados para indicar um único transtorno.[17]

A novidade trazida pelo DSM-5 – a fusão do "abuso" e da "dependência" em um único diagnóstico dotado de espectros de gravidade – permanece longe do consenso. O próprio Griffith Edwards, pouco antes de seu falecimento, afirmou em carta a uma revista científica que o novo conceito trazia desarranjo ao corpo de conhecimento desenvolvido até o momento, questionando a consistência dos achados que convenceram a mudança de paradigma oferecida pelo DSM-5.[18]

Estudos comparativos iniciais[19] têm demonstrado um alto grau de concordância – por volta de 95% – entre "transtorno por uso de substância grave" (DSM-5) e "dependência" (DSM-IV, CID-10), tanto entre os homens quanto entre as mulheres. Da mesma forma, a ausência de qualquer diagnóstico para transtornos relacionados ao uso de substâncias foi encontrada na mesma proporção por todos os códigos. Contudo, mais de metade dos casos de "TUS moderado" (DSM-5) receberia o diagnóstico de "dependência", ao passo que um terço dos casos "leves" não receberia diagnóstico, segundo a CID-10. Isso aponta para um descompasso entre as duas classificações, gerando questionamento acerca da acurácia do DSM-5 para a detecção de casos de dependência menos graves, bem como para a possibilidade do aumento do número de casos "leves" entre indivíduos cujo comportamento de beber está fora do campo dos transtornos relacionados ao uso de substâncias.[16]

Tais achados parecem sugerir que o novo campo delimitado pelo DSM-5 para a investigação dos transtornos relacionados ao consumo de substâncias ainda deverá passar pelo crivo de pesquisadores e especialistas até que suas fronteiras estejam melhor definidas, seja pelo ajuste de seus critérios vigentes, seja pelo ajuste das outras classificações.

► CONSIDERAÇÕES FINAIS

Há menos de 50 anos, os problemas relacionados ao consumo de álcool e drogas não apresentavam critérios diagnósticos precisos, recebendo explicações eminentemente embasadas em modelos morais e estigmatizantes. O conceito "síndrome de dependência" possibilitou a harmonização entre as principais linhas de pensamento acerca do tema.

As classificações diagnósticas são importantes porque auxiliam o profissional a diagnosticar os transtornos mentais de modo objetivo. Elas ajudam a identificar o problema e sua gravidade, além de auxiliar o profissional no mapeamento dos fatores de proteção e de risco, capazes de interferir na evolução do quadro diagnosticado. O uso nocivo, dependência ou TUS são considerados, portanto, não apenas a partir de suas características biológicas, pois os aspectos psicossociais e o contexto envolvidos em todo o processo fenomenológico são igualmente valorizados.[8]

Os avanços das últimas décadas ainda têm pouco impacto na opinião do grande público, que ainda valoriza em demasia explicações baseadas em teorias etiológicas reducionistas ou eminentemente moralistas. Em contraposição, o conceito de síndrome de dependência introduz um novo paradigma, no qual defeitos se convertem em características e atribuições de culpa, em responsabilidade pelo processo de tratamento, dividida entre o profissional, o paciente e sua família.[15]

REFERÊNCIAS

1. World Health Organization. Atlas on substance use (2010): resources for the prevention and treatment of substance use disorders [Internet]. Geneva: The Organization; 2010 [acesso em 25 abr. 2012]. Disponível em: http://www.who.int/substance_abuse/publications/ treatment/en/index.html.
2. Griffiths RD, Stone A, Tran DT, Fernandez RS, Ford K. Drink a little; take a few drugs: do nurses have knowledge to identify and manage inpatients at risk of drugs and alcohol? Drug Alcohol Rev. 2007;26(5):54552.
3. Segatto ML, Pinsky I, Laranjeira R, Rezende FF, Vilela TR. Triagem e intervenção breve em pacientes alcoolizados atendidos na emergência: perspectivas e desafios. Cad Saúde Pública [Internet]. 2007 [acesso 22 abr. 2012];23(8):175362. Disponível em: http://www.scielosp.org/scielo.php?script=sci_arttext&pid=S0102311X200700080000 2&lng=en.
4. Zimmerman M, Spitzer RL. Classification in psychiatry. In: Sadock BJ, Sadock VA, editors. Kaplan & Sadock: comprehensive textbook of psychiatry. Philadelphia: Lippincott Williams & Wilkins; 2005.
5. Escohotado A. Historia de las drogas. Madrid: Alianza; 1995.
6. Edwards G. Alcohol: the ambiguous molecule. London: Penguin; 2000.
7. Crowley JW. Drunkard's progress: narratives of addiction, despair and recovery. Baltimore: Johns Hopkins University; 1999.
8. Laranjeira R, Ribeiro M. A evolução do conceito de dependência química. In: Gigliotti A, Guimarães A, organizadores. Dependência, compulsão e impulsividade. Rio de Janeiro: Rubio; 2007. p. 918.

9. McCrady BS, Epstein EE. Addictions: a comprehensive guidebook. New York: Oxford University; 1999.
10. Edwards G, Marshall EJ, Cook CCH. O tratamento do alcoolismo: um guia para profissionais da saúde. 4. ed. Porto Alegre: Artmed; 2005.
11. World Health Organization. International classification of diseases and related health problems. 10th rev. Geneva: The Organization; 1992.
12. American Psychiatric Association. Manual diagnóstico e estatístico de transtornos mentais | DSM-5. Porto Alegre: Artmed; 2014.
13. American Psychiatric Association. Manual diagnóstico e estatístico de transtornos mentais | DSM-IV. Porto Alegre: Artmed; 1994.
14. American Psychiatric Association. Manual diagnóstico e estatístico de transtornos mentais: DSMIV-TR. 4. ed. Porto Alegre: Artmed; 2002.
15. World Health Organization. Planning meting for clinic-based testing of ICD-11 draft for disorders due to substance use and related health conditions. Abu Dhabi (UAE): The Organization;. 2015.
16. Giglioti A, Guimarães A. Adição, dependência, compulsão e impulsividade. São Paulo: Rubio; 2017. Cap. 5.
17. Hasin D. DSM-5 SUD diagnoses: changes, reactions, remaining open questions. Drug Alcohol Depend. 2015;148:226-9.
18. Edwards G. "The evil genius of the habit": DSM-5 seen in historical context. J Studies Alcohol Drugs. 2012;73(4):699-701.
19. Hoffmann NG, Kopak AM. How well do the DSM-5 alcohol use disorder designations map to the ICD-10 disorders? Alcohol Clin Experiment Res. 2015;39(4):697-701.

LEITURA RECOMENDADA

Vaillant GE. A 60-year follow-up of alcoholic men. Addiction. 2003.98(8):1043-51.

3
CLASSIFICAÇÃO DAS SUBSTÂNCIAS PSICOATIVAS

▶ PAULO ROBERTO O. H. SANTANA
▶ ALESSANDRA DIEHL

PONTOS-CHAVE

- Existem muitas formas de classificar as substâncias psicoativas, seja de acordo com efeitos comportamentais e formas de apresentação, seja de acordo com aspectos sociolegais.
- Os efeitos do uso de determinada substância psicoativa estão relacionados a diversas variáveis individuais, sociais e psicológicas.
- A forma de apresentação de uma substância psicoativa influencia a rapidez de início de sua ação, modificando o potencial gerador de dependência.
- O *status* legal de uma substância é determinante no modo como a sociedade interage com determinada droga.

O uso de substâncias pode produzir impactos negativos significativos em várias sociedades ao redor do mundo, sendo que muitas pessoas da população leiga já apresentam certa familiaridade com alguns aspectos relacionados ao uso de determinada droga. No entanto, diversas expressões relacionadas às drogas mostram-se pouco respaldadas na literatura científica, sendo embasadas muito mais na mera observação empírica. Oliveira, Diehl e Cordeiro[1] observam que:

> Atualmente já se sabe que uma das ferramentas contra o uso/a experimentação de substâncias é a informação. Todas as pessoas sabem o nome de pelo menos uma droga; inclusive as crianças e adolescentes conhecem ou já ouviram falar sobre o nome delas. Porém, a cada dia, surge uma nova droga diferente, ou uma nova versão de uma antiga droga, e sempre há dúvidas sobre o que são e como agem no organismo. Os pais sentem a necessidade de saber mais sobre o tema "drogas" para melhor abordá-lo com seus filhos e, sobretudo, sentirem-se seguros em como lidar com a ameaça dessas substâncias mediante informações confiáveis e sérias sobre as mesmas [...] Portanto, o "saber" sobre as drogas é o primeiro passo para pensar em prevenção em ambientes escolares, familiares e comunitários (p. 50).

Também é importante destacar que diversos aspectos estão envolvidos no transtorno por uso de substâncias (TUS), e os efeitos do uso de determinada droga estão invariavelmente relacionados a inúmeras variáveis. Fatores individuais, sociais, psicológicos e comórbidos influenciam a forma como os efeitos de determinada droga se manifestam. Outros aspectos, como contexto cultural do uso, velocidade de ingestão e tolerância a determinada droga, também interferem em tal desfecho. Isso demonstra que, apesar de conhecidos os efeitos mais comuns da intoxicação de determinada substância, a clínica é individualizada para cada indivíduo. No entanto, conhecer os aspectos farmacológicos de cada droga é importante não apenas para o ambiente didático, mas principalmente para as diversas implicações na prática clínica.[2]

Cada classe de substâncias tem efeitos específicos de intoxicação aguda e crônica e diferentes manejos terapêuticos, os quais serão abordados mais detalhadamente em outros capítulos desta obra. Assim, o objetivo deste capítulo é apresentar as principais substâncias psicoativas, classificando-as de acordo com seus efeitos comportamentais, formas de apresentação e aspectos sociolegais, com base em evidências.

▶ ASPECTOS BÁSICOS DA NEUROBIOLOGIA

As substâncias apresentam capacidades distintas de produzir efeitos agradáveis nos indivíduos, e, quanto mais imediato e intenso é o efeito reforçador de determinada droga, maior é a probabilidade de ela produzir um hábito de repetição. Essas propriedades reforçadoras dependem da capacidade de determinada substâncias de aumentar os níveis de neurotransmissores em áreas críticas do cérebro.[3] A Tabela 3.1 lista os principais neurotransmissores e suas características.

Em 1971, Benjamin Rush afirmou, em uma frase que viria a instituir as bases do conceito atual de dependência, que "beber começa como um ato de vontade, caminha para um hábito e finalmente afunda na necessidade".[4] Se analisarmos a célebre frase de Rush do ponto de vista neurobiológico, podemos dizer que a dependência inicia como um impulso e se transforma em uma compulsão.

TABELA 3.1 Principais neurotransmissores e suas características

Neurotransmissores	Características
Ácido gama-aminobutírico (GABA)	Aminoácido inibitório responsável pelos efeitos sedativos das substâncias depressoras.
Glutamato	Aminoácido excitatório importante na modulação de várias substâncias psicoativas.
Dopamina	Intimamente envolvida com o aprendizado e a motivação e responsável pela gênese neurobiológica da dependência da maioria das substâncias psicoativas.
Noradrenalina	Relacionada estruturalmente com a dopamina e envolvida nas respostas a vigília e estresse. Produz efeitos estimulantes.
Serotonina	Monoamina envolvida na regulação do humor, da vigília, da impulsividade, da agressividade, do apetite e da ansiedade. É responsável pelos efeitos de substâncias alucinógenas e estimulantes.
Acetilcolina	Tem papel importante na memória e no aprendizado. Os receptores de acetilcolina estão implicados na dependência de nicotina e podem contribuir para o surgimento dos efeitos da cocaína e de anfetaminas.
Opioides endógenos	Controlam uma variedade de funções no corpo. Estão relacionados com a modulação da dor e da ansiedade e podem produzir efeitos euforizantes.

Fonte: OMS.[5]

A impulsividade e a compulsão são endofenótipos, ou seja, sintomas ligados a determinados circuitos cerebrais. Apesar de bastante parecidas e muitas vezes tidas como sinônimos, elas apresentam diferenças conceituais. A impulsividade é caracterizada pela dificuldade de interromper a iniciação de ações e está relacionada às atividades do estriado ventral, do tálamo, do córtex pré-frontal ventromedial e do córtex cingulado anterior. Já a compulsão é a incapacidade de interromper ações em curso e tem sua atividade relacionada a áreas cerebrais distintas, como estriado dorsal, tálamo e córtex orbitofrontal. Apesar de estarem situadas em áreas cerebrais diferentes, atos impulsivos podem tornar-se compulsivos devido a alterações neuroplásticas.[6]

Tanto a impulsividade como a compulsão são impulsos neurobiológicos originados no núcleo estriado que vão em direção a regiões corticais que exercem um controle volitivo inibitório complexo. De acordo com essa formulação, o impulso comportamental é resultante do equilíbrio entre sistemas neurocomportamentais, por vezes competitivos, ou seja, as alterações comportamentais são resultado da falha de resposta dos sistemas de inibição cortical ou do excesso de pressão exercida pelo estriado. Acontece que todas as substâncias levam, de forma direta ou indireta, ao aumento da dopamina no estriado, também denominado *nucleus accumbens*, interferindo na via mesolímbica-cortical, a via final comum de reforço e recompensa no cérebro.[6]

Existem diversas formas de ativar a via mesolímbica de maneira natural, utilizando desde realizações intelectuais, exercícios físicos e até mesmo o orgasmo. Os impulsos chegam a essa via por meio de substâncias de ocorrência natural no organismo como se fossem a "morfina/heroína" (p. ex., endorfinas), "maconha" (p. ex., anandamida), "nicotina" (acetilcolina) e "cocaína/anfetamina" (dopamina). No entanto, as drogas ilícitas provam uma ativação dessa via de uma forma mais explosiva e prazerosa, mas que leva a um ciclo de fissura, dependência e abstinência.[6]

▶ CLASSIFICAÇÃO DE ACORDO COM OS EFEITOS DAS SUBSTÂNCIAS

Como relatado anteriormente, classificar as substâncias de acordo com seus efeitos comportamentais nem sempre é uma tarefa fácil, tendo em vista que os efeitos de uma mesma substância variam em um mesmo indivíduo. A literatura aponta que os níveis sanguíneos de uma substância são diferentes entre usuários que recebem a mesma dose de uma droga e que um polimorfismo de genes codifica uma variedade de enzimas que estão envolvidas na absorção, no metabolismo e na excreção, bem como em respostas mediadas por receptores.[3]

Além das variáveis citadas, os transtornos psiquiátricos configuram outra categoria importante de variáveis que interferem nos efeitos comportamentais desencadeados pelas drogas. As substâncias podem, inclusive, atenuar, intensificar ou mimetizar sintomas psiquiátricos em indivíduos suscetíveis.[7]

O policonsumo, prática cada vez mais comum entre indivíduos com TUS, também pode mostrar-se como um fator confundidor em relação aos efeitos de determinada droga. O uso de diversas drogas de forma concomitante produz interações importantes que afetam de forma considerável os efeitos esperados quando administradas separadamente. Por fim, aspectos relacionados à abstinência da droga ou à melhora dos sintomas de abstinência quando retornado o uso podem ser facilmente confundidos com o efeito primário da substância.

No entanto, é de extrema importância para o terapeuta saber os efeitos comportamentais mais comuns associados a cada classe de substâncias psicoativas. A Tabela 3.2 resume as principais classes de substâncias psicoativas, de acordo com seus efeitos comportamentais mais comuns.

ESTIMULANTES

Os estimulantes, em geral, elevam a concentração de dopamina e noradrenalina na fenda sináptica. A cocaína e as anfetaminas, por exemplo, são inibidoras do transportador de dopamina e noradrenalina, o que eleva a concentração desses neurotransmissores. Em doses altas, as principais alterações provocadas por essa classe de drogas são tremor, labilidade emocional, inquietação, irritabilidade, pânico e comportamentos estereotipados e repetitivos. Podem, ainda, induzir paranoia, alucinações, hipotensão, alterações cardíacas e depressão respiratória, se utilizadas em doses mais altas e repetidas. Em caso de *overdose*, podem ser observadas insuficiência cardíaca, alterações vasculares e convulsões.[6]

A nicotina também pode ser considerada uma substância estimulante. Ela apresenta seus efeitos reforçadores por meio da liberação de dopamina no sistema mesolímbico de forma indireta, mediante a ativação de receptores de acetilcolina, produzindo efeitos

TABELA 3.2 Características das principais classes de substâncias psicoativas

Classe	Exemplos	Efeitos comportamentais mais comuns
Estimulantes	Cocaína Anfetaminas *Ecstasy* Nicotina Catinonas	Estimulação, vigília, aumento da energia e da concentração, diminuição do apetite, aumento da frequência cardíaca e da respiração, paranoia, pânico
Depressores	Álcool Sedativos/hipnóticos Solventes voláteis	Relaxamento, desinibição, prejuízos motor, de memória e cognitivo, diminuição da ansiedade
Alucinógenos	Dietilamida do ácido lisérgico (LSD) Psilocibina/mescalina Fenciclidina Canabinoides	Alucinação, aumento da percepção sensorial, déficits motores e cognitivos
Opioides	Morfina Heroína	Euforia, analgesia, sedação

Fonte: OMS, 2007 (modificada).

estimulantes semelhantes aos da cocaína ou da anfetamina, mas em uma intensidade inferior (Stahl, 2014). No entanto, também são observados efeitos depressores, sendo possível identificar um relaxamento muscular durante o uso.[3]

O arbusto *Catha edulis,* nativo da África, fornece uma substância estimulante denominada khat. Essa substância, ao ser mascada, induz um estado eufórico que pode ser seguido de sintomas depressivos, irritabilidade, diminuição do apetite e insônia. Os efeitos psicoativos desse estimulante são produzidos pela catinona, que atua no sistema nervoso central (SNC).[8] Foram produzidas catinonas sintéticas, como a mefedrona, a metilona e a metilenodioxipirovalerona (MDPV), que produzem efeitos similares aos de outros estimulantes, como cocaína, *ecstasy* e anfetaminas. Essas drogas costumam ser comercializadas como fertilizantes para plantas ou sais de banho, sendo utilizadas por via oral, nasal ou intravenosa.[9,10]

DEPRESSORES

As drogas depressoras são, em geral, moduladores alostéricos positivos dos receptores do ácido gama-aminobutírico (GABA), um neurotransmissor inibitório do SNC, e, apesar de apresentarem ações moleculares semelhantes, podem diferir na forma de ação em alguns subtipos de receptores. As drogas depressoras, como benzodiazepínicos e barbitúricos, podem ser utilizadas terapeuticamente no tratamento de transtornos de ansiedade e insônia, apesar de este último ter sua prescrição diminuída significativamente nos últimos anos, devido ao desenvolvimento de fármacos mais modernos e seguros. Quando utilizados de forma abusiva, os barbitúricos apresentam sintomas de abstinência importantes que podem simular quadros de ansiedade.[3,6]

O álcool pode ser classificado como uma substância depressora, tendo em vista seus efeitos sedativos. No entanto, pode ter ações opostas, semelhantes às dos estimulantes, em fases iniciais de seus efeitos, principalmente em doses mais baixas. Produz tolerância cruzada com drogas depressoras como os benzodiazepínicos, o que pode ser benéfico no tratamento de síndromes de abstinência alcoólica. Todavia, quando utilizado de forma concomitante com essas drogas, os efeitos sedativos são somados, o que torna essas associações potencialmente perigosas.[3]

Os solventes voláteis, ou inalantes, são um grupo heterogêneo de drogas que são voláteis à temperatura ambiente e produzem alterações sensoriais quando inaladas. Apesar de provocarem efeitos diversos devido à multiplicidade de substâncias que apresentam tais características, a maioria dos solventes voláteis causa efeitos depressores e pode produzir lesões importantes tanto locais como sistêmicas, inclusive com risco de vida.[3]

ALUCINÓGENOS

Os alucinógenos comumente atuam nas sinapses serotonérgicas do sistema de recompensa. Os sintomas de intoxicação provocam alterações de experiências sensoriais e sensação de consciência ampliada, com aumento da sensibilidade a estímulos internos. São relatados fenômenos complexos denominados psicodélicos ou psicomiméticos, que provocam uma experiência de "união com a humanidade e o universo", sendo descrita por vezes como uma "vivência espiritual". Podem ser relatados, ainda, labilidade emocional e afetiva, ilusões visuais, alucinações sinestésicas, alentecimento subjetivo do tempo, despersonalização e desrealização. Esses sintomas frequentemente ocorrem com níveis de lucidez normais e podem ser revividos na forma de *flashbacks* mesmo em períodos de abstinência.[6]

Podemos dividir as substâncias alucinógenas em duas classes principais: as indolalquilaminas e as fenilalquiminas. As primeiras são substâncias que se assemelham à serotonina, como, por exemplo, a dietilamida do ácido lisérgico (LSD), a psilocibina e a dimetiltriptamina (DMT). As últimas são substâncias que se assemelham à noradrenalina e à dopamina. Também estão relacionadas com as anfetaminas, portanto, podem apresentar características estimulantes. Como exemplos desse grupo estão a mescalina, a 2,5-dimetoxi-4-metilanfetamina (DOM) e a 3,4-metilenodioximetanfetamina (MDMA). Essas substâncias podem provocar um estado subjetivo complexo que leva a euforia, desorientação, confusão mental e aumento da sociabilidade, maior empatia e *insight* pessoal.[6]

Outra substância que produz efeitos alucinógenos significativos é a fenciclidina (PCP), também conhecida como "pó de anjo". Essa droga exerce ações nas sinapses glutamatérgicas do sistema de recompensa e foi originalmente desenvolvida como um anestésico. No entanto, seu uso provocava experiências alucinatórias peculiares. A cetamina, um análogo da PCP, tanto do ponto de vista estrutural quanto de seu mecanismo, é ainda usada como anestésico, porém produz experiências alucinatórias bem menores, mas que não impedem seu uso como droga. A cetamina também tem sido utilizada no tratamento de resgate de depressões refratárias, com resultados animadores.[6]

A maconha, por intermédio do delta-9-tetra-hidrocanabinol (THC), exerce ação no circuito de recompensa por meio dos receptores canabinoides CB1. Em doses habituais, a maconha pode produzir efeitos alucinógenos, levando a sensação de bem-estar e amistosidade, perda da consciência temporal, lentificação psicomotora, comprometimento da memória, sensação de *insights* especiais, delírio tóxico e psicose.[6] O Quadro 3.1 apresenta a classificação das substâncias de acordo com os diferentes efeitos comportamentais que provocam.

OPIOIDES

Os opioides são drogas que produzem sensação de bem-estar ou euforia e que apresentam propriedades anestésicas importantes, sendo muitas vezes utilizadas no tratamento da dor. O organismo humano produz diversos opioides endógenos de forma natural, os quais atuam sobre uma variedade de subtipos de receptores. Os opioides exógenos, como a morfina e a heroína, atuam como agonistas desses receptores, principalmente nos sítios mμ.[3]

Em doses elevadas, essas substâncias produzem euforia intensa, porém breve, denominada *rush*, seguida de sensação de profunda tranquilidade, que pode durar várias horas, e, depois, sonolência, alterações do humor, confusão mental, apatia e lentidão dos movimentos. Em *overdose*, os opioides induzem depressão respiratória e coma. Na abstinência, podem ser observados piloereção ("arrepios"), disforia, irritabilidade e sinais de hiper-reatividade autonômica, como taquicardia, tremor e sudorese.[6]

▶ CLASSIFICAÇÃO DE ACORDO COM A FORMA DE APRESENTAÇÃO

O potencial de dependência de uma substância é influenciado pela rapidez de início de sua ação, tendo em vista que quanto mais imediato é o efeito reforçador após a administração da droga, maior é a tendência em iniciar a cadeia de eventos neuropsicológicos que levam à compulsão. A velocidade em que uma substância atinge o cérebro apresenta relevância significativa nesse aspecto. Por tal razão, a forma de apresentação de uma substância influencia diretamente seus efeitos e o risco de uso pelos pacientes.[3,6] O Quadro 3.2 mostra como as alterações na forma de apresentação influenciam o modo como uma droga se relaciona com os usuários.

QUADRO 3.1 **Classificação das substâncias de acordo com os diferentes efeitos comportamentais que provocam**

- O *ecstasy* é uma fenilalquimina com propriedades tanto estimulantes como alucinógenas, sendo o efeito agudo dependente da dose e do contexto de uso. O próprio estado emocional pode proporcionar efeitos agradáveis em vigência de intoxicação (*good trip*) ou efeitos desagradáveis (*bad trip*).
- O álcool provoca efeitos comportamentais bifásicos que dependem da velocidade de ingestão. Em doses baixas, provoca efeitos estimulantes e de desinibição, e em doses altas, rebaixamento do sensório e sedação. Os efeitos no humor variam de forma considerável entre os indivíduos.

Fonte: Goodman;[3] OMS.[5]

QUADRO 3.2 História do uso da cocaína e farmacocinética

As folhas de coca, quando mastigadas, liberam o alcaloide na mucosa da boca, que é lentamente absorvido. Essa forma de uso produz níveis séricos baixos, provocando efeitos estimulantes suaves e de início gradativo.

Após o isolamento do cloridrato de cocaína, o consumo de cocaína pura em doses maiores por via oral tornou-se possível, podendo ser absorvida por via gastrintestinal ou pela mucosa nasal, produzindo níveis mais altos da droga e um início mais rápido dos efeitos reforçadores.

Posteriormente, com a preparação da solução de cloridrato de cocaína, foi possível administrar a droga por via intravenosa, produzindo efeitos euforizantes imediatos e maior risco de dependência.

Por fim, o *crack*, uma base livre que pode ser vaporizada e, consequentemente, inalada, produzindo efeitos imediatos em níveis semelhantes aos produzidos pelo uso intravenoso, de acesso mais fácil e custo mais baixo, tornou-se problema de saúde pública, com impactos sociais significativos.[12]

Para produzir seus efeitos, uma droga deve estar presente em concentrações adequadas em seu local de ação e em sua forma livre. A concentração da droga, a forma de apresentação, a distribuição, o metabolismo e a excreção, bem como sua passagem pelas barreiras denominadas membranas celulares, influenciam sua disponibilidade. Quanto maior for o percurso que o fármaco tem que fazer e, consequentemente, quanto maiores forem suas barreiras, menores serão os efeitos no SNC.[3]

Uma substância de uso oral, por exemplo, necessita ser absorvida inicialmente no estômago e no intestino, o que pode ser dificultado pelos aspectos físicos e químicos dessa droga, pela presença de enzimas que a degradem ou pela presença de outras substâncias ou alimentos. Após a absorção, a droga passa pela metabolização hepática, onde parte é inativada ou excretada antes que alcance a circulação geral. Por fim, a droga ativa deve ultrapassar a barreira hematencefálica para atingir seu sítio de ligação. Já uma droga administrada diretamente na corrente sanguínea, por via intravenosa, não passa pela metabolização hepática, chegando rapidamente ao cérebro em concentrações livres bem superiores.[3]

Um exemplo clássico da importância da via de administração e das características de absorção nos efeitos das substâncias são os opioides exógenos. Essas substâncias apresentam diversas formas de administração; no entanto, quando utilizadas como drogas, a apresentação intravenosa apresenta uma importância significativa por atingir níveis séricos elevados de modo rápido, levando a superdosagens e potencialmente a depressão respiratória e coma. Dentro do arsenal terapêutico para dependência de heroína, está a metadona, um opioide sintético de meia-vida mais longa que proporciona maior controle da administração e diminuição dos efeitos da abstinência.[11]

Outro exemplo importante é o chá de *Ayahuasca*, que produz efeitos alucinógenos decorrentes da liberação de DMT pelas folhas da chacrona (*Pshychotria viridis*). No entanto, a DMT não é absorvida por via intestinal, devido às ações da enzima monoaminoxidase (MAO), necessitando da adição do cipó-mariri (*Banisteriopsis caapi*) na preparação do chá, que, quando fervido, libera betacarbolinas, que neutralizam essas enzimas.[11] A DMT é utilizada de forma sintética em outras formas de administração, como fumada, aspirada ou injetada.[11]

A Tabela 3.3 resume as principais formas de apresentação das substâncias.

TABELA 3.3 Classificação das substâncias de acordo com sua forma de apresentação

Apresentação	Características
Oral	Tem sua absorção limitada devido a características físicas, vômitos, destruição por enzimas, irregularidade de absorção e presença de alimentos ou outras substâncias.
Retal	A interferência do metabolismo de primeira passagem é reduzida quando comparada à via oral, tendo em vista que apenas 50% da droga sofre metabolismo hepático. No entanto, a absorção por essa via é irregular e por vezes incompleta, além de comumente causar irritação da mucosa retal.
Intramuscular	A absorção ocorre por difusão simples. Sofre influência da taxa de fluxo sanguíneo no local da injeção, o que pode ser modulado pela aplicação de calor local, massagem ou exercício.
Intravenosa	Os fatores que interferem na absorção são geralmente contornados por essa via de administração, o que torna a disponibilidade completa e rápida. No entanto, existe maior risco de efeitos colaterais graves, devido às altas concentrações da droga atingidas de forma abrupta.
Absorção pulmonar/ aspirada	A extensa superfície pulmonar proporciona um rápido acesso à circulação por essa via de administração, além de evitar o metabolismo de primeira passagem.

Fonte: Goodman (modificada).[3]

▶ CLASSIFICAÇÃO DE ACORDO COM ASPECTOS JURÍDICOS

As drogas podem ser classificadas como lícitas ou ilícitas, a depender de terem ou não sua produção, distribuição e comercialização regulamentadas. O *status* legal de uma droga varia ao longo da história, de sua localização geográfica e das finalidades de uso. Certas substâncias podem ser consideradas lícitas em determinado país e ilícitas em outro, assim como podem ser liberadas para uso medicamentoso e proibidas para uso recreacional.

O debate sobre a legalização ou a proibição das drogas tem aparecido com frequência na sociedade em diferentes tipos de mídias. Os impactos sociais das substâncias psicoativas e os prováveis benefícios do uso de algumas tornam o *status* legal de uma droga um determinante de como a sociedade se relaciona com ela.[13]

Uma das preocupações mais importantes em relação a alterar o *status* legal de uma droga é a diminuição da percepção de risco pela sociedade sobre os danos causados por seu uso e, consequentemente, a diminuição da inclinação dos indivíduos em procurar tratamento. Um estudo publicado em 2016 demonstrou uma redução de 11% nas admissões para tratamento de dependência de maconha nos Estados Unidos, com decréscimo de 0,7% ao mês desde 2009, período em que houve um aumento importante do licenciamento do uso medicinal da maconha. Desde 2012, a compra de maconha no varejo para fins recreacionais é permitida em alguns estados norte-americanos.[14]

O álcool, uma droga lícita, está relacionado de forma causal a cerca de 60 condições médicas, e estima-se que 4% da carga global de doenças seja atribuível ao consumo dele.[15] No entanto, a mesma sociedade que investe no debate sobre drogas ilícitas ainda é complacente com a publicidade da indústria do álcool e, muitas vezes, resistente a políticas públicas que visam a regulamentar ou restringir a venda e o consumo da substância.[16] No Brasil, a venda de bebidas alcoólicas é proibida para menores de 18 anos. No entanto, percebe-se a iniciação precoce do consumo em idades inferiores a 18 anos e, muitas vezes, dentro do seio familiar. Um estudo realizado em São Paulo objetivou avaliar quantas vezes os jovens menores de 18 anos conseguiam comprar álcool em lojas. Foi observado que aproximadamente 85% dos adolescentes entre 13 e 17 anos conseguiram comprar álcool em postos de venda na primeira tentativa de obtenção.[16]

Por fim, drogas com comercialização lícita para usos diversos, como solventes, fertilizantes, sais de banho, substâncias com prescrição médica, entre outras, costumam ser utilizadas de forma recreativa com potencial de abuso. Essas drogas apresentam mecanismos de controle por vezes complexos e ineficientes.

▶ CONSIDERAÇÕES FINAIS

Existem várias formas de classificar uma substância psicoativa, seja de acordo com seus efeitos, sua via de administração e seu *status* sociolegal, seja de acordo com sua relevância clínica. No entanto, é fundamental que o terapeuta investigue a experiência individual de cada paciente com determinada droga, de forma a individualizar a experiência desse indivíduo e abordar de forma mais empática os fenômenos reforçadores que estejam perpetuando o consumo.

REFERÊNCIAS

1. Oliveira ACS, Diehl, A, Cordeiro CC. Drogas, álcool e tabaco: que barato é esse? In: Diehl A, Figlie NB, organizadores. Prevenção ao uso de álcool e drogas: o que cada um de nós pode e deve fazer? Um guia para pais, professores e profissionais que buscam um desenvolvimento saudável para crianças e adolescentes Porto Alegre: Artmed; 2014.
2. Sena EP, Miranda-Scippa AMA, Quarantini LC, Oliveira IR, organizadores. Irismar: psicofarmacologia clínica. 3. ed. Rio de Janeiro: Medbook; 2011.
3. Hardman JG, Limbird LE, editores. Goodman & Gilman: as bases farmacológicas da terapêutica. 10. ed. Rio de Janeiro: McGraw-Hill; 2005.
4. Diehl A, Cordeiro DC, Laranjeira R. Dependência química: prevenção, tratamento e políticas públicas. Porto Alegre: Artmed; 2011. Cap. 3, p. 44.
5. Organização Mundial da Saúde. Neurociência do uso e da dependência de substâncias psicoativas. São Paulo: Roca; 2006.
6. Stahl SM. Psicofarmacologia: bases neurocientíficas e aplicações práticas. 4. ed. Rio de Janeiro: Guanabara Koogan; 2014. Cap. 14, p. 495-520.
7. American Psychiatric Association. Manual diagnóstico e estatístico de transtornos mentais: DSM-5. 5.ed. Porto Alegre: Artmed; 2014.
8. Drug Enforcement Administration. Office of Diversion Control. Drug & Chemical Evaluation Section. Khat [Internet]. 2011. Disponível em: http://www.deadiversion.usdoj.gov/drugs_concern/khat.pdf
9. European Monitoring Centre for Drugs and Drug Addiction . Synthetic cathinones drug profile [Internet]. Lisboa: The Centre; 2015 [acesso em 13 abr. 2018]. Disponível em: http://www.emcdda.europa.eu/publications/drug-profiles/synthetic-cathinones.

10. Antúnez JM, Navarro JF. Drogas emergentes: mefedrona. Psiquiatria.com. 2012;16:21.
11. Figlie NB, Bordin S, Laranjeira R. Aconselhamento em dependência química. 3. ed. São Paulo: Roca; 2015.
12. Diehl A, Cordeiro DC, Laranjeira R. Dependência química: prevenção, tratamento e políticas públicas. Porto Alegre: Artmed; 2011. Cap. 1, p. 26-7.
13. Diehl A, Ribeiro HL. As drogas deveriam ser legalizadas no Brasil? Revista Pátio: ensino médio. 2013; 24;7-10.
14. Davis JM, Mendelson B, Berkes JJ, Suleta K, Corsi KF, Booth RE. Public health effects of medical marijuana legalization in Colorado. Am J Prev Med. 2016;50(3):373-9.
15. Room R, Babor T, Rehm J. Alcohol and public health. Lancet. 2005;365(9458):519-30.
16. Moreira S Jr. Consultoria legislativa do Senado Federal. Brasília: Senado Federal; 2005.
17. Romano M, Duailibi S, Pinsky I, Laranjeira R. Alcohol purchase survey by adolescents in two cities of state of São Paulo, Southeastern Brazil. Rev Saúde Pública. 2007;41(4):495-501.

LEITURA RECOMENDADA

National Institute on Drug Abuse. ¿Qué son las catinonas sintéticas?[Internet]. Bethesda: The Institute; 2018 [acesso em 2018 abr. 13]. Disponível em: www.drugabuse.gov/es/publicaciones/drugfacts/catinonas-sinteticas-sales-de-bano

4
EFEITOS DO USO AGUDO E DO USO CRÔNICO E SINTOMAS DE ABSTINÊNCIA

▸ SÉRGIO M. DUAILIBI

PONTOS-CHAVE

- A síndrome de abstinência é um sinal de adaptação do cérebro à presença constante da substância no organismo.
- A síndrome de abstinência caracteriza-se pela presença de sintomas físicos e psíquicos de desconforto ante a redução ou a interrupção do consumo de substâncias.
- As complicações clínicas e sociais tornam o uso de substâncias um dos grandes problemas de saúde e segurança pública.

▶ SINTOMAS DE ABSTINÊNCIA

Os sintomas de abstinência são a evidência mais palpável da dependência.[1] Eles se caracterizam pela presença de sintomas físicos e psíquicos de desconforto ante a redução ou a interrupção do consumo de substâncias. Quase todas as substâncias são capazes de desencadear sintomas de abstinência. A intensidade dos sintomas é progressiva.[2] Inicialmente, são predominantemente de natureza psíquica: fissura, ansiedade, sintomas depressivos, irritação, piora da concentração e insônia. À medida que a dependência aumenta, a magnitude dos sintomas também cresce,[1] e podem surgir sintomas físicos, como tremores, suor difuso, palpitações cardíacas, aumento da temperatura do corpo, náuseas e vômitos, com possível ocorrência de estado de confusão mental (*delirium*). A síndrome de abstinência é um sinal de adaptação do cérebro à presença constante da substância no organismo.[1] Cada substância pode produzir sintomas de abstinência característicos.

▶ EFEITOS AGUDOS E CRÔNICOS DO USO DE SUBSTÂNCIAS

ÁLCOOL

O álcool é uma substância lícita que faz parte de uma variedade incontável de bebidas em todo o mundo, obtidas por fermentação ou destilação da glicose presente em cereais, raízes e frutas.[3]

É consumido exclusivamente por via oral. O consumo de álcool é medido por unidades.[1] Uma unidade equivale a 10 gramas de álcool. Para obter as unidades equivalentes de determinada bebida, é preciso multiplicar sua quantidade por sua concentração alcoólica. Assim, chega-se à quantidade absoluta de álcool da bebida. Em seguida, é feita a conversão: uma unidade para cada 10 g de álcool da bebida (Tab. 4.1).[1]

O álcool é a substância química mais utilizada no mundo. Está presente na maioria das festas e rituais religiosos.[3] Em toda localidade onde o consumo é aceito, há uma bebida típica da qual o povo se orgulha.

As complicações relacionadas ao consumo de álcool não estão necessariamente associadas ao uso crônico.[4] Intoxicações agudas, além de trazerem riscos diretos à saú-

TABELA 4.1 **Unidades de álcool em cada dose de bebida**

Bebida	Volume	Teor alcoólico	Quantidade de álcool (volume × concentração)	Unidade (quantidade: 10 g)
Vinho tinto	125 mL	12%	15 g	1,5 u
Lata de cerveja	350 mL	5%	17 g	1,7 u
Destilado	40 mL	40%	16 g	1,6 u

de, deixam os indivíduos mais propensos a acidentes, gerando um problema de saúde e segurança pública.[5] Desse modo, os problemas relacionados ao consumo de álcool podem acometer indivíduos de todas as idades.

O transtorno por uso de álcool acomete de 10 a 12% da população mundial[6,7] e 11,2% dos brasileiros que vivem nas 107 maiores cidades do País, segundo levantamento domiciliar sobre o uso de drogas. É, por isso, ao lado da dependência de tabaco, a forma de dependência que recebe maior atenção dos pesquisadores.[6] Muitas características, como sexo, etnia, idade, ocupação, grau de instrução e estado civil, podem influenciar o uso de álcool, bem como o desenvolvimento do transtorno por uso de álcool.[8] A incidência de alcoolismo é maior entre os homens do que entre as mulheres.[9] O mesmo se repete entre os mais jovens, especialmente na faixa dos 18 aos 29 anos, havendo declínio com a idade.[9]

Efeitos agudos e crônicos

O álcool é um depressor cerebral e age em vários órgãos, como fígado, coração, vasos e estômago.[9] A intoxicação é o uso em quantidades acima do tolerável para o organismo. Os sinais e sintomas da intoxicação alcoólica caracterizam-se por níveis crescentes de depressão do sistema nervoso central (SNC).[1] Inicialmente, há sintomas de euforia leve, que evoluem para tonturas, ataxia e incoordenação motora, confusão e desorientação, culminando em graus variáveis de anestesia, inclusive estupor e coma.[1] A intensidade da sintomatologia da intoxicação tem relação direta com a alcoolemia. O desenvolvimento de tolerância, a velocidade da ingestão, o consumo de alimentos e alguns fatores ambientais também interferem nessa relação.[1]

A ação do álcool no corpo pode ser alterada por determinadas circunstâncias. Por exemplo, a presença de alimentos no estômago diminui a velocidade de absorção e bebidas frisantes e licorosas são absorvidas com mais rapidez.[1]

Síndrome de abstinência

A síndrome de abstinência inicia horas após a interrupção ou a diminuição do consumo. Os tremores de extremidade e lábios são os mais comuns, associados a náuseas, vômitos, sudorese, ansiedade e irritabilidade.[10] Casos graves evoluem para convulsões e estados confusionais, com desorientação temporal e espacial, ilusões e alucinações auditivas, visuais e táteis (*delirium tremens*).[10]

Complicações clínicas

O álcool tem ação tóxica direta sobre diversos órgãos quando utilizado em doses elevadas por um período de tempo prolongado (Tab. 4.2).[10]

As complicações mais comuns são gastrites, úlceras, hepatites tóxicas, esteatose (acúmulo de gordura no fígado), cirrose hepática, pancreatites, lesões cerebrais, demência, anestesia e diminuição da força muscular (neurites), miocardites e predisposição ao depósito de placas gordurosas nos vasos, com risco de infartos, hipertensão e acidentes vasculares. O álcool aumenta o risco de neoplasias no trato gastrintestinal, na bexiga, na próstata e em outros órgãos.[10]

TABELA 4.2 Principais complicações decorrentes do uso crônico e pesado de álcool

Sistema gastrintestinal	Hepatopatias (esteatose e cirrose hepáticas, hepatite) Pancreatite crônica Gastrite Úlcera Neoplasias (boca, língua, esôfago, estômago, fígado)
Sistema circulatório	Cardiomiopatias Hipertensão arterial sistêmica
Sangue	Anemias (especialmente a anemia megaloblástica) Diminuição na contagem de leucócitos
Sistema nervoso periférico	Neuropatia periférica
Sistema reprodutor	Impotência (homens) Alterações menstruais e infertilidade (mulheres)

ANABOLIZANTES

Os esteroides anabolizantes, ou apenas anabolizantes, são substâncias relacionadas ao hormônio masculino testosterona. Os anabolizantes apresentam vários usos clínicos e sua função principal é a reposição da testosterona devido a algum déficit ocorrido por algum problema de saúde.[11] Além desse uso médico, eles promovem hipertrofia muscular, aumento da síntese (produção) de proteína e de cálcio nos ossos (efeito anabólico) e desenvolvimento das características sexuais masculinas, como crescimento do pênis e dos pelos, engrossamento da voz, aumento da libido e da potência sexual (efeito androgênico). Por esses motivos, essas substâncias são muito procuradas por atletas ou por pessoas que desejam melhorar a *performance* e a aparência física.[11]

Os esteroides anabolizantes podem ser consumidos na forma de comprimidos ou injeções. Com frequência, diferentes anabolizantes são combinados, supondo-se que a interação deles pode produzir aumento maior da musculatura e minimização dos efeitos negativos.[11]

Efeitos e riscos à saúde

Os efeitos provocados pelos anabolizantes incluem icterícia, tremores, hipertensão, acne grave, tumores no fígado, retenção de líquidos, diminuição dos índices de lipoproteína de alta densidade (HDL, a forma boa do colesterol) e dores nas articulações.

A forma como essas substâncias são utilizadas torna difícil para os pesquisadores chegarem a conclusões a respeito da frequência, da duração do uso e das dosagens que estabelecem a dependência. Sintomas prováveis de abstinência são: depressão, fadiga, inquietude, insônia, perda do apetite, diminuição da libido, fissura, cefaleia, insatisfação com a imagem corporal e ideação suicida.

Nos homens, o uso de anabolizantes produz diminuição da produção e da qualidade de espermatozoides, redução do tamanho dos testículos, impotência, infertilidade, aumento da próstata, dificuldade ou dor para urinar, desenvolvimento de mamas, calvície, risco de neoplasia de rins e fígado e infarto do miocárdio. Já nas mulheres, os efeitos observados são voz grossa, aumento do clitóris, crescimento de pelos faciais, alterações ou ausência de ciclo menstrual e diminuição dos seios. Em adolescentes, pode haver maturação esquelética prematura e puberdade acelerada, o que leva a crescimento raquítico.

O abuso de anabolizantes, principalmente em altas doses, causa também variação de humor, inclusive agressividade, que pode culminar em episódios violentos. Os indivíduos podem experimentar ciúme patológico, irritabilidade e delírios, além de distorção de julgamento em relação a sentimentos de invencibilidade, distração, confusão mental e esquecimentos.[11] O uso injetável dessas substâncias coloca os indivíduos sob risco de contaminação pelo vírus da aids ou da hepatite.[11]

ANFETAMINAS

No Brasil, a maior parte das anfetaminas consumidas é vendida legalmente em farmácias. No Japão, na Austrália e na Costa Leste dos Estados Unidos, essas substâncias aparecem na forma de pó branco refinado e de pedras translúcidas, chamadas de *ice* (gelo) ou *crystal*.[12,13,14] São as anfetaminas modificadas, ou metanfetaminas, que, neste capítulo, são descritas como *club drugs*. Existe uma gama numerosa de anfetaminas prescritas (indicações para o tratamento de transtorno de déficit de atenção/hiperatividade [TDAH], narcolepsia e obesidade, com restrições) e de anfetaminas ilícitas (Tab. 4.3).[12,13,14]

Efeitos agudos

As anfetaminas são estimulantes da atividade do SNC.[15] Os efeitos agudos de seu consumo incluem diminuição do sono e do apetite, aceleração da velocidade do pensamento, maior produção de fala e inquietação. Há elevação do estado de alerta e instabilidade do humor, que pode variar da euforia ao mal-estar psíquico de acordo com predisposições individuais e ambientais. O efeito dura cerca de 60 minutos.[13] Ocorrem também dilatação da pupila, aumento dos batimentos cardíacos e hipertensão.[13]

Quanto às complicações clínicas, o uso crônico leva a desnutrição, infarto agudo do miocárdio, cegueira cortical transitória, cardiopatias irreversíveis, vasoespasmos sistêmicos e edema agudo pulmonar.[12]

TABELA 4.3 **Anfetaminas lícitas e ilícitas**

Anfetaminas de uso médico (restrito)	Anfetaminas de uso não médico
D-anfetamina	3,4-metilenodioximetanfetamina (MDMA)
Metanfetamina por ácido clorídrico (HCl)	(*ecstasy*)
Fenfluramina	4-metilaminorex
Metilfenidato	(*ice* ou *crystal*)
Pemolina	
Femproporex	
Mazindol	
Dietilpropiona	
Anfepramona	

Riscos à saúde

As anfetaminas podem causar dependência e síndrome de abstinência. A síndrome de abstinência chega a atingir cerca de 80% dos usuários.[12] Sintomas depressivos e exaustão podem suceder períodos prolongados de uso ou abuso (Quadro 4.1). Durante o consumo, problemas cardíacos, como infarto do miocárdio, podem ocorrer.[15]

O consumo de grandes quantidades pode causar convulsões, e o consumo frequente durante vários meses pode levar a depressão, ansiedade, irritação, impulsividade e cansaço.[13]

COCAÍNA E *CRACK*

A cocaína é um alcaloide extraído das folhas da coca (*Erythroxylum coca*), planta originária dos Altiplanos Andinos.[16] O hábito de mascar folhas de coca entre a população nativa dos Andes existe há pelo menos 5 mil anos. Tal hábito visava a amenizar o cansaço e a fome. As baixas concentrações da substância nas folhas não causavam dependência entre seus usuários. Contudo, quando a cocaína foi isolada de suas folhas a partir do século XIX essa condição mudou.

Genericamente, a obtenção da cocaína passa por duas etapas e origina diversos subprodutos.[17] A maceração das folhas, misturada a determinados produtos químicos, produz uma pasta de natureza alcalina, denominada pasta base de cocaína.[16] O refino da pasta origina a cocaína em pó (cloridrato de cocaína), apresentação mais conhecida em nosso meio. O *crack* e a merla são a cocaína em sua forma de base livre.[17] Quando o cloridrato de cocaína é aquecido em meio básico (água e bicarbonato de sódio), a cocaína se desprende de sua forma salina e precipita-se na forma de cristais de cocaína livre. Ambas apareceram em nosso meio a partir de meados de 1980 e permanecem até os dias de hoje.

A cocaína aparece como pó branco e brilhante, que pode ser consumido por qualquer via de administração, com absorção rápida e eficaz pelas mucosas oral e nasal e pela via pulmonar.[18] A via injetável e a fumada (*crack*) fornecem grandes quantidades de cocaína no sangue e geram efeitos estimulantes mais intensos e de curta duração.[16] O *crack* é fumado em cachimbos improvisados ou de vidro. Já a cocaína em pó é utilizada por via intranasal (cheirada). O hábito de mascar as folhas produz efeitos menos intensos, porém de maior duração. Quanto mais intenso e curto é o efeito desencadeado, maiores são as chances de desenvolvimento de transtorno por uso da substância (TUS).

QUADRO 4.1 Sinais e sintomas de abstinência das anfetaminas

Fissura intensa	Astenia, cansaço
Ansiedade	Lentificação
Agitação	Humor depressivo
Pesadelos	

Efeitos agudos

A cocaína é um estimulante. Seus efeitos estão resumidos na Tabela 4.4. A euforia desencadeada reforça e motiva, na maioria dos indivíduos, o desejo de um novo episódio de consumo, porém, quanto mais rápido o início da ação, quanto maior sua intensidade e quanto menor sua duração, maior a chance de evolução para TUS leve a grave. Esses fenômenos são todos influenciados pela via de administração escolhida.[17,18] Desse modo, a via de administração é um fator de risco importante para o desenvolvimento do TUS de qualquer gravidade.

A duração do efeito também depende da via de administração escolhida: cerca de 30 minutos (cheirada) e menos de 10 minutos (fumada ou injetada). Ao final, o usuário geralmente fica "fissurado", isto é, com vontade de consumir mais.[16,17]

O consumo de cocaína produz aceleração da velocidade do pensamento, inquietação psicomotora (dificuldade para permanecer parado até quadros mais graves de agitação), aumento do estado de alerta e inibição do apetite. Alterações do humor são passíveis de grande variabilidade: vão da euforia (desinibição, fala solta) a sintomas psíquicos (medo, ansiedade e inibição da fala).[17] As convulsões atingem uma pequena parte dos usuários de cocaína que procuram as salas de emergência, apesar de serem a complicação neurológica mais comum.[16] Cerca de um terço dos acidentes vasculares cerebrais em adultos jovens está associado ao consumo de substâncias. Entre os indivíduos de 20 a 30 anos, o índice chega a 90%.[18]

Entre as complicações agudas, a *overdose* é a mais conhecida. Pode ser definida como a falência de um ou mais órgãos (coração, rins, fígado) decorrente do uso agudo da substância.[16] A *overdose* de cocaína é uma emergência médica e requer atenção imediata.

Efeitos crônicos

A dependência é a principal complicação crônica relacionada ao consumo de cocaína.[16,17] Os usuários tornam-se mais suscetíveis a apresentar processos patológicos, tais como coronariopatias, hipertensão arterial sistêmica, aneurismas, epilepsias e doença pulmonar obstrutiva crônica (DPOC).[18]

TABELA 4.4 Principais sintomas decorrentes do uso de cocaína

Sintomas psíquicos	Sintomas físicos
Aceleração do pensamento	Aumento da frequência cardíaca
Inquietação psicomotora	Aumento da temperatura corporal
Aumento do estado de alerta	Aumento da frequência respiratória
Inibição do apetite	Aumento da transpiração
Labilidade do humor, variando da euforia ao mal-estar	Tremor leve de extremidades
	Contrações musculares involuntárias (especialmente língua e mandíbula)
	Tiques
	Dilatação da pupila (midríase)

Síndrome de abstinência

Durante a abstinência, períodos de desejo intenso pelo consumo de cocaína (*craving*), associados a outros sintomas, como fadiga, anedonia e depressão, acabam por levar ao retorno ao uso da droga.[19] A abstinência é composta por três fases: o *crash*, a síndrome disfórica tardia e a extinção. Essas fases representam a progressão de sinais e sintomas após a cessação do uso. São elas:[19]

- Fase I – *Crash,* ou seja, uma redução drástica no humor e na energia. Instala-se cerca de 15 a 30 minutos após o uso da substância e persiste por aproximadamente oito horas, podendo estender-se por até quatro dias. O usuário pode apresentar depressão, ansiedade, paranoia e intenso desejo de voltar a usar a substância (i.e., *craving* ou fissura). A hipersonia e a aversão ao uso de mais cocaína se estabelecem, e o indivíduo pode despertar para ingerir alimentos.
- Fase II – Síndrome disfórica tardia. Inicia em 12 a 96 horas depois de cessado o uso e pode durar de 2 a 12 semanas. Nos primeiros quatro dias, são observados sonolência e desejo pelo consumo da substância, anedonia, irritabilidade, déficits de memória e ideação suicida. As recaídas frequentes são comuns para tentar aliviar os sintomas disfóricos.
- Fase III – Extinção. Os sintomas disfóricos diminuem ou cessam por completo, e o *craving* torna-se intermitente.

MACONHA

A *Cannabis* é um arbusto originário da Ásia, conhecido há cerca de 6 mil anos. Há duas espécies mais difundidas: a *Cannabis sativa* e a *Cannabis indica*. O princípio ativo alucinógeno da maconha é o delta-9-tetra-hidrocanabionol (THC). Essa substância encontra-se presente no óleo que recobre os brotos das *Cannabis* fêmeas.[20]

O nome genérico da *Cannabis* é cânhamo. Há outras denominações, mas boa parte delas tem caráter puramente regional. No Brasil, já foi chamada de *diamba*, mas, hoje, o termo "maconha" é o mais utilizado.

No Oriente, recebe nomes como *ganja, dagga, charas, haxixe* e *bhang*. Na América espanhola e nos Estados Unidos, o nome *marijuana* é o mais conhecido, mas há outros termos: *grass, pot, tea, reefer, Mary Jane* e *weed*.[20]

Efeitos agudos e crônicos

A maconha é um alucinógeno.[21] Há vários fatores que influenciam sua ação, como a concentração de THC na planta, a sensibilidade aos efeitos e experiências prévias do usuário e o ambiente de consumo. Em geral, o uso é seguido por alterações nos sentidos (visão, audição, olfato), na cognição (pensamento, memória e atenção) e no humor. Há alterações em relação à orientação de tempo e espaço e alucinações visuais e auditivas.[20] O humor pode variar de um estado eufórico (marcado por risos imotivados, fala solta e sensação de bem-estar) a sintomas de mal-estar psíquico, como tristeza, ataque de pânico e perda do controle (medo de enlouquecer). O pensamento fica lentificado, e as associações de ideias perdem a coerência, por exemplo, o indivíduo tende a mudar de assunto ou é incapaz de articular o pensamento com a facilidade habitual (Tab. 4.5). A capacidade de concentração e de realizar atividades elaboradas ou cálculos diminui drasticamente.[20] Há aumento exagerado do apetite, voltado principalmente para o consumo de carboidratos ("larica"). A capacidade de trabalho em tarefas que exigem atenção fica prejudicada, assim como a condução de veículos.[21]

Sintomas de abstinência

Os sintomas de abstinência da maconha são: fissura, irritabilidade, nervosismo, inquietação, quadros depressivos, insônia, redução do apetite e cefaleia.

Riscos à saúde

A maconha prejudica a atenção e a concentração, o que aumenta os riscos de acidentes, e pode desencadear quadros agudos de pânico e paranoia. O uso em grandes quantidades e por longos períodos pode deixar a pessoa menos concentrada, sem objetividade e desmotivada. A maconha pode causar dependência, além de psicose em pessoas que já têm predisposição para essa doença, câncer de pulmão, acidentes automobilísticos e laborais.[21]

NICOTINA

O consumo de tabaco é um dos maiores problemas internacionais de saúde pública. A planta, de origem americana, chegou à Europa no século XVI.[22]

TABELA 4.5 Sinais e sintomas decorrentes do uso de maconha

Efeitos euforizantes	Alteração da percepção do tempo Risos imotivados Fala solta	Sensação de relaxamento Aumento da percepção das cores, dos sons, das texturas e do paladar
Efeitos físicos	Taquicardia Hiperemia conjuntival Boca seca Hipotermia Tontura Retardo psicomotor Redução da capacidade para execução de atividades motoras complexas Incoordenação motora	Redução da acuidade auditiva Aumento da acuidade visual Broncodilatação Hipotensão ortostática Aumento do apetite Xerostomia Tosse Midríase
Efeitos psíquicos	Despersonalização Desrealização Depressão Alucinações e delírios Sonolência Ansiedade Irritabilidade Prejuízos na concentração	Déficit na memória de curto prazo Letargia Excitação psicomotora Ataques de pânico Autorreferência e paranoia Prejuízo do julgamento

A idade média de início do consumo de tabaco está entre 13 e 14 anos, mas a vulnerabilidade para o transtorno por uso de tabaco não está relacionada apenas à idade.[23] O uso das demais substâncias entre os adolescentes declina com a idade, no entanto isso não acontece com o tabaco. Estima-se que 60% daqueles que venham a fumar por mais de seis semanas irão continuar fumando por mais 30 anos e que 30 a 50% das pessoas que começam a fumar tornam-se dependentes.[23] Embora o primeiro uso do cigarro seja tipicamente marcado por efeitos desagradáveis, como dor de cabeça, tontura, nervosismo, insônia, tosse e náusea, eles diminuem rapidamente[23] até que o consumo diário se estabeleça.

Entre as 25 patologias relacionadas ao hábito de fumar, todas são causas de morte: doenças cardiovasculares (43%), câncer (36%), doenças respiratórias (20%), entre outras (1%).[23]

O ato de fumar produz monóxido de carbono e dezenas de outros produtos tóxicos.

Efeitos agudos e crônicos e riscos à saúde

A nicotina é um estimulante leve e causa dependência química. Os processos farmacológicos e comportamentais que determinam a dependência de nicotina são similares àqueles que estabelecem a dependência de outras substâncias, como a heroína e a cocaína.[22]

Os prejuízos à saúde causados pelo cigarro, porém, não são devidos somente à nicotina.[23] O cigarro contém mais de 4.700 substâncias, algumas cancerígenas e outras diretamente tóxicas para vários órgãos do corpo, especialmente aos pulmões, que sofrem patologias graves, como insuficiência respiratória, asma, bronquite e câncer.

O consumo de cigarro aumenta o risco de problemas cardíacos e circulatórios, como hipertensão, obstrução dos vasos e infarto. A maioria das mortes evitáveis é causada pelo cigarro.[23]

Síndrome de abstinência

Em um período que pode ser de apenas alguns meses, alguns fumantes já começam a apresentar os primeiros sintomas da síndrome de abstinência,[24] que podem persistir por meses e, dependendo da gravidade, são pouco tolerados.[24]

Entre os sintomas psicológicos relacionados à nicotina,[24] estão humor disfórico ou deprimido, insônia, irritabilidade, frustração, raiva, ansiedade e dificuldade de concentração. Já os sinais físicos ligados à nicotina incluem taquicardia, hipertensão, tremores e sudorese.

BENZODIAZEPÍNICOS

Os benzodiazepínicos foram bastante prescritos no tratamento dos transtornos de ansiedade durante a década de 1970, quando eram considerados uma opção segura e pouco tóxica. Entretanto, a empolgação terminou no fim da mesma década: pesquisadores detectaram potencial de uso nocivo e de dependência nos pacientes.[25]

Atualmente, os benzodiazepínicos apresentam indicações precisas para controle da ansiedade e como tratamento adjuvante dos principais transtornos psiquiátricos, mas continuam sendo prescritos indiscriminadamente, tanto por psiquiatras como por outros médicos.[25]

Estima-se que 50 milhões de pessoas façam uso diário de benzodiazepínicos. A maior prevalência encontra-se entre mulheres acima de 50 anos, com problemas médicos e psiquiátricos crônicos. Os benzodiazepínicos são responsáveis por cerca de 50% de toda a prescrição de psicotrópicos.[26]

Efeitos agudos e crônicos e riscos à saúde

Os efeitos dos benzodiazepínicos são: sonolência excessiva diurna ("ressaca"), piora da coordenação motora fina, piora da memória (amnésia anterógrada), tontura, zumbidos, quedas e fraturas, "anestesia emocional" (indiferença afetiva a eventos da vida, reversível), quedas e risco de acidentes no trânsito e no trabalho, risco de dependência em 50% dos que usaram por mais de um ano, risco aumentado de *overdose* em combinação com outras substâncias, risco aumentado de tentativas de suicídio e atitudes antissociais.[26] O Quadro 4.2 apresenta os sintomas de intoxicação aguda por benzodiazepínicos.

Síndrome de abstinência

Os benzodiazepínicos têm potencial de abuso: 50% dos pacientes que os consomem por mais de 12 meses evoluem com síndrome de abstinência.[25]

Os sintomas começam progressivamente em 2 a 3 dias após a cessação do uso de benzodiazepínicos de meia-vida curta e de 5 a 10 dias após a cessação dos de meia-vida longa, podendo também ocorrer após a diminuição da dose.[26]

Os sinais físicos da síndrome de abstinência incluem: tremores, sudorese, palpitações, letargia, náuseas, vômitos, anorexia, cefaleia e dores musculares. Entre os sintomas psíquicos, podem ser citados: insônia, irritabilidade, dificuldade de concentração, inquietação, agitação, pesadelos, déficit de memória, despersonalização, desrealização, convulsões e alucinações.

A abstinência refere-se à emergência de novos sintomas seguintes à descontinuidade ou à redução dos benzodiazepínicos.[26] Ocorre dentro de poucos dias após sua retirada e permanece por vários dias.[25] A retirada gradual e o acompanhamento psicológico ajudam a aliviar esses sintomas.[26]

QUADRO 4.2 Sintomas de intoxicação aguda por benzodiazepínicos

Andar cambaleante
Tontura
Fadiga
Hipotensão ortostática
Insuficiência respiratória
Fala pastosa
Alteração da atenção
Humor depressivo/eufórico
Psicose aguda
Anorexia
Confusão mental

OPIOIDES

O uso de opioides é descrito desde a Antiguidade, e são encontradas referências em documentos egípcios, gregos e persas há mais de 6 mil anos. O termo "opioide" é aplicado a qualquer substância, endógena ou sintética, que apresenta, em graus variados, propriedades similares às da morfina.[27] O termo "opiáceo" é frequentemente utilizado para se referir às substâncias de origem sintética.

Tipos de opioides

Os opioides são classificados em naturais, semissintéticos e sintéticos (Tab. 4.6).[28]

TABELA 4.6 Classificação dos opioides

Opioides naturais	Opioides semissintéticos	Opioides sintéticos
São aqueles extraídos diretamente da flor da papoula (*Papaver somniferum*). Um líquido leitoso (ópio = suco) escorre do botão da papoula quando cortes finos são feitos, de onde se extraem a morfina e a codeína. Exemplos de opioides naturais: ópio, morfina, codeína.	São obtidos em laboratório (sintéticos), mas a partir da molécula da morfina (natural). O opioide semissintético mais conhecido é a heroína. Outros opioides semissintéticos são oxicodona, hidroxicodona, oximorfona, hidroximorfona.	Criados totalmente em laboratório, quase todos têm utilização médica, principalmente como anestésico geral e alívio de dores graves. O opioide sintético mais conhecido e causador de dependência no Brasil é a meperidina. Outros opioides sintéticos: petidina e fentanil.

Os opioides atuam no SNC e em órgãos periféricos, como o intestino. Há pelo menos cinco tipos de receptores específicos para os opioides, localizados principalmente nas regiões sensorial, límbica, hipotalâmica, de amígdala e cinzenta periaquedutal.[28]

Efeitos agudos e crônicos e riscos à saúde

Os opioides são sedativos (induzem o sono) e analgésicos. As alterações mais ressaltadas pela literatura são as referentes ao estado de humor. Há experiências de euforia – marcadas por sensação de prazer, devaneios e distanciamento dos problemas – e de irritabilidade, tristeza e sonolência excessiva. Imagens oníricas são frequentes, qualquer que seja o padrão de humor predominante. Esses efeitos tendem a diminuir com o uso frequente. Os sintomas de intoxicação aguda e *overdose* estão resumidos na Tabela 4.7.

TABELA 4.7 Intoxicação aguda e *overdose* por opioides

Intoxicação aguda	Overdose
Sedação Humor normal tendendo ao eufórico Contração da pupila (miose)	Inconsciência Miose pronunciada Bradicardia acentuada Depressão respiratória Convulsões Coma

Um dos mais dramáticos quadros clínicos decorrentes do uso inadequado de opioides é a intoxicação, que pode ser acidental ou intencional. A presença da tríade representada por miose, depressão respiratória e coma sugere superdosagem de opioides.[28] Outros sintomas físicos que podem surgir são edema pulmonar, hipoxia, hipotonia e morte e constituem quadro de emergência médica.[28]

Síndrome de abstinência

Um quadro importante observado em indivíduos com transtorno por uso de opioides é a síndrome de abstinência, cujos sintomas físicos e psíquicos são muito marcantes. Naturalmente, a intensidade desses sinais e sintomas depende da droga específica, da dose utilizada e da velocidade em que é eliminada do organismo.[27] Outras complicações provocadas pelo consumo de opioides são descritas, tais como síndromes depressivas, ansiosas e psicóticas e alterações da personalidade.[27]

Complicações relacionadas ao uso de opioides

Pele e anexos

Marcas de picadas de agulha, edemas em mãos, abscessos e úlceras.

Sistema cardiovascular

Miocardites, arritmias cardíacas, endocardites, arterites, tromboflebites, angeíte necrotizante e alterações na pressão arterial.

Sistema respiratório

Infartos pulmonares, fibrose pulmonar crônica, edema pulmonar, pneumonia bacteriana e/ou aspirativa e tuberculose.

Sistema nervoso central

Crises convulsivas, *delirium* ou estado confusional agudo, mielite transversa aguda, lesões de nervos periféricos e meningite bacteriana.

Sistema gastrintestinal

Hepatites, cirrose hepática e pancreatites.

Sistema geniturinário e reprodutor

Enfermidades do sistema reprodutor, irregularidades menstruais e síndrome nefrótica.

Sistema hematopoiético

Aplasia de medula.

Sistema osteomuscular
Artrite esquelético-séptica, osteomielite, rabdomiólise e miopatias.

AS DROGAS DA ERA SINTÉTICA: *DESIGNER DRUGS* OU *CLUB DRUGS*

As primeiras experiências humanas com substâncias psicoativas ocorreram por meio do consumo de plantas. A partir do século XIX, com o isolamento do princípio ativo, ainda havia a necessidade das plantas. Uma terceira etapa começou no fim dos anos de 1920, com o surgimento das anfetaminas. Pela primeira vez, uma substância psicoativa fora sintetizada totalmente em laboratório, sem precursores vegetais.

Uma última etapa começou nos anos de 1980: a popularização das *designer drugs*.[29] Essas drogas têm como característica principal o fato de terem sido modificadas em laboratório, com o intuito de potencializar ou criar efeitos psicoativos e evitar ações indesejáveis. A disponibilidade e o barateamento tecnológico permitem hoje que essas drogas sejam sintetizadas em laboratórios clandestinos domésticos.[29]

Essas substâncias começaram a ganhar notoriedade nos anos de 1980, a partir de seu consumo dentro dos *dance clubs* e das *raves*. Seus frequentadores, conhecidos por *clubbers*, consumiam tais substâncias, embalados pela música eletrônica, em um ambiente colorido e sintético. Os ideais de "amor", "paz" e "unidade", como no psicodelismo do movimento *hippie* dos anos de 1960, estão comumente associados ao consumo de *designer drugs* ou *club drugs*, como o ambiente sugere.

Inicialmente associada exclusivamente ao *ecstasy*, a família das *club drugs* foi aumentando, devido à recuperação de antigas substâncias, esquecidas ou em desuso, e ao surgimento de novas (Quadro 4.3).[29]

O *ecstasy* (3,4-metilenodioximetanfetamina (MDMA)) é a substância mais associada às *club drugs*. Ela foi sintetizada em 1912 (Laboratórios Merck), mas só foi utilizada no fim dos anos de 1960, pelo professor da Universidade de Berkeley, Alexander Shulgin, como medicamento psicoterápico adjuvante.[29] Contudo, seu uso como tal foi proibido durante os anos de 1970. A partir daí, o *ecstasy* ganhou as ruas, para se tornar popular nas *raves* a partir de meados dos anos de 1980. O primeiro relato de morte atribuído à substância ocorreu em 1987.[29] O *ecstasy* é uma droga sintética derivada

QUADRO 4.3 *Designer drugs* ou *club drugs*

3,4-metilenodioximetanfetamina (MDMA) (*ecstasy*)
Dietilamida do ácido lisérgico (LSD)
Ácido gama-hidroxibutírico e ácido gama-butirolactona (GHB e GBL)
2CB e 2-CT-7
4-metiltioanfetamina (4-MTA)
Parametoxianfetamina e parametoximetanfetamina (PMA e PMMA)
Cetamina (*special* K)
Nitratos (*poppers*)
Anfetaminas e metanfetaminas

2CB = 2,5-dimethoxy-4-bromophenethylamine
2 CT-7 = or 2,5-dimethoxy-4-propylthiophenethylamine

da anfetamina, com propriedades estimulantes e alucinógenas, por isso denominada de "anfetamina psicodélica". Os usuários relatam que o *ecstasy* causa bem-estar, conforto, empatia e conectividade com outras pessoas. No entanto, complicações como hipertermia, desidratação, hiponatremia, *blackouts* e exaustão (com alguns casos levando à morte) já foram descritas.[29] O sistema serotonérgico, responsável pelo controle do humor e dos impulsos, parece ser o mais atingido e lesionado pelo consumo contínuo da substância.

A **dietilamida do ácido lisérgico** (LSD) é talvez o alucinógeno psicodélico mais comum em nosso meio. Sintetizado em 1938, teve suas propriedades alucinógenas descobertas em 1943. Foi utilizado amplamente nos anos de 1960 como "expansor da mente" em sessões psicoterapêuticas. Proibido desde o fim da mesma década, apresentou um declínio, para retornar novamente durante os anos de 1980 e permanecer desde então.[2]

O quadro desencadeado pelo uso da substância caracteriza-se por aceleração do pensamento, surgimento de delírios e alucinações visuais, auditivas e táteis e sinergismo de sensações ("as cores têm som e os sons têm cor"). Sintomas de pânico e quadros paranoides (*bad trips*) podem ocorrer. Indivíduos predispostos podem evoluir com transtornos esquizofreniformes.[29]

O **ácido gama-hidroxibutírico** (GHB) foi utilizado como anestésico nos anos de 1960, mas abandonado devido a efeitos indesejáveis. Foi utilizado como suplemento alimentar entre fisiculturistas nos anos de 1980 e como *club drug* desde os anos de 1990. O GHB é uma substância sedativa do SNC. Sua apresentação mais comum é na forma de sal (NaGHB ou KGHB). Seu precursor bioquímico é o **ácido gama-butirolactona** (GLB) e também é consumido com os mesmos propósitos.[29]

Ele é utilizado normalmente diluído em água, e os efeitos são semelhantes aos do álcool. Seus efeitos começam em cerca de 20 minutos após a ingestão oral. Doses elevadas causam tontura, incoordenação motora, náuseas, vômitos e rebaixamento do nível de consciência.[29] A grande preocupação é a potência da substância: mesmo em pequenas dosagens, pode causar intoxicações intensas, comatosas. Dosagens mais elevadas podem ser fatais. A combinação de GHB com álcool é extremamente perigosa, podendo levar ao coma com mais facilidade. Como a apresentação líquida tem concentrações indeterminadas, o risco de *overdose* acidental aumenta é maior. Como a droga é ainda pouquíssimo estudada, quase nada se sabe sobre sua dependência. Há, no entanto, relatos de síndrome de abstinência grave, com duração de vários dias.[29]

A **cetamina** (*special K*) foi sintetizada nos anos de 1960. Trata-se de um anestésico incapaz de deprimir a frequência respiratória e cardíaca, mas suas propriedades psicodélicas tornaram-na contraindicada para seres humanos, ficando restrita para uso veterinário.[29] Em baixas doses, produz sedação leve, pensamentos fantasiosos, com caráter de sonho, diminuição da atividade motora e alterações do humor (sensação de estar mais sociável e de captar o mundo de um modo diferente; também pode haver reações depressivas e ansiosas). Náuseas e vômitos são frequentemente relatados. Sintomas paranoides e a percepção de um padrão de coincidências em tudo o que se vê podem ser observados em alguns indivíduos. A sedação pronunciada pode expor os usuários a riscos. Diferentemente da maior parte dos psicodélicos, a cetamina pode causar dependência.[29]

As **metanfetaminas** são anfetaminas modificadas, fabricadas em laboratórios clandestinos; alcançaram alguma popularidade na Costa Leste dos Estados Unidos e nos países orientais. As primeiras metanfetaminas foram sintetizadas no Japão, em 1919. Podem ser consumidas por qualquer via, no entanto a respiratória (por inalação) tem ganhado destaque.

Além de riscos agudos, como a *overdose*, o uso crônico pode levar à psicose anfetamínica, além de haver evidências sugestivas de neurotoxicidade da substância. A dependência é uma complicação para esses usuários.

INALANTES TRANQUILIZANTES

Os inalantes, também conhecidos por *cola*, *loló* e *lança-perfume*, são sedativos. Provocam sedação, tontura e relaxamento da musculatura corporal.[30] Há alterações perceptivas de tempo e espaço, que se tornam mais pronunciadas de acordo com o grau de intoxicação. Zumbidos e sons grosseiros acompanham a intoxicação. O estado de humor é marcado pela labilidade, variando de risos imotivados e euforia até reações de medo, tristeza e pânico (Tab. 4.8).[30]

TABELA 4.8 Substâncias químicas comumente encontradas nos inalantes

Produto	Substâncias químicas
Adesivos e colas	
Cola de avião	Tolueno
Cimento de borracha	Etilacetato tolueno
Cimento de PVC	Acetona
	Metiletilquetona tricloroetileno
Aerossóis	
Sprays de tinta, cabelo, desodorantes	Butano, propano, fluorcarbonos, tolueno, hidrocarbonetos
Anestésicos	
Gasosos	Óxido nitroso
Líquidos	Halotano
Locais	Cloridrato de etila
Produtos de limpeza	
Fluidos para limpeza a seco, removedores de manchas, detergentes	Tetracloretileno, tricloroetano, cloridrato de metila
Solventes	
Removedores	Acetona, tolueno, cloridrato de metila, metanol
Gases combustíveis	Butano
Gás de isqueiros	Butano, isopropano

Efeitos agudos

Os solventes alteram a percepção e aumentam o risco de acidentes. O contato com inalantes líquidos pode causar queimaduras na pele, na boca, na língua e na traqueia. O uso prolongado pode promover transtornos permanentes no cérebro, entre eles a demência. Doses iniciais fornecem ao usuário a sensação de euforia e desinibição, associada a tinidos e zumbidos, ataxia, risos imotivados e fala pastosa.[30] Com a progressão do uso, manifestações de depressão do SNC são observadas, tais como confusão mental, desorientação e possíveis alucinações visuais e auditivas. A terceira etapa acentua a depressão central, com redução do estado de alerta, incoordenação motora e aumento das alucinações.[30]

Intoxicações graves, com depressão respiratória, coma, arritmias cardíacas e convulsões, são emergências médicas e devem receber tratamento imediato. Intoxicações menos graves devem receber intervenções de suporte vital e controle da agitação.[30]

Efeitos crônicos

Atrofias corticais e cerebelares podem ocorrer em usuários crônicos, o que produz empobrecimento cognitivo e alterações relacionadas aos nervos cranianos e ataxia.[30] A N-hexano (benzina) causa toxicidade em nervos periféricos, com perda da sensibilidade em membros.[30] Pode ocorrer doença renal crônica, hepatites tóxicas, náuseas, vômitos, dores abdominais, diarreia, pneumonites, tosse e asma.

▶ CONSIDERAÇÕES FINAIS

Os sintomas de abstinência assumem papel fundamental na clínica dos TUSs de qualquer gravidade. Eles são o principal indicador da existência da síndrome de dependência. O quadro clínico varia de acordo com o tipo e o padrão de consumo das substâncias utilizadas. Por esse motivo, é essencial conhecer os efeitos agudos e crônicos de cada grupo de drogas.

REFERÊNCIAS

1. Edwards GA. Síndrome de dependência do álcool. In: Edwards G, Marshall JE, Cook CCH, organizadores. O tratamento do alcoolismo: um guia para profissionais da saúde. 3.ed. Porto Alegre: Artmed; 1999.
2. Organização Mundial da Saúde. Classificação de transtornos mentais e de comportamento da CID-10: descrições clínicas e diretrizes diagnósticas. Porto Alegre: Artmed; 1993.
3. Agency for Research and Health Quality [Internet]. Rockville: US Department of Health & Human Services. [capturado em: 23 abr 2018]. Disponível em: http://www.ahrq.gov.
4. World Health Organization. Tobacco Free Initiative. Tobacco control country profiles [online]. Geneva: World Health Organization; 2000. [capturado em: 23 abr 2018]. Disponível em: http://www5.who.int/tobacco/page.cfm?sid=57#European.
5. United Nations Office for Drug Control and Crime Prevention. World drug report 2000. New York: Oxford Press; 2000. [capturado em: 24 abr 2018]. Disponível em: http://www.unodc.org/unodc/en/data-and-analysis/WDR-2000.html
6. McGinnis JM, Foege WH. Actual causes of death in the United States. JAMA. 1993;270(18):2207-12.

7. National Institute on Alcohol Abuse and Alcoholism. Drinking in the United States: main findings from the 1992 National Longitudinal Alcohol Epidemiologic Survey (NLAES). Bathesda: National Institutes of Health; 1998. [capturado em: 24 abr 2018]. Disponível em: http://www.niaaa.nih.gov/publications/Nlaesdrm.pdf.
8. Feldman JA, Fish SS, Beshansky JR, Griffith JL, Woolard RH, Selker HP. Acute cardiac ischemia in patients with cocaine-associated complaints: results of a multicenter trial. Ann Emerg Med. 2000;36(5):469-76.
9. Lubin B, Brady K, Woodward L, Thomas EA. Graduate professional psychology training in alcoholism and substance abuse: 1984. Prof Psychol Res Pr. 1986;17(2):151-4.
10. Edwards G. A síndrome de dependência do álcool. In: Edwards G. O tratamento do alcoolismo: um guia para profissionais da saúde. 3.ed. Porto Alegre: Artmed; 1999.
11. National Treatment Agency for Substance Misuse. Models of care for treatment of adult drug misusers. London: National Treatment Agency; 2002. [capturado em: 24 abr 2018]. Disponível em: https://www.gov.uk/government/collections/alcohol-and-drug-misuse-prevention-and-treatment-guidance.
12. World Health Organization. Amphetamine-type stimulants. Geneve: World Health Organization; 1997.
13. Nacional de Vigilância Sanitária. Parecer técnico-científico do Grupo Assessor de Estudos sobre Medicamentos Anorexígenos: D.º21/07/2002. Brasília: Diário Oficial da União; 2002. [capturado em: 24 abr 2018]. Disponível em: http:www.abeso.org.br/informes/informe2.htm.
14. Laranjeira R, Dunn J, Rassi R, Fernandes M. "Êxtase" (3,4 metilenodioximetanfetamina-MDMA): uma droga velha e um problema novo. Rev APB-APAL. 1996;18(3):77-81.
15. Gold MS, Herkov M. Cocaine, crack and other type stimulants. In: Graham AW, Schultz TK, editors. Principles of addiction medicine. 2nd ed. Chevy Chase: American Soc of Addiction Medicine; 1998.
16. Negrete JC. Cocaine problems in the coca-growing countries of South America. In: Bock GR, Whelan J, editors. Cocaine: scientific and social dimensions: Ciba Foundation Symposium, 166. Chichester: John Wiley & Sons; 1992. p.40-9.
17. Wallace BC. Crack Cocaine: a practical treatment approach for the chemically dependent. New York: Brunner/Mazel; 1991.
18. Gold MS. Cocaine. New York: Plenum Medical; 1993.
19. Gawin FH, Kleber HD. Abstinence symptomatology and psychiatric diagnosis in cocaine abusers. Arch Gen Psychiatry. 1986;43(2):107-13.
20. Gold MS. Marijuana. New York: Plenum medical; 1989. p.227.
21. Jones RT. Human effects: an overview. In: Petersen RC, editor. Marijuana research findings. Rockville: DHHS-NIDA; 1980. p.54-80.
22. US Department of Health and Human Services. The health consequences of smoking: nicotine addiction. A report of the Surgeon General. Rockville: Public Health Service, Office on Smoking and Health; 1988.
23. Office for National Statistics. Barton J, organizer. Young teenagers and smoking. A technical report of the Teenage Smoking Attitudes survey carried out in England in 1997. London: Office for National Statistics; 1998.
24. Perkins KA. Metabolic effects of cigarette smoking. J Appl Physiol. 1992;72(2):401-9.
25. Holden JD, Hughes IM, Tree A. Benzodiazepine prescribing and withdrawal for 3234 patients in 15 general practices. Fam Pract. 1994;11(4):358-62.
26. Hirschfeld RMA. General Introduction. In: Pelicier Y, editor. Benzodiazepines: report of the WPA. Presidential Educational Task Force; 1993.
27. Gold MS. Opiate addiction and the Locus Coeruleus: the clinical utility of clonidine, naltrexone, methadone, and buprenorphine. Psychiatr Clin North Am. 1993;16(1):61-73.
28. Milhorn HT. Chemical dependence: diagnosis, treatment, and prevention. New York: Springer; 1990.
29. Ellenhorn MJ, Schonwald S, Ordog G, Wasserberger J. Amphetamines and designer drugs. In: Ellenhorn MJ, Schonwald S, Ordog G, Wasserberger J, editors. Ellenhorn's medical toxicology: diagnosis and treatment of human poisoning. Maryland: William & Wilkins; 1997. p.340-55.
30. Dinwiddie SH. The Pharmacology of Inhalants. In: Graham AW, Schultz TK, editors. Principles of addiction medicine. 2nd ed. Chevy Chase: American Soc of Addiction Medicine; 1998.

5

PRINCIPAIS COMORBIDADES ASSOCIADAS AO TRANSTORNO POR USO DE SUBSTÂNCIAS

▸ ALESSANDRA DIEHL
▸ PAULO MÁRCIO SOUZA

PONTOS-CHAVE

- A comorbidade entre um transtorno por uso de substâncias (TUS) e outro transtorno mental parece ser mais a regra do que a exceção.
- O uso de substâncias pode causar outra doença mental. A doença mental pode levar ao uso de substâncias. O uso de substâncias e a doença mental podem, ambos, ser causados por outro fator de risco em comum.
- É fato que as comorbidades psiquiátricas associadas ao uso de álcool e outras substâncias tendem a resultar em piores prognósticos para ambas as doenças.
- Diagnosticar a comorbidade nem sempre é uma tarefa fácil, pois exige, da equipe de saúde mental, treinamento adequado, e, do paciente, pelo menos um mês de abstinência.
- O tratamento integrado das comorbidades associadas ao uso de substâncias tem sido o mais recomendado.
- Entre os transtornos psiquiátricos identificados com mais frequência em associação ao uso de substâncias, estão os transtornos do humor, os transtornos da personalidade e os transtornos psicóticos, como a esquizofrenia.
- Há evidências científicas suficientes que corroboram a utilização das modalidades de terapia cognitivo-comportamental (TCCs) e terapia comportamental, por exemplo, o manejo de contingências, como intervenções adjuvantes ao tratamento medicamentoso para muitas comorbidades associadas ao uso de álcool e outras substâncias.

Entende-se por comorbidade a ocorrência de duas doenças que acometem um mesmo indivíduo ao mesmo tempo. Apesar de o termo em inglês *comorbidity* ter recebido grande aceitação nos meios científicos, ainda existem outras denominações para esse mesmo evento, por exemplo, *dual diagnose,* nos Estados Unidos, ou *concurrent disorders,* no Canadá. *Co-occuring disorders* também é a denominação encontrada na língua inglesa para nomear a presença de duas doenças concomitantes em um indivíduo, e, mais recentemente, há notícias da terminologia "patologia dual", inserida principalmente pelos espanhóis, que também pode ser compreendida como sinônimo de comorbidade.[1]

A alta prevalência da associação entre transtorno mental e TUS tem sido bem-documentada em estudos clínicos e epidemiológicos de diferentes países ao longo dos últimos 30 anos. Na verdade, a comorbidade parece ser mais a regra do que a exceção.[2] Um estudo realizado no início dos anos de 1980 e que continua sendo uma referência para essa afirmação é o Epidemiologic Catchment Area (ECA). Essa pesquisa estimou a prevalência de 22,5% para a associação de transtorno mental/uso de substâncias, e a incidência ao longo da vida foi estimada em 32%. Entre pacientes dependentes de álcool, 37% apresentavam comorbidade com outro transtorno mental, sendo que essa taxa aumentava para 53% entre os dependentes de substâncias que não o álcool.[3]

Estudos posteriores revelam uma ampla variação de prevalências entre os achados, os quais guardam estreita relação com implicações metodológicas das pesquisas conduzidas. Isso acontece porque a metodologia dos estudos deve lidar com o desafio de realizar diagnósticos em amostras clínicas e comunitárias considerando-se o tempo de abstinência das substâncias, as avaliações na vigência do uso da droga, bem como a sobreposição e as flutuações dos sintomas. Além disso, existem as limitações referentes à validade do tipo de avaliação diagnóstica realizada.[2]

Existe um apelo cada vez mais crescente no meio clínico e científico a respeito da necessidade de se fazer o diagnóstico da comorbidade, uma vez que a preocupação tem sido voltada para o fato de que muitos dos pacientes psiquiátricos têm comorbidades com uso de substâncias e não são diagnosticados. Isso resulta na evolução do transtorno sem tratamento, o que coloca em risco também o manejo terapêutico da doença mental e piora o prognóstico de ambas as condições. Idealmente, o diagnóstico adequado da comorbidade deve ser feito com o paciente em abstinência por, pelo menos, um mês.[2]

As comorbidades mais encontradas são os transtornos de ansiedade (agorafobia, fobia social e transtorno de pânico), do humor (depressivos e bipolares) e da personalidade (*borderline,* antissocial e esquizotípica), a esquizofrenia, os transtornos alimentares e o transtorno de déficit de atenção/hiperatividade (TDAH). Suas relações causais podem ser coincidência, vulnerabilidade genética em comum, automedicação, substrato neuronal em comum, estilo de vida com variáveis socioeconômicas ligadas ao uso de substâncias predispondo à comorbidade, hipótese da toxicidade, em que o uso de substâncias levaria ao desenvolvimento da comorbidade, fatores ambientais e, até mesmo, a divisão de origens ainda desconhecidas.[2-5]

Os termos "primário" e "secundário" são empregados com frequência na literatura para classificar os transtornos em geral. "Primário" refere-se à primeira condição a se desenvolver. Essa é uma terminologia cronológica, que não representa causalidade. Seria mais significativo, no entanto, reconhecer que determinados transtornos são independentes e alguns são induzidos por outros transtornos.[2]

O duplo diagnóstico é, de fato, um assunto prevalente e bastante complexo, que tem gerado muitas preocupações por conta de suas importantes consequências aos pacientes, familiares, serviços de saúde e sociedade em geral. Comparadas a indivíduos que têm um único diagnóstico de transtorno mental ou TUS, pessoas que apresentam uma comorbidade estão sob maior risco de manifestar as seguintes características:

- Atraso no diagnóstico correto de sua doença
- Sintomas psicopatológicos mais graves
- Menor adesão e resposta pobre ao tratamento
- Maior comprometimento social
- Aumento das admissões em serviços de pronto-socorro
- Maior prevalência de comorbidades clínicas
- Aumento da vulnerabilidade para aquisição de vírus da imunodeficiência adquirida (HIV)/síndrome da imunodeficiência adquirida (aids) e outras infecções sexualmente transmissíveis (ISTs)
- Mais ideação e tentativas de suicídio.

Além disso, esses indivíduos são também mais propensos a desemprego, situação de rua, envolvimento em episódios de violência e comportamento criminoso.[2] A Tabela 5.1 apresenta os possíveis motivos pelos quais o uso de substâncias e os transtornos mentais geralmente co-ocorrem.

TABELA 5.1 Motivos pelos quais o uso de substâncias e os transtornos mentais geralmente co-ocorrem

Sobreposição de vulnerabilidades genéticas	Evidências sugerem que fatores genéticos comuns podem predispor os indivíduos a desenvolver transtornos mentais e dependência de substâncias ou a apresentar maior risco de outros transtornos mentais quando o uso de substância aparece. Um exemplo é o gene COMT, conhecido por modular o risco para esquizofrenia, o qual pode manifestar-se sob duas formas: "metionina" e "valina". Indivíduos com uma ou duas cópias da variante valina têm mais chances de desenvolver sintomas de psicose e até mesmo transtornos do espectro da esquizofrenia se usarem maconha durante a adolescência.
Sobreposição de gatilhos ambientais	A sobreposição de gatilhos ambientais pode ser observada (p. ex., abuso físico ou sexual). Assim como a exposição precoce às drogas são fatores comuns que podem levar à dependência e às doenças mentais, particularmente naqueles com maiores vulnerabilidades genéticas subjacentes.
Envolvimento de regiões cerebrais semelhantes	Algumas áreas do cérebro são afetadas tanto pelo uso de substâncias quanto pelos transtornos mentais. Por exemplo, circuitos cerebrais ligados ao processamento de recompensa, assim como aqueles ligados a respostas ao estresse, são afetados pelo uso de substâncias e também exibem anormalidades específicas nos tanstornos mentais.
O uso de substâncias e os transtornos mentais são doenças desenvolvimentais	Ambos geralmente começam na adolescência ou mesmo na infância, períodos em que o cérebro ainda está passando por mudanças de desenvolvimento significativas. A exposição precoce ao uso de substâncias pode mudar o cérebro, aumentando o risco de doença mental, assim como sintomas precoces de um transtorno mental podem aumentar a vulnerabilidade ao uso de substâncias.

Fonte: National Institute on Drug Abuse.[10]

Com relação aos serviços de saúde, observam-se, ainda, diversas barreiras que dificultam a prestação de cuidados adequada. Tais obstáculos dizem respeito tanto ao treinamento dos profissionais da saúde mental em identificar e diagnosticar a comorbidade como ao acesso, às questões organizacionais internas e à rede de atenção aos usuários. Isso acontece porque o sistema tradicional de saúde mental, em diversos países do mundo, muitas vezes não dispõe de elementos integrativos e raramente está preparado para atender as necessidades reais do indivíduo que apresenta diagnóstico com alguma comorbidade.[6]

Para identificar a comorbidade, o profissional da saúde deve ter conhecimentos suficientes e adequados de psicopatologia, conduzindo os maiores recursos de que dispõe, isto é, a entrevista psiquiátrica e o exame psíquico. Os testes complementares em psiquiatria, como a avaliação neuropsicológica e os exames de neuroimagem (p. ex., tomografia computadorizada, ressonância magnética, tomografia computadorizada por emissão de fóton único [SPECT]), são ferramentas muito úteis na prática do clínico, mas não fazem o diagnóstico da comorbidade.[7]

Apesar de haver um crescente interesse científico e de alguns serviços em promover estruturações importantes em seus sistemas de atendimento, nota-se que as propostas de intervenção ainda não são coordenadas e não ocorrem ao mesmo tempo. Poucas diretrizes de recomendações para o tratamento de comorbidades incluem resultados claramente direcionados tanto para o uso de substâncias quanto para os transtornos mentais. Os achados revelam, na verdade, a necessidade de ampliar as pesquisas nessa área e diminuir a lacuna entre evidência científica e prática clínica de tratamento e cuidados para essa população.[8,9]

Alguns autores sugerem que os transtornos comórbidos devem ser tratados em sequência, de forma simultânea ou de forma integrada. Dependendo de seu tipo e sua gravidade, deve-se incluir modalidades de tratamento de escolha, as quais incluem farmacoterapia, TCC e terapia motivacional.[11-13] No entanto, não existe, nesse contexto, um modelo único de tratamento para todos os indivíduos. Por isso, uma abordagem flexível, com capacidade de aplicar os componentes específicos de técnicas, aliada a abordagens de atendimento de forma individualizada, parece ser extremamente necessária.[14]

Um dos objetivos deste capítulo é apresentar dados sobre as principais comorbidades associadas ao uso de substâncias, utilizando como ilustração alguns exemplos práticos do cinema para o reconhecimento da condição. Outra meta é apresentar uma breve atualização sobre a evidência científica da aplicabilidade da TCC para os diferentes tipos de comorbidade.

▶ ESQUIZOFRENIA

A esquizofrenia é uma doença de distribuição universal, uma condição crônica que, em geral, tem início na adolescência ou no começo da vida adulta. A manifestação do transtorno acontece com o surgimento insidioso ou abrupto de sintomas com quadros psicopatológicos caracterizados, sobretudo, pelas alterações do pensamento (curso, forma e conteúdo), da sensopercepção (alucinações auditivas e visuais) e do afeto (rígido ou embotado), além do surgimento de ideias delirantes (persecutórias, religiosas ou místicas, de grandeza, descendência, etc.). A maioria dos pacientes evolui de forma a apresentar uma deterioração global do funcionamento, com prejuízos em diversas áreas da vida, como perdas laborais, déficits executivos e interação social pobre. Alguns podem apresentar prejuízo de memória, apatia progressiva e capacidade volitiva comprometida.[7,15]

A esquizofrenia é uma síndrome que envolve alterações no cérebro e em que os pacientes apresentam delírios e alucinações, sintomas que se refletem em falta de disposição e prazer, comprometimento cognitivo e estados depressivos. Pelo fato de ser um transtorno do neurodesenvolvimento, o uso de substâncias durante a adolescência, período de maturação cerebral, pode prejudicar a sintonia fina dos circuitos cerebrais necessária para o equilíbrio emocional. Talvez a mudança mais fundamental de reconceituar a esquizofrenia como um transtorno do neurodesenvolvimento seja a noção de trajetória da doença. Se o transtorno começa na vida pré-natal ou perinatal, a psicose da adolescência tardia não deve ser vista como o início, mas como uma fase tardia da doença.[16] Uma possibilidade é que haja interferência da droga no processo de regulação dos circuitos cerebrais, como o ajuste fino de sinapses excitatórias e sinapses inibitórias no córtex pré-frontal, que pode afetar o estabelecimento de um equilíbrio mais preciso necessário no fim da adolescência.[17]

A prevalência do uso de substâncias em indivíduos com esquizofrenia tem sido relatada como alta e com estimativas que variam de 10% a 70%.[18] A associação elevada implica hospitalizações mais frequentes e maiores períodos de internação, altas taxas de recaída e de baixa adesão, maiores riscos para violência, desemprego, infecção por HIV e suicídio.[19] Sabe-se, também, que indivíduos com esse transtorno são mais vulneráveis ao uso de maconha do que sujeitos saudáveis. Ainda que não exista evidência epidemiológica suficiente que suporte o uso da maconha como um tipo de automedicação em pacientes com esquizofrenia, alguns estudos demonstram o alívio de certos estados de afeto desagradáveis por meio de autorrelatos do "modelo de alívio de disforia".[20] Um possível mecanismo neurobiológico que pode explicar a influência prejudicial do uso da maconha em indivíduos com esquizofrenia já foi sugerido. Acredita-se que ele envolva o rompimento da sinalização e do funcionamento de canabinoides endógenos (p. ex., anandamida e seus análogos).[20]

Os pesquisadores estão apenas começando a entender por que o uso de maconha pode ter efeitos nocivos no curso da esquizofrenia, tanto na fase aguda quanto em etapas mais avançadas da doença. Outras questões de interesse da pesquisa clínica são as alterações dos endocanabinoides e sua relação no aparecimento de sintomas, assim como análises *post-mortem* de densidade de receptores CB1 em indivíduos com esquizofrenia.[20]

Na verdade, a comorbidade entre uso de substâncias e esquizofrenia provavelmente é multifatorial. A pesquisa recente tem atribuído um papel significativo à gênese neurobiológica, ou seja, anormalidades na função hipocampal/cortical na esquizofrenia que medeiam a recompensa e a manutenção do comportamento de reforço são identificadas como cruciais para o desenvolvimento e a manutenção da comorbidade entre o transtorno e a dependência química. Os dados preliminares sugerem que a vulnerabilidade dos pacientes com esquizofrenia e TUS possa ser um sintoma de doença primária.[18]

A maconha contém mais de cem canabinoides, sendo os mais importantes o delta--9-tetra-hidrocanabinol (THC) e o canabidiol (CBD). O uso recreativo está disponível como erva (marijuana, grama, ervas daninhas) ou resina (haxixe, *hash*). Em alguns países, como Estados Unidos e Brasil, a maconha é fumada por si só, enquanto em grande parte da Europa é fumada com tabaco. O THC é responsável pela sensação de bem-estar e relaxamento, com sentimentos de aumento da sociabilidade e perspicácia, "o barato" que os usuários gostam de apreciar. Estudos experimentais mostram que uma dose intravenosa elevada de THC pode induzir sintomas psicóticos de curta duração, incluindo paranoia e alucinações. O CBD é desprovido dos efeitos psicológicos típicos do THC, e há evidência de efeitos ansiolíticos, sedativos, analgésicos e anticonvulsivantes, antagonizando os efeitos do THC quando são administrados concomitantemente.[21] Nos últimos anos, tem havido evidência consistente de que a proporção de THC vem aumentando substancialmente (era de 3% em 1980 e passou para 12% em 2012),[22] enquanto a concentração do CBD se mantém praticamente constante, aumentando, assim, os potenciais efeitos psicóticos do THC, sobretudo quando o início do uso ocorre na adolescência.[17,23] Um estudo de coorte fornece evidência de que um polimorfismo funcional no gene COMT interage com o uso de maconha na adolescência aumentando o risco de desenvolvimento de um transtorno psiquiátrico na vida adulta, principalmente transtornos esquizofreniformes. Os portadores do alelo valina para o gene COMT, no uso de maconha durante a adolescência, seriam mais vulneráveis a desenvolver transtornos psicóticos na vida adulta.[24] O uso de maconha como fator de risco para o desenvolvimento de psicoses tem sido confirmado em vários estudos longitudinais.[25] Os epidemiologistas examinaram exaustivamente a literatura para avaliar possíveis fatores de confusão, vieses, erros de classificação, nexo de causalidade e explicações alternativas para a associação entre uso de maconha e aumento do risco para esquizofrenia. A conclusão é a de que os estudos epidemiológicos fornecem evidências fortes o suficiente para justificar um alerta de saúde pública de que o consumo de maconha, em especial seu uso regular, e/ou da maconha de alta potência e/ou de canabinoides sintéticos, principalmente na exposição precoce, pode aumentar o risco de desenvolvimento de transtornos esquizofreniformes.[26]

O diagnóstico diferencial entre esquizofrenia e psicose induzida por substâncias pode se tornar uma tarefa muito difícil, visto que as substâncias tanto podem causar alucinações e delírios quanto aumentar esses sintomas preexistentes. A investigação do funcionamento pré-mórbido e um tempo mínimo de abstinência das substâncias em geral são condições essenciais para que se estabeleça o adequado diagnóstico.[19]

O manejo do uso de substâncias em comorbidade com a esquizofrenia é fundamentado na utilização de medicamentos antipsicóticos. Dados recentes apontam para a preocupação com a primeira geração de antipsicóticos, isto é, se seu uso a longo prazo pode ocasionar, inversamente, o aumento de propriedades de reforço do medicamento. Alguns relatos recentes atribuem um resultado favorável para a clozapina e para antipsicóticos de segunda geração, indicando um papel diferencial possível para vários antipsicóticos.[18]

Embora exista alguma evidência científica para a clozapina e para o uso concomitante de agentes como a naltrexona para indivíduos que apresentam a comorbidade esquizofrenia/dependência de álcool, a literatura disponível compreende, em grande parte, estudos e séries de casos, bem como estudos abertos e retrospectivos.[14] Entre os antipsicóticos, pode-se dizer que tanto os típicos quanto os atípicos são efetivos em melhorar sintomas da esquizofrenia. No entanto, a clozapina (cuja dose máxima recomendada é de 900 mg/dia) é o antipsicótico mais efetivo no tratamento dos sintomas tanto da esquizofrenia quanto daqueles relacionados ao uso de substâncias.[10]

Alguns autores são categóricos ao afirmar que a comorbidade entre o uso de substâncias e a esquizofrenia constitui uma dimensão por si só e merece receber uma indicação para o desenvolvimento de novos antipsicóticos, semelhante ao que ocorreu nos sintomas-alvo de déficits cognitivos e sintomas negativos.[18]

Em termos de abordagens psicossociais, há certa concordância em relação ao fato de que as abordagens integradas são mais apropriadas. Os aspectos específicos de atendimento, a entrevista motivacional, a TCC, o manejo de contingências e as intervenções familiares possuem uma literatura emergente de apoio.[14]

▶ TRANSTORNO DE DÉFICIT DE ATENÇÃO/HIPERATIVIDADE

O TDAH é uma condição neurobiológica que ocorre na infância e, com frequência, persiste na vida adulta. É um transtorno caracterizado por desatenção e falta de dedicação persistente a atividades que requerem envolvimento cognitivo, com tendência a atividade excessiva (hiperatividade/impulsividade), desorganizada e pouco controlada. Na maioria dos casos, o TDAH está associado com disfunção funcional crônica e aumento das taxas de comorbidade.[7,15]

O TDAH é uma doença psiquiátrica que ocorre, com muita frequência, em conjunto com TUS, com prevalência em amostras comunitárias variando entre 15%, para qualquer tipo de uso de substâncias; 5,9%, para uso de álcool; 5,8%, para dependência de álcool; 4,4%, para dependência de substâncias ilícitas; e 2,4%, para uso de substâncias ilícitas.[7] Já em amostras clínicas, uma metanálise conduzida por um grupo de pesquisadores holandeses mostra que essa prevalência aumenta para 23,1% (intervalo de confiança [IC] 95% 19,4 a 27,2%). Na mesma revisão de 29 estudos selecionados, a dependência de cocaína foi associada com menor prevalência de TDAH do que a dependência de álcool e de opioides. Nessa revisão, foram excluídos os sujeitos que tinham a nicotina como a substância de escolha.[27]

Relatos clínicos mais minuciosos sugerem que meninos e meninas com TDAH podem diferir em vulnerabilidade quanto a problemas de uso e dependência de substâncias. Em um estudo conduzido por Sihvola e colaboradores[28] em uma amostra de estudantes adolescentes, concluiu-se que, embora os sintomas de TDAH fossem menos frequentes entre o sexo feminino, eles foram mais preditivos de resultados adversos, como a persistência do uso de álcool e demais substâncias, mesmo quando outras variáveis – como o transtorno da conduta – foram controladas. Os achados reforçam o fato de que a desatenção e a hiperatividade podem ser mais preditivas de transtornos por uso de álcool e padrões mal-adaptativos de uso de álcool e substâncias ilícitas entre meninas do que entre meninos. A importância desses sintomas comportamentais deve ser avaliada, ainda, na comunidade, uma vez que pode comprometer o sucesso dos adolescentes afetados em uma fase muito importante: a transição para os papéis adultos.[28]

Um estudo que avaliou a tendência dos últimos 10 anos (2000 a 2010) de diagnóstico e tratamento do TDAH nos Estados Unidos mostra que o número de consultas médicas ambulatoriais em que o transtorno foi diagnosticado aumentou 66%, isto é, de 6,2 milhões (IC 95% 5,5 a 6,9 milhões) para 10,4 milhões. Os psicoestimulantes foram o tratamento dominante nessas visitas, tendo sido usados em 96% dos tratamentos no ano 2000 e em 87% em 2010. O uso da atomoxetina diminuiu o número de visitas para tratamento desde seu lançamento, ocorrido em 2003: de 15%, o índice foi para 6% até 2010. A utilização de potencial terapia de substituição, como clonidina, guanfacina e bupropiona, permaneceu relativamente constante (entre 5 e 9% de visitas de tratamento) durante a maior parte do período examinado. É interessante notar que, durante esse período, o manejo do TDAH deslocou-se de pediatras para psiquiatras (de 24 para 36% de todas as visitas) sem grandes mudanças na gravidade da doença.[29]

A farmacoterapia continua sendo o eixo central do tratamento. Os psicoestimulantes são, em geral, os fármacos mais utilizados para tratar o TDAH, embora muitos médicos ainda relutem em prescrever estimulantes para pacientes com uso e dependência de substâncias.[19] Até agora, a evidência sugere que a prevalência do uso indevido de estimulantes prescritos varia entre estudantes adolescentes e jovens adultos, mas é maior do que na população em geral, sobretudo entre adultos com TDAH e usuários de outras substâncias ilícitas. A ideia de que tais práticas se tornaram mais prevalentes por conta do aumento nas prescrições desses medicamentos não é suportada por estudos de grande escala na população. No entanto, as informações sobre as tendências na utilização indevida em países nos quais houve aumentos recentes nas taxas de prescrição e consumo são limitadas. Pouco se sabe sobre a frequência e a cronicidade do uso indevido, ou mesmo a extensão dos danos associados, sobretudo entre populações de estudantes adultos jovens, indivíduos com TDAH e usuários de substâncias ilícitas, entre os quais o uso é mais provável.[30]

Alguns estudos mostram que doses terapêuticas de metilfenidato não pioram a dependência de substâncias, mesmo em pacientes que as consomem de forma ativa. As pesquisas demonstram também que o uso de medicamentos para o TDAH exacerba o TUS, mas poucos foram os ensaios clínicos que avaliaram essa associação. Portanto, o tratamento para a comorbidade segue sendo o mesmo indicado para o TDAH. É importante lembrar que o TDAH não tratado é um fator importante para o desenvolvimento de problemas com o uso de substâncias, o que favorece o emprego de estimulantes como estratégia preventiva entre os adolescentes com esse transtorno mental.[9]

A eficácia e a segurança das composições de anfetamina para o tratamento do TDAH são demonstradas em estudos clínicos e metanálises. As composições de longa ação de anfetamina (de 12 horas) têm sido muito estudadas e mostram-se eficazes, sem aumentar os efeitos adversos. Composições de anfetaminas de liberação prolongada oferecem a vantagem óbvia de duração maior de ação em relação às composições de anfetaminas de liberação imediata e ação curta (4 horas), além de demonstrarem redução na probabilidade de uso quando comparadas às de curta duração.[31]

A atomoxetina é um inibidor seletivo da recaptação de noradrenalina (ISRN) e também um dos medicamentos utilizados para o tratamento do TDAH. A metanálise conduzida por van Wyk e colaboradores[32] incluiu 1.391 crianças e adolescentes com a finalidade de comparar a eficácia entre a atomoxetina e o metilfenidato. Concluiu-se que a melhora de sintomas de desatenção, hiperatividade ou impulsividade foi equivalente com ambos os fármacos.[32] No entanto, poucos estudos têm avaliado esses medicamentos quando o uso de substâncias está presente, daí a necessidade de ampliar a evidência científica para tal indicação.[9]

O *status* atual da aplicabilidade da TCC para o TDAH tem aumentado, sendo que as evidências disponíveis a partir de ensaios clínicos randomizados (ECRs) e controlados, assim como de ensaios clínicos abertos, sugerem que essa abordagem é promissora na promoção da redução significativa dos sintomas. A avaliação dos conteúdos das intervenções de TCC oferecidas sugere que a aprendizagem orientada e a prática de estratégias compensatórias específicas de comportamento possam ser componentes ativos fundamentais em TCC para o TDAH em adultos.[33]

▶ TRANSTORNOS DO HUMOR

Nesse grupo de entidades nosológicas, a perturbação fundamental é a alteração do humor ou do afeto, em geral para depressão ou elação (euforia, disforia), de forma episódica ou persistente, com frequência acompanhada por alteração global das atividades e por um conjunto de sintomas secundários compreendidos no contexto de tais alterações, como insônia ou hipersonia e anorexia ou hiperfagia. Os transtornos do humor podem ser divididos em dois grandes grupos: os transtornos bipolares e os transtornos depressivos do humor.[7,15]

Os transtornos do humor, sobretudo os transtornos bipolares, frequentemente estão associados com os TUSs, podendo atingir prevalências de até 60%, dependendo da amostra estudada e do tipo de instrumento de avaliação empregado.[34,35]

Existem muitos ensaios clínicos bem-conduzidos entre indivíduos com transtornos do humor. Porém, a maioria deles ocorre na ausência de uma condição comórbida. Por essa razão, não é possível generalizar os resultados desses estudos a indivíduos com transtornos do humor concomitantes ao uso de substâncias, pois a eficácia terapêutica e/ou os perfis de segurança e tolerabilidade podem ser diferentes com a presença de álcool, *crack*, opioides e tantas outras substâncias.[34,35]

Não há evidência científica consistente que possibilite indicar qual estabilizador do humor é mais adequado para a comorbidade transtornos do humor/uso de substâncias. Algumas diretrizes recomendam que seja dada preferência a um anticonvulsivante (carbamazepina ou valproato de sódio) como regulador do humor nos casos de transtornos bipolares. O topiramato também pode ser utilizado em associação com outros estabilizadores, visto que não é um estabilizador de primeira linha. Os novos antipsicóticos também podem ser empregados, pois ajudam a controlar os sintomas psicóticos e de agressividade e a tornar mais rápida a estabilização do humor.[19] Para os transtornos depressivos associados ao uso de álcool e outras substâncias, os inibidores seletivos da recaptação de serotonina (ISRSs) continuam sendo a primeira recomendação, pois apresentam menor risco de toxicidade e melhor perfil de efeitos colaterais.[9]

Algumas condições especiais devem ser avaliadas no grupo de pacientes com transtornos do humor comórbidos ao uso de álcool e outras substâncias. Uma dessas condições diz respeito a perturbações do sono, que, em geral, ocorrem em pacientes com doença bipolar e são vistas como preditivas de sintomas do humor subsequentes. Os transtornos do sono também são associados a piores resultados do uso de drogas em indivíduos com TUS, o que denota a necessidade de identificação dessa queixa e seu adequado tratamento.[36]

Outra condição bastante relevante na comorbidade transtornos do humor/uso de substâncias são as tentativas de suicídio e suicídios consumados. Deve-se dar especial atenção a mulheres com transtorno bipolar e adolescentes com idade muito precoce para o primeiro episódio de alteração do humor, com história de uso de álcool e outras substâncias – incluindo benzodiazepínicos – e com baixa adesão aos tratamentos propostos. Essa população apresenta maior risco de suicídio.[37]

Diversas modalidades de TCC têm sido avaliadas para o tratamento dos transtornos do humor. Entre elas, destacam-se a terapia cognitiva baseada no modelo *mindfulness* e o modelo conhecido como *Think Effectively About Mood Swings* (TEAMS). Os resultados fornecem evidências preliminares de que são opções terapêuticas com aceitabilidade e eficácia, podendo ser utilizadas como adjuvantes ao tratamento medicamentoso para melhorar o funcionamento cognitivo, sobretudo em pacientes com transtorno bipolar.[38-40]

▶ TRANSTORNOS DA PERSONALIDADE

Os transtornos da personalidade são padrões de comportamento clinicamente caracterizados por um estilo de vida pessoal mal-adaptativo, inflexível e prejudicial ao indivíduo e/ou a terceiros. Tais padrões ocorrem de forma duradoura no adulto, refletindo, assim, o modo como a pessoa se relaciona com seu meio social. Costuma-se dizer, de forma coloquial, que o transtorno da personalidade é o "jeito de ser da pessoa", o que colabora para o não reconhecimento do quadro como uma doença que exige tratamento.[7,15,41]

Os transtornos da personalidade são muito prevalentes entre adultos jovens na população em geral (65%). No entanto, considera-se que até 70% dos indivíduos com um transtorno da personalidade tenham algum transtorno por uso de álcool e outras substâncias associadas. Os transtornos da personalidade observados com mais frequência em pessoas com dependência química são os seguintes (em ordem decrescente de prevalência): antissocial, *borderline,* evitativa e paranoide. Tais prevalências diferem entre em relação ao sexo; isto é, o transtorno da personalidade mais encontrado em homens é o antissocial, e, em mulheres, o *borderline*.[41]

Jovens adultos com transtorno da personalidade apresentam risco aumentado de desenvolver um transtorno relacionado ao uso de substâncias. Entretanto, a natureza do modelo causal entre transtorno da personalidade e uso de substâncias ainda não está clara e necessita de mais investigações, embora algumas teorias já tenham sido formuladas, como a do modelo da redução do estresse, a do modelo da desinibição do comportamento e a do modelo relacionado com sensibilidade e recompensa.[41] É importante observar que muitos pacientes apresentam traços de personalidade relacionados ao uso de substâncias; ou seja, esses traços não determinam, necessariamente, um transtorno da personalidade. Entre essas características, destacam-se impulsividade, dificuldade em lidar com emoções negativas, desinibição, manipulação, sedução, mentiras e roubos. Esta última característica deve ser avaliada à luz do contexto da situação e do uso de substâncias.[19,41]

As possibilidades terapêuticas apontadas na literatura para a associação comórbida transtorno da personalidade/uso de substâncias não são consensuais. Em geral, os autores recomendam o uso combinado de antidepressivos serotonérgicos, reguladores do humor e neurolépticos em dose baixa, sobretudo para o transtorno da personalidade *borderline*.[9,19] Normalmente, os pacientes com essa comorbidade são considerados "muito difíceis", sendo comum causarem repúdio e contratransferência negativa nas equipes de saúde que os atendem. Tal situação torna necessária a presença de mais de um profissional do quadro multiprofissional, assim como vários *settings* de intervenção ao longo do processo terapêutico para dar conta das demandas que surgem.[42]

Entre as abordagens psicoterapêuticas para a associação dos transtornos da personalidade com uso e dependência de substâncias, as mais citadas na literatura e que apresentam alguma efetividade são as técnicas de prevenção de recaída, como manejo da fissura, controle dos impulsos, treinamentos de habilidades para enfrentamento e comunicação, assertividade, etc.[41]

▶ TRANSTORNOS DE ANSIEDADE

Os transtornos de ansiedade são caracterizados por um conjunto de sinais e sintomas, predominantemente ansiosos e fóbicos, que se manifestam de forma somática e/ou psíquica – por exemplo, palpitações, sensação de desmaio, medo de morrer, medo de perder o controle ou de enlouquecer, pensamentos repetitivos acompanhados por desconforto, desde um grau variável até o terror.[7,15]

O consumo de álcool e outras substâncias aumenta em 2 a 3 vezes os riscos para o desenvolvimento de transtornos de ansiedade. Os sintomas ansiosos podem estar relacionados com o modo como cada substância age no sistema nervoso central (SNC). Por exemplo, agentes depressores causam ansiedade no momento da abstinência, agentes estimulantes provocam ansiedade na vigência da intoxicação e agentes perturbadores podem causar sintomas ansiosos transitórios.[19] Assim, o consumo de maconha, mesmo que eventual, está relacionado com o surgimento do modo mais precoce de sintomatologia ansiosa, principalmente crises de pânico em indivíduos com maior vulnerabilidade. O oposto também pode ser observado, isto é, indivíduos com queixas de ansiedade e que consomem maconha para produzir relaxamento podem evoluir para a piora dos sintomas preexistentes, além de sofrerem dependência dessa substância.[19,43]

O álcool é a substância mais utilizada para diminuir os sintomas ansiosos e aliviar aqueles relacionados à fobia social. Alguns sintomas relacionados à ansiedade, como tensão muscular, insônia e inquietação, podem ser minimizados com a ingestão de pequenas doses de álcool. Indivíduos com fobia social podem desenvolver dependência de álcool por iniciarem uso da substância justamente com a finalidade de facilitar, por exemplo, um encontro amoroso ou uma apresentação acadêmica na escola e não conseguirem controlar o consumo depois. É comum que usuários crônicos de álcool relatem melhora dos sintomas ansiosos e da síndrome de abstinência após o consumo de bebidas alcoólicas.[19]

Indivíduos tabagistas associam o cigarro à sensação de alívio da ansiedade provocada por sintomas de abstinência e, por isso, podem recorrer ao cigarro como manejo para outros sintomas ansiosos. A prevalência entre tabagismo e transtornos de ansiedade é de 47%.[19] Já os estimulantes, como *crack* e anfetaminas, são capazes de produzir sintomas de ansiedade significativos. Com certa frequência, usuários dessas substâncias são atendidos em caráter de emergência devido a queixas de precordialgia, tremores, taquicardia, sudorese e sensação iminente de morte, sintomas que também estão presentes em transtornos de ansiedade, como no transtorno de pânico. No período de abstinência de estimulantes, também pode haver ansiedade associada a sintomas físicos, como tremores e sudorese. Indivíduos que já apresentam esses quadros podem experienciar aumento da sintomatologia pelo consumo de tais substâncias.[19]

Talvez a associação mais comum entre os transtornos de ansiedade seja o uso e a dependência de benzodiazepínicos, substâncias que apresentam propriedades ansiolíticas, sedativas, hipnóticas, anticonvulsivantes e de relaxamento muscular. Os benzodiazepínicos são, em geral, utilizados no início do tratamento de quadros ansiosos, como o transtorno de pânico.[19] A prescrição exagerada e a orientação médica insuficiente – com perpetuação de "renovações de receitas" – constituem possíveis fatores de desenvolvimento de dependência desses medicamentos. A TCC contribui no tratamento dessa comorbidade, tendo recebido muitas indicações em diferentes populações, inclusive para indivíduos que buscam a descontinuação do uso de benzodiazepínicos.[44]

▶ TRANSTORNOS ALIMENTARES

Os transtornos alimentares são padrões alimentares disfuncionais na forma de bulimia nervosa, anorexia nervosa e comer compulsivo. Os sintomas dos transtornos alimentares ocorrem de forma repetitiva e duradoura, e a relação doentia com o alimento está, em geral, acompanhada por prejuízo e comprometimento nas rotinas pessoal, social, laboral e até mesmo sexual, resultando em sobrepeso, obesidade ou magreza excessiva.[7,15] As pesquisas apontam para uma associação significativa entre transtornos alimentares e TUSs, especialmente em mulheres jovens. Tal associação tende a ser maior em mulheres com bulimia nervosa e anorexia nervosa do subtipo purgativo e envolve tanto o álcool quanto o uso/a dependência de substâncias. Já a comorbidade relacionada à obesidade, como o comer compulsivo, não é tão comum. Um estudo longitudinal de nove anos de seguimento mostrou que 18% das mulheres com anorexia nervosa e 30% daquelas com bulimia nervosa também foram diagnosticadas com um TUS no início da pesquisa.[45]

Além de transtornos por uso de álcool e outras substâncias, o uso regular de nicotina também é frequente em mulheres com transtornos alimentares. A frequência do consumo de nicotina é maior em mulheres com bulimia nervosa do que naquelas com anorexia nervosa. Essa associação pode surgir por causa da crença comum de que o uso de nicotina pode ajudar em perda de peso. Portanto, as preocupações das mulheres com o peso e a forma corporal – particularmente importantes para aquelas que apresentam um transtorno alimentar – podem aumentar o risco de tabagismo.[45] A mortalidade entre essa comorbidade costuma ser alta, como mostram os resultados de um estudo japonês longitudinal de seis anos de seguimento de pacientes após alta hospitalar. Esse estudo sugere que a comorbidade com o alcoolismo em indivíduos com transtornos alimentares é um fator importante de morte em pacientes com anorexia nervosa e bulimia nervosa: a mortalidade entre transtornos alimentares e alcoolismo foi de 27,7%; entre transtornos alimentares sem alcoolismo, 19,4%; e entre alcoolismo sem transtornos alimentares, 3,5%.[46]

A restrição alimentar tem sido associada à indução de neuroadaptações em circuitos de recompensa do cérebro, os quais podem estar entre aqueles que facilitam a sobrevivência durante períodos de escassez de alimento na natureza. No entanto, a *up-regulation* de mecanismos que promovem a aprendizagem e a recompensa pode representar um perigo quando a restrição alimentar é autoimposta em um ambiente de recompensas apetitivas abundantes. Por exemplo, episódios de perda de controle durante o emagrecimento em uma dieta e o uso de substâncias com potencial de causar dependência, alternando o jejum com o consumo de álcool a fim de evitar o ganho de peso, podem induzir plasticidade sináptica, o que aumenta o risco de suportar recompensas mal-adaptativas do comportamento. Em outras palavras, a restrição alimentar pode alterar a função dos neurônios dopaminérgicos *mesoaccumbens*, potencializando respostas celulares e comportamentais para estimulação de receptores de dopamina (D1 e D2) e aumentando o estímulo induzido por inserção sináptica dos receptores do ácido alfa-amino-3-hidroxi-5-metil-4-isoxazolpropiônico (AMPA) no *nucleus accumbens*, perpetuando comportamentos mal-adaptativos.[47]

Com frequência, essas condições apresentam comorbidades não somente com uso e dependência de substâncias, mas também com transtornos do humor, da personalidade e de ansiedade. Por isso, um dos objetivos do tratamento deve ser a promoção da remissão completa dos sintomas, favorecendo a regularização da alimentação, além de viabilizar maior controle do peso corporal com a ajuda de uma equipe interdisciplinar, que envolve psiquiatra, psicólogo, nutricionista e clínico geral ou nutrólogo.[19]

Entre as abordagens psicossociais, destaca-se a TCC com suas diversas modalidades, incluindo a prática de *mindfulness,* que é a intervenção mais estudada tanto em formato de grupoterapia quanto de terapia individual.[48]

Cabe também mencionar que outra intervenção psicossocial bastante promissora no tratamento dos diagnósticos duais são aquelas baseadas em terapias comportamentais, como o manejo de contingências, com resultados positivos e interessantes, inclusive para pessoas em situação de rua com diagnóstico dual.[49,50]

A Tabela 5.2 apresenta as boas práticas e as principais barreiras para o tratamento da comorbidade entre a dependência química e os transtornos mentais.

▶ CONSIDERAÇÕES FINAIS

São muitas as perguntas ainda sem respostas claras na área do duplo diagnóstico. Por essa razão, é muito importante que mais pesquisas sejam conduzidas para que outros resultados sejam obtidos nesse campo, com o objetivo promissor de buscar intervenções medicamentosas e psicossociais mais orientadas para as necessidades específicas dos indivíduos.[20]

TABELA 5.2 Boas práticas e barreiras para o tratamento da comorbidade entre dependência química e transtornos mentais

Barreiras para o tratamento da comorbidade entre dependência química e transtornos mentais	Como a comorbidade entre dependência química e transtornos mentais deveria ser tratada?
Diferentes sistemas de tratamento abordam separadamente os transtornos por uso de substâncias e outras doenças mentais. Os médicos são, na maioria das vezes, a linha de frente do tratamento para os transtornos mentais, enquanto o tratamento da dependência química é fornecido em locais variados por uma gama de profissionais da saúde e conselheiros em dependência química com diferentes *backgrounds* de formação. Parece claro que nenhum dos dois sistemas tenha conhecimentos suficientemente amplos para abordar toda a gama de problemas apresentados pelos pacientes.	Um princípio fundamental emergente da pesquisa científica é a necessidade de tratar concomitantemente as comorbidades – o que pode ser uma proposta difícil. Pacientes que têm tanto um transtorno por uso de substâncias como outra doença mental apresentam frequentemente sintomas que são mais persistentes, graves e resistentes ao tratamento em comparação com pacientes que apresentam qualquer transtorno isolado.
Há um viés persistente em alguns centros de tratamento de substâncias – principalmente em modelos de algumas comunidade terapêuticas –, que se posicionam contra o uso de quaisquer medicamentos, incluindo os necessários para tratar transtornos mentais graves, como a depressão e a esquizofrenia. Além disso, muitos programas de tratamento de substâncias não empregam profissionais qualificados para prescrever, dispensar e monitorar medicamentos.	Existem medicamentos eficazes para o tratamento de transtornos por uso de opioides e álcool, para a dependência de nicotina e para aliviar os sintomas de muitos outros transtornos mentais, mas a maioria não foi estudada de modo suficiente em populações comórbidas. Alguns medicamentos podem beneficiar vários problemas. Claramente, mais pesquisas são necessárias para entender e avaliar por completo as ações de medicamentos combinados ou dualmente eficazes.
Muitas pessoas que necessitam de tratamento estão no sistema de justiça criminal. Estima-se que cerca de 45% dos infratores em prisões nos Estados Unidos tenham um transtorno mental comórbido com o uso de substâncias. No entanto, serviços de tratamento adequados tanto para os transtornos por uso de substâncias como para outras doenças mentais são extremamente insuficientes nesses cenários, inclusive no Brasil. Embora a provisão de tratamento possa ser onerosa para o sistema de justiça criminal, ela oferece uma oportunidade de afetar positivamente a saúde e a segurança dessa população. O tratamento de transtornos comórbidos pode reduzir não apenas as complicações médicas associadas como também os desfechos sociais negativos, ao mitigar o retorno ao comportamento criminoso e o reencarceramento.	O tratamento comportamental (sozinho ou em combinação com medicamentos) é um dos pilares para resultados bem-sucedidos para muitos indivíduos com transtornos por uso de substâncias ou outras doenças mentais. A evidência científica das terapias comportamentais, como o manejo de contingências, tem aumentado para esse público. Várias estratégias mostraram-se promissoras no tratamento de condições específicas de comorbidade.

Fonte: NIDA.[51]

REFERÊNCIAS

1. San L, Arranza B, Bernardo M, Arroj M. Why a dual pathology clinical guideline? Analysis of the evidence. Rev Psiquiatr Salud Ment. 2016;9(2):67-9.
2. Langås AM, Malt UF, Opjordsmoen S. Comorbid mental disorders in substance users from a single catchment area: a clinical study. BMC Psychiatry. 2011;11:25.
3. Regier DA, Farmer ME, Rae DS, Locke BZ, Keith SJ, Judd LL, et al. Comorbidity of mental disorders with alcohol and other drug abuse: results from the Epidemiologic Catchment Area (ECA) Study. JAMA. 1990;264(19):2511-8.
4. Hasin D, Fenton MC, Skodol A, Krueger R, Keyes K, Geier T, et al. Personality disorders and the 3 year course of alcohol, drug, and nicotine use disorders. Arch Gen Psychiatry. 2011;68(11):1158-67.
5. Chou SP, Lee HK, Cho MJ, Park JI, Dawson DA, Grant BF. Alcohol use disorders, nicotine dependence, and co-occurring mood and anxiety disorders in the United States and South Korea: a cross national comparison. Alcohol Clin Exp Res. 2012;36(4):654-62.
6. Canaway R, Merkes M. Barriers to comorbidity service delivery: the complexities of dual diagnosis and the need to agree on terminology and conceptual frameworks. Aust Health Rev. 2010;34(3):262-8.
7. Louzã Neto MR, Elkis H. Psiquiatria básica. 2. ed. Porto Alegre: Artmed; 2007.
8. Perron BE, Bunger A, Bender K, Vaughn MG, Howard MO. Treatment guidelines for substance use disorders and serious mental illnesses: do they address co-occurring disorders? Subst Use Misuse. 2010;45(7-8):1262-78.
9. Diehl A, Palhares HNA. Tratamentos farmacológico e psicossocial da comorbidade entre transtornos mentais e dependência química: montando um quebra-cabeça. In: Diehl A, Cordeiro DC, Laranjeira R, organizadores. Tratamentos farmacológicos para dependência química. Porto Alegre: Artmed; 2010. cap. 29, p. 327-44.
10. National Institute on Drug Abuse. Drug Facts. Comorbidity: addiction and other mental disorders [Internet]. Bethesda: The Institute; 2011 [acesso em 14 abr. 2018]. Disponível em: https://d14rmgtrwzf5a.cloudfront.net/sites/default/files/drugfacts_comorbidity.pdf
11. Hides LM, Elkins KS, Scaffidi A, Cotton SM, Carroll S, Lubman DI. Does the addition of integrated cognitive behaviour therapy and motivational interviewing improve the outcomes of standard care for young people with comorbid depression and substance misuse? Med J Aust. 2011;195(3):S31-7.
12. Watkins KE, Hunter SB, Hepner KA, Paddock SM, de la Cruz E, Zhou AJ, et al. An effectiveness trial of group cognitive behavioral therapy for patients with persistent depressive symptoms in substance abuse treatment. Arch Gen Psychiatry. 2011;68(6):577-84.
13. Cornelius JR, Douaihy A, Bukstein OG, Daley DC, Wood SD, Kelly TM, et al. Evaluation of cognitive behavioral therapy/motivational enhancement therapy (CBT/MET) in a treatment trial of comorbid MDD/AUD adolescents. Addict Behav. 2011;36(8):843-8.
14. Lubman DI, King JA, Castle DJ. Treating comorbid substance use disorders in schizophrenia. Int Rev Psychiatry. 2010;22(2):191-201.
15. Diehl A. Transtornos psiquiátricos: diagnósticos. In: Payá R. Intercâmbio das psicoterapias: como cada abordagem psicoterapêutica compreende os transtornos psiquiátricos. São Paulo: Roca; 2011. p. 11-5.
16. Insel TR. Rethinking schizophrenia. Nature. 2010;468(7321):187-93.
17. Volkow ND, Compton WM, Weiss SR. Adverse health effects of marijuana use. N Engl J Med. 2014;371(9):879.
18. Awad AG. Is it time to consider comorbid substance abuse as a new indication for antipsychotic drug development? J Psychopharmacol. 2012;26(7):953-7.
19. Cordeiro DC, Diehl A. Comorbidades. In: Diehl A, Cordeiro DC, Laranjeira R, organizadores. Dependência química: prevenção, tratamento e políticas públicas. Porto Alegre: Artmed; 2011. p. 106-18.
20. Leweke FM, Koethe D. Cannabis and psychiatric disorders: it is not only addiction. Addict Biol. 2008;13(2):264-75.

21. Zuardi AW, Shirakawa I, Finkelfarb E, Karniol IG. Action of cannabidiol on the anxiety and other effects produced by delta 9-THC in normal subjects. Psychopharmacology (Berl). 1982;76(3):245-50.
22. ElSohly. Marijuana. [Internet] Kansas City: Addiction Technology Transfer Center (ATTC); 2014 [acesso em 18 abr. 2018]. Disponível em: http://attcnetwork.org/marijuana/images/MJInfographic_final.pdf 2014
23. Mehmedic Z, Chandra S, Slade D, Denham H, Foster S, Patel AS, et al. Potency trends of Δ9-THC and other cannabinoids in confiscated cannabis preparations from 1993 to 2008. J Forensic Sci. 2010;55(5):1209-17.
24. Caspi A, Moffitt TE, Cannon M, McClay J, Murray R, Harrington H, et al. Moderation of the effect of adolescent-onset cannabis use on adult psychosis by a functional polymorphism in the catechol-O--methyltransferase gene: longitudinal evidence of a gene X environment interaction. Biol Psychiatry. 2005;57(10):1117-27.
25. Marconi A, Di Forti M, Lewis CM, Murray RM, Vassos E. Meta-analysis of the association between the level of cannabis use and risk of psychosis. Schizophr Bull. 2016;42(5):1262-9.
26. Gage SH, Jones HJ, Burgess S, Bowden J, Davey Smith G, Zammit S, Munafò MR. Assessing causality in associations between cannabis use and schizophrenia risk: a two-sample Mendelian randomization study. Psychol Med. 2017;47(5):971-980.
27. van Emmerik-van Oortmerssen K, van de Glind G, van den Brink W, Smit F, Crunelle CL, Swets M, et al. Prevalence of attention deficit hyperactivity disorder in substance use disorder patients: a meta-analysis and meta regression analysis. Drug Alcohol Depend. 2012;122(1-2):11-9.
28. Sihvola E, Rose RJ, Dick DM, Korhonen T, Pulkkinen L, Raevuori A, et al. Prospective relationships of ADHD symptoms with developing substance use in a population derived sample. Psychol Med. 2011;41(12):2615-23.
29. Garfield CF, Dorsey ER, Zhu S, Huskamp HA, Conti R, Dusetzina SB, et al. Trends in attention deficit hyperactivity disorder ambulatory diagnosis and medical treatment in the United States, 2000-2010. Acad Pediatr. 2012;12(2):110-6.
30. Kaye S, Darke S. The diversion and misuse of pharmaceutical stimulants: what do we know and why should we care? Addiction. 2012;107(3):467-77.
31. Hodgkins P, Shaw M, McCarthy S, Sallee FR. The pharmacology and clinical outcomes of amphetamines to treat ADHD: does composition matter? CNS Drugs. 2012;26(3):245-68.
32. van Wyk GW, Hazell PL, Kohn MR, Granger RR, Walton RJ. How oppositionality, inattention, and hyperactivity affect response to atomoxetine versus methylphenidate: a meta-analysis. J Atten Disord. 2011;16(4):314-24.
33. Knouse LE, Safren SA. Current status of cognitive behavioral therapy for adult attention deficit hyperactivity disorder. Psychiatr Clin North Am. 2010;33(3):497-509.
34. Kelly TM, Daley DC, Douaihy AB. Treatment of substance abusing patients with comorbid psychiatric disorders. Addict Behav. 2012;37(1):11-24.
35. Beaulieu S, Saury S, Sareen J, Tremblay J, Schütz CG, McIntyre RS, et al. The Canadian Network for Mood and Anxiety Treatments (CANMAT) task force recommendations for the management of patients with mood disorders and comorbid substance use disorders. Ann Clin Psychiatry. 2012;24(1):38-55.
36. Putnins SI, Griffin ML, Fitzmaurice GM, Dodd DR, Weiss RD. Poor sleep at baseline predicts worse mood outcomes in patients with co-occurring bipolar disorder and substance dependence. J Clin Psychiatry. 2012;73(5):703-8.
37. Bellivier F, Yon L, Luquiens A, Azorin JM, Bertsch J, Gerard S, et al. Suicidal attempts in bipolar disorder: results from an observational study (EMBLEM). Bipolar Disord. 2011;13(4):377-86.
38. Searson R, Mansell W, Lowens I, Tai S. Think Effectively About Mood Swings (TEAMS): a case series of cognitive-behavioural therapy for bipolar disorders. J Behav Ther Exp Psychiatry. 2012;43(2):770-9.

39. Meyer TD, Hautzinger M. Cognitive behaviour therapy and supportive therapy for bipolar disorders: relapse rates for treatment period and 2 year follow-up. Psychol Med. 2012;42(7):1429-39.
40. Stange JP, Eisner LR, Hölzel BK, Peckham AD, Dougherty DD, Rauch SL, et al. Mindfulness based cognitive therapy for bipolar disorder: effects on cognitive functioning. Psychiatr Pract. 2011;17(6):410-9.
41. Malbergier A, Cardoso LBD. Personalidade e dependência de drogas. In: Louzã Neto MR, Cordás TA, organizadores. Transtornos da personalidade. Porto Alegre: Artmed; 2011. p. 143-53.
42. Kelly BJ, Perkins DA, Fuller JD, Parker SM. Shared care in mental illness: a rapid review to inform implementation. Int J Ment Health Syst. 2011;5:31.
43. Diehl A, Cordeiro DC, Laranjeira R. Abuso de cannabis em pacientes com transtornos psiquiátricos: atualização para uma antiga evidência. Rev Bras Psiquiatr. 2010;32 Supl 1:S42.
44. Otto MW, McHugh RK, Simon NM, Farach FJ, Worthington JJ, Pollack MH. Efficacy of CBT for benzodiazepine discontinuation in patients with panic disorder: further evaluation. Behav Res Ther. 2010;48(8):720-7.
45. Baker JH, Mitchell KS, Neale MC, Kendler KS. Eating disorder symptomatology and substance use disorders: prevalence and shared risk in a population based twin sample. Int J Eat Disord. 2010;43(7):648-58.
46. Suzuki K, Takeda A, Yoshino A. Mortality 6 years after inpatient treatment of female Japanese patients with eating disorders associated with alcoholism. Psychiatry Clin Neurosci. 2011;65(4):326-32.
47. Carr KD. Food scarcity, neuroadaptations, and the pathogenic potential of dieting in an unnatural ecology: binge eating and drug abuse. Physiol Behav. 2011;104(1):162-7.
48. Courbasson CM, Nishikawa Y, Shapira LB. Mindfulness action based cognitive behavioral therapy for concurrent binge eating disorder and substance use disorders. Eat Disord. 2011;19(1):17-33.
49. McDonell MG, Leickly E, McPherson S, Skalisky J, Srebnik D, Angelo F, et al. A randomized controlled trial of ethyl glucuronide-based contingency management for outpatients with co-occurring alcohol use disorders and serious mental illness. Am J Psychiatry. 2017;174(4):370-7.
50. Urbanoski K, Veldhuizen S, Krausz M, Schutz C, Somers JM, Kirst M, et al.Effects of comorbid substance use disorders on outcomes in a Housing First intervention for homeless people with mental illness. Addiction. 2018;113(1):137-45.
51. National Institute on Drug Abuse. Drug Facts. Comorbidity: addiction and other mental illnesses. Research Report Series [Internet]. 2010 [acesso em 14 abr. 2018]:1-12. Disponível em: https://www.drugabuse.gov/sites/default/files/rrcomorbidity.pdf.

LEITURA RECOMENDADA

Goldberg D. The classification of mental disorder: a simpler system for DSM-V and ICD-11. Advances in Psychiatric Treatment. 2010;16:14-9.

PARTE II

TERAPIAS COGNITIVO-COMPORTAMENTAIS

6

TERAPIAS COGNITIVO-COMPORTAMENTAIS: HISTÓRIA, EVOLUÇÃO E PRINCÍPIOS TEÓRICOS

▶ ELIANE MARY DE OLIVEIRA FALCONE

PONTOS-CHAVE

- As terapias cognitivo-comportamentais (TCCs) têm sua origem na terapia comportamental tradicional, a qual integrou processos cognitivos a seus princípios teóricos de condicionamento.
- Terapeutas de orientação psicodinâmica também aderiram ao modelo cognitivo-comportamental para a compreensão de problemas clínicos.
- Os avanços das ciências cognitivas exerceram forte influência na transformação da terapia comportamental tradicional.
- Embora apresentando divergências, as TCCs compartilham muitos aspectos e podem ser utilizadas de forma integrada.
- As TCCs têm crescido em popularidade e são reconhecidas como mais apropriadas no tratamento de vários transtornos mentais.
- Em sua versão mais recente, as TCCs têm explorado processos automáticos (inconscientes) de cognições e apresentado maior foco nas emoções, bem como integração com outras orientações teóricas.

INTRODUÇÃO

As demandas pela utilização de intervenções eficazes para os problemas de saúde mental que incluam a redução no tempo do tratamento e a busca de dados empíricos de resultados têm sido crescentes por parte dos sistemas de saúde em todo o mundo. Tais demandas apontam as TCCs como a abordagem psicoterapêutica mais adequada para problemas clínicos como transtornos de ansiedade, do humor e da personalidade, assim como dor crônica, dependência de substâncias e dificuldades interpessoais.[1]

Considerando a enorme quantidade de estudos atestando a eficácia das TCCs, o que as levou ao *status* de mais importantes e bem-validadas entre as demais abordagens psicoterapêuticas,[2] sua indicação como o tratamento-padrão pelos sistemas de saúde é mais do que merecida, além de confirmar previsões de estudos anteriores. Robins, Gosling e Craik[3] encontraram um crescimento na popularidade das abordagens cognitivo-comportamentais a partir de 1980. Norcross, Hedges e Prochaska[4] previram, para o ano de 2010, maior crescimento e predominância das teorias cognitivo-comportamentais. Assim, o reconhecimento da eficácia das TCCs e de sua condição de paradigma dominante na área da psicologia clínica já havia sido apontado anteriormente.[5]

Neste capítulo, são apresentadas as origens, as bases teóricas e a evolução das TCCs. Também são apontados os diversos fatores que contribuíram para a construção de uma TCC, bem como os princípios e práticas das abordagens terapêuticas inseridas no âmbito das TCCs, desde sua origem até a fase atual. Além disso, são discutidos os principais avanços dessa abordagem de tratamento.

ORIGENS DAS ABORDAGENS COGNITIVO-COMPORTAMENTAIS

As TCCs surgiram no fim dos anos de 1960, como consequência de fatores históricos contextuais, a saber: a) insatisfação com a terapia comportamental baseada nos paradigmas de aprendizagem do tipo estímulo e resposta (ER); b) insatisfação com o modelo psicodinâmico de terapia; e c) desenvolvimento das ciências cognitivas[6].

a. **Insatisfação com a terapia estritamente comportamental**. Existe um consenso na literatura sobre as origens das TCCs de que elas se desenvolveram a partir dos enfoques cognitivos das teorias comportamentais e nas terapias comportamentais, na tentativa de mudar os procedimentos clínicos entre os anos de 1960 a 1970.[7,8] Os modelos de condicionamento que baseavam as práticas da terapia comportamental não eram suficientemente abrangentes para favorecer uma compreensão mais ampla de problemas emocionais complexos, bem como de seu tratamento.[6,7]

Cabe ressaltar que alguns investigadores dos modelos de condicionamento já haviam apresentado a necessidade da inclusão de variáveis intervenientes, fenômenos privados e processos conscientes em geral no estudo do comportamento. As especulações de Pavlov sobre a linguagem fomentaram o interesse dirigido ao estudo dos processos mentais complexos inerentes à aprendizagem humana. Além disso, Guthrie também havia apontado para a necessidade de se explicar como os seres humanos percebiam os estímulos e que significados tinha essa percepção. Por fim, Tolman já havia proposto que os organismos desenvolvem cognições sobre diferentes estímulos e que a formação dessas cognições constituía a aprendizagem.[9] Entretanto, as práticas clínicas comportamentais restringiam-se à aplicação dos modelos de condicionamento para o tratamento das fobias, obsessões, compulsões, enurese e tiques.[9]

No início dos anos de 1960, estudos apontavam a existência de métodos alternativos de mudança de comportamento para além das contingências de reforçamento manifesto. Bandura demonstrou que a expectativa da própria capacidade para realizar uma tarefa e obter resultados positivos é mais determinante da ocorrência do comportamento do que apenas a consequência dele (reforçamento).[10] Vygotsky verificou que crianças eram capazes de aprender regras gramaticais, independentemente da utilização de reforço discriminativo por parte de seus pais e professores.[11] Mahoney propôs que processos cognitivos mediavam o comportamento e que eles poderiam ser inferidos e sustentados cientificamente.[12]

Em síntese, uma crescente quantidade de estudos atestando a existência de processos cognitivos mediando o comportamento colocava em questão alguns princípios restritos de reforçamento, além de apontar os limites destes na compreensão mais ampla dos problemas emocionais encontrados na clínica.

b. **Insatisfações com o modelo psicodinâmico.** A crise da teoria clínica psicanalítica ocorrida nos Estados Unidos, no fim dos anos de 1950, decorreu da insatisfação de muitos analistas norte-americanos, entre os quais Albert Ellis e Aaron Beck.[8,13]

A crise ocorreu a partir de questionamentos à teoria das pulsões como um conjunto de conceitos considerados como "errôneos" e "derivados de uma neurobiologia obsoleta".[8] Tais considerações levantavam dúvidas sobre até que ponto a teoria e a prática clínicas estariam invalidadas por teses gerais consideradas inaceitáveis.[8]

A avaliação crítica da teoria psicanalítica da depressão e posteriormente da estrutura completa da psicanálise foi revelada por Beck quando ele constatou experimentalmente que a explicação psicodinâmica da depressão como resultado de uma hostilidade retrofletida (necessidade de sofrer) do paciente não se confirmara no estudo.[13] Beck observou que seus pacientes "não tinham necessidade de sofrer", além de "reagirem desfavoravelmente às intervenções terapêuticas" baseadas nessa hipótese.[13] Considerando haver uma discrepância acentuada entre os dados empíricos de seu estudo e a teoria clínica psicanalítica, Beck concluiu:

> Tornei-me algo dolorosamente consciente de que a promessa anterior da psicanálise, dos primeiros anos de 1950, não se mantivera ao chegar-se à metade ou ao final daquela década, uma vez que meus companheiros no estudo da psicanálise e outros colegas chegavam a seu sexto e sétimo anos de análise, sem qualquer melhora marcante em seus comportamentos ou em seus sentimentos...[13]

Na Inglaterra, Hans J. Eysenck já havia publicado em 1952 um trabalho que avaliou a eficácia das terapias de orientação psicodinâmica, não encontrando provas conclusivas de que a terapia psicanalítica fosse mais efetiva do que a remissão espontânea (melhora produzida sem tratamento específico).[14] Os estudos de Eysenck despertaram maior preocupação com a verificação de eficácia psicoterapêutica em geral e com as possíveis limitações da terapia psicodinâmica.[9] Rachman e Wilson também constataram a ausência de indícios aceitáveis que sustentassem a visão da psicanálise como uma abordagem de tratamento eficaz.[5]

c. **O desenvolvimento das ciências cognitivas.** Outro fator histórico contextual que culminou no desenvolvimento das abordagens cognitivo-comportamentais refere-se a uma atenção crescente dada aos aspectos cognitivos do funcionamento humano na psicologia geral. Na segunda metade do século XIX, iniciou-se um movimento chamado de revolução cognitiva, que influenciou a forma geral de entender o mundo em termos de sistemas cognitivos e de elaboração de dados, os quais se consolidaram em várias ciências e disciplinas, entre as quais a inteligência artificial, a psicologia cognitiva e as neurociências.[8]

Resultados crescentes de pesquisa aliados ao estabelecimento de vários conceitos da psicologia cognitiva experimental exerceram forte influência na compreensão da ansiedade e da depressão. Os modelos de processamento da informação, por exemplo, passaram a ser utilizados nos construtos clínicos sobre mediação cognitiva da ansiedade.[5] Tais construtos eram confirmados por dados de pesquisa que mostraram que o processo da ansiedade incluía componentes cognitivos, chamando atenção para esses componentes na avaliação da etiologia da ansiedade. Essas evidências desafiavam os modelos estritamente comportamentais a explicar tais dados pela incorporação de fenômenos cognitivos, levando muitos teóricos comportamentais a redefinir seus limites e a incorporar fenômenos cognitivos aos modelos de mecanismo estritamente comportamental.[6]

Do mesmo modo, terapeutas de tradição psicanalítica, como Ellis e Beck, buscaram renovar a prática clínica, por meio de tratamentos mais próximos à experiência vivida realmente pelo paciente. Ou seja, por meio das representações conscientes deles, seria possível compreender, com um mínimo de inferência, as razões de muitos sofrimentos emocionais, assim como sua duração.[8] Beck encontrou nas ciências cognitivas e no movimento da terapia comportamental uma contribuição substancial para o desenvolvimento da terapia cognitiva.[13]

A crescente identificação de diversos terapeutas e teóricos como de orientação cognitivo-comportamental, aliada aos resultados de pesquisas indicando a eficácia das intervenções clínicas cognitivo-comportamentais, levou à autodeterminação de muitos desses profissionais como cognitivo-comportamentais, resultando em um *"zeitgeist que chamava cada vez mais atenção para o campo crescente das TCCs"*.[5] A criação do periódico científico *Cognitive Therapy and Research*, em 1977, contribuiu para aumentar a divulgação desse enfoque.[5]

▶ PRINCÍPIOS E PRÁTICAS DAS ABORDAGENS COGNITIVO--COMPORTAMENTAIS

As TCCs abrangem diferentes modelos teóricos, bem como de intervenção, os quais apresentam aspectos comuns e divergências, tanto em suas bases teóricas quanto na prática clínica. O que esses enfoques têm em comum é a ênfase nas estruturas de significado e nos processos de elaboração da informação.[8]

A premissa básica das TCCs refere-se à afirmação de que um processo interno e oculto de cognição (pensamentos) influencia as emoções e os comportamentos de uma pessoa. Um mesmo evento pode ser interpretado por diferentes indivíduos como agradável, ameaçador ou hostil. A depender dessa interpretação, um indivíduo pode se sentir satisfeito, amedrontado, enraivecido ou deprimido e, consequentemente, se comportar de forma espontânea, retraída ou agressiva.[15]

A implicação clínica para essa premissa está na possibilidade de a atividade cognitiva ser identificável e acessível, mesmo que inicialmente o indivíduo não esteja consciente dela. A mudança terapêutica ocorre por meio da alteração de modos de pensamentos idiossincráticos e disfuncionais.[7] Consequentemente, a atividade cognitiva pode ser avaliada e, depois, modificada. Essa mudança, por sua vez, influencia e é influenciada pela emoção e pelo comportamento.[7]

A mudança comportamental pode ser compreendida como um indicador de mudança cognitiva. De modo geral, os dois principais índices usados para a avaliação da mudança são a cognição e o comportamento. Entretanto, quando a perturbação emocional e fisiológica é saliente, as mudanças desses componentes também podem ser usadas como indicadores.[7]

Dobson e Dozois apontaram nove principais terapias associadas à tradição cognitivo-comportamental, considerando a quantidade significativa de pesquisas sobre elas ou suas aplicações clínicas.[7] Essas terapias são apresentadas em ordem cronológica na Tabela 6.1.

TABELA 6.1 **Terapias associadas à tradição cognitivo-comportamental**

Terapias e pressupostos	Abordagem terapêutica
Terapia racional emotiva comportamental (Albert Ellis) Sintomas são determinados pelos sistemas de crença da pessoa. A mudança ocorre pela substituição das exigências irreais e generalizadas por desejos e preferências realistas.	Identificar e desafiar crenças irracionais. Automonitoramento de pensamentos; biblioterapia; modelagem; imaginação racional-emotiva; exercícios de combate à vergonha; relaxamento; condicionamento operante e treinamento de habilidades.
Terapia cognitiva (Aaron Beck) Os esquemas (estruturas cognitivas que organizam e processam as informações) representam os padrões de pensamentos adquiridos no início do desenvolvimento. Esquemas de indivíduos desajustados resultam na distorção da realidade e facilitam a ocorrência de transtornos mentais.	Por meio da abordagem psicoeducacional e cooperativa, os pacientes aprendem a: monitorar pensamentos automáticos; reconhecer relações entre cognição, afeto e comportamento; testar a validade de pensamentos automáticos; substituir pensamentos distorcidos por cognições mais realistas; e identificar e alterar crenças subjacentes, pressupostos ou esquemas que predisponham padrões de pensamento disfuncionais.
Reestruturação racional sistemática (Marvin Goldfried) Sintomas emocionais decorrem da distinção inadequada de pistas situacionais como pessoalmente ameaçadoras. A mudança ocorre pela substituição dos modelos cognitivos mal-adaptativos por percepção mais precisa das pistas.	Exposição a situações ansiogênicas com reavaliação racional das cognições mal-adaptativas. Abordagem de treinamento em habilidades de enfrentamento. Métodos de relaxamento; ensaio comportamental; tarefas ao vivo; modelagem e biblioterapia.

(Continua)

TABELA 6.1 Terapias associadas à tradição cognitivo-comportamental (Continuação)

Terapias e pressupostos	Abordagem terapêutica
Treinamento de manejo da ansiedade (Suinn e Richardson) Respostas autônomas associadas à ansiedade atuam como pistas que mantêm o comportamento de esquiva.	Treinamento de relaxamento muscular profundo. Exposição a situações ansiogênicas por imagem. Prática de habilidades competentes de enfrentamento.
Treinamento de inoculação de estresse (Donald Meichenbaum) Os pacientes que aprendem maneiras de enfrentar níveis leves de estresse são "inoculados" contra níveis incontroláveis de estresse.	Instrução didática sobre a natureza das reações de estresse. Apresentação de diversas habilidades de enfrentamento comportamentais e cognitivas (relaxamento, autoafirmações de enfrentamento e autorreforço). Exposição a estressores para ensaio de habilidades de enfrentamento recém-adquiridas.
Terapia de resolução de problemas (D'Zurilla e Goldfried) A psicopatologia está relacionada à falta de efetividade para enfrentar situações problemáticas, bem como suas consequências pessoais e sociais. Desenvolvimento de habilidades gerais para lidar com as situações problemáticas na vida cotidiana de forma independente.	Processo cognitivo que viabiliza várias alternativas de respostas efetivas para enfrentar uma situação problemática, aumentando a probabilidade de respostas efetivas disponíveis. 1. Orientação ou modelo geral 2. Definição do problema 3. Geração de alternativas 4. Tomada de decisões 5. Verificação
Terapia de autocontrole (Rehm) Sintomas depressivos correspondem a deficiências no comportamento de autocontrole: monitoramento seletivo de eventos e consequências negativos (automonitoramento); critérios autoavaliativos rígidos e atribuições de responsabilidade imprecisas (autoavaliação); recompensas pessoais insuficientes e autopunições excessivas (autorreforço).	Emprego de uma variedade de estratégias clínicas para ensinar habilidades de autocontrole: discussão em grupo orientada pelo terapeuta, reforço explícito e implícito, tarefas comportamentais, automonitoramento e modelagem.
Psicoterapia estrutural e construtivista (Guidano e Liotti) A partir das relações de apego, o indivíduo constrói a autoimagem. Se o autoconceito é distorcido ou rígido, o indivíduo não consegue assimilar as experiências de maneira efetiva. Isso leva a disfunções cognitivas. Padrões anormais de apego produzem diferentes síndromes clínicas. Os comportamentos problemáticos são consequências da organização cognitiva do indivíduo (teorias causais, pressupostos básicos e regras tácitas de inferência que determinam o conteúdo do pensamento).	Modificação das estruturas cognitivas, começando pelas superficiais até as mais profundas. Diferencia-se do modelo de Beck por buscar o "valor de validade" da coerência dessas estruturas, em vez do "valor de verdade". As crenças e os julgamentos arraigados devem ser considerados como hipóteses e teorias, sujeitas a contestação, confirmação e desafio lógico. Há menos foco no conteúdo do pensamento e mais foco no processo de encontrar sentido e conexões nas experiências.

Fonte: Dobson e Dozois.[7]

As nove modalidades de TCC apresentadas na Tabela 6.1 foram classificadas, de acordo com Mahoney e Arnkoff, em três classes, a partir de seu foco de tratamento: terapias de habilidades de enfrentamento (reestruturação racional sistemática, treinamento de manejo da ansiedade, treinamento de inoculação de estresse e terapia de autocontrole), de resolução de problemas (terapia de resolução de problemas) e de reestruturação cognitiva (terapia racional emotiva comportamental, terapia cognitiva e psicoterapia estrutural e construtivista).[7] Observa-se maior alinhamento com a tradição comportamental (utilização de técnicas de relaxamento, enfrentamento, ensaio comportamental, contingências de reforçamento, etc.) entre as terapias de resolução de problemas e de habilidades de enfrentamento do que entre as terapias de reestruturação cognitiva.

Diferenças entre os modelos de reestruturação cognitiva são identificadas principalmente quanto ao papel das cognições e emoções. A terapia cognitiva de Beck e a terapia racional emotiva comportamental de Ellis, por exemplo, enfatizam as cognições como mediadoras do comportamento e das emoções, embora estas últimas também possam influenciar as primeiras.[13,15] Já os autores de enfoque construtivista defendem o papel das emoções como preponderante na influência do comportamento.[9,12,16]

Outra classificação das modalidades de TCC foi realizada por Caro Gabalda, em que são identificados três diferentes tipos de modelos: de reestruturação cognitiva, cognitivo-comportamentais e construtivistas (Tab. 6.2).[2]

Os dois primeiros modelos apresentados na Tabela 6.2 compartilham os seguintes aspectos: a) atribuição dos transtornos emocionais a disfunções no processamento cognitivo; b) foco nos problemas específicos e na mudança da cognição para que ocorra a mudança do afeto; c) a terapia é de tempo limitado ou mais reduzido do que as outras modalidades de psicoterapia; d) o tratamento apresenta estilo educativo.[2] Essa identificação entre os modelos de reestruturação cognitiva e cognitivo-comportamentais pode ser compreensível, uma vez que as terapias cognitivas, cujos precursores vinham de uma tradição psicanalítica, procuravam uma visão distinta sobre a psicopatologia e estavam

TABELA 6.2 Classificação das terapias cognitivo-comportamentais

Modelos de TCC	Pressupostos e tratamento
Reestruturação cognitiva Beck et al. (1982) e Ellis (1997)	Focaliza a crença e a avaliação da racionalidade desta. A terapia consiste em realizar estratégias que modifiquem as atividades disfuncionais do processamento da informação presente nos transtornos mentais.
Cognitivo-comportamentais Barlow e Cerny (1999), Lineham (1993), Meichenbaum (1997)	Utilizam estratégias de solução de problemas e são representados por teóricos com treinamento comportamental. O pensamento é conceituado como um conjunto de autoenunciados encobertos, os quais também podem ser influenciados pelas mesmas leis do condicionamento. A terapia busca ensinar habilidades cognitivas específicas.
Construtivistas Guidano e Liotti (1983), Mahoney (1998), Neimeyer (1997)	Consideram os seres humanos como participantes proativos em suas experiências, e seus conhecimentos são interpessoais, evolutivos e proativos. Enquanto a avaliação racional é vista nos dois modelos anteriores como uma ferramenta para a obtenção do equilíbrio emocional, na visão construtivista, a cognição vai além da mera representação interna do mundo externo.

Fonte: Caro Gabalda.[2]

interessados no método experimental. Já as terapias comportamentais estavam evoluindo em seus modelos de comportamentos encobertos e se alinhando com a psicologia cognitiva, mas sem abandonar os requisitos mínimos experimentais.[2]

Embora Caro Gabalda tenha ressaltado as diferenças entre os dois primeiros modelos e o terceiro, observa-se que elas não são intransponíveis.[2] As bases de todas essas abordagens compartilham o pressuposto de que a mudança terapêutica pode ser efetuada por meio da alteração de modos de pensamento idiossincráticos e disfuncionais.[7] Safran, de orientação construtivista, ao propor a ampliação dos limites da terapia cognitiva de Beck, forneceu uma contribuição a esta apontando aspectos relevantes da relação terapêutica como ingrediente ativo de mudança.[17] Nessa publicação, o autor mostra como é possível trabalhar os esquemas interpessoais disfuncionais do paciente, a partir de uma abordagem dos esquemas cognitivos, integrando-a ao trabalho de reestruturação de pensamentos automáticos, suposições e crenças nucleares, característico do modelo de reestruturação cognitiva.

O estudo de Norcross e colaboradores, mencionado no início deste capítulo, previu maior crescimento das teorias ecléticas ou integrativas, além das relacionadas à TCC.[4] A tendência a uma postura integradora entre os diferentes modelos de TCC foi confirmada em um estudo que avaliou as preferências de terapeutas brasileiros de orientação cognitivo-comportamental sobre suas orientações teóricas, de acordo com a classificação de Caro Gabalda.[2,18] Verificou-se que um percentual considerável desses profissionais (36%) utilizava uma combinação dos modelos de reestruturação cognitiva e cognitivo-comportamentais, enquanto outros combinavam enfoques de reestruturação cognitiva e construtivista (8%).[18] Tais resultados já acenavam para uma confirmação das previsões de Norcross e colaboradores,[4] sugerindo que esses modelos de intervenção podem ser utilizados de forma integrada no tratamento de problemas mais complexos.

Os pacientes que procuram terapia apresentam diferentes problemas e demandas. Quando esses problemas são relacionados com transtornos da personalidade ou apresentam várias comorbidades, recomenda-se a integração dos modelos da TCC, de forma a melhor atender a essas demandas.[19] Atualmente, novos modelos de tratamento cognitivo-comportamental têm surgido, apresentando integração com diferentes áreas de conhecimento, mantendo, no entanto, congruência com os princípios e as bases dos modelos apresentados anteriormente.

▶ ABORDAGENS ATUAIS DAS TCCS – FUNDAMENTOS E IMPLICAÇÕES PARA A INTERVENÇÃO

A partir do ano 2000, começaram a aparecer modelos de base cognitivo-comportamental, os quais exploram os processos automáticos (não conscientes) de cognição (p. ex., metacognição), memórias emocionais, estratégias experienciais e aceitação da emoção, contribuindo para confirmar e complementar os modelos anteriores. Além disso, a característica mais marcante desse sistema atual de conhecimento é a integração de estratégias cognitivo-comportamentais com outros saberes, como neurociências,[20] *mindfulness*,[21] teoria do apego,[22] entre outros. Ressalta-se, no entanto, que essa integração não caracteriza um ecletismo teórico, uma vez que tais conhecimentos são absorvidos e compreendidos dentro de um modelo estritamente cognitivo-comportamental.[23]

Um dos conceitos inovadores de abordagem da regulação das emoções refere-se às metacognições, compreendidas como as avaliações e os sentimentos subjetivos sobre os próprios pensamentos e emoções.[24] Assim, crenças negativas sobre experimentar e expressar emoções (mais do que o estímulo que ativa essas emoções) devem ser consideradas e tratadas em terapia, uma vez que são responsáveis pelas estratégias disfuncionais de regulação das emoções, como o controle inadequado destas e a evitação.[24,25]

As estratégias de regulação das emoções envolvem ajudar o paciente a compreender e validar as próprias emoções, em vez de considerá-las inadequadas, ameaçadoras ou vergonhosas. Assim, as emoções devem ser compreendidas em termos de seus significados, em vez de controladas. Por meio dessa nova forma de aceitação e de reconhecimento, o indivíduo consegue obter alívio.[24,25]

As emoções podem também estar relacionadas ao sistema inconsciente de memórias, decorrente de experiências vivenciadas em infância precoce, antes da formação da linguagem, as quais são salvas na região da amígdala. Quando estímulos semelhantes àqueles vivenciados na infância, com elevada carga emocional, ocorrem, as emoções e sensações relacionadas ao evento passado são ativadas inconscientemente pelo sistema amigdaliano. Isso explica o fato de um paciente revelar que está experimentando extrema angústia sem, no entanto, compreender o que está ativando essa emoção.[19] Mediante procedimentos vivenciais, o paciente é encorajado a conectar essas emoções e sensações corporais às memórias de infância relacionadas a tais emoções. Com a ajuda do terapeuta, o paciente se torna consciente (a experiência se torna acessível ao córtex pré-frontal) de suas memórias de infância, sensações corporais, cognições e estratégias de enfrentamento associadas, podendo, então, ressignificar experiências e reduzir a carga emocional negativa relacionada a elas.[19]

A regulação das emoções também pode ser obtida a partir da prática sistemática de *mindfulness*, traduzida como "atenção plena". Os princípios das técnicas de *mindfulness* são equivalentes aos da TCC no que diz respeito às relações entre a interpretação dos eventos e os sentimentos/comportamentos. Por meio do treino de *mindfulness*, o indivíduo toma consciência de pensamentos que aparecem em sua mente, assim como de sentimentos relacionados, sem julgá-los, mantendo-se atento às suas sensações do momento. Essa nova forma de lidar com tais pensamentos leva a uma extinção gradual de seus conteúdos negativos, uma vez que eles perdem força e impacto.[26]

Os modelos recentes de TCC exploram mais detalhadamente a fase desenvolvimental, ligando experiências da infância às emoções evocadas pelas experiências atuais na vida do paciente (especialmente no tratamento de problemas caracterológicos).[19] A relação terapêutica também é considerada como um ingrediente ativo de mudança,[14] assim como as estratégias vivenciais,[27] por meio das quais são extraídos e modificados importantes significados relacionados a memórias emocionais relevantes.

Os modelos recentes de TCC também se caracterizam pela aceitação da experiência pessoal, independentemente da valência que ela apresenta.[25] Além disso, focalizam a consciência sobre o funcionamento de nossa mente e de nossas emoções, aceitando as diferenças entre a realidade e a experiência subjetiva desta, sem buscar esforço para modificá-la ou evitá-la, ou seja, sem substituir o processamento distorcido (pensamentos automáticos e crenças nucleares negativos) por uma visão mais realista.[28] A Tabela 6.3 apresenta uma síntese das terapias contemporâneas de abordagem cognitivo-comportamental.

TABELA 6.3 Terapias contemporâneas de abordagem cognitivo-comportamental

Terapias e pressupostos	Abordagem terapêutica
Terapia do esquema (TE) de Young Representa uma parte de uma tendência mais ampla em TCC para compreender o processamento não consciente. Propõe que padrões autoderrotistas de funcionamento interpessoal (esquemas iniciais desadaptativos [EID]) são construídos a partir de necessidades emocionais frustradas de forma consistente e/ou traumática (estilos parentais erráticos ou disfuncionais). Apesar de construídos na infância, objetivando à adaptação a situações interpessoais negativas com os cuidadores, os EID assumem um caráter desadaptativo na vida adulta por causa dos estilos disfuncionais de enfrentamento e dos modos de esquema.[24]	A terapia objetiva ajudar o paciente a atingir suas necessidades emocionais por meio do enfraquecimento dos EID e dos estilos disfuncionais de enfrentamento e do fortalecimento de um modo adulto saudável de funcionamento. Estratégias cognitivas, vivenciais e comportamentais são utilizadas, assim como memórias de experiências emocionais infantis. A relação terapêutica assume um papel fundamental para a mudança.
Terapia do esquema emocional (TEE) de Leahy Focada nas crenças sobre as emoções e nas estratégias de controle emocional, assume que os indivíduos constroem teorias sobre as próprias emoções. Enfatiza a importância da experiência, da expressão e da avaliação das emoções, além de seus significados.[18]	A terapia focaliza a validação (normalização) das emoções, dando um sentido aos sentimentos. Tem como focos a aceitação da emoção e a conscientização do paciente de que a disposição para fazer coisas difíceis na busca dos objetivos valorizados é mais útil para ele.
Terapia focada na compaixão (TFC) de Gilbert Tem como pilares fundamentais o *insight* sobre o funcionamento da mente, a regulação do afeto e o modelo biopsicossocial da vergonha. Assume que o conflito entre os sistemas mais arcaicos do cérebro e os mais recentes (racionais) originam os diversos conflitos psicológicos. Assim, sistemas de defesa-ameaça, de afiliação e acalmamento, de vergonha e autocriticismo, os quais têm valor adaptativo em nossa história evolutiva, podem ilustrar esses conflitos e constituir a base dos transtornos mentais.[28]	A terapia tem como principal estratégia a relação terapêutica como agente de mudança, por meio da validação empática (compreender e validar a perspectiva do outro, considerando sua experiência genuína). A percepção de ser compreendido e validado pelo terapeuta promove a ativação do acalmamento do paciente. Assim, um dos objetivos centrais da TFC é promover e fortalecer a autocompaixão. Estratégias de *mindfulness* são também utilizadas como facilitadoras do processo.
Terapia metacognitiva (TMC) de Adrian Wells Propõe que os estilos de lidar com as cognições (p. ex., supervalorizar a preocupação, crenças negativas sobre as emoções) estão na base dos transtornos mentais. A preocupação, a ruminação e o monitoramento de ameaças são estratégias disfuncionais de regulação emocional, que mobilizam recursos pessoais para lidar com elas e que levam o indivíduo a um aprisionamento nessa forma contraproducente de enfrentamento.[24,29]	A terapia focaliza a reestruturação das crenças metacognitivas. As principais estratégias são o treino atencional, a prática do *mindfulness* e o questionamento socrático das metacognições, seguido de experimentos comportamentais (para enfraquecer as crenças metacognitivas).

(Continua)

TABELA 6.3 **Terapias contemporâneas de abordagem cognitivo-comportamental** (Continuação)

Terapias e pressupostos	Abordagem terapêutica
Terapia cognitiva processual (TCP) de Irismar Oliveira Baseada na obra *O processo*, de Kafka, a abordagem faz uma analogia a um processo jurídico em que o personagem acusa a si mesmo de um crime e assume a culpa, dispensando o julgamento. Tal decisão envolve um sentimento de culpa e um processamento de autoacusação, presente nas crenças nucleares dos pacientes com transtornos mentais. A partir dessa analogia e com base no modelo cognitivo de Beck, as crenças pessoais negativas do paciente são abordadas e reestruturadas.[30]	A TCP utiliza vários procedimentos da terapia cognitiva de Beck, diferenciando-se pelos procedimentos de avaliação e de tratamento estruturados. As técnicas simulam um julgamento, em que o "crime" é a crença nuclear e o paciente é o réu, que será julgado. Entretanto, o próprio paciente será o advogado de defesa, o promotor, o júri e o juiz durante as fases do julgamento. Ao representar cada um desses papéis, ele passa a compreender mais objetivamente as razões de seu sofrimento. Além de se tornar mais compassivo consigo mesmo, ele modifica sua crença central e passa a ver outros modos de encarar seus problemas.
Terapia de aceitação e compromisso (ACT) de C. Hayes Propõe que o sofrimento psicológico é consequência da maneira como o indivíduo responde à própria atividade cognitiva e às emoções. As tentativas de evitar esses eventos internos levam o indivíduo a deixar de experienciar uma vida significativa por evitar experiências internas indesejadas. Em outras palavras, o indivíduo reage aos próprios pensamentos da mesma forma que reagiria aos eventos reais.[31]	A terapia procura ajudar o paciente a aceitar, em oposição a controlar, pensamentos e emoções negativos, sem evitá-los. Observar a diferença entre ter um pensamento e o que está ocorrendo na realidade (desfusão cognitiva), usar estratégias de *mindfulness*, diferenciar valores e metas são estratégias utilizadas. O compromisso corresponde a um dos processos centrais do tratamento: buscar ações e comportamentos congruentes com os valores de vida identificados pelo paciente.

Observa-se, na história e evolução das TCCs, a existência de três fases com focos diferentes. Na primeira fase, o comportamento era o alvo de pesquisa e de intervenção. Com o surgimento das ciências cognitivas, na segunda fase, as cognições passaram a ser o principal foco de investigação. A partir do crescimento dos conhecimentos obtidos pelas neurociências e pelos estudos dos processos automáticos básicos, na terceira fase, as emoções passaram a ser o alvo de estudos e de intervenção, assim como o inconsciente cognitivo. Deve-se ressaltar que essas diferentes ênfases não mudam o entendimento das relações entre as emoções e os significados das experiências, apresentado no início deste capítulo.

Outro aspecto relevante apontado pelas novas abordagens cognitivo-comportamentais refere-se à importância de ajudar o paciente a desenvolver a autoconsciência, ou seja, de conhecer como funciona sua mente, mais do que substituir avaliações distorcidas por outras mais realistas.[28] A autoconsciência favorece a aceitação das próprias emoções, assim como a aceitação pessoal, permitindo também o exercício da autocompaixão.[24,25,28,32] Relacionar as memórias de experiências infantis carregadas de afeto às experiências emocionais atuais também é um recurso valioso para desenvolver a autoconsciência e a autocompaixão, além de promover um alívio significativo das emoções negativas intensas.[24]

O surgimento de abordagens contemporâneas de enfoque cognitivo-comportamental não reduz a importância dos modelos anteriores. Elas oferecem contribuições aos modelos anteriormente existentes. Por exemplo, a TE[24] mostra-se adequada a pacientes com transtornos da personalidade; a TEE[25] e a TMC[24] são especialmente úteis para indivíduos com transtornos de ansiedade, sobretudo transtorno de ansiedade generalizada e transtorno de estresse pós-traumático, além de transtornos do humor. Já a TFC[28] tem sido voltada para o tratamento de sentimentos de vergonha e autocriticismo. A TCP[30] oferece novas formas de reestruturação cognitiva. A ACT[31] focaliza a ruminação e a preocupação.

Em síntese, as TCCs contemporâneas podem também ser utilizadas, de maneira fluida, em combinação com os modelos mais tradicionais, de acordo com as demandas do paciente. Embora fundamentadas em outras áreas de conhecimento (p. ex., teorias evolucionistas, teorias sociocognitivas, neurociências, teoria do apego, etc.), elas têm raízes na TCC-padrão, especialmente na terapia cognitiva de Beck.

▶ CONSIDERAÇÕES FINAIS

Coerente com as demandas de um modelo de tratamento baseado em evidências, a prática clínica das TCCs está em constante processo de reformulação e refinamento de seus princípios teóricos, assim como de suas práticas de intervenção. Provavelmente, esse é o principal motivo pelo qual elas são consideradas o tratamento-padrão nos sistemas de saúde em todo o mundo.

Como consequência, a busca de tratamento com base nas TCCs por parte das instituições clínicas e dos usuários de psicoterapia tem aumentado consideravelmente. Os padrões de residência psiquiátrica da American Psychiatric Association, bem como os padrões de abonação de treinamentos de psicólogos clínicos nas associações psicológicas norte-americanas e canadenses, exigem que os alunos recebam treinamento na prática de tratamentos empiricamente sustentados.[1]

Uma vez que o crescimento da popularidade das TCCs também já atinge o público leigo, por meio de entrevistas e reportagens em jornais e revistas, a procura por tal tratamento tem crescido em um percentual bem maior do que o de profissionais habilitados para atender a essa demanda.[1] Tal realidade pode gerar riscos de uma prática da TCC pouco eficiente, realizada por profissionais treinados de forma deficiente. Essas constatações chamam a atenção para a necessidade de uma formação adequada de terapeutas em instituições acadêmicas para o atendimento eficiente da população.

REFERÊNCIAS

1. Dobson KS, Block L. Historical and philosophical bases of the cognitive-behavioral therapies. In: Dobson KS, editor. Handbook of Cognitive-behavioural Therapies. New York: Guilford; 1988. p. 3-38.
2. Caro Gabalda I. Las psicoterapias cognitivas: modelos básicos. In: Caro Gabalda I, editor. Manual de psicoterapias cognitivas. 3. ed. Barcelona: Paidós; 1997. p. 37-52.
3. Robins RW, Gosling SD, Craik KH. An empirical analysis of trends in psychology. Am Psychol (APA). 1999;54(2):117-28.
4. Norcross JC, Hedges M, Prochaska JO. The face of 2010: a Delphi Poll on the future of psychotherapy. Prof Psychol: Res Pract. 2002;33(3):316-22.
5. Dobson KS, Dozois DJA. Fundamentos históricos e filosóficos das terapias cognitivo-comportamentais. In: Dobson KS, editor. Manual de terapias cognitivo-comportamentais. 2. ed. Porto Alegre: Artmed; 2006. p. 17-43.

6. Cottraux J, Matos MG. Modelo europeu de formação e supervisão em Terapias Cognitivo-Comportamentais (TCCs) para profissionais de saúde mental. Rev Bras Ter Cogn. 2007;3(2):49-61.
7. Dobson D, Dobson KS. A terapia cognitivo-comportamental baseada em evidências. Porto Alegre: Artmed; 2010.
8. Neimeyer RA. Psicoterapias construtivistas: características, fundamentos e futuras direções. In: Neimeyer RA, Mahoney MJ, editor. Construtivismo em psicoterapia. Porto Alegre: Artes Médicas; 1997.p. 15-37.
9. Guidano, V. E., Liotti, G. Cognitive processes and emotional disorders: A structural approach to psychotherapy. New York: Guilford; 1983.
10. Bandura A. Modificação do comportamento. Rio de Janeiro: Interamericana; 1969.
11. Vygotsky LS. Thought and language. Cambridge: MIT; 1962.
12. Mahoney MJ. Cognition and behavior modification. Cambridge: Ballinger; 1974.
13. Beck AT, Rush AJ, Shaw BF, Emery G. Terapia cognitiva da depressão. Rio de Janeiro: Zahar; 1982.
14. Falcone EMO. Relação terapêutica como ingrediente ativo de mudança. In: Rangé B, editor. Psicoterapias cognitivo-comportamentais: um diálogo com a psiquiatria. 2. ed. Porto Alegre: Artmed; 2011. p. 145-54.
15. Ellis A. El estado de la cuestión en la terapia racional-emotiva-conductual. In: Caro Gabalda I, editor. Manual de psicoterapias cognitivas. 3. ed. Barcelona: Paidós; 1997. p. 91-101.
16. Mahoney MJ. Processos humanos de mudança: as bases científicas da psicoterapia. Porto Alegre: Artmed; 1998.
17. Safran JD. Ampliando os limites da terapia cognitiva: o relacionamento terapêutico, a emoção e o processo de mudança. Porto Alegre: Artmed; 2002.
18. Rangé BP, Falcone EMO, Sardinha A. História e panorama atual das terapias cognitivas no Brasil. Rev Bras Ter Cogn. 2007;3(2):53-68.
19. Young JE, Klosko JS, Weishaar ME. Schema therapy: a practitioner's guide. New York: Guilford; 2003.
20. Borges VF, Piccoloto NM. Neurociências e terapia cognitiva. In: Melo WV, editor. Estratégias psicoterápicas e a terceira onda em terapia cognitiva. Porto Alegre: Sinopsys; 2014. p. 640-60.
21. Williams M, Penman D. Atenção plena - mindfulness: como encontrar a paz em um mundo frenético. Rio de Janeiro: GMT; 2015.
22. Falcone EMO. Terapia do esquema. In: Melo WV, editor. Estratégias psicoterápicas e a terceira onda em terapia cognitiva. Porto Alegre: Sinopsys; 2014. p. 264-88.
23. Young J. Entrevista com Jeffrey Young. Rev Bras Ter Cogn. 2008;4(1):93-9.
24. Wells A. A terapia metacognitiva: elementos de controle mental na compreensão e no tratamento do transtorno da ansiedade generalizada e do transtorno do estresse pós-traumático. In: Leahy RL, editor. Terapia cognitiva contemporâneas: teoria, pesquisa e prática. Porto Alegre: Artmed; 2010. p. 171-89.
25. Leahy RL. Terapia do esquema emocional. Manual para o terapeuta. Porto Alegre: Artmed; 2016.
26. Menezes CB, Klampt-Conceição I, Melo WV. Mindfulness. In: Melo WV, editor. Estratégias psicoterápicas e a terceira onda em terapia cognitiva. Porto Alegre: Sinopsys; 2014. p. 209-37.
27. Mendes, M. A., Falcone, E. M. O. Estratégias experienciais. In: Melo, W.V. editor. Estratégias psicoterápicas e a terceira onda em terapia cognitiva. Porto Alegre: Sinopsys; 2014. p. 186-208.
28. Rijo D, Motta C, Silva DR., Brazão N, Paulo M, Gilbert P. Terapia focada na compaixão. In: Melo WV. editor. Estratégias psicoterápicas e a terceira onda em terapia cognitiva. Porto Alegre: Sinopsys; 2014. p. 368-95.
29. Hirata HP, Rangé BP. Terapia metacognitiva. In: Melo WV, editor. Estratégias psicoterápicas e a terceira onda em terapia cognitiva. Porto Alegre: Sinopsys; 2014. p. 456-80.
30. Oliveira IR. Terapia cognitiva processual: manual para clínicos. Porto Alegre: Artmed; 2016.
31. Pergher GK, Melo WV. Terapia de aceitação e compromisso. In: Melo WV, editor. Estratégias psicoterápicas e a terceira onda em terapia cognitiva. Porto Alegre: Sinopsys; 2014. p. 344-67.
32. Barlow DH, Cerny JA. Tratamento psicológico do pânico. Porto Alegre: Artmed; 1999.

LEITURAS RECOMENDADAS

Dobson KS, Scherrer MC. História e futuro das terapias cognitivo-comportamentais. In: Knapp P, editor. Terapia cognitivo-comportamental na prática psiquiátrica. Porto Alegre: Artmed; 2004. p. 42-57.

Falcone EMO. As bases teóricas e filosóficas das abordagens cognitivo-comportamentais. In: Jacó-Vilela AM, Ferreira AAL, Portugal FT, editores. História da Psicologia: rumos e percursos. Rio de Janeiro: Nau Editora; 2005. p. 195-214.

Kazdin AE. Historia de la modificación de conducta. Bilbao: Desclée de Brouwer; [1983].

Linehan MM. Cognitive-behavioral treatment of borderline personality disorder. New York: Guilford; 1993.

Meichenbaum D. El estado de la cuestión en la modificación cognitivo-conductual. In: Caro Gabalda I, editor. Manual de psicoterapias cognitivas. 3. ed. Barcelona: Paidós; 1997. p. 149-56.

Semerari A. Historia, teorías y técnicas de la psicoterapia cognitiva. Barcelona: Paidós; 2002.

7

TEORIA E TERAPIA COGNITIVO-COMPORTAMENTAL

▶ ANA MARIA M. SERRA

PONTOS-CHAVE

- A terapia cognitivo-comportamental (TCC) é um sistema de psicoterapia empiricamente fundamentado e representa, hoje, a abordagem de escolha por clínicos de diversas partes do mundo para o tratamento de uma ampla gama de transtornos mentais.
- A TCC, inicialmente denominada terapia cognitiva, foi criada por Aaron T. Beck nos anos de 1960, a princípio como um modelo de depressão, que, evoluindo em seus aspectos teórico e aplicado, resultou na proposição de um novo sistema de psicoterapia.
- A abordagem fundamenta-se em um paradigma de processamento de informação, como um modelo de funcionamento humano.
- Um dos objetivos da TCC é a instalação, ou restauração, da flexibilidade cognitiva no paciente, que o capacita para a busca de formas alternativas de processamento do real e reduz a valência emocional das cognições originais.
- A reestruturação cognitiva, ou a substituição do sistema de esquemas e crenças disfuncionais do paciente por um sistema funcional, é a meta central do processo terapêutico em TCC.

A TCC é um sistema de psicoterapia aplicável a uma ampla gama de transtornos psicológicos e psiquiátricos, destacando-se no cenário contemporâneo internacional devido a características como validação empírica, eficácia comprovada e curta duração. Atualmente, é a abordagem de escolha por clínicos de diversas partes do mundo, e seus pressupostos fundamentais estão influenciando outras escolas de psicoterapia.

Neste capítulo, são abordados a emergência da TCC, as características básicas que a definem como um sistema de psicoterapia e seu modelo de psicopatologia – que explica a instalação e a manutenção dos transtornos afetivos –, além de conceitos, princípios, técnicas e estratégias que fundamentam e viabilizam sua aplicação.

▶ ANTECEDENTES HISTÓRICOS

Diversos fatores convergiram para o surgimento da TCC no fim da década de 1950. Em seus questionamentos e estudos, Aaron Beck foi influenciado, entre outros, por filósofos clássicos, pelo construtivismo e pela fenomenologia.[1] Sua intenção inicial era expandir os limites e aprimorar os métodos da psicoterapia.[2]

Nos Estados Unidos, os princípios piagetianos da epistemologia genética e do construtivismo já eram conhecidos no mundo acadêmico. Devido à emergência das ciências cognitivas, o contexto da época sinalizava uma transição generalizada para a perspectiva cognitiva de processamento de informação. Os clínicos defendiam uma abordagem mais cognitiva aos transtornos afetivos, ao mesmo tempo que apontavam a validade questionável dos modelos vigentes de depressão, argumentando que eles não pareciam descrever, de modo satisfatório, a experiência real dos pacientes atendidos em seus consultórios.

Nas décadas de 1960 e 1970, observou-se um afastamento gradual da psicanálise e do behaviorismo radical por vários de seus reconhecidos adeptos. Albert Ellis, em 1962, propôs a terapia racional emotiva (*rational emotive therapy*), a primeira psicoterapia contemporânea com clara ênfase cognitiva. Albert Bandura publicou as importantes obras: *Princípios de modificação do comportamento*, em 1969, e *Teoria da aprendizagem social*, em 1971, nas quais aponta os processos cognitivos como cruciais na aquisição e na regulação do comportamento. Michael Mahoney publicou, em 1974, a obra *Cognition and Behavior Modification* (*Cognição e modificação do comportamento*), propondo a cognição como construto mediacional entre o ambiente e o comportamento. Donald Meichenbaum publicou *Cognitive Behavior Modification* (*Modificação cognitiva do comportamento*), em 1977, propondo estratégias cognitivas e comportamentais para a intervenção sobre variáveis cognitivas. Martin Seligman, entre 1967 e 1979, propôs a teoria do desamparo aprendido – uma teoria essencialmente cognitiva – e suas revisões, que resultaram na teoria dos estilos de atribuição, como relevantes para processos psicológicos na depressão.

Em 1977, foi lançado o *Journal of Cognitive Therapy and Research*, o primeiro periódico a tratar da então denominada terapia cognitiva. Em 1985, a palavra "cognição" passou a ser aceita em publicações da Association for the Advancement of Behavior Therapy (AABT). Em 1986, Beck foi aceito como membro dessa associação. Em 1987, em pesquisa realizada entre membros da AABT, 69% já declaravam possuir uma orientação cognitivo-comportamental.

▶ A EMERGÊNCIA DA TERAPIA COGNITIVO-COMPORTAMENTAL

Os fatores que deram origem à TCC foram os experimentos e as observações clínicas de Beck como psiquiatra e psicanalista. A crença, largamente difundida no Brasil, de que a TCC originou-se da terapia comportamental contrapõe-se aos eventos históricos que contribuíram para o desenvolvimento independente dessas correntes. Beck confrontou o dogma freudiano, transformou o tratamento da depressão e dos demais transtornos mentais com sua técnica cognitiva e estabeleceu um novo critério para a avaliação da eficácia das psicoterapias, aplicando um rigor nunca antes observado nessa área em suas pesquisas.

Aaron Beck nasceu em 1921. Após graduar-se em inglês e ciências Políticas pela Universidade Brown, cursou a Escola de Medicina da Universidade de Yale e completou sua residência em neurologia. Em 1953, certificou-se em psiquiatria e, em 1954, tornou-se professor de psiquiatria da Escola de Medicina da Universidade da Pensilvânia, Estados Unidos. Nos anos de 1960, criou o Centro de Terapia Cognitivo-comportamental da Universidade da Pensilvânia. Em 1995, afastou-se do Centro de Terapia Cognitivo-comportamental e fundou, com sua filha, Judith Beck, o Beck Institute, em Bala Cynwyd, um subúrbio da Filadélfia. Em 1996, retornou à Universidade da Pensilvânia como professor emérito, com um grande financiamento do National Institute of Mental Health (NIMH) dos Estados Unidos. Beck recebeu prêmios e honrarias de instituições em todo o mundo.

A falta de objetividade e precisão percebida por Beck na psiquiatria e, mais ainda, na psicanálise o incomodava. Embora psicanalistas propusessem que a neurose se originava de fatores profundos em ação, Beck observou que eles não chegavam a um consenso sobre quais seriam esses fatores. Para Beck, a postura passiva dos psicanalistas parecia, na realidade, uma falta de recursos efetivos. Afastando-se gradualmente da ortodoxia da psicanálise, Beck explorou de forma ativa o diálogo pré-consciente de pacientes depressivos, observando que esses pensamentos, automáticos e involuntários, eram fundamentais para a conceituação dos transtornos do indivíduo. Além disso, atuavam como variável mediacional entre a percepção do real e as respostas emocionais e comportamentais dos pacientes. Ao mesmo tempo, emprestando da Academia a metodologia científica, Beck conduziu estudos com a intenção de comprovar empiricamente dogmas freudianos, como o modelo psicanalítico motivacional da depressão como agressão retroflexa.

Combinando suas observações clínicas e empíricas, Beck propôs que a forma negativa de pensar do depressivo não era o resultado de sua depressão, mas a causa, apontando a cognição, e não a emoção, como o fator essencial na instalação e na manutenção dos transtornos depressivos.[3] De suas observações, derivou a proposição revolucionária de que a depressão refletia, na realidade, um transtorno cognitivo, e não um transtorno emocional. Ele propôs, ainda, como pilar do novo modelo, a hipótese de vulnerabilidade cognitiva, segundo a qual indivíduos depressivos apresentariam, em relação às pessoas em geral, uma vulnerabilidade, ou tendência aumentada, a cometer distorções no processamento de informação. Essa hipótese explicaria o surgimento e a manutenção dos transtornos afetivos. Porém, as ideias de Beck não foram bem recebidas. Colegas psicanalistas classificaram essas ideias como superficiais e simplistas. Os behavioristas argumentaram que o foco nos pensamentos era inviável, pois eles não podiam ser objetivamente observados e medidos, enquanto psiquiatras biológicos defenderam que o método cognitivo apenas refletia uma forma de elevar temporariamente o humor dos pacientes depressivos.

A despeito das oposições, o modelo cognitivo de depressão, inicialmente proposto, evoluiu em seus aspectos teórico e aplicado, resultando na proposição de um novo sistema de psicoterapia, denominado por Beck de terapia cognitivo-comportamental.

▶ A TERAPIA COGNITIVO-COMPORTAMENTAL COMO UM SISTEMA DE PSICOTERAPIA

Segundo Clark e colaboradores,[4] uma abordagem psicoterapêutica deve satisfazer três critérios para merecer o *status* de sistema de psicoterapia, são eles: propor um modelo de personalidade e de psicopatologia, apresentar um modelo aplicado e oferecer alguma evidência de sua eficácia. A TCC satisfaz os três critérios, pois propõe um modelo de personalidade que explica o desenvolvimento humano nos aspectos cognitivo e psicossocial, além de apresentar um modelo de psicopatologia que esclarece como desvios no desenvolvimento da personalidade podem resultar na instalação e manutenção dos transtornos mentais. A TCC apresenta também um modelo aplicado, que reúne técnicas e estratégias terapêuticas para o tratamento das psicopatologias. Por fim, fundamenta-se em um volume surpreendente de estudos de eficácia, que sugerem sua aplicabilidade a uma ampla gama de transtornos mentais. Por tudo isso, a TCC merece o *status* de sistema de psicoterapia.

Além de todas essas qualidades, a TCC apresenta outra importante característica: constitui um sistema de psicoterapia integrado,[5] isto é, integra um modelo de psicopatologia a um modelo aplicado. Em outras palavras, dependendo da forma como um transtorno ou um momento terapêutico é conceituado, com base em seu modelo de psicopatologia, há uma técnica ou estratégia terapêutica correspondente, ou um conjunto delas, para orientar a intervenção. Essa correspondência entre o modelo teórico proposto e o modelo aplicado proporciona um respaldo importante para o clínico e contribui para elevar o grau de treinabilidade do modelo da TCC.

Entre as características definidoras da TCC, destacam-se a validação empírica de seu modelo de psicopatologia e de seu modelo clínico, bem como os estudos controlados de eficácia, que comprovam sua aplicabilidade a psicopatologias como depressão,[3,6] transtornos de ansiedade,[7,8] dependência química,[9,10] transtornos alimentares,[11] transtornos da personalidade,[12] psicoses[13,14] e outras mais. É aplicável à educação, aos esportes, às organizações e no hospital geral, área na qual a TCC figura como uma ferramenta terapêutica coadjuvante no tratamento de condições orgânicas. Seu modelo fundamenta programas de prevenção de depressão[15] e a prática do *coaching* corporativo.[16] É aplicável individualmente, a casais e famílias,[17,18] em grupos[19] e a adultos, crianças e adolescentes.[20,21]

A TCC[1] reflete um processo terapêutico colaborativo, no qual terapeuta e paciente têm um papel ativo e estabelecem metas de tratamento, agendas de cada sessão e tarefas entre sessões, além de avaliarem de modo cooperativo o progresso clínico em diferentes fases da intervenção. O processo tem um caráter semiestruturado, em que cada sessão terapêutica e a sequência das sessões têm objetivos determinados para as fases inicial, intermediária e final. A TCC é orientada à resolução de problemas, de maneira colaborativa, e ao desenvolvimento, no paciente, de habilidades para a resolução independente de seus problemas presentes e futuros.

A abordagem requer uma aliança terapêutica sólida, fundamentada no conceito de empatia, fator necessário, embora não suficiente, para a mudança clínica.

A TCC possui caráter didático, objetivando fornecer ao paciente um novo instrumental cognitivo e comportamental. Nesse sentido, as intervenções são explícitas, envolvendo *feedback* recíproco entre o terapeuta e o paciente. O processo terapêutico em TCC tem duração curta e limitada, somando, na maioria dos casos, entre 12 e 24 sessões, o que torna essa abordagem apropriada ao contexto socioeconômico atual e possibilita sua utilização pelo sistema público de saúde e por convênios. Além disso, mostra-se eficaz para diferentes populações, independentemente de cultura e níveis socioeconômico e educacional.[22] O conjunto de características apresentadas permite afirmar seguramente que a TCC reflete uma mudança de paradigma no campo das psicoterapias.

▶ O MODELO COGNITIVO DE PROCESSAMENTO DE INFORMAÇÃO

A teoria cognitiva básica reflete um paradigma de processamento de informação, fundamentado em esquemas, como um modelo de funcionamento humano.[4] O sistema de processamento de informação engloba estruturas, processos e produtos envolvidos na representação e na transformação de significado, com base em dados sensoriais, derivados dos ambientes interno e externo. O sistema envolve estruturas e processos que selecionam, transformam, classificam, armazenam, evocam e regeneram informação, segundo uma forma que faça sentido para o indivíduo, em sua adaptação e seu funcionamento. Portanto, para o modelo cognitivo, a capacidade para a representação e a atribuição de significado é um aspecto central.

A sequência de processamento pode ser resumida da seguinte forma[23] (Figura 7.1): o real, interno e externo, é processado sensorialmente, e os elementos resultantes são organizados por superestruturas denominadas esquemas, alojadas no inconsciente ou na memória implícita. O resultado do processamento esquemático é a representação

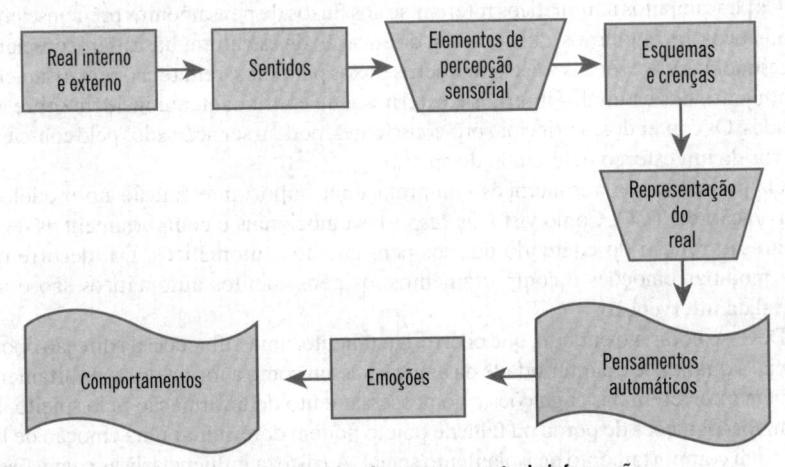

FIGURA 7.1 ▶ **Fluxograma do modelo cognitivo de processamento de informação.**

do real pelo sujeito. Tal representação reflete-se no nível pré-consciente, em forma de fluxos de pensamentos automáticos, cujo conteúdo determina as respostas emocionais e comportamentais do indivíduo. Deve-se notar, portanto, que essa proposta implica a presença de três níveis de processamento:[23] o nível inconsciente, no qual se localiza o sistema de esquemas e crenças; o nível pré-consciente,[24] em que ocorrem os fluxos de pensamentos automáticos; e o nível consciente, voluntário, que admite apenas um único fluxo de processamento a cada momento. O conteúdo do nível consciente é conhecido pelo sujeito, e é para esse conteúdo que sua atenção é dirigida.

▶ O PRINCÍPIO BÁSICO DA TCC E OS PENSAMENTOS AUTOMÁTICOS

A TCC fundamenta-se na proposição, essencialmente construtivista,[25] de que as respostas emocionais e comportamentais não são influenciadas diretamente por situações, mas pela forma como essas situações são processadas ou construídas pelo sujeito. Nesse sentido, emoções e comportamentos seriam uma função das representações do real, das interpretações de eventos internos ou externos ou do significado a eles atribuído. Em outras palavras, interpretações, representações ou atribuições de significado atuam como variáveis mediacionais entre o real percebido pelo sujeito e seus comportamentos e emoções.

Para ilustrar esse princípio básico, eis o seguinte exemplo: uma pessoa se encontra casualmente com um amigo que não a cumprimenta.[5,23,26] Se pensar "ele não quer mais ser meu amigo", sua emoção poderá ser tristeza, e seu comportamento, possivelmente, será afastar-se do amigo. Se, porém, pensar "será que ele está aborrecido comigo? O que eu fiz a ele?", sua emoção será apreensão, e seu comportamento poderá ser o de questionar o amigo. Ou, ainda, se pensar "quem ele pensa que é? Ele que me aguarde!", sua emoção será raiva, e o comportamento poderá ser o de confrontar o amigo. Todavia, se a pessoa apenas pensar que o amigo simplesmente não a viu, seus comportamentos e emoções possivelmente seguirão inalterados.

Os pensamentos automáticos referem-se aos fluxos de pensamentos pré-conscientes, automáticos, involuntários, que resultam da ativação de estruturas básicas inconscientes – os esquemas e as crenças – e, em inúmeros fluxos paralelos, refletem o processamento, pelo sujeito, dos estímulos internos e externos, que continuamente incidem sobre seus sentidos. Os conteúdos, a princípio pré-conscientes, podem ser acessados pelo consciente, a partir de um esforço deliberado do sujeito.

Os pensamentos automáticos cumprem uma importante função no modelo de intervenção da TCC. Como visto, as respostas emocionais e comportamentais de um sujeito são função do conteúdo de seus pensamentos automáticos. Daí decorre que, para modular emoções e comportamentos, os pensamentos automáticos são o alvo central da intervenção.

Deve-se notar, no entanto, que ocorre, igualmente, uma influência na direção oposta, ou seja, a qualidade e a intensidade da emoção, assim como a forma do comportamento, também interferem nas cognições e no processamento de informação pelo sujeito. Por exemplo, cognições de perda ou falta de objeto podem determinar uma emoção de tristeza e um comportamento de isolamento social. A tristeza influenciaria as cognições de forma negativa, e estas agravariam a experiência de tristeza, em um ciclo que levaria o indivíduo à espiral descendente da depressão. O comportamento de isolamento social, por sua vez, exerceria uma influência circular semelhante sobre as cognições e a emoção associada de depressão. No modelo cognitivo da dependência química, observa-se a mesma tendência à influência circular entre os elementos do modelo. Esse tema será abordado em outro capítulo desta obra.

▶ ESQUEMAS E CRENÇAS

Ao longo de sua história e com base em experiências relevantes desde a infância, o ser humano busca continuamente apreender as regularidades do real e perceber contingências. Essas regularidades e contingências, conforme processadas pelo sujeito, constituem a base de seu sistema de esquemas e crenças, que é pessoal e único. Os esquemas são definidos como superestruturas cognitivas, alojadas no inconsciente ou na memória implícita, e que organizam os elementos da percepção sensorial do real. Ao mesmo tempo, por meio dos processos de assimilação e acomodação, esses elementos são atualizados pelos esquemas, em uma relação circular entre o esquema e o real. O resultado do processamento esquemático é a representação do real pelo sujeito e a atribuição de significado a eventos, ou feixes de eventos, internos e externos.

Os esquemas dirigem o foco da atenção do indivíduo e são contexto-específicos, isto é, a partir de esquemas inatos rudimentares, são desenvolvidos esquemas para processar diferentes aspectos do real. Alguns desses esquemas, porém, podem perder a flexibilidade para a assimilação e a acomodação diante de novas experiências ou de evidências discordantes e, junto às crenças básicas associadas, tornar-se disfuncionais, predispondo o indivíduo à ocorrência de transtornos emocionais.

Incorporadas aos esquemas, estão as crenças básicas, específicas a diferentes classes de eventos e que são ativadas em vista de eventos críticos elicitadores. No pré-consciente, a ativação das crenças reflete-se no conteúdo dos pensamentos automáticos. As crenças representam a expressão verbal do significado dos esquemas ou o sentido dos esquemas traduzido em palavras.[23] As crenças associadas a esquemas disfuncionais podem ser irracionais, ou seja, independentes da racionalidade, e violar a lógica. São supergeneralizadas, aplicando-se indiscriminadamente a diferentes situações. Muitas são primitivas, ou seja, formaram-se em fases precoces do desenvolvimento psicossocial e, quando ativadas, mobilizam emoções intensas. Além disso, crenças disfuncionais são absolutas, extremas e resistentes à desconfirmação. Ademais, muitas são culturalmente reforçadas.

▶ A HIPÓTESE DE VULNERABILIDADE COGNITIVA E O MODELO COGNITIVO DE PSICOPATOLOGIA

A hipótese de vulnerabilidade cognitiva explica a instalação e a manutenção de transtornos afetivos. Por vulnerabilidade, compreende-se uma rigidez esquemática ou uma tendência aumentada do indivíduo a cometer três erros principais de processamento. São eles:[23,26]

- Aplicar um viés negativo sistemático no processamento de eventos internos e externos.
- Após uma interpretação feita, resistir ao reconhecimento de interpretações alternativas.
- Processar seletivamente recortes do real que correspondam ao conteúdo de seus esquemas e crenças, descartando evidências e dados discordantes.

O modelo cognitivo de instalação e manutenção das psicopatologias fundamenta-se na hipótese de que esquemas e crenças disfuncionais, em indivíduos cognitivamente vulneráveis, em vez de se atualizarem diante de novas experiências, promovem a distorção do real a fim de conformá-lo a seu conteúdo (Figura 7.2). Segundo a hipótese de vulnerabilidade cognitiva, o sistema de esquemas e crenças, gradualmente menos flexível, predispõe o indivíduo ao desenvolvimento de transtornos.

Em resumo, o modelo de instalação e manutenção de psicopatologias[5,23,26] propõe que um sistema disfuncional de esquemas e crenças resulta na representação rígida ou distorcida do real, que chega ao pré-consciente e, em forma de pensamentos automáticos, determina alterações emocionais e comportamentais correspondentes. O paciente, sem a flexibilidade cognitiva para buscar novas formas de processamento – para, então, modular emoções e comportamentos –, e sujeito à ação de fatores biológicos, motivacionais e sociais, permanece preso às emoções e aos comportamentos originais, condição que corresponde à definição de transtornos afetivos, isto é, estados de alteração emocional e comportamental duradouros e persistentes.

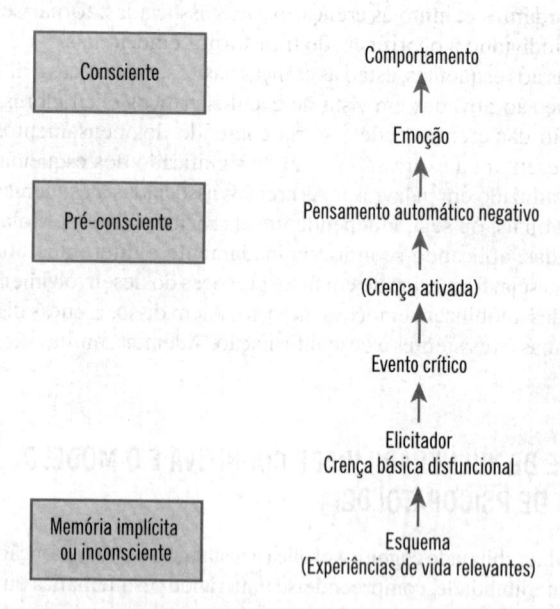

FIGURA 7.2 ▶ Modelo cognitivo genérico de psicopatologia.

OBJETIVOS E FASES DO PROCESSO CLÍNICO EM TERAPIA COGNITIVO-COMPORTAMENTAL

Os objetivos fundamentais do processo terapêutico em TCC[5,23,26] são a restauração da flexibilidade cognitiva, conforme definida anteriormente; a reestruturação cognitiva, ou seja, a substituição do sistema disfuncional de esquemas e crenças do indivíduo por um sistema funcional; e o desenvolvimento de habilidades para a resolução de problemas. Este último objetivo baseia-se em estudos que demonstram que indivíduos com transtornos emocionais têm um déficit nessa área.[27]

É possível identificar quatro fases do processo clínico em TCC,[5,23,26] o qual tem início com a definição da estratégia de intervenção, que, por sua vez, é baseada nas metas terapêuticas, nas primeiras hipóteses de conceituação cognitiva e no planejamento de intervenção. Esse planejamento estabelece o que será abordado nas sessões iniciais, intermediárias e finais do processo clínico.

Na segunda fase do processo clínico, enfatiza-se a intervenção funcional, ou seja, a intervenção sobre os pensamentos automáticos, a fim de devolver ao paciente a flexibilidade cognitiva e a capacidade para normalizar emoções e comportamentos. Embora a intervenção funcional sobre pensamentos automáticos ainda não busque explicitamente mudanças estruturais, ela já tem o efeito de abalar o sistema de esquemas e crenças do paciente. Nessa etapa, são conduzidos os primeiros esforços para a resolução dos problemas do paciente, modelando habilidades. A intervenção funcional e o desenvolvimento de habilidades de resolução de problemas, que ocorrem nessa fase, favorecem a normalização emocional e já abrem caminho para as mudanças estruturais, que constituem o foco de intervenção na etapa seguinte. É importante observar que emoções adversas dificultam o trabalho terapêutico sobre estruturas esquemáticas, daí a necessidade de se empreender tentativas prévias de modulação e normalização das emoções.

Na terceira fase, o terapeuta enfatiza a intervenção em nível estrutural, por meio do desafio de crenças e esquemas disfuncionais, visando a promover a reestruturação cognitiva do paciente, ou seja, dotá-lo de uma estrutura esquemática funcional.

Na quarta e última fase do processo clínico, são abordadas questões referentes à terminação, momento em que o terapeuta promove, por meio de diversas técnicas, a assimilação e a generalização dos ganhos terapêuticos. Enfatiza-se, nessa fase, a consolidação dos recursos adquiridos durante o processo clínico e a prevenção de recaídas. O objetivo final dos esforços terapêuticos é dotar o paciente de estratégias cognitivas e comportamentais que o capacitem para a aquisição e a preservação de uma estrutura cognitiva funcional.

Em todas as intervenções, o terapeuta cognitivo ressalta continuamente a associação entre cognições e emoções, mantém o foco nas cognições e reforça a noção de que a mudança cognitiva precede as mudanças emocionais e comportamentais no processo terapêutico.

INTERVENÇÃO FUNCIONAL

Para promover o que foi classificado como intervenção funcional[5,23,26] sobre o conteúdo das cognições, a fim de possibilitar ao paciente a modulação de suas emoções, é necessário, primeiro, identificar as cognições pré-conscientes que representam a origem das emoções adversas – as chamadas "cognições quentes". As pessoas naturalmente não entram em contato com seus pensamentos automáticos negativos no momento em que experienciam emoções adversas. Portanto, é necessário treinar os pacientes para que identifiquem os pensamentos automáticos, valendo-se, entre outras alternativas, da reencenação mental das situações. É importante que o terapeuta identifique pensamentos ou imagens que, segundo a hipótese de especificidade cognitiva, correspondam à qualidade da emoção relatada, bem como justifiquem sua intensidade.

Identificada a cognição, é conduzido o questionamento socrático.[1,3] O nome da técnica remete a Sócrates e consiste em não oferecer respostas, mas, por meio de perguntas, conduzir o indivíduo às suas próprias conclusões. Avalia-se a intensidade da crença do sujeito na própria cognição (p. ex., "Quanto você acredita que essa pessoa não quer mais ser sua amiga?") e a intensidade da emoção associada. Em seguida, para desafiar a cognição, o terapeuta e o paciente buscam evidências que a apoiem ou contrariem e interpretações alternativas à cognição original. Pode-se, ainda, investigar como outra pessoa pensaria na mesma situação ou como o paciente aconselharia outro nesse caso. Além disso, pode-se conduzir um desafio pragmático, utilizando formas apropriadas à situação, por exemplo, avaliar se a cognição ajuda ou atrapalha a realização das metas do indivíduo, as vantagens e desvantagens de pensar dessa forma e qual o efeito de crer em uma interpretação alternativa. São utilizadas, enfim, formas de desafio específicas à situação e aparentemente imparciais, como o questionamento socrático, a fim de encorajar o paciente a utilizar outras linhas de raciocínio e outras perspectivas diante das mesmas classes de eventos ou situações. Ao final, após eliciar e avaliar formas alternativas de interpretação, o terapeuta solicita ao paciente que reavalie seus pensamentos e emoções originais, encorajando-o a definir planos de ação para lidar com os mesmos eventos no futuro: como pensar, sentir e agir de maneira diferente diante de situações semelhantes. Pode-se utilizar, inclusive, formulários para registro e desafio de pensamentos automáticos negativos, os quais são disponibilizados em manuais de TCC.[1,23,28]

INTERVENÇÃO ESTRUTURAL

A fase intermediária da terapia, de intervenção estrutural,[4,23,26] foca a identificação e o desafio de crenças disfuncionais. O objetivo é promover a reestruturação cognitiva, ou reestruturação do sistema de esquemas e crenças, o que possibilitará ao paciente processar informação de uma nova forma.

As crenças disfuncionais são identificáveis por corresponderem a temas recorrentes durante o tratamento, a tipos de erros cognitivos frequentes e a avaliações globais (p. ex., "ninguém me entende" ou "o mundo é cheio de perigos"), ou, ainda, por remeterem a memórias ou ditos familiares, como "tal pai, tal filho" ou "tirar 10 não é mais que obrigação". Uma vez identificadas, as crenças disfuncionais são desafiadas, de forma semelhante aos pensamentos automáticos, com o objetivo de substituí-las por crenças mais realistas.

A identificação de crenças requer um cuidado maior do que a de pensamentos automáticos. Se uma crença for abordada precocemente, a resistência do paciente pode ser ativada, dificultando referências futuras a tal crença. Portanto, por meio de esforços consistentes de conceituação cognitiva,[28] e com base em toda a informação que for possível coletar, é preciso refinar continuamente as hipóteses de crenças disfuncionais. As crenças serão abordadas apenas quando for possível antever uma baixa probabilidade de resistência por parte do paciente, ou seja, após o terapeuta ter reunido e abordado com ele um volume considerável de evidências que possibilite ao indivíduo a preparação para reconhecer essas crenças como disfuncionais e estar motivado a substituí-las por outras.

Além das técnicas para promover a reestruturação cognitiva, pode-se utilizar também as técnicas de distanciamento ou deslocamento de atenção para a normalização das emoções. É preciso considerar, porém, que tais técnicas promovem apenas alívio emocional temporário e devem ser utilizadas com parcimônia, em alternância com tentativas efetivas de reestruturação cognitiva. Em manuais de TCC, há formulários específicos para a elaboração da conceituação cognitiva dos pacientes.[1,28,29]

▶ O CONCEITO DE FLEXIBILIDADE COGNITIVA COMO UM OBJETIVO TERAPÊUTICO

Em TCC, sobretudo nas sessões iniciais, atua-se sobre os pensamentos automáticos do paciente. O objetivo terapêutico, segundo Beck e colaboradores,[1,3,28] é buscar, de forma colaborativa, interpretações mais adequadas ou funcionais para um evento ou feixe de eventos.

No entanto, propõe-se, como alternativa, que o objetivo central do exercício terapêutico em TCC seja a instalação, ou a restauração, no paciente, da flexibilidade cognitiva.[23,24,26] Esse conceito é empregado na área da aprendizagem,[30] mas com um sentido diverso do utilizado neste capítulo. Na área da aplicação clínica em TCC, o conceito é usado em referência à capacidade inata do ser humano de, ante situações adversas, automaticamente buscar formas alternativas de representar o real, a fim de modular emoções e comportamentos, e não ficar preso à primeira interpretação. Segundo esse conceito, o simples fato de buscar interpretações alternativas, por efeito do deslocamento da atenção, já reduz a valência emocional do pensamento original e pode promover a normalização emocional. A flexibilidade cognitiva, em geral, cumpre um importante papel adaptativo, mas, como uma ferramenta clínica, a busca por formas alternativas de interpretar um evento é mais prontamente generalizável – portanto mais vantajosa – do que a busca da interpretação adequada, lógica ou "correta".

O ser humano é funcional (produtivo, sociável, hábil para a resolução de problemas, etc.) quando suas emoções estão em sua linha basal ou ponto de repouso. Diante de um evento adverso, as cognições – que refletem como o sujeito interpreta o evento – podem causar uma alteração emocional. A flexibilidade cognitiva, quando presente, impele o sujeito a, automaticamente, buscar interpretações alternativas, o que, em tese, reflete seu esforço para retornar à linha basal emocional. Indivíduos com transtornos emocionais seriam, portanto, aqueles que, por força de experiências e modelação, perderam a flexibilidade cognitiva e a consequente capacidade para modular emoções e comportamentos.

▶ PREMISSAS QUE FUNDAMENTAM O PROCESSO TERAPÊUTICO

Por conta da posição de destaque que ocupam os pensamentos automáticos no processo terapêutico, há três premissas principais que fundamentam o modelo aplicado da TCC e sem as quais ele seria inviável.

1. A premissa de que as cognições têm primazia sobre as emoções e os comportamentos, embora não de forma rigidamente causal e temporal. Tal premissa é fundamental por duas razões: no processo terapêutico, intervimos sobre pensamentos automáticos a fim de modular emoções e comportamentos; e os pensamentos automáticos representam o elemento de acesso aos esquemas e crenças e também às emoções e aos comportamentos.
2. A premissa de que o indivíduo constrói ativamente sua realidade, podendo, portanto, desenvolver novas formas de construí-la.
3. A premissa de que as cognições, em forma de pensamentos automáticos, embora espontâneas e pré-conscientes, podem ser deliberadamente acessadas à consciência, ser identificadas e se tornar alvo de intervenção.

Durante as sessões, o paciente desenvolve habilidades para o monitoramento de suas experiências emocionais, para a identificação das cognições associadas a emoções adversas e, por meio do desenvolvimento da flexibilidade cognitiva, para a busca de formas alternativas de processamento.

Em paralelo, o autoconceito do paciente é foco de grande atenção: se faltam capacidades e atributos, o terapeuta mobiliza habilidades para a resolução de problemas a fim de compensar esses déficits; se falta o reconhecimento de capacidades e atributos já em si existentes, então o profissional mobiliza as técnicas de intervenção funcional e flexibilidade cognitiva.

▶ ESTRUTURA DAS SESSÕES E DO PROCESSO CLÍNICO EM TCC

O processo clínico em TCC[1] requer que o paciente tenha uma lista identificável de problemas a serem trabalhados. Além disso, é necessário que o indivíduo esteja motivado a atuar sobre esses problemas, realizar tarefas entre as sessões, empreender automonitoramento e autocontrole e envolver-se em uma relação colaborativa com o terapeuta. Caso o paciente não esteja motivado para o tratamento, o desenvolvimento de sua motivação representará a meta inicial do terapeuta. O processo requer, ainda, uma formulação ou conceituação cognitiva, continuamente em evolução, do paciente e de seus problemas, segundo o modelo cognitivo de psicopatologia, sendo que várias técnicas cognitivas e comportamentais são utilizadas para produzir mudanças cognitivas e, por meio delas, alterações nas emoções e nos comportamentos problemáticos associados.

As sessões iniciais cumprem importantes objetivos: estabelecer, por meio da confiança, as bases da aliança terapêutica; instruir o paciente sobre seu papel no processo e sobre o modelo cognitivo, enfatizando o modelo específico para a área do transtorno que o aflige; fornecer uma perspectiva relativa de seu problema, suscitando esperança; explicitar e corrigir, se necessário, as expectativas que o paciente tem da terapia; e utilizar as informações coletadas para definir as metas terapêuticas. No entanto, deve-se observar uma importante exceção. Nos casos em que o paciente se encontra em situação de crise[31] ou apresenta ideação ou comportamento suicida, a abordagem direta da desesperança e dos problemas críticos específicos à situação sobrepõe-se aos demais objetivos das primeiras sessões.

Quanto à estrutura das sessões,[1] uma sessão típica inicia com uma breve atualização do humor do paciente, mediante a aplicação de medidas objetivas. Faz-se uma revisão rápida da sessão anterior e da tarefa designada. Em seguida, a agenda é definida de forma colaborativa, os itens da agenda são abordados, a nova tarefa de casa é estabelecida, e a sessão é encerrada com um resumo final conciso. Deve-se aproveitar todas as oportunidades para reforçar o modelo cognitivo e os resultados das intervenções.

A definição da agenda é uma arte.[23] Ela deve ser definida de maneira colaborativa e ser realista e equilibrada, sendo que a ordem dos itens deve buscar a estabilização do humor do paciente em direção ao fim da sessão. Após a sessão de avaliação inicial e, tendo começado o processo, após a primeira sessão terapêutica, o terapeuta elabora o planejamento de intervenção.

Quanto ao planejamento da intervenção, cada fase tem prioridades próprias.[23,26] Na etapa inicial, são abordadas metas de fácil resolução e que podem proporcionar um alívio emocional mais rápido ao paciente, metas de difícil resolução, porém urgentes, ou metas que não são fáceis nem urgentes, mas cuja resolução é de longo prazo. Na fase intermediária, são abordadas, prioritariamente, as metas cuja resolução depende da estabilização do humor e da resolução de objetivos da fase inicial, bem como aquelas que dependem da reestruturação cognitiva. Na fase final, são trabalhadas as metas cuja resolução foi objeto de atuação clínica intensiva durante as fases precedentes, sendo que as intervenções nessa fase priorizam a manutenção dos ganhos terapêuticos e a prevenção de recaídas.

A cada 6 a 8 sessões, conduz-se uma avaliação periódica do avanço observado até aquele momento, tendo em vista as metas terapêuticas inicialmente estabelecidas, e promove-se as revisões e atualizações necessárias. Após o término do processo, são agendadas sessões de acompanhamento (*follow-up*), em geral 3 a 4, que serão conduzidas ao longo do primeiro ano que sucede ao encerramento. Em caso de dificuldades ou recaídas, são oferecidas sessões de reforço.

▶ **CONSIDERAÇÕES FINAIS**

Em 2008, Judy Beck publicou, no boletim da Academy of Cognitive Therapy, um pequeno artigo intitulado *Quem é o terapeuta cognitivo*, no qual ela enumera uma série de características – que foram abordadas ao longo deste capítulo – necessárias para atingir a propagada eficácia da TCC. Aponta também os critérios que efetivamente distinguem terapeutas cognitivos reais daqueles que se limitam apenas a desafiar os pensamentos automáticos de seus pacientes. Estes últimos, ela argumenta, não são terapeutas cognitivos, necessitando, para tanto, de um treinamento formal, a fim de obterem a capacitação para atuar em TCC independentemente.

Como visto, a TCC surgiu há poucas décadas e, nesse curto tempo, tornou-se o mais validado e reconhecido sistema de psicoterapia. A originalidade e o valor das ideias iniciais de Beck foram reforçados e expandidos por meio de um grande volume de estudos e publicações, refletindo, hoje, o que há de melhor no estágio atual do pensamento e da prática psicoterapêutica. A validação de sua eficácia, com base em modelos específicos para as mais variadas áreas de especialidade, confere a essa abordagem prestígio e confiança já justificados. Sua alta treinabilidade a torna um modelo acessível a diversas classes de profissionais da saúde, que, como terapeutas cognitivos, se tornam artífices do alívio de um número cada vez maior de pessoas com transtornos mentais. Nesse contexto, destaca-se a aplicação da TCC ao tratamento dos transtornos por uso de substâncias (TUSs), objeto desta obra, como uma possibilidade real e efetiva.

REFERÊNCIAS

1. Beck J. Terapia cognitivo-comportamental: teoria e prática. 2. ed. Porto Alegre: Artmed; 2013.
2. Salkovskis P. Terapia cognitivo-comportamental e Aaron T. Beck. In: Salkovskis P, Editor. Fronteiras da terapia cognitiva. Casa do Psicólogo: São Paulo; 2005. p. 455-60.
3. Beck AT, Rush AJ, Shaw BF, Emery G. Terapia cognitiva da depressão. Porto Alegre: Artmed; 1997.
4. Clark DA, Beck AT, Alford BA. Scientific foundations of cognitive theory and therapy of depression. New York: Wiley; 1999.
5. Serra AM, editor. Estudo da terapia cognitiva: um novo conceito em psicoterapia. São Paulo: Criarp; 2006. Módulo 1.
6. Beck AT, Alford BA. Depressão: causas e tratamento. 2. ed. Porto Alegre: Artmed; 2011.
7. Salkovskis P. Ansiedade, crenças e comportamento de busca de segurança. In: Salkovskis P, editor. Fronteiras da terapia cognitiva. São Paulo: Casa do Psicólogo; 2005. Cap. 3, p. 61-82.
8. Clark DA, Beck AT. Terapia cognitivo-comportamental para os transtornos de ansiedade. Porto Alegre: Artmed; 2012.
9. Liese BS, Franz RA. Tratamento dos transtornos por uso de substâncias com a terapia cognitiva: lições aprendidas e implicações para o futuro. In: Salkovskis P, editor. Fronteiras da terapia cognitiva. São Paulo: Casa do Psicólogo; 2005. Cap. 20, p. 405-36.
10. Bordin S, Serra AMM, Figlie NB, Laranjeira R. Terapia cognitiva e dependência química. In: Figlie NB, Bordin S, Laranjeira R, organizadores. Aconselhamento em dependência química. 2. ed. São Paulo: Roca; 2010.
11. Fairburn CG. Eating disorders. In: Clark DM, Fairburn CG, editors. Science and practice of cognitive behaviour therapy. New York: Oxford University; 2002. Cap. 9, p. 209-41.
12. Beck AT, Freeman A, Davis DD. Terapia cognitiva dos transtornos da personalidade. 2. ed. Porto Alegre: Artmed; 2005.
13. Beck AT, Rector NA, Stolar N, Grant P. Terapia cognitiva da esquizofrenia. Porto Alegre: Artmed; 2010.
14. Newman CF, Leahy RL, Beck AT, Harrington NR, Gyulai L. Bipolar disorder: a cognitive therapy approach. Washington: APA; 2002.
15. Seligman M. The optimistic child. New York: McGraw-Hill; 1996.
16. Freeman A. "Crisis? What crisis?" São Paulo: ITCC; 2010. Coaching corporativo prescritivo. Apostila da conferência.
17. Dattilio FM. Manual de terapia cognitivo-comportamental para casais e famílias. Porto Alegre: Artmed; 2011.
18. Serra AMM. Terapia cognitivo-comportamental com casais. In: Payá R, organizadora. Intercâmbio das psicoterapias. São Paulo: GEN; 2017.
19. White B, Freeman A. Terapia cognitivo-comportamental em grupo. São Paulo: Roca; 2002.
20. Reinecke MA, Dattilio FM, Freeman A. Terapia cognitiva com crianças e adolescentes. São Paulo: LMP; 2009.
21. Kendall PC, editor. Child and adolescent therapy. New York: Guilford; 2012.
22. Serra AMM. Comparative efficacy of cognitive therapy for Brazilian samples. World Congress of Behavioral and Cognitive Therapies. Vancouver; 2001.

23. Serra AMM. Terapia cognitiva: um novo conceito em psicoterapia. São Paulo: ITC; 2001. Apostila do curso de especialização em terapia cognitiva. Não publicado.
24. Dixon NF. Preconscious processing. New York: Wiley; 1981.
25. Castañon G. O que é cognitivismo. São Paulo: EPU; 2008.
26. Serra AMM. Fundamentos da terapia cognitiva. Revista Psique. 2007;1(3). Edição especial.
27. D'Zurilla TJ, Nezu AM. Terapia de solução de problemas: uma abordagem positiva à intervenção clínica. São Paulo: Roca; 2010.
28. Wright JH, Basco MR, Thase ME. Aprendendo a terapia cognitivo-comportamental: um guia ilustrado. Porto Alegre: Artmed; 2008.
29. Serra AMM. Conceituação cognitiva de casos clínicos. Revista Psique. 2007;1(3). Edição especial.
30. Spiro RJ, Feltovich PJ, Jacobsen MJ, Coulson RL. Cognitive flexibility, constructivism and hypertext: random access instruction for advanced knowledge acquisition in ill-structured domains. In: Duffy TM, Jonassen DH, editors. Constructivism and the technology of instruction: a conversation. Hillsdale: Lawrence Erlbaum; 1992. p. 57-74.
31. Dattilio F, Freeman A. Intervenções cognitivo-comportamentais em situações de crise. Porto Alegre: Artmed; 2003.

8
A DEPENDÊNCIA QUÍMICA E O MODELO COGNITIVO DE AARON BECK

► CLÁUDIO JERÔNIMO DA SILVA

PONTOS-CHAVE

- O modelo cognitivo proposto por Beck considera o uso de substâncias como uma estratégia compensatória que tem a função de eliminar e neutralizar crenças disfuncionais básicas e centrais a respeito da substância, de si mesmo, do outro, do mundo e das relações entre eles.
- O uso contínuo de substâncias leva ao desenvolvimento de um grupo de crenças muito próprias a respeito da substância utilizada. Essas crenças, no conjunto dos usuários, compõem a subcultura do consumo de substâncias e constituem fatores de risco para o uso.
- A terapia cognitiva de Beck propõe técnicas que visam a desafiar as crenças relacionadas ao uso de substâncias, identificando e desafiando as crenças centrais que as ativam. O processo de modificação da estrutura cognitiva do indivíduo permite educá-lo a respeito da própria técnica, tornando-o terapeuta de si mesmo.

▶ INTRODUÇÃO

Por que as pessoas se tornam dependentes de substâncias? Ao longo de séculos, muitas explicações foram consideradas, com variações de acordo com as diferentes culturas, os conhecimentos e a ideologia predominantes em cada época. Muitas dessas teorias caíram em desuso por falta de evidências científicas e por terem prioritariamente uma composição ideológica que não reproduz o pensamento predominante de nossa época.

Entretanto, algumas teorias foram corroboradas por estudos recentes que comprovaram seus fundamentos, mediante evidências científicas consistentes, e permitiram a construção de modelos mais completos que explicam satisfatoriamente a maioria dos fenômenos psíquicos relacionados ao uso de substâncias.

Conceitualmente, um modelo pode ser compreendido como um conjunto de hipóteses sobre a estrutura ou o comportamento de um sistema pelo qual se busca explicar ou prever, dentro de uma teoria científica, as propriedades de um sistema. É uma representação simplificada e abstrata de um fenômeno.

Podemos dizer que esse conceito, advindo da física, é o que mais se aproxima daquele que utilizamos para definir os modelos psicológicos para o desenvolvimento do uso contínuo de substâncias, de modo que as explicações sobre os fenômenos relacionados ao consumo estejam embasadas em uma teoria científica.

Se todo modelo é essencialmente uma redução de um fenômeno complexo para tentar explicá-lo, ele é falho em algum ponto. Portanto, a existência de mais de um modelo para explicar o mesmo fenômeno é indicativo de que a explicação fornecida por todos eles não conseguiu, em algum ponto, dar conta satisfatoriamente de toda a complexidade do fenômeno.

Esse é o caso do desenvolvimento do uso contínuo de substâncias. Nenhum modelo conseguiu, até hoje, por si só, explicar todos os aspectos envolvidos na gênese e na manutenção do comportamento de uso de drogas. Portanto, o melhor modelo é aquele que explica satisfatoriamente a maioria dos fenômenos envolvidos no consumo de substâncias e que permite uma intersecção adequada com os outros modelos que tentam explicar os aspectos não suportados suficientemente por ele.

Entre os modelos psicológicos, o modelo cognitivo de Aaron Beck preenche esses requisitos porque explica satisfatoriamente a gênese do uso e da manutenção do uso de substâncias, permitindo boa intersecção com outros modelos que melhor explicam os aspectos neurobiológicos e sociais da gênese e da manutenção desse problema.

▶ O MODELO COGNITIVO DE AARON BECK

O PRINCÍPIO BÁSICO DO MODELO COGNITIVO DE BECK

De acordo com a perspectiva cognitiva proposta por Aaron Beck, o modo como uma pessoa interpreta uma situação específica influencia seus sentimentos, motivações e ações. Essas interpretações, por sua vez, são moldadas pelas crenças ativadas por essas situações.[1] O modelo cognitivo se fundamenta, portanto, na racionalidade teórica de que o afeto e o comportamento de um indivíduo são, em grande parte, determinados pelo modo como ele estrutura o mundo.[2,3] Nesse sentido, mais importante do que a situação real é a avaliação que o indivíduo faz a respeito dela. Assim, uma mesma situação pode desencadear diferentes emoções (tristeza, raiva, ansiedade, etc.) e diferentes comportamentos, entre eles o de uso de substâncias. Por exemplo, diante de uma situação de exposição social, um indivíduo pode ativar crenças muito genéricas a respeito de si ("sou uma pessoa que nunca faz nada direito"), deixando-o ansioso e deprimido e influenciando uma resposta comportamental de fuga (p. ex., ele evita exposição e interação, tornando-se recluso). Essa mesma situação de exposição social em outro indivíduo pode ativar crenças disfuncionais do tipo "as pessoas são intolerantes e perigosas" e fazê-lo sentir-se amedrontado e com raiva, influenciando uma resposta comportamental de confronto (p. ex., ele se torna rude e agressivo com os outros). Observemos que a situação, embora seja a mesma, desencadeou sentimentos e comportamentos diversos em virtude do viés de avaliação que o indivíduo tem de si mesmo.

Essa tríade – avaliação, sentimento e comportamento – é a base do modelo cognitivo. De acordo com tal teoria, todo sentimento é precedido por uma avaliação, e a ele se sucede um comportamento. Portanto, o comportamento de busca de substâncias é sempre precedido por um conjunto de avaliações específicas (p. ex., a respeito dos efeitos da droga) e genéricas (a respeito de si) e torna-se uma estratégia comportamental que visa a lidar e compensar as avaliações disfuncionais e seus consequentes sentimentos negativos. Esse conjunto de avaliações ocorre no mesmo plano e ao mesmo tempo que o comportamento. Não existe uma avaliação mais "profunda" e outra mais "superficial", e sim uma mais genérica e uma mais específica, que interagem entre si no mesmo plano psíquico.

Para entender melhor esse encadeamento de cognições e comportamentos, é necessário desenvolver melhor os conceitos de crenças centrais, pensamentos automáticos e estratégias compensatórias, bem como de conceituação cognitiva.

ESQUEMAS E CRENÇAS BÁSICAS

Os esquemas são estruturas psíquicas que contêm avaliações firmemente estabelecidas.[4,5] O esquema, se traduzido em palavras, forma criações hipotéticas chamadas de crenças básicas.[4,6] As crenças básicas, quando disfuncionais, caracterizam-se por irracionalidade, supergeneralização e rigidez. Levam a sofrimento psíquico e comportamentos mal-adaptativos, além de impedirem a realização de metas.[4,6]

A Tabela 8.1 mostra alguns exemplos de esquemas cognitivos disfuncionais e suas respectivas crenças básicas.

Segundo Beck,[7] as crenças básicas disfuncionais podem ser classificadas em três tipos: 1) crenças de desamparo, 2) crenças de desamor e 3) crenças de desvalor. A Tabela 8.2 exemplifica as crenças mais frequentes na clínica e as classifica em duas dessas categorias.[3,6] Essas crenças estão geralmente relacionadas a sobrevivência, realização pessoal, aceitação, liberdade e autonomia.

Segundo Beck,[3] existem vários grupos de crenças que interagem entre si e que estão subjacentes ao uso de substâncias:

- Crenças mais genéricas. Por exemplo, "não sou aceito", "o mundo é nocivo e perigoso", "sou/estou desamparado" e "sou/estou triste e solitário".

TABELA 8.1 Exemplos de esquemas cognitivos e suas crenças básicas disfuncionais

Esquema disfuncional	Crença básica
Incapacidade (nível primário)	"Sou incapaz fisicamente, intelectualmente, profissionalmente, etc."
Inadequação (nível primário)	"Sou feio, chato, faço tudo errado, não me visto bem, não sei falar, etc."
Baixa autoestima (nível primário)	"Não sou uma pessoa que possa ser amada, sou rejeitado pelos outros."
Vulnerabilidade (nível secundário)	"O mundo real é ameaçador, e não tenho recursos para lidar com ele ou enfrentá-lo."

Fonte: Adaptada de Serra.[4]

TABELA 8.2 Exemplos de crenças centrais disfuncionais segundo as categorias de desamparo e de "não ser querido"

Crenças centrais de desamparo	Crenças centrais de "não ser querido" (falta de amor)
"Não tenho saída."	"Não tenho valor."
"Sou inadequado."	"Não sou alguém que possa ser amado."
"Sou fraco e desemparado."	"Sou indesejado."
"Sou um fracasso."	"Não sou atraente."
"Sou pior que as outras pessoas (não tenho sorte)."	"Sou mau, portanto posso ser abandonado."
"Sou ineficiente."	"Realmente, estou condenado a ficar sozinho."
"Sou incompetente."	
"Nunca vou conquistar ninguém."	
"As pessoas não se importam comigo."	

Fonte: Beck.[6]

- Crenças relacionadas ao uso de substâncias. Por exemplo, "a única maneira de lidar com esse sentimento é pelo uso" e "a única maneira de lidar com o mundo nocivo e perigoso é usando drogas".
- Crenças de que é "necessário" usar drogas para aliviar os sentimentos ruins ou o desconforto social.

Essas crenças que interagem entre si levam ao *craving* e ao uso continuado, conforme ilustra o esquema da Figura 8.1.

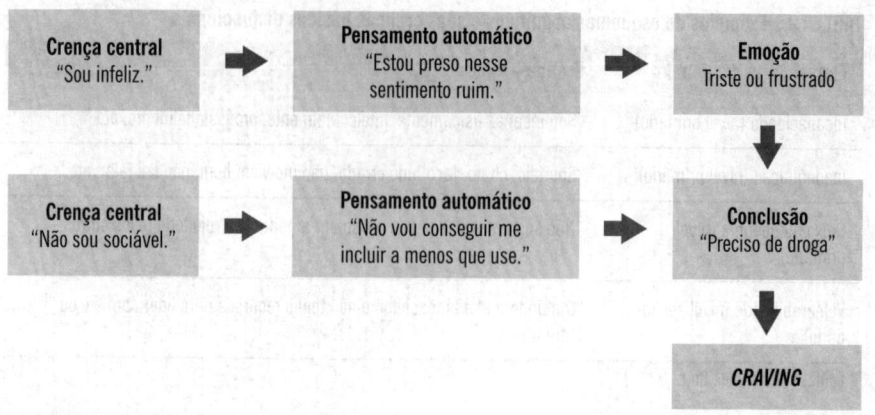

```
┌─────────────────┐      ┌──────────────────────┐      ┌──────────────────┐
│ Crença central  │  ──▶ │ Pensamento automático│  ──▶ │     Emoção       │
│  "Sou infeliz." │      │   "Estou preso nesse │      │ Triste ou frustrado│
│                 │      │   sentimento ruim."  │      │                  │
└─────────────────┘      └──────────────────────┘      └──────────────────┘
                                                                │
                                                                ▼
┌─────────────────┐      ┌──────────────────────┐      ┌──────────────────┐
│ Crença central  │  ──▶ │ Pensamento automático│  ──▶ │    Conclusão     │
│"Não sou sociável."│    │  "Não vou conseguir me│     │ "Preciso de droga"│
│                 │      │ incluir a menos que use."│  │                  │
└─────────────────┘      └──────────────────────┘      └──────────────────┘
                                                                │
                                                                ▼
                                                        ┌──────────────────┐
                                                        │     CRAVING      │
                                                        └──────────────────┘
```

FIGURA 8.1 ▶ **Interação entre as várias crenças.**
Fonte: Adaptada de Beck e colaboradores.[1]

PENSAMENTOS AUTOMÁTICOS

As crenças básicas são avaliações genéricas sobre si mesmo, sobre o outro e sobre a relação com o mundo que nos cerca. Na maioria das vezes, tais crenças não são conhecidas e claras para o indivíduo, mas, sob determinadas circunstâncias, influenciam a percepção sobre as coisas e são expressas como pensamentos automáticos, específicos de uma situação.[4,6,8] Os pensamentos automáticos derivam de um "erro" cognitivo[4] e têm íntima relação com as crenças.

A Tabela 8.3 exemplifica e explica alguns dos erros cognitivos mais comumente encontrados.[3]

Os pensamentos automáticos são uma síntese da avaliação mais imediata de situações específicas. Por exemplo, a situação "fui chamado para dar uma aula" pode levar ao pensamento automático "não vou conseguir" (dar a aula). A crença central ou básica ativada é "sou inadequado". É possível observar que o viés de avaliação pelo qual a situação foi submetida é bem genérico ("sou inadequado") e representa, portanto, a crença central.

Para hipotetizar adequadamente o viés pelo qual a avaliação foi submetida, faz-se necessária certa clareza de quem é esse indivíduo, de sua história. Não é possível fazer a hipótese de viés da avaliação sem o conhecimento prévio a respeito do indivíduo e de sua possível estrutura cognitiva, inclusive suas experiências pregressas e seu padrão de respostas às situações a que foi exposto.

ESTRATÉGIA COMPENSATÓRIA

Estratégias compensatórias são comportamentos que visam a aliviar ou anular os pensamentos automáticos e as emoções negativas.[4,6] Por exemplo, imaginemos um paciente músico diante de uma situação na qual vai se apresentar em público. Ele pode ter o seguinte pensamento: "vou errar". Lembrando que o pensamento automático é uma constatação inflexível, o paciente se sente triste, com medo e ansioso. Ele, então, faz uma suposição: "se eu beber, conseguirei ficar menos ansioso e poderei me apresentar".

TABELA 8.3 **Exemplos de erros sistemáticos de pensamentos**

Erros cognitivos	Conceitos
Inferência arbitrária	Refere-se ao processo de extrair uma conclusão específica na ausência de evidências que a apoiem ou quando as evidências são contrárias à conclusão.
Abstração seletiva	Consiste em focalizar um detalhe extraído do contexto, ignorar outras características mais salientes da situação e conceituar a experiência toda com base nesse fragmento.
Hipergeneralização	Refere-se ao padrão de extrair uma regra geral ou a conclusão com base em um ou mais incidentes isolados e aplicar o conceito indiscriminadamente a situações relacionadas e não relacionadas.
Magnificação ou minimização	Quando um conjunto de respostas resulta de erros de avaliação quanto à importância ou à magnitude de um evento.
Personalização	Refere-se à propensão de relacionar eventos externos a si próprio, quando não há base para estabelecer tal conexão.
Pensamento dicotômico absolutista	Refere-se à tendência de colocar todas as experiências em uma das duas categorias opostas: impecável ou defeituoso; imaculado ou imundo.

Fonte: Beck e colaboradores.[3]

Pede uma bebida alcoólica e bebe. O comportamento de busca e ingestão de álcool é um exemplo de estratégia compensatória.

Podemos nos perguntar: por que esse conjunto de cognições ocorreu? O fato de estar diante dessa situação de exposição pública ativou, nesse paciente, um esquema disfuncional que, em palavras, seria: "sou inadequado", "sou incapaz" (crença central). A partir dessa crença, surgiu o sentimento de tristeza. Em vista da experiência passada do uso de substância, o pensamento automático associado seria: "só consigo aliviar esse sentimento se usar droga" e/ou "fico mais sociável quando uso droga". A suposição relacionada a essas crenças é "se eu usar droga, consigo me sentir melhor", e o pensamento automático associado é "preciso usar droga". Logo, o comportamento de uso é a estratégia encontrada para aliviar ou tentar anular a crença disfuncional básica que desencadeou toda a sequência cognitiva.

É importante ressaltar que essa linearidade entre esses eventos, apresentada aqui didaticamente, consiste, na realidade, em eventos cognitivos que ocorrem ao mesmo tempo, no mesmo nível, relacionando-se entre si para resultar, em última análise, em *craving* e comportamento de busca e uso de substâncias. Não há, portanto, menção ao consciente ou ao inconsciente. Para o modelo cognitivo de Beck, essas avaliações ocorrem no mesmo plano.

O terapeuta cognitivo chega às hipóteses de crença central/básica, pensamento automático, estratégia compensatória e padrão comportamental de resposta ao longo do processo terapêutico.[4] Ele vai testando e reconstruindo suas hipóteses e se aproximando da estrutura cognitiva do paciente. Essa construção da hipótese cognitiva global é chamada de conceituação cognitiva cujo conceito ajuda na compreensão de como esse modelo explica a gênese da dependência química.

A RELAÇÃO ENTRE CRENÇAS, PENSAMENTOS AUTOMÁTICOS E CONCEITUAÇÃO COGNITIVA

A conceituação cognitiva é uma hipótese sobre pensamentos, suposições, emoções e crenças do paciente. É a construção, em hipótese, da estrutura cognitiva de uma pessoa. Ela pode ser considerada como a hipótese diagnóstica do terapeuta cognitivo. Para construí-la, é preciso conhecer toda a história pregressa do paciente e o padrão de respostas comportamentais às situações vividas, levando-se em conta todo o processo de construção das avaliações. Sua construção não pode, portanto, ser feita de forma nem tão superficial a ponto de não se conhecer o processo daquele indivíduo, nem tão profunda a ponto de se ter clareza de como o indivíduo funciona, uma vez que a clareza plena só é possível com o processo terapêutico finalizado. A compreensão da conceituação cognitiva ajuda a entender melhor as relações entre história e experiência de vida e de relações precoces com a crença central, os pensamentos automáticos e os comportamentos. A conceituação cognitiva é o norte do terapeuta e deve ser testada e, se necessário, reformulada durante todo o transcorrer da terapia, conforme novas informações e evidências são reunidas.[4,6]

A análise ilustrada na Figura 8.2 ajuda a entender como o terapeuta cognitivo constrói a hipótese da conceituação cognitiva.

As experiências precoces de vida podem influenciar o desenvolvimento de uma crença básica disfuncional.[6,8] Imaginemos o seguinte exemplo: um paciente com uso contínuo de álcool e sintomas depressivos relata, em sua história infantil, que o pai era extremamente crítico, desvalorizava o que ele fazia e o comparava com o irmão mais velho. Associava-se a essa situação uma mãe bastante permissiva que não conseguia colocar limites em seu comportamento, deixando que ele sempre experimentasse comportamentos sem considerar a experiência dos adultos. O resultado desse modo de se relacionar com os pais sempre foi permeado por experiências frustradas, sem orientação inicial e com alta responsabilização pelo fracasso (principalmente por parte do pai). O paciente começa a formular, por meio de suas experiências, uma hipótese sobre si mesmo de pessoa ineficaz, inadequada, não amada, por exemplo: "sou uma pessoa sem sorte que não faz as coisas certas" e "meu pai não gosta de mim, logo não sou uma pessoa querida". Essas avaliações muito genéricas sobre si mesmo passam a ser o viés pelo qual o indivíduo vivencia as situações mais difíceis de sua vida (aquelas que demandam iniciativa, persistência, criatividade), e ele começa a colecionar experiências malsucedidas, seja porque evitou se expor a situações difíceis, seja porque desistiu delas no primeiro fracasso. A partir da crença, o paciente faz algumas suposições.[4] Por exemplo, "não sou querido, porque não faço nada certo, logo, se eu me esforçar muito, conseguirei fazer algo bem feito e, se nunca errar, meu pai gostará de mim". Essas suposições influenciam, inevitavelmente, seu comportamento.[4] Diante de situações específicas, essas crenças e suposições são ativadas, e ele desenvolve padrões comportamentais denominados de estratégias compensatórias.[4] As estratégias compensatórias visam a aliviar a crença básica

O TRATAMENTO DA DEPENDÊNCIA QUÍMICA E AS TERAPIAS COGNITIVO-COMPORTAMENTAIS ◂ 109

História infantil relevante
Pai rígido e crítico, comparação com irmão, desvalorização do que faz

⬇

Esquema/crença básica
Inadequação e falta de autoestima: "Não faço nada direito e não sou amado."

⬇

Suposição/crenças/regras condicionais
"Se eu me esforçar muito, farei algo bem-feito."

⬇

Estratégia compensatória
Alto padrão de exigência, fuga e uso de bebida

⬇ ⬇ ⬇

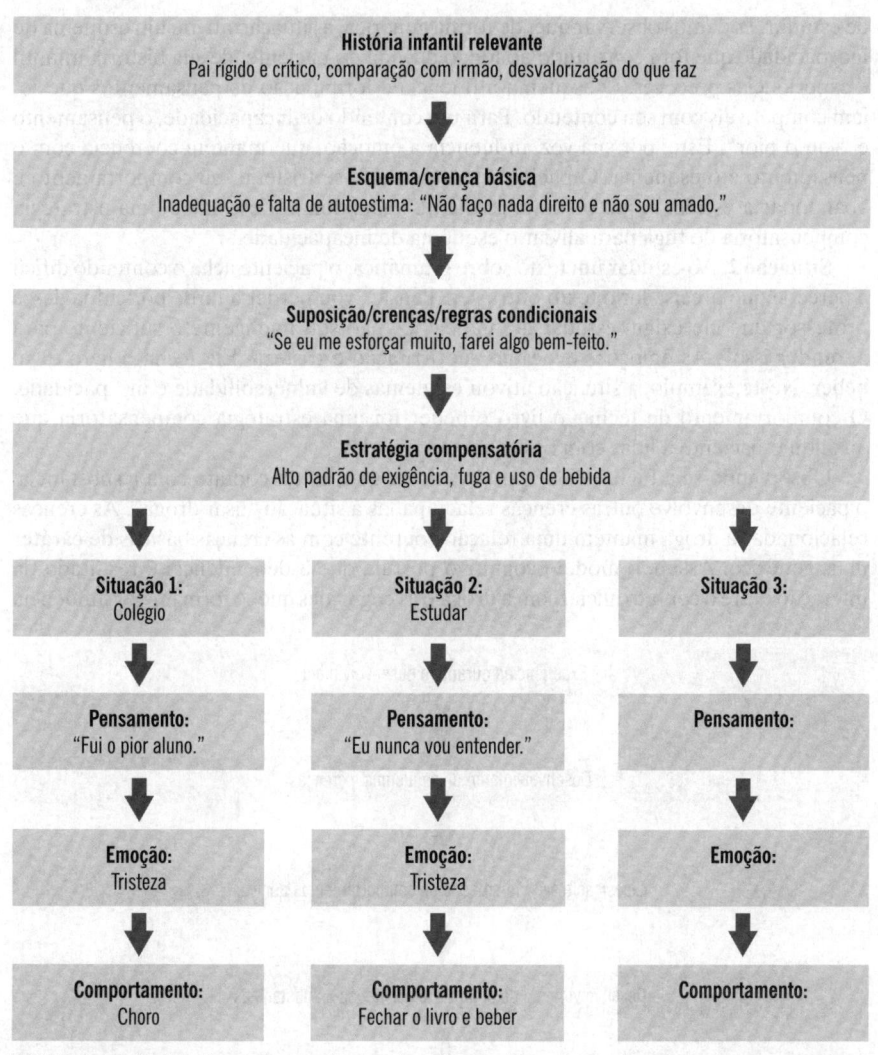

Situação 1: Colégio	Situação 2: Estudar	Situação 3:
Pensamento: "Fui o pior aluno."	Pensamento: "Eu nunca vou entender."	Pensamento:
Emoção: Tristeza	Emoção: Tristeza	Emoção:
Comportamento: Choro	Comportamento: Fechar o livro e beber	Comportamento:

FIGURA 8.2 ▸ Modelo de construção da conceituação cognitiva e a relação entre crenças e estratégias compensatórias.
Fonte: Beck.[6]

aflitiva.[6] Diversas situações de vida podem ativar a mesma crença básica. Entretanto, para cada situação, o comportamento pode variar. O paciente relatado anteriormente, por exemplo, pode ser exposto a duas situações distintas:

Situação 1. Após a aula, ele está deitado, sozinho, em seu quarto, refletindo sobre seu desempenho acadêmico. Então, ocorre um pensamento automático: "sou o pior aluno". A esse pensamento, ele atribui um significado: "sou incapaz". A emoção que decorre dessa cognição é tristeza e sensação vívida de fracasso. Então, ele decide parar de estudar. Podemos observar que, de forma genérica, a situação ativou um esquema de incapacidade que fora construído ao longo da vida do paciente, de sua história infantil e experiências precoces. O esquema influencia a formulação de pensamentos que sejam compatíveis com seu conteúdo. Para um conteúdo de incapacidade, o pensamento é "sou o pior". Este, por sua vez, influencia a emoção, que mantém coerência com o pensamento e o esquema. O paciente, então, sente-se triste, e seu comportamento é abandonar a escola. Aqui, o comportamento "abandonar a escola" é uma estratégia compensatória de fuga para aliviar o esquema de incapacidade.

Situação 2. Ao estudar um texto sobre gramática, o paciente acha o conteúdo difícil e percebe que precisa ler o texto outra vez. Pensa: "vou perder a tarde por culpa desse professor que me exigiu estudar gramática" e "não sou inteligente o suficiente para aprender isso". As emoções evocadas são irritação e tristeza. Ele fecha o livro e vai beber. Neste exemplo, a situação ativou esquemas de vulnerabilidade e incapacidade. O comportamento de fechar o livro e beber foi uma estratégia compensatória que auxiliou o paciente a lidar com os esquemas ativados.

Observando-se a Figura 8.3, é possível notar que, ao ter contato com a substância, o paciente desenvolve outras crenças relacionadas à situação "usar droga". As crenças relacionadas à droga mantêm uma relação coerente com as crenças básicas de caráter mais genérico. Assim, o modelo cognitivo postula que a dependência é resultado da interação entre o contato inicial com a droga e as cognições que se formam por influência

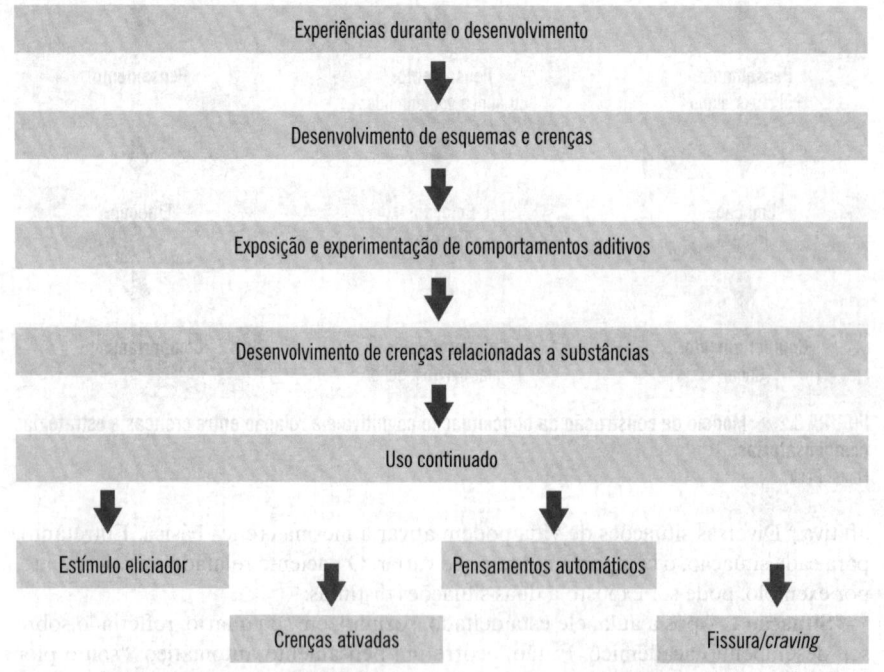

FIGURA 8.3 ▶ Modelo cognitivo para psicopatologia da dependência e do uso de substâncias psicoativas.
Fonte: Beck e Liese.[5]

das crenças básicas. Não são, portanto, todas as pessoas que, ao terem contato com a substância, desenvolvem transtornos relacionados ao uso de substâncias.

As crenças relacionadas às substâncias são de duas naturezas: 1) facilitadoras (ou permissivas) e 2) de expectativas positivas (ou antecipatórias).[1,9,10] O paciente, ao avaliar sua situação de estudante como muito árdua, começa a pensar que "merece" descontrair-se no bar durante o período da tarde, que beber "melhora o estresse" e que vai ser "agradável a conversa com os amigos". Essas crenças são suficientes para eliciar pensamentos automáticos como "vou beber" e desencadear a fissura.[1] Outras crenças, agora na vigência da fissura, aparecem: as crenças facilitadoras. Por exemplo, "não consigo suportar a vontade" e "só há um modo de melhorar essa vontade: usar!". Esse conjunto de cognições impulsiona o paciente ao uso, fechando-se um ciclo cognitivo para o uso continuado da substância.

Essas crenças aparecem na sequência descrita anteriormente: primeiro as antecipatórias e depois as permissivas, conforme ilustra a Figura 8.4.

Segundo Beck,[1] as situações ativadoras diferenciam-se das situações de alto risco,[11] porque as situações em si são neutras, mas ativam crenças disfuncionais relacionadas ao uso. Elas podem ser de natureza externa ou interna. As de natureza externa, por exemplo, podem ser o recebimento do pagamento ("dinheiro na mão"), o contato com amigos usuários e a proximidade dos pontos de venda. As de natureza interna podem ser estados emocionais negativos, como depressão, ansiedade ou tédio.

A Figura 8.5 ilustra o modelo completo de Beck desde os estímulos ativadores até o uso continuado.

Situações ativadoras → Crenças antecipatórias → Craving

Busca pela substância ← Crenças permissivas

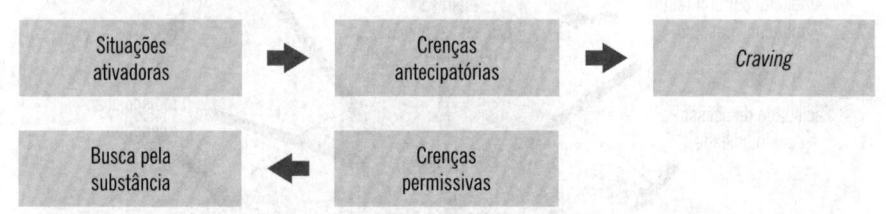

FIGURA 8.4 ▶ Sequência de crenças antecipatórias e permissivas.
Fonte: Beck e colaboradores.[1]

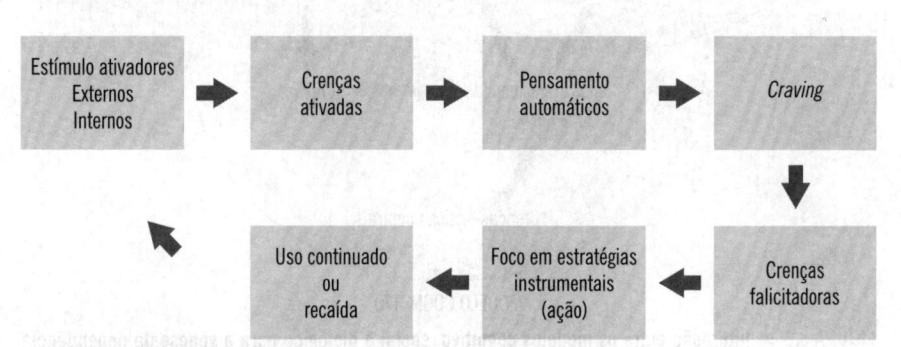

Estímulo ativadores Externos Internos → Crenças ativadas → Pensamento automáticos → Craving

Uso continuado ou recaída ← Foco em estratégias instrumentais (ação) ← Crenças falicitadoras

FIGURA 8.5 ▶ Modelo completo do uso de substâncias.
Fonte: Beck e colaboradores.[1]

▶ A INTERSECÇÃO ENTRE OS MODELOS DE A. BECK E OS MODELOS BIOLÓGICO E SOCIAL

Existem evidências consistentes de que fatores sociais e biológicos influenciam o uso experimental e a manutenção do uso de substâncias. Essas evidências sustentam alguns modelos biológicos e sociais para a gênese da dependência química. Como se dá a relação entre esses modelos e o modelo cognitivo de Beck?

A Figura 8.6 apresenta esses pontos de intersecção. Podemos observar que, pelo modelo social, o ambiente cultural, o acesso fácil, o aumento da disponibilidade e as interações sociais moldam o consumo.[12] O ponto comum entre esses dois modelos é a exposição às substâncias. Pelo modelo cognitivo, é necessário que haja essa exposição para que se desenvolvam crenças disfuncionais relacionadas ao uso e, portanto, a dependência química.

O *craving* é o ponto de encontro entre o modelo cognitivo e o biológico. O modelo biológico postula que a ação das substâncias no sistema de recompensa cerebral, bem

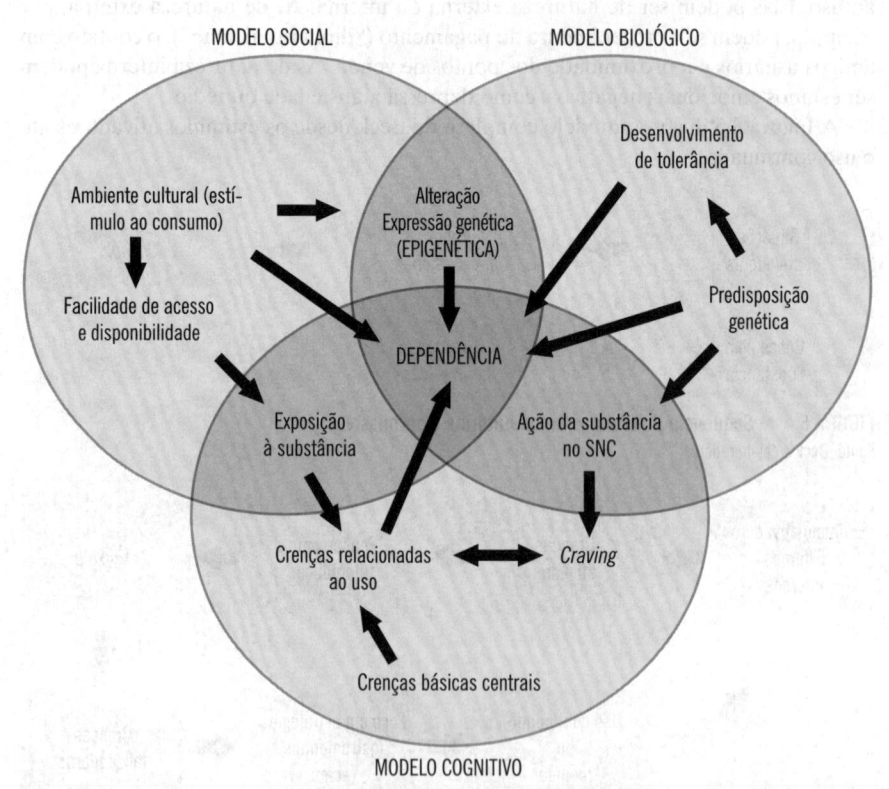

FIGURA 8.6 ▶ Interação entre os modelos cognitivo, social e biológico para a gênese da dependência química.
SNC: sistema nervoso central.

como os fatores genéticos e o desenvolvimento de tolerância, levam ao uso continuado e à dependência.[13] Esse sistema cerebral, modulado principalmente pelo neurotransmissor dopamina, está relacionado com o prazer produzido pelo uso, pela memória desse prazer, pela associação entre o prazer e o comportamento de busca e uso e, consequentemente, com o *craving*. Como visto anteriormente, segundo o modelo cognitivo, o *craving* é desencadeado pelas crenças de expectativa positiva, que têm como substrato estrutural o córtex pré-frontal, parte integrante do sistema de recompensa cerebral.

Mais recentemente, estudos demonstram que fatores ambientais, inclusive o uso de substâncias, alteram fatores de transcrição gênicos (principalmente a proteína delta--FosB), isto é, a exposição crônica às substâncias produz alterações na regulação gênica, o que contribui substancialmente para o fenótipo da dependência química.[14]

Essa relação torna o modelo cognitivo capaz de integrar fatores sociais, ambientais e psicológicos tão destacados atualmente na gênese da dependência química. Esse poder integrador da terapia cognitiva já tinha sido salientado por Beck.[15]

▶ CONSIDERAÇÕES FINAIS

O problema central de um usuário de substâncias é um conjunto de crenças relacionadas ao uso que são derivadas e diretamente relacionadas com suas crenças centrais básicas a respeito de si mesmo, do mundo e dos outros. Crenças centrais, construídas ao longo da história de vida precoce e de experiências passadas, como "sou desamparado", "sou infeliz", "não sou querido" ou "sou vulnerável", podem ser ativadas diante de exposição às substâncias e desenvolver um segundo grupo de crenças relacionadas ao uso, como "só consigo lidar com o desconforto psíquico se usar", "usando droga, consigo me incluir" e "se eu usar, vou ser querido pelos amigos". De acordo com o modelo de Beck, o uso de substância é, portanto, uma estratégia compensatória que visa a anular as crenças centrais disfuncionais e as emoções negativas que as acompanham.

As crenças relacionadas ao uso são de natureza facilitadora (permissiva) ou de expectativa positiva (antecipatória). Situações ativadoras das crenças disfuncionais desencadeiam essa sequência de crenças e pensamentos automáticos, o que resulta em *craving* e comportamento de busca e de uso de substâncias.

A terapia cognitiva visa a modificar e reestruturar cada um desses grupos de crenças disfuncionais, diminuindo o *craving* e interrompendo o uso ou prevenindo a recaída.

O modelo cognitivo de Beck tem, portanto, a capacidade de explicar de modo satisfatório tanto o desenvolvimento da dependência química quanto sua manutenção, além de integrar aspectos de outros modelos igualmente consistentes.

REFERÊNCIAS

1. Beck AT, Wright FD, Newman CF, Leise BS. Cognitive therapy of substance abuse. New York: Guilford; 1993.
2. Blackburn IM. Depressão em pacientes hospitalizados. In: Scott J, Williams JMG, Beck AT, editors. Terapia Cognitiva na prática clínica. Porto Alegre: Artes Médicas; 1994. p. 1-30

3. Beck AT, Rush AJ, Shaw BF, Emery G. Terapia Cognitiva da depressão. Porto Alegre: Artes Médicas; 1997.
4. Serra AM. Apostila do Curso de Especialização em Terapia Cognitiva. Não publicado. São Paulo: Instituto de Terapia Cognitiva; Associação Brasileira de Psicoterapia Cognitiva; 2004.
5. Beck JS, Liese BS. Cognitive Therapy. In: Frances RJ, Miller SI, editors. Clinical textbook of addictive disorders. 2nd ed. New York: Guilford; 1993. p. 547-73.
6. Beck JS. Terapia Cognitiva teoria e prática. Porto Alegre: Artes Médicas; 1997.
7. Beck JS. Terapia cognitivo comportamental: teoria e prática. Porto Alegre: Artmed; 2013, p. 413.
8. Wright JH, Thase ME, Clark MD. Cognitive therapy. New York: American Psychiatric; 1997. p. 1-5
9. Liese BS, Beck AT, Seaton K. The Cognitive Therapy Addictions Group. In: Brook DW, Spitz HI, editors. Group psychotherapy of substance abuse. Washington: American Psychiatric; 2002.
10. Liese BS, Franz RA. Treating substance use disorders with cognitive therapy: lessons learned and implications for the future. In: Salkovskis PM, editors. Frontiers of cognitive therapy. New York: Guilford; 1996. p. 470-508.
11. Marlatt GA, Gordon GR. Prevenção da recaída. Porto Alegre: Artes Médicas; 1994.
12. International Narcot Control Board. Report for 2007: psychotropic substances: statistics for 2006. New York: United Nations; 2008.
13. Messas GP, Vallada Filho HP. O papel da genética da dependência do álcool. Rev Bras Psquiatr. 2004;26(1):54-8.
14. Robison AJ, Nestler EJ. Transcriptional and epigenetic mechanisms of addiction. Nat Rev Neurosci. 2011;12:623-37.
15. Beck AT, Alford BA. O poder integrador da Terapia Cognitiva. Porto Alegre: Artes Médicas; 2000. p. 22-33.

9
TEORIA ANALÍTICO-COMPORTAMENTAL

▸ ROBERTO BANACO
▸ RODRIGO NOIA MATTOS MONTAN

PONTOS-CHAVE

- A teoria comportamental aborda transtornos mentais em geral e dependência de substâncias mais especificamente, por meio de modelos experimentais de psicopatologia.
- Vários modelos experimentais estudam aspectos importantes da dependência de substâncias, entre eles: os modelos respondentes, que explicam os fenômenos de tolerância, abstinência, overdose e recaída; o modelo de indução produzida por esquemas de reforço, que explica o excesso comportamental; e o modelo de fuga ou de estimulação aversiva, que explica a busca ativa (operante) pela droga para minimizar os sintomas da abstinência.

A teoria comportamental apresenta, em seu desenvolvimento, várias linhas de abordagem dos problemas humanos. Embora todas elas tenham suas raízes no behaviorismo de Watson, várias dessas linhas (p. ex., a cognitivo-comportamental) desenvolveram-se em ramos teóricos, conceituais e técnicos que justificam uma nomenclatura diferenciada no presente.[1] Outras passaram, mais recentemente, a designar sua abordagem como analítico-comportamental, cujas bases científicas são as encontradas na análise do comportamento como teoria e no behaviorismo radical de Skinner como princípio filosófico. Este capítulo apresenta as explicações a respeito da dependência de substâncias a partir da ótica de tal proposta teórica.

A abordagem analítico-comportamental prima pelo estudo dos fenômenos por meio do método experimental, e suas intervenções são derivadas dos achados obtidos por tal método. Os modelos experimentais, por essa razão, estão entre as principais estratégias utilizadas pelos analistas do comportamento para a construção de conhecimento a respeito dos transtornos mentais. Nesses modelos, buscam-se relações observadas entre as ações do organismo e as mudanças no ambiente no qual esse organismo vive.

Um dos tipos de interação estudados por meio dos modelos experimentais diz respeito a mudanças no ambiente (os chamados estímulos) com rápida adaptação do organismo a elas (as respostas a esses estímulos). As combinações das interações entre estímulos e respostas desse tipo são chamadas de comportamentos reflexos ou respondentes.

Outro tipo de interação é descrito por mudanças no ambiente produzidas pela ação do organismo, com efeitos sobre a probabilidade futura dessa ação. Diz-se, nesse tipo de interação, que as consequências produzidas pela ação do organismo têm a propriedade de torná-la mais provável (falamos, no caso, em fortalecimento da classe de respostas) ou menos provável (enfraquecimento). Tal interação entre ações do organismo, alterações no ambiente por ela produzidas e efeito dessas alterações ambientais sobre a classe de respostas é chamada de contingência operante.

Há, ainda, um terceiro caso a ser notado, no qual alguns parâmetros das mudanças do ambiente em uma contingência operante produzem indução excessiva na frequência de outra ação, esta última aparentemente sem função na relação comportamental estudada em sua origem. Tal indução excessiva, e sem função aparente sobre a contingência em estudo, é denominada comportamento adjuntivo.

A partir desses três tipos de interações entre mudanças ambientais e ações dos organismos, os analistas do comportamento produzem análogos que visam a reproduzir em laboratório os fenômenos que estiverem em foco para seu estudo.

Além desse ponto de partida, os analistas do comportamento consideram dois aspectos importantes para a detecção e a intervenção sobre as condições psiquiátricas: se o comportamento "transtornado" é uma resposta anormal do organismo para mudanças normais do ambiente ou se o comportamento problemático é uma resposta normal do organismo a uma situação ambiental que mudou extremamente.[2]

Caso a observação revele ser o primeiro caso, o de uma resposta anormal do organismo a mudanças normais do ambiente, aventa-se a hipótese de que o organismo seja fruto de alguma variabilidade da espécie que aponte uma sensibilidade física extremada ou diminuída a algum aspecto ambiental. Nesse caso, a explicação da origem do problema pode ser encontrada em outras ciências, como a biologia ou a medicina, em suas várias especialidades. Embora a análise do comportamento tenha como lidar com o comportamento problemático oriundo desse tipo de variação, ela não tem como explicar essas variabilidades físicas, comumente descritas pela genética, neurologia, fisiologia, entre ouras ciências.

Já os casos nos quais uma resposta é problemática porque mudanças na situação ambiental ocorreram de forma extremada constituem-se como o âmbito principal do estudo da psicopatologia por meio dos modelos experimentais da análise do comportamento. Nesse caso, assume-se que a maioria dos organismos, se exposta a essas situações extremadas, poderia desenvolver o comportamento psicopatológico.

Assim, por meio de observação e manipulação de variáveis ambientais, o analista do comportamento procura recriar em situação de laboratório um análogo experimental do problema estudado, de forma a produzir relações similares àquelas observadas no desenvolvimento de relatos de casos clínicos. A partir da obtenção do modelo, procura-se avaliá-lo em termos de similaridade das respostas estudadas (o quanto o comportamento dos sujeitos experimentais é semelhante ao observado no comportamento da população clínica), da responsividade e seletividade a certas substâncias já conhecidas na atuação sobre o problema (se as respostas observadas nas situações experimentais deixam de ocorrer sob a ação de substâncias comumente utilizadas no enfrentamento das psicopatologias) e dos processos comportamentais básicos envolvidos na determinação do problema.[3,4]

Um aspecto relevante a ser considerado é que mesmo um modelo experimental não está isento de uma concepção a respeito da psicopatologia,[4] e é importante apresentar brevemente qual é visão da análise do comportamento sobre esse tema, já que ela é bastante distinta da concepção médica e psiquiátrica tradicional.[5]

▶ A PSICOPATOLOGIA E O CONCEITO DE NORMALIDADE

A partir dos pressupostos e dos modelos descritos, as perguntas básicas que norteiam o trabalho do analista do comportamento são: de que variáveis ambientais o comportamento-problema é função? Que mudanças ocorrem no ambiente que produzem o comportamento problemático? Que manipulações podem ser feitas para impedir que esse comportamento-problema se instale?[2]

A análise do comportamento é uma ciência que se inspirou no conceito darwinista de evolução das espécies. Dessa forma, aplicou o raciocínio de variação, seleção e manutenção das espécies no âmbito dos comportamentos dos organismos.[6] É sabido que, segundo a proposta da seleção natural dos organismos das espécies, ocorrem algumas variações morfológicas, físicas, intra e intergerações de indivíduos, cabendo ao ambiente selecionar os indivíduos que apresentam as morfologias mais aptas a sobreviver nele, descartando aquelas pouco ou não adaptadas e mantendo as mais adaptadas (evolução das espécies). Esse raciocínio aplicado ao comportamento indica que, assim como ocorre na seleção natural, cada indivíduo variaria sua forma de se comportar, e o ambiente trataria de selecionar e manter as respostas que se adequarem melhor a esse ambiente. Dentro dessa perspectiva, o comportamento é mais uma característica biológica a ser considerada, assim como os órgãos e os tecidos, que variam discretamente, de indivíduo a indivíduo, intra e intergerações.

Essa concepção colocou em discussão o conceito de normalidade na área da psicologia. Assumindo que aquilo que um organismo faz seja o que de melhor ele "sabe" fazer até o momento, mesmo os comportamentos tidos como "anormais" são encarados como mera variação comportamental, e assume-se que eles seriam o que de melhor um organismo sabe fazer quando inserido em determinado ambiente. Em outras palavras, acredita-se que permaneçam no repertório comportamental de um indivíduo as respostas que "dão certo" naquele ambiente, e são enfraquecidas as respostas que "não dão certo" no mesmo ambiente. Por essa razão, assume-se também a determinação recíproca do comportamento como a interação entre ação do organismo e mudança ambiental produzida especialmente por essa ação. Ações que podem ser efetivas em um ambiente podem não ser em outro, e vice-versa, tornando o comportamento bastante plástico, e a análise do comportamento, bastante complexa.

Uma vez que essa abordagem assume que o comportamento é plástico, descreve-se que ele pode ser observado sob algumas circunstâncias e não sob outras. As condições para desvelar as circunstâncias envolvidas no aparecimento do comportamento-problema são denominadas "análise funcional", que nada mais é do que o análogo experimental das condições envolvidas no modelo experimental.[7]

Como consequência dessa forma de enfocar os problemas, as várias concepções de normalidade (a estatística, a de obediência a leis e a da reversibilidade) encontradas na literatura acabam sendo questionadas.[8-10] Por essa razão, em discussões sobre a questão da anormalidade ou da normalidade do comportamento, o analista do comportamento se utiliza apenas do critério do sofrimento do indivíduo ou de pessoas ligadas a ele[5,11] para decidir se uma relação é psicopatológica ou não. É na busca de excessos ou déficits comportamentais[9] determinados pelas mudanças nas probabilidades dos comportamentos, por sua vez produzidas por alterações ambientais,[2,11] que se encontram os caminhos para a solução dos problemas de comportamento.

A partir dessa perspectiva, os analistas do comportamento encaram as patologias do comportamento como "combinações quantitativas e qualitativas de processos que são, elas próprias, intrinsecamente ordenadas, absolutamente determinadas e normais em sua origem".[9]

▶ UMA VISÃO NATURALISTA DA DEPENDÊNCIA DE SUBSTÂNCIAS

Mais especificamente em relação à dependência de substâncias, a própria concepção advinda de descrições darwinistas a respeito da evolução das espécies e, de forma concomitante, da evolução do comportamento demonstra que o fenômeno é mais natural do que se poderia imaginar ou conceber.

Segundo Ronald Siegel,[12] são observadas, na natureza, muitas espécies que apresentam dependência de substâncias em hábitat natural, além da espécie humana. Essa observação dá ênfase ao aspecto evolutivo do comportamento acompanhando a evolução dos organismos (processo que resulta em várias espécies) e ao argumento de que o comportamento de se intoxicar dos humanos não pode ser considerado desviante (ou anormal), mas sim um resultado natural da interação organismos-ambientes. A argumentação é a de que o comportamento de se intoxicar resulta de relações entre os organismos e o ambiente, que têm base na própria biologia das espécies, com especificidades à sensibilidade dos organismos e aos princípios ativos das substâncias descritas.

Como exemplos de comportamentos de autoadministração de substâncias em outras espécies, Siegel cita elefantes que buscam álcool resultante da fermentação de frutas, felinos dependentes da erva alucinógena Nepeta cataria, pombos e outros pássaros com alterações comportamentais visíveis derivadas de sementes de maconha, cavalos e gado que consomem papoulas que os excitam e desorientam, e coalas que apresentam efeitos narcóticos do consumo de folhas de eucalipto.[12]

Apesar dessa diversificação, que reforçaria a ideia da especificidade biológica na afinidade pelos princípios ativos, Siegel relata a descoberta das drogas pelo ser humano por meio da observação dos efeitos do consumo de certas plantas pelos animais e descreve uma correlação impressionante entre as drogas utilizadas pelo maior número de culturas humanas e aquelas utilizadas pelo maior número de espécies animais (r = 0,90, p < 0,01). Segundo Siegel, os relatos de documentos do folclore, da religião e da ciência referem-se ao comportamento de autoadministração de substâncias com termos como "fissura" (*craving*), "paixão" (*passion*) e "dependência" (*addiction*).

Siegel aponta variáveis de aprendizagem que interfeririam no comportamento de dependência de substâncias. As substâncias utilizadas pelo maior número de culturas e de espécies animais (tabaco, álcool e alucinógenos) também apresentam um gosto aversivo, aspecto que não justificaria seu uso. Exposições prévias a princípios ativos da substância levariam a uma habituação facilitada ao gosto, por processos respondentes como sombreamento ou bloqueio. Um exemplo disso é a habituação à qual o bebê coala seria submetido ao sugar o leite materno que tenha entre seus componentes o amargor das folhas de eucalipto ingeridas pela mãe. Em idade jovem, o coala já estaria habituado ao gosto aversivo (amargo) das folhas narcóticas e acabaria utilizando a substância.

Também variáveis sociais (tamanho e densidade do grupo, competição, pressão predador-presa, entre outras) podem determinar o maior uso de substâncias não preferidas pelas espécies não humanas. Por exemplo, sabe-se que uma das substâncias mais difíceis de serem levadas à autoadministração em animais de laboratório é o álcool, devido a seu gosto amargo. No entanto, gatos e macacos mudam sua preferência para soluções alcoólicas em detrimento de outros líquidos não alcoólicos quando submetidos a estresse induzido.[12]

Seja como for, Siegel não deixa de estar atento para o fato de que humanos, apesar de terem uma lista bastante extensa de motivos pelos quais apresentam o comportamento de intoxicar-se, enfrentam consequências bastante desagradáveis que são muito distantes daquelas que os motivaram quando adquiriram a predileção pela substância. As próximas seções deste capítulo listam alguns dos processos comportamentais que explicam esse tipo de incongruência.

▶ O CONCEITO DE DEPENDÊNCIA: PARÂMETROS DA CULTURA

Apesar de toda essa concepção naturalista da utilização de substâncias, sabe-se que a vida social de uma pessoa dependente delas acaba tornando-se bastante prejudicada. Na tentativa de dar suporte para o enfrentamento dos problemas oriundos do uso de substâncias, busca-se suscitar alguns critérios para que ocorra a intervenção e a prevenção do problema.

A cultura classifica a dependência de substâncias em pelo menos quatro critérios, que devem ser levados em consideração quando abordamos essa condição.[13] O primeiro critério pode ser considerado o "legal", aquele que é proibido pelos governos e sancionado por leis e punições que vão desde a prisão de quem comercializa substâncias até a retirada da sociedade de quem as consome, por meio de internação. Os governos em geral se utilizam desse critério porque os usuários dessas substâncias, quando sob o efeito delas, colocariam a si próprios e outros indivíduos em risco físico. Em nossa cultura, as substâncias relacionadas a esse critério são: maconha, anfetaminas, alucinógenos, cocaína, heroína, entre outras, em especial aquelas sintetizadas mais modernamente. Um segundo critério pode ser considerado o "clínico", que inclui substâncias com sintomas de abstinência intensos, de difícil remissão do uso e alto número de recaídas, tais como o tabaco, o álcool, os tranquilizantes e hipnóticos, os opioides e os estimulantes. A dependência química dessas substâncias é bastante marcada, com prejuízos à saúde geral dos indivíduos dependentes. Outro critério encontrado é o "epidemiológico", ou seja, aquele que aponta as substâncias utilizadas pelo maior número de pessoas da cultura. Nesse critério, estão as seguintes substâncias (no Ocidente): cafeína, álcool, tabaco, maconha, tranquilizantes, anfetaminas, alucinógenos, opioides e cocaína. Por fim, há o critério que classifica as substâncias como as mais passíveis de autoadministração em condições de laboratório, o que indicaria o potencial de uso nocivo. Nesse critério, encontram-se a cocaína e as anfetaminas, os opioides, os barbitúricos, os anestésicos dissociativos (cetamina), o álcool, a nicotina, a cafeína, os benzodiazepínicos e a maconha.

Todos esses critérios são extraídos de condições clínicas dos transtornos por uso de substâncias (TUSs), com evidentes perdas e riscos à integridade dos indivíduos que as utilizam. Como pode ser observado, várias substâncias encontram-se em mais de um critério para o TUS, configurando mais claramente seu uso como um problema social.

A teoria analítico-comportamental procura conhecer os controles possíveis do comportamento de utilizar substâncias por meio de alguns modelos experimentais, que têm a função de explicitar as relações que levam ou que dificultam o uso e o desenvolvimento do TUS. Fundamentando-se em processos básicos respondentes, operantes e de indução por esquema de reforço, a teoria analítico-comportamental descreve (e explica) por que esses fenômenos ocorrem.

PROCESSOS RESPONDENTES

O TUS muitas vezes é considerado sinônimo de dependência, ou seja, se alguma substância for administrada por algum período de tempo, o término da administração é frequentemente seguido por sintomas de retirada e fissura pela substância. Estão também intimamente associados à tolerância o decréscimo do efeito da substância no decorrer de repetidas administrações e a necessidade de aumento de quantidade para obtenção do mesmo efeito antes observado.[14]

Esse fenômeno é abordado pelo estudo de um processo comportamental denominado pela literatura como "respondente" ou "pavloviano". Segundo esse modelo, determinadas respostas do organismo ocorrem em decorrência da exposição a aspectos do ambiente chamados de estímulos.

Algumas respostas são específicas das espécies a determinados estímulos relevantes do ambiente para a sobrevivência dos organismos. Tais respostas adaptam o organismo às variações ambientais, protegendo-os. Assim, por exemplo, em relação a um aumento súbito na temperatura ambiental, vários organismos endotérmicos (inclusive os humanos) apresentariam como resposta adaptativa o alargamento dos poros, permitindo, dessa maneira, a excreção de fluidos (o suor), que ajudaria a manter a temperatura corporal em níveis ideais. Esse processo comportamental é denominado "reflexo incondicionado", já que os organismos seriam preparados biologicamente para apresentarem essas respostas na presença de determinados estímulos, sem que nenhuma (in) condição especial de aprendizagem (condicionado) fosse necessária para a ocorrência da relação (Fig. 9.1).

Todavia, aprendizagens que são úteis para a preservação dos organismos também ocorrem. Assim, indivíduos submetidos a riscos importantes passam a ficar sensíveis a estímulos não tão danosos para o organismo, mas que precedem fielmente o aparecimento do estímulo perigoso. Assim, por exemplo, a mera apresentação visual ou olfativa de suco de limão produzirá, em quem já tenha sido exposto a essa substância, uma salivação que de alguma maneira "antecipa" o contato da língua com o sumo ácido, protegendo-a de possíveis danos. Esse processo é denominado "reflexo condicionado", porque foi necessária pelo menos uma ocasião de pareamento entre os estímulos (a visão ou o olfato do sumo de limão mais o sumo de limão em contato com a boca) para que houvesse o controle da salivação pela visão ou pelo cheiro, que inicialmente eram neutros para essa resposta (Fig. 9.2). A sensibilidade a essas aprendizagens também é produto da evolução.[15]

Aumento da temperatura ambiental → Sudorese

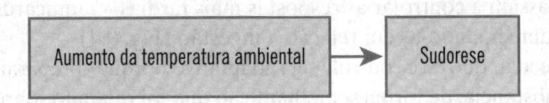

FIGURA 9.1 ► A relação respondente: um estímulo ambiental (aumento de temperatura) produz uma resposta típica da espécie (sudorese).

Visão do sumo de limão
Cheiro do sumo de limão

Sumo de limão em contato com a língua → R^C: salivação
salivação

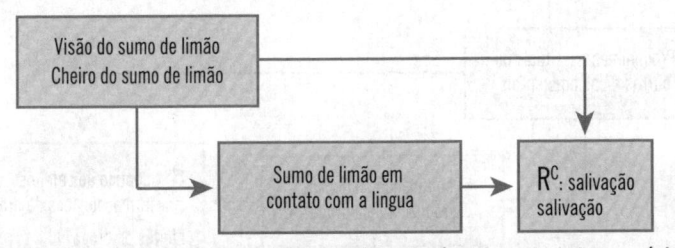

FIGURA 9.2 ► O sumo de limão entra em contato com a língua (estímulo), produzindo uma rápida resposta de adaptação à mudança, a salivação. A apresentação do sumo de limão é confiavelmente precedida pela visão e pelo olfato do sumo de limão, e aí, ocorre um pareamento entre o antecedente (visão e olfato) com o contato do ácido com a língua e a posterior salivação. Quando essa ligação estiver bem-estabelecida, perante a própria visão ou o olfato do sumo do limão, o organismo salivará antes mesmo de entrar em contato com o sumo do limão na boca (comportamento respondente condicionado). Essa "antecipação" do responder prepara o organismo para relações com o ambiente que possam ser prejudiciais.
Rc: reflexo condicionado.

Há algumas evidências de que as substâncias apresentam efeitos semelhantes àqueles observados em estímulos incondicionados.[16] Se as drogas forem consideradas como estímulos ambientais e seus efeitos, como respostas incondicionadas, o modelo reflexo para a explicação e o controle de vários fenômenos que circundam a dependência poderá ser utilizado para a análise do fenômeno.

Esse tipo de análise permite que a droga seja vista como um estímulo incondicionado, que produz rapidamente alterações no organismo (os efeitos das substâncias). Os dados que dão suporte a essa interpretação demonstram que aspectos do ambiente que fielmente precedem a administração da droga passam a adquirir propriedades de estímulo condicionado, ou seja, produzem, quando apresentados, os efeitos semelhantes (respostas condicionadas) aos que as drogas exercem sobre os organismos (respostas incondicionadas), em um primeiro momento. Por exemplo, há relatos de que estímulos utilizados para sinalizar injeções de morfina produzem aumento na secreção salivar, efeito natural observado na administração dessa substância (Fig. 9.3).[15]

Entretanto, há outros efeitos importantes. Algumas substâncias produzem efeitos típicos em um primeiro momento, desequilibrando a homeostase do corpo. Assim, por exemplo, quando ocorre aplicação de morfina, imediatamente são observadas, além da resposta de analgesia pretendida, as respostas de bradicardia e hipertermia. Em seguida, após um intervalo de tempo, o corpo reage aos efeitos da droga, as dores voltam, e observam-se as respostas de aumento dos batimentos cardíacos e diminuição da temperatura corporal.

Quando ocorre consumo frequente de morfina, os estímulos pareados à aplicação da substância passam a controlar as respostas mais tardias – taquicardia, hipotermia e hiperalgesia –, antecipando-as em relação à ingestão (Fig. 9.4).

Pode-se especular que esse controle seja adaptativo porque "prepararia" o corpo para a exposição à substância, de forma semelhante ao que foi relatado sobre a salivação eliciada pela visão do sumo de limão, antes mesmo de ele entrar em contato com a boca.[14,15]

De suma importância, portanto, são os diferentes efeitos eliciados pelos estímulos ambientais que foram pareados com a ingestão de substâncias. São esses efeitos opostos,

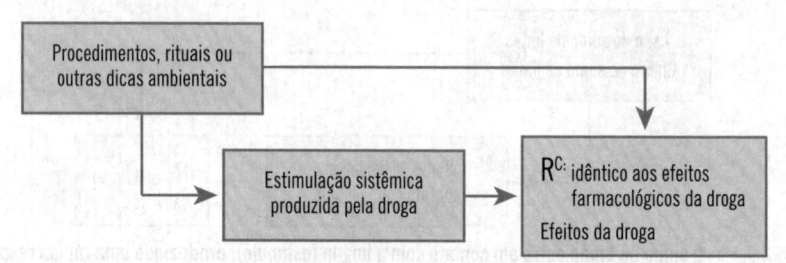

FIGURA 9.3 ▶ **A ingestão da droga (estímulo) produz uma rápida resposta do organismo à sua entrada (efeitos da substância). A administração da substância é confiavelmente precedida pelos rituais e procedimentos de ingestão, e aí, ocorre um pareamento entre o antecedente (rituais e procedimentos) com o efeito da droga sobre o sistema. Quando essa ligação estiver bem-estabelecida, perante o próprio ritual ou procedimento de ingestão, o organismo apresentará os mesmos efeitos que a droga produz antes mesmo de entrar em contato com ela (comportamento respondente condicionado).**
Rc: reflexo condicionado.

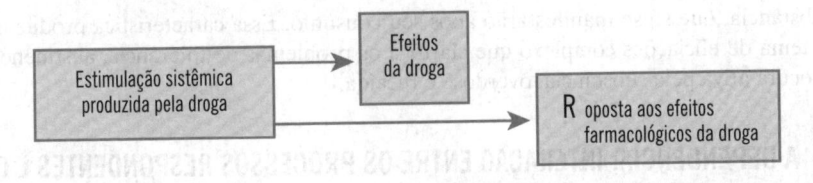

```
┌─────────────────────────┐      ┌──────────────┐
│   Estimulação sistêmica │ ───▶ │   Efeitos    │
│   produzida pela droga  │      │   da droga   │
│                         │      └──────────────┘
│                         │      ┌──────────────────────────┐
│                         │ ───▶ │ R oposta aos efeitos     │
└─────────────────────────┘      │ farmacológicos da droga  │
                                 └──────────────────────────┘
```

FIGURA 9.4 ▶ **A ingestão da substância (estímulo) produz uma rápida resposta do organismo à sua entrada (efeitos da substância) e, em seguida, o efeito contrário ao da substância (busca pela homeostase).**

que, em um primeiro momento, "defenderiam" o organismo dos efeitos da substância ingerida seguidamente, que explicariam grande parte dos problemas envolvidos na dependência (Fig. 9.5).

Muitas substâncias que provocam dependência apresentam esses efeitos opostos sobre várias respostas. Siegel, com base em diversos estudos, relata alguns exemplos além da morfina. A epinefrina (adrenalina) produz, em termos de respostas incondicionadas, taquicardia, diminuição da atividade gástrica e hiperglicemia. Em reação a essas mudanças, observam-se, em seguida, bradicardia, aumento da atividade gástrica e hipoglicemia. O mesmo ocorre com a nicotina (resposta imediata de hiperglicemia e posterior hipoglicemia), a anfetamina (resposta imediata de hiperventilação e posterior hipoventilação), o opioide nalorfina (resposta imediata de taquicardia e posterior bradicardia), a metildopa (resposta imediata de hipotensão arterial e posterior hipertensão arterial), entre outras substâncias.[14]

Aqui, o fenômeno relevante é que os estímulos ambientais que antecedem a ingestão da substância acabam por adquirir controle sobre as respostas tardias de seu consumo. Outrossim, uma vez que os estímulos ambientais antecedem a administração da substância, seus efeitos condicionados passam a ocorrer antecipadamente aos efeitos da

```
        ┌──────────────────────────┐
        │ Procedimentos, rituais ou│
        │   outras dicas ambientais│
        └──────────────────────────┘
         │                        │
         ▼                        ▼
  ┌─────────────────────┐   ┌────────────────────────────┐
  │ Estimulação sistêmica│──▶│ R^C: idêntico aos efeitos  │
  │ produzida pela droga │   │    farmacológicos da droga │
  └─────────────────────┘   │ Efeitos da droga           │
                            └────────────────────────────┘
```

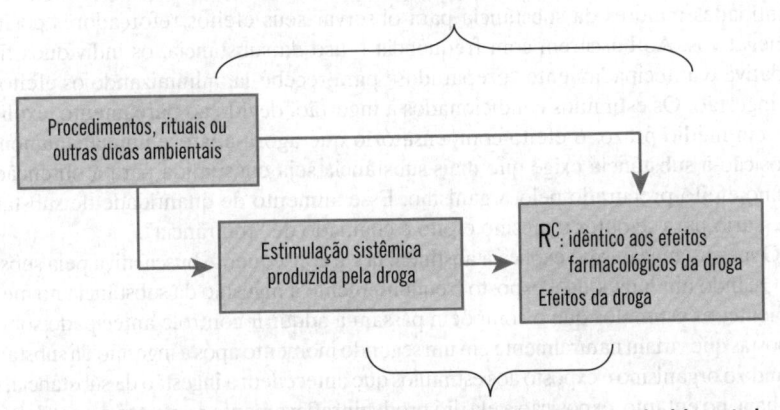

FIGURA 9.5 ▶ **Os estímulos antecedentes à ingestão da substância começam a adquirir controle sobre as respostas do organismo opostas aos efeitos da substância, preparando-o para sua entrada. Quando o organismo ingere a substância, os efeitos são atenuados (tolerância). Se o organismo não ingerir a substância, sofre dos efeitos opostos aos da substância (abstinência).**
Rc: reflexo condicionado.

substância, que só se manifestarão após seu consumo. Essa característica produz um sistema de eliciações complexo que clarifica os problemas de tolerância, abstinência, procura ativa pela substância, overdose e recaída.

▶ A DEPENDÊNCIA: INTERAÇÃO ENTRE OS PROCESSOS RESPONDENTES E OS PROCESSOS OPERANTES DE TOLERÂNCIA, ABSTINÊNCIA, PROCURA ATIVA PELA SUBSTÂNCIA, OVERDOSE E RECAÍDA

De posse do conhecimento a respeito dos processos respondentes envolvidos na introdução de certas substâncias nos organismos, agora podemos entender processos operantes que originam os problemas de dependência. Esses processos a serem acrescidos aos respondentes podem ser resumidos em processos reforçadores positivos (aqueles que produzem como consequência de uma ação um evento que tem a propriedade de aumentar a frequência dessa ação) e processos reforçadores negativos (aqueles que produzem como consequência de uma ação a retirada de uma condição aversiva, aumentando também a frequência dessa ação). Tal interpretação explica as ações de busca e de ingestão de substâncias (dependência).

O primeiro problema a ser abordado é o da tolerância. Partindo do princípio de que as substâncias tenham um efeito, em primeira instância, reforçador, seja pelos efeitos agradáveis (p. ex., a euforia da cocaína), seja pela eliminação de sensações desagradáveis (p. ex., a redução da timidez e da ansiedade resultante da ingestão do álcool), é de se esperar que seu consumo torne-se frequente. Assim, quando expostos a situações que demandem respostas imediatas a falhas de repertório (p. ex., desânimo ou timidez), os indivíduos lançam mão do uso dessas substâncias.

O fato de essas substâncias produzirem também efeitos respondentes compensatórios depois de seu consumo explica por que o indivíduo necessitaria cada vez de quantidades maiores da substância para observar seus efeitos reforçadores positivos ou negativos. Ao buscarem com frequência o uso da substância, os indivíduos ficam gradativa e antecipadamente "preparados" para recebê-la, minimizando os efeitos de sua ingestão. Os estímulos condicionados à ingestão, devido ao pareamento, explicam que, em médio prazo, o efeito compensatório que agora aparece antecipadamente à exposição à substância exige que mais substância seja consumida para a obtenção do mesmo efeito procurado pelo organismo. Esse aumento de quantidade de substância necessário para se obter o mesmo efeito é chamado de "tolerância".

O mesmo mecanismo explica a abstinência e a consequente busca ativa pela substância. Quando um indivíduo é exposto frequentemente à ingestão da substância no mesmo ambiente, os estímulos que o compõem passam a adquirir controle antecipado sobre as respostas que viriam naturalmente em um segundo momento após a ingestão da substância. Quando o organismo é exposto aos estímulos que antecedem a ingestão da substância, sem que haja, no entanto, exposição a ela, irá produzir reflexamente respostas desconfortáveis (como taquicardia, sudorese, hipoglicemia, hipoventilação de consumo de oxigênio, entre outras, dependendo da substância). Por exemplo, imagine uma pessoa dependente de heroína injetável e que responda a colheres e isqueiros como estímulos condicionados por terem sido pareados confiavelmente à ingestão da substância. Ao ser exposta a esses estímulos (colheres ou isqueiros), imediatamente a pessoa começa a produzir as respostas compensatórias. As mesmas respostas que "protegem o organismo" dos efeitos prejudiciais da substância quando ela está em ação, em sua ausência, são aversivas: sudorese, tremores, desconforto gástrico, etc. Para que essa condição aversiva seja eliminada, uma única resposta conhecida pela pessoa é possível: a ingestão da substância. Tal combinação entre as reações aversivas sentidas é chamada de "abstinência".

A busca pela substância para a eliminação dos efeitos da abstinência é conhecida como fissura ou craving. Para eliminar os efeitos indesejáveis da abstinência, a pessoa passa a procurar ativamente a substância, mantendo o circuito de ingestão – pareamento – busca ativa, pelo processo de reforço negativo. Sendo assim, a ingestão da substância elimina o estado aversivo produzido pela exposição aos estímulos ambientais associados ao consumo.

Esse mecanismo também seria o responsável pela overdose. Considerando que a pessoa tome sempre a mesma dose nas mesmas situações e já apresente tolerância, ela teria uma quantidade conhecida de ingestão suficiente para alcançar o efeito pretendido. Por exemplo, uma pessoa dependente de cocaína sabe quantos "papéis" ela pode cheirar para obter a excitação comportamental. Enquanto ela se dirige ao local habitual de consumo (bar, "balada", etc.), seu corpo vai gradativamente preparando-a para a entrada da substância no organismo por meio das respostas antecipatórias, e a fissura aumenta. No entanto, se cocaína for oferecida a essa pessoa fora do ambiente habitual de consumo (p. ex., no ambiente de trabalho), o qual não foi associado ao uso da substância, a quantidade em geral consumida terá um efeito muito maior do que o conhecido e pretendido, provocando overdose. Isso se dá porque os estímulos que compõem o ambiente de trabalho não têm o poder de eliciar os efeitos compensatórios da substância em antecipação.

Por fim, a recaída. Para explicar esse fenômeno, há outro processo importante a ser considerado. Os processos respondentes também são passíveis de extinção, ou seja, se os estímulos condicionados forem apresentados muitas vezes sem serem seguidos pelos estímulos incondicionados, perderão o controle sobre as respostas condicionadas antes apresentadas. Reconsiderando o exemplo da pessoa dependente de heroína descrito anteriormente: quando uma pessoa é impedida de usar a substância, em geral ela é retirada do ambiente no qual a substância está disponível, ficando também impedida de entrar em contato com os estímulos que habitualmente acompanham a ingestão da droga. No entanto, alguns estímulos presentes no ambiente de reclusão são semelhantes ou também estavam presentes no ambiente original. Por exemplo, mesmo em uma clínica de tratamento de dependência química, estímulos como colheres e isqueiros (utilizados para o consumo de heroína injetável) continuam presentes no cotidiano do paciente. Mesmo que participem de relações de abstinência ou fissura, nesses ambientes tais estímulos jamais serão seguidos de heroína. Dessa forma, os estímulos antecipatórios (p. ex., colheres e isqueiros) são apresentados no dia a dia da pessoa internada sem que ocorra o pareamento entre eles e a substância e, por essa razão, perdem o controle sobre o organismo, que passa a se habituar a eles, deixando de responder com abstinência e fissura.

Contudo, mesmo que uma pessoa tenha sido submetida a uma desintoxicação e encontre-se habituada a vários aspectos do ambiente, quando for recolocada em seu ambiente social de origem, entrará em contato com vários outros estímulos, ausentes no ambiente de desintoxicação.[13] Por exemplo, uma garota dependente de heroína, que tenha sido internada para desintoxicação em uma clínica, ficará livre da exposição à substância e ao mesmo tempo continuará sendo exposta aos estímulos "colher" e "isqueiro", conforme o exemplo apresentado. As reações condicionadas a esses estímulos diminuirão de intensidade (entrarão em extinção) até que a moça seja liberada para sair da clínica, por não apresentar os sintomas de abstinência e de busca ativa pela substância naquele ambiente. Ao sair, quando ela encontrar seu namorado, ficará exposta a todo um conjunto de estímulos relacionados a ele, desde o "boné surrado" que ele costumava usar quando ambos consumiam heroína, expressões faciais por ele emitidas na ocasião do consumo da substância, até as emoções e os estados corporais a ele relacionados e que, por essa razão, também estavam associados ao consumo. Isso já seria o suficiente para que ocorressem novamente as respostas condicionadas de fissura pela substância (agora a esses estímulos que não foram submetidos ao processo de extinção), a subsequente busca ativa para eliminar o estado desagradável da fissura, a busca e a ingestão da substância e a recaída.

A Figura 9.6 ilustra os efeitos das substâncias (gráfico A) e dos estímulos antecipatórios à sua ingestão, que explicam os fenômenos de tolerância (gráfico B), abstinência, recaída e overdose (gráficos C e D).

Há que se considerar também que pode haver falha em extinguir a dica condicionada mais saliente. As dicas ambientais nem sempre têm função apenas de estímulo condicionado (CS), mas também de estímulo discriminativo para administração da substância. Ao mesmo tempo que uma bebida alcoólica pode eliciar respostas condicionadas, a

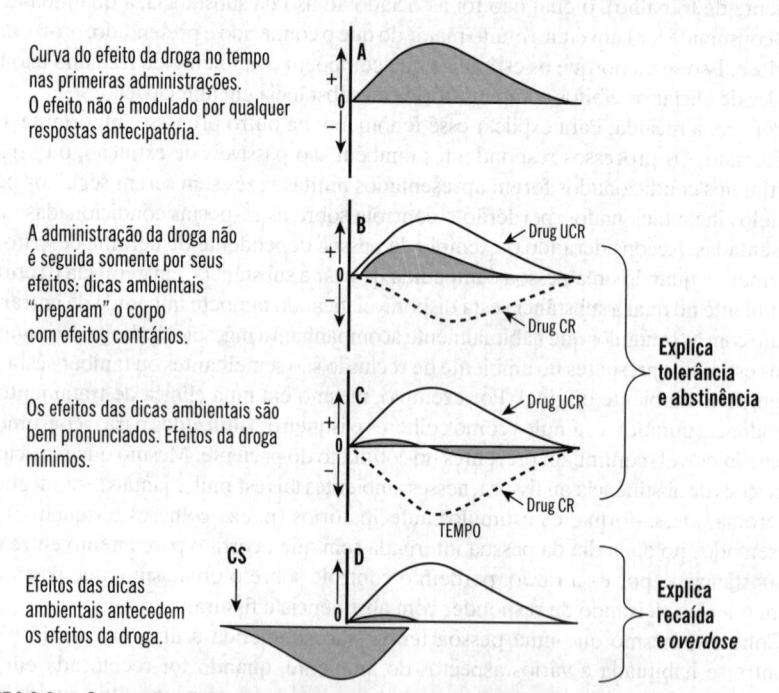

FIGURA 9.6 ▶ Curvas dos efeitos da introdução da substância (gráficos A, B e C) e dos efeitos dos estímulos que antecedem fielmente a introdução da substância no organismo (gráfico D).
Fonte: Adaptada e transformada a partir de Siegel.[14]

bebida, além de função de CS, também tem função de estímulo discriminativo e evoca a resposta beber, que é positivamente reforçada pelos efeitos do álcool e/ou por companhia social. Portanto, as respostas condicionadas podem serem extintas, mas o ato de beber pode permanecer no repertório, mantido por contingências operantes.[17] Se o comportamento de beber não for extinto, é improvável que a extinção de respostas fisiológicas seja suficiente para eliminar o comportamento de beber. Mesmo quando os estímulos são submetidos ao processo de extinção, seja pela apresentação de estímulos condicionados não seguidos de respostas incondicionadas, seja por meio de terapia de exposição, cuja ênfase é enfraquecer a função do estímulo condicionado por meio da extinção respondente, as respostas extintas podem promovendo a busca ativa pela substância e os sintomas de abstinência. Há um benefício terapêutico na extinção do processo respondente, por enfraquecer a resposta condicionada responsável pela fissura e pela busca da substância. O reaparecimento de respostas extintas vem sendo pesquisado por meio de estudos voltados para o processo de extinção da relação entre estímulo condicionado e resposta incondicionada.[18] Em outras palavras, expor o indivíduo com dependência química a dicas ambientas associadas à substância sem a administração da substância extingue respostas condicionadas. No entanto, há muitos processos que interferem na extinção e que vêm sendo tratados como "ameaças à extinção", afetando a efetividade da terapia de exposição. Pesquisas com animais identificaram diversos fatores ou processos que ameaçam o desenvolvimento e a manutenção da aprendizagem adquirida por meio da extinção: os efeitos da renovação, da recuperação espontânea e do restabelecimento e a falha em extinguir os estímulos condicionados mais salientes.[19]

O efeito da renovação ocorre quando um estímulo condicionado é pareado com um estímulo incondicionado em um contexto de condicionamento (CC) e extinto em outro contexto de extinção (CE). Retornar ao CC renova as respostas extintas. Os estudos que avaliam os efeitos da renovação de fissura por meio de terapia de exposição aplicada em contextos diferentes têm como objetivo compreender como cenários ambientais afetam a fissura e influenciam a recaída. Apesar de ser um efeito observável e de ter sido evidenciado que a mudança de contexto produz renovação, há estudos em que o efeito de renovação não foi observado.[20] Mesmo não corroborando outros achados, o fato de alguns estudos não evidenciarem os efeitos de renovação demonstra que a extinção pode generalizar para outros contextos. Contudo, mesmo que que os estudos sobre efeitos da renovação em população de usuários de substâncias sejam inconsistentes,[20-24] esse processo continua sendo investigado para a redução da reatividade de substâncias.

Diferentemente do efeito de renovação, que é contingente à mudança contextual, a recuperação espontânea ocorre na passagem de tempo entre a extinção e a reexposição ao estímulo condicionado.[19] A recuperação espontânea tem sido evitada, levando em consideração o espaçamento temporal tanto dentro das sessões de exposição (frequência e quantidade de tempo entre as exposições) como entre as sessões (quantidade de tempo entre as sessões de exposição).[17]

Já o efeito de restabelecimento ocorre quando a resposta extinta reemerge diante de um CS por causa da exposição de estímulo incondicionado (US) pós-extinção. Por exemplo, quando um usuário de álcool abstinente há três meses e com respostas condicionadas extintas após frequentar sessões de terapia de exposição já não apresenta mais fissura diante de dicas ambientais que remetam ao álcool. Caso ele tome xarope para tosse que tenha alguma concentração alcoólica, coma algo que contenha álcool em sua composição ou consuma benzodiazepínicos, as respostas extintas podem ser reestabelecidas. Essas substâncias são conhecidas por produzirem efeitos similares aos do álcool e podem ativar o mesmo sistema gabaminérgico.[17] Ingerir essas substâncias consiste na reexposição aos estímulos incondicionados que restabelece as respostas incondicionadas e aprendidas diante de estímulos condicionados extintos. Tal ameaça ao processo de extinção deve ser levada em consideração quando o objetivo do tratamento for instalar um consumo de álcool moderado. A terapia de exposição não é efetiva quando a redução do padrão de uso é o objetivo do tratamento.

Estudos têm mostrado que técnicas de extinção são eficazes para reduzir a fissura em tratamento para tabagismo[25] e demonstrado poucos efeitos a longo prazo em usuários de álcool.[17] Os estudos que evidenciam efeitos discretos a longo prazo demonstram que pouca atenção tem sido dada para os efeitos de renovação, recuperação espontânea e restabelecimento de resposta extinta, assim como para a falha em extinguir as dicas condicionadas mais salientes. Tendo em vista que a fissura pode ser reinstalada apesar do processo de extinção, a terapia de exposição combinada com o treino de estratégias de enfrentamento e o manejo de fissura podem prover estratégias e habilidades de enfrentamento.[26] Essa intervenção combinada também permite que o indivíduo emita respostas alternativas quando experimentar fissura devido à exposição generalizada a substâncias e a estímulos associados em diversos contextos.

O MODELO COMPORTAMENTAL PARA OS EXCESSOS: COMPORTAMENTO ADJUNTIVO

Esse é um modelo que explica excessos comportamentais de qualquer natureza (p. ex., comer excessivo, vício em sexo, comportamento agressivo repetitivo, uso excessivo de substâncias, etc.). Ele enfatiza a importância de parâmetros particulares de esquemas de reforço (especialmente os parâmetros combinados de distribuição e magnitude dos reforçadores), determinando o excesso do comportamento-alvo.[27]

Considere-se o caso de animais trabalhando para produzir alimento em certa distribuição e magnitude de liberação por oportunidade. Nessas condições, Falk[27] observou que ratas que não eram privadas de água conseguiam consumir uma enorme quantidade do líquido, se disponível, dependendo da distribuição programada para a liberação do alimento. Em alguns casos, sujeitos experimentais chegaram a consumir água em quantidade equivalente à metade de seu peso corporal quando expostos a esses esquemas de reforço de alimento. A esse fenômeno foi dado o nome de "polidipsia". Em estudos subsequentes,[28] Falk estudou os efeitos da distribuição, da quantidade e do tipo de alimento liberado. Essa área demonstrou que o comportamento excessivo ocorre determinado pelo esquema de liberação de reforçadores para um comportamento específico (alimento) e pela disponibilidade de execução de outro comportamento (p. ex., beber água) nos intervalos entre as liberações dos reforçadores. O importante aqui é o comportamento resultante: o beber é excessivo e ocorre mesmo quando os animais não estão privados de água.

O comportamento adjuntivo mostrou-se comum a várias espécies, inclusive em humanos. Também aparece em função da disponibilidade dos estímulos no ambiente: se houver água, polidipsia é a resultante. Se houver roda de atividades, o animal corre excessivamente. Se houver uma fêmea receptiva, ocorre cópula, e assim por diante. Dessa maneira, foram observados, entre outros, comportamentos excessivos de andar na roda de atividades, cópula, agressão, pica (ingerir elementos não comestíveis), autolesão, fumar, lamber jatos de ar, comer petiscos, etc.[29] Devido a tais características, esse modelo também foi utilizado para explicar o uso de substâncias. Há situações em que substâncias estão presentes e que seu consumo não é determinado nem pelo efeito reforçador direto de seus efeitos agradáveis, nem pela remoção de condições aversivas. Não há condição de fissura presente, nem estímulos eliciadores de respostas antecipatórias.

Hartnoll[13] ilustra esse modelo em relato sobre o comportamento de um grupo de pessoas com transtorno por uso de heroína. Poucos membros descreveram sintomas de abstinência graves quando a disponibilidade da substância foi interrompida. Os integrantes desse grupo utilizavam a substância apenas uma vez por dia e em pequena quantidade (mas todos os dias). Observa-se que eles tinham uma rotina diária bem-estabelecida (considerada, nessa análise, como o análogo ao esquema de liberação de reforços). O dia desses indivíduos começava com chegar à rua em pontos de encontro estabelecidos, trocar informações sobre as condições de disponibilidade da substância e das atividades da polícia e, em seguida, conseguir dinheiro para a compra de heroína até a hora do almoço ou no início da tarde. Depois do uso da substância, esses indivíduos socializavam no início da noite (o reforçador social). Aparentemente, segundo o autor, não era a dependência física que explicaria em primeira instância o uso contínuo da substância, mas o esquema social de reforço por estímulos associados a ela (p. ex., a exposição a outros usuários, falar com eles sobre a substância, etc.). Isso explicaria o uso frequente (diário) sem os efeitos de abstinência quando da indisponibilidade da substância.

O MODELO DE DISCRIMINAÇÃO E GENERALIZAÇÃO DE USO DE SUBSTÂNCIAS

Pode-se supor que o uso inicial das substâncias tenha várias origens: observação dos efeitos nos outros ou nos animais, pressão ou oportunidade social, curiosidade, etc. No entanto, a escolha da substância também parece ter explicações comportamentais, que vão desde a sensibilidade ao princípio ativo que produziria a tolerância e a dependência, passando pelo efeito (p. ex., tranquilizante ou excitatório), chegando ao pertencimento a algum grupo social (p. ex., como ocorre com substâncias ligadas a rituais místicos ou religiosos). O que não deve ser perdido de vista é que a maioria dos usuários de um tipo de substância se "especializa" nesse tipo[13] e costuma procurar substâncias com efeitos similares aos já conhecidos. Hartnoll afirma que encontrou exemplos evidentes de subgrupos de usuários pesados de substâncias específicas na Londres dos anos de 1970. E vários deles, cuja substância de consumo primário era anfetamina, nunca haviam usado ou afirmavam não gostar de cocaína. Isso daria força para a crença de que os indivíduos teriam uma substância predileta.[13]

No entanto, há também, especialmente em casos de uso pesado e constante, usuários de polissubstâncias que tanto farmacológica quanto comportamentalmente produzem efeitos e passam por circuitos neuronais distintos. Esses casos indicam problemas de comportamento em outro viés explicativo. Por exemplo, o uso indiscriminado de substâncias pode apontar mais um comportamento desafiante, reforçado por quebrar regras sociais, do que uma condição de dependência química, de escolha de uma substância de predileção. A busca pelo comportamento infrator seria a motivação básica para esse tipo de escolha generalizada.

Além disso, o estado alterado de consciência e de comportamento pode proporcionar ao indivíduo que usa qualquer tipo de substância uma série de remoções de estímulos aversivos. Como exemplos, podemos citar o afastamento do convívio social em indivíduos com fobia social, o abandono de trabalhos indesejados ou para os quais as pessoas não têm habilidade, a evitação de contato com variáveis de controle emocional de certas situações, como abandono, desvalia, etc.[30]

Por fim, alguns casos de TUS generalizado podem ser explicados por reforço positivo, como quando, após um estado de comportamento ou de consciência alterado, o usuário recebe cuidados e atenção social que não obteria caso não atingisse tal alteração.[31]

▶ **CONSIDERAÇÕES FINAIS**

A teoria analítico-comportamental tem buscado muitas formas de interpretar o fenômeno da dependência de substâncias, especialmente por entender que os comportamentos são multifuncionais, ou seja, têm muitas razões para acontecer. Para desenvolver seus estudos, essa abordagem optou pelo método experimental, que necessariamente "quebra" um fenômeno complexo em outros menores e mais elementares. Por meio desse método, os controles do comportamento são estudados e descritos pouco a pouco, indutivamente.

Por meio do uso de modelos experimentais, pretende-se descrever as variáveis de controle do fenômeno. O ponto de partida, em geral, se dá pela similaridade topográfica das respostas (suas formas são parecidas) quando diversos casos clínicos são observados. Entretanto, quando analisados individualmente, cada um desses casos pode demandar análises funcionais completamente distintas. Os dados relativos aos modelos experimentais sobre dependência de substâncias aqui apresentados revelaram várias formas de interação entre as respostas de dependência dos organismos e os ambientes em que se encontram, justificando suas origens e manutenção.

O estudo de qualquer patologia do comportamento por meio dos modelos experimentais não pretende que um único processo encerre a explicação dos problemas humanos ou que seja superior a outro em âmbito elucidativo. É mais comum encontrar muitos processos interagindo e concorrendo para os mesmos efeitos do que um único processo que avalie suficientemente o problema. No caso da dependência de substâncias, isso não é exceção. A teoria analítico-comportamental, apesar de produzir conhecimento por meio da análise (ou "quebra" em pequenas partes) do fenômeno, também se ocupa da síntese comportamental, que é muito mais do que a mera junção das partes. Nos últimos anos, alguns analistas do comportamento estão debruçando-se em sínteses comportamentais.[32] Há algumas tentativas de sínteses comportamentais aplicadas a outras psicopatologias, por exemplo, a ansiedade.[33] Pelo menos essas duas formas de abordar a psicopatologia, a análise e a síntese comportamental, continuam sendo desenvolvidas para abarcar a complexidade dos processos envolvidos nos excessos e déficits do comportamento.

Há muito ainda a ser pesquisado e descrito para encontrar soluções relacionadas ao TUS. Acredita-se que, por meio do método experimental, será possível desenvolver mais técnicas e estratégias de enfrentamento para o problema. A teoria comportamental, de uma maneira mais ampla, e a analítico-comportamental, mais especificamente, têm oferecido ferramentas valiosas para a concepção, o estudo e o controle sobre o fenômeno. Além das investigações em laboratório experimental que devem ser aprofundadas, pesquisas de análise do comportamento aplicadas e estudos de casos clínicos poderão acrescentar conhecimento útil para que ciência e tecnologia do comportamento sejam desenvolvidas. Os modelos experimentais de psicopatologia, além de darem o suporte científico para tal desenvolvimento, também podem auxiliar e melhorar a concepção cultural de um problema tão relevante na sociedade.

REFERÊNCIAS

1. Abreu CN, Guilhardi HJ. Terapia comportamental e cognitivo-comportamental. São Paulo: Roca; 2004. p. 259-74.
2. Falk JL, Kupfer AS. Adjunctive behavior: application to the analysis and treatment of behavior problems. In: O´Donohue W, editor. Learning and behavior therapy. Boston: Allyn & Bacon; 1998. cap. 16, p. 334-51.
3. Overmier JB. On the nature of animal models of human behavioral dysfunction. In: Overmier JB, Burke PD, editors. Animal models of human pathology: a quarter century on behavioral research, 1967-1992. Bibliographies in Psychology. 1992;12:vii-xiv.
4. Silva MTA. Modelos comportamentais em neurociências [Tese de livre docência]. São Paulo: Universidade de São Paulo; 2003.
5. Banaco RA, Zamignani DR, Meyer SB. Função do Comportamento e do DSM: terapeutas analítico--comportamentais discutem a psicopatologia. In: Tourinho EZ, Luna SV, organizadores. Análise do comportamento: investigações históricas, conceituais e aplicadas. São Paulo: Roca; 2010.v. 1, p. 175-91.
6. Skinner BF. Selection by consequences. Science. 1981;213:501-4.
7. Andery MAP, Micheletto N, Serio TMP. Análise funcional na análise do comportamento. In: Guilhardi HJ, Madi MBBP, Queiróz PP, Scoz MC, organizadores. Sobre comportamento e cognição: expondo a variabilidade. Santo André: ESETec; 2001. Vol. 8, cap. 19, p. 148-57.
8. Vilas Boas DLO, Banaco RA, Borges NB. Discussões da análise do comportamento acerca dos transtornos psiquiátricos. In: Borges NB, Cassas FA. Clínica analíticocomportamental: aspectos teóricos e práticos. Porto Alegre: Artmed; 2011. Ccap. 9, p. 95-101.
9. Sidman M. Normal sources of pathological behavior. Science. 1960;132:61-8.
10. Banaco RA. Técnicas cognitivo-comportamentais e análise funcional. In: Kerbauy RR, Wielenska RC, organizadores. Sobre comportamento e cognição: psicologia comportamental e cognitiva: da reflexão teórica à diversidade na aplicação. Santo André: ARBytes; 1999. p. 75-82.
11. Ferster CBA .Functional analysis of depression. Am Psychol. 1973;28:857-70.
12. Siegel RK. Natural animal addictions: an ethological perspective. In: Keehn JD, editor. Psychopathology in animals: research and clinical implications. New York: Academic Press; 1979. chapt. 2, p. 29-60.
13. Hartnoll R. The relevance of behavioural models of drug abuse and dependence liabilities to the understanding of drug misuse in humans. In: Willner P, editor. Behavioural models in psychopharmacology: theoretical, industrial and clinical perspectives. Cambridge: Cambridge University; 1991. chapt. 19, p. 503-19.
14. Siegel S. The role of conditioning in drug tolerance and addiction. In: Keehn JD, editor. Psychopathology in animals: research and clinical implications. New York: Academic Press; 1979. chapt. 6, p. 143-68.
15. Cunningham CL. Drug conditioning and drug-seeking behavior. In: O´Donohue W, editor. Learning and behavior therapy. Boston: Allyn & Bacon; 1998. chapt. 26, p. 518-44.

16. Pavlov IP. Conditioned reflexes. New York: Dover;1960.
17. Mellentin AI, Skøt L, Nielsen B, Schippers G, Nielsen AS, Stenager E, et al. Cue exposure therapy for the treatment of alcohol use disorders: a meta-analytic review. Clin Psychol Rev. 2017;57:195-207.
18. Martin T, LaRowe SD, Malcolm R. Progress in cue extinction therapy for the treatment of addictive disorders: a review update. Open Addiction Journal. 2010;3:92-101.
19. Conklin AC, Tiffany ST. Applying extinction research and theory to cue-exposure addiction treatments. Addiction. 2002;97:155-67.
20. Barnier EM. Cannabis cue exposure: a pilot study about extinction contexts [thesis in partial fulfilment of the requirements for the Masters of Research degree]. Sydney: Macquarie University; 2015.
21. Collins BN, Brandon TH. Effects of extinction context and retrieval cues on alcohol cue reactivity among nonalcoholic drinkers. J Consult Clin Psychol. 2002;70(2):390-7.
22. MacKillop J, Lisman SA. Effects of a context shift and multiple context extinction on reactivity to alcohol cues. Experimental and Clinical Psychopharmacology. 2008;16(4):322-31.
23. Stasiewicz PR, Brandon TH, Bradizza CM. Effects of extinction context and retrieval cues on renewal of alcohol-cue reactivity among alcohol-dependent outpatients. Psychology of Addictive Behaviors. 2007;21(2):244-8.
24. Thewissen R, Snijders SJBD, Havermans RC, van den Hout M, Jansen A. Renewal of cue-elicited urge to smoke: implications for cue exposure treatment. Behav Res Ther. 2006;44(10):1441-9.
25. Mark CB, Choi JS, Park SM, Lee JY, Jung HY, Seol JM, et al. Comparison of the effectiveness of virtual cue exposure therapy and cognitive behavioral therapy for nicotine dependence. Cyberpsychology, Behavior, and Social Networking. 2014;17(4):262-7.
26. Dolan SL, Rohsenow DJ, Martin RA, Monti PM. Urge-specific and lifestyle coping strategies of alcoholics: relationships of specific strategies to treatment outcome. Drug and Alcohol Dependence. 2013;128(1):8-14.
27. Falk JL. Production of polydipsia in normal rats by an intermittent food schedule. Science. 1961;133:195-6.
28. Falk JL. Control of schedule-induced polydipsia: type, size and spacing of meals. J Exp Anal Behav. 1967;10:199.
29. Haydu VB. Comportamento adjuntivo em humanos: uma análise crítica dos estudos de laboratório. In: Banaco RA, organizador. Sobre comportamento e cognição: aspectos teóricos, metodológicos e de formação em análise do comportamento. São Paulo: ARBytes; 1997. Vol. 1, p. 414-22.
30. Sidman M. Coerção e suas implicações. Campinas: Psy; 2003.
31. Zamignani DR, Nico YC. Respostas verbais de mando na terapia e comportamentos sociais análogos: uma tentativa de interpretação de respostas agressivas e autolesivas. In: Zamignani DR, Kovac R, Vermes JS, organizadores. A clínica de portas abertas: experiências e fundamentação do acompanhamento terapêutico e da prática clínica em ambientes extraconsultório. São Paulo: Paradigma; 2007. Cap. 4, p. 101-33.
32. Cavalcante SN. Abordagem biocomportamental: síntese da análise do comportamento? Psicol Reflex Crit. 1997;10:2.
33. Banaco RA, Zamignani DR. An Analytical-behavioral panorama on the anxiety disorders. In: Grassi TCC, organizadora. Contemporary challenges in the behavioral approach: a Brazilian overview. Santo André: ESETec; 2004. Vol. 1, p. 9-26.

10
TERAPIA DE ACEITAÇÃO E COMPROMISSO

▶ MICHAELE TERENA SABAN-BERNAUER

PONTOS-CHAVE

- A terapia de aceitação e compromisso (*acceptance and commitment therapy* [ACT]) é uma terapia comportamental contextual que se baseia na análise do comportamento e na teoria das molduras relacionais.
- O transtorno por uso de substâncias (TUS), para a ACT, tem como principal função a esquiva experiencial, que é a esquiva de pensamentos, sentimentos, sensações e memórias. A esquiva experiencial é problemática quando resulta em restrições na vida e impede a pessoa de agir em direção a seus valores.
- O objetivo terapêutico da ACT é desenvolver a flexibilidade psicológica – agir em direção ao que é importante para o indivíduo, o qual deve estar aberto para vivenciar as experiências internas que possam surgir.
- Os componentes da terapia são a observação dos custos do uso da substância em relação ao que é importante para a pessoa (desesperança criativa e controle dos eventos privados como o problema), a aceitação dos eventos privados, a desfusão dos pensamentos (observação sem reação), a prática de *mindfulness* (atenção plena) e a percepção de si como o contexto em que os eventos privados ocorrem, a clarificação dos valores e o compromisso com as ações em direção a eles.

INTRODUÇÃO

A ACT surgiu na década de 1980, com seus primeiros artigos. Em 1999, Steven C. Hayes, Kirk Stroshal e Kelly Wilson lançaram o primeiro manual a respeito dessa modalidade terapêutica: *Acceptance and Commitment Therapy: An Experiential Approach to Behavior Change* (Terapia de aceitação e compromisso: uma abordagem experiencial para a mudança comportamental).[1]

A ACT faz parte das terapias contextuais comportamentais.[1] Abarca o conhecimento científico da análise do comportamento e os estudos a respeito da cognição e da linguagem da teoria das molduras relacionais (*relational frame theory* [RFT]).[2] Como terapia contextual, a ACT fundamenta-se na filosofia do contextualismo funcional.[1] Essa filosofia concebe o comportamento em relação a seu contexto atual e histórico, ou seja, uma ação é determinada pelas condições presentes no ambiente em que ocorre e pela história de aprendizado.[3,4] Assim, o uso e a dependência de substâncias, como qualquer comportamento, não são disfuncionais, patológicos ou errados, mas aquilo que foi produzido por sua história com o meio.

A ACT tem um entendimento radicalmente diferente de outras terapias que visam a diminuir o sofrimento. O objetivo da ACT não envolve o afastamento do sofrimento. A ACT entende que, em geral, esse afastamento é o gerador dos problemas psicológicos.[1] O sofrimento pode ser de primeira e de segunda ordem.[1] O sofrimento de primeira ordem é aquele sentido na experiência direta, na vivência de uma situação difícil. Esse sofrimento é inerente à condição humana – doença, morte, perdas, etc. O sofrimento de segunda ordem é advindo da tentativa de evitar ou fugir do que foi sentido inicialmente. Para a ACT, essa esquiva de pensamentos, sentimentos, sensações e memórias é chamada de esquiva experiencial, e ela pode gerar quadros psicopatológicos.[1] É útil se esquivar de eventos aversivos, porém, quando esses eventos são internos, não podemos fugir de nós mesmos. Então, geralmente temos que restringir nossas ações para não entrar em contato com eventos externos que nos gerem pensamentos, sentimentos, sensações e memórias considerados desagradáveis.[5] Essa restrição na vida do indivíduo é problemática quando o impede de entrar em contato com aquilo que ele valoriza.[5,6]

A dependência química costuma ser uma esquiva experiencial.[6] Esse comportamento de uso pode ter diversas funções: reforçadora positiva pela sensação prazerosa da substância, reforçadora negativa por eliminar sensações físicas de abstinência, reforçadora social, produto de outros esquemas de reforçamento (ver Cap. 9) e reforçadora negativa de esquiva de pensamentos, sentimentos, sensações (própria abstinência ou outras) e memórias. Em geral, a esquiva experiencial é a função predominante desse tipo de comportamento quando é recorrente, isto é, na dependência.

Para a ACT, o transtorno em si não é o problema. O conflito encontra-se nas limitações do contexto atual do indivíduo e toda sua história de aprendizado que geraram, entre muitas outras esquivas, o TUS. Indivíduos com esse diagnóstico geralmente vêm de famílias com história de sofrimento e déficits de comportamento.[6] O uso da substância entra como esquiva das vivências internas produzidas por essa história.

A respeito da história aversiva e de memórias, pensamentos, sentimentos e sensações derivados dela, a ACT propõe a aceitação e a desfusão (mudança da relação/função desses comportamentos).[1] O sofrimento como algo inerente à vida é produto da história e das relações aprendidas; não há nada de errado com ele. A tentativa de evitar o sofrimento, por sua vez, pode gerar as grandes limitações (sofrimento de segunda ordem). A dependência de substâncias é um exemplo, pois provoca dificuldades ou desemprego, escassez de atividades em geral, restrições das atividades sociais para os ciclos em que há o uso da substância, além de deterioração das relações familiares tanto nuclear como de origem.[6,7]

▶ FLEXIBILIDADE PSICOLÓGICA

O objetivo das intervenções é construir ações em direção aos valores do paciente, aceitando e abrindo-se para as vivências internas que possam surgir no processo. Isso é a flexibilidade psicológica, pois, em geral, quando surgem experiências internas difíceis, tendemos a nos esquivar delas (esquiva experiencial), o que pode produzir um alívio momentâneo, mas costuma comprometer objetivos importantes. Essa flexibilidade de sentir e pensar conteúdos desagradáveis e mesmo assim persistir nas ações rumo a valores de vida é a principal habilidade que a ACT busca desenvolver nas intervenções.

Aprendemos a reagir a pensamentos, sentimentos, sensações e memórias difíceis nos esquivando deles 1) porque acompanharam eventos externos aversivos em nossa história, tornando-se aversivos também por pareamento;[8] 2) por práticas culturais em que somos ensinados a não sentir ou pensar em certos eventos (p. ex., culpa, inveja, pensamentos de agressividade, etc.), em virtude de serem acompanhados em geral de comportamento aberto socialmente inadequado; e 3) porque para outras pessoas que estejam próximas geralmente é aversivo ver o indivíduo sofrer (ensinamos a criança que "não foi nada" quando chora, pois vê-la sofrer é aversivo para os pais).

O sofrimento é produto da história de aprendizado,[9] tanto pela vivência do indivíduo (contingências diretas) como por meio da linguagem e de como aprendemos a relacionar eventos (relações entre estímulos treinadas em nossa história e aplicadas a outros contextos).[2] Sentimentos, sensações, memórias e pensamentos, como produtos de uma história, são pouco passíveis de controle direto, isto é, outras vivências precisam ocorrer para que produzam diferentes sensações, pensamentos, sentimentos e memórias.[8]

O conjunto de estímulos do contexto, então, elicia sensações e evoca pensamentos e memórias sobre situações de nossa história. O contexto também evoca ações que foram reforçadas anteriormente em contextos semelhantes (ver Cap. 9). Porém, quando a história é aversiva (ou aprendemos a relacionar os eventos como "ruins"), as sensações, os pensamentos, os sentimentos e as memórias são aversivos e evocam respostas de esquiva experiencial.

A ACT propõe diminuir o impacto das vivências internas sobre o comportamento aberto, para que as ações não estejam em função de minimizar o contato com essas vivências internas difíceis, mas sim em função do que é importante para a pessoa. Em outras palavras, o objetivo da ACT é desenvolver a flexibilidade psicológica, que significa agir em direção àquilo que é importante para a pessoa, mesmo que envolva a presença de experiências internas desagradáveis.[1,5,6,7,10,11]

No entanto, os pacientes costumam chegar ao tratamento com o objetivo de livrar-se do sofrimento. As pessoas não querem sentir ansiedade, medo ou tristeza e buscam ajuda por conta da experiência desagradável com esses sentimentos e pensamentos. Isso faz sentido, pois, na dificuldade, geralmente o que surge no momento são sentimentos e pensamentos desagradáveis.[8] As consequências de utilizar uma substância são imediatamente alívio e prazer. Parece um negócio muito vantajoso. Entretanto, como a pessoa não lidou com a situação (apenas com os efeitos internos) a médio e longo prazos, os sentimentos e os pensamentos retornam, gerando um círculo vicioso (Fig. 10.1). Além disso, as próprias esquivas experienciais têm consequências a longo prazo, como, no caso das substâncias, os prejuízos à saúde e ao trabalho, além dos prejuízos sociais e interpessoais.

Essa perspectiva não costuma ser óbvia, pois o indivíduo, quando está no padrão de esquiva experiencial, pode ter pouco contato com os eventos que está evitando e "perceber" apenas o efeito prazeroso do alívio. No caso do uso de substâncias, a sensação costuma ser mais evidente para o indivíduo, gerando declarações como: "Uso a substância porque gosto" e "Posso parar quando quiser, somente não quero". Isso ocorre porque, de fato, a sensação prazerosa é percebida e as sensações aversivas anteriores são esquivadas tão rapidamente que o indivíduo não chega a notá-las. Além disso, os efeitos a médio e longo prazos do uso pouco controlam o comportamento da pessoa na ocasião em que o uso ocorre (eventos imediatos controlam a ação, e consequências atrasadas somente exercem algum controle por meio da linguagem).

O sofrimento relatado pelo paciente vem das consequências atrasadas do uso, porém tais consequências evocam pensamentos, sentimentos, sensações e memórias desagradáveis, que são ocasião para um novo uso, como forma de não entrar em contato com esses eventos.[6] O uso da substância, como esquiva experiencial, não é uma esquiva da situação problemática em si, mas sim do efeito da situação nos pensamentos, sentimentos, sensações e memórias do indivíduo. Quando a resposta à situação problemática é a fuga, isso pode ser adaptativo para o indivíduo.[9] Por exemplo, se a pessoa está em um trabalho estressante (ambiente), mudar de trabalho pode ser vantajoso (fuga da situação).

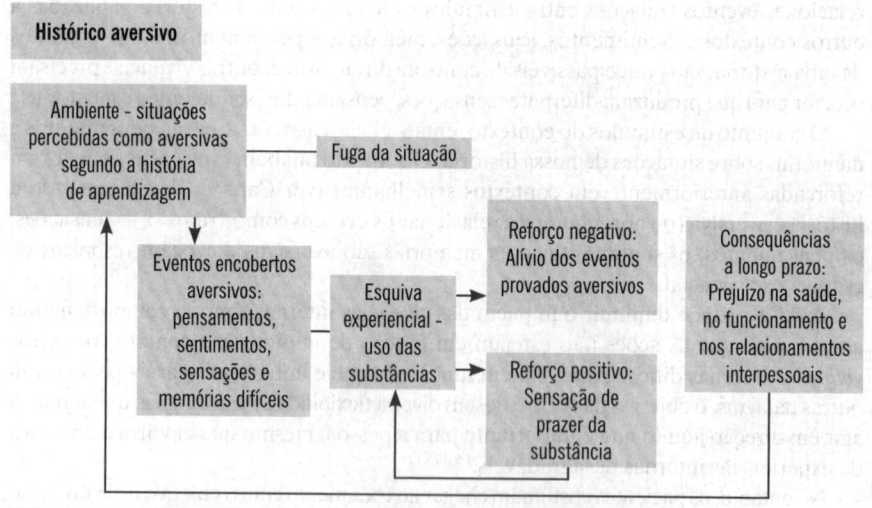

FIGURA 10.1 ▶ Círculo vicioso do uso da substância como esquiva experiencial.

Todavia, caso a pessoa faça uso de substâncias como nicotina ou álcool (esquiva experiencial) e trabalhe em um ambiente estressante (que gera pensamentos de preocupação, sentimentos de ansiedade, sensações físicas de tensão e memórias de outras situações estressantes), o uso proporcionará alívio momentâneo das tensões (reforço negativo) e sensação de relaxamento (reforço positivo). Contudo, após o efeito da substância, o ambiente ainda permanece o mesmo, gerando mais ocasiões para o uso, além de outras consequências do próprio uso a longo prazo.

A proposta da ACT de intervenção é agir em função daquilo que é importante para o indivíduo, entrando em contato com os eventos privados que possam surgir, em vez de se esquivar deles. No exemplo do emprego estressante, isso significa agir em função do que for importante em relação ao trabalho. Isso pode significar mudar de emprego ou permanecer no trabalho e se posicionar de outra forma. Tomar essas atitudes provavelmente ocasionará pensamentos, sentimentos, sensações e memórias difíceis, como pensamentos de dúvida, medo e tensões, mas, se a pessoa não o fizer, continuará estagnada no trabalho estressante e acumulará problemas futuros advindos do uso da substância.

▶ INTERVENÇÕES

Para alcançar o propósito terapêutico de construir uma vida alinhada com os valores, com a habilidade de estar aberto para os eventos privados que possam surgir, a ACT dispõe de alguns componentes terapêuticos:

- Desesperança criativa: observação das esquivas experienciais e das consequências a curto e longo prazos em relação aos custos (impacto) que a esquiva experiencial teve na vida do paciente.[1] Trata-se de um processo motivacional que possibilita mudar a forma como o paciente se relaciona com seus eventos privados.
- O controle dos eventos privados é o problema – discussões e metáforas sobre como aprendemos a esquiva experiencial.[1]
- Aceitação: abertura aos sentimentos, às sensações, às memórias e aos pensamentos. É a resposta de sentir e pensar sem se esquivar da experiência.[1] Envolve observação dos eventos privados e respostas de autocompaixão (acolhimento).
- Desfusão: observação dos pensamentos sem julgamentos e sem considerá-los como verdades absolutas (fusão cognitiva).[1] A observação consiste em tomar ciência do fluxo de frases e imagens que constantemente são emitidas como um processo comportamental, e não como uma cópia da realidade.
- Prática de *mindfulness*: treino de observação, tanto do ambiente vigente (cinco sentidos) como das respostas do indivíduo, privadas e abertas.[1]
- *Self* como contexto: a percepção de si como observador/contexto em que os eventos privados ocorrem e as ações são emitidas.[1] Treino da relação hierárquica entre os eventos privados e as ações como pertencentes ao indivíduo.[2]
- Clarificação dos valores: identificação do que é importante para o paciente. São qualidades de ações e direções de vida desejadas.[1]
- Compromisso com as ações alinhadas aos valores: agir em direção ao que é importante para o indivíduo.[1]

Essas são as habilidades treinadas durante as sessões. Todas as intervenções têm como objetivo aproximar o paciente das experiências internas difíceis que possam aparecer no momento de agir ao encontro de seus valores de vida. Buscar aquilo que é importante e valoroso para o indivíduo constitui a chave para que ele enfrente seus medos e desconfortos envolvidos nas mudanças para uma vida sem a substância. Os processos listados anteriormente se sobrepõem nos exercícios. A seguir, são apresentados alguns exemplos de intervenções com cada um deles.

PRIMEIRAS INTERVENÇÕES: DESESPERANÇA CRIATIVA E O CONTROLE É O PROBLEMA

O objetivo da desesperança criativa é observar se a esquiva experiencial da substância funcionou no sentido de diminuir o sofrimento e, principalmente, se aproximou ou não o indivíduo daquilo que é importante para ele. Em geral, a esquiva experiencial funciona momentaneamente, mas a médio e longo prazos produz mais sofrimento e afasta de situações significativas na vida da pessoa. Trata-se de uma análise funcional do uso da substância com ênfase em treinar o paciente a observar a própria experiência.

O exercício de compreensão do envolvimento com a substância (Comprehensive Substance Involvement Worksheet [CSIW])[6] é um ótimo exemplo de como fazer essa análise funcional das consequências do uso (Quadro 10.1).

QUADRO 10.1 Exercício de compreensão do envolvimento com a substância (primeira parte)

Escreva na tabela a seguir a história de seu uso de substâncias (inclusive álcool). Na folha do exercício, escreva sua idade, a(s) substância(s) usada(s), frequência do uso (número de vezes por semana ou mês) e modo de uso (fumado, ingerido, injetado, entre outros). Inclua uma tabela para cada substância:
1. Álcool
2. Maconha
3. Alucinógenos (LSD, cogumelos, etc.)
4. Depressores (Xanax®, Valium®, barbitúricos, etc.)
5. Estimulantes (cocaína, *ecstasy*, efedrina, etc.)
6. Inalantes (cola, gasolina, Pam, etc.)
7. Opioides (heroína, Vicodin®, codeína, OxyContin®, Percodan®, etc.)

Comece com a primeira vez em que usou qualquer substância alteradora de humor, não importa quão pouco tenha sido. É importante que você seja minucioso nessa tarefa. Preencha os dados conforme o exemplo ilustrado na seguinte tabela:

Idade	Estimulante Qualidade/frequência	Como usou
Dos 12 anos aos 15 anos	2-3 tabletes de anfetamina/6-8 vezes por ano	Ingeri
Aos 16 anos	Algumas carreiras de cocaína/ cerca de 4 vezes por ano	Cheirei
Aos 17 anos	Cerca de ¼ de grama de cocaína/ de 3-6 vezes por semana	Cheirei e fumei

Esse exercício tem como objetivo acessar informações e promover o contato do paciente com o custo do uso da substância. Trata-se de um exercício de exposição, pois traz à memória momentos difíceis que a substância tinha a função de afastar.

O terapeuta pergunta como era cada momento da vida do paciente em relação aos dados que ele escreveu no exercício. Direciona a pergunta para a vivência da pessoa, para situações específicas, e não para relatos genéricos sobre o uso. O importante é acessar as situações concretas que o paciente viveu, e não os pensamentos ou histórias que ele costuma contar.[6]

Ao perguntar, por exemplo, sobre situações concretas de uso, os pensamentos, os sentimentos e as sensações relacionados à memória aparecem como objetos da exposição. O terapeuta apenas acolhe o paciente sem julgamentos ou interpretações/ análises sobre a experiência dele. Mesmo que esse seja um exercício de desesperança criativa, estão sendo trabalhados, ao mesmo tempo, práticas de *mindfulness* e aceitação dos eventos privados.

A possível interpretação ou análise da experiência do paciente pelo terapeuta geralmente faz o paciente se fechar ou querer agradar o terapeuta, concordando com a análise.[6] Em ambos os casos, interrompe-se o exercício de exposição e observação.

As perguntas importantes são sobre como eram as situações de uso e como estava a vida da pessoa quando ocorreram mudanças na forma ou na frequência de uso. Isso indica novas tentativas de se esquivar dos eventos privados difíceis.[6]

Depois de passar pelas memórias do uso, o paciente completa a segunda parte do exercício de compreensão do envolvimento com a substância (Quadro 10.2).[6]

QUADRO 10.2 **Exercício de compreensão do envolvimento com a substância (segunda parte)**

Esta sessão deve ser feita após a 1ª parte do exercício. Escreva qualquer problema ou mudança em sua vida que estiveram associados ao uso em cada área listada. Se não houve consequência, escreva "nenhuma". Contudo, encorajamos que você liste consequências mesmo que elas sejam pequenas. Por exemplo, você pode não ter sido despedido de um emprego, mas pode ter ido trabalhar de ressaca e rendido menos. Isso pode nem ter sido notado pelos outros. O que é importante é se você se percebeu menos eficiente. Enumere cada sessão e mantenha as 10 áreas separadas. O que estamos procurando aqui é qualquer custo do uso. Preste atenção especialmente quando, como resultado de usar ou procurar a substância, você fez coisas que violaram seus valores pessoais (p. ex., esconder, racionalizar, fazer coisas em segredo, ser violento, etc.).
Dê descrições de eventos específicos em cada área.
1. Relações íntimas (p. ex., esposa, marido, namorada, namorado)
2. Família (p. ex., família de origem e seu[s] filho[s])
3. Amigos (p. ex., abandonar amizades e se relacionar com pessoas que usam drogas, isolar-se, ter conflitos sobre o uso de drogas)
4. Estudos (p. ex., deixar de começar a estudar, apresentar mau desempenho, deixar de ir à escola ou ao curso/à faculdade)
5. Ocupação/emprego (p. ex., perda de emprego, desemprego crônico)
6. Problemas legais (p. ex., ser preso e as consequências disso, ser condenado ou não, se encarcerado, estar em liberdade condicional, pagar fianças, viver como fugitivo)
7. Problemas físicos/saúde
8. Comportamentos de risco
9. Recreação/lazer
10. Espiritualidade/prática de religião
11. Aproveitamento terapêutico

Na segunda parte do exercício, o paciente fala dos custos do uso, tanto de pequeno, médio, como de grande impacto na vida. Novamente, o terapeuta solicita exemplos de situações concretas e específicas, para que o paciente entre em contato com a memória do que passou. Esse exercício costuma ser bastante dolorido para o paciente. Respostas emocionais fortes são esperadas.

O objetivo é manter o paciente em contato com sua experiência (custo de usar a substância) sem se esquivar. Por esse motivo, o terapeuta não interpreta ou questiona, pois isso desvia a atenção do paciente de suas experiências (pensar na análise serve de esquiva experiencial para evitar a revivência da situação).[6] A função do terapeuta é validar a experiência de insucesso do uso de substâncias em evitar sofrimento.

O terapeuta observa, durante o exercício, outras formas pelas quais o paciente possa tentar se esquivar de falar do custo da substância em sua vida. Como as lembranças são aversivas, outras esquivas experienciais aparecem, e essa é uma oportunidade de perguntar se esses comportamentos funcionaram para o paciente em sua experiência. Outras esquivas podem ser buscar uma solução rápida, "querer respostas", dizer que vai parar de vez, ser agressivo, concordar com tudo, "contar histórias" que não sejam situações específicas e concretas, divagar sobre algum tema, entre outras manifestações. Caso o paciente se engaje na esquiva experiencial, o terapeuta deve perguntar se ele já quis uma solução rápida no passado, por exemplo, e como isso funcionou, se resolveu seu problema, quais foram os custos disso e o que aconteceu (quais foram as consequências).[6]

O resultado dessa intervenção é uma confusão por parte do paciente. Isso é positivo no sentido de que ele parou de tentar se esquivar das vivências internas desagradáveis. O terapeuta apenas acolhe e valida a experiência do paciente, sem dar soluções. É importante que o paciente passe por essa experiência de sentir o custo do uso da substância como motivação para lidar com o desconforto de outra forma.

A confusão aparece porque o uso da substância é geralmente a principal tentativa de controlar sentimentos, sensações, pensamentos e memórias desagradáveis. Ao rever sua experiência e perceber que não conseguiu evitar o sofrimento (apenas momentaneamente), o paciente fica confuso sobre "como controlar seus pensamentos e sentimentos", já que a substância falhou. A grande questão é que não é possível controlar esses eventos de forma eficiente, e a tentativa de controlar é, na verdade, o problema.

Temos a impressão de que é possível controlar o que acontece dentro de nosso corpo, pois, muitas vezes, conseguimos controlar eventos de fora. Parece, então, que é possível também controlar pensamentos, sentimentos, sensações e memórias assim como controlamos o movimento de nosso braço, por exemplo. No entanto, esses eventos privados são produtos de uma história, e não de uma intenção. Para que alguém sinta amor, é preciso uma história de encontros, interações, conversas e contatos. Depois disso, não é possível controlar no sentido de querer parar de sentir esse sentimento. Precisaria acontecer outra história de decepções, discussões e brigas para que o sentimento mudasse. Sem uma história, só é possível se esquivar do sentimento limitando-se o mundo para fora de nosso corpo. Seria preciso não ver a pessoa, não falar sobre ela e não entrar em contato com qualquer coisa que possa lembrá-la. Observe-se quão limitador é isso, e, mesmo assim, por um motivo imperceptível, o sentimento pode voltar.

Um exercício para demonstrar a diferença de controle dos eventos internos e dos externos é pedir para o paciente levantar a mão, fechar a porta, bater o pé no chão.

Então, pedir para odiar o terapeuta e depois para amar (exemplo dado pela professora Roberta Kovac em aula). Alguns pacientes dizem conseguir, porém somente depois de imaginar uma história com o terapeuta.

No entanto, a ideia de que é possível controlar sentimentos e pensamentos é bastante difundida em nossa cultura e dá a impressão de que outras pessoas conseguem "se controlar". Uma metáfora interessante que explicita a problemática do controle dos eventos privados é a da "microfonia".[1]

Metáfora da microfonia

Imagine que você esteja em um palco com o microfone perto do amplificador, de forma que ele faz o som ficar estridente. Isso ocorre porque o som do microfone sai pelo amplificador e é captado pelo microfone, que aumenta o som novamente. Assim, qualquer ruído vira um som estridente. Imagine que você viva sua vida nesse palco. É natural que não queira fazer barulho, andando nas pontas dos pés, sempre cuidadoso, e, mesmo assim, de vez em quando, por algum ruído, dispara o som estridente. Veja que o problema não é o som que você faz, mas sim o amplificador. E mesmo que escolha viver assim, como é uma vida sempre andando nas pontas dos pés?[1,10,11]

A microfonia é uma metáfora para a esquiva experiencial, ou seja, o sofrimento acaba sendo potencializado quando o paciente se esquiva dele momentaneamente.

Metáfora do bolo de chocolate

Outra metáfora usada para exemplificar a dificuldade de controle de eventos privados é a do "bolo de chocolate".[1] É solicitado para o paciente não pensar no que o terapeuta dirá em seguida, para que o paciente realmente se esforce em controlar o seu pensamento. O terapeuta diz "não pense em 'bolo de chocolate'" e descreve então o bolo, enfatizando para "não pensar em". Alguns pacientes conseguem não pensar no bolo ao pensarem em outra coisa. Nessa circunstância, o terapeuta pergunta como o paciente sabe que não pensou em bolo. A resposta é: "Porque X não é bolo", e, nessa relação, o "bolo" já está presente. Uma variação desse exercício é utilizar palavras que descrevam pensamentos, sentimentos e memórias difíceis do paciente, como: "Não pense em sua recaída, seu filho que faz tempo que você não vê", etc.

Essas são algumas estratégias para esclarecer ao paciente que sua experiência de insucesso em tentar controlar o sofrimento de sua vida por meio da substância não funcionou, porque não teria como funcionar. A tentativa de controle das experiências internas é, na verdade, o problema, não a solução.

INTERVENÇÕES DIANTE DO SOFRIMENTO: DESFUSÃO E ACEITAÇÃO

Pacientes com forte histórico de esquiva experiencial costumam ter dificuldade em identificar seus valores e os objetivos que almejam na vida. Exercícios de desfusão e aceitação são necessários nesses casos antes de os valores serem clarificados. Quando o paciente consegue acessar seus valores, ao colocar em prática as ações que se compromete a fazer, surgem dificuldades cuja antiga forma de lidar era a esquiva experiencial por meio da substância. Diante das barreiras, o terapeuta conduz os exercícios de desfusão e aceitação.

Em vez de tentar controlar os pensamentos, sentimentos, sensações e memórias, a alternativa é pensar, sentir e lembrar.

O processo de desfusão refere-se a observar de forma não julgadora o fluxo dos pensamentos.[1] Significa pensar, observar o que está sendo pensado sem emitir outras respostas em função do pensamento. Isso possibilita um amplo conhecimento sobre o mundo dentro de nós, nossos padrões de pensamentos e liberdade, pois não precisamos direcionar nossos esforços para controlar o conteúdo dos pensamentos.

Embora nosso pensamento seja muito útil para prever situações, projetar e controlar o mundo exterior, nossa mente (como conjunto dos processos verbais e condicionamentos de nossa história de aprendizado) serve para a sobrevivência, e não necessariamente para o bem-estar.[1] É natural, nesse sentido, que muitos pensamentos tenham um conteúdo negativo ou "pessimista" como forma de prever e precaver-se de situações aversivas. Porém, o pensamento, como qualquer comportamento, é condicionado, faz parte de um repertório. Quando pensamos sobre uma situação ou sobre nós mesmos, parece que estamos "descrevendo e analisando" a situação em si ou nós mesmos, mas, na verdade, estamos emitindo um padrão de comportamento que é repetitivo segundo aquilo que foi treinado na história de aprendizado.

Imagine que alguém tenha passado 20 anos de sua vida ouvindo diariamente frases como: "Você é um inútil", "Não sabe fazer nada", "É uma decepção". A mãe que diz essas frases, por exemplo, está punindo alguma ação da criança "para ela parar de fazer X". A criança, por sua vez, está recebendo um treino extenso e constante de como pensar sobre si mesma. Assim, uma ação que não produza a consequência desejada pode desencadear esse padrão de frases como pensamentos para esse indivíduo. Esses padrões de comportamento são ensinados de diversas formas, como pelas falas da mãe, conforme exemplificado, mas também por observação do comportamento irritadiço ou crítico da mãe, por punições não verbais do comportamento da criança, por experiência direta com o ambiente (modelagem), entre outras. A criança do exemplo, quando for adulta, diante de situações de desempenho, emitirá esses pensamentos e terá a impressão de que eles "são" ela, como se estivessem efetivamente a descrevendo. O pensamento "sou inútil" não será apenas uma frase que a pessoa aprendeu a repetir, ele explicitará a relação de equivalência entre a pessoa como um todo e a classe de estímulos "inútil". Outras relações são derivadas, como "o que faço não presta" (ação = não prestar) e "não mereço estar com meu filho" (se "não presto", "não devo fazer/estar com..."). Isso gera motivação para se esquivar desses pensamentos que são aversivos e diminui a probabilidade de a pessoa emitir ações que poderiam ser reforçadas positivamente (como se encontrar com o filho).

Desfusão é uma metáfora que significa separar a fusão, separar a frase pensada da tendência de ação que a acompanha. É observar o pensamento sem "comprá-lo", sem "embarcar" nele ou agir em função dele. A habilidade a ser treinada é apenas ter o pensamento e observá-lo assim como ele é: uma frase que fomos treinados a repetir.

Outra habilidade treinada quanto à forma de lidar com os eventos privados é a aceitação. Para a ACT, aceitação é sentir, permitir que sentimentos, sensações, memórias e pensamentos apareçam assim como são, abrir espaço e estar disposto a vivenciar o que surgir. A aceitação está sempre vinculada ao valor. Propomos ao paciente sentir e pensar abertamente sobre conteúdos, muitas vezes dolorosos, quando eles surgem ao se agir em direção a um valor. Por exemplo, é comum, após uma história de dependência, que os custos do uso tenham afetado atividades e relacionamentos. Se o paciente se importa com o filho, por exemplo, ao retomar o contato com ele, muitos eventos privados aversivos surgem. O paciente pode lembrar-se das vezes em que falhou com o filho e do tempo que perdeu estando longe, ter pensamentos de ser um "mau pai", de não fazer as coisas certas, de ter magoado o filho, bem como sentimentos de culpa, tristeza e até sensações físicas de dor na barriga e tensões. Esses eventos privados aversivos se intensificam na situação do reencontro. Caso o paciente não esteja disposto a passar por isso, perderá a oportunidade de reatar a relação com o filho.

A seguir, são apresentados dois exercícios que trabalham a desfusão e a aceitação a serviço dos valores – o *role-play* da metáfora do ônibus e o exercício dos rótulos com olho no olho.[12]

Role-play da metáfora do ônibus

Esse exercício pode ser feito em grupo, com um integrante como o motorista e os outros como os passageiros, ou na terapia individual, com o terapeuta interpretando os passageiros.

O protagonista responde às perguntas: "O que você quer fazer de sua vida que não está fazendo?" e "Por que isso é importante?". O terapeuta anota o valor em um papel e coloca-o na parede oposta da sala. A próxima pergunta é: "O que surge quando você se dispõe a ir em direção a este valor (repete o que está escrito na folha)?". Caso o paciente tenha dificuldade em identificar os pensamentos e os sentimentos que surgem, pede-se que ele tente se lembrar de uma situação concreta em que tentou ir em direção ao valor e não conseguiu. Cada pensamento, memória, sentimento e sensação que surgir será representado por um integrante do grupo como passageiro do ônibus do protagonista. No caso da terapia individual, o terapeuta anota cada passageiro e depois interpreta um por vez. É importante que os passageiros digam exatamente as palavras que o protagonista utilizou.

Primeira rodada – a luta com os passageiros

O terapeuta diz para o motorista olhar para os passageiros. Ver o que eles são – pensamentos, sentimentos, sensações e memórias. O terapeuta pergunta para o motorista se ele quer dizer algo para eles, se quer fazer algo como se livrar deles. Um por vez, cada passageiro vai até a frente do motorista e pergunta para onde ele está indo. O motorista diz o valor (p. ex., "Estar perto do meu filho"). O passageiro responde: "Você não pode, você é um drogado inútil" (usar as palavras que o protagonista descreveu ao identificar os pensamentos, sentimentos, sensações e memórias). O motorista pode responder e argumentar como o faz em sua cabeça. Em seguida, entra o próximo passageiro, até que todos completem essa etapa.

Segunda rodada – motorista se compromete com os passageiros

Os passageiros ficam na frente do motorista falando suas frases. O terapeuta diz que, se o motorista deseja que eles sentem e fiquem quietos, deve se comprometer com eles e mudar sua trajetória (desviar do valor). A cada passageiro que o motorista mandar para trás do ônibus, o terapeuta desvia a rota do motorista. Quando os passageiros estiverem quietos, o motorista está no caminho oposto ao da direção do valor. O terapeuta pergunta ao paciente o que aconteceu.

Terceira rodada – abrindo mão da luta

Os passageiros novamente vão para a frente do motorista perguntar onde ele está indo e falar as frases. O terapeuta convida o motorista a não argumentar de volta, apenas a olhar nos olhos de cada passageiro, ouvi-los e encostar em seus ombros. Então, eles vão para trás do motorista.

Quarta rodada – dirigir o ônibus

Os passageiros estão atrás do motorista com as mãos nas costas dele, falando suas frases. O terapeuta pergunta ao motorista se ele está interessado em dar um passo adiante, se estaria disposto a ir em direção ao seu valor mesmo com todos esses passageiros. O terapeuta acompanha o motorista em sua trajetória até o valor. Caso o motorista não queira avançar, deve-se perguntar sobre os custos de abrir mão do valor (p. ex., perder o contato com o filho).

Após o exercício, o terapeuta pergunta a diferença de lutar com os passageiros e de aceitá-los e como é fazer isso, como é entrar em contato com o que já está presente na experiência de cada um.[12]

Exercício dos rótulos com olho no olho

Esse exercício também pode ser feito em grupo ou individualmente. Na terapia individual, o terapeuta deve expor algum evento privado doloroso. É aconselhável utilizar um pensamento de autocrítica relacionado ao desempenho profissional, pois se estará no contexto de trabalho. Porém, é necessário que o pensamento ou sentimento seja fortemente aversivo. Caso o terapeuta exponha algo superficial ou leve, fornecerá um modelo para o paciente de não entrar em contato com os conteúdos mais aversivos.

Primeira parte

O terapeuta explica que o objetivo do exercício é abrir mão da força que alguns pensamentos podem ter, principalmente os pensamentos de julgamento e de avaliação que possuímos sobre nós mesmos.

No caso de atividade em grupo, cada um escreve, em uma etiqueta, algo que mudaria em si se pudesse, uma parte de si que é difícil de aceitar ou falar para outras pessoas, algo realmente íntimo e que a pessoa lute contra. A etiqueta é colada no peito, e todos fazem um período de silêncio. O terapeuta (que também está com sua etiqueta) orienta cada um a observar como é simplesmente estar presente com essa etiqueta. Depois, convida os participantes a lerem em silêncio as etiquetas, mas não falar, comentar, explicar ou contar uma história sobre o que está escrito.

Segunda parte

O terapeuta apresenta o objetivo da segunda parte do exercício: permanecer intencionalmente em uma situação desconfortável e notar quais pensamentos, sentimentos e sensações aparecem. O intuito é observar o que ocorre internamente e deixar esses eventos irem e virem livremente (aceitação).

Os participantes fazem duplas, ou o terapeuta faz a dupla do paciente na terapia individual. Cada dupla senta com os joelhos se encostando, o que já pode começar a causar desconforto. O terapeuta explicita essa intenção. A instrução é: "Enquanto vocês olham para os olhos uns dos outros, somente note sua mente e o que ela está fazendo. (Pausa.) Abra mão do que sua mente está fazendo e veja se você pode simplesmente estar presente com esse outro ser humano a sua frente por alguns minutos".

Depois de um tempo, o terapeuta solicita que os pacientes leiam a etiqueta da pessoa à sua frente e notem os pensamentos que surgem. O terapeuta diz: "Perceba também que a outra pessoa está lendo o que você escreveu e o efeito disso em você. Ao olhar para a pessoa à sua frente, observe que há uma pessoa olhando para você. Alguém que também tem suas lutas com seus julgamentos. Olhe para essa pessoa, ela precisa fazer algo para ser completa ou válida para você? Observe o que surge entre você e a pessoa à sua frente. Veja se pode, por alguns segundos, abrir mão dessas barreiras e simplesmente estar presente com a pessoa à sua frente, deixar apenas ela ver você, testemunhar você".

O exercício segue com os indivíduos em silêncio por alguns minutos e termina abrindo para *feedback*. Os pontos importantes normalmente observados são as urgências de falar, a luta com as experiências internas e o que especificamente apareceu para cada um, como a outra pessoa desaparece quando a luta ocorre, como a etiqueta do outro não pareceu importante e a experiência de estar presente com o outro.[12]

Os exercícios de desfusão e aceitação geralmente trazem à tona conteúdos emocionais intensos. O terapeuta precisa estar preparado para ficar presente com os pacientes emocionados sem se esquivar e pular para explicações ou análises. O papel do terapeuta é apresentar a situação metafórica dos exercícios de caminhar em direção ao valor com as experiências internas que surgirem. Como essas experiências são geralmente difíceis, o paciente pode tentar se esquivar do exercício, dizer que não consegue, ser agressivo, ficar quieto, chorar, contar histórias ou realizar outra esquiva experiencial. Caso isso ocorra, é uma excelente oportunidade para perguntar se essa atitude funcionou para o paciente, se o aproximou ou distanciou de seus valores. E, dependendo do exercício, convidar o paciente a colocar mais um passageiro no ônibus, ou abrir mão de mais uma coisa que a mente costuma fazer.

O objetivo central dos exercícios de desfusão e aceitação é observar e vivenciar os eventos privados (em oposição a se esquivar). Uma vez que essa experiência é treinada, não há necessidade de interpretar ou ressignificar o conteúdo dos pensamentos ou sentimentos, pois a relação da pessoa com eles mudou. Eles podem ser difíceis, mas não serão impeditivos de agir em direção ao que é importante na vida do paciente.

INTERVENÇÕES COMPLEMENTARES: *MINDFULNESS* E *SELF* COMO CONTEXTO

As práticas de *mindfulness* e da percepção de si distinta dos eventos privados (como contexto em que eles ocorrem) potencializam tanto as intervenções de manejo do sofrimento (desesperança criativa, controle é o problema, desfusão e aceitação) como as estratégias de clarificação dos valores e do compromisso com as ações rumo a eles.

Mindfulness é uma prática de observação sem julgamento. Nos exercícios de desesperança criativa, treina-se a observação das esquivas experienciais e suas consequências. Nos exercícios de desfusão e aceitação, treina-se a observação do mundo que ocorre dentro do indivíduo. Pode-se treinar também a percepção do momento presente por meio dos sentidos ou aumentar a percepção das experiências passadas e acessar o que foi importante para a pessoa (valores).

Com os exercícios de observação, outra habilidade treinada é a percepção de si como o contexto em que ocorrem as experiências privadas. Essa percepção de si como contexto é a ocasião para a pessoa perceber pensamentos difíceis sem se fundir a eles e ter sentimentos e emoções aversivos sem se esquivar, possibilitando a ação em direção ao valor. A metáfora do "tabuleiro de xadrez" é utilizada para introduzir o conceito de *self* como contexto.[1]

A metáfora do tabuleiro de xadrez

> TERAPEUTA: Imagine um tabuleiro de xadrez que vá infinitamente em todas as direções. É coberto com as peças pretas e as peças brancas. Elas trabalham juntas em times, como no xadrez – as peças brancas lutam contra as peças pretas. Você pode pensar que seus pensamentos, sentimentos e crenças são como essas peças; eles se agrupam em times também. Por exemplo, os sentimentos "maus" (como ansiedade, depressão, ressentimento) se agrupam com pensamentos "maus" e memórias "más". A mesma coisa ocorre com os "bons". Então, o jogo funciona com a seleção do lado que queremos que ganhe. Colocamos as peças "boas" (como os pensamentos de autoconfiança, de estar no controle, etc.) em um lado, e as peças "más", do outro. Então, montamos no cavalo preto e vamos para a batalha, lutando para ganhar a guerra contra a ansiedade, a depressão, os pensamentos sobre usar drogas, o que quer que seja. É um jogo de guerra. Mas há um problema lógico aqui, e é nessa postura que uma parte enorme de você mesmo é seu inimigo. Ou seja, se você precisa estar nessa guerra, há algo errado com você. E, porque parece que você está no mesmo nível que essas peças, elas podem ser tão grandes ou maiores que você – mesmo que essas peças estejam em você. Assim, de algum modo, mesmo ilógico, quanto mais você luta, maiores elas ficam. Se for verdade que "se você não estiver disposto a ter, você tem", quanto mais você luta com essas peças, mais centrais elas se tornam em sua vida, mais habituais, mais dominadoras e mais conectadas com todas as áreas de sua vida. A ideia lógica é que você as tirará do tabuleiro o suficiente para que eventualmente as domine – a não ser que sua experiência diga que é exatamente o oposto o que acontece. Aparentemente, as peças brancas não podem ser retiradas de modo deliberado do tabuleiro. Então a batalha continua. Você se sente sem esperança, tem a sensação de que não pode ganhar e, mesmo assim, não pode parar de lutar. Se você estiver montado no cavalo preto, lutar será a única escolha que você tem, porque as peças brancas parecem ter sua vida ameaçada. Contudo, viver em uma zona de guerra não é uma maneira viver.

Enquanto o paciente se conecta com essa metáfora, ela pode ser dirigida/traduzida para a questão do *self*.

PACIENTE: Sou o tabuleiro?
TERAPEUTA: É útil olhar dessa maneira. Sem um tabuleiro, essas peças não têm lugar para ficar. O tabuleiro as sustenta. Por exemplo, o que aconteceria a seus pensamentos se você não estivesse lá para perceber que você os pensou? As peças precisam de você. Elas não existem sem você – mas você as contém, elas não contêm você. Observe que, se você for as peças, o jogo será muito importante. Você tem que ganhar, sua vida depende disso. Mas, se você for o tabuleiro, não importará se a guerra pare ou não. O jogo pode continuar, mas não faz diferença para o tabuleiro. Como o tabuleiro, você pode ver todas as peças, você pode sustentá-las, você está intimamente em contato com elas. Você pode ver a guerra começando de sua consciência, mas isso não importa. Não requer nenhum esforço.[10]

No fim da metáfora, é introduzido o conceito de *self* como contexto, como a possibilidade de parar de lutar contra as experiências internas. A mudança de perspectiva de protagonista dos pensamentos e sentimentos para o contexto em que eles ocorrem é a chave que altera a percepção. A seguir, é apresentado um exercício de *mindfulness* que treina essa nova perspectiva.

O observador

TERAPEUTA: Agora, faremos um exercício que é uma maneira de começar a tentar experimentar esse lugar onde você não é sua programação. Não há como alguém falhar neste exercício. Somente iremos olhar para qualquer coisa que você esteja sentindo ou pensando, então o que aparecer estará certo. Feche os olhos, permaneça sentado na cadeira e siga minha voz. Se você se encontrar vagueando, apenas volte-se gentilmente para o som da minha voz. Por um momento, agora, volte a sua atenção para você nesta sala. Imagine a sala. Imagine você nesta sala exatamente onde você está. Agora comece a ir para dentro de sua pele e a entrar em contato com seu corpo. Note como você está sentando na cadeira. Veja se você pode observar exatamente a forma que tomam as partes de sua pele que tocam a cadeira. Observe as sensações corporais presentes. Enquanto você vê cada uma delas, somente tome conhecimento da sensação e permita que sua consciência continue. (Pausa.) Observe agora qualquer emoção que você tiver e, se você tiver alguma, apenas a reconheça. (Pausa.) Agora entre em contato com seus pensamentos e apenas assista-os silenciosamente por alguns momentos. (Pausa.) Agora quero que você perceba que, enquanto você observou essas coisas, uma parte de você as observou. Você observou aquelas sensações, aquelas emoções e aqueles pensamentos. E essa parte de você nós chamaremos de "você observador". Há uma pessoa lá dentro, atrás desses olhos, que está ciente do que estou dizendo agora. E é a mesma pessoa que você tem sido a sua vida inteira. Em um sentido profundo, esse observador é você que você chama de você.

Quero que você se lembre de algo que aconteceu no último verão. Levante seu dedo quando você tiver uma imagem em mente. Agora, apenas olhe ao redor.

Lembre-se de todas as coisas que estavam acontecendo lá. Lembre-se da vista, dos sons, de seus sentimentos e, enquanto faz isso, veja se pode observar que você estava lá, observando o que você está observando. Veja se pode perceber a pessoa atrás de seus olhos que viu, e ouviu, e sentiu. Você estava lá e você está aqui agora. Não estou pedindo que você acredite nisso. Não estou provando um ponto lógico. Apenas estou pedindo que você note a experiência de estar ciente e verifique se não é desse modo que em algum sentido profundo você que está aqui agora, estava lá. A pessoa ciente de que você está ciente está aqui agora e estava lá também. Veja se você consegue perceber a continuidade essencial – em algum sentido profundo, no nível da experiência, não da crença, você tem sido você sua vida inteira.

Quero que você se lembre de algo que aconteceu quando você era adolescente. Levante seu dedo quando tiver uma imagem na mente. Agora, apenas olhe a seu redor. Lembre-se de todas as coisas que estavam acontecendo. Lembre-se da vista, dos sons, de seus sentimentos, demore o tempo que for. E, quando estiver claro o que tinha lá, veja se você pode, apenas por um segundo, perceber que lá havia uma pessoa por trás de seus olhos que via, e ouvia, e sentia tudo isso. Você estava lá também, e veja se não é verdade – como uma experiência, não uma crença – que há certa continuidade essencial entre a pessoa ciente de que você está ciente agora e a pessoa que estava ciente de que você estava ciente como um adolescente nessa situação específica. Você tem sido você sua vida inteira.

Por fim, recorde algo que aconteceu quando você era uma criança razoavelmente nova, por exemplo, em torno de 6 ou 7 anos de idade. Levante seu dedo quando você tiver uma imagem na mente. Agora, apenas olhe ao redor outra vez. Veja o que estava acontecendo. Olhe a vista, ouça os sons, sinta seus sentimentos e, então, perceba o fato de que você estava lá, vendo, ouvindo, sentindo. Observe que você estava lá de atrás de seus olhos. Você estava lá e você está aqui agora. Repare e veja se, em algum sentido profundo, você que está aqui agora estava lá. A pessoa ciente de que você está ciente está aqui agora e estava lá também. Você tem sido você sua vida inteira. Em toda parte que esteve, você esteve lá observado. Isso é o que quero dizer por "você observador". E, dessa perspectiva ou desse ponto da vista, quero que você olhe para algumas áreas de sua vida. Vamos começar com seu corpo. Observe como seu corpo muda constantemente. Às vezes está doente, e às vezes está bem. Pode estar descansado ou cansado. Pode estar forte ou fraco. Você uma vez foi um bebê pequenino, mas seu corpo cresceu. Você pode até mesmo ter tido partes de seu corpo removidas, como em uma operação. Suas células morreram, e nem todas as células de seu corpo estavam lá quando você era adolescente, ou mesmo no último verão. As sensações corporais vêm e vão. Até enquanto estamos falando, elas mudam. Então se tudo isso está mudando, e, no entanto, você que você chama por você tem estado aí sua vida inteira, isso deve significar que, embora você tenha um corpo, tratando-se de uma experiência, e não de uma crença, você não possui a experiência de ser somente seu corpo. Então apenas observe seu corpo agora por alguns momentos. Enquanto faz isso, observe, de vez em quando, que você é aquele que observa. (O terapeuta dá ao paciente tempo para realizar essa ação.)

Agora vamos para outra área: seus papéis. Observe quantos papéis você tem ou teve. Às vezes, você está no papel de... (O terapeuta preenche com papéis que o paciente tenha, p. ex., mãe, um amigo, uma filha, uma esposa, um trabalhador respeitado um líder ou um seguidor.) No mundo de formatos, você está em algum papel toda hora. Se você tentar não estar, estará no papel de não estar em um papel. Mesmo agora, parte de você está em um papel: o papel de paciente. Contudo, nesse meio tempo, observe que você está também presente. A parte de você que você chama de você está prestando atenção e ciente de que você está ciente. E, em algum sentido profundo, essa parte de você não muda. Então, seus papéis estão mudando constantemente. No entanto, você que você chama por você tem estado presente em sua vida inteira. Embora tenha papéis, você não experiencia ser seus papéis. Não acredite nisso. Isso não é uma questão de crença. Somente veja e observe a distinção entre o que você está olhando e você que está olhando.

Agora vamos para outra área: emoções. Observe como suas emoções estão mudando constantemente. Às vezes você sente amor, às vezes ódio, às vezes calma e, então, tensão, alegria, aborrecimento, felicidade, tristeza. Mesmo agora você pode estar experimentando emoções: interesse, tédio, relaxamento. Pense nas coisas de que você já gostou e de que não gosta mais, nos medos que uma vez você teve e que agora estão resolvidos. A única coisa de que você pode ter certeza em relação às emoções é que elas mudam. Embora uma onda de emoção venha, ela passará com o tempo. Mesmo que essas emoções venham e vão, observe que, em algum sentido profundo, aquele "você" não muda. Ocorre que, embora você tenha emoções, você não experiencia você mesmo sendo somente suas emoções. Permita-se perceber isso como um evento da experiência, não como uma crença. De uma maneira muito importante e profunda, você experiencia você mesmo como uma constante. Você é você ao longo disso tudo. Então apenas observe suas emoções por um momento e, enquanto você o faz, observe também que você as está observando. (O terapeuta fornece ao paciente um período breve de silêncio.)

Agora vamos para a área mais difícil: seus pensamentos. Os pensamentos são difíceis porque tendem a nos enganchar e nos puxar para fora de nosso papel como observador. Se isso acontecer, apenas se volte para o som da minha voz. Observe como seus pensamentos estão mudando constantemente. Você costumava ser ignorante – então, você foi à escola e aprendeu pensamentos novos. Você ganhou novas ideias e novos conhecimentos. Às vezes você pensa sobre as coisas de uma maneira, às vezes de outra. Às vezes seus pensamentos podem fazer um pouco de sentido. Às vezes eles parecem vir automaticamente, do nada. Eles estão mudando constantemente. Olhe para seus pensamentos desde que você veio para cá hoje e observe quantos pensamentos diferentes você teve. Mesmo assim, em um sentido profundo, você que sabe que você pensa não está mudando. Isso deve significar que, embora você tenha pensamentos, não experiencia você mesmo como sendo apenas seus pensamentos.

Não acredite nisso. Apenas observe, mesmo enquanto você repara isso, que seu curso de pensamentos continua. E você, mesmo assim, pode se apegar neles. No entanto, no instante em que você perceber isso, também percebe que uma parte de você está atrás deles, prestando atenção neles todos. Então, agora, preste atenção em seus pensamentos por alguns momentos e, enquanto faz isso, observe também que você os está observando. (O terapeuta fornece ao paciente um período breve de silêncio.)

Assim, como uma experiência, e não uma crença, você não é somente seu corpo, seus papéis, suas emoções e seus pensamentos. Essas coisas são o conteúdo de sua vida, visto que você é a arena, o contexto, o espaço que elas preenchem. Enquanto você vê isso, observe que as coisas contra as quais vem lutando e tentando mudar não são você de qualquer maneira. Não importa como essa guerra esteja, você estará lá, imutável. Veja se você pode tomar vantagem dessa conexão para abrir mão apenas um pouco, seguro no conhecimento de que você tem sido você durante tudo isso e de que não precisa investir em todo esse conteúdo psicológico como uma medida de sua vida. Apenas observe as experiências em todos os domínios em que aparecem e, enquanto faz isso, observe que você ainda está aqui, ciente de que está ciente. (O terapeuta fornece ao paciente um período breve de silêncio.) Agora, imagine outra vez você nesta sala. E imagine agora a sala. Imagine... (O terapeuta descreve a sala.) E, quando você estiver pronto para voltar para a sala, abra seus olhos.[10]

INTERVENÇÕES A SERVIÇO DOS VALORES

O tratamento só faz sentido quando serve para algo com o qual o paciente realmente se importa. Achar aquilo que faz sentido na vida da pessoa é o que a faz enfrentar as barreiras e dificuldades sem o uso da substância. Chamamos esse sentido da vida de "valor".

Tecnicamente, o valor é uma característica das ações do indivíduo.[1,5,6] Por exemplo, "ser um pai atencioso para meu filho" pode ser algo muito importante e se traduzir em muitas ações, como visitar o filho, conversar, acompanhá-lo em atividades, cuidar quando ele fica doente, etc.

Às vezes, o paciente passa por tanto sofrimento que diz não ter valores. Isso significa que sua história foi muito aversiva e ele está se esquivando. Nesse caso, exercícios de desfusão e aceitação são necessários para que a pessoa tenha condições de entrar em contato com os valores.[1,6] Em casos mais raros, em que o TUS tenha comorbidade com depressão, o paciente pode realmente apresentar história de poucos reforçadores positivos e pouca discriminação do que gosta e deseja. O terapeuta precisa, então, construir essa história aos poucos com pequenas situações em que o paciente escolhe o que prefere e entra em contato com situações novas, como atividades e ciclos sociais.[1,6] Mesmo em casos não extremos, como os de depressão grave, pacientes com história de TUS costumam vir de ambientes com pouco treino de habilidades em geral.[6] Hayes e colaboradores propuseram um protocolo individual de ACT acompanhado por um grupo de treino de habilidades em diversas áreas: manejo do tempo, trabalho, administração das finanças, relacionamentos, família de origem e nuclear, parentalidade, estudos, saúde, qualidade de vida, espiritualidade, lazer, resolução de problemas, envolvimento com a comunidade, viver segundo os valores e recusa de drogas.[7] Essa combinação de terapia individual e em grupo é muito importante para o tratamento do TUS por conta dos problemas de déficits comportamentais que levaram ao uso da substância em primeiro lugar.[1,6]

Outro cuidado quando o paciente fala de valores é assegurar-se de que o que ele quer é realmente sua vontade, e não está dizendo coisas para agradar o terapeuta, familiares ou alguém de seu ambiente social. O paciente pode dizer que é importante para ele ser um bom profissional. Isso é um valor legítimo caso o paciente efetivamente goste de trabalhar e seu trabalho faça sentido. É interessante perguntar a ele se ser um bom profissional ainda seria importante caso ele vivesse em uma ilha deserta. Caso a resposta seja: "Não", talvez "ser um bom profissional" seja uma esquiva de se sentir incapaz ou inseguro ou para agradar alguém.[6]

O paciente também pode confundir o valor com objetivos. Os objetivos são concretos e alcançáveis, já os valores são direções que não se esgotam.[1,6] Não chegará um dia em que alguém consiga finalizar a tarefa de "ser um pai atencioso". Ser atencioso sempre poderá ser praticado. Já um objetivo como levar o filho a um jogo de futebol é uma situação concreta que pode ser alcançada.

Uma forma de acessar os valores e as ações compromissadas a eles é a folha de perguntas da vida (Quadro 10.3).[7]

QUADRO 10.3 Folha de perguntas da vida

Contrato de trabalho: Estou disposto a ter meus pensamentos, sentimentos, memórias e sensações plenamente e sem defesas – assim como eles são, e não como dizem ser – e a fazer o que for preciso na direção do que realmente valorizo nessa área da minha vida?

Área 1: Relacionamento

Nesta área, o que mais quero ser é:

As barreiras dentro de mim em mover-se nessa direção são:

O que venho fazendo com essas barreiras é (o que não está funcionando em relação a ir na direção do valor):

Isso me custou:

O que farei a partir daqui:

Repetir essas perguntas para as outras áreas: relacionamento familiar, relacionamento com amigos, trabalho/atividade, educação/formação, lazer, espiritualidade, comunidade, cuidado com a saúde e tratamento.

O foco do terapeuta é:

- Ajudar a esclarecer o valor (por meio de perguntas como: "O é importante para você como pai, amigo?").
- Identificar as barreiras internas que impediram o paciente de agir de acordo com o valor até o momento.
- Estabelecer os objetivos e as ações que o paciente pode se comprometer a fazer.

Fonte: Hayes e colaboradores.[7]

Role-play do funeral

O *role-play* do funeral costuma ser útil para o paciente efetivamente entrar em contato com o que vale a pena em sua vida.[12] Esse exercício pode ser feito em grupo ou na terapia individual, com as pessoas representadas por almofadas, em que o paciente transita entre os lugares interpretando cada pessoa.

O terapeuta coloca duas cadeiras no meio da sala, que representam o corpo do paciente em seu velório. As pessoas (ou almofadas) ficam em volta das cadeiras. O paciente é levado a imaginar que faleceu e que está em seu velório. O terapeuta pergunta quem são as pessoas presentes no velório, e o paciente vai nomeando cada uma (p. ex., esse seria meu pai, essa minha irmã, esse meu amigo Tomas, e assim por diante).

O terapeuta conduz o paciente a interpretar cada pessoa e dizer o que elas falariam a respeito dos pontos em que ele falhou com elas. O terapeuta propõe que o paciente fale aquilo que tem mais medo de que cada pessoa poderia dizer sobre ele.

Em seguida, o terapeuta pergunta sobre a importância da relação com cada pessoa do velório, uma por vez, e como o paciente deseja agir na relação com essa pessoa, quais mudanças que ele está disposto a fazer a partir deste momento.

O terapeuta ajuda o paciente a identificar ações específicas e a se comprometer com elas rumo a seus valores em cada relação.

Novamente, o paciente interpreta cada pessoa do velório. No lugar de cada uma dessas pessoas, desta vez ele se despede falando o que ele magoou e também o que ele fez para reparar a relação com as ações que ele se comprometeu a fazer de hoje em diante.

Esse exercício costuma ser bastante intenso e evidencia como a relação com as pessoas que o paciente ama é mais importante que sua dor.[12] Quando o terapeuta identifica emoções no paciente, como mudança de tom de voz e na postura corporal, agitação, desvio no olhar, entre outras, ele observa como o paciente reagirá a essa emoção. Como o padrão antigo era a esquiva experiencial, é de se esperar que o paciente se esquive mudando de assunto, contando uma história sobre o ocorrido, se justificando, travando, etc. Diante da esquiva, o terapeuta descreve o que vê para o paciente e pergunta se fazer isso tem funcionado para ele (as perguntas de desesperança criativa). Gentilmente, convida o paciente a voltar e se abrir para a emoção e os pensamentos que surgirem. Um breve exercício de *mindfulness* pode ajudar a promover a aceitação: o terapeuta solicita que o paciente feche os olhos, perceba o que surge dentro de si e note os pensamentos, quais são eles e o fluxo do que vai surgindo. O paciente nota os sentimentos e sensações, onde surgem no corpo, seu tamanho, o espaço que ocupam, sua cor, movimento, a vontade de fazer algo como se espreguiçar ou se mexer para se livrar da sensação. O terapeuta pergunta ao paciente se, por alguns segundos, ele pode abrir mão dessas vontades e tensões e estar presente com o que surgir dentro de si, em prol de (descrever o valor do paciente; p. ex., "reparar a relação com o pai").

Esse tipo de intervenção pode ocorrer nos momentos em que o terapeuta identifica emoções e esquivas experienciais do paciente.

Outra forma de trabalhar os valores e as ações com compromisso é a metáfora do herói.[13] Muitas vezes, as mudanças de vida ao se interromper o uso da droga são tão grandes que a pessoa perde o senso de identidade. Quando a história de aprendizado é empobrecida, mesmo antes de começar a usar a substância, a pessoa podia ter dificuldade em identificar sua identidade (o que gosta e o que não gosta, autopercepção de seus comportamentos, observação de como se sente e o que quer). A seguir, é apresentado o exercício do herói (Tab. 10.1) para abordar os valores e as ações com o viés da identidade.

Exercício do herói

Esse exercício pode ser feito individualmente ou em grupo.

Primeira parte

O terapeuta investiga com o paciente o que seria um herói, suas características e exemplos fictícios e reais. O terapeuta evidencia que o herói é a pessoa que tem muitas facetas e move-se por uma causa, um propósito (valor).

O terapeuta pergunta qual é a causa da vida da pessoa, seus desejos e o que é importante para ela. Identifica também quais são as ações que a causa compreende. Depois, pergunta sobre o custo de seguir essa causa (barreiras), mas também o custo de não seguir por meio do preenchimento do quadro, apresentado a seguir, pelo paciente.

Após o preenchimento do quadro, o terapeuta questiona o paciente a respeito do custo que ele escolhe bancar. Caso o paciente ainda prefira sacrificar o valor, significa que é necessário realizar exercícios experienciais de desfusão e aceitação com o conteúdo que o paciente escreveu na primeira coluna.

Segunda parte

O terapeuta entrega uma cartolina para o paciente e o orienta a escrever ou colocar imagens (o terapeuta pode levar revistas para recortar as imagens) sobre as características que quer incorporar, seus valores ou causas e os hábitos e ações que se compromete a fazer partir deste momento. Ao escrever sobre a causa, o paciente pode fazê-lo livremente, por meio de texto, verso, música, analogia, entre outros meios. Após a elaboração do cartaz, o paciente apresenta seus valores e compromissos para os outros integrantes do grupo ou para o terapeuta.[13]

TABELA 10.1 **Exercício do herói (primeira parte)**

CUSTO	VIVENDO SEUS VALORES	NÃO VIVENDO SEUS VALORES
	Ser um pai atencioso para meu filho.	Manter-se distante do filho.
	Sentir-me incapaz.	Perder a vida do filho.
	Sentir culpa.	Não ver mais o filho.
	Ter de enfrentá-lo me olhando depois de tudo que fiz.	
	Ter os pensamentos "não mereço isso", "ele nunca irá me amar" e "sou um drogado inútil".	

Sobre as ações elegidas para concretizar os valores, alguns cuidados são necessários:

- As ações devem ser compatíveis com a habilidade e a possibilidade do paciente.[1] Às vezes, é necessário introduzir treino de habilidades específicas, como de assertividade, interpessoal, para conseguir trabalho, resolução de problemas, entre outros.
- As ações devem ser factíveis no presente, isto é, o paciente tem de poder executá-las entre uma sessão e outra.[1] Caso os objetivos sejam a longo prazo, são escolhidas ações menores que já possam ser colocadas em prática. Por exemplo, trabalhar, i.e., um valor de poder contribuir, de ser ativo na sociedade. Como arranjar um trabalho pode levar tempo, o paciente pode se comprometer a fazer um levantamento das vagas, fazer um currículo e contribuir de outras formas, como ajudar alguém em casa.

Na presença de TUS, alguns compromissos precisam ser feitos para que outros sejam possíveis. Ficar sóbrio, por exemplo, é um compromisso não em si mesmo, mas em prol de agir em direção a outros valores que são importantes para o paciente.[6]

O próprio comprometer-se costuma implicar uma dificuldade para usuários de substâncias, devido à história de se comprometer a parar e não conseguir.[6] Essa história gera medo de falhar e descrença de que se comprometer é algo que funciona. Para a ACT, comprometer-se é um processo de escolher constantemente agir na direção do valor.[6] Não quer dizer que a pessoa não irá falhar, mas que, na oportunidade seguinte, continuará a optar pelas escolhas rumo aos valores. Essa concepção de compromisso foca o processo, e não o resultado.[6] Comprometer-se em não usar substância não significa o resultado de nunca mais ingerir nada, mas sim que a pessoa se propõe constantemente a escolher não usar. Caso falhe, voltará a escolher ficar sóbria. Uma metáfora utilizada para elucidar essa concepção de processo e falha ao se comprometer é a de ensinar o filho a andar.[6] A pessoa pode se comprometer a ensinar o filho a andar, mas isso não significa que ele não irá cair. Significa que a pessoa irá ajudar o filho a levantar e continuar a ensiná-lo a andar quantas vezes forem necessárias.

Assim, a terapia continua ajudando o paciente a se comprometer com ações escolhidas por ele, sempre as alinhando com a direção de seus valores e trabalhando as barreiras que surgirem com aceitação e desfusão. Quando o paciente adquire fluidez nesse processo, a terapia se encerra, pois ele pode continuar por si próprio a buscar a realização daquilo que é importante em sua vida.

▶ CONSIDERAÇÕES FINAIS

A proposta da ACT não difere conforme os problemas específicos, como o TUS, porém alguns detalhes são importantes por conta das características dessa população:

- A identificação dos valores é um elemento fundamental da terapia para o tratamento do TUS. Como o uso da substância é uma esquiva experiencial que altera a nível físico as vivências internas, abdicar desse recurso tem de valer muito a pena. A própria interrupção do uso da substância gerará desconforto que antes era suprimido pelo uso, além de todas as dificuldades emocionais, lembranças e pensamentos difíceis. Para que a pessoa banque vivenciar todos esses eventos, o propósito de viver em prol do valor tem de ser claro em todos os processos terapêuticos.

- É normal e esperado que o paciente emita as esquivas experienciais durante a sessão, e essa é uma oportunidade para trabalhar na hora a funcionalidade dessa estratégia em relação ao valor. Porém, no caso do TUS, isso significa que o paciente pode comparecer à terapia intoxicado. Essa é uma forma de esquiva experiencial do que ele sente, pensa e lembra na terapia. Por vezes, nos pacientes mais graves, só há essa possibilidade de trabalhar. Nesse caso, o terapeuta pergunta se essa esquiva funciona, se o aproxima das coisas importantes de sua vida. Revê o histórico de aparecer intoxicado nos tratamentos e em outros eventos e qual foi o efeito disso, o que custou ao paciente.[6] Quando o paciente já consegue comparecer à terapia sóbrio e aparece intoxicado, é aconselhável mandá-lo para casa, voltando ao propósito da terapia de ir em direção a seus valores, o que não envolve condizer com o uso da substância. Na sessão seguinte, o terapeuta investiga quais são os pensamentos, os sentimentos e as memórias que aparecem na terapia que estão sendo difíceis para o paciente.[6]
- Outra situação específica do TUS é o uso de antagonistas ou medicamentos. É importante que o paciente utilize o medicamento como uma ação que possibilite ir em direção a um valor.[6] O uso do medicamento puramente para diminuir sensações desagradáveis contraria o intuito do tratamento. No entanto, se o paciente usa um antagonista para ser capaz de desempenhar uma função e voltar ao trabalho, aspecto importante para ele, por exemplo, essa é uma ação rumo ao valor.
- Frequentar grupos como os Alcoólicos Anônimos (AA) não interfere no tratamento, e é aconselhável que o paciente frequente terapia individual e em grupo.[6,7] A ACT é compatível com outros tratamentos caso acrescente a concepção de ação rumo ao valor e a abertura para vivenciar os eventos privados que surgirem no processo.[6]

O TUS é uma condição muito delicada e difícil de tratar. Além das dificuldades e dos problemas relacionados ao uso crônico de uma substância, o transtorno interfere nos relacionamentos e nas atividades da pessoa. A despeito da substância e de seu impacto, ainda há a condição aversiva que gerou a necessidade do uso dela em primeiro lugar. O terapeuta não deve perder de vista que o indivíduo à sua frente faz o que faz porque essa foi a possibilidade que sua história gerou. Alguém que precisa de uma substância para remover a nível físico pensamentos, sentimentos, sensações e memórias é um caso de grande sofrimento. Geralmente, a própria pessoa não percebe o que está fazendo, porque, antes da substância, existiam outras esquivas experienciais, e pode ser que a pessoa não entra há muitos anos em contato com aquilo de que ela foge.

O terapeuta deve ser muito delicado e sensível com o paciente. Deve perceber as reações físicas do paciente aos exercícios, em especial aos que envolvem desfusão e aceitação (que ocorrem, em certa medida, em todos os exercícios). A exposição que essas vivências promovem é o contato daquilo que está sendo evitado pela substância e outras esquivas. É algo extremamente doloroso para o paciente. No entanto, abrir-se para essa dor é a chave da mudança. Evitar a dor é o que o trouxe até a terapia, com todas as limitações e com grande distância entre onde ele está e aquilo que é importante para ele: sua família, seus filhos, seus amigos, o que gosta de fazer, suas contribuições e a pessoa que ele quer ser. Vivenciar sua dor quebra as barreiras entre ele e a vida rumo a seus valores.

O trabalho proposto pela ACT demanda que o terapeuta, como pessoa e profissional, tenha passado pelos processos a que submete seu paciente. Não existe algo como um "aplicador" de ACT. O terapeuta precisa viver dessa forma, ter como valor abrir-se para o próprio sofrimento em prol de seus valores. Nesse sentido, o terapeuta não difere do paciente, pois enfrentará as mesmas dificuldades, terá também suas barreiras, suas esquivas, seu sofrimento. Isso é de extrema utilidade para as habilidades clínicas do terapeuta, pois o torna sensível para observar as reações físicas indicadoras de sofrimento, identificar mais facilmente as esquivas experienciais do paciente e, sobretudo, simplesmente estar presente com o paciente e sua dor. Quando ocorre a aceitação por parte do paciente, esse momento pode ser muito aversivo para o terapeuta. Temos um treino social sobre a ideia de que "o terapeuta não deveria fazer o paciente sofrer, deveria aliviar o sofrimento". Muito embora essa fundamentação seja extremamente contrária à proposta da ACT (e o terapeuta saber disso), no momento em que o paciente estiver lutando contra seus sentimentos e pensamentos e finalmente se abrir para eles, pode haver bastante angústia para quem está perto. É muito comum o terapeuta se esquivar disso fazendo um exercício, alguma interpretação, análise ou explicação. Na dúvida, o terapeuta deve perceber também seus pensamentos, sentimentos, sensações e memórias, observar suas inclinações para fugir dessas experiências e, com o paciente, abrir espaço para que isso possa ocorrer assim como vier, sem julgamento, sem reação – apenas estar presente com esses conteúdos.

A ACT fundamenta-se na concepção de que o sofrimento psicológico (de segunda ordem) vem de uma história que está no passado, ou seja, imutável. O respeito e a aceitação desse sofrimento libertam o indivíduo para não mais fugir dele. Trabalha-se no sentido de fazer as ações do indivíduo não serem reações dessa história aversiva, mas sim ações escolhidas para a construção de uma vida com mais significado e valor.

REFERÊNCIAS

1. Hayes S, Strosahl K, Wilson K. Acceptance and commitment therapy: an experiential approach to behavior change. 2nd ed. New York: Guilford; 2011.
2. Hayes S, Barnes-Holmes D, Roche B. Relational frame theory: a post-Skinnerian account of human language and cognition. New York: Kluwer Academic/Plenum; 2001.
3. Wilson K, Whiteman K, Bordieri M. The pragmatic truth criterion and values in contextual behavioral science. In: Dymond S, Roche B, editors. Advances in relational frame theory: research & application. Oakland: New Harbinger; 2013. p. 27-47.
4. Pepper S. World hypotheses: a study in evidence. Berkeley: University of California Press; 1942.
5. Hayes SC, Smith S. Get out of your mind and get into your life. Oakland (CA): New Harbinger; 2005.
6. Wilson KG; Byrd MR. ACT for abuse and dependence. In: Hayes SC, Strosahl KD, editors. A practical guide to acceptance and commitment therapy. New York: Springer; 2004. p. 153-84.

7. Hayes SC, Wilson KG, Gilfford EV, Bissett R, Piasecki M, Batten SV, Byrd M, Gregg J. A preliminary trial of twelve-step facilitation and acceptance and commitment therapy with polysubstance-abusing methadone-maintained opiate addicts. Behav Ther. 2004;35(4):667-88.
8. Skinner B. Ciência e comportamento humano. São Paulo: Martins Fontes; 2007.
9. Sidman M. Coerção e suas implicações. São Paulo: Livro Pleno; 2003.
10. Saban MT. Introdução à terapia de aceitação e compromisso. Belo Horizonte: Artesã; 2015.
11. Saban MT. Uma leitura behaviorista radical da terapia de aceitação e compromisso. [trabalho de conclusão de curso]. São Paulo: Pontifícia Universidade Católica; 2008.
12. Luoma JB, Kohlenberg BS, Hayes SC, Bunting K, Rye AK. Reducing the self-stigma in substance abuse through acceptance and commitment therapy: model, manual development and pilot outcomes. Addict Res Theory. 2008;16(2):149-65.
13. Liermann K. Heroes and addiction [Internet]. Jenison (MI): Association for Contextual Behavioral Science; 2018 [capturado em: 25 abr. 2018]. Disponível em: https://contextualscience.org/heroes_and_addiction

11

TERAPIA FOCADA NA COMPAIXÃO

- ▸ LINA SUE MATSUMOTO
- ▸ FRANCISCO LOTUFO NETO

PONTOS-CHAVE

- A terapia focada na compaixão (TFC) foi desenvolvida para as pessoas que têm problemas crônicos e complexos de saúde mental.
- O ponto central da TFC é focar a compaixão como uma habilidade, que pode ser aprendida e treinada por meio do treino da mente compassiva (TMC).
- A TFC é indicada para os pacientes que não se beneficiam com as abordagens tradicionais da terapia cognitivo-comportamental (TCC), por apresentarem níveis elevados de autocrítica, vergonha e culpa.

► ORIGENS DA TERAPIA FOCADA NA COMPAIXÃO

A TFC é assim chamada, e não de terapia da compaixão, porque foca o desenvolvimento de competências e sistemas cerebrais que desempenham um papel importante na regulação emocional diante de ameaças. A terapia objetiva o desenvolvimento de competências, bem-estar e comportamento pró-social (i.e., incrementar o comportamento pró-social que foi negligenciado como um objetivo potencial em terapia).

A TFC usa muitas intervenções-padrão baseadas em evidências, especialmente a tomada de perspectiva e a reavaliação, intervenções comportamentais de exposição, escrita de memórias, trabalho com imagens traumáticas, práticas comportamentais e desenvolvimento de novos hábitos. Enquanto muitas terapias se concentram na redução do negativo e nos sistemas com base em ameaças de forma direta, a TFC defende a necessidade de também desenvolver capacidades para tolerar as emoções e experimentar a afiliação. Gerar sentimentos de afiliação e pertencimento para si e para os outros e compreender como os outros se sentem ajuda o indivíduo a funcionar em sua condição ótima.

Os problemas mais persistentes em saúde mental acontecem em pessoas que lutam para construir relações afiliativas e experimentam isolamento, pessoas que têm pouco interesse no bem-estar dos outros e, por isso, são agressivas e prejudiciais e, claro, pessoas que se tratam de forma hostil, agressiva e sem compaixão. A psicologia clínica foi pioneira em explorar como esses potenciais interiores podem ser cultivados nas casas, escolas, empresas e vida política, assim como nas clínicas. A ciência está do nosso lado para apoiar a compaixão como foco principal de nossa atividade terapêutica.[1]

A jornada pessoal do psicólogo inglês Paul Gilbert[2] em acreditar que a terapia deveria ser conduzida de forma compassiva, respeitosa, solidária e gentil com as pessoas levou à criação da TFC de forma bem simples, há cerca de 20 anos. O psicólogo considerou vários aspectos:

1. Interesse em abordagens evolutivas sobre o crescimento, o comportamento e o sofrimento humano. A ideia de que os sistemas cognitivos estão relacionados à evolução e aos mecanismos emocionais é também um aspecto central na abordagem cognitiva de Beck.
2. Psicologia evolucionista centrada na questão do altruísmo e do cuidado, reconhecendo a importância deles no desenvolvimento físico, psicológico e do bem-estar.
3. Pessoas com problemas crônicos de saúde mental frequentemente vêm de contextos com grandes níveis de estresse e/ou com poucos níveis de altruísmo e carinho, o que afeta de forma significativa o desenvolvimento físico e psicológico.
4. Como consequência dessas experiências de vida, pessoas com problemas crônicos e complexos podem ser perturbadas pela vergonha e autocrítica e/ou ódio de si, encontrando enorme dificuldade para estarem abertas à bondade dos outros ou serem generosas consigo mesmas. Também têm dificuldade de responder de forma racional à TCC tradicional. Dizem: "Posso ver a lógica dos pensamentos alternativos, mas ainda sinto X ou Y. Posso entender por que não fui culpada por meu abuso, mas ainda sinto que sou culpada e que há algo ruim em mim".
5. Há uma consciência crescente de que a maneira como os pacientes são capazes de pensar e refletir sobre o conteúdo de suas próprias mentes tem implicações importantes para o processo e o foco da terapia.

6. Um interesse nas filosofias e práticas do budismo, especialmente as práticas da compaixão, que podem tornar o eu compassivo e criar um senso de segurança que contribua para o desenvolvimento da atenção plena e da mentalização. Segundo a psicologia budista, a compaixão pode transformar a mente.

▶ COMPAIXÃO, CONEXÃO SOCIAL E BEM-ESTAR

A compaixão evoluiu ao longo de muitos anos e contribuiu para a formação de laços afetuosos e da conexão social entre os seres humanos e outros mamíferos. Várias intervenções vêm sendo desenvolvidas para promover as habilidades da compaixão e, dessa forma, aumentar a conexão social, que é um importante preditor de saúde, bem-estar e competência social. Esses aspectos positivos da conexão social são de importância crucial para a vida humana. A ausência de conexão social está relacionada a estresse psicológico, comportamentos interpessoais disfuncionais, mortalidade precoce e tendências antissociais, com resultados negativos e prejudiciais à própria pessoa.[3]

Recentemente, há um interesse crescente em posicionar a compaixão como tema central no sistema de saúde britânico, devido às evidências de que seja uma terapêutica poderosa e efetiva para desenvolver objetivo, sentido e esperança para pessoas que sofrem.[4] As pesquisas comprovam que o aumento da autocompaixão está relacionado a menos sintomas psiquiátricos e menos problemas interpessoais e que o treino da autocompaixão tem o potencial de transformar crenças negativas sobre si e a relação com o mundo.[5] A escala de autocompaixão está negativamente relacionada aos afetos negativos e positivamente relacionada aos afetos positivos, como otimismo, felicidade, iniciativa pessoal, abertura a novas experiências e bem-estar.[6]

Uma metanálise recente sobre a associação entre autocompaixão e psicopatologia apontou que as novas terapias de "terceira onda" (terapia analítica funcional, terapia de aceitação e compromisso, terapia comportamental dialética, terapia da ativação do comportamento) dão maior proeminência aos afetos positivos no processo terapêutico do que as TCCs existentes. Além disso, compartilham a ideia de melhorar o estresse psicológico por meio da mudança da relação da pessoa com seus problemas de uma forma não julgadora e/ou com atitude compassiva. O cultivo de uma atitude compassiva consigo mesmo e com as próprias dificuldades pode ser o mecanismo subjacente das intervenções baseadas na atenção plena.[7]

▶ RELAÇÃO TERAPÊUTICA

A relação terapêutica desempenha um papel fundamental na TFC, com especial atenção às habilidades de envolvimento terapêutico, expressão emocional, amplificação, inibição e/ou medo e vergonha. É preciso permitir espaços e silêncios para reflexão ao experimentar as emoções dentro da terapia, em vez de impor uma série de questões socráticas ou definição de metas. É enfatizada e ensinada a importância de usar a voz, o tom calmante da voz, a comunicação não verbal, a atenção plena e o processo reflexivo a serviço da terapia, a fim de criar a segurança necessária para explorar, descobrir, experimentar e desenvolver o ambiente propício onde a TFC acontece. A chave é fornecer contextos emocionais em que o paciente possa experenciar (e internalizar) o terapeuta como "compassivamente presente para ele". Essa tarefa não é fácil, pois a vergonha e/ou culpa envolve mal-entendidos frequentemente, ao se tentar descobrir o que a outra pessoa gostaria que tivesse sido feito, o que costuma gerar sentimentos intensos de solidão.

O tom emocional da terapia é criado pelo ritmo do terapeuta, considerando a importância, para o paciente, de vivenciar um espaço seguro e de união. Os terapeutas na TFC têm o foco na colaboração, na escuta compassiva e no trabalho em equipe. Devem se manter sensíveis a como os pacientes podem realmente achar difícil experimentar "união" ou "ser cuidado", pois utilizaram várias estratégias de segurança e não vivenciaram "sentimentos de união e conexão".[2]

▶ PASSOS PARA O TREINO DA COMPAIXÃO

Após décadas de experiência clínica, Paul Gilbert descobriu que a autocrítica é um processo complexo com diferentes formas e funções. Uma função é focada na autocorreção, em como se equilibrar na "ponta dos pés", para estar sempre alerta aos possíveis erros e se esforçar para alcançar sempre os acertos. Outra função é prejudicar o eu e vingar-se da intensidade da raiva e do desprezo contra o próprio eu, tentando se livrar dos aspectos ruins de si mesmo. Ambas as formas de autocrítica estão associadas a vergonha e humor deprimido. Para as pessoas com grandes níveis de vergonha e culpa, o automonitoramento, o ataque a si e a autocrítica podem ser entendidos como estratégias de segurança para a regulação emocional. Em vez de identificar esses processos como comportamentos ou pensamentos disfuncionais ou mal-adaptativos, eles são vistos como comportamentos de segurança e devem ser compreendidos como o melhor que as pessoas fazem para conseguir superar as situações, emoções e memórias dolorosas.

Pensamentos e sentimentos são reações automáticas poderosas que emergem de nosso interior, resultado do desenvolvimento de sistemas emocionais e condicionamentos do passado. Nesse sentido, "não são nossa culpa".[8]

Antes de realizar o TMC, é preciso analisar a autocrítica, considerando alguns aspectos:

1. **Eventos da infância:** trauma precoce, como abuso ou negligência, assédio, críticas dos colegas ou familiares. Esses eventos têm grande força sensorial, são fundamentados nas memórias autobiográficas e constituem fortes gatilhos de memórias emocionais, os quais o terapeuta deve explorar em detalhes.

2. **Medos básicos de dois tipos:** o medo focado **externamente**, que está relacionado ao que o mundo lá fora pode fazer com a própria pessoa, por exemplo, "os outros têm o poder de me rejeitar e me machucar" ou "os outros podem ser malvados a qualquer momento", e o medo focado **internamente**, que está relacionado aos sentimentos que a pessoa não consegue controlar, como ansiedade, pânico, vergonha, depressão ou raiva.

3. **Estratégias de segurança básica, comportamentos e crenças:** são as formas que a pessoa aprendeu para tentar evitar ou se defender dos ataques externos e das emergências internas de emoções não desejáveis, por meio das quais se sente

esmagada ou envergonhada. As pessoas tentam evitar essas situações e acabam por se machucar, sendo submissas ou não assertivas, silenciando-se, culpando-se, sempre colocando as necessidades dos outros em primeiro lugar, não confiando nos outros e mantendo-os a distância, ou esforçando-se demais para conquistar a admiração dos outros. As pessoas podem usar estratégias de esquiva, fazendo *bullying* e mantendo os outros a distância e evitando intimidade. O controle das experiências internas aversivas pode ser feito via dissociação, uso de substâncias, automutilação. A pessoa também pode acusar-se pelos próprios erros e fraquezas ou tentar se livrar das "coisas ruins dentro de mim".

4. **Consequências não intencionais:** o que começa como esforços compreensíveis de se defender das ameaças externas e/ou internas, muitas vezes acaba gerando consequências não intencionais. Ser excessivamente submisso pode fazer a pessoa não ser levada a sério. Sempre colocar as necessidades dos outros em primeiro lugar pode privar a pessoa de aprender quais são as próprias necessidades e de satisfazê-las. Por exemplo, criticar a si mesmo para tentar reduzir os possíveis erros pode causar autoassédio e exaustão, raramente produzindo paz e contentamento. Manter-se distante dos outros e ser exageradamente autossuficiente e autocorretivo pode levar a sentimentos de isolamento emocional – nunca se sentir de fato parte de um relacionamento – e à sensação de ser sempre um forasteiro.

5. **Autoataque para as consequências não intencionais:** ainda que a autocrítica possa ser parte das estratégias de segurança, ela também pode surgir por causa das consequências não intencionais. Por exemplo, uma mulher submissa diz que se odeia por ter sido sempre tão submissa ao deixar o medo dominá-la e tornar-se ainda mais dependente, ou um homem que abusa do álcool pode perceber o que isso fez com sua vida e se odiar por sua fraqueza, entrar em depressão e beber ainda mais. Em vez de odiar o "eu alcoólico", busca-se desenvolver sentimentos de compaixão por si. A chave da TFC é sempre procurar o medo ou a sensação de ameaça que sustenta tais estratégias de segurança.[9]

▶ OS TRÊS SISTEMAS DE REGULAÇÃO EMOCIONAL

Na TFC, a compaixão é vista como algo que emerge de um sistema particular de motivação social, no qual as pessoas desenvolvem e cultivam suas interações. Essas interações podem ser com outras pessoas, mas também consigo mesmas. A compaixão está enraizada na evolução de um sistema de competências motivacionais, emocionais, comportamentais e cognitivas que nos permite perceber, engajar e trabalhar para tratar a angústia e as necessidades dos outros e de nós mesmos. Permite também buscar cuidado, ajuda, compartilhamento e carinho. O ponto alto dessa terapia é enfatizar as habilidades de compaixão, que facilitam a experiência das emoções de afiliação, por terem um padrão fisiológico facilitador da regulação das emoções temidas e fornecerem a coragem para trabalhar o medo. O foco da TFC é identificar se os três sistemas apresentados a seguir estão desregulados, buscando reequilibrar as três principais funções das emoções.

1. **"Sistema vermelho" – sistema focado na ameaça e na autoproteção:** é o sistema que faz parte da evolução. Existe para alertar e direcionar a atenção para o perigo, visando a detectar rapidamente e responder de modo adequado às ameaças. Reúne diversas emoções focadas em ameaças, como raiva, ansiedade e desgosto, também nomeadas como emoções negativas. Além disso, apresenta uma gama de comportamentos de defesa, como luta, fuga, submissão e congelamento. É o nosso sistema de processamento afetivo mais dominante e que dá origem à forma como reagimos de modo negativo aos eventos. É muito mais fácil dar atenção aos estímulos negativos e/ou aversivos do que aos estímulos positivos e/ou prazerosos, pois precisamos nos lembrar dos eventos aversivos (perigosos) que influenciaram nossa tomada de decisão e, assim, nos proteger do perigo. As emoções geradas pela sensação de ameaça também podem surgir quando uma motivação é bloqueada, por exemplo, quando crianças muito motivadas a se aproximar de sua figura/seu objeto de apego encontram o acesso bloqueado, vivenciam a percepção de ameaça e demonstram angústia ou ansiedade. Nós, humanos, podemos nos sentir ameaçados pelos estímulos externos e também pelos estímulos internos, por eventos privados como a própria raiva, a ansiedade, fantasias intrusivas ou até mesmo ficarmos ansiosos sobre sentir ansiedade. As emoções aversivas e as mudanças de humor podem surgir após a ameaça "real" já ter passado, e, assim, o foco da ameaça recai sobre a perda ou o prejuízo do que aconteceu. As emoções relacionadas às ameaças costumam ser o principal motivo pelo qual a maioria das pessoas busca ajuda. As terapias geralmente exploram as origens e os significados relacionados a essas emoções, com intervenções que envolvem algum tipo de *insight*, reestruturação cognitiva, exposição, dessensibilização e treino de habilidades sociais. A maioria das terapias tende a trabalhar diretamente com o "sistema vermelho", da ameaça, mas, na TFC, o terapeuta trabalha com a compaixão e, geralmente, precisa trabalhar com o "sistema verde", que é o sistema focado na afiliação, com sentimentos positivos que ajudam a regular os sistemas emocionais.
2. **"Sistema azul" – sistema focado na direção, na busca e na aquisição:** esse é o sistema que foi projetado para buscar, conseguir e obter prazer e estar apto para observar o ambiente e os recursos vantajosos ofertados. Por exemplo, se algo muito bom nos acontece, como ganhar na loteria, entraremos em um estado elevado de excitação, mas poderemos ter fantasias intrusivas e sentimentos persecutórios. Mesmo que esse sistema positivo esteja ativado, algumas pessoas podem se sentir temerosas em relação a esses sentimentos positivos, pois ficam sempre receosas de que algo muito ruim possa acontecer, especialmente quando estão felizes. Uma grande valorização das conquistas e aquisições do "sistema azul", da direção, pode aumentar a vulnerabilidade para certos estados depressivos, especialmente se houver impedimento para a realização dos objetivos, ou se a pessoa se sentir derrotada por ser incapaz de alcançar essas metas, criando, assim, fortes sentimentos de exaustão, fadiga e desesperança.
3. **"Sistema verde" – sistema focado na afiliação, no contentamento e na tranquilidade:** permite alcançar os estados de quietude e paz, quando as pessoas já não

estão mais focadas na ameaça ou em consumir, permitindo que o corpo possa descansar. Evolutivamente, esse sistema foi adaptado para algumas funções do comportamento de afiliação/apego, especialmente na capacidade dos pais de acalmar o sofrimento de uma criança. Há um afeto positivo muito específico que está ligado ao acalmar, descansar e sentir contentamento – um estado de quietude em que a pessoa não está sob ameaça e não está buscando/conquistando algo. Ele proporciona um efeito calmante dos outros dois sistemas. Cabe ressaltar que há pessoas que apresentam dificuldades com as emoções positivas, com os sentimentos de contentamento, segurança e compaixão, ficando temerosas de permitir "baixar a guarda". Assim, o foco central da TFC é também trabalhar com pessoas que tenham medo da compaixão e da segurança.[8]

▶ A MUDANÇA NA TERAPIA FOCADA NA COMPAIXÃO

Paul Gilbert explica que os mecanismos de mudança dessa terapia se concentram em quatro aspectos principais:

1. Desengajar-se dos estímulos internos de ameaça (p. ex., os pensamentos ruminativos, de autocrítica ou raiva) e reorientar-se para o treino dos pensamentos e sentimentos de compaixão.
2. Recuar compassivamente das tempestades emocionais internas e intensas e, assim, tornar-se o observado/observador dos próprios pensamentos/sentimentos, conforme eles surgirem, em vez de se fixar a eles. Ter uma base de compaixão pode ajudar muito nesse processo difícil.
3. Ativar o regulador de ameaça natural no cérebro, o sistema calmante – "sistema verde" –, alternando o foco para as imagens compassivas.
4. Conviver com experiências internas aversivas, como memória de traumas ou emoções evitadas, ao desenvolver uma base de compaixão interior.

A partir desses aspectos, a TFC ajuda as pessoas a reconhecer que elas devem fazer algumas mudanças em suas vidas: desistir de certas coisas, aceitar algumas perdas, realinhar seus objetivos e reavaliar o senso de si mesmo, isto é, envolver-se com coisas que, à primeira vista, podem assustar, mas que podem ser enfrentadas e que exigem o desenvolvimento da coragem. Tudo isso é mais provável se pudermos criar vozes amáveis, úteis e apoiadoras dentro de nossas mentes, em vez de continuar com as vozes racionais, lógicas, críticas ou agressivas.[2]

O primeiro estudo controlado e randomizado para pacientes com psicose, comparando a TFC em grupo com terapia habitual em grupo, demonstrou que o aumento na compaixão estava significativamente relacionado com a redução de depressão, crenças negativas sobre a psicose e medo de recaída no grupo da TFC. Esses resultados são evidências iniciais de que o desenvolvimento de afiliação, para si e para os outros, reduz o senso de exclusão, inferioridade, vergonha e afeto deprimido que o paciente sente devido a sua doença. O grupo de TFC parece seguro, aceitável e promissor como uma intervenção que promove a recuperação emocional dos pacientes.[10]

A TFC faz parte de um crescente movimento global que reconhece o potencial da compaixão para promover benefícios em uma variedade de setores, dos negócios à educação, da saúde à ciência, à pesquisa e ao ambiente. No entanto, ainda não há estudos suficientes de qualidade com evidências robustas para demonstrar que a TFC é mais eficaz do que os tratamentos pradronizados atuais. Futuros estudos são necessários para investigar se a TFC pode ser um tratamento que substitui a TCC ou se deve ser considerada uma intervenção coadjuvante.[11]

Um estudo prospectivo comparativo que explorou medidas de resultados pré e pós-terapia de pacientes que passaram por traumas comparou grupo de TCC isolada com grupo de TCC combinada com TMC. Ambos os grupos foram atendidos pelo mesmo terapeuta. Os pacientes que receberam o TMC foram avisados de que iriam aprender técnicas que os ajudariam a desenvolver empatia por si mesmos e aceitação de seu estresse. Os resultados sugerem que o TMC pode ser uma ferramenta adicional à TCC para pacientes que apresentam sintomas relacionados a trauma, pois altos níveis de autocompaixão mostraram-se associados à diminuição da ansiedade, da depressão e dos sintomas do trauma.[12]

▶ NEUROBIOLOGIA DA COMPAIXÃO

Um estudo foi realizado para entender a natureza neural da compaixão em relação ao estado emocional de outras pessoas. Participaram da pesquisa 22 voluntários saudáveis. Cada sujeito foi convidado a assumir uma atitude compassiva e/ou uma atitude passiva ao visualizar faces tristes ou neutras durante a realização de ressonância magnética funcional. O principal efeito de uma atitude compassiva foi observado em regiões do córtex frontal e do mesencéfalo. Os resultados sugerem que assumir uma atitude compassiva em relação às expressões tristes de outras pessoas modula as atividades da mesma rede neural que é conhecida por desempenhar um papel na motivação da abordagem pró--social/social e é acompanhada de sentimento de gratidão. Ter uma atitude compassiva pode melhorar as atividades das regiões cerebrais envolvidas na compreensão cognitiva e experiencial do estado de outra pessoa e, assim, permitir uma melhor compreensão dos outros. A análise também revelou a ativação de redes cerebrais semelhantes àquelas envolvidas na experiência de sentimentos tristes – o sofrimento, o fracasso e a imperfeição, que fazem parte da experiência humana compartilhada. Todas as pessoas no mundo sofrem, e um ato compassivo envolve oferecer uma atitude de compreensão, não julgadora, entendendo que o sofrimento humano é inevitável.[13]

O ato de experimentar sentimentos de bondade amorosa em relação à aflição de outra pessoa é mais bem descrito com o termo "compaixão". O desenvolvimento de emoções sociais, como a compaixão, é crucial para interações sociais bem-sucedidas e para a manutenção da saúde mental e física, especialmente diante do sofrimento decorrente de eventos da vida. Esse estudo avaliou as respostas funcionais neurais e subjetivas diante do sofrimento de outras pessoas em uma tarefa chamada de vídeo socioafetiva. Os participantes reagiram com afeto negativo antes do treinamento. O treinamento da compaixão aumentou as experiências afetivas positivas, mesmo quando os participantes observaram outros em dificuldade. O estudo sugere que o cultivo deliberado de compaixão oferece uma nova estratégia de enfrentamento que promove o afeto positivo, mesmo diante do sofrimento dos outros. O treino da compaixão pode ser um método novo e poderoso para melhorar os sentimentos positivos em resposta às situações adversas. A compaixão beneficia tanto a pessoa que a experimenta (por meio do fortalecimento de afetos positivos) como aquela que a recebe (por meio da promoção da motivação pró-social). A longo prazo, poderá ter implicações importantes para o desenvolvimento de intervenções em populações sadias e clínicas.[14]

A compaixão é a resposta emocional de cuidar e querer ajudar quem sofre. Pode ter evoluído em seres humanos para promover atos altruístas que aumentam a sobrevivência dos parentes e o bem-estar dos descendentes vulneráveis, promove vínculos íntimos entre parceiros e facilita a cooperação entre estranhos geneticamente não relacionados. Apesar dos benefícios sociais do cultivo da compaixão, pouco se sabe sobre se ela e o altruísmo podem ser treinados e sobre os mecanismos neurais que podem estar subjacentes a tais efeitos. No treinamento da compaixão, ela é cultivada em relação a diferentes pessoas, incluindo os entes queridos, pessoas estranhas, pessoas difíceis, bem como em relação ao próprio eu. Nesse estudo, a compaixão foi vista como um motivador-chave do comportamento altruísta. Examinou-se a compaixão sistematicamente treinada ao testar se o treinamento de compaixão a curto prazo aumenta o comportamento altruísta e se as diferenças individuais no altruísmo estão associadas ao treinamento, isto é, se o treino da compaixão induz mudanças nas respostas neurais ao sofrimento.

Em adultos saudáveis, em tarefas de redistribuição de valores, descobriu-se que o treinamento de compaixão aumentou a redistribuição para uma vítima fora do contexto de treino. Também houve aumento do comportamento altruísta após o treinamento de compaixão, que foi associado à ativação de regiões cerebrais envolvidas na cognição social e na regulação emocional. Os indivíduos que treinaram compaixão por duas semanas foram mais altruístas em relação a uma vítima após terem testemunhado uma interação social injusta, em comparação com indivíduos treinados em reavaliação e no grupo controle de validação. Isso sugere que um treinamento puramente mental pode se generalizar para domínios comportamentais, afetando o comportamento social fora do contexto de treinamento. Mais respostas altruístas treinadas foram correlacionadas com mudanças na resposta neural ao sofrimento, o que forneceu evidências de neuroplasticidade funcional no circuito subjacente à compaixão e ao altruísmo. O treinamento de compaixão melhorou emoções positivas e substratos neurais de afiliação. Os resultados baseiam-se na evidência de que o cérebro humano adulto pode demonstrar mudanças funcionais e estruturais após o treinamento mental e apoiam a possibilidade de que a compaixão e o altruísmo sejam vistos como habilidades treináveis, e não como traços estáveis.[15]

▶ COMPAIXÃO E USO DE ÁLCOOL

Pessoas com problemas de uso de substâncias geralmente experimentam sentimentos de vergonha e culpa associados a uma recuperação pior. O perdão a si mesmo tem o potencial de reduzir essas experiências negativas. Uma amostra de 133 pessoas internadas para tratar uso de substâncias respondeu a medidas de autorrelato de vergonha, culpa, perdão a si e outros mediadores. Os resultados mostraram que a culpa teve uma associação positiva com o perdão a si próprio; e a vergonha, uma associação negativa. A aceitação mediou o relacionamento de culpa-perdão e teve um efeito indireto sobre a vergonha-perdão. Essas descobertas enfatizam a importância de se direcionar a aceitação, ao tentar reduzir os efeitos da vergonha e da culpa ao perdoar a si próprio. Pesquisas futuras sobre a utilidade das habilidades de aceitação no tratamento do uso de substâncias podem ser úteis ao encorajar aqueles em recuperação a permanecerem com emoções desagradáveis, em vez de evitá-las, reconhecendo a vergonha e a motivação para perdoar a si próprio.[16]

Há poucas pesquisas que examinam a relação entre autocompaixão, depressão, ansiedade e estresse entre pessoas com transtorno por uso de álcool. No entanto, existem várias explicações causais, na tentativa de considerar a alta incidência de comorbidades entre depressão, ansiedade e uso de álcool. Uma delas é que a ansiedade e a depressão promovem o uso de álcool, sugerindo a hipótese de automedicação, e outra é que a substância é consumida para acalmar o indivíduo e modular os efeitos dos estados psicológicos estressantes. Outra explicação é que as experiências estressantes ao longo da vida seriam preditores da quantidade e da frequência do consumo de álcool e do início do desenvolvimento desse transtorno, indicando que o estresse tem uma participação importante no desenvolvimento do transtorno por uso de álcool. Os participantes desse estudo eram pacientes de um serviço de álcool e drogas. Na linha de base, apresentavam significativamente mais depressão, ansiedade, estresse e consumo de álcool e menos autocompaixão do que a população em geral. Nas escalas de autocompaixão e depressão, os participantes que relataram mais sintomas de depressão também estavam mais isolados, julgavam sempre a si mesmos e sentiam-se mais responsáveis pelas consequências negativas de seus atos. No entanto, eram gentis consigo mesmos, sugerindo que o uso de álcool como automedicação para os sintomas da depressão podia ser interpretado como um ato de carinho/gentileza, mesmo que demonstrassem vergonha e culpa ao usar a substância para esse fim. Após 15 semanas de acompanhamento, houve redução significativa no consumo de álcool, correlacionada com aumento da autocompaixão. Esse estudo forneceu dados preliminares relevantes sobre a importância de desenvolver a autocompaixão em pessoas com dependência de álcool. Novas pesquisas direcionadas a compreender essa relação podem ajudar a encontrar a melhor intervenção terapêutica, no momento certo, para aumentar a autocompaixão e melhorar as estratégias de enfrentamento diante de situações estressantes e reduzir o risco do desenvolvimento de transtorno por uso de álcool.[17]

▶ ESTUDO DE CASO

Maria, 35 anos, divorciada, sem filhos, professora de artes, católica, mora com um cachorro e dois gatos em São Paulo, procurou psicoterapia devido aos ataques de pânico que teve no trânsito voltando da escola. Foi assaltada na saída da agência bancária há alguns meses (foi retirar o dinheiro para comprar os remédios da mãe). Consultou um psiquiatra e recebeu o diagnóstico de transtorno de estresse pós-traumático (TEPT).

Relata que sempre foi muito estudiosa e trabalhadora. Terminou a Faculdade de Pedagogia, passou em concurso e trabalha como professora na mesma escola há muitos anos. Depois da traição do marido, há 10 anos, entrou em depressão e "não conseguia sair de casa nem para trabalhar" e passou por períodos de licença médica na escola. Engordou quase 30 quilos por ficar em casa "sem vontade de fazer nada, só mesmo comer e dormir". Emagreceu 25 quilos após a cirurgia bariátrica que fez há cinco anos e está muito preocupada com a possibilidade de ganhar peso novamente.

Evita dirigir nos horários de pico, pois sente "medo do pânico voltar". Mudou seu trajeto após ter sido assaltada por motoqueiros e não suporta "ouvir moto acelerando, que já começa a passar mal". Desmotivada e tendo problemas com a diretora e outras professoras da escola, costuma inventar desculpas para poder sair mais cedo. Na volta para casa, passa na padaria ou no supermercado para comprar cerveja e, ao chegar em casa, bebe tudo até acabar. Relata que tudo piorou nos últimos meses, após sua mãe ter sofrido um infarto, quando passou a beber todos os dias. Sua rotina é parar em lugares diferentes (só compra quatro latas em cada lugar, escolhendo as cores delas) até comprar a quantidade necessária para aquela noite, pois tem consumido cada vez mais, chegando a mais de uma dúzia. Apesar de a quantidade (recentemente trocou as latas de 350 ml pelas de 550 ml) de cerveja ter aumentado, diz que não entende por que ganhou peso após a cirurgia, pois: "Nem tenho fome e como muito pouco", e não sabe dizer: "Como é que cabe tanta cerveja no meu estômago".

TERAPIA FOCADA NA COMPAIXÃO

Ao longo das sessões iniciais, o terapeuta e a paciente desenvolveram uma relação de confiança, que propiciou que a paciente iniciasse o processo de estar em contato com o próprio sofrimento, em vez de continuar evitando "sentimentos ruins". Com a psicoeducação utilizando os três sistemas de regulação emocional, ela compreendeu que eles estavam em desequilíbrio, pois seu foco estava direcionado há muito tempo para as ameaças externas ("sistema vermelho") e para conquistar o cargo e a remuneração desejados ("sistema azul"), além de não ter conseguido manter "o casamento perfeito". Ser validada e compreendida em sua dor propiciou o ambiente seguro que a levou à compreensão de seus problemas. O autocuidado e as atividades sociais após a cirurgia e o emagrecimento foram abandonados e trocados pelo consumo de cerveja, sempre em casa, na frente da televisão. Isso facilitou o ganho de peso. A paciente percebeu, ao longo das sessões, como o caminho de volta do trabalho, com as paradas, as escolhas das latas, a limitação da quantidade em cada local, a evitação de comprar tudo em um só lugar, foram consumindo mais e mais tempo. Isso se tornou um ritual com o passar das semanas e dos meses. A paciente iniciou o treino da compaixão, focando o desenvolvimento dos atributos da compaixão, na diminuição da autocrítica e na relação desta com sentimentos de vergonha e culpa. Foi feita a psicoeducação sobre os três tipos de compaixão – compaixão direcionada para o outro, compaixão vinda do outro e compaixão direcionada a si mesmo, a autocompaixão. A paciente focou exercícios de imagens compassivas para vários aspectos de seu momento atual: observou seus pensamentos repetitivos sobre o corpo ("Será que alguém vai se interessar por uma gorda?"), seus pensamentos autocríticos ("Será que vou conseguir uma promoção?"), suas preocupações em relação à traição do marido ("Será que sou tão ruim assim?") e o aumento da responsabilidade com a saúde de sua mãe ("E se ela morrer, e eu ficar sozinha?"). Percebeu que tinha dificuldade em sinalizar suas preocupações e pedir ajuda para o irmão. Ao seguir a orientação de tentar cuidar de si mesma, da mesma forma que cuidaria de sua melhor amiga, construiu um diálogo interno amoroso e compassivo e começou a ser mais gentil, cuidadosa, afetuosa e compreensiva consigo mesma, compreendendo a difícil situação familiar que vivia no momento, aceitando que: "Isso não é minha culpa". Ao escrever cartas compassivas para si mesma, relembrou momentos felizes com a mãe, o irmão e a sobrinha, bem como seu elogiado projeto na escola, mas também teve contato com a tristeza que sentiu quando seu marido a traiu, o medo de ficar sozinha, a compulsão alimentar, a obesidade, a cirurgia bariátrica malsucedida, o aumento no consumo de cerveja, os atrasos e faltas gerados pelas noites maldormidas, a solidão e o abandono. Com o passar dos meses, a paciente passou a conversar mais com os outros professores, pediu ajuda ao irmão para os cuidados com a mãe e reaproximou-se dela. Também conversou com a diretora da escola, explicando a situação familiar delicada, e conseguiu uma mudança de horário, que a tranquilizou bastante. Maria compreendeu, por meio da formulação da estratégia de segurança, que a traição e o divórcio causaram forte impacto em sua vida e que a depressão e o isolamento levaram-na a buscar o controle de seu corpo com dietas malucas, o que provocou a obesidade. A busca obsessiva pelo corpo perfeito a levou a fazer a cirurgia bariátrica. O fracasso observado com o reganho de peso e os comportamentos de esquiva em relação a seus sentimentos de raiva/vergonha/culpa/angústia levaram-na a evitar colegas de trabalho, isolar-se em casa e consumir cerveja em solidão. Percebeu que tais comportamentos, que na época foram eficazes, pois aliviaram os sentimentos ruins, com o passar do tempo, a isolaram ainda mais das pessoas e de suas emoções mais íntimas. Felizmente, Maria se envolveu no processo terapêutico e teve excelentes resultados. Voltou a correr no parque pela manhã, a frequentar o centro espírita do bairro e a participar de um novo projeto na escola, que acontece no fim das tardes de quinta-feira e termina em um *happy-hour*, ocasião na qual bebe cerveja no copo, na companhia dos colegas, e não mais sozinha em casa. Voltou a almoçar aos domingos com a mãe, o irmão e a sobrinha e, de vez em quando, vai até Santos com a sobrinha, visitar o pai e aproveitar para caminhar na praia.

▶ CONSIDERAÇÕES FINAIS

A flexibilidade e a qualidade transdiagnóstica da TFC, no formato individual ou de grupo, orientam o paciente a buscar o equilíbrio dos três sistemas de regulação emocional, por meio da estimulação do sistema de afiliação ("sistema verde"), no treino das habilidades de compaixão. Para isso acontecer, é essencial que o terapeuta construa uma aliança colaborativa, por meio do não julgamento, da validação da história de vida do paciente e da escuta compassiva e gentil.

A TFC é uma terapia promissora para pacientes com problemas mentais graves, que sofrem por serem hostis consigo mesmos, em ciclos de vergonha, culpa, autocrítica e perfeccionismo mal-adaptativo. Eles podem se beneficiar com o treino das habilidades da compaixão ao serem gentis, carinhosos e compassivos consigo mesmos.

REFERÊNCIAS

1. Gilbert P. The origins and nature of compassion focused therapy - PsychSource. Br J Clin Psychol. 2014;53(1):1-139.
2. Gilbert P. Compassion focused therapy: distinctive features. London: Routledge; 2010.
3. Seppala E, Rossomando T, Doty J. Social connection and compassion: important predictors of health and well-being. Social Research. 2013;80(2):411-30.
4. Brown B, Crawford P, Gilbert P, et al. Practical compassions: repertoires of practice and compassion talk in acute mental healthcare. Sociology of Health & Illness. 2015;36(3):383-99.
5. Germer CK, Neff KD. Self-compassion in clinical practice. J Clin Psychol. 2013;69(8):856-67.
6. Körner A, Coroiu A, Copeland L, Gomez-Garibello C, Albani C, Zenger M, et al. The role of self-compassion in buffering symptoms of depression in the general population. PLoS One. 2015;10(10):e0136598.
7. MacBeth A, Gumley A. Exploring compassion: a meta-analysis of the association between self-compassion and psychopathology. Clin Psychol Rev. 2012;32(6):545-52.
8. Gilbert P. Introducing compassion-focused therapy. Adv Psychiatr Treat. 2009;15(3):199-208.
9. Gilbert P, Procter S. Compassionate mind training for people with high shame and self-criticism: overview and pilot study of a group therapy approach. Clinical Psychology and Psychotherapy. 2006;13(6):353-79.
10. Braehler C, Gumley A, Harper J, Wallace S, Norrie J, Gilbert P. Exploring change processes in compassion focused therapy in psychosis: results of a feasibility randomized controlled trial. Br J Clin Psychol. 2013;52(2):199-214.
11. Leaviss J, Uttley L. Psychotherapeutic benefits of compassion-focused therapy: an early systematic review. Psychol Med. 2015;45(5):927-45.
12. Beaumont E, Galpin A, Jenkins P. 'Being kinder to myself': a prospective comparative study, exploring post-trauma therapy outcome measures, for two groups of clients, receiving either Cognitive Behaviour Therapy or Cognitive Behaviour Therapy and Compassionate Mind Training. Counselling Psychology Review. 2012;23:31-43.
13. Kim JW, Kim SE, Kim JJ, Jeong B, Park CH, Son AR, et al. Compassionate attitude towards others' suffering activates the mesolimbic neural system. Neuropsychologia. 2009;47(10):2073-81.
14. Klimecki OM, Leiberg S, Lamm C, Singer T. Functional neural plasticity and associated changes in positive affect after compassion training. Cereb Cortex. 2013;23(7):1552-61.
15. Weng HY, Fox AS, Shackman AJ, Stodola DE, Caldwell JZ, Olson MC, et al. Compassion training alters altruism and neural responses to suffering. Psychol Sci. 2013;24(7):1171-80.
16. McGaffin BJ, Lyons GC, Deane FP. Self-forgiveness, shame, and guilt in recovery from drug and alcohol problems. Subst Abus. 2013;34(4):396-404.
17. Brooks M, Kay-Lambkin F, Bowman J, Childs S. Self-Compassion amongst clients with problematic alcohol use. Mindfulness. 2012;3(4):308-17.

12

TERAPIA COMPORTAMENTAL DIALÉTICA NOS TRANSTORNOS POR USO DE SUBSTÂNCIAS

- WILSON VIEIRA MELO
- GABRIELA BALDISSEROTTO
- LUCIANNE VALDIVIA

PONTOS-CHAVE

- Este capítulo aborda a aplicabilidade da terapia comportamental dialética (DBT) nos problemas relacionados ao uso de substâncias, em especial naqueles casos em que o transtorno da personalidade *borderline* (TPB) aparece como uma comorbidade clínica.
- A DBT é um tratamento estruturado indicado para casos graves e complexos, como aqueles que apresentam várias comorbidades, comportamentos automutilantes ou cronicamente suicida, além daqueles relacionados ao uso de substâncias.
- Na DBT, as habilidades de regulação emocional, atenção plena, efetividade interpessoal e tolerância ao mal-estar e sofrimento não são esperadas, mas sim ensinadas.
- A DBT é um tratamento efetivo para os problemas relacionados ao transtorno por uso de substâncias (TUS).

▶ APLICABILIDADE DA DBT NOS PROBLEMAS RELACIONADOS AO USO DE SUBSTÂNCIAS

A DBT é uma intervenção inicialmente desenvolvida, ainda no fim dos anos de 1980, para o tratamento de mulheres cronicamente suicidas.[1] Como muitas pacientes com esse padrão de comportamento apresentam diagnóstico de TPB, tal abordagem acabou se mostrando bastante efetiva no tratamento dessa população específica, sendo que, desde 1998, é a única intervenção considerada potencialmente eficaz, de acordo com a Força-tarefa 12 da American Psychiatric Association (APA).[2] A DBT é um dos principais modelos de tratamento dentro das abordagens de "terceira onda", ou terceira geração (terapias contextuais), tendo como características o uso de práticas contemplativas do zen/budismo, a filosofia dialética, além da aplicação da ciência comportamental.[3] Atualmente, diversos trabalhos, inclusive brasileiros, têm demonstrado a aplicabilidade desse modelo de intervenção não apenas para o TPB, mas também para transtornos alimentares, pacientes com várias comorbidades e casos graves e complexos, tanto na adolescência[4] como na terceira idade.[5] Nesse contexto, este capítulo apresenta a aplicabilidade da DBT em uma das principais populações clínicas em que ela pode ser desenvolvida: pacientes portadores de TUS.

Os TUS costumam ocorrer concomitantemente com outras psicopatologias, como o TPB, resultando em prejuízos graves para a vida do indivíduo e de seus familiares.[6,7] Indivíduos com essa combinação de diagnósticos em geral são difíceis de tratar, uma vez que os índices de suicídio e de tentativas de suicídio frequentemente são elevados. Além disso, indivíduos com transtornos da personalidade e problemas relacionados ao uso de substâncias apresentam uma condição mais grave do que aqueles sem o diagnóstico de transtornos da personalidade.[1,6] Estudos que compararam indivíduos que apresentam TUS com e sem transtornos da personalidade referem que aqueles com transtornos da personalidade têm significativamente mais problemas comportamentais, legais e médicos, incluindo alcoolismo e depressão.[8] Em um estudo, por exemplo, a remissão dos sintomas do TPB foi impedida devido à presença de comorbidade com uso de substâncias.[9]

As elevadas taxas de comorbidade entre transtornos relacionados ao uso de substâncias e o TPB podem ser compreendidas pela interação de fatores biológicos, aspectos psicológicos e componentes socioculturais.[6] Existem evidências de uma predisposição genética para o uso de substâncias em indivíduos com TPB.[10] Pessoas com esse transtorno da personalidade também têm risco aumentado de apresentar problemas aditivos, devido à desregulação emocional que caracteriza tal psicopatologia.[1,11] Ainda que de modo disfuncional, a dependência que caracteriza o uso de substâncias, assim como outros comportamentos problemáticos, como automutilações, gastos excessivos ou comer compulsivo, é utilizada para regular as emoções negativas.[6] De fato, muitos indivíduos com problemas relacionados a substâncias relatam que seu uso é uma tentativa de manejar seus estados emocionais esmagadores, incluindo tristeza, vergonha, sentimento de vazio, tédio e raiva. Experiências familiares adversas, como comunicação pobre, conflitos e abuso, são frequentemente observadas nas histórias de indivíduos com TPB.[1] Um tratamento efetivo precisa atender a essa multiplicidade de fatores que interagem e mantêm os comportamentos geradores de dependência.

▶ PANORAMA DA TERAPIA COMPORTAMENTAL DIALÉTICA

O enfoque da DBT é primariamente comportamental, e a sintomatologia apresentada é entendida como um padrão de comportamentos aprendidos.[12] Para a mudança desses padrões, é realizada a identificação dos comportamentos disfuncionais e as contingências que os mantêm. Nesse sentido, a relação terapêutica genuína é utilizada como uma contingência que promove a mudança.[11]

A DBT tem semelhanças e diferenças com a terapia cognitivo-comportamental (TCC) tradicional. A incorporação de técnicas de aceitação e de atenção plena (*mindfulness*) possibilita a fluidez entre a necessidade de aceitação da realidade como ela é e da necessidade de mudança simultânea, aspecto central dessa abordagem.[13] Assim como a TCC, a DBT também considera que há um problema na forma como os pacientes pensam, mas o foco inicial e principal é a aceitação, e não o julgamento de tais pensamentos. A DBT é baseada em princípios, e não em protocolos, permitindo sua adaptação e utilização em uma ampla gama de diagnósticos.[14] O formato de tratamento incorpora quatro diferentes modos de terapia: terapia individual, grupo de treinamento de habilidades, consultoria telefônica e equipe de consultoria para os terapeutas. Na DBT, as sessões são estruturadas, assim como na TCC, mas seguindo uma hierarquia de problemas com base na gravidade e na ameaça que eles representam, assim como pelo estágio atual de tratamento. A DBT incorpora técnicas e instrumentos de automonitoramento e apresenta um protocolo de avaliação de risco de suicídio.[1]

MODELO BIOSSOCIAL

No início, a teoria do modelo biossocial foi desenvolvida por Linehan para explicar a origem do TPB, mas atualmente está sendo estudada e aplicada a outros transtornos.[15] Ela postula que a desregulação emocional (vulnerabilidade emocional mais incapacidade de regular emoções) tem origem na predisposição biológica quando esta é pareada a um ambiente invalidante. Maior vulnerabilidade significa maior sensibilidade, causando reações emocionais mais intensas, com maior tempo de recuperação e retorno ao estado emocional basal. Além dos fatores genéticos, o trauma durante o desenvolvimento fetal ou na infância também parece estar relacionado a essa característica.[16]

A regulação emocional se refere aos processos utilizados de forma inconsciente ou consciente para diminuir, manter ou aumentar uma emoção ou aspectos dela.[15] O objetivo da regulação emocional não é suprimir ou esconder emoções, mas sim alcançar um estado equilibrado e poder lidar conscientemente com o que está ocorrendo e com a expressão emocional. A capacidade de regulação emocional é influenciada pelo ambiente em que uma pessoa se desenvolve. A presença de trauma precoce e a má qualidade das interações sociais com cuidadores influenciam negativamente a capacidade de regulação emocional.[16]

Um ambiente invalidante é aquele em que há a tendência de negar ou responder de forma imprevisível, inconstante ou inadequada às experiências privadas da criança, como emoções, sensações físicas e pensamentos.[17] Nesses ambientes, é esperado que a criança saiba como controlar sua expressão emocional e que não externe sentimentos "negativos". A mensagem é que a criança não deveria estar se sentindo daquela maneira ou que está reagindo em excesso. O resultado dessa interação é a escalada da expressão emocional, levando a formas extremas e não efetivas de expressão. O ambiente invalidante também é um terreno fértil para o desenvolvimento da autoinvalidação.[1] A mensagem é que a criança deveria ser capaz de resolver o problema que está enfrentando com facilidade, mas as habilidades para tanto não são ensinadas. Assim, a criança passa a se autorrecriminar e julgar quando não consegue, por falta de habilidades, enfrentar os problemas.

A teoria biossocial é transacional ou dialética, visto que as interações ocorrem ao longo do tempo entre pessoa e ambiente, e isso leva à adaptação mútua e ao possível desenvolvimento de psicopatologia.[1] A invalidação pode surgir de vários tipos de ambientes. Um deles é aquele em que há desencaixe entre as necessidades da criança e o que a família pode oferecer. Um exemplo seria uma criança extremamente criativa em uma família muito trabalhadora e prática que vê esse tipo de atividade como perda de tempo. Outra possibilidade é crescer em um lar desorganizado, no qual os pais apresentam problemas de saúde mental, usam substâncias e instabilidade econômica e material. O ambiente mais invalidante, no entanto, advém de lares abusivos (físico, emocional, sexual) ou negligentes.[1] Muitas vezes, a invalidação é reforçada pela descrença quando o abuso é revelado. Entretanto, o lar não é o único ambiente invalidante, todo e qualquer ambiente em que a criança passe tempo suficiente, como a escola, também pode ser.

TEORIA DIALÉTICA DA TERAPIA COMPORTAMENTAL DIALÉTICA

O modelo teórico da DBT[1] foi muito influenciado pela teoria dialética, um princípio filosófico e científico que abarca três ideias fundamentais:

- Tudo está inter-relacionado.
- A realidade encontra-se em um processo de mudança contínuo.
- A verdade, que se encontra em constante evolução, está na integração ou síntese de visões diferentes (e talvez opostas).

Assim, o pensar dialético envolve o olhar para todas as possibilidades de uma situação e, daí, trabalhar em direção a uma síntese. Pacientes suicidas percebiam como invalidantes as intervenções direcionadas apenas à mudança de comportamento ou apenas a estratégias de aceitação, levando a mais desregulação emocional e cognitiva, com fracasso no processamento de novas informações.[18] A forma de superar esse dilema foi incorporar uma dialética que unisse estratégias de mudança e estratégias de aceitação. O tratamento equilibra o desejo do paciente de eliminar todas as experiências dolorosas (incluindo a própria vida) com um esforço correspondente de aceitar as dores inerentes de viver.[1] Dessa forma, o paciente e o terapeuta podem trabalhar na solução de alguns problemas e, ao mesmo tempo, tolerar, ao menos temporariamente, o sofrimento causado por outras questões.

Esse construto é consistente com a abordagem filosófica dos programas de 12 passos, expresso na Oração da Serenidade.[19] "Concedei-nos, Senhor, a serenidade necessária para aceitar as coisas que não podemos modificar, coragem para modificar aquelas que podemos e sabedoria para distinguir umas das outras".

Uma das tensões dialéticas mais comuns é a ideia de que um comportamento autodestrutivo, como autolesões não letais ou uso de substâncias, por exemplo, pode ser funcional (reduz o sofrimento emocional a curto prazo) e disfuncional (consequências negativas).[20] A síntese aqui seria a validação da necessidade de alívio e, ao mesmo tempo, o aprendizado de habilidades para reduzir o sofrimento sem as consequências negativas.

OBJETIVOS TERAPÊUTICOS

A DBT é um tratamento estruturado, que prioriza alguns objetivos em detrimento de outros, a fim de estabelecer uma hierarquia entre as metas terapêuticas. O tratamento tem cinco objetivos principais:

- Aumentar a motivação para a mudança.
- Fortalecer e desenvolver habilidades.
- Generalizar novos comportamentos.
- Estruturar o ambiente.
- Aumentar e manter a motivação e as habilidades do terapeuta.

A DBT foi adaptada para pacientes com TUS e também com TPB. Essa combinação de condições causa grande desregulação emocional e aumenta a chance de fracasso terapêutico e de risco de suicídio.[20] A DBT inclui estratégias direcionadas ao manejo de alguns dos problemas mais desafiadores que complicam o tratamento do TUS e da TPB, incluindo a adesão e retenção.

Para indivíduos com TUS, o uso de substâncias é o objetivo que tem prioridade entre os comportamentos que interferem na qualidade de vida. Os objetivos específicos para esses pacientes são:[6,21]

- Diminuir o uso de substâncias, incluindo substâncias ilícitas ou prescritas, mas usadas de forma errônea.
- Aliviar o desconforto físico associado à abstinência.
- Diminuir as tentações e a fissura.
- Evitar gatilhos e oportunidades de uso, como "queimar pontes" com pessoas, lugares e coisas associados ao uso.
- Reduzir comportamentos que levam ao uso, como desistir de se abster e agir como se o uso não pudesse ser evitado.
- Aumentar o reforço ambiental de comportamentos adaptativos, como desenvolver novas relações de amizade, resgatar relações saudáveis e buscar atividades sociais e vocacionais e ambientes que apoiam a abstinência e que punem comportamentos ligados ao uso.

ESTRUTURA DE TRATAMENTO DA TEORIA COMPORTAMENTAL DIALÉTICA

A DBT tem cinco modos de abordagem: terapia individual, grupo de treinamento de habilidades, consultoria telefônica, equipe de consultoria para terapeutas e equipes auxiliares (equipe de internação, psicofarmacologista e outros profissionais que também acompanham o paciente).[3] O grupo de treinamento de habilidades tem caráter psicoeducacional e é estruturado em um formato que lembra um curso, mais do que um grupo terapêutico.[21] Ocorre uma vez por semana, com duração de 90 a 120 minutos, durante vários meses até um ano. Quatro diferentes módulos são alternadamente ensinados durante esse período:

- Habilidades de atenção plena (*mindfulness*), que visam a aumentar a consciência de si mesmo e reduzir a confusão acerca do *self*.
- Habilidades de efetividade interpessoal, que são primariamente técnicas de assertividade.
- Habilidades de regulação emocional, que visam a reduzir a labilidade emocional e promover o aprendizado da relação entre pensamentos, emoção e comportamento, com ênfase na autovalidação.
- Habilidades de tolerância ao sofrimento, que objetivam a sobrevivência a crises sem piorar mais a situação. No caso da dependência química, é aqui que se inserem as habilidades específicas para o TUS.

A terapia individual em geral acontece uma vez por semana, e o objetivo é auxiliar a generalização das habilidades aprendidas no grupo para reduzir os comportamentos problemáticos, como autolesões, crises suicidas e uso de substâncias.[1] A consultoria telefônica é usada como um suporte breve entre as sessões, auxiliando no uso das habilidades mais adequadas ante a situação que o paciente está enfrentando. Por fim, a equipe de consultoria é de extrema importância nessa modalidade de tratamento. Esse time pode ter formações diversas e, em geral, consiste em todos os profissionais envolvidos com a DBT em uma clínica, instituição ou até mesmo região geográfica. Os objetivos são apoiar os terapeutas e mantê-los motivados e auxiliar no desenvolvimento de habilidades no trabalho com o modelo da DBT, além de promover a discussão de casos. Os encontros são idealmente semanais e seguem uma agenda estruturada.

ESTÁGIOS DO TRATAMENTO

O modelo de estágios[1] prioriza os problemas que devem ser abordados em determinado ponto do tratamento, de acordo com o nível de risco que representam à qualidade de vida do paciente, em uma ordem decrescente de gravidade. O primeiro estágio é o pré-tratamento, momento em que colaborativamente são estabelecidos compromissos, metas essenciais e método de tratamento. Esse acordo pode ser verbal ou escrito e também inclui o comprometimento do terapeuta em fornecer o melhor tratamento possível, ser ético e buscar consultoria ou outros recursos se achar necessário. Várias sessões podem ser dedicadas a esse objetivo, e, no caso de TUS, considera-se o paciente em pré-tratamento até o momento em que ele se compromete, mesmo que por um breve período de tempo, com a abstinência total (não necessariamente de todas as substâncias). Os objetivos desse estágio incluem ajustar expectativas quanto à terapia e realizar psicoeducação e estratégias para evitar o abandono do tratamento.

O primeiro estágio visa à estabilização dos comportamentos mais graves, que ameaçam a segurança e a o equilíbrio mental do paciente.[1] Assim como outras abordagens comportamentais, a DBT classifica os objetivos comportamentais de forma hierárquica. O primeiro objetivo é diminuir comportamentos de risco à vida (p. ex., suicídio e parassuicídio), seguido por comportamentos que interferem na terapia (p. ex., atrasos, faltas, estar desatento ou intoxicado na sessão) e comportamentos que afetam a qualidade de vida (p. ex., violência doméstica, problemas legais, uso de substâncias) e promover o aumento de habilidades. Em determinada sessão, o terapeuta vai trabalhar esses objetivos, com maior ênfase naqueles hierarquicamente mais importantes e que se manifestaram na semana anterior à consulta. Em geral, muito tempo é dedicado a esse estágio, visto que muitas habilidades precisam ser aprendidas para se alcançar maior equilíbrio.

No estágio seguinte, o foco é tratar o estresse pós-traumático ou outras experiências de relacionamento negativas, uma vez que nem sempre o trauma está presente. O terceiro estágio busca integrar tudo o que foi feito anteriormente visando ao aumento do autorrespeito e à conquista de objetivos, além da generalização das habilidades aprendidas.[1] Apesar da separação em estágios, é comum que os pacientes se movam de forma não linear entre essas diferentes etapas de tratamento.

TREINAMENTO DE HABILIDADES NO TRANSTORNO POR USO DE SUBSTÂNCIAS

As habilidades da DBT são a base do tratamento para o TUS, trabalhando motivação para a mudança e para se manter em tratamento, estar atento e identificar as situações de risco para o uso de substâncias.[21] O dilema dialético trabalhado é entre o compromisso com a abstinência e a redução de danos, ou seja, entre a interrupção do uso de substâncias e a consciência de que recaídas podem ocorrer, o que não significa que o paciente tenha fracassado em atingir seu objetivo. A abordagem dialética implica compromisso com a abstinência sob uma postura não julgadora a respeito de possíveis lapsos e recaídas e estratégias de resolução de problemas relacionados a esses lapsos e recaídas (Fig. 12.1), as quais incluem técnicas de redução de danos, que minimizam as consequências prejudiciais do uso (p. ex., *overdose*).

É importante, ainda, denotar que muitas pessoas que entram em abstinência, às vezes, não têm habilidades para lidar com seus traumas, emoções e situações estressoras, que podem levá-las a uma recaída. As habilidades ensinadas na DBT têm o intuito de auxiliar essas pessoas no processo de recuperação, a estarem atentas aos gatilhos e às emoções, assim como a saber manejá-las. O protocolo-padrão do treinamento de habilidades da

Compromisso com a abstinência	Redução de danos
Prós: menor risco de recaída	Prós: retorno mais rápido pós-recaída
Contra: difícil retorno pós-recaída	Contra: maior risco de recaída

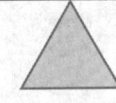

Síntese dialética

FIGURA 12.1 ▶ Esquema do compromisso com a abstinência e a redução de danos trabalhado na DBT.

DBT inclui quatro conjuntos de habilidades a serem desenvolvidas[1], as quais também estão presentes no treinamento de pessoas com TUS (*mindfulness*, regulação emocional, efetividade interpessoal e tolerância ao mal-estar). Contudo, algumas habilidades específicas foram incluídas[21], conforme veremos a seguir.

Habilidades de tolerância ao mal-estar

A falta de tolerância a situações estressoras dos pacientes pode levar a uma incapacidade em se manter em tratamento por um período maior, bem como a uma inabilidade em saber como agir para se manter abstinente em situações que despertam emoções difíceis. A fim de auxiliar os pacientes a lidar de maneira mais hábil nessas situações, uma das primeiras habilidades ensinadas é a de, diante de uma situação estressora, simplesmente parar antes de tomar qualquer decisão, a fim de encontrar estratégias de enfrentamento mais eficientes para a situação. É importante ressaltar que existe uma diferença entre temporariamente parar de colocar a atenção na dor que as situações podem evocar e evitar essa dor. Além disso, é fundamental ensinar os pacientes a se autoacalmarem, tanto diante de situações estressoras como antes de entrar em contato com situações que vislumbrem como potencialmente difíceis. Para muitos pacientes com dependência química, essas habilidades são essenciais a serem desenvolvidas e que podem fazer toda a diferença no curso de seu quadro, porque aumentam a sensação de autoeficácia.

Mente lúcida

Síntese da mente limpa e da mente dependente, essa habilidade permite que o paciente permaneça em abstinência, estando consciente da possibilidade de recaída ou lapso. A mente limpa é aquele estado em que o paciente se sente imune aos problemas relacionados ao uso de substâncias, gerando uma autoconfiança excessiva, esquecendo suas vulnerabilidades. A mente dependente é o estado da mente governada pela urgência em usar substâncias (fissura), em que os pensamentos, crenças, ações e emoções determinam os comportamentos de maneira impulsiva na direção do uso.

A mente lúcida (Fig. 12.2) é o correlato da mente sábia no treinamento de habilidades convencional, lugar de intersecção que envolve o compromisso com a abstinência, sem esquecer a mente dependente, aceitando o fato de que uma recaída pode acontecer.[21] Dessa forma, ao mesmo tempo que o paciente se congratula pelo esforço de estar em abstinência e usufrui disso, está atento a tudo aquilo que pode gerar fissura e um lapso ou uma recaída, se planejando para lidar com isso quando ocorrer, tendo em vista o compromisso de se manter abstinente.

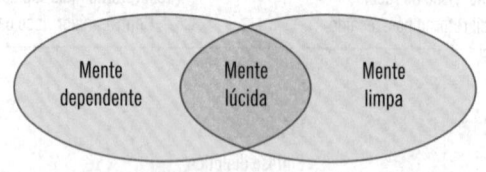

FIGURA 12.2 ▶ Habilidades da Mente Lúcida.

Reforço de grupo

A fim de que o paciente consiga manter-se abstinente, é necessário que ele desenvolva rotinas dentro de um estilo de vida sem a presença dos comportamentos aditivos e tudo aquilo que estiver envolvido com tais comportamentos, em especial antigos hábitos e companheiros. O reforço ambiental desempenha um papel poderoso no sentido de encorajar ou desencorajar os comportamentos aditivos, bem como de tornar uma vida sem o uso de substâncias muito mais recompensadora.

O paciente é encorajado a encontrar e realizar comportamentos incompatíveis com o uso de substâncias e ser recompensado por isso, pois contar apenas com a força de vontade não é suficiente na maioria das vezes. Tais comportamentos podem ir desde retomar o convívio ou conhecer novas pessoas que não façam uso de substâncias, até mesmo evitar situações de alto risco que sejam gatilhos para o uso. O paciente deve se comprometer com sua abstinência por determinado período (que pode ir de algumas horas a dias) e observar os benefícios que naturalmente ocorrem durante esse tempo.

"Queimando pontes" e construindo novas

Trata-se de auxiliar o paciente a se comprometer, de maneira radical, a não fazer mais uso de substâncias e a cortar toda e qualquer relação com pessoas, objetos e lugares que estejam ligados a comportamentos dependentes. No processo de "queimar as pontes" que o ligam ao uso de substâncias passado, pode ser feita uma lista de tudo aquilo que possa precipitar o uso e engajar o paciente em comportamentos que impossibilitem uma recaída: trocar o número de telefone, excluir os contatos com os parceiros de uso, jogar fora os aparatos que envolvem o uso e comunicar a família e amigos que parou de usar substâncias.

O fenômeno da fissura está fortemente relacionado com imagens vívidas e odores da substância que se deseja usar. Para "criar novas pontes", é necessário que o paciente se dedique a gerar novas imagens e odores que possam competir com as informações já armazenadas na memória olfativa e visual quando ele entrar no que geralmente chamamos de "fissura". Por exemplo, se o objeto da fissura é um cigarro, a pessoa pode se imaginar em uma praia, vendo as ondas do mar, sentindo o cheiro do mar. Manter essas imagens na mente pode reduzir a fissura, e o indivíduo deve procurar sempre trazer à mente imagens e odores não relacionados ao uso de substâncias. Ensina-se ao paciente a "surfar na fissura" por meio da imaginação de si próprio surfando nas ondas da fissura, pedindo que note como as ondas vêm e vão, altas e baixas, até que cessem finalmente.

Rebelião alternativa e negação adaptativa

É uma habilidade que o paciente pode utilizar quando percebe que seus comportamentos dependentes têm como função se rebelar contra autoridade ou convenções ou são uma maneira de lidar com o aborrecimento por ter de seguir regras e leis. A habilidade de "rebelião alternativa" é uma forma de se rebelar de maneira não destrutiva, mantendo a relação com metas e objetivos do paciente. Por exemplo, fazer um corte de cabelo radical, expressar opiniões impopulares, usar roupas chocantes.

Quando a urgência pelo uso de substância estiver muito intensa, o paciente pode lançar mão da habilidade de negação alternativa. Essa habilidade consiste em negar, de maneira lógica e intencional, que se quer fazer uso da substância ou agir no sentido da dependência. Trata-se de uma habilidade de autoconvencimento de que se quer outra coisa no lugar de utilizar substâncias. Por exemplo, se o objeto da fissura for bebida alcóolica, convencer-se de que o que se quer é algum alimento doce. Além disso, o paciente pode estabelecer metas pequenas, de cinco minutos, em que apenas por esse tempo vai tolerar ficar sem usar, renovando a cada cinco minutos, e tomando consciência de que, em algum momento, a "onda" de fissura vai ceder.

Mindfulness

O comportamento dependente crônico pode levar o paciente a apresentar dificuldade de perceber e identificar com clareza acontecimentos e comportamentos de alto risco e prejudiciais. Muitas pessoas consomem substâncias e adotam comportamentos autodestrutivos como uma forma de evitar sentir dor emocional e/ou física. Outras formas de enfrentamento não saudáveis e ineficientes incluem pensar sobre erros do passado ou erros que poderão ser cometidos no futuro, isolar-se, a fim de se esquivar de situações potencialmente estressoras, e engajar-se em comportamentos perigosos ou parassuicidas.

As habilidades de *mindfulness* ensinam o paciente a experimentar de maneira mais consciente o momento presente, enquanto dá menor ênfase à percepção de experiências dolorosas do passado ou de possibilidades assustadoras do futuro. A prática de *mindfulness* também instrumentaliza o paciente a lidar com julgamentos negativos sobre si mesmo e sobre os outros, sendo uma habilidade-chave dentro da DBT.[1,13]

"Surfando" na fissura

A supressão do pensamento é uma característica que pode estar associada à recaída do comportamento dependente. Pessoas que apresentaram altos níveis de supressão dos pensamentos também manifestaram altos índices de recaída.[22] As habilidades de *mindfulness* permitem que o indivíduo esteja atento às suas urgências e consciente de que uma nova "onda" de fissura está a caminho. A partir daí, os pacientes podem reconhecer que emoções e situações negativas são temporárias e que vão passar. Tais habilidades auxiliam o indivíduo a responder de maneira mais consciente e, consequentemente, aumentar seu senso de autocontrole.

Antecipar-se

Trata-se de ensinar o paciente a identificar e antecipar os gatilhos que desencadeam o uso de substância nas próximas horas ou dias, a fim de elaborar respostas eficientes para lidar com situações de alto risco que podem colocar em risco a abstinência. É possível interromper ou evitar uma recaída antes que ocorram consequências mais graves por meio da consciência dos sinais de alerta de que uma recaída está por vir. Criar um plano de recaída, por meio do reconhecimento e monitoramento de gatilhos, pessoas, emoções e situações que possam ensejar novo uso, é fundamental.

▶ EFETIVIDADE DA TERAPIA COMPORTAMENTAL DIALÉTICA

A DBT-padrão, que inclui todos os quatro modos de tratamento (terapia individual, treino de habilidades, consultoria telefônica e equipe de consultoria), foi avaliada em vários estudos controlados e randomizados. Foi excluído dos estudos o quinto modo, tratamentos auxiliares, a fim de se averiguar exclusivamente a efetividade do modelo da DBT. Atualmente, a DBT é o único tratamento baseado em evidências para o TPB respaldado por estudos relevantes.[23] Adultos com TPB e com risco de suicídio mostram melhora significativa nas medidas de avaliação dos níveis de raiva, desesperança, ideação suicida e comportamento suicida. Diversos estudos também demonstraram que, na DBT, os atendimentos em emergências, as internações decorrentes de risco de suicídio e as autolesões não letais diminuíram significativamente em comparação com outros tratamentos.[24-31]

Também há evidências na literatura de que a DBT é um tratamento efetivo para várias outras condições, incluindo os TUS. Em um ano, há melhora da depressão e do TUS, com taxas de remissão semelhantes àquelas para TCC e intervenções farmacológicas.[32] Houve aumento significativo dos padrões de autoafirmação, amor próprio e autoproteção, além da diminuição de ataques a si mesmo durante o tratamento, o que se manteve em um ano de seguimento.[33]

Várias adaptações do modelo, além da aplicação original para o TPB, acrescentando ou retirando componentes ativos de tratamento, foram estudadas. Até o momento da publicação deste livro, essas adaptações se mostraram efetivas para o tratamento de transtorno de estresse pós-traumático (TEPT) por abuso sexual na infância,[16] transtornos alimentares comórbidos com TUS,[34] TUS comórbido com TPB,[19,20,35] transtornos alimentares,[36,37] transtornos da personalidade do grupo B,[24] TEPT com ou sem TPB comórbido[16] e depressão em adultos mais velhos.[18,38] Essas evidências parecem apontar para uma efetividade mais ampla da DBT, que vai além do tratamento do TPB. O que se pode observar como um elemento comum a essas amostras estudadas é a desregulação emocional como uma característica central.

Cabe destacar que os estudos que avaliaram a efetividade da DBT para TUS foram realizados em populações com TPB e/ou transtornos alimentares como comorbidade. No estudo inicial,[20] foram avaliadas 28 mulheres com TPB e TUS, comparando a DBT e o tratamento habitual. A DBT reduziu o uso de substâncias, e ambos os tratamentos minimizaram os acessos de raiva. Em um segundo estudo,[19] no qual foram investigadas 23 mulheres dependentes de opioides, a DBT associada ao levo-alfa-acetilmetadol (LAAM), um agonista opioide, foi comparada à terapia de validação associada a grupo de 12 passos e LAAM. Ambos os grupos mostraram diminuição dos sintomas da psicopatologia e também no uso de opioides. No entanto, em quatro meses de acompanhamento, o grupo da terapia de validação aumentou o uso de opioides. Um terceiro estudo,[34] no qual foram avaliadas 21 mulheres com transtornos alimentares e TUS, foi comparada a DBT com o tratamento habitual. O grupo que recebeu DBT teve maior retenção no tratamento, menos comportamento alimentar disfuncional e menor gravidade de uso de substâncias, na comparação pré e pós-tratamento. A DBT também aumentou de modo significativo a capacidade de regulação emocional na amostra investigada.

CONSIDERAÇÕES FINAIS

A DBT foi desenvolvida pela psicóloga norte-americana Marsha Linehan a partir da adaptação da terapia comportamental dos anos de 1970. Originalmente, foi concebida como uma forma abrangente de tratamento para mulheres cronicamente suicidas e com transtornos psicossociais graves, em especial para pacientes com nível de desregulação emocional.[12] Dessa forma, aplicar o modelo a pacientes com problemas relacionados ao uso de substâncias faz muito sentido, o que é evidenciado pelos estudos de efetividade nessa população.[6,19,20,30,34,35]

A meta maior da DBT é auxiliar as pessoas na construção de uma vida plena, que tenha valor para elas. Esse objetivo é mais amplo que a redução de comportamentos problemáticos, o manejo de sintomas ou os cuidados paliativos. O caminho rumo a essa conquista passa por ensinar os pacientes a determinar, buscar e manter objetivos de vida independentemente da história pessoal de descontrole comportamental, incluindo o TUS.[1]

Os transtornos relacionados ao uso de substâncias são um dos principais e mais complexos problemas de saúde pública, associados a diversas outras mazelas sociais. O desenvolvimento de planos de intervenção efetivos e baseados em evidências torna mais relevante nosso trabalho como clínicos. Somos seres humanos dedicados à nobre missão de trazer alívio para o sofrimento de outros seres humanos.

REFERÊNCIAS

1. Linehan MM. Terapia cognitivo-comportamental para o transtorno da personalidade borderline. Porto Alegre: Artmed; 2010.
2. Critchfield KL, Benjamin LS. Principles for psychosocial treatment of personality disorder: summary of the APA Division 12 Task Force/NASPR review. J Clin Psychol. 2006;62(6):661-74.
3. Melo WV, Sardinha A, Levitan MN. O desenvolvimento das terapias cognitivo-comportamentais e a terceira onda. In: Neufeld CB, Falcone EMO, Rangé PR, organizadores. Programa de atualização em terapia cognitivo-comportamental. Porto Alegre: Artmed; 2014. vol. 2, p. 9-44.
4. Melo WV, Fava DC, Souza CM, Alvarado E. A terapia comportamental dialética na adolescência. In: Neufeld CB, organizadora. Terapia cognitivo-comportamental para adolescentes: uma perspectiva transdiagnóstica e desenvolvimental. Porto Alegre: Artmed; 2017. p. 42-60.
5. Melo WV, Fantini AP, Castilho P. Terapia comportamental dialética em pacientes idosos. In: Freitas ER, Barbosa AJG, Neufeld CB, organizadores. Terapias cognitivo-comportamentais com idosos. Novo Hamburgo: Sinopsys; 2016. p. 169-88.
6. McMain S, Sayrs J, Dimeff L, Linehan M. Dialectical behavior therapy for individuals with borderline personality disorder and substance dependence. In: Dimeff LA, Kroener K. Dialectical behavior therapy in clinical practice: applications across disorders and settings. New York: Guilford; 2007.p. 145-73.
7. Kolling NM, Petry MC, Melo WV. Outras abordagens no tratamento da dependência do crack. Rev Bras Ter Cogn. 2011;7:7-14.
8. Zaleski M, Laranjeira R, Marques ACPR, Ratto L, Romano M, Alves HNP, et al. Guidelines of the Brazilian Association of Studies on Alcohol and Other Drugs (ABEAD) for diagnosis and treatment of psychiatric comorbidity with alcohol and other substance and dependence. Int Rev Psychiatry. 2017;29:254-62.

9. Zanarini MC, Frankenburg FR, Hennen J, Reich DB, Silk KR. Axis I comorbidity in patients with borderline personality disorder: 6-year follow-up and prediction of time to remission. Am J Psychiatry. 2004;161:2108-14.

10. Anokhina IP, Veretinskaya AG, Vasil'eva GN, Ovchinnikov IV. Homogeneity of mechanisms of individual predispositions to the abuse of various psychoactive substances. Human Physiology. 2000;26:715-21.

11. Cavalheiro CV, Melo WV. Relação terapêutica com pacientes borderlines na terapia comportamental dialética. Psicol Rev. 2016;22:579-95.

12. Melo WV. Terapia comportamental dialética. In: Melo WV, organizador. Estratégias psicoterápicas e a terceira onda em terapia cognitiva. Novo Hamburgo: Sinopsys; 2014. p. 314-43.

13. Menezes CB, Klamt-Conceição I, Melo WV. Mindfulness. In: Melo WV, organizador. Estratégias psicoterápicas e a terceira onda em terapia cognitiva. Novo Hamburgo: Sinopsys; 2014. p. 209-37.

14. Melo WV, Fava DC. Oito ou oitenta? In: Neufeld CB, organizadora. Protagonistas em terapias cognitivo-comportamentais: histórias de vida e de psicoterapia. Porto Alegre: Sinopsys; 2012. p. 165-87.

15. Werner K, Gross JJ. Emotion regulation and psychopathology: a conceptual framework. In: Kring AM, Sloan DM, editors. Emotion regulation and psychopathology: a transdiagnostic approach to etiology and treatment. New York: Guilford; 2010. p. 13-37.

16. Bohus M, Dyer AS, Priebe K, Krüger A, Kleindienst N, Schmahl C, et al. Dialectical behaviour therapy for post-traumatic stress disorder after childhood sexual abuse in patients with and without borderline personality disorder: a randomised controlled trial. Psychother Psychosom. 2013;82(4):221-33.

17. Miller A, Rathus J, Linehan M. Dialectical behaviour therapy with suicidal adolescents. New York: Guilford; 2007.

18. Lynch TR, Morse JQ, Mendelson T, Robins CJ. Dialectical behavior therapy for depressed older adults: a randomized pilot study. Am J Geriatr Psychiatry. 2003;11(1):33-45.

19. Linehan MM, Dimeff LA, Reynolds SK, Comtois KA, Welch SS, Heagerty P, et al. Dialectical behavior therapy versus comprehensive validation therapy plus 12-step for the treatment of opioid dependent women meeting criteria for borderline personality disorder. Drug and Alcohol Depend. 2002;67(1):13-26.

20. Linehan MM, Schmidt H, Dimeff LA, Craft JC, Kanter J, Comtois KA. Dialectical behavior therapy for patients with borderline personality disorder and drug-dependence. Am J Addict. 1999;8:279-92.

21. Linehan MM. DBT skills training manual. New York: Guilford; 2015.

22. Katz D, Toner B. A systematic review of gender differences in the effectiveness of mindfulness-based treatments for substance use disorders. Mindfulness. 2012;4(4):318-31.

23. Stoffers JM, Völlm BA, Rücker G, Timmer A, Huband N, Lieb K. Psychological therapies for people with borderline personality disorder. Cochrane Database Syst Revi. 2012;15(8):CD005652.

24. Feigenbaum JD, Fonagy P, Pilling S, Jones A, Wildgoose A, Bebbington PE. A real-world study of the effectiveness of DBT in the UK National Health Service. Br J Clin Psychol. 2012;51(2):121-41.

25. Koons CR, Robins CJ, Tweed JL, Lynch TR, Gonzalez AM, Morse JQ, et al. Efficacy of dialectical behavior therapy in women veterans with borderline personality disorder: a randomized controled trial. Behavior Therapy. 2001;32:371-90.

26. Koons CR, Chapman A, Betts B, O'Rourke B, Morse N, Robins C. Dialectical behavior therapy adapted for the vocational rehabilitation of significantly disabled mentally ill adults. Cognitive and Behavioral Practice. 2006;13:146-56.

27. Linehan MM, Armstrong HE, Suarez A, Allmon D, Heard HL. Cognitive-behavioral treatment of chronically parasuicidal borderline patients. Arch Gen Psychiatry. 1991;48(12):1060-4.

28. Linehan MM, Heard HL, Armstrong HE. Naturalistic follow-up of a behavioral treatment for chronically parasuicidal borderline patients. Arch Gen Psychiatry. 1993;50(12):971-4. Erratum in: Arch Gen Psychiatry. 1994;51(5):422.

29. Linehan MM, Comtois KA, Murray AM, Brown MZ, Gallop RJ, Heard HL, et al. Two-year randomized controlled trial and follow-up of dialectical behavior therapy vs therapy by experts for suicidal behaviors and borderline personality disorder. Arch Gen Psychiatry. 2006;63(7):757-66. Erratum in: Arch Gen Psychiatry. 2007;64(12):1401.
30. Van den Bosch LM, Verheul R, Schippers GM, Van den Brink W. Dialectical behavior therapy of borderline patients with and without substance use problems. Implementation and long-term effects. Addictive Behavior. 2002;27(6):911-23.
31. Verheul R, Van Den Bosch LM, Koeter MW, De Ridder MA, Stijnen T, Van Den Brink W. Dialectical behaviour therapy for women with borderline personality disorder: 12-month, randomised clinical trial in The Netherlands. Br J Psychiatry. 2003;182:135-40.
32. Harned MS, Chapman AL, Dexter-Mazza ET, Murray A, Comtois KA, Linehan MM. Treating cooccurring Axis I disorders in recurrently suicidal women with borderline personality disorder: a 2-year randomized trial of dialectical behavior therapy versus community treatment by experts. J Consult Clin Psychol. 2008;76(6):1068-75.
33. Bedics JD, Atkins DC, Comtois KA, Linehan MM. Weekly therapist ratings of the therapeutic relationship and patient introject during the course of dialectical behavioral therapy for the treatment of borderline personality disorder. Psychotherapy. 2012;49(2):231-40.
34. Courbasson C, Nishikawa Y, Dixon L. Outcome of dialectical behaviour therapy for concurrent eating and substance use disorders. Clin Psychol Psychother. 2012;19(5):434-49.
35. Linehan MM, Lynch TR, Harned MS, Korslund KE, Rosentthal ZM. Preliminary outcomes of a randomized controlled trial of DBT vs. drug counseling for opiate-dependent BPD men and women. Paper presented at the 43rd Annual Convention of the Association for Behavioral and Cognitive Therapies. New York; 2009.
36. Safer DL, Robinson AH, Jo B. Outcome from a randomized controlled trial of group therapy for binge eating disorder: comparing dialectical behavior therapy adapted for binge eating to an active comparison group therapy. Behavioral Therapy. 2010;41(1):106-20. Erratum in: Behavioral Therapy. 2010;41(3):432. Robinson AH [added].
37. Safer DL, Joyce EE. Does rapid response to two group psychotherapies for binge eating disorder predict abstinence? Behavioral Research Therapy. 2011;49(5):339-45.
38. Lynch TR, Cheavens JS, Cukrowicz KC, Thorp SR, Bronner L, Beyer J. Treatment of older adults with comorbid personality disorder and depression: a dialectical behavior therapy approach. Int J Geriatr Psychiatry. 2007;22(2):131-43.

LEITURAS RECOMENDADAS

Koerner K. Doing dialectical behavior therapy: a practical guide. New York: Guilford; 2012.
Van Dijk S. DBT made simple: a step-by-step guide to dialectical behavior therapy. Oakland: New Harbinger; 2012.

PARTE III

MODELOS DERIVADOS DAS TERAPIAS COGNITIVO--COMPORTAMENTAIS

13

PREVENÇÃO DE RECAÍDA

► FLAVIA SEREBRENIC

PONTOS-CHAVE

- A recaída faz parte do processo de mudança: é necessário encará-la, enfrentá-la e evitá-la.
- A prevenção de recaída é uma modalidade de terapia cognitivo-comportamental (TCC) que se baseia na ideia de que o pensamento afeta o comportamento.
- Os alicerces da prevenção de recaída são: conscientização do problema, treinamento de habilidades sociais e mudança no estilo de vida.
- A prevenção de recaída é uma abordagem considerada efetiva no tratamento da dependência química.

Elaborada por Marlatt e Gordon na década de 1980,[1] a prevenção de recaída é o nome genérico que se dá a um conjunto de técnicas que tem como objetivo crucial a manutenção da mudança de hábito. Essa abordagem se baseia nos pressupostos descritos pela psicologia do aprendizado social, do comportamento aditivo como hábito adquirido. Ou seja, a pessoa experiencia uma gratificação após um comportamento ou mesmo utiliza o comportamento para evitar uma situação estressante (p. ex., beber para ficar à vontade em uma festa), e esse comportamento passa a ser repetido durante ou antes de situações desagradáveis, tornando-se uma habilidade de enfrentamento mal-adaptada. Uma vez aplicado o comportamento dependente, as consequências negativas podem realmente ser adiadas, e o indivíduo fica com a sensação momentânea de solução.

Tendo a ideia do comportamento dependente como algo aprendido, a modificação no modo de pensar e agir se torna uma possibilidade. Desse ponto de vista, nem sempre existe uma causa psicológica subjacente, e o foco do tratamento passa a ser a forma de se chegar ao controle, e não o motivo de tê-lo perdido.

A prevenção de recaída propõe que a interação entre fatores individuais (motivação e habilidades de enfrentamento) e fatores ambientais (p. ex., pressão social, acesso a substâncias) aumenta o risco de recaída. Identificar as situações de risco e aprender a enfrentá-las é a base dessa abordagem.[2]

Inicialmente desenvolvida com o objetivo de manutenção comportamental no tratamento da dependência química,[3] hoje a prevenção de recaída tem uma abrangência que engloba todos os comportamentos considerados aditivos (transtornos alimentares, jogo patológico, entre outros), em que o indivíduo busca uma gratificação imediata relevando possíveis efeitos adversos desse comportamento, como desconforto físico, desaprovação social, problemas financeiros, etc.[4]

O objetivo deste capítulo é descrever as bases da técnica da prevenção de recaída, os diferentes modelos, as evidências da efetividade, bem como os novos campos de estudo dentro da abordagem.

▶ PROCESSO DE MUDANÇA, LAPSO E RECAÍDA

O conceito de prontidão para a mudança, fundamentado no modelo de estágios de mudança, foi desenvolvido por Prochaska, DiClemente e Norcross.[5] Tendo como base o conceito de motivação como um estado de prontidão ou vontade de mudar (como mencionado anteriormente, um estado interno mutável de acordo com fatores externos), esse modelo acredita que a mudança se faz por meio de um processo, e, para tal, a pessoa passa por diferentes estágios.

A entrada para o processo de mudança é o estágio de pré-contemplação, em que a pessoa ainda não está considerando a mudança. De modo geral, nesse estágio, a pessoa nem sequer encara seu comportamento como um problema, podendo ser chamada de "resistente" ou "em negação".

Quando alguma consciência sobre o problema aparece, a pessoa entra no estágio seguinte: contemplação. O contemplador considera a mudança, mas, ao mesmo tempo, a rejeita, e é nessa fase que a ambivalência, estando em seu ápice, deve ser trabalhada, para possibilitar um movimento rumo à decisão de mudar.

Uma vez trabalhada a ambivalência, a pessoa pode passar para o estágio de preparação, em que ela está pronta para mudar e compromissada com a mudança. Fazem parte desse estágio o aumento da responsabilidade pela mudança e a elaboração de um plano específico de ação. O estágio seguinte é o de ação, em que a pessoa usa a terapia como um meio de assegurar-se de seu plano, para ganhar autoeficácia e, por fim, criar condições externas para a mudança. O grande teste de comprovação da efetividade da mudança é a estabilidade nesse novo estado durante anos, que, no processo de mudança, se chama de manutenção.[6]

Contudo, deve-se considerar que, uma vez atingida alguma mudança, não significa que a pessoa se manterá nesse estágio: muitas acabam recaindo e tendo de recomeçar o processo novamente. Nem sempre esse recomeço ocorre pelo estágio inicial. Muitas pessoas passam inúmeras vezes pelas diferentes etapas do processo para chegar ao término, isto é, uma mudança mais duradoura. Esse é o motivo pelo qual os autores passaram a ilustrar o processo de mudança como uma espiral, que pressupõe movimento, como mostra a Figura 13.1.

Existe uma diferença entre lapso e recaída: o lapso é um retorno momentâneo ao hábito anterior com uma "encruzilhada": um caminho retorna definitivamente ao nível anterior do problema (recaída total), e o outro vai na direção da mudança positiva. A recaída é um lapso mais demorado, mas também é considerada transitória: consiste em eventos que podem ou não ser seguidos de um retorno à abstinência. Marlatt e Witkiewitz[7] utilizam uma metáfora para descrever o aprendizado decorrente do processo de recaída: uma pessoa que começa a andar de bicicleta ou esquiar, nas primeiras tentativas, sempre cai mais. Conforme vai treinando, tenta e cai muitas vezes, as chances de tropeçar diminuem, e a pessoa adquire a habilidade sobre aquela atividade.

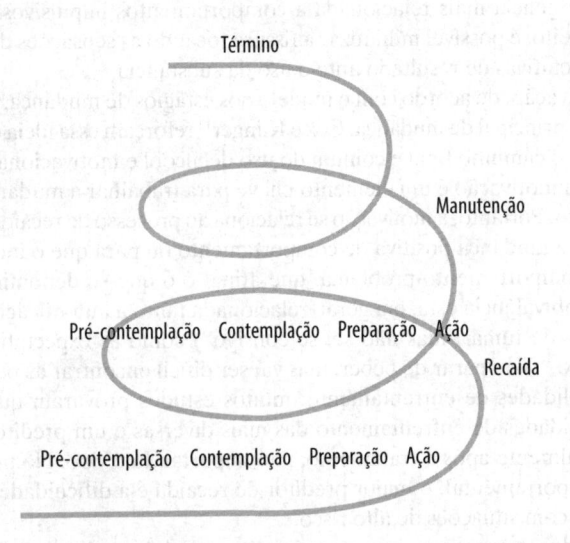

FIGURA 13.1 ▶ **Modelo em espiral dos estágios de mudança.[4]**

▶ FATORES QUE INFLUENCIAM A RECAÍDA

Marlatt e Witkiewitz[7] descrevem dois grandes grupos de fatores que influenciam a recaída: os intrapessoais e os interpessoais.

Entre os fatores intrapessoais estão:

- Autoeficácia: conceito desenvolvido por Bandura,[8] é definida como a confiança e a capacidade que o indivíduo sente de ter determinado comportamento em uma situação específica. Segundo o modelo cognitivo-comportamental, uma boa autoeficácia é fator preditivo do sucesso terapêutico.
- Expectativas de resultado: segundo Brown e colaboradores,[9] seria a antecipação que o indivíduo faz dos efeitos de uma experiência futura. Acredita-se que as expectativas influenciem o resultado do tratamento: a expectativa positiva da droga leva a um resultado ruim de tratamento, e vice-versa. A expectativa positiva da substância ou do comportamento aditivo (p. ex., "Um cigarro me ajudaria a relaxar") gera resultados negativos para o tratamento. Em contrapartida, a expectativa negativa (p. ex., "Eu vou ter aquela ressaca se beber!") implica melhores resultados de tratamento.
- Fissura: a expectativa positiva da antecipação do uso de substâncias está diretamente associada à fissura aumentada. A fissura é o fator mais estudado nesse campo e o menos compreendido.[10] Entre os achados sobre o assunto, encontra-se o de que a fissura prediz a recaída, mas a recaída não está diretamente associada ao aumento de fissura. Esta última só aparece como preditor de recaída em indivíduos abstinentes, e não tanto em usuários. Marlatt e colaboradores[11] distinguiram a fissura – um desejo subjetivo de consumir a substância – de outra urgência mais relacionada a comportamentos impulsivos. Utilizando esse conceito, é possível minimizar a fissura focando as sensações do paciente e suas expectativas de resultado ante o uso da substância.
- Motivação: de acordo com o modelo dos estágios de mudança,[11] a motivação é o fator principal de mudança. Cox e Klinger[12] reforçam essa ideia quando propõem que "o caminho final e comum do uso de álcool é motivacional", considerando que a motivação é um elemento-chave para trabalhar a mudança de comportamento. Portanto, a motivação se relaciona ao processo de recaída de duas formas: para a mudança positiva de comportamento ou para que o indivíduo se engaje no comportamento-problema, que afinal é o que se denomina ambivalência. A ambivalência está, em geral, relacionada tanto à autoeficácia (p. ex., "Quero parar de fumar, mas não sei se consigo") como às expectativas de resultado (p. ex., "Vou parar de beber, mas vai ser difícil encontrar as pessoas").
- Habilidades de enfrentamento: muitos estudos provaram que a presença de habilidades de enfrentamento das mais diversas é um preditor de sucesso especialmente após o tratamento, não importando o tipo. No modelo cognitivo-comportamental, o maior preditor de recaída é a dificuldade do indivíduo de lidar com situações de alto risco.
- Estados emocionais: nas primeiras investigações sobre episódios de recaída, estados emocionais negativos eram seu preditor mais forte.[2] Muitos estudos

mostram a relação entre afeto negativo e recaída de substâncias. Por exemplo, Baker e colaboradores[13] identificaram os estados emocionais negativos como o primeiro motivo para o uso de substâncias.

Fatores interpessoais:

- Relações interpessoais: suporte/apoio social funcional ou nível de suporte emocional é altamente preditivo de manutenção de abstinência nos mais diversos tipos de dependências. É importante tanto a qualidade como a quantidade do apoio.

▶ ALICERCES DA PREVENÇÃO DE RECAÍDA

De acordo com a abordagem de prevenção de recaída, a primeira etapa no tratamento é o reconhecimento do comportamento aditivo como um problema. A partir daí, o indivíduo pode pensar em mudança.

Para a prevenção de recaída, não basta reconhecer o problema, são necessários mais dois elementos: o treinamento de habilidades sociais, isto é, saber como lidar de forma efetiva com as situações que se colocam, e as mudanças no estilo de vida. Uma vez abstinente, é importante que o indivíduo reestruture sua rotina, suas atividades e sua rede social. Esses elementos constituem um foco de trabalho específico da prevenção de recaída e são essenciais para a manutenção da mudança de comportamento.

SITUAÇÕES DE ALTO RISCO

Uma situação de alto risco é aquela que impõe uma ameaça ao indivíduo e que o impede de se controlar (autoeficácia), aumentando o risco de um lapso ou de uma recaída. Essas situações são o foco principal de trabalho na prevenção de recaída, que tem como objetivo reconhecer as situações de alto risco, evitá-las quando necessário e possível e aprender a lidar mais efetivamente com elas de outras formas que não consumindo a substância.

As situações de alto risco estão classificadas em dois grandes grupos: aquelas que se referem a estados emocionais do indivíduo ou com o ambiente e aquelas que se referem a questões de relacionamento com outras pessoas.

Os determinantes intrapessoais e ambientais são:

- Estados emocionais negativos, como frustração e raiva, depressão, medo, solidão, entre outros.
- Estados físicos e fisiológicos negativos:
  - Associados ao uso prévio de substância (p. ex., abstinência).
  - Outros: dor, contusão, etc.
- Estados emocionais positivos, como alegria, satisfação, entre outros.
- Teste de controle pessoal: o indivíduo que está em um processo de mudança e, muitas vezes, abstinente sente vontade de "testar" sua autoeficácia, para ver se é realmente capaz de se controlar e se expõe a uma situação em que se sentiria muito impelido a consumir a substância.

- Cedendo a tentações, à vontade de consumir a substância:
  - Na presença de "gatilhos" (p. ex., um alcoolista vai a uma festa e, estando com muita fissura, se expõe ao gatilho, i.e., ver e estar com pessoas que estão bebendo).
  - Na ausência de "gatilhos" (p. e.x., o usuário de cocaína está em casa sozinho, mas com muita vontade de consumir a substância, que, nesse caso, é o próprio gatilho, apesar de não tê-la por perto).

Os determinantes interpessoais são:

- Conflito com companheiro, família, amigos, que gera:
  - Frustração ou raiva.
  - Outros sentimentos: ansiedade, apreensão, etc.
- Pressão social:
  - Direta, na presença de alguém (p. ex., quando os amigos insistem para que o jovem entre na roda de maconha).
  - Indireta, ou seja, usa pessoas como modelo (p. ex., quando o jovem acaba cedendo ao uso de álcool ao pensar no pai, que é seu modelo e tem o hábito de beber).
- Aumento dos estados emocionais positivos (p. ex., quando as pessoas estão se divertindo em um *show*, mas tomam *ecstasy* para intensificar as emoções).

Marlatt e Gordon[1] acreditam que o determinante da recaída é um preditor de sua magnitude. Portanto, é essencial identificar qual a situação de alto risco para cada indivíduo.

Existem diferentes formas de identificar as situações de alto risco:

- Observar diretamente o comportamento.
- Quantificar a autoeficácia (alguns instrumentos úteis são o questionário de confiança situacional[14] e o de autoeficácia).[15]
- Escrever uma autobiografia: ao escrever sua história, a pessoa vai se dando conta dos eventos ou estados emocionais que mais a deixam suscetível ao uso da substância.
- Descrever as recaídas passadas e as fantasiadas.
- Automonitorar-se: por meio de um diário descritivo da rotina do dia, a pessoa identifica um padrão de uso, os antecedentes e as consequências desse uso.

MODELO LINEAR DE PREVENÇÃO DE RECAÍDA

Quando Marlatt e Gordon publicaram a primeira edição de seu livro,[1] a esquematização da recaída foi realizada a partir de um modelo linear, como mostra a Figura 13.2.

De acordo com esse modelo, a pessoa, diante de uma situação de alto risco, tem duas opções: uma é ter uma resposta positiva, isto é, não usar a substância. Esse comportamento de se manter sem usar leva a pessoa a uma experiência de autocontrole (autoeficácia): quanto mais ela manter seus objetivos, maior será a percepção de autoeficácia;[8]

Situação de alto risco

- Resposta positiva → Aumento da autoeficácia → Diminuição da probabilidade de recaída
- Resposta negativa → Diminuição da autoeficácia / Resultado e expectativas positivas → Começo do uso → Efeito da violação da abstinência + Efeitos contínuos da substância → Aumento da probabilidade de recaída

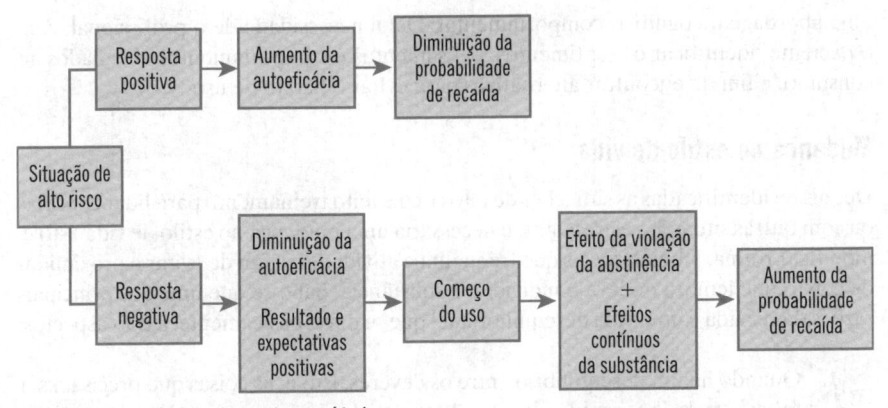

FIGURA 13.2 ▶ **Modelo linear de recaída.**[1]

consequentemente, a chance de recaída diminuirá. No caso contrário, quando a pessoa, diante de uma situação de alto risco, cede ao desejo de consumir a substância, isto é, tem uma resposta negativa, a autoeficácia diminui, e surgem os resultados e expectativas positivas do uso da substância: a pessoa começa a pensar nas vantagens que teria se consumisse a droga (p. ex., sensação de bem-estar, de afastamento dos problemas), e, então, ocorre o lapso ou retoma o uso. O lapso é um uso isolado, diferente da recaída, que é uma retomada aos padrões de uso original, intenso e frequente. No momento do lapso, a pessoa ainda pode recuar e retomar o caminho da resposta positiva, mas o que se observa é que fica mais difícil cessar o uso uma vez retomado. O que explica isso é o chamado "efeito da violação da abstinência" (EVA), exemplificado pelo seguinte pensamento: "Já furei mesmo a abstinência, já dei um pega no baseado, então vou fumar ele inteiro!". É como se fosse uma permissão que a pessoa se dá para continuar consumindo a droga. Trata-se de uma reação emocional-cognitiva a um lapso inicial: influencia a probabilidade de o lapso ser seguido por um aumento do uso da substância.

O EVA é um construto dimensional: quanto maior ele for, maior será a probabilidade de recair ou exacerbar o lapso inicial. E, quanto maior for a discrepância entre o comportamento atual e o idealizado, maior será a culpa.

Dois elementos cognitivo-afetivos influenciam o EVA:

- A dissonância cognitiva (conflito e culpa ante a autoimagem: "Eu não devia ter bebido, mas bebi.").
- O efeito da atribuição pessoal, isto é, associar a recaída a questões intrapessoais (p. ex., incapacidade de enfrentamento).

Quanto mais evidentes forem esses fatores, maior será o "tombo", ou seja, mais grave será a recaída.

Com o EVA, surgem os "efeitos contínuos da substância", isto é, sensações prazerosas que passam a se sobrepor aos prejuízos na mente da pessoa, o que aumenta as chances de recaída. Esse esquema do EVA mostra o quanto os pensamentos influenciam o comportamento propriamente dito, mais uma vez enfatizando a importância do uso de uma abordagem cognitivo-comportamental. Daí a necessidade de o profissional, com o paciente, identificar os sentimentos, pensamentos e comportamentos vinculados ao consumo, a fim de encontrar alternativas para evitar o hábito de uso.

Mudança no estilo de vida

Depois de identificadas as situações de alto risco e feito treinamento para lidar com elas ou com outras situações estressoras, é necessária uma mudança no estilo de vida, isto é, modificar rotina, amigos, locais que frequenta e atividades, a fim de evitar a proximidade com o que lembra ou leva o indivíduo à substância. Sabe-se que uma das principais razões da recaída é uma vida desequilibrada,[1] que se deve, basicamente, a dois aspectos:

1. Quando há um desequilíbrio entre os deveres, isto é, as coisas que precisam ser feitas – trabalho, estudos, cuidar da casa e de si mesmo – e o lazer, ou seja, o que se gosta de fazer, não é obrigatório e traz satisfação, como, por exemplo, descansar, passear, ir ao cinema e ficar com a família. As pessoas que não encontram muitas fontes de prazer na vida diária sucumbem à gratificação imediata do comportamento dependente.[16] Quando a pessoa sente que está dedicando tempo excessivo aos deveres, acaba ficando com uma sensação de autoprivação e uma necessidade correspondente de autoindulgência, isto é, de agradar a si mesma. A probabilidade de recair aumenta conforme os "deveres" se sobrepõem aos "desejos", aumentando, portanto, a chance de retorno ao comportamento dependente como uma forma mal-adaptada de restaurar o equilíbrio.
2. Quando há uma fonte de estresse na vida do indivíduo. As fontes de estresse podem ser várias:
    - Grandes eventos de vida: podem ser positivos – como uma promoção no trabalho que leva a pessoa a ficar ansiosa para cumprir o esperado, uma comemoração ou um elogio – ou negativos – como morte ou doença de alguém próximo, ou uma separação.
    - Pequenos aborrecimentos ou coisas boas: são pequenos fatos corriqueiros, tanto negativos como positivos, que podem servir de estressores, desequilibrando o ritmo normal do dia a dia. Exemplos de aborrecimentos são a chegada inesperada de uma conta e uma briga no trânsito; e de fatos positivos, um elogio recebido no trabalho ou o filho que traz um boletim escolar com boas notas para casa.
    - A dificuldade de lidar com esses estressores também pode gerar ainda mais estresse. Por isso, a assertividade, entre outras habilidades, é trabalhada ao longo do tratamento. Porém, esse é um trabalho que deve ser feito continuamente.

Para que a pessoa possa explorar essa rotina, é importante que a percepção subjetiva que ela tem de suas tarefas e das atividades que dão prazer seja avaliada, para que, a partir desse diagnóstico, a rotina seja reelaborada de forma mais equilibrada. Portanto, em um primeiro momento, deve-se avaliar a rotina atual para depois pensar nas possibilidades de mudança. Nesse segundo momento, é importante auxiliar o paciente a explorar alternativas, sem esquecer o princípio da entrevista motivacional, isto é, "deixar na mão do paciente" a responsabilidade da escolha.[17]

Muitas vezes, é considerada a troca das dependências negativas (que seriam exatamente o uso de substâncias) por dependências positivas, que poderiam ser praticar um esporte ou frequentar uma comunidade religiosa.

Uma estratégia utilizada para refletir sobre o estilo de vida é elaborar um plano de ação, cujas atividades são pensar em metas, além de considerar opções e possíveis obstáculos. Um exemplo de um plano de ação, sugerido por Miller e Rollnick[17] (Fig. 13.3), mostra que é importante, nesse momento, o terapeuta servir de conselheiro. Assim como propõem os autores, a função do terapeuta é ajudar o paciente a pensar se as metas estabelecidas por ele são viáveis e condizentes com seu percurso até momento, por mais que sejam diferentes daquelas que o terapeuta imagina para ele.[1] A ideia é "ficar ao lado do paciente" em um plano que represente o progresso para a recuperação.

O plano de ação possibilita ao paciente pensar objetivamente sobre aonde quer chegar, considerando essas possibilidades de forma realista, mas também relembra a necessidade de se planejar, isto é, pensar antes de fazer, o que aumenta a probabilidade de sucesso e evita recaídas.

Decisões aparentemente irrelevantes

As decisões aparentemente irrelevantes (DAIs) são armadilhas mentais que podem causar problemas na manutenção da mudança.[16] Elas foram descritas pela primeira vez por Marlatt e Gordon,[1] mas são muito conhecidas na área das dependências como *setups*. As DAIs são uma série de decisões do dia a dia, como onde almoçar, qual caminho pegar para ir para casa, se vai ou não visitar um amigo, etc. Essas decisões podem levar o paciente a uma situação que está fora de seu controle e a tentações difíceis de resistir. Os indivíduos não estão conscientes desse processo ou estão parcialmente conscientes, e, em geral, dão-se conta dele apenas em retrospectiva, isto é, depois que aconteceu. Os parentes e amigos veem o lapso surgindo, mas o paciente entra na situação de risco não consciente ou levado pelas circunstâncias. Algumas armadilhas são óbvias, mas outras são sutis e envolvem pequenas decisões corriqueiras. Em geral, esses movimentos são pequenos o suficiente para parecerem irrelevantes para a própria pessoa e os outros. Se a racionalização convence a todos, sem levantar alarde de culpa ou embaraço, o indivíduo se verá diante daquela situação impossível de enfrentar, e, em geral, o que se ouve é: "Não é minha culpa que isto esteja acontecendo!".

Muitas vezes, criar um estresse enorme que resulta na necessidade de recompensa também é um tipo de armadilha, mais um exemplo de como o desequilíbrio da vida cotidiana pode prejudicar e precisa ser trabalhado, como será abordado nos próximos capítulos. Acredita-se, portanto, que as pessoas tendam a cair nessas armadilhas quando sua rotina está muito desequilibrada. Diante de um estilo de vida desequilibrado, tendo apenas trabalho e deveres, a pessoa pode ter reações afetivas (em geral, somáticas) ou cognitivas. Na forma física, o desejo pode se expressar pela fissura (que seria a antecipação dos efeitos de uma gratificação imediata); na forma cognitiva, pode manifestar-se por uma distorção, "dando permissão" para uma potencial recaída na forma de racionalização, negação ou DAIs.

Essas ideias estão baseadas nos trabalhos de tomada de decisão feitos pelos pacientes; a qualidade e o tipo da primeira decisão no processo de mudança têm muita influência sobre os resultados.[18] Mais especificamente, para compreender o processo de tomada de decisão em um percurso de recaída, o trabalho de Jannis e Mann[19] é de extrema importância. Eles propõem o modelo do conflito, isto é, como fatores psicológicos afetam a tomada de decisão e como ela gera o estresse: quanto mais baixos forem os níveis de estresse que envolvem uma tomada de decisão, mais tranquila e calculada ela será, enquanto altos níveis de estresse podem gerar consequências na decisão. Nas decisões que envolvem a recaída, existem dois fatores que podem aumentar o nível de estresse: as situações estressoras ou de alto risco – que levam o indivíduo ao ponto de ter de se posicionar quanto ao uso ou não da substância – e o conflito entre "devo ou não devo me satisfazer". Entre os cinco diferentes padrões de tomada de decisão listados por Jannis e Mann,[19] somente três estão mais associados à recaída:

- **Hipervigilância.** É o padrão mais extremo, quando a pessoa age impulsivamente por se sentir pressionada ou necessitada de um alívio. Há um estreitamento dos processos cognitivos. A pessoa não se permite pensar nas alternativas e na balança de decisões, e as possíveis opções ficam limitadas.
- **Evitação defensiva.** Muito comum no campo das dependências, a pessoa culpa algo externo pelo seu ato: "Se não fosse por meu amigo, eu não teria fumado". A pessoa racionaliza ou se defende, distorcendo os fatos – ela exagera os benefícios do consumo e minimiza os efeitos adversos.
- **Vigilância.** É o padrão mais efetivo de tomada de decisão. A pessoa é capaz de buscar todas as alternativas possíveis e pondera qual delas é mais apropriada para aquela situação.

No caso das DAIs, o processo decisivo é muito importante, e a atitude mais comum é a "evitação defensiva". O primeiro passo do terapeuta para auxiliar os pacientes a lidar com essas armadilhas envolve fornecer o reconhecimento e o entendimento do papel delas nesse processo de tomada de decisão. O paciente deve compreender o princípio das DAIs e o fato de que é mais fácil intervir no início dessa cadeia do que nos eventos tardios. Uma vez que essa cadeia aproxima o paciente do lapso, fica muito difícil ou quase impossível frear o consumo. As DAIs devem ser encaradas como alertas que servem de sinal para que uma intervenção seja feita. Diante desse sinal, o paciente deve estar muito atento ao processo de decisão, e, em qualquer momento de escolha, deve ser realizada uma avaliação cuidadosa sobre qual caminho seguir. Porém, para que todo esse cuidado seja tomado, é necessário que o paciente reconheça os pequenos eventos como armadilhas para a recaída.[1] As DAIs mais comuns se referem a:[16]

- Exposição engenhosa à substância, geralmente se misturando com pessoas com o mesmo problema.
- Definição de metas muito irreais, sendo que o fracasso é inevitável, e a consolidação do lapso, compreensível.

- Testes de habilidade, como ficar sem consumir substâncias em uma situação extremamente arriscada com o pensamento "se consigo ficar sem fumar nesta situação, conseguirei em qualquer outra".
- Consumo de substância em função de outra pessoa: "se meus amigos não acenderem um baseado, ficarei bem".
- Falta de limites nos fatos corriqueiros, por exemplo, ter de passar em frente à praça onde os colegas estão fumando para ir para casa.

MODELO DINÂMICO DE RECAÍDA

Após duas décadas de estudos sobre essa abordagem, foram feitas muitas críticas que apontavam a necessidade de incluir mais complexidade ao construto da recaída,[20] determinantes de recaída adicionais (p. ex., fissura),[21] mais informação sobre tipo ou *timing* do evento de recaída[22] e um aumento da validade do construto.[23] Obtiveram-se também muitos achados sobre a importância da autoeficácia,[24] afetos positivos e negativos,[25] expectativas de resultados,[26] fissura,[27] sintomatologia da abstinência,[13] habilidades de enfrentamento,[28] motivação[29] e suporte social[30] no processo de recaída.

A teoria da prevenção de recaída, que havia partido do modelo linear, passou a apoiar-se em um modelo mais dinâmico, no qual a interação de diversos fatores resulta na recaída ou na manutenção da mudança do comportamento,[2] como mostra o formulário ilustrado na Figura 13.3.

Em cada situação de risco, o indivíduo se depara com o desafio de balancear diversas ameaças e possíveis consequências. Sua resposta é um sistema auto-organizado em que entram fatores de risco distais (p. ex., anos de dependência, história familiar, comorbidade, entre outros), processos cognitivos (p. ex., autoeficácia, fissura, motivação, entre outros) e habilidades cognitivas e comportamentais. Esse novo modelo permite várias relações possíveis entre os fatores distais e proximais. Na Figura 13.4, as linhas pontilhadas representam as influências proximais; e as contínuas, as distais. Os quadrados supõem uma

---

As mudanças que eu quero fazer são: _____

As principais razões para eu querer fazer essas mudanças são: _____

Os passos que eu planejei para mudar são: _____

A forma como as pessoas podem me ajudar é: _____

Pessoas _____ Forma de ajudar _____

Saberei que meu plano está funcionando se... _____

Algumas coisas que podem interferir no meu plano são: _____

FIGURA 13.3 ▶ **Formulário para planejamento de mudança.**[17]

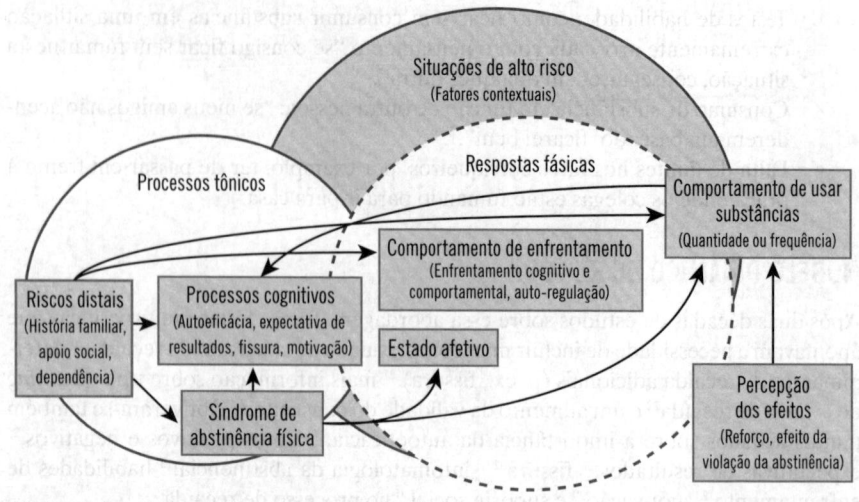

FIGURA 13.4 ▶ **Modelo dinâmico de recaída.**[2]

relação de reciprocidade, isto é, as habilidades de enfrentamento influenciam o consumo de substâncias, e o consumo influencia as habilidades de enfrentamento. Como mostra, as situações de alto risco têm um papel essencial na relação entre fatores de risco e consumo de substâncias,[7] por isso é importante que tais situações sejam identificadas e avaliadas. Em ambos os esquemas, a autoeficácia é um dos determinantes cruciais da recaída.

O uso isolado de habilidades de enfrentamento efetivas pode não garantir a melhora da autoeficácia e a manutenção da abstinência, mas, combinado com o suporte social funcional, o afeto positivo generalizado e as expectativas de resultado negativas, pode aumentar razoavelmente a probabilidade de manutenção da abstinência.[7]

O modelo dinâmico assume que a recaída pode ocorrer de forma repentina e inesperada, trazendo à tona o comportamento anterior. Essa ideia se aproxima tanto de observações clínicas como de modelos que assumem que um comportamento modificado é instável e facilmente afetado pelo contexto.[31] Esse novo modelo dinâmico está estruturado não apenas na teoria cognitivo-comportamental, mas também na teoria do sistema dinâmico não linear (*nonlinear dynamics and systems theory* [NDST]) e na teoria da catástrofe.[32,33]

▶ EFETIVIDADE DA TÉCNICA DE PREVENÇÃO DE RECAÍDA E NOVAS FRONTEIRAS

A influência da prevenção de recaída nas abordagens comportamentais dos comportamentos dependentes é evidente. Porém, o fato de tal modalidade de tratamento ser mesclada com outras técnicas torna sua avaliação sistemática bastante limitada.[34]

Carroll[4] conduziu uma revisão com 24 ensaios clínicos randomizados que incluíam estudos com pessoas dependentes de cigarro, álcool, maconha e cocaína. A conclusão foi que prevenção de recaída é mais efetiva que a ausência de tratamento e tão efetiva quanto outras intervenções ativas, como psicoterapia de apoio e psicoterapia interpessoal.

Muitos estudos mostraram que as técnicas de prevenção de recaída reduzem a intensidade do episódio de recaída quando comparadas com ausência de tratamento ou outras técnicas ativas.[35-37] Diversos outros estudos mostraram que prevenção de recaída tem efeitos mais duradouros que outras abordagens, sugerindo que tal modalidade pode oferecer uma melhora continuada ao longo do tempo.[38-42] Esses achados apontam para uma curva de aprendizado na qual a melhora nas capacidades de enfrentamento resulta em decréscimo da chance de recair e foram confirmados por ambos os modelos de recaída descritos neste capítulo.

Irwin e colaboradores[43] conduziram uma metanálise das técnicas de prevenção de recaída no tratamento de transtornos relacionados ao uso de álcool, tabaco, cocaína e poliuso de substâncias que incluiu 20 estudos, representando 9.504 indivíduos. A pesquisa concluiu que a prevenção de recaída é efetiva em reduzir o uso de substâncias e melhorar a adaptação psicossocial. A prevenção de recaída se mostrou particularmente efetiva em tratar alcoolistas e usuários de diversas substâncias em comparação a tabagistas e usuários de cocaína, embora esse dado mereça ser analisado com cuidado, visto que a amostra continha um número pequeno de cocainômanos. A prevenção de recaída também foi efetiva em diferentes modalidades – individual, em grupo e de casal –, sendo mais eficaz no tratamento do alcoolismo. Esse dado poderia ser justificado pelo fato de essa abordagem de recaída ter sido criada para atender às demandas de uma população de alcoolistas. Mais pesquisas que estudem a aplicação da prevenção de recaída no tratamento do uso de outras substâncias poderiam contribuir para corroborar esses achados.

Uma metanálise mais recente[44] incluiu 53 ensaios controlados de TCC para transtorno por uso de substâncias (TUS) cujo tratamento tinha por base o modelo de prevenção de recaída. Os resultados estão de acordo com a revisão de Irwin e colaboradores:[43] 58% dos indivíduos usuários de alguma substância se saíram melhor do que os controles. Porém, diferentemente da revisão anterior, os usuários de maconha obtiveram melhores resultados.

Com relação ao tabaco, duas grandes revisões foram feitas pela Cochrane.[45,46] Em um primeiro momento, os resultados eram desfavoráveis para a prevenção de recaída. Porém, em uma reanálise,[47] os dados mostraram que intervenções de mútua ajuda baseadas no modelo cognitivo-comportamental da prevenção de recaída geravam maior tempo de abstinência quando comparadas com aconselhamento em grupo.

Considerando que muitos estudos têm demonstrado a efetividade de intervenções breves, o modelo cognitivo-comportamental da recaída ou mesmo técnicas de prevenção de recaída poderiam ser pensados para uma aplicação breve ou mesmo uma sessão de reforço (*buster session*)[6] dentro de um programa de tratamento mais amplo.

Estudos recentes mostram a aplicação da prevenção de recaída associada a outros tratamentos, como farmacoterapia[48] e meditação profunda.[49] Um novo campo de pesquisa que se abre é a influência genética na resposta terapêutica e na recaída.[34]

A prevenção de recaída baseada no controle total da mente (*mindfulness-based relapse prevention* [MBRP]) é a mais notável aplicação da prevenção de recaída ao *setting* clínico.[50,51] Isso acontece porque essa abordagem potencializa os efeitos das práticas cognitivo-comportamentais, mas, diferentemente delas, a MBRP enfatiza uma atenção não julgadora sobre os pensamentos e urgências de uso. A "fissura" é vista como passageira, e a proposta é que essa sensação seja vivenciada como uma onde que cresce, tem seu pico e decresce. A ideia é que se "surfe" na fissura.[49] Além de uma postura não julgadora, o que parece permear a efetividade dessa prática de meditação na redução da fissura do usuário é uma postura de aceitação e autopercepção de suas experiências.[52]

A maior parte da literatura atual sobre prevenção de recaída traz a aplicação de *mindfulness*, mostrando que tal prática, além de adiar recaídas em pacientes recém-saídos de tratamento, estimula a habilidade de monitorar e lidar de forma efetiva com o desconforto associado à fissura ou ao afeto negativo, o que, consequentemente, melhora os resultados a longo prazo.[53]

▶ CONSIDERAÇÕES FINAIS

A prevenção de recaída vem se mostrando uma abordagem bastante útil no manejo de casos de dependência química. Identificar situações de risco, aprender a enfrentá-las e mudar o estilo de vida são ações que contribuem para a manutenção da mudança de comportamento.

A literatura comprova a efetividade da técnica aplicada a diferentes substâncias. Porém, devido à diversidade de metodologias de pesquisa e modelos chamados de prevenção de recaída, mais estudos que controlem a forma como a técnica é aplicada (número e conteúdo das sessões, formação do terapeuta, etc.) podem fornecer resultados mais consistentes.

REFERÊNCIAS

1. Marlatt GA, Gordon JR, editors. Relapse prevention: maintenance strategies in the treatment of addictive behaviors. New York: Guilford; 1985.
2. Witkiewitz K, Marlatt GA. Relapse prevention for alcohol and drug problems, that was zen, this is tao. Am Psychol. 2004;59(4):224-35.
3. Marlatt GA, Gordon JR. Determinants of relapse: implications for the maintenance of behavior change. In: Davidson PO, Davidson SM, editors. Behavioral medicine: changing health lifestyles. New York: Brunner/Mazel; 1980. p.410-52.
4. Carroll KM. Relapse prevention as a psychosocial treatment: a review of controlled clinical trials. Exp Clin Psychopharmacol. 1996;4(1):46-54.
5. Prochaska JO, DiClemente CC, Norcross J. In search of how people change. Am Psychologist. 1992;47(9):1102-14.
6. Jungerman FS, Zanelatto N. Tratamento psicológico do usuário de maconha e seus familiares: um manual para terapeutas. São Paulo: Roca; 2007.
7. Marlatt GA, Witkiewitz K. Relapse prevention for alcohol and drug problems. In: Marlatt GA, Donovan DM, editors. Relapse prevention: maintenance strategies in the treatment of addictive behaviors. 2. ed. New York: Guilford; 2005. p. 1-44.
8. Bandura A. Self-efficacy: toward a unifying theory of behavioral change. Psychol Rev. 1977;84(2):191-215.
9. Brown SA, Goldman MS, Christiansen BA. Do alcohol expectancies mediate drinking patterns of adults? J Consult Clin Psychol. 1985;53:512-9.
10. Lowman C, Hunt WA, Litten RZ, Drummond DC. Research perspectives on alcohol craving: an overview. Addiction. 2000;95(Suppl.2):45-54.

11. Larimer ME, Palmer RS, Marlatt GA. Relapse prevention: an overview of Marlatt's cognitive-behavioral model. Alcohol Res Health. 1999;23:151-60.
12. Cox WM, Klinger E. A motivational model of alcohol use. J Abnorm Psychol. 1988;106:243-50.
13. Baker TB, Piper ME, McCarthy DE, Majeskie MR, Fiore MC. Addiction motivation reformulated: an affective processing model of negative reinforcement. Psychol Bull. 2004;111:33-51.
14. Annis HM, Graham JM. Situational confidence questionnaire (SCQ-39) user's guide. Toronto: Addiction Research Foundation; 1988.
15. Knapp P. Prevenção de recaída. In: Ramos SP, Bertolote JM, et al. Alcoolismo hoje. 3. ed. Porto Alegre: Artmed; 1997. p. 173-96.
16. Wanigaratne S, et al. Relapse prevention for addictive behaviours: a manual for therapists. Oxford: Blackwell Science;1995.
17. Miller WR, Rollnick S. Motivational interviewing: preparing people to change addictive behavior. New York: Guilford; 1991. cap. 9.
18. Allsop S, Saunders W. Relapse and alcohol problems. In: Gossop M, editor. Relapse and addictive behaviour. London: Tavistock/Routledge; 1989.
19. Jannis I, Mann L. Decision making: a psychological analysis of conflict, choice and commitment. New York: Free Press; 1977.
20. Edwards G. Book review of relapse prevention, edited by GA Marlatt and JR Gordon. Br J Addict. 1987;82:319-23.
21. Longabaugh R, Rubin A, Stout RL, Zywiak WH, Lowman C. The reliability of Marlatt´s taxonomy for classifying relapse. Addiction. 1996;91 (Suppl):73-88.
22. Maisto SA, Connors GJ, Zywiak WH. Replication and extension of Marlatt's taxonomy: construct validation analyses on the Marlatt typology of relapse precipitants. Addiction. 1996;91:S89-S97.
23. Stout RL, Longabaugh R, Rubin A. Replication and extension of Marlatt's taxonomy: predictive validity of Marlatt's relapse taxonomy versus a more general relapse code. Addiction. 1996;91:S99-S110.
24. Greenfield SF, Hufford MR, Vagge LM, Muenz LR, Costello ME, Weiss RD. The relationship of self-efficacy expectancies to relapse among alcohol dependent men and women: a prospective study. J Stud Alcohol. 2000;61(2):345-51.
25. Hodgins DC, el-Guebaly N, Armstrong S. Prospective and retrospective reports of mood states prior to relapse to substance use. J Consul Clin Psychol. 1995;63:400-7.
26. Jones BT, Corbin W, Fromme K. A review of expectancy theory and alcohol comsumption. Addiction. 2001;96:57-72.
27. Lowman C, Hunt WA, Litten RZ, Drummond DC. Research perspectives on alcohol craving: an overview. Addiction. 2000; Supplement 2: S45-S54.
28. Morgenstern J, Longabaugh R. Cognitive behavioral treatment for alcohol dependence: a review of evidence for its hypothesized mechanisms of action. Addiction. 2000;95;(10):1475-90.
29. Project MATCH Research Group: matching alcoholism treatments to client heterogeneity: Project MATCH Posttreatment drinking outcomes. J Stud Alcohol. 1997;58:7-29.
30. Beattie M, Longabaugh R. Interpersonal factors and post-treatment drinking and subject wellbeing. Addiction. 1997;92(11):1507-21.
31. Bouton ME. A learning theory perspective on lapse, relapse, and the maintenance of behavior change. Health Psychol. 2000;19:57-63.
32. Witkiewitz K, Marlatt GA. Therapist's prevention. London: Academic Press; 2007.
33. Witkiewitz K, Marlatt GA. Modeling the complexity of post-treatment drinking: it's a rocky road to relapse. Clin Psychol Rev. 2007;27:724-38.
34. Hendershot CS, Witkiewitz K, George WH, Marlatt GA. Relapse prevention for addictive behaviors. Subst Abuse Treat Prev Policy. 2011;6:17.
35. Davis JR, Glaros AG. Relapse prevention and smoking cessation. Addictive Behaviors. 1986;11(2):105-14.

36. O'Malley SS, Jaffe AJ, Chang G, Rode S, Schottenfeld R, Meyer R, et al. Six-month follow-up of naltrexone and psychotherapy for alcohol dependence. Arch Gen Psychiatry.1996;53:217-24.
37. Supnick JA, Colletti G. Relapse coping and problem solving training following treatment for smoking. Addictive Behaviors. 1984;9(4):401-4.
38. Carroll KM, Rounsaville BJ, Gawin FH A comparative trial of psychotherapies for ambulatory cocaine abusers: relapse prevention and interpersonal psychotherapy. Am J Drug Alcohol Abuse. 1991;17(3):229-47.
39. Carroll KM, Rounsaville BJ, Nich C, Gordon LT. One-year follow-up of psychotherapy and pharmacotherapy for cocaine dependence: delayed emergence of psychotherapy effects. Arch Gen Psychiatry. 1994;51:989-97.
40. Goldstein MG, Niaura R, Follick MJ, Abrahams DB. Effects of behavioral skills training and schedule of nicotine gum administration on smoking cessation. Am J Psychiatry. 1989;146(1):56-60.
41. Hawkins JD, Catalano RF, Gillmore MR, Wells EA. Skills training for drug abusers: generalization, maintenance, and effects on drug use. J Consult Clin Psychol. 1989;75:559-63.
42. Rawson RA, McCann M, Flammino F, Shoptaw S, Miotto K, Reiber C, et al. A comparison of contingency management and cognitive-behavioral approaches for cocaine- and methamphetamine dependent individuals. Arch Gen Psychiatry. 2002;59:817-24.
43. Irwin JE, Bowers CA, Dunn ME, Wang MC. Efficacy of relapse prevention: a meta-analytic review. J Consult Clin Psychology. 1999;67(4):563-70.
44. Magill M, Ray LA. Cognitive-behavioral treatment with adult alcohol and illicit drug users: a meta--analysis of randomized controlled trials. J Stud Alcohol Drugs. 2009;70:516-27.
45. Hajek P, Stead LF, West R, Jarvis M, Lancaster T: Relapse prevention interventions for smoking cessation. Cochrane Database Syst Rev. 2009;(1)CD003999.
46. Lancaster T, Hajek P, Stead LF, West R, Jarvis MJ. Prevention of relapse after quitting smoking: a systematic review of trials. Arch Intern Med. 2006;166:828-35.
47. Agboola S, McNeill A, Coleman T, Leonardi Bee J. A systematic review of the effectiveness of smoking relapse prevention interventions for abstinent smokers. Addiction. 2010;105:1362-80.
48. Schmitz JM, Stotts AL, Rhoades HM, Grabowski J. Naltrexone and relapse prevention treatment for cocaine-dependent patients. Addict Behav. 2001;26(2):167-80.
49. Marlatt GA. Buddhist philosophy and the treatment of addictive behavior. Cogn Behav Pract. 2002;9:44-9.
50. Witkiewitz K, Marlatt GA, Walker D. Mindfulness-based relapse prevention for alcohol and substance use disorders. J Cogn Psychother. 2005;19:211-28.
51. Zgierska A, Rabago D, Chawla N, Kushner K, Koehler R, Marlatt A. Mindfulness meditation for substance use disorders: a systematic review. Subst Abus. 2009;30:266-94.
52. Witkiewitz K, Bowen S, Douglas H, Hsu SH. Mindfulness-based relapse prevention for substance craving. Addict Behav. 2013;38(2):1563-71.
53. Bowen S, Witkiewitz K, Clifasefi SL, Grow J, Chawla N, Hsu SH, et al. Relative efficacy of mindfulness-based relapse prevention, standard relapse prevention, and treatment as usual for substance use disorders: a randomized clinical trial. JAMA Psychiatry. 2014;71(5):547-56.

14

TERAPIA COGNITIVO-COMPORTAMENTAL DAS HABILIDADES SOCIAIS E DE ENFRENTAMENTO DE SITUAÇÕES DE RISCO

▶ NEIDE A. ZANELATTO

PONTOS-CHAVE

- O treinamento em habilidades sociais e de enfrentamento é uma abordagem derivada das terapias cognitivo-comportamentais (TCCs) e tem como objetivo a melhora do funcionamento psicossocial, de modo a prevenir situações de risco ou recaídas futuras.
- A terapia cognitivo-comportamental das habilidades sociais e de enfrentamento (TCCHSE) pode ser usada no tratamento de transtornos psiquiátricos (incluindo o transtorno por uso de substâncias [TUS]) e tem como objetivo auxiliar o paciente a melhorar suas habilidades cognitivas e comportamentais, visando à modificação de comportamentos geradores de prejuízo.
- As habilidades sociais e de enfrentamento devem ser continuamente treinadas e aprendidas, pois o ambiente está em constante mudança e parte significativa desse ambiente é social.
- A prática da habilidade bem-desenvolvida resulta no alcance do objetivo previsto, na manutenção ou melhora da relação entre as pessoas (quando for o caso) e na conservação do autorrespeito.
- A TCCHSE apresenta desfechos positivos no tratamento dos TUSs, de acordo com vários estudos.

▶ INTRODUÇÃO

Historicamente, o conceito de habilidades sociais tem relação estreita com o desenvolvimento da assertividade, da competência social e do comportamento adaptativo. Mais recentemente, o significado refere-se a um método de tratamento que visa à superação de déficits e dificuldades interpessoais e que auxilia na maximização de repertórios de comportamentos sociais.[1]

Dentro desse enfoque, segundo outros autores,[2] a teoria das habilidades sociais representa uma coleção mais diversificada de técnicas que têm como foco desenvolver um repertório de habilidades que objetiva permitir que o indivíduo maneje, de modo eficaz, situações que geram estresse. Esse modelo está contido em um modelo de maior amplitude, as TCCs.

Estudos evidenciam que pessoas com habilidades de enfrentamento frágeis em relação a determinadas situações-estímulo tendem a reagir de forma mal-adaptativa. Tais fragilidades, somadas a fatores biológicos, genéticos e à história de aprendizagem social do indivíduo, podem resultar em vulnerabilidades para o uso de substâncias,[3] assim como a idade da experimentação, associada a habilidades de enfrentamento frágeis, também está relacionada ao um curso pior do TUS.[4]

O objetivo deste capítulo é apresentar de forma didática os conceitos centrais que dão sustentação à teoria das habilidades sociais, bem como os resultados das intervenções com esse tipo de terapia em pacientes com transtorno por uso de álcool e outras substâncias.

▶ TEORIA DAS HABILIDADES SOCIAIS: CONCEITOS CENTRAIS

A teoria das habilidades sociais pode ser explicada a partir do modelo de aprendizagem social, que preconiza que as habilidades são aprendidas por meio de experiências interpessoais vicariantes (observação do desempenho de outros), a partir de um processo de assimilação mental de modelos bem-sucedidos. Essas experiências mediadas por processos cognitivos (crenças, percepções e pensamentos) orientam o desenvolvimento de determinadas habilidades de forma particular e única para cada indivíduo.[5] Alguns estudos, que tinham como objetivo desenvolver o conceito de autocontrole (construído a partir do desenvolvimento das habilidades de auto-observação, autoavaliação e autorreforço), levaram à criação do modelo teórico do treinamento instrucional,[6] que tem como premissa básica o fato de que mudanças relacionadas a determinados comportamentos ocorrem a partir das alterações nas instruções que uma pessoa dá a si mesma, evitando os pensamentos disfuncionais e buscando os mais adaptativos.

A definição do comportamento socialmente habilidoso tem sido alvo de muita controvérsia, visto que o que pode ser socialmente aceito em determinada situação pode não sê-lo em outra, e vice-versa. Assim, as definições que sugerem como parâmetro a eficácia no atingimento dos objetivos ou suas consequências parecem ter mais consistência entre vários autores.[7] As consequências, nesse sentido, devem prever: o alcance dos objetivos, a manutenção ou melhora da relação (quando a habilidade inclui relacionamentos interpessoais) e a eficácia na conservação do autorrespeito.[8] Dessa forma, espera-se que o comportamento socialmente hábil gere sempre mais reforço positivo do que negativo, e vale sempre a pena avaliar o comportamento emitido, assim como as reações provocadas em outrem.

Uma definição bastante completa de comportamento socialmente habilidoso é atribuída a Caballo (1991): conjunto de ações emitidas por um indivíduo em um contexto interpessoal, em que esse indivíduo externa sentimentos, desejos, opiniões e direitos, de forma adequada ao contexto no qual está inserido, respeitando e aceitando esses mesmos comportamentos nas demais pessoas, objetivando resolver problemas imediatos e minimizando a ocorrência de problemas de mesma ordem futuros.[9,10] É importante frisar que a mudança de comportamento não ocorre de um momento para o outro, de forma que o treino do comportamento é de suma importância para seu aprendizado. Do mesmo modo, o insucesso inicial na prática desses comportamentos não deve ser visto como fator desmotivador para tal exercício.

Os principais estilos de respostas relativos às habilidades sociais foram primeiramente definidos por Lazarus (1973)[11] – capacidade de dizer não, pedir favores e fazer pedidos, expressar sentimentos positivos e negativos e iniciar, manter e terminar conversações – e deram origem a outras habilidades sociais e de enfrentamento de situações consideradas de risco para determinados contextos, quais sejam: 1. fazer e aceitar elogios, 2. fazer e recusar pedidos, 3. expressar amor, agrado e afeto, 4. iniciar e manter conversações, 5. defender os próprios direitos, 6. expressar opiniões pessoais, inclusive o desacordo, 7. pedir a mudança de comportamento do outro, 8. desculpar-se ou admitir ignorância, 9. fazer e receber críticas, 10. resistir às tentações e 11. dar e receber *feedback*.

O treinamento de habilidades sociais visando ao desenvolvimento de estratégias de enfrentamento de situações de risco tem sido usado com sucesso em vários contextos, como nos tratamentos voltados para indivíduos com transtornos psiquiátricos diversos, entre eles o TUS, pacientes com doenças crônicas e agudas, pessoas com déficits intelectuais, crianças com epilepsia, bem como no tratamento dos familiares desses indivíduos.[12-19]

Partindo desse mesmo pressuposto, o conceito de habilidades de vida, objetivando a prevenção do uso de substâncias em jovens, foi fortalecido e a escola foi eleita como cenário para a intervenção.[20] Promover o ajustamento social positivo, melhorar o desempenho acadêmico, prevenir condutas sexuais de alto risco e ensinar a controlar a raiva eram outros objetivos desse programa desenvolvido com adolescentes.[21] O desempenho de papéis de forma adequada em grupos, a prática da comunicação verbal e não verbal e da escuta ativa, a tomada de decisões, o exercício da assertividade e a habilidade de resistir e de dizer não às drogas, o aumento da autoconsciência e o manejo do estresse são considerados habilidades essenciais de vida, em um programa desenhado pelo Fundo das Nações Unidas para a Infância (UNICEF),* que, implantado nas escolas, tem como objetivo a prevenção do uso de substâncias entre os jovens.[22]

---

* United Nations Children's Fund, Fundo das Nações Unidas para a Infância.

HABILIDADES SOCIAIS E DE ENFRENTAMENTO NOS TRANSTORNOS POR USO DE SUBSTÂNCIAS

O treinamento de habilidades sociais visando ao enfrentamento adequado de situações consideradas de risco, em indivíduos com transtorno por uso de álcool, começou a ser utilizado, na década de 1970, como uma abordagem complementar aos tratamentos praticados na época.[23]

Nos dias atuais, a TCCHSE tem sido aplicada e adaptada para o alcance de melhores resultados nessa população específica, mantendo duas premissas centrais: o papel fundamental das habilidades no enfrentamento das situações de risco, nas quais gatilhos específicos podem levar tanto ao lapso quanto à recaída, e o desenvolvimento de habilidades voltadas para o desempenho eficaz de cada paciente em especial (não usando um protocolo único para todos).[24]

Duas abordagens têm sido apontadas pela literatura científica como eficazes no tratamento do TUS: o manejo de contingências e o aumento e a manutenção da percepção da autoeficácia.[25,26] O desenvolvimento e a prática (treino) das habilidades em questão contribuem para o aumento da autoeficácia, ou seja, permitem que o indivíduo apresente uma resposta de enfrentamento eficaz diante de situações consideradas de alto risco,[27,28] prevenindo tanto a ocorrência de lapsos (uso episódico) quanto a própria recaída (retorno ao padrão de uso anterior).

Situações de alto risco para recaída entre pacientes com transtorno por uso de álcool ou outras substâncias são definidas como estímulos que colocam em risco a percepção de controle em relação ao contexto no qual estão inseridos e, portanto, como possíveis precipitadores do início do uso dessas substâncias após um tempo de abstinência.[29] Habilidades de enfrentamento podem ser definidas como ferramentas comportamentais ou cognitivas utilizadas pelo indivíduo com o objetivo de restaurar o equilíbrio diante das situações de risco que apresentam adversidades às quais ele é exposto ou situações nas quais ele se sente em desvantagem ou pouco eficaz.[30] O desenvolvimento e o treino dessas habilidades capacitam o indivíduo a apresentar uma resposta mais adaptável diante de tais situações. O desenvolvimento de habilidades de enfrentamento não é adquirido como mágica e, muitas vezes, pode não ocorrer naturalmente. Trata-se de algo que precisa ser praticado com persistência. Portanto, há necessidade de envolvimento, treino e reforço positivo.

No Brasil, estudos já mostram a relação entre a presença de habilidades sociais e comportamentos mais funcionais em indivíduos com transtornos por uso de álcool,[31] maconha[32] e nicotina,[33] embora algumas pesquisas apresentem resultados controversos, ou seja, pessoas com e sem transtorno por uso de álcool, nesse caso, não apresentam escores diferentes em questionários de habilidades sociais.[34] Um estudo mais recente, que envolveu usuários de *crack*, no Estado do Rio Grande do Sul, mostra um índice deficitário em termos de habilidades sociais na maioria da amostra.[35] No entanto, a literatura sobre o assunto, mais extensa em outros países, enfatiza a importância do desenvolvimento de tais habilidades, seja como elemento auxiliar na diminuição dos fatores predisponentes à recaída,[36,37] seja como condição importante na prevenção do uso entre aqueles que não fizeram experimentação de substâncias.[38,39] Estudos brasileiros recentes buscaram construir uma escala que avaliasse habilidades antecipatórias para o enfrentamento da abstinência de álcool e outras substâncias: o Inventário de Habilidades de Enfrentamento Antecipatório para a Abstinência de Álcool e outras Drogas (IDHEA-AD). Esse instrumento objetivou avaliar algumas habilidades específicas relacionadas ao enfrentamento das situações de risco, por exemplo:[40]

1. Habilidades para recusar bebida ou droga.
2. Habilidades para responder assertivamente a pessoas que exaltam os benefícios da substância ou a pessoas que fazem brincadeiras em relação ao comportamento de beber, evitando o surgimento de irritabilidade ou tristeza.
3. Habilidades para solicitar mudanças de comportamentos que trazem riscos à manutenção da abstinência.
4. Habilidades de planejamento e resolução de problemas principalmente com pessoas próximas.
5. Habilidades para receber elogios e ouvir conselhos sobre como manter a abstinência, sem ter reações indesejadas.
6. Habilidades de controle emocional em situações de risco envolvendo raiva ou irritação.
7. Habilidades para lidar com estados emocionais negativos (frustração, tristeza, depressão, tensão, preocupação, solidão) e estados emocionais positivos (euforia e felicidade intensa).
8. Habilidades para o recebimento de críticas justas e injustas.
9. Habilidades sociais mais gerais (conversação e desenvoltura social).

O modelo de intervenção apresentado inicialmente por Monti e colaboradores[3] e revisitado e ampliado por Kadden e colaboradores[41] preconiza que o tratamento não deve atender a um modelo "tamanho único", ou seja:

1. O tratamento deve sempre ser planejado para um paciente ou um grupo de pacientes com vistas a atender suas demandas específicas.
2. A escolha das habilidades a serem desenvolvidas e treinadas e o tempo dedicado a cada uma delas dependem das necessidades de cada paciente ou grupo de pacientes.
3. O número de sessões deve variar de acordo com a demanda.

No modelo de intervenção apresentado por Monti e colaboradores,[3] é contemplado o treino de habilidades interpessoais e intrapessoais, que pode ser aplicado em sessões de atendimento individual ou em grupo. As habilidades intrapessoais incluem o desenvolvimento de estratégias para lidar com gatilhos e com a fissura, com o pensamento negativo e com a raiva. Ainda fazem parte desse grupo o treino de habilidades para a tomada de decisões, a resolução de problemas, o manejo de situações de emergência, o aumento das atividades prazerosas e modos de lidar com decisões aparentemente irrelevantes. No grupo de habilidades interpessoais, o foco está no treino da assertividade (incluindo dizer "Não" ao oferecimento de bebidas e outras drogas) e da comunicação de um modo mais geral. Habilidades no trato com outras pessoas ou com o ambiente social envolvem falar e ouvir sentimentos, fazer e receber críticas (até em relação ao comportamento de usar substâncias) e desenvolver uma rede de suporte social que facilite e mantenha o processo de mudança de comportamento.

Esses autores ainda contemplam em seu programa de tratamento sessões destinadas a pacientes com comorbidades e que, portanto, necessitam de treino no manejo de problemas específicos: manejo da depressão e da ansiedade e habilidades especiais para lidar com transtornos psicóticos e da personalidade.

A TCCHSE pode ser conduzida em ambiente ambulatorial, individualmente ou em grupos (em média de 8 a 12 membros), bastando, para isso, que o(s) paciente(s) esteja(m) disposto(s) e pronto(s) para participar da intervenção.[19] Estudos recentes em relação ao uso de cocaína mostram que o treino de habilidades de enfrentamento pode ser feito a partir de programas de computador, focando a melhora tanto da qualidade como da quantidade de habilidades de enfrentamento para lidar com situações de risco para o uso dessa substância.[42]

A TCCHSE apresenta algumas vantagens quando conduzida em grupo: prática das habilidades com os outros integrantes, número maior de modelos oferecidos pelos participantes e maior chance de "modelagem" (já que os membros de um mesmo grupo têm características semelhantes). Além disso, como ocorre em qualquer tratamento em grupo, apresenta menor custo. O treino das habilidades em grupo também tende a ser mais real do que simulado (como acontece nas sessões individuais).[6]

▶ CONSIDERAÇÕES FINAIS

Tanto no Brasil como em outros países, cresce o número de estudos sobre as intervenções baseadas no treino de habilidades, evidenciando que esse modelo apresenta desfechos positivos para a manutenção da abstinência em pacientes com transtorno por uso de álcool e outras substâncias, além de servir como ferramenta para a prevenção do uso entre jovens. No entanto, esse é um campo que poderia ser mais explorado na pesquisa e nas intervenções propriamente ditas. Ainda que os estudos realizados contemplem a exposição de pacientes ou grupos de pacientes a protocolos preestabelecidos de conduta terapêutica, os resultados mostram-se positivos. Como defendem os autores citados, conforme os modelos de tratamento forem construídos para cada paciente em particular, é possível obter resultados mais satisfatórios, com consequências mais duradouras em termos do alcance do objetivo da intervenção.

REFERÊNCIAS

1. Del Prette ZAP e Del Prette. Psicologia das Habilidades Sociais. Ed. Vozes, 4°. Ed.Petrópolis, 2005
2. Dobson Ks, Dozois DJA. Historical and Philosofical Bases of Cognitive Behavioral Therapies. In: Dobson KS Handbook of Cognitive Behavioral Therapies, 3rd. ed. The Guilford Press – NY, 2010
3. Monti,PM, Kadden, RM, Rohsenow DJ, Cooney, NL, Abrams,DB Tratando a Dependência de Álcool – Um guia de Treinamento das Habilidades de Enfrentamento, 2ª.Ed. Rocca. São Paulo, 2005.
4. Capella, MM, Adan A. The age of onset of substance use is related to the coping strategies to deal with treatment in men with substance use disorder. PeerJ 5:e3660 https//doi.org/10.7717/peerj.3660. Acesso em 15.10.2017

5. Bandura, A. Modificação do Comportamento. Rio de Janeiro: Interamericana, 1979
6. Meichembaum, D. Cognitive-bahavior modification: an integrative approach. New York: Plenum., 1977
7. Caballo, VE. Manual de Avaliação e Treinamento das Habilidades Sociais. São Paulo. Ed. Santos, 2008
8. Linenhan, M.M. Interpersonal effectiveness in assertive situatios. In: Bleechman, E.E. Behavior modification with women. N.Y. Guilford Press. 1984
9. Caballo, V. E. (1991). El entrenamiento en habilidades sociales. Em V. E. Caballo (Org.), Terapía y modificaciónde conducta (p. 403-443). Madri: Siglo Veintiuno.
10. Caballo VE. O treinamento em Habilidades Sociais. In: Manual de Técnicas de Terapia e Modificação do comportamento. São Paulo. Santos, 2002.
11. Lazarus AA. On assertive behaviour: A brief note. Behaviour Therapy, 4, 1973
12. Rohsenow DJ, Martin RA, Monti PM Urge-specific and lifestyle coping strategies of cocaine abusers: relationships to treatment outcomes. Drug Alcohol Depend. 9, 78, 211-9, 2005
13. Jones DE, Perkins K, Cook JH, Ong AL. Intensive doping skills training to reduce anxiety and depression for forward deployed troops. Military Medicine, 173, 241-6, 2008.
14. Hampel P, Manhal S, Roos T, Desman C. Interpersonal coping among boys with ADHD. J. Atten. Disord. 11, 427-36, 2008.
15. Hasking PA. Reinforcement sensitivity coping and delinquent behavior in adolescents. J. Adolesc. 30, 739-49, 2007.
16. McMillan SC, Small BJ, Weitzer M et.al. Impacto f coping skills intervention with family caregives of hospice patients with cancer: a randomized clinical trial. Cancer, 106, 214-222, 2006.
17. Sawicka M. Comparison of the coping styles among schizofrenic patients, dependent patients and patients with dual diagnosis. Psychiatria Polska, 39, 1199-210, 2005.
18. Rychtanik RG, McGillicudy NB. Coping skills training and 12 step facilitation for women whose partner has alcoholism: effedts on depression, the partner's drinking and partner physical violence. J. Consult Clin. Psychol. 73, 249-61,2005.
19. Batista M, Mestrovic A, Vekic AM, Malenical M, Kukuruzovic M, Begovac I, Coping Skills in children with epilepsy – evaluation of Cognitive Behavioal Therapy Intervention. Acta Clin. Croatica. V. 54 n. 4 p.467-74, 2015
20. Gorayeb, R. O ensino de habilidades de vida em escolas no Brasil. Psicologia, Saúde e Doenças, Lisboa, v.3, n.2, p.213-217, 2002.
21. Magrulkar, L., Whitman, C.V.,Posner, M.. Life skills approach to child and adolescent healthy human development. Washington, DC: Pan American Health Organization, 2001
22. UNICEF, Life Skills-Based Education for Drug Prevention: Training Manual. New York:UNICEF, disponível em: http://www.unicef.org/lifeskills/files/DrugUsePreventionTrainingManual.pdf
23. Marlatt GA Gordon JR Relapse Prevention: maintenance strategies in the treatment of addictive behaviors. New York, Guilford, 1985.
24. Longabauch, R. Morgenstern, J. Cognitive Behavioral Coping-Skills Therapy for Alcohol Dependence. Alcohol Research & Health, 23 (3), 1999.
25. Knapp WP, Soares BGO, Farrel M, Lima MS. Withdrawn: Psychosocial interventions for cocaine andpsychostimulant amphetamines relatated disorders. Cochrane Database Syst. Rev., 2015
26. Litt MD, Kadden RM, Kabela-Cormier E, Petry NM Coping skills training and contingency management treatments for marijuana dependence: exploring mechanisms of behavior change. Addiction, 103, 638-648, 2008.
27. Rohsenow DJ, Martin RA, Monti PM Urge-specific and lifestyle coping strategies of cocaine abusers: relationships to treatment outcomes. Drug Alcohol Depend. 9, 78, 211-9, 2005.
28. Moos RH. Theory-based active ingredients of effective treatments for substance use disorders. Drug Alcohol Depend. 11,88, 109-21, 2007.

29. Larimer ME, Palmer RS Marlatt, GA Relapse Prevention an overview of Marlatt's Cognitive-behavioral model. Alcohol Research and Health, 1999.
30. Monti, PM, Kadden RM, Rohsenow DJ et al. Tratando a dependência de álcool – um guia de treinamento das habilidades de enfrentamento. São Paulo. Roca, 2005.
31. Cunha SM, Carvalho JCN, Kolling NM, Silva CR, Kristensen CH. Habilidades sociais em alcoolistas: um estudo exploratório. Ver. Brás. De Terapias Cognitivas, vol.3, n. 1, 2007.
32. Wagner MF, Oliveira MS. Estudo das habilidades sociais em adolescentes usuários de maconha. Psicologia em estudo, v.14, n.1, 2009.
33. Pinho VD, Oliva Ad. Habilidades Sociais em fumantes, não fumantes e ex-fumantes. Ver. Brás. De Terapias Cognitivas, v.3, n.1, 2007
34. Aliane, PP, Lourença LM, Ronzani TM. Estudo comparativo das habilidades sociais de dependentes e não dependentes de álcool. Psicologia em estudo, v.11, n.1, 2006.
35. Lessa Horta R., Schafer JL, Maurina Coelho LR, Rodrigues VS, Oliveira MS, Teixeira VA. Condições associadas a prejuízo de desempenho em habilidades sociais em uma amostra de conveniência de usuários de crack. Cad. Saúde Pública, Rio de Janeiro, v. 32, n. 4, 2016.
36. Monti P, Rosehnow DJ Coping skills training and cue-exposure therapy in the treatment of alcoholism. Alcohol Res. Health, v.23, 1999.
37. Monti P. et al. Cue-exposure with coping skills treatment for male alcoholics: a preliminary investigation. J. Consult. Clin. Psychol. V.61,1011-1019,2000.
38. Barkin, S. L.; Smith, K. S. & Durant, R. H. (2002). Social skills and attitudes associated with substance use behaviors among young adolescents. Journal of Adolescent Health, 30, 448-454.
39. Larrosa SL, Palomo JLRA. Factores de riesgo y de protección el consumo de drogas en adolescentes y diferencias ségun edad y sexo. Psicothema, v.22, n.4, p. 568-573, 2010.
40. Sá LGC, Del Prette ZAP. Habilidades de Enfrentamento Antecipatório para a abstinência de Substância: construção de um novo instrumento de medida. Avances em Psicologia LatinoAmericana 34 (2), 2016.
41. Kadden R. e col. Cognitive Behavioral coping skills therapy manual. Project MATCH, v.3, 2003.
42. KilukBD, Nich C, Babuscio T, Carroll KM. Quality versus quantity: acquisition of coping skills following computerized cognitive-behavioral therapy for substance use disorders. Addiction, vol.105, n12, p 2120-2127, 2010.

PARTE IV

ABORDAGENS COMPLEMENTARES ÀS TERAPIAS COGNITIVO--COMPORTAMENTAIS

15

MINDFULNESS E TERAPIA COGNITIVO-COMPORTAMENTAL NA PREVENÇÃO DE RECAÍDA

▶ ISABEL CRISTINA WEISS DE SOUZA

PONTOS-CHAVE

- A partir da década de 1990, o treinamento de habilidades baseado em *mindfulness* começa a fazer parte de protocolos clínicos de pós-tratamento que visam à prevenção de recaída em quadros crônicos.
- *Mindfulness* envolve trazer a atenção intencionalmente para as experiências externas e internas no momento presente por meio de uma ampla variedade de exercícios de meditação.
- O programa de prevenção de recaída baseada em *mindfulness* (*mindfulness-based relapse prevention* [MBRP]) incorpora *mindfulness* ao já reconhecido programa de prevenção de recaída, procurando entender, prevenir e lidar com a recaída em indivíduos que receberam ou estão recebendo tratamento para transtorno por uso de substâncias (TUS).
- A prática regular de *mindfulness* conduz à mudança cognitiva e comportamental, pois permite a identificação dos pensamentos disfuncionais em uma visão em perspectiva (metacognição), reconhecendo-os apenas como pensamentos e não mais como verdades absolutas.
- A aceitação é considerada um dos principais mediadores na mudança do comportamento dependente, pois permite ao indivíduo com dependência reconhecer a fissura como uma resposta normal aos gatilhos e lidar com ela de uma forma não estereotipada.

As bases do programa de prevenção de recaída[1] estão na terapia cognitivo-comportamental (TCC). A diferença entre elas está no fato de que a TCC é mais voltada para descrever um tratamento primário, enquanto a prevenção de recaída se refere à abordagem pós-tratamento. A influência da prevenção de recaída vem ultrapassando décadas, tendo sido incorporada na maioria das intervenções voltadas aos comportamentos dependentes mundo afora.[2]

A aplicação clínica do modelo de prevenção de recaída progrediu, e o surgimento e a incorporação das práticas de *mindfulness* ao programa constituíram o programa de MBPR, que logo se mostrou potencialmente efetivo e custo-efetivo como intervenção adjuvante ao tratamento tradicional da TCC e da prevenção de recaída.[2]

Neste capítulo, são apresentados o surgimento da inclusão da terapia *mindfulness* ao modelo já tradicional de prevenção da recaída com terapia cognitivo comportamental, como ela vem se sustentando nos últimos 20 anos, seus benefícios e as influências que exerce sobre o modelo tradicional da TCC. Vamos percorrer o que a literatura vem mostrando sobre os efeitos das práticas baseadas em meditação na saúde dos indivíduos, especialmente daqueles que sofrem com comportamentos dependentes. Abordamos, também, a MBRP, que recentemente chegou ao Brasil por meio do primeiro ensaio clínico randomizado que investigou os efeitos do programa em tabagistas que procuraram tratamento para parar de fumar, em ambulatório especializado do Sistema Único de Saúde (SUS) no Brasil.[3]

▶ *MINDFULNESS* E COMPORTAMENTOS DEPENDENTES

Muitas vezes, pensar em comportamentos dependentes remete a pensar em pacientes com transtornos por uso de álcool e substâncias consideradas mais "pesadas", como cocaína e *crack*, por exemplo. No entanto, parece que a compulsão é parte da humanidade e que sempre esteve presente (e sempre estará), alterando-se o foco dos problemas de tempos em tempos.[4]

Nos dias atuais, a dependência de internet, que inclui todos os aparelhos de mídia digital, tem chamado a atenção de pesquisadores e clínicos. Certamente, seus efeitos prejudiciais já começam a aparecer com grandes similaridades aos demais comportamentos dependentes, caracterizando os sintomas de abstinência e fissura (*craving*) e o aumento gradual da exposição (ou "consumo"). Os jovens têm sido os mais afetados, apresentando manifestações de ansiedade e irritabilidade ao diminuírem a exposição à internet ou ao serem impedidos de usá-la.[5]

A excessiva exposição à tecnologia, principalmente como alternativa de lazer e sossego em ambientes públicos (no caso das crianças em especial), tem alterado o comportamento social. Pesquisas recentes colocam o Brasil no primeiro lugar no *ranking* mundial em se tratando da quantidade de horas de uso de telefones celulares (*smartphones*), com uma média próxima a cinco horas/dia, seguido pela China (três horas) e os Estados Unidos (duas horas e 37 minutos).[6]

Greenfield[5] ressalta que, diante de constatações de alteração neurofisiológica na dependência virtual,[1] resultado da natureza prazerosa e reforçadora de todos os aparelhos de mídia digital, estamos diante de um risco elevado de adoecimento. A alteração da noção de tempo e a atenção sempre parcial (uma vez que fica constantemente dividida entre várias tarefas proporcionadas pela tecnologia) são dois fatores que podem estar intimamente ligados ao aumento de casos de ansiedade e de sintomas ainda mais desagradáveis relacionados a risco de vida.[5]

Portanto, neste capítulo, vamos manter em mente a ideia de que o comportamento dependente, em diferentes graus, estás presente em diversos contextos, relacionado a diversos comportamentos cotidianos, por exemplo, à verificação desmedida de *e-mails*, mensagens e redes sociais.

▶ FISSURA E AFETOS NEGATIVOS: DOIS PONTOS-CHAVE NA RECAÍDA

A fissura e os afetos negativos são considerados os dois fatores mais regularmente relacionados ao risco de recaída em comportamentos dependentes.[8] A fissura é compreendida como a experiência subjetiva de uma urgência ou um desejo intenso de consumir a substância e é considerada o elemento-chave na compreensão de como a prática de *mindfulness* pode ajudar no tratamento do TUS e de outros comportamentos dependentes.[8,9] A prática de *mindfulness* envolve observar a fissura e os afetos com curiosidade, sem lutar contra eles, experimentando seu caráter transitório, assim como de outros eventos da vida.[10]

Em seu artigo de revisão, Garland e colaboradores[11] apresentam evidências bastante contundentes sobre mecanismos neurofisiológicos envolvidos no círculo vicioso da dependência, que são interrompidos e modificados pelas intervenções baseadas em *mindfulness*. Os autores reafirmam que o círculo vicioso é composto por elementos cognitivos, afetivos e psicofisiológicos e apresentam evidências empíricas de que a prática de *mindfulness* melhora o comportamento dependente por meio da regulação emocional, que envolve processos relevantes.

Tang e colaboradores,[8] em seu estudo de revisão sobre mecanismos de autocontrole envolvidos nesses comportamentos, especialmente no tabagismo, corroboram essas evidências e acrescentam que a fissura e a resistência a ela sempre envolvem redes cerebrais similares, incluindo o córtex cingulado anterior (CCA) e o córtex pré-frontal medial (CPFM).[12] Portanto, os tratamentos convencionais com base em abstinência tendem a não oferecer recursos que auxiliem o paciente a lidar com esse grande entrave, fazendo jus à máxima de que "aquilo a que resistimos persiste".[8] Nesse estudo,[8] o treinamento comportamental em *mindfulness* é apontado como muito promissor não somente para o tabagismo, mas também para outros comportamentos dependentes, incluindo o uso excessivo de internet, por envolver todos esses circuitos cerebrais similares. O que melhora é a função executiva do cérebro, a regulação emocional e a neuroplasticidade por meio da modulação de redes de autocontrole que não dependem da intenção de se abster.[13,14]

O desenvolvimento da consciência metacognitiva, por meio das práticas meditativas, proporciona maior clareza cognitiva porque reduz a excitação emocional (e, consequentemente, as ruminações) diante de um gatilho, modulando emoções negativas e diminuindo a reatividade diante dos estímulos eliciadores da recaída.[11]

A metacognição é desenvolvida por intermédio da experiência de observar a si mesmo (*self*) de forma distanciada. As práticas de *mindfulness* estimulam o sujeito a observar seus pensamentos, assim como toda a experiência do momento presente, sem tentar mudá-los e sem julgá-los. Todo o campo da experiência é "mapeado", conforme afirma Ramos,[15] o que permite expandir a percepção em relação aos estímulos externos e internos, ampliando as fontes de informação e contribuindo para o aumento da flexibilidade cognitiva, atuando como importantes mediadores na regulação emocional.[16,17]

O estado de atenção *mindful*, definido como "atenção estável, relaxada e desapegada a um ponto de vista específico e ao mesmo tempo ágil e flexível",[18] permite ao paciente que apresenta dependência explorar outras possibilidades diante do desconforto provocado pela abstinência e/ou fissura, o que diminui sua vulnerabilidade aos afetos negativos e à excitação ansiosa.[19]

Seguidos da fissura, os afetos negativos são considerados os mais importantes gatilhos para recaída, pois desencadeiam uma resposta condicionada uma vez que o uso da substância alivia o desconforto (comportamento de esquiva). Pensar em tratamentos que produzam a dissociação entre afeto negativo e uso da substância é bastante animador, e eles têm recebido muita atenção, como é o caso da terapia comportamental dialética (*dialetical behavior therapy* [DBT]),[20] da terapia de aceitação e compromisso (*acceptance and commitment therapy* [ACT])[21] e da MBRP.[22,23]

De maneira geral, os tratamentos de base cognitivo-comportamental focam o comportamento dependente e ensinam os indivíduos afetados a evitar as situações de risco, a desviar a atenção da fissura, a adotar um estilo de vida saudável, a abandonar as atividades insalubres e a desenvolver uma rede social de suporte.[24] No entanto, as taxas de abstinência desses tratamentos convencionais passam de 20 a 30%,[25] e a de recaída, após o tratamento, é estimada em mais de 60%.[26] A prática de *mindfulness* influencia afetos e cognição, e as técnicas baseadas em aceitação complementam as estratégias ativas oferecidas pelas TCCs.[22] Além disso, desenvolve a disposição e a coragem de levar a atenção à experiência atual e contrasta diretamente com a alocação automática de atenção controlada pela rede de memória ligada ao uso problemático de substância ou ao comportamento dependente. Nesse sentido, o tratamento com base em *mindfulness* não é usado para inibir o uso da substância ou da internet, mas para observar o que surge diante da sensação de fissura ou de um afeto negativo.[22]

No caso da dependência de internet, é comum o relato da experiência de que "a pessoa está ali, mas não está", tornando-se cada vez mais vulnerável às recaídas diante de gatilhos inconscientes, uma vez que a atenção não é plena ao que está acontecendo no momento presente. Considerar esse novo comportamento dependente neste capítulo tem por finalidade salientar a necessidade da tomada de consciência de algo que vem se tornando epidêmico no Brasil e que pode levar à dependência, com todos os seus prejuízos previstos.

Estudos recentes mostram que tratamentos fundamentados em *mindfulness* atuam exatamente na interface de estímulo e resposta, pois, ao regularem a atenção, aumentam a consciência corporal, regulam afetos e identificam necessidades reais, prevenindo a ocorrência de reações habituais hiperaprendidas.[9] Os benefícios se expandem para uma ampla variedade de problemas na saúde mental,[27] uma vez que as habilidades treinadas não são exclusivamente ligadas ao comportamento dependente; elas dizem respeito a lidar com comportamentos disfuncionais e afetos de uma forma geral, levando consciência à experiência e aprendendo com ela: "o que está acontecendo com a mente e o corpo neste exato momento é o *curriculum*".[28]

A MBRP foi pensada e desenvolvida para auxiliar indivíduos com TUS a lidar especialmente com a fissura e os afetos negativos e para ampliar a compreensão dos indivíduos sobre seu papel no processo de recaída. O treinamento em MBRP visa a melhorar a capacidade de discriminar o que está acontecendo no momento presente, com foco específico na aceitação do desconforto diante das situações desafiadoras, sem reagir automaticamente.[10] A seguir, o programa MBRP é apresentado com mais detalhes.

▶ *MINDFULNESS* E TERAPIA COGNITIVO-COMPORTAMENTAL NA PREVENÇÃO DE RECAÍDA

Nossas interpretações dos eventos (e os sentimentos evocados por elas) refletem o que agregamos a eles muito mais do que esses eventos são realmente.[29]

As reações diante de uma situação tendem a retroalimentar o processo, como mostra a Figura 15.1.

Agindo em círculos, nada de novo acontece, e a grande tendência é que o repertório de pensamentos e julgamentos diante das "mesmas" situações desencadeie sempre os mesmos comportamentos e reações. O não reconhecimento dos pensamentos como eventos mentais conduz, muitas vezes, à dificuldade de reelaboração de experiências e torna os eventos "adesivados" a cognições e sentimentos, que parecem um pacote fechado.[29] De acordo com a TCC, essa seria uma breve descrição do fenômeno das distorções cognitivas que estão na base do adoecimento, tanto em quadros de ansiedade quanto nos de depressão e outros. A pessoa sofre da interpretação que faz dos eventos, e não dos eventos em si.[30]

Advindo do budismo, o conceito de *mindfulness* diz respeito a levar atenção propositalmente ao momento presente com abertura e aceitação às coisas como são, em sua integralidade, sem defesas, sem esquivas,[27] em contrapartida ao uso da substância (e internet), que oferece prazer a curto prazo e alívio do sofrimento, mas se torna um verdadeiro atalho.[31]

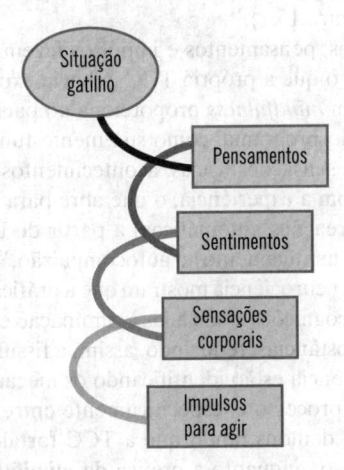

FIGURA 15.1 ▶ **Espiral de recaída.**

Na perspectiva budista, a fissura pela droga representa a identificação com o objeto externo e o apego, que são considerados atalhos pelo fato de a expectativa de felicidade se concentrar no objeto de desejo, desempoderando a si mesmo e causando sofrimento.[31] A MBRP tem suas bases nessa filosofia, assim como na entrevista motivacional, em especial no que tange à ideia de que a intervenção deve se basear na motivação real do paciente, considerando seus estágios de mudança do comportamento dependente e permitindo o contato com a experiência tácita normalmente orientada a desejos e aspirações fundamentados na realidade e destinados à felicidade do indivíduo, assim como a dos outros (balanço conativo).[31]

▶ "PILOTO AUTOMÁTICO", O GRANDE VILÃO DA HISTÓRIA

Observar como a mente funciona abre a possibilidade de exploração de suas tendências, com seus hábitos e padrões. Conhecê-la de forma tão próxima pode parecer assustador, e, muitas vezes, essa se torna a maior barreira ao se iniciar um processo de meditação.[23]

No entanto, observar essas tendências em grupo, durante o treinamento de MBRP conduzido por instrutor especialista, que facilita a discussão por meio de um questionamento guiado orientado à experiência presente (o *inquiry*), permite que cada membro do grupo constate que tais experiências são universais e que acolher um pensamento como uma verdade pode desencadear uma reação automática.[23]

O processo visa a colocar cada sujeito em contato com a experiência direta do momento presente, em detrimento das reações (p. ex., julgamentos, reações emocionais, etc.), incentivando a compaixão e a generosidade consigo mesmo, a fim de auxiliar na distinção entre experiência inicial (p. ex., sensação física relacionada à abstinência) e os pensamentos e reações que se seguem, abrindo-se para o que realmente está acontecendo no momento com curiosidade, sem se desviar para histórias ou pensamentos como "não vou conseguir parar de usar, pois sempre me sinto muito mal assim", abrindo-se para a opção de parar e voltar à experiência presente sem entrar na espiral da recaída (Figura 15.1).[23]

Sensações, sentimentos, pensamentos e impulsos fazem parte de uma cadeia que regula o comportamento, o que a própria TCC já havia explorado amplamente.[32] No entanto, o treinamento em *mindfulness* proporciona ao paciente observar, em tempo real durante as práticas do programa, como sua mente funciona diante dos gatilhos (que podem ser emoções, sensações físicas, acontecimentos da vida, pensamentos), e ele é estimulado a ficar com a experiência, o que abre para si um leque de opções de resposta (em oposição a reações automáticas) a partir de uma atenção focada, com monitoramento aberto (sem julgamento) e autocompaixão.[33]

Evidências recentes na neurociência mostram que a prática de *mindfulness* pode mudar a função cerebral e as cognições associadas à ruminação e à reatividade aos gatilhos ligados ao consumo de substâncias, reduzindo, assim, a fissura e o risco de recaída.[11,34]

Os estudos de neurociência estão identificando os mecanismos de ação das psicoterapias envolvidos nesse processo e, especificamente entre a TCC e as intervenções baseadas em *mindfulness*, demonstrando que a TCC fortalece a circuitaria cerebral ligada ao controle cognitivo, enquanto a prática de *mindfulness* reduz a saliência da recompensa na exposição à substância, diminuindo a reatividade a ela e permitindo que o indivíduo ultrapasse a barreira da fissura.[35]

Especialmente em relação à MBRP, Chung e colaboradores[35] ressaltam seu impacto em mecanismos neuroinflamatórios e epigenéticos envolvidos na dependência, o que representa uma melhora no processo de autorregulação em pessoas que sofrem de comportamentos compulsivos, em especial aquelas com dependência química.

De forma semelhante a outros programas baseados em *mindfulness*, como a redução de estresse baseada em *mindfulness* (*mindfulness-based stress reduction* [MBSR]), de Jon Kabat-Zinn,[28] ou a terapia cognitiva baseada em *mindfulness* (*mindfulness-based cognitive-therapy* [MBCT]), de Segal e colaboradores,[29] a MBRP objetiva auxiliar o sujeito a desenvolver a atenção plena, e muitos exercícios são direcionados a esse fim.[23]

O programa, assim como os citados anteriormente, inicia com a experiência da "uva-passa", na qual o paciente é levado a explorar a fruta com todos os seus sentidos, de uma forma nunca antes feita, observando suas reações, pensamentos e sensações, sem julgamento. Assim, inaugura-se o caminho para conduzir o paciente à percepção de que seguir cegamente a fissura ou os impulsos pode levá-lo a agir no piloto automático,[23] provavelmente o grande vilão da história.

▶ PROGRAMA DE PREVENÇÃO DE RECAÍDA BASEADA EM *MINDFULNESS*

O programa de MBRP envolve treinamento em grupos com até 12 participantes que passaram por um tratamento convencional de prevenção de recaídas anteriormente. Assim como nos outros programas de oito semanas, as sessões têm duas horas de duração e são voltadas ao ensino da prática de *mindfulness*, de técnicas de solução de problemas e habilidades de enfrentamento, de estilo de vida saudável e de estratégias de aprimoramento do suporte social.[16,23]

Não se trata meramente de introduzir a meditação ao protocolo de prevenção de recaída, pois, na verdade, o que se treina é o foco primário na respiração, os princípios de atenção e consciência plena, o foco no presente e a aceitação/não julgamento da experiência interna.[16] Os pacientes passam a observar os momentos em que tendem a evitar uma experiência ou se engajar em uma emoção e as consequências disso em suas vidas e tornam-se mais aptos a lidar com a fissura e a tolerar outras formas de desconforto psicológico, que muitas vezes têm desfecho na recaída, como os afetos negativos e os eventos estressantes.[36]

Algumas revisões sistemáticas de literatura realizadas com o propósito de buscar evidências de efetividade da prática de *mindfulness* na redução da frequência e da gravidade dos TUSs, assim como na redução da fissura por substâncias, foram feitas na última década.[35,37-40] Embora as evidências preliminares sejam muito animadoras, ainda não são conclusivas, pois clama-se por tamanhos de amostra mais robustos que permitam avaliar o tamanho de efeito e os mecanismos de ação,[38] assim como desenhos mais bem delineados de estudo que permitam reprodutibilidade.[37]

A maior parte dos estudos relata que o tratamento baseado em *mindfulness* foi efetivo na redução do uso de substâncias, tal qual nos problemas clínicos, psicológicos, de relacionamento e até legais, bem como no aumento do tempo de abstinência no pós-tratamento em *follow-ups* que variam entre 2 e 12 meses, com destaque para intervenções que adotam o protocolo de MBRP combinado com tratamento habitual e tratamento de prevenção de recaída.[40]

A MBRP é um protocolo de pós-tratamento, cujas sessões são estruturadas, conforme descrito a seguir:

- **Sessão 1** (piloto automático e recaída). Sessão de introdução da prática de *mindfulness* com a experiência de estar presente *versus* piloto automático. Práticas treinadas: "uva-passa", escaneamento corporal e meditação da respiração.
- **Sessão 2** (consciência dos gatilhos e fissura). São apresentados os desafios de se meditar, a consciência das reações aos gatilhos e os julgamentos que acompanham a experiência. Treina-se uma resposta *mindful* aos gatilhos e à fissura. Práticas treinadas: escaneamento corporal, descendo pela rua, "surfando" na fissura e meditação da montanha.
- **Sessão 3** (*mindfulness* no dia a dia). São apresentadas as práticas informais e breves de meditação, a consciência dos sentimentos e as sensações que aparecem, incluindo a fissura e a urgência em reagir. Práticas treinadas: meditação do ouvir, meditação sentado (corpo e respiração), meditação andando, PARAR*.
- **Sessão 4** (*mindfulness* em situações de alto risco). Tomada de consciência de situações pessoais de alto risco para recaída, assim como as sensações, as emoções e os pensamentos envolvidos e estar presente de forma *mindful* durante o desconforto. Práticas treinadas: meditação sentado (pensamentos, respiração, corpo e sons), PARAR em situação de alto risco, meditação no movimento.
- **Sessão 5** (aceitação e ação habilidosa). Exercita a aceitação de estados desconfortáveis da mente e do corpo, lidando com interações pessoais problemáticas. Práticas treinadas: meditação sentado apresentando o poema de Rumi, exercício do PARAR, meditação andando.
- **Sessão 6** (entendendo pensamentos como pensamentos). O foco está nos pensamentos e em sua relação com as recaídas, entendendo pensamentos como pensamentos, e não como verdades absolutas, e na experiência do lapso *versus* recaída. Prática treinada: meditação sentado (pensamentos).
- **Sessão 7** (autocuidado e equilíbrio do estilo de vida). São treinados os principais sinais de recaída pessoais, assim como enfrentamentos e planejamento para preparação do término do treinamento. Além disso, é ressaltada a importância do autocuidado, do perdão e da compaixão para a promoção da saúde e a prevenção de recaída. Práticas treinadas: bondade amorosa e meditação caminhando.
- **Sessão 8** (suporte social e prática continuada). Como manter uma vida balanceada e sua relação com a prática de *mindfulness* e a importância do suporte social

---

* Espaço PARAR para respirar. As práticas formais do treinamento em MBRP fornecem a base para que o paciente consiga lançar mão, em seu dia a dia, de práticas informais, ou seja, pequenas meditações que ele pode praticar em situações desafiadoras, sem que necessariamente precise adotar uma postura específica (como no caso das formais) e reservar um tempo. Espaço PARAR diz respeito a: P – Parar; A – Analisar; R – Respirar; A – Ampliar; R – Responder (com consciência).

são os objetivos dessa sessão. Além disso, é abordada a manutenção das práticas no dia a dia após o término do treinamento. Práticas treinadas: escaneamento corporal, meditação guiada de conclusão do curso.[23,41]

A ideia é levar o foco para a respiração em situações específicas, tomando consciência do que acontece no corpo e na mente naquele momento, com o propósito de sair do piloto automático, sem expectativa de "resultado", mas entrando em contato com a experiência, o que favorece uma resposta mais adaptativa à situação em oposição às reações impulsivas e automáticas.[23] A prática das meditações em casa é estimulada para que o paciente realmente a adote em seu dia a dia. Para tal, os pacientes recebem um *CD* com as práticas guiadas gravadas.[23]

Outro aspecto recomendado é a participação de um cofacilitador na condução dos grupos, principalmente entre facilitadores iniciantes, para que possam oferecer uma perspectiva diferente e auxiliar nos desafios da facilitação dos grupos.[23]

Durante as sessões, a participação com depoimentos de cada paciente é livre, e o instrutor as conduz de forma que todos aqueles que queiram falar tenham a oportunidade, respeitando-se o silêncio daqueles que optam por ele.[23]

▶ PREVENÇÃO DE RECAÍDA BASEADA EM *MINDFULNESS* NO BRASIL

A MBRP chegou ao Brasil por meio da pesquisa de doutorado de Isabel Cristina Weiss de Souza, orientada pela professora doutora Ana Regina Noto (Universidade Federal de São Paulo [UNIFESP]) e co-orientada pela professora doutora Elisa Harumi Kozasa (Hospital Israelita Albert Einstein), na UNIFESP. Contou com colaborações internacionais, em especial da própria idealizadora do programa de MBRP, doutora Sarah Bowen, da Universidade de Washington (Seattle, Estados Unidos), e da doutora Kimber Richter, da Universidade de Kansas (Kansas, Estados Unidos). A pesquisa aconteceu na cidade de Juiz de Fora (MG) e estabeleceu parcerias locais, como com a Universidade Federal de Juiz de Fora (UFJF), por meio do professor Telmo Ronzani e da professora Laisa Sartes, que contribuíram na logística da coleta e da análise de dados da pesquisa, além de ter recebido financiamento das agências do Conselho Nacional de Desenvolvimento Científico e Tecnológico (CNPq), da Fundação de Amparo à Pesquisa do Estado de São Paulo (FAPESP), da Fundação de Amparo à Pesquisa do Estado de Minas Gerais (FAPEMIG) e da Coordenação de Aperfeiçoamento de Pessoal de Nível Superior (CAPES).[23,42] Grande esforço e *networking* foram necessários em razão de ter sido a primeira experiência de adaptação do programa à realidade brasileira, já que, naquele momento, não existiam profissionais treinados, material disponível na língua portuguesa e, principalmente, não havia tradição na introdução da prática da meditação no contexto do tratamento das dependências de substâncias no Brasil. Todo o material foi traduzido e revisado no Brasil, entre eles as escalas de *mindfulness* Five Facet *Mindfulness* Questionnaire (FFMQ)[43] e *Mindful* Attention Awareness Scale (MAAS)[44] e o protocolo clínico de MBRP.[23,45]

O sucesso da experiência começou já no estudo-piloto, publicado na obra de Ronzani,[42] com o primeiro grupo de pacientes com dependência de tabaco, em fila de espera para tratamento no SUS. As primeiras adaptações da MBRP no Brasil iniciaram nesse momento, por meio do relato dos participantes, que não economizaram elogios à experiência e não identificaram dificuldades, apenas benefícios, o que pode ser comprovado pelo depoimento do paciente P.: "O piloto automático é bacana. Ajudou-me muito em tudo, em perceber minhas bobagens... Conseguir ajudar as pessoas a perceber e a sair do automático é o mais importante, isso não tem volta".[37] Os resultados da pesquisa estão sendo preparados para publicação, mas os dados preliminares já foram apresentados em congressos nacionais e internacionais (IV International Meeting on Mindfulness, 2017, UNIFESP, São Paulo; World Congress on Brain, Behavior and Emotions, 2017, Porto Alegre; Congresso Nacional de Medicina Integrativa e Comportamental On-line, 2016, UNIFESP; International Symposium for Contemplative Studies, 2016, San Diego/Estados Unidos; International Symposium for Contemplative Studies, 2014, Boston/Estados Unidos; entre outros), além de em algumas publicações,[46-48] com resultados promissores de adaptação e viabilidade do programa ao contexto brasileiro e de indicação de efetividade em *follow-up* de seis meses.[3]

É fundamental ressaltar que a formação do instrutor de MBRP deve seguir diretrizes de boas práticas (https://www.mindfulnessteachersuk.org.uk/), pois ele precisa ser um meditador de longa data e receber a certificação de supervisores experientes com certificação internacional. A banalização na condução do programa pode levar a seu insucesso, comprometendo todo o trabalho que a comunidade científica internacional vem fazendo no sentido de garantir a oportunidade de avaliação de resultados.[41]

▶ CONSIDERAÇÕES FINAIS

A prática de *mindfulness* surgiu no Ocidente nas últimas décadas como uma importante ferramenta de saúde mental e vem sendo amplamente testada nas mais importantes universidades do mundo, como Harvard, Oxford, Universidade de Washington, Universidade de Toronto, Universidade de Massachusetts.

As evidências sugerem benefícios, especialmente como intervenção adjuvante de tratamento de base cognitivo-comportamental na prevenção de recaídas em comportamentos disfuncionais, como é o caso do uso de substâncias, ou em comportamentos dependentes em geral.

A MBRP comparada a um grupo controle ativo apresenta diferença significativa em relação à manutenção da abstinência no longo prazo, sugerindo que seu diferencial em relação aos tratamentos convencionais se situa no desenvolvimento da habilidade de lidar com o desconforto associado à fissura e aos afetos negativos, o que contribui para a diminuição das recaídas.[49]

Vale ressaltar que as pesquisas envolvendo MBRP aumentaram muito na última década,[49] mas ainda é necessário avaliar de forma sistemática, por meio de ensaios clínicos randomizados, a fidelidade da abordagem terapêutica ao protocolo, assim como o desenho do estudo, a intervenção que foi entregue e a que foi recebida (fidedignidade), bem como promover estudos com amostras mais robustas que permitam análises com força estatística.[41,50]

Muito se conquistou na direção da adaptação do programa de MBRP ao Brasil nos últimos anos, e é importante estar atento aos próximos passos, a fim de que possamos avaliar sua aplicabilidade na realidade brasileira.

REFERÊNCIAS

1. Marlatt GA, Gordon J, editors. Relapse prevention: maintenance strategies in the treatment of addictive behaviors. New York: Guilford Press; 1985.
2. Hendershot CS, Witkiewitz K, George WH, Marlatt GA. Relapse prevention for addictive behaviors. Subst Abuse Treat Prev Policy. 2011;6:17.
3. Souza ICW. Avaliação da efetividade do programa de Mindfulness-based Relapse Prevention (MBRP) como estratégia adjunta ao tratamento da dependência de tabaco [tese]. São Paulo: Universidade Federal de São Paulo; 2016.
4. Houlihan SD, Brewer JA. The emerging science of mindfulness as a treatment for addiction. In: Shonin E, van Gordon W, Griffiths MD, editors. Mindfulness and buddhist-derived approaches in mental health and addiction. Cham (ZG): Springer; 2016. p. 191-210.
5. Greenfield D. As propriedades de dependência do uso de internet. In: Young KS, Abreu CN, editors. Dependência de internet: manual e guia de avaliação e tratamento. Porto Alegre: Artmed; 2011. p. 169-90.
6. Chinese spend 3 hours a day on their smartphones, rank 2nd in the world [Internet]. [lugar desconhecido]: Sputnik news; 2017 [acesso 2018 abr 21]. Disponível em: https://sputniknews.com/asia/201706291055064480-china-smartphones-usage-survey/.
7. Young KS. Internet addiction: the emergence of a new clinical disorder. Cyberpsychol Behav. 1998;1(3):237-44.
8. Tang Y-Y, Posner MI, Rothbart MK, Volkow ND. Circuitry of self-control and its role in reducing addiction. Trends Cogn Sci. 2015;19(8):439-44.
9. Brewer JA, Elwafi HM, Davis JH. Craving to quit: psychological models and neurobiological mechanisms of mindfulness training as treatment for addictions. Psychol Addict Behav. 2013;27(2):366-79.
10. Witkiewitz K, Lustyk MKB, Bowen S. Retraining the addicted brain: a review of hypothesized neurobiological mechanisms of mindfulness-based relapse prevention. Psychol Addict Behav. 2013;27(2):351-65.
11. Garland EL, Froeliger B, Howard MO. Mindfulness training targets neurocognitive mechanisms of addiction at the attention-appraisal-emotion interface. Front Psychiatry. 2014;4:173.
12. Hartwell KJ, Johnson KA, Li X, Myrick H, LeMatty T, George MS, et al. Neural correlates of craving and resisting craving for tobacco in nicotine dependent smokers. Addict Biol. 2011;16(4):654-66.
13. Tang Y-Y, Posner MI. Training brain networks and states. Trends Cogn Sci. 2014;18(7):345-50.
14. Hillman CH, Erickson KI, Kramer AF. Be smart, exercise your heart: exercise effects on brain and cognition. Nat Rev Neurosci. 2008;9(1):58-65.
15. Ramos T. Mindfulness e as terapias comportamentais e cognitivo-comportamentais: o que é mindfulness? In: Lucena-Santos P, Pinto-Gouveia J, Oliveira M, editors. Terapias comportamentais de terceira geração: guia para profissionais. Novo Hamburgo: Sinopsys; 2015. p. 59-80.
16. Hayes AM, Feldman G. Clarifying the construct of mindfulness in the context of emotion regulation and the process of change in therapy. Clin Psychol Sci Pract. 2004;11(3):255-62.
17. Moore A, Malinowski P. Meditation, mindfulness and cognitive flexibility. Conscious Cogn. 2009;18(1):176-86.
18. Wells A. Detached mindfulness in cognitive therapy: a metacognitive analysis and ten techniques. J Ration-Emotive Cogn-Behav Ther. 2005;23(4):337-55.
19. Gonzalez A, Vujanovic AA, Johnson KA, Leyro TM, Zvolensky MJ. The role of mindful attention in regard to the relation between negative affect reduction outcome expectancies and emotional vulnerability among adult cigarette smokers. Cogn Ther Res. 2009;33(6):645-56.
20. Linehan MM, Schmidt H, Dimeff LA, Craft JC, Kanter J, Comtois KA. Dialectical behavior therapy for patients with borderline personality disorder and drug-dependence. Am J Addict. 1999;8(4):279-92.
21. Hayes SC, Strosahl KD, Wilson KG. Acceptance and commitment therapy: an experiential approach to behavior change. New York, NY: Guilford; 1999.

22. Breslin FC, Zack M, McMain S. An information-processing analysis of mindfulness: implications for relapse prevention in the treatment of substance abuse. Clin Psychol Sci Pract. 2002;9(3):275-99.
23. Bowen S, Chawla N, Marlatt GA. Prevenção de recaída baseada em mindfulness para comportamentos aditivos: um guia para o clínico. Rio de Janeiro: Cognitiva; 2015.
24. Fiore M, Jaén C, Baker T, Bailey W, Bennowitz N, Curry S, et al. Treating tobacco use and dependence: 2008 update. Rockville: US Department of Health and Human Services; 2008.
25. Law M, Tang JL. An analysis of the effectiveness of interventions intended to help people stop smoking. Arch Intern Med. 1995;155(18):1933-41.
26. McLellan AT, Lewis DC, O'Brien CP, Kleber HD. Drug dependence, a chronic medical illness: implications for treatment, insurance, and outcomes evaluation. JAMA. 2000;284(13):1689-95.
27. Baer RA. Mindfulness training as a clinical intervention: a conceptual and empirical review. Clin Psychol Sci Pract. 2003;10(2):125-43.
28. Kabat-Zinn J. Full catastrophe living: Using the wisdom of your body and mind to face stress, pain, and illness. New York: Dell; 1990.
29. Segal ZV, Williams JMG, Teasdale JD, Kabat-Zinn J. Mindfulness-based cognitive therapy for depression. 2nd ed. New York: Guilford; 2012.
30. Beck AT. Terapia cognitiva da depressão. Porto Alegre: Artmed; 1997.
31. Wallace BA, Shapiro SL. Mental balance and well-being: building bridges between buddhism and Western psychology. Am Psychol. 2006;61(7):690-701.
32. Greenberger D, Padesky C. A mente vencendo o humor. 2. ed. Porto Alegre: Artmed; 2016.
33. Davis DM, Hayes JA. What are the benefits of mindfulness? A practice review of psychotherapy-related research. Psychotherapy. 2011;48(2):198-208.
34. Hölzel BK, Carmody J, Vangel M, Congleton C, Yerramsetti SM, Gard T, et al. Mindfulness practice leads to increases in regional brain gray matter density. Psychiatry Res Neuroimaging. 2011;191(1):36-43.
35. Chung T, Noronha A, Carroll KM, Potenza MN, Hutchison K, Calhoun VD, et al. Brain mechanisms of change in addiction treatment: models, methods, and emerging findings. Curr Addict Rep. 2016;3(3):332-42.
36. Glasner S, Mooney LJ, Ang A, Garneau HC, Hartwell E, Brecht M-L, et al. Mindfulness-based relapse prevention for stimulant dependent adults: a pilot randomized clinical trial. Mindfulness. 2017;8(1):126-35.
37. Souza ICW, Barros VV, Gomide HP, Miranda TCM, de Paula Menezes V, Kozasa EH, et al. Mindfulness-based interventions for the treatment of smoking: a systematic literature review. J Altern Complement Med. 2015;21(3):129-40.
38. Zgierska A, Rabago D, Chawla N, Kushner K, Koehler R, Marlatt A. Mindfulness meditation for substance use disorders: a systematic review. Subst Abuse. 2009;30(4):266-94.
39. Carim-Todd L, Mitchell SH, Oken BS. Mind-body practices: an alternative, drug-free treatment for smoking cessation? A systematic review of the literature. Drug Alcohol Depend. 2013;132(3):399-410.
40. Li W, Howard MO, Garland EL, McGovern P, Lazar M. Mindfulness treatment for substance misuse: a systematic review and meta-analysis. J Subst Abuse Treat. 2017;75:62-96.
41. Zgierska AE, Shapiro J, Burzinski CA, Lerner F, Goodman-Strenski V. Maintaining treatment fidelity of mindfulness-based relapse prevention intervention for alcohol dependence: a randomized controlled trial experience. Evid Based Complement Alternat Med. 2017;2017:1-12.
42. Ronzani TM, editor. Intervenções e inovações em álcool e outras drogas. Juiz de Fora: EdUFJF; 2014.
43. Barros VV, Kozasa EH, Souza ICW de, Ronzani TM. Validity evidence of the brazilian version of the five facet mindfulness questionnaire (FFMQ). Psic Teor Pesq. 2014;30(3):317-27.
44. Barros VV, Kozasa EH, Souza ICW, Ronzani TM. Validity evidence of the brazilian version of the Mindful Attention Awareness Scale (MAAS). Psicol Reflex Crit. 2015;28(1):87-95.

45. Souza ICW. A prática de mindfulness na prevenção de recaída. In: Araújo RB, editor. Guia de terapias cognitivo-comportamentais para os transtornos do exagero: tratando pacientes da vida real. Novo Hamburgo: Sinopsys; 2013. p. 295-306.
46. Souza ICW, Noto AR. Tratamentos em grupo baseados em mindfulness. In: Neufeld C, Rangé B, editors. Terapia cognitivo-comportamental em grupos. Porto Alegre: Artmed; 2017. p. 189-92.
47. Souza ICW, Barros VV, Kozasa EH, Bowen S, Pereira LH, Noto AR. Prevenção de recaída baseada em mindfulness: a experiência brasileira. In: Ronzani TM, editor. Intervenções e inovações em álcool e outras drogas. Juiz de Fora: EdUFJF; 2014. p. 111-34.
48. Souza ICW, Noto AR, Little S. Mindfulness e dependência química. In: Federação Brasileira de Terapias Cognitivas, Neufeld C, Falcone EMO, Rangé B, editores. PROCOGNITIVA programa de atualização em terapia cognitivo-comportamental. Porto Alegre: Artmed; 2014. p. 9-16.
49. Bowen S, Witkiewitz K, Clifasefi SL, Grow J, Chawla N, Hsu SH, et al. Relative efficacy of mindfulness-based relapse prevention, standard relapse prevention, and treatment as usual for substance use disorders: a randomized clinical trial. JAMA Psychiatry. 2014;71(5):547.
50. Grant S, Colaiaco B, Motala A, Shanman R, Booth M, Sorbero M, et al. Mindfulness-based relapse prevention for substance use disorders: a systematic review and meta-analysis. J Addict Med. 2017;11(5):386-96.

16

TERAPIA FOCADA NO ESQUEMA

- ZENON LOTUFO JR.
- LAWRENCE P. RISO
- FRANCISCO LOTUFO NETO

PONTOS-CHAVE

- O conceito de esquema desempenha um papel importante no contexto das terapias cognitivas, uma vez que esquemas mal-adaptativos podem influenciar fortemente cognições, afetos e comportamentos.
- Esquemas culturais podem ser mal-adaptativos e de difícil detecção por serem generalizados e amplamente aceitos.
- A terapia focada no esquema para transtornos da personalidade recebeu atenção especial e sistematização por parte de Jeffrey Young e colaboradores.
- Sob o título de terapia do esquema com duplo foco (TEDF, *dual-focus schema therapy*), Samuel A. Ball propôs um programa de tratamento para os transtornos por uso de substâncias (TUSs) que associa a terapia do esquema com os princípios da prevenção de recaída, descrita, originalmente, por Marlatt e Gordon.
- Outra aplicação da teoria cognitiva do esquema na terapia da dependência, apoiada por manual, foi descrita por Avants e Margolin, os quais se valeram de ideias da psicologia budista para desenvolver a terapia do esquema do *self* espiritual (*spiritual self-schema therapy [3-S]*).

▶ CONCEITO DE ESQUEMA NO CONTEXTO DAS TERAPIAS COGNITIVAS

No contexto das terapias cognitivas, o conceito de esquema foi utilizado e elaborado a partir de Beck e Freeman,[1] estando, hoje, associado ao nome de Jeffrey Young,[2,3] que fez dele o centro de sua proposta terapêutica. Os primeiros definem um esquema como "estruturas cognitivas que organizam a experiência e o comportamento",[1] usando o termo de forma intercambiável com "regras" e "crenças básicas", embora esclareçam que, mais estritamente, elas se referem ao conteúdo dos esquemas, sendo responsáveis por determinar o conteúdo do pensamento, do afeto e do comportamento. Pensamentos automáticos seriam produtos do esquema.

Para Young e colaboradores, "um esquema é um padrão imposto à realidade ou à experiência para ajudar os indivíduos a explicá-la, para mediar a percepção e para guiar suas respostas".[3] Um esquema pode ser saudável ou disfuncional. Uma vez que, do ponto de vista clínico, os esquemas prejudiciais ou mal-adaptativos são particularmente importantes, é neles que os autores se concentram, definindo-os como "um tema ou padrão amplo, difuso, formado por memórias, emoções e sensações corporais relacionado a si próprio ou aos relacionamentos com outras pessoas, desenvolvido durante a infância ou a adolescência, elaborado ao longo da vida do indivíduo e disfuncional em nível significativo".[3] Essa definição evidencia que os esquemas se estruturam, em geral, durante estágios iniciais da vida, e, por isso, Young e colaboradores os intitulam "esquemas mal-adaptativos precoces" (*early maladaptive schemas*), advertindo que é a eles que estão se referindo em seus textos quando utilizam o termo "esquema(s)".[3] Convém observar que, de acordo com essa definição, os comportamentos desadaptativos resultam dos esquemas: são respostas a eles, mas não parte integrante deles.

Exemplos de esquemas identificados por Young e colaboradores incluem abandono (a instabilidade ou impossibilidade de confiar nas pessoas disponíveis para apoio e vínculo), defeito (crer ser possuidor de alguma deficiência, ser ruim ou mau, e que, se isso for descoberto, provocará rejeição ou impossibilidade de ser amado) e fracasso (a crença de que se está fadado ao fracasso e de que os colegas o acham inadequado). Em contraste ao conceito de transtorno da personalidade, o conceito de esquemas deriva da psicologia cognitiva, das teorias do desenvolvimento cognitivo e do vínculo, e não da tradição da nomenclatura psiquiátrica operacional e da psicopatologia descritiva. Além disso, os esquemas são dimensionais, e não categóricos, e mais cognitivo-afetivos do que comportamentais. Diferentemente dos transtornos da personalidade, a teoria do esquema coloca uma forte ênfase nas diferentes possibilidades de variação nos níveis de ativação do esquema.

▶ OBSTÁCULOS À PERCEPÇÃO DOS ESQUEMAS

Em grande medida, a força de um esquema e a consequente resistência à mudança são explicadas pelo fato de não ser fácil para o indivíduo se dar conta de que:

1. Em geral, o modo como percebe a si mesmo, os demais e o mundo é distorcido por suas crenças.
2. Aquilo que realmente acontece com ele é, até certo ponto, causado pelas expectativas decorrentes de tais crenças.

Demonstrar ao paciente como isso ocorre é um aspecto importante no processo terapêutico, ajudando-o a compreender o quanto ideias falsas podem influenciar o curso de sua vida. Nesse sentido, vale a pena ter em mente os seguintes pontos:

- As crenças ou os esquemas que mais influenciam o destino de um indivíduo são adquiridos na infância, em que é obviamente impossível exercer algum tipo de atividade crítica. Eles são introjetados de vários modos em decorrência das atitudes dos cuidadores da criança, sobretudo pela forma como a tratam, e em decorrência da modelagem.
- De maneira especial, mas não exclusivamente, nos relacionamentos interpessoais, os esquemas funcionam como profecias autorrealizadoras.

A função de grande parte de nosso conhecimento é permitir previsões sobre nosso comportamento, sobre o de outros e sobre o ambiente físico em que vivemos. Evidentemente, essa capacidade de previsão desempenhou e ainda desempenha papel importante na adaptação e na sobrevivência do indivíduo e da espécie. No entanto, assim como outras capacidades humanas, essa previsão pode se tornar bastante disfuncional quando as circunstâncias em que tiveram utilidade mudam. Assim, as expectativas de um indivíduo sobre como será tratado pelos outros levam-no a adotar atitudes e comportamentos (p. ex., retraído demais, desconfiado ou agressivo) que, sem que ele perceba, tendem a induzir as outras pessoas a tratarem-no como ele esperava, resultado que reforça suas crenças disfuncionais. Coisa semelhante pode acontecer com a utilização de seus recursos pessoais: a crença falsa de que é pouco inteligente, possivelmente gerada por fatores que não se relacionam com a posse ou não de capacidade intelectual, tendem a produzir desestímulo, desmotivação e até inibição quanto a se empenhar em aprender e/ou realizar determinadas tarefas. Resultados negativos confirmam, então, o que era esperado, fortalecendo a crença na incapacidade.[4]

Por isso, é comum que, ao ser questionado sobre em que se baseia para afirmar algo depreciativo sobre suas próprias habilidades ou sobre as atitudes de outros para com ele, o indivíduo responda que se trata de evidência indiscutível produzida por experiências incontáveis.

▶ ESQUEMAS CULTURAIS

Crenças compartilhadas pela maioria das pessoas que fazem parte de determinada cultura podem afetar de forma negativa seus integrantes, sem que eles percebam que tais crenças podem ser prejudiciais e falsas (um problema que também pode atingir muitos terapeutas). A seguir, são apresentados exemplos de dois desses esquemas característicos da cultura ocidental: a paixão romântica e a imagem da divindade. Entre as crenças que filmes, romances e telenovelas difundem, de forma patente ou implícita, podem ser destacadas as seguintes:

- A paixão romântica é algo que acontece a uma pessoa sem que ela tenha controle sobre isso.
- Uma vez encontrada a pessoa certa ou "alma gêmea", tudo o mais se acertará na vida.

- Se desaparecer a paixão romântica, não haverá mais razão para manter um relacionamento afetivo.

Para Denis de Rougemont, filósofo suíço, os aspectos negativos dessa forma de sentimento podem ser resumidos da seguinte forma: o sentimento se alimenta da distância e das dificuldades, a proximidade e a convivência diária são incompatíveis com ele; é narcisístico, uma vez que as sensações intensas que desperta interessam mais ao indivíduo do que à pessoa real do(a) amado(a), ou seja, importa mais estar apaixonado do que amar.*[5] É interessante notar que a preferência de um indivíduo por histórias que divulgam essas formas romantizadas e idealizadas de amor tem sido associada a maiores dificuldades em estabelecer relações afetivas estáveis e satisfatórias.[9]

Outro esquema cultural que costuma ser disfuncional se refere à imagem de Deus. Pesquisadores em psicologia da religião distinguem o conceito de Deus, constituído por ideias aprendidas em livros e doutrinas religiosas, da imagem de Deus, conjunto de crenças associadas a emoções – sobretudo medo – e que resulta, por um lado, do tipo de relacionamento que se teve com os pais e, por outro, de elementos presentes na cultura. Essa imagem afeta pessoas religiosas, mas também pode influenciar indivíduos agnósticos ou ateus uma vez que integra o ambiente cultural no qual eles vivem.**

São inúmeros os fatores que inibem a abordagem do tema, seja em situações de consultório, seja em estudos teóricos. Provavelmente, um desses fatores tem a ver com o fato de que um grande número de pesquisas relaciona de forma positiva a religiosidade com a saúde mental.*** Essa relação positiva é encontrada mesmo quando formas conservadoras de religião são focalizadas, ou seja, aquelas que estão associadas com mais frequência à imagem de um Deus severo e punitivo, fazendo parecer desnecessário encarar a imagem de Deus como esquema mal-adaptativo. No entanto, as consequências desse esquema podem se manifestar não por patologias descritas nos manuais de diagnóstico, mas em algo mais sutil, que poderíamos chamar de "empobrecimento da personalidade": a mente do indivíduo abdica da autonomia, torna-se impermeável a novas ideias e receptiva a preconceitos, seus princípios morais se tornam rígidos e, muitas vezes, destituídos de compaixão.****

Aos dois exemplos citados, poderíamos acrescentar um terceiro, que, em nossos dias, parece alcançar escala global e que interessa diretamente ao assunto em tela. Envolve a crença "toda e qualquer forma de desconforto psíquico pode ser resolvida com o uso da substância adequada". "Desconforto", aqui, refere-se não apenas ao sofrimento, mas também a sensações de inibição mental e/ou de rendimento intelectual insatisfatório.

A questão que se levanta é a vinculação – bastante difícil de evitar – entre o uso de fármacos realmente úteis e necessários em situações de enfermidade e o daqueles que

---

* Outros estudos críticos sobre a paixão romântica podem ser lidos em From,[6] May[7] e Ben-Ze'ev e Goussinsky.[8]

** Estudos acadêmicos sobre o tema tiveram origem com o livro *O nascimento do Deus vivo*, de Ana Maria Rizutto,[10] psicóloga argentina radicada nos Estados Unidos. Abordagens mais recentes podem ser encontradas em Moriarty e Hoffman;[11] Hoffman;[12] Cheston e colaboradores.[13] Zenon Lotufo Jr. discute as consequências psicológicas e espirituais da imagem de Deus.[14]

*** Ver, por exemplo, Koening;[15] Lotufo Neto e colaboradores;[16] Ellens.[17]

**** Essa tese é defendida por Lotufo Jr. e Lotufo Neto.[18]

podem alienar o indivíduo de seus problemas reais e induzir dependência, vinculação essa responsável pela disseminação da crença em foco, para a qual contribui não pouco o *marketing* das cervejas.

Convém registrar que nossa cultura abriga também esquemas disfuncionais que apontam no sentido oposto, sustentando a ideia de que quaisquer dos problemas mencionados são sintomas de fraqueza de caráter ou de falta de fé e devem ser resolvidos com pura força de vontade ou com recursos exclusivamente espirituais.

De qualquer modo, levando em conta, entre outros fatores, o crescente número de denúncias quanto aos efeitos nocivos do *marketing* da indústria farmacêutica,* mostram-se mais preocupantes os indícios de que o estímulo ao uso de produtos medicinais contamina a sociedade no sentido de favorecer o uso de substâncias, legais ou não, nocivas à saúde e promotoras de dependência.

▶ ORIGEM DOS ESQUEMAS

Além de uma possível predisposição genética, Young teoriza que os esquemas se originam de tentativas de adaptação à frustração de cinco necessidades básicas e universais da criança:[3]

1. Vínculos seguros com outros indivíduos (inclui segurança, estabilidade, cuidado e aceitação)
2. Autonomia, competência e sentido de identidade
3. Liberdade de expressão, necessidades e emoções validadas
4. Espontaneidade e lazer
5. Limites realistas e autocontrole

Uma vez que a criança não dispõe de recursos para superar de forma construtiva essas frustrações, as estratégias que utiliza, embora possam ser de alguma ajuda no momento, revelam-se, com o correr do tempo, disfuncionais ou mal-adaptativas. As intervenções terapêuticas, então, constituem meios dirigidos com o objetivo de possibilitar aos pacientes formas adaptativas de satisfazer suas necessidades emocionais fundamentais.

▶ DOMÍNIOS DE ESQUEMAS MAL-ADAPTATIVOS PRECOCES

Considerando o tipo de necessidade frustrada e o modo como o respectivo esquema mal-adaptativo precoce sabota a satisfação dessas necessidades, Young postula a existência de 18 esquemas agrupados, para finalidades heurísticas, em cinco categorias ou "domínios de esquemas":

---

* Referimo-nos a publicações como *Medicalização da vida: ética, saúde pública e indústria farmacêutica*, de Sandra Caponi e colaboradores; *Medicamentos mortais e crime organizado*, de Peter Gøtzsche; *A verdade sobre os laboratórios farmacêuticos*, de Marcia Angell; e *A invasão farmacêutica*, de Jean-Pierre Dupuy e Serge Karsenty.

- **Domínio I – Desconexão e rejeição.** Os esquemas desse domínio envolvem frustração das necessidades de segurança, estabilidade, cuidados, empatia, aceitação e respeito.
- **Domínio II – Autonomia e desempenho prejudicados.** Reúne esquemas relacionados a necessidades de autonomia e competência.
- **Domínio III – Limites prejudicados.** Relaciona-se com esquemas ligados a deficiências em limites internos, responsabilidade para com outros ou dificuldades com objetivos de longo prazo.
- **Domínio IV – Direcionamento para o outro.** Abrange esquemas que têm em comum o foco excessivo nos desejos, nos sentimentos e nas reações dos outros, em detrimento das próprias necessidades.
- **Domínio V – Supervigilância e inibição.** Reúne esquemas que levam à supressão de sentimentos e impulsos espontâneos e ao apego rígido a regras internalizadas.

► ESTILOS E RESPOSTAS DE ENFRENTAMENTO MAL-ADAPTATIVOS

Segundo Young, é preciso distinguir o esquema em si e as estratégias ou os estilos utilizados para enfrentá-lo. Os estilos podem ser classificados em três grupos: hipercompensação, evitação e resignação.

O estilo de enfrentamento *evitativo*, ou de *esquiva*, envolve um modo de organizar a vida de forma que o esquema nunca seja ativado. O indivíduo cria uma espécie de zona de conforto mental dentro da qual se sente protegido de tudo o que se refere ao esquema e aos sentimentos disfóricos que ele produz. Evidentemente, o resultado é que a vida do sujeito vai ficando limitada em diversos aspectos importantes. Convém acrescentar que, além de se refugiar mentalmente dentro dessa "bolha" protetora, o indivíduo pode recorrer a estratégias que evitam os sentimentos do esquema por meio de atividades que desviam a atenção, como beber em excesso, usar substâncias, apresentar comportamento sexual promíscuo, etc.

O estilo *hipercompensador* implica tentativas de enfrentamento do esquema buscando uma direção oposta à que ele comanda, tendo como resultado, geralmente, um comportamento excessivo, insensível e improdutivo, uma vez que parte dos recursos empenhados na luta por se mostrar autoconfiante, superior, forte ou competente é retirada de áreas fundamentais para o bem-estar emocional. É comum, portanto, que, embora obtendo êxito em seus objetivos hipercompensadores, os indivíduos sintam-se intimamente isolados e infelizes.

No estilo de *resignação*, o indivíduo entrega-se passivamente às suas crenças disfuncionais e aos sentimentos que elas provocam, chegando, com frequência, a procurar situações que se assemelham àquelas de que foi vítima na infância, de forma que vivencia as mesmas emoções disfóricas que o fizeram sofrer. Alguns autores consideram essa estratégia de difícil compreensão.[19] No entanto, Lotufo Jr. e Lotufo Neto sugerem que ela se trata de uma tentativa inconsciente de lançar culpa sobre aqueles de quem a pessoa se considera vítima.[20,21]

▶ MODOS

O conceito de modos foi introduzido na terapia do esquema para designar o estado emocional predominante, os esquemas e as reações de enfrentamento que estão ativos no indivíduo em determinado momento. Diferentemente dos esquemas, os modos são estados transitórios.

▶ ESTRATÉGIAS TERAPÊUTICAS

Terapeutas do esquema utilizam uma variedade de técnicas, como a imaginação dirigida, o diálogo consigo mesmo trocando de cadeiras e o registro de diário, práticas muito empregadas nas terapias cognitivo-comportamentais (TCCs). Aqui, dois instrumentos ganham destaque pela importância atribuída por Young e outros autores dessa mesma linha: a *reparentalização limitada* e a *confrontação empática*.* Reparentalização limitada compreende o desenvolvimento de um relacionamento entre paciente e terapeuta, em que este desempenha um papel significativo na satisfação das necessidades básicas daquele, cuja frustração, de acordo com a teoria do esquema, está na origem dos problemas do indivíduo. Trata-se, evidentemente, de uma atuação "limitada", pois o terapeuta sempre deve saber até que ponto pode ir sem prejudicar o paciente. Já na confrontação empática, outro pilar da terapia do esquema, o terapeuta confronta os comportamentos e cognições mal-adaptativos do paciente de forma não julgadora, em atitude moralmente neutra. Nesse contexto, considera-se útil a formulação de perguntas que convidam o paciente a avaliar, em conjunto com o terapeuta, a propriedade ou não de suas manifestações mal-adaptativas.

Young e colaboradores[22] consideram importante também a educação do paciente em relação aos conceitos da terapia do esquema; a obra *Reinventing your Life*, de Jeffrey Young e Janet Klosko,[22] ainda não publicada no Brasil, é indicada com frequência aos pacientes para esse fim.

A seguir, ao abordar o uso da TEDF no tratamento dos TUSs, são detalhadas algumas das estratégias utilizadas no contexto da terapia do esquema.

USO DE INVENTÁRIOS

A avaliação mais completa possível dos problemas do paciente e de seus objetivos na terapia é o primeiro passo do processo. Evidentemente, as entrevistas iniciais são muito importantes no estabelecimento de vínculos, que, no contexto da terapia do esquema, devem evoluir de forma moderada, do simples contato profissional-cliente para uma relação pessoa-pessoa, o que influirá o êxito da reparentalização limitada.

Em um segundo momento, são utilizados inventários destinados à identificação dos esquemas do paciente, que são instrumentos indispensáveis para a condução do processo terapêutico. Provavelmente, o questionário mais utilizado entre os profissionais, no con-

---

* O termo *"reparenting"* tem sido traduzido por "reparação parental". Aqui, contudo, prefere-se usar "reparentalização", tendo em vista que a palavra, embora não conste nos dicionários da língua, já circula há algum tempo em ambientes e textos psicológicos. Além do mais, a ideia contida na expressão "reparentalizar" é mais radical do que a envolvida em "reparação parental", aproximando-se mais da ideia original.

texto da terapia do esquema, seja o Questionário de Esquemas de Young (forma longa, segunda edição) que figura no Apêndice do livro *Terapia cognitiva para transtornos da personalidade – uma abordagem focada no esquema*, de Jeffrey Young.* Na mesma obra, também no Apêndice, consta um guia para a terapia focada no esquema, que traz uma breve explicação sobre a terapia dos esquemas e descreve, em poucas palavras, cada um deles. Outra opção é o Questionário de crenças pessoais (QCP), de Aaron T. Beck e Judith S. Beck,**[23] reproduzido na Tabela 16.1, seguido da Tabela 16.2, que relaciona sintomas de transtornos da personalidade com esquemas mal-adaptativos precoces e problemas interpessoais.

TABELA 16.1 Questionário de crenças pessoais (QCP)

Nome: Data:

Por favor, leia as afirmações abaixo e avalie o quanto *acredita em cada uma delas*. Tente estimar como você se sente sobre cada afirmação *a maior parte do tempo*.

4	3	2	1	0
Acredito totalmente	Acredito muito	Acredito moderadamente	Acredito um pouco	Não acredito nem um pouco

Exemplo	Quanto você acredita nisso?				
1. O mundo é um lugar perigoso. (Por favor, faça um círculo.)	4	3	2	1	0
	Totalmente	Muito	Moderadamente	Um pouco	Nem um pouco
1. Sou socialmente inapto e indesejável em situações sociais ou de trabalho.	4	3	2	1	0
2. As outras pessoas são potencialmente críticas, indiferentes, humilhantes ou rejeitadoras.	4	3	2	1	0
3. Não consigo tolerar sentimentos desagradáveis.	4	3	2	1	0
4. Se as pessoas se aproximarem de mim, irão descobrir meu eu "verdadeiro" e me rejeitarão.	4	3	2	1	0

(Continua)

---

* Publicado em 3a edição pela Artmed em 2003.
** Esse questionário consta também em Leahy,[24] de onde reproduzimos aqui, com permissão.

TABELA 16.1 Questionário de crenças pessoais (QCP) *(Continuação)*

		Quanto você acredita nisso?				
		4 Totalmente	3 Muito	2 Moderadamente	1 Um pouco	0 Nem um pouco
5.	Ser exposto como inferior ou inadequado será intolerável.	4	3	2	1	0
6.	Eu deveria evitar situações desagradáveis a todo custo.	4	3	2	1	0
7.	Se eu sentir ou pensar em algo desagradável, deveria tentar apagá-lo ou me distrair (p. ex., pensar em outra coisa, tomar um drinque, me drogar ou assistir à televisão).	4	3	2	1	0
8.	Eu deveria evitar situações nas quais atraio atenção ou ser tão discreto quanto possível.	4	3	2	1	0
9.	Sentimentos desagradáveis irão intensificar-se e ficar fora de controle.	4	3	2	1	0
10.	Se outros me criticam, eles devem estar certos.	4	3	2	1	0
11.	É melhor não fazer nada do que tentar algo que possa não dar certo.	4	3	2	1	0
12.	Se não penso sobre um problema, não tenho de fazer nada a respeito.	4	3	2	1	0
13.	Quaisquer sinais de tensão em um relacionamento indicam que ele vai mal; portanto, eu poderia tentar rompê-lo.	4	3	2	1	0
14.	Se eu ignorar um problema, ele desaparecerá.	4	3	2	1	0

(Continua)

TABELA 16.1 **Questionário de crenças pessoais (QCP)** (*Continuação*)

		Quanto você acredita nisso?				
		4 Totalmente	3 Muito	2 Moderadamente	1 Um pouco	0 Nem um pouco
15.	Sou carente e fraco.	4	3	2	1	0
16.	Preciso de alguém por perto o tempo todo para me ajudar a fazer o que preciso ou no caso de algo ruim acontecer.	4	3	2	1	0
17.	A pessoa que cuida de mim pode ser estimulante, incentivadora e confidente – se quiser ser.	4	3	2	1	0
18.	Fico indefeso quando sou deixado por conta própria.	4	3	2	1	0
19.	Sou basicamente solitário – a menos que possa me vincular a uma pessoa mais forte.	4	3	2	1	0
20.	A pior coisa possível seria ser abandonado.	4	3	2	1	0
21.	Se não sou amado, serei sempre infeliz.	4	3	2	1	0
22.	Não devo fazer nada que ofenda quem me apoia ou me ajuda.	4	3	2	1	0
23.	Devo ser subserviente para manter sua boa vontade.	4	3	2	1	0
24.	Devo preservar o acesso a ele ou ela o tempo todo.	4	3	2	1	0
25.	Devo cultivar um relacionamento tão íntimo quanto possível.	4	3	2	1	0
26.	Não consigo tomar decisões por conta própria.	4	3	2	1	0

(*Continua*)

TABELA 16.1 **Questionário de crenças pessoais (QCP)** (*Continuação*)

		Quanto você acredita nisso?				
		4 Totalmente	3 Muito	2 Moderadamente	1 Um pouco	0 Nem um pouco
27.	Não consigo lidar com as coisas da mesma forma que os outros.	4	3	2	1	0
28.	Preciso que outros me ajudem a tomar decisões ou me digam o que fazer.	4	3	2	1	0
29.	Sou autossuficiente, mas preciso de outras pessoas que me ajudem a alcançar meus objetivos.	4	3	2	1	0
30.	A única maneira pela qual posso preservar meu autorrespeito é me afirmando indiretamente; por exemplo, não seguindo exatamente as instruções.	4	3	2	1	0
31.	Gosto de estar vinculado a pessoas, mas não me disponho a pagar o preço de ser dominado.	4	3	2	1	0
32.	Figuras de autoridade tendem a ser invasivas, exigentes, intrometidas e controladoras.	4	3	2	1	0
33.	Tenho de resistir à dominação das autoridades, mas, ao mesmo tempo, manter sua aprovação e aceitação.	4	3	2	1	0
34.	Ser controlado ou dominado pelos outros é intolerável.	4	3	2	1	0
35.	Tenho de fazer as coisas do meu jeito.	4	3	2	1	0

(*Continua*)

TABELA 16.1 Questionário de crenças pessoais (QCP) *(Continuação)*

		Quanto você acredita nisso?				
		4	3	2	1	0
		Totalmente	Muito	Moderadamente	Um pouco	Nem um pouco
36.	Estabelecer prazos, cumprir exigências e me conformar representam ataques diretos a meu orgulho e minha autossuficiência.	4	3	2	1	0
37.	Se seguir as regras da maneira que as pessoas esperam, isso irá inibir minha liberdade de ação.	4	3	2	1	0
38.	É melhor não expressar minha raiva diretamente, mas mostrar minha insatisfação não me conformando.	4	3	2	1	0
39.	Sei o que é melhor para mim, e os outros não devem me dizer o que fazer.	4	3	2	1	0
40.	As regras são arbitrárias e me sufocam.	4	3	2	1	0
41.	As outras pessoas são com frequência demasiadamente exigentes.	4	3	2	1	0
42.	Se considero as pessoas muito mandonas, tenho o direito de desconsiderar suas exigências.	4	3	2	1	0
43.	Sou totalmente responsável por mim e pelos outros.	4	3	2	1	0
44.	Tenho de depender de mim para que as coisas sejam feitas.	4	3	2	1	0

(Continua)

TABELA 16.1 Questionário de crenças pessoais (QCP) *(Continuação)*

		Quanto você acredita nisso?				
		4 Totalmente	3 Muito	2 Moderadamente	1 Um pouco	0 Nem um pouco
45.	Os outros tendem a ser muito casuais, frequentemente irresponsáveis, autoindulgentes ou incompetentes.	4	3	2	1	0
46.	É importante ser perfeito em tudo que faço.	4	3	2	1	0
47.	Preciso de ordem, sistemas e regras para realizar um trabalho adequado.	4	3	2	1	0
48.	Se não tiver sistemas, tudo vai desmoronar.	4	3	2	1	0
49.	Qualquer imperfeição ou falha no desempenho pode levar a uma catástrofe.	4	3	2	1	0
50.	É necessário se ater aos padrões mais elevados o tempo todo, ou as coisas vão desmoronar.	4	3	2	1	0
51.	Preciso ter o controle completo de minhas emoções.	4	3	2	1	0
52.	As pessoas deveriam fazer as coisas a minha maneira.	4	3	2	1	0
53.	Se eu não tiver um desempenho no nível mais elevado, vou fracassar.	4	3	2	1	0
54.	Desvios, defeitos ou erros são intoleráveis.	4	3	2	1	0
55.	Os detalhes são extremamente importantes.	4	3	2	1	0

(Continua)

TABELA 16.1 Questionário de crenças pessoais (QCP) *(Continuação)*

		Quanto você acredita nisso?				
		4 Totalmente	3 Muito	2 Moderadamente	1 Um pouco	0 Nem um pouco
56.	Meu jeito de fazer as coisas é geralmente o melhor.	4	3	2	1	0
57.	Tenho que cuidar de mim mesmo.	4	3	2	1	0
58.	A melhor maneira de conseguir as coisas é por meio da força ou astúcia.	4	3	2	1	0
59.	Vivemos em uma selva, e o mais forte é quem sobrevive.	4	3	2	1	0
60.	As pessoas vão me pegar se não pegá-las primeiro.	4	3	2	1	0
61.	Não é importante cumprir promessas ou honrar dívidas.	4	3	2	1	0
62.	É certo mentir e trapacear, desde que você não seja pego.	4	3	2	1	0
63.	Fui tratado injustamente e tenho o direito a minha justa parcela por quaisquer meios que consiga.	4	3	2	1	0
64.	Os outros são fracos e merecem ser excluídos.	4	3	2	1	0
65.	Se eu não pressionar outras pessoas, serei pressionado.	4	3	2	1	0
66.	Devo fazer qualquer coisa para me safar.	4	3	2	1	0
67.	O que os outros pensam de mim realmente não importa.	4	3	2	1	0

(Continua)

TABELA 16.1 **Questionário de crenças pessoais (QCP)** *(Continuação)*

		Quanto você acredita nisso?				
		4 Totalmente	3 Muito	2 Moderadamente	1 Um pouco	0 Nem um pouco
68.	Se quero alguma coisa, devo fazer tudo para consegui-la.	4	3	2	1	0
69.	Consigo me safar, então não preciso me preocupar com as consequências negativas.	4	3	2	1	0
70.	Se as pessoas não conseguem cuidar de si mesmas, isso é problema delas.	4	3	2	1	0
71.	Sou uma pessoa muito especial.	4	3	2	1	0
72.	Como sou tão superior, tenho o direito a tratamento e privilégios especiais.	4	3	2	1	0
73.	Não tenho de me ater às regras que se aplicam aos outros.	4	3	2	1	0
74.	É muito importante ter reconhecimento, receber elogios e ser admirado.	4	3	2	1	0
75.	Se os outros não respeitam meu *status*, devem ser punidos.	4	3	2	1	0
76.	Os outros deveriam satisfazer minhas necessidades.	4	3	2	1	0
77.	Os outros deveriam reconhecer o quanto sou especial.	4	3	2	1	0

(Continua)

TABELA 16.1 Questionário de crenças pessoais (QCP) *(Continuação)*

		Quanto você acredita nisso?				
		4 Totalmente	3 Muito	2 Moderadamente	1 Um pouco	0 Nem um pouco
78.	É intolerável se não me dão o devido respeito ou se não tenho o que me é de direito.	4	3	2	1	0
79.	Os outros não merecem a admiração ou a riqueza que têm.	4	3	2	1	0
80.	As pessoas não têm o direito de me criticar.	4	3	2	1	0
81.	As necessidades de ninguém deveriam interferir nas minhas.	4	3	2	1	0
82.	Já que sou tão talentoso, as pessoas deveriam dar um jeito de promover minha carreira.	4	3	2	1	0
83.	Só pessoas tão brilhantes quanto eu me compreendem.	4	3	2	1	0
84.	Tenho todas as razões para esperar coisas grandiosas.	4	3	2	1	0
85.	Sou uma pessoa interessante e excitante.	4	3	2	1	0
86.	Para ser feliz, preciso que outras pessoas prestem atenção em mim.	4	3	2	1	0
87.	A menos que entretenha ou impressione as pessoas, não sou nada.	4	3	2	1	0
88.	Se não conseguir manter os outros envolvidos comigo, eles não vão gostar de mim.	4	3	2	1	0

(Continua)

TABELA 16.1 Questionário de crenças pessoais (QCP) *(Continuação)*

		Quanto você acredita nisso?				
		4 Totalmente	3 Muito	2 Moderadamente	1 Um pouco	0 Nem um pouco
89.	A maneira de conseguir o que quero é impressionando ou divertindo as pessoas.	4	3	2	1	0
90.	Se as pessoas não reagem de forma muito positiva em relação a mim, elas não prestam.	4	3	2	1	0
91.	É terrível ser ignorado.	4	3	2	1	0
92.	Devo ser o centro das atenções.	4	3	2	1	0
93.	Não preciso me incomodar em pensar nas coisas – posso seguir conforme meu "pressentimento".	4	3	2	1	0
94.	Se mantiver as pessoas entretidas, elas não vão perceber minha fraqueza.	4	3	2	1	0
95.	Não consigo tolerar o tédio.	4	3	2	1	0
96.	Se tenho vontade de fazer algo, devo ir em frente e fazê-lo.	4	3	2	1	0
97.	As pessoas vão prestar atenção em mim somente se eu agir de maneiras extremas.	4	3	2	1	0
98.	Sentimentos e intuição são muito mais importantes que pensamento e planejamento racionais.	4	3	2	1	0
99.	Não importa o que as outras pessoas pensam de mim.	4	3	2	1	0

(Continua)

TABELA 16.1 Questionário de crenças pessoais (QCP) (*Continuação*)

		Quanto você acredita nisso?				
		4 Totalmente	3 Muito	2 Moderadamente	1 Um pouco	0 Nem um pouco
100.	É importante para mim ser livre e não depender dos outros.	4	3	2	1	0
101.	Gosto mais de fazer as coisas sozinho do que com outras pessoas.	4	3	2	1	0
102.	Em muitas situações fico melhor sozinho.	4	3	2	1	0
103.	Não sou influenciado pelos outros naquilo que decido fazer.	4	3	2	1	0
104.	Relacionamentos íntimos não são importantes para mim.	4	3	2	1	0
105.	Estabeleço meus próprios padrões e objetivos.	4	3	2	1	0
106.	Minha privacidade é muito mais importante do que a proximidade com outras pessoas.	4	3	2	1	0
107.	O que outras pessoas pensam não me importa.	4	3	2	1	0
108.	Posso dar conta das coisas sozinho sem a ajuda de ninguém.	4	3	2	1	0
109.	É melhor estar sozinho do que ficar preso às outras pessoas.	4	3	2	1	0
110.	Não devo confiar nos outros.	4	3	2	1	0
111.	Posso usar os outros para meus propósitos desde que não fique envolvido com eles.	4	3	2	1	0

(*Continua*)

TABELA 16.1 **Questionário de crenças pessoais (QCP)** *(Continuação)*

		Quanto você acredita nisso?			
		4 Totalmente	3 Muito	2 Moderadamente	1 Um pouco	0 Nem um pouco
112.	Os relacionamentos são confusos e interferem na liberdade.	4	3	2	1	0
113.	Não posso confiar nos outros.	4	3	2	1	0
114.	Os outros têm razões ocultas.	4	3	2	1	0
115.	Os outros tentarão me usar ou manipular se eu não tomar cuidado.	4	3	2	1	0
116.	Preciso estar alerta o tempo todo.	4	3	2	1	0
117.	Não é seguro confiar nos outros.	4	3	2	1	0
118.	Se as pessoas agirem amigavelmente, podem estar tentando me usar ou me explorar.	4	3	2	1	0
119.	As pessoas se aproveitarão de mim se eu lhes der a chance.	4	3	2	1	0
120.	Na maioria das vezes, os outros são hostis.	4	3	2	1	0
121.	As pessoas tentarão deliberadamente me diminuir.	4	3	2	1	0
122.	Com frequência, as pessoas deliberadamente procuram me aborrecer.	4	3	2	1	0
123.	Terei sérios problemas se deixar escapar impunemente quem me maltrata.	4	3	2	1	0

(Continua)

TABELA 16.1 **Questionário de crenças pessoais (QCP)** *(Continuação)*

		Quanto você acredita nisso?				
		4 Totalmente	3 Muito	2 Moderadamente	1 Um pouco	0 Nem um pouco
124.	Se os outros descobrirem coisas a meu respeito, vão usá-las contra mim.	4	3	2	1	0
125.	As pessoas geralmente dizem uma coisa, mas pensam outra.	4	3	2	1	0
126.	A pessoa de quem sou próximo pode ser desleal ou infiel.	4	3	2	1	0

Nome do paciente: _____ Data da aplicação: _____

Avaliado por: _____ Data da aplicação: _____

				Escores-Z dos grupos de comparação	
Escala do QCP	Escore bruto		Escore-Z	Pacientes com transtorno da personalidade correspondente	Pacientes sem transtorno da personalidade
Esquivo	Soma dos itens 1-14 = ____		(Escore bruto – 18,8)/10,9 = ____	0,62	-0,69
Dependente	Soma dos itens 15-28 = ____		(Escore bruto – 18,0)/11,8 = ____	0,83	-0,49
Passivo-agressivo	Soma dos itens 29-42 = ____		(Escore bruto – 19,3)/10,5 = ____	Sem dados	-0,38
Obsessivo-compulsivo	Soma dos itens 43-56 = ____		(Escore bruto – 22,7)/11,5 = ____	0,31	-0,51
Antissocial	Soma dos itens 57-70 = ____		(Escore bruto – 9,3)/6,8 = ____	0,31	-0,18

(Continua)

TABELA 16.1 Questionário de crenças pessoais (QCP) *(Continuação)*

Escala do QCP		Escore bruto		Escore-Z	Escores-Z dos grupos de comparação	
					Pacientes com transtorno da personalidade correspondente	Pacientes sem transtorno da personalidade
Narcisista	Soma dos itens 71-84	= ___	(Escore bruto – 10,0)/7,6	= ___	1,10	-0,38
Histriônico	Soma dos itens 85-98	= ___	(Escore bruto – 14,0)/9,3	= ___	Sem dados	-0,29
Esquizoide	Soma dos itens 99-112	= ___	(Escore bruto – 16,3)/8,6	= ___	Sem dados	-0,14
Paranoide	Soma dos itens 113-126	= ___	(Escore bruto – 14,6)/11,3	= ___	0,51	-0,55
Limítrofe ou *borderline*	Soma dos itens 4, 9, 13, 15, 16, 18, 27, 60, 97, 113, 116, 119, 125 e 126	= ___	(Escore bruto – 15,8)/10,5	= ___	0,77	-0,65

Observação: Os escores-Z são fundamentados em uma amostra de 756 pacientes ambulatoriais psiquiátricos com diagnósticos mistos.
Fonte: Beck e Beck.[23]

TABELA 16.2 Sintomas de transtornos da personalidade correlacionados com esquemas mal-adaptativos precoces e problemas interpessoais

Transtorno da personalidade	Dependente	Esquemas mal-adaptativos precoces
Paranoide	Obsessivo-compulsivo	Desconfiança-abuso
Esquizoide	Problemas interpessoais	Desconfiança-abuso Isolamento social
Esquizotípica	Dominador Vingativo	Desconfiança-abuso Isolamento social
Antissocial	Socialmente evitativo	Desconfiança-abuso

(Continua)

TABELA 16.2 Sintomas de transtornos da personalidade correlacionados com esquemas mal-adaptativos precoces e problemas interpessoais *(Continuação)*

Transtorno da personalidade	Dependente	Esquemas mal-adaptativos precoces
Bordeline	Dominador	Vulnerabilidade e danos Inibição emocional
Histriônica	Dominador Vingativo Frio Explorável (mais baixo)	Abandono Desconfiança-abuso
Narcisista evitativa	Socialmente evitativo	Desconfiança-abuso Isolamento social
Subjugação	Superassertividade	Dependência-incompetência
Abandono Dependência-incompetência Subjugação	Explorável	Padrões inflexíveis
Autossacrifício (mais baixo)	Explorável Excessivamente cuidador	Explorável (mais baixo)

Fonte: Ball.[35]

▶ TERAPIA DO ESQUEMA PARA OS TRANSTORNOS POR USO DE SUBSTÂNCIAS

De todos os diagnósticos psiquiátricos, os problemas com o uso de substâncias são os associados com maior frequência a transtornos da personalidade.[25-27] Os mais comuns são os transtornos da personalidade antissocial, *borderline*, evitativa e paranoide. Pacientes que apresentam a comorbidade uso de substâncias/transtornos da personalidade têm sintomas mais graves no que diz respeito ao transtorno propriamente dito, respondem pior ao tratamento e apresentam taxas maiores de recaída.[28-32] Além disso, possuem problemas em outras áreas, o que inclui maior risco de tentativa de suicídio, maior chance de cometerem abuso físico, mais desemprego, problemas com a justiça e maior risco de contaminação pelo vírus da imonudeficiência humana (HIV).[33,34]

Por tais razões, é muito importante considerar a existência desses transtornos associados na prática da TCC aplicada ao tratamento da dependência química. Indivíduos com transtornos da personalidade apresentam fortes crenças e comportamentos disfuncionais, dificuldades emocionais e problemas interpessoais que não são diretamente abordados na maioria dos tratamentos específicos para TUS. Duas são as dificuldades na abordagem dos transtornos da personalidade comórbidos. A primeira está relacionada a problemas em sua classificação. Há 10 transtornos da personalidade na quinta edição do *Manual diagnóstico e estatístico de transtornos mentais* (DSM-5), com considerável sobreposição entre eles, o que torna difícil o desenvolvimento de tratamentos baseados em evidência para cada um deles. A segunda dificuldade é que isso pode afastar o objetivo principal, que é reduzir a dependência de substâncias dos pacientes.

▶ TERAPIA DO ESQUEMA COM DUPLO FOCO

Samuel Ball[36] propõe um programa de tratamento com foco duplo – a TEDF – para os transtornos da personalidade e para os problemas com o uso de álcool ou outras substâncias.

Trata-se de uma forma de TCC integrada, projetada para melhorar o tratamento de pacientes envolvidos com TUS e transtornos da personalidade. Ela representa uma integração da terapia do esquema, desenvolvida por Jeffrey Young e colaboradores,[3,37] com os princípios da prevenção de recaída, originalmente descrita por Marlatt e Gordon[38] e, depois, modificada por Carroll.[39]

Um corpo crescente de evidências[40,41] apoia a noção de que os esquemas podem ser latentes ou ativos. Uma vez ativado por um estado de humor negativo, uma lembrança dolorosa ou um evento estressante, o esquema pode dominar a consciência e influenciar profundamente o humor, as cognições e os comportamentos.

Segundo a teoria do esquema de Young e colaboradores,[3,37] pessoas com TUS e transtornos da personalidade apresentam algum esquema precoce inadaptado que está na origem de ambos os problemas. A ativação desses esquemas disfuncionais precoces conduz a estratégias para evitar ou compensar o esquema, promovendo o uso de substâncias.[36,42] Outros componentes da TEDF são a tradicional prevenção de recaída e o desenvolvimento de técnicas para lidar com os sintomas, que incluem a construção de competências para a resolução de conflitos e o manejo de afetos negativos e impulsos para usar álcool ou outras substâncias. As estratégias para prevenção de recaída são integradas com a abordagem dos esquemas ao longo do tratamento, sendo assim o automonitoramento, a resolução de problemas e o manejo das emoções e dos conflitos interpessoais são utilizados para tratar tanto a dependência quanto os esquemas inadequados. A análise funcional é empregada para entender melhor o uso de substâncias e os eventos que acionam os esquemas disfuncionais. Apesar de a TEDF buscar a integração por meio do foco duplo, os terapeutas podem mudar a abordagem e tratar um sintoma específico ou focar apenas a prevenção de recaída, se isso for considerado clinicamente necessário.

A TEDF acontece em duas etapas. Na primeira (dois primeiros meses), o trabalho de prevenção de recaída é integrado com avaliação e psicoeducação sobre os esquemas e estilos de enfrentamento. Durante essa fase, a abstinência ou a redução do uso de substâncias é iniciada e uma conceituação dos problemas é desenvolvida. É importante estabelecer uma forte aliança terapêutica – o duplo foco na dependência e no funcionamento da personalidade dos pacientes foi elaborado para esse fim. Os esquemas mal-adaptativos formados na infância podem ser avaliados por meio de entrevista clínica ou do Questionário de Esquemas de Young. (Para reduzir o esforço exigido ou no caso de indivíduos com menor nível de escolaridade ou algum déficit intelectual, há um questionário mais curto e de leitura mais fácil, com 75 itens, desenvolvido por Ball,[35] denominado Early Maladaptive Schema Questionnaire – Research Version [EMSQ-R].) Ambas as versões apresentam boas propriedades psicométricas em termos de estrutura fatorial e confiabilidade (ver Ball[35]). Outras medidas clínicas que podem ser úteis durante essa fase incluem o Young-Rygh Avoidance Inventory (YRA-1)[37] e o Young Compensation Inventory (YCI-1).[43] Esses instrumentos avaliam as tentativas de esquiva (retraimento social, autonomia excessiva, busca de alívio com atividades que produzem dependência) ou compensação de um esquema precoce inadequado (agressão, dominância e busca por *status*).

Na segunda etapa (do 3º ao 6º mês), o terapeuta conclui a avaliação, desenvolve uma conceituação detalhada dos problemas e seleciona estratégias específicas de mudança para alterar o esquema e os comportamentos de esquiva ou compensação. Essas estratégias de mudança podem ser:

- Cognitivas (p. ex., examinar a validade dos esquemas e a análise das vantagens/desvantagens dos comportamentos de enfrentamento)
- Experienciais (p. ex., praticar exercícios orientados de imaginação, mudar a atribuição de significado dada a comportamentos antigos dos pais que podem ter contribuído para o esquema, dramatizações)
- Comportamentais (p. ex., superar esquivas, desenvolver a construção de competências e a atribuição gradual de tarefas) ou relativas à relação terapêutica (p. ex., abordar esquemas e ativá-los nas sessões a fim de desenvolver recursos para enfrentar os problemas)

EXEMPLO DE CASO

André era um homem com 38 anos de idade, casado e pai de dois filhos pequenos. A avaliação feita na primeira etapa do tratamento revelou a presença de esquemas mal-adaptativos, que causavam problemas importantes, e tentativas inadequadas de lidar com eles. Os pais de André tinham problemas graves com o uso de álcool e outras substâncias. Seu pai era um homem irritadiço e instável; sua mãe, retraída, ineficiente e pouco confiável. André enfrentou críticas implacáveis de seu pai e não podia contar com a mãe para apoio e segurança. Ambos negligenciaram suas necessidades físicas e emocionais. Ele apresentava miopia grave que não havia sido diagnosticada durante os primeiros anos escolares. Passou anos se perguntando por que ia tão mal nos estudos, embora se esforçasse muito. Mais tarde, quando finalmente foi a um oftalmologista, percebeu que suas dificuldades estavam relacionadas à incapacidade de enxergar o quadro-negro. Quando começou a enxergá-lo, passou a ir bem na escola, embora os anos de fracasso já tivessem produzido consequências. André passou por uma separação traumática aos 10 anos, quando seus pais o levaram para a casa de sua avó para uma visita. Quando o menino não estava olhando, o casal entrou no carro e foi embora, deixando-o para trás. Seus pais já haviam combinado, sem seu conhecimento, que ele deveria ser cuidado pela avó.

As avaliações durante o primeiro estágio de terapia revelaram que André desenvolvera dois esquemas mal-adaptativos precoces: um esquema primário de "vulnerabilidade a prejuízos" e um secundário de "incompetência", bem como uma série de estratégias inadequadas para lidar com eles. Por exemplo, seu trabalho era pouco gratificante, e ele permaneceu no emprego por mais de 10 anos. Era tedioso e cansativo, mas pelo menos André sentia segurança. Pensar em conseguir um emprego diferente já era o suficiente para ativar seus esquemas de vulnerabilidade e incompetência, deixando-o extremamente ansioso. No trabalho, André ficava muito tempo tentando datilografar perfeitamente os relatórios para compensar sua crença de ser incompetente e passível de demissão. Tinha uma vida empobrecida e insatisfatória, sem passatempos ou férias. Sentia aversão por gastar dinheiro, pois achava que precisava poupar para uma catástrofe futura. Também apresentava dificuldade para se expressar com a esposa e os filhos, o que resultou em relacionamentos ruins. Além disso, ficava isolado, evitava relações sociais e nunca interagia com colegas de trabalho ou durante o transporte. Iniciar qualquer contato com outras pessoas criava ansiedade em demasia, pois temia ser rejeitado e não ser capaz de lidar com isso. Os problemas de André com o álcool começaram logo depois do casamento. Críticas por parte da esposa ativavam seu esquema de incompetência, e ele descobriu que isso era aliviado com o álcool. Também bebia regularmente à noite, em casa, para lidar com a ansiedade em relação ao trabalho. Ele acreditava que o álcool era necessário para ajudá-lo a dormir e, nos fins de semana, bebia com frequência para distrair-se dos sentimentos de tédio e vazio.

André foi tratado com TEDF, combinando estratégias de prevenção de recaída e terapia focada no esquema. No início do tratamento, relutou em tentar a abstinência total de álcool, com medo de não ser capaz de fazê-lo. O terapeuta e André chegaram a um acordo no qual ele deveria inicialmente reduzir o consumo e seguir regras específicas para beber. Foi capaz de controlar a bebida e, em seguida, passou para a abstinência.

No início do tratamento, o terapeuta trabalhou com André para reunir provas que contradissessem seus esquemas de vulnerabilidade e incompetência e apoiassem um esquema mais funcional. André beneficiou-se um pouco com essa abordagem, mas também teve algumas dificuldades. Disse que, embora logicamente enxergasse as distorções em seus esquemas, muitas vezes ainda os "sentia" como verdadeiros. Por isso, o terapeuta passou a usar técnicas mais emotivas, como a imaginação orientada. Técnicas emotivas permitem que o profissional tente alterar o esquema quando este é ativado na sessão. Por exemplo, o terapeuta pediu para André fechar os olhos e descrever uma experiência particularmente dolorosa durante a infância, quando seu pai o repreendeu e o chamou de "estúpido" repetidas vezes. Durante o exercício de imaginação orientada, o terapeuta fez o paciente "entrar" na imagem como um adulto e dizer ao menino (i.e., a si próprio como criança) que seu pai não era um bom avaliador por ser inseguro e hostil devido a seu problema com álcool. Em outros momentos, o terapeuta utilizava a relação terapêutica para gerar emoções a fim de alterar os esquemas – por exemplo, confrontar o paciente por seu perfeccionismo excessivo nas tarefas de casa, as quais foram solicitadas na terapia. Isso promoveu uma discussão produtiva, na qual o paciente revelou sentir-se "estúpido" e temeroso de que o terapeuta reagisse de forma negativa a seus esforços. Essa reação era semelhante a seu comportamento perfeccionista no trabalho, ocasionado pelo medo de ser demitido. Durante todo o tratamento, a análise funcional também foi usada para examinar os impulsos para beber de André, incluindo lidar com as preocupações sobre o trabalho quando voltava para casa.

Seis meses depois do término da terapia, em reunião de seguimento, André havia iniciado uma série de conquistas em sua vida: mudou de emprego, sentia-se mais satisfeito e produtivo e começou a frequentar, com a esposa, reuniões de casais, observando que a vida familiar estava melhor. Não teve mais episódios de "bebedeira" e relatou lembrar, sempre quando se encontrava em situações difíceis, do que fora discutido na terapia.

▶ AVALIAÇÃO EMPÍRICA DA TERAPIA DO ESQUEMA COM DUPLO FOCO

Um estudo inicial simples de TEDF, sem controle, tratou 10 pacientes com dependência de opioides em um protocolo de 24 semanas. Tendências nos dados sugeriram que os pacientes apresentaram diminuição no consumo de substâncias e em uma variedade de sintomas psiquiátricos, além de melhora do humor.[44] Oito desses pacientes relataram que a TEDF foi o tratamento mais útil que já haviam recebido. Em um ensaio clínico subsequente, 30 pacientes com transtorno por uso de opioides foram distribuídos aleatoriamente para tratamento com TEDF ou com a técnica dos 12 passos enfocando a dependência como uma doença primária.[44] Ambos os tratamentos foram associados a reduções semelhantes no uso de substâncias e de outros sintomas psiquiátricos. A TEDF, no entanto, foi associada a uma diminuição mais rápida no uso da substância e a uma forte aliança terapêutica. Em outro estudo,[45] moradores de rua com dependência de polissubstâncias foram distribuídos aleatoriamente entre um grupo tratado com TEDF ou um grupo de tratamento-padrão para TUS. Apesar das limitações do projeto e da definição dos objetivos primários como permanência no tratamento e frequência nas sessões, os resultados indicaram que a TEDF superou o grupo controle em ambos os objetivos. Em resumo, há um crescente apoio à efetividade da TEDF, sobretudo para pacientes dependentes com transtornos da personalidade comórbidos. A TEDF é um modelo flexível que pode ser usado em uma variedade de locais e situações clínicas, além de poder ser integrada a outras abordagens, incluindo a entrevista motivacional, as terapias psicodinâmicas e a farmacoterapia. Tendo em vista o foco da TEDF sobre a reestruturação de padrões disfuncionais de personalidade, esse modelo tem um potencial considerável para melhorar o desempenho social e os sintomas de TUSs, promover uma forte aliança terapêutica, facilitar a manutenção da mudança e melhorar resultados a longo prazo, talvez com mais eficácia do que outros tratamentos que não abordam a personalidade.

▶ TERAPIA DE ESQUEMA DO *SELF* ESPIRITUAL

É oportuno mencionar que a terapia 3-S, baseada na teoria do esquema, tem obtido resultados promissores no tratamento dos TUSs e de pacientes sob risco de aids. Trata-se de uma terapia de oito semanas, apoiada em manual, que utiliza ensinamentos budistas para ajudar os pacientes a substituir padrões mentais habituais pouco saudáveis (o esquema do *self* de dependência) por padrões saudáveis que levem à libertação do sofrimento (o esquema do *self* espiritual). De acordo com os proponentes do método, S. K. Avants e A. Margolin,[46] os pacientes podem ter adquirido esquemas referentes a si mesmos que os levam a se ver como pessoas dominadas por desejos incontroláveis e esquivas. Cabe, então, fazê-los perceber que isso é uma ilusão que os impede de reconhecer seu verdadeiro *self* espiritual. Grande parte da terapia de esquema do *self* espiritual consiste em encorajar o desenvolvimento de qualidades espirituais e oferecer treinamento em técnicas de base espiritual que permitam ao indivíduo fazer a mudança do *self* dependente de substâncias para o verdadeiro *self*. Entre essas técnicas, figuram:[47]

- Autoafirmações espirituais e oração
- Prática de *mindfulness* para ajudar o indivíduo a identificar a ativação do *self* dependente e do *self* espiritual
- Aumento da percepção dos pensamentos que sabotam o progresso espiritual
- Transformação dos desejos imperiosos por meio da observação de sua impermanência
- Apresentação do paciente aos cinco "amigos" do *self* espiritual (fé, energia, consciência, concentração e sabedoria) e aos cinco "inimigos" (pensamentos de dependência, fala de dependência, emoções de dependência, comportamentos de dependência e autoidentidade de dependência)
- Busca por recursos da comunidade que possam apoiar a jornada espiritual do paciente

Avaliações preliminares do método apresentam resultados promissores, que, na opinião de Kenneth Pargament, professor de psicologia na Bowling Green State University, ilustram como os recursos espirituais podem ser usados para facilitar transformações poderosas nos pacientes. Esse mesmo autor observa também que, embora essa terapia esteja baseada na filosofia budista, os valores que a fundamentam (p. ex., sabedoria, compaixão, moralidade) são consistentes com os de outras tradições religiosas.[17] Explicações mais detalhadas sobre o método 3-S e material para aplicá-lo podem ser obtidos no *site* http://info.med.yale.edu/psych/3s/trai-ning.html.

TERAPIA DE ACEITAÇÃO E COMPROMISSO[48]

A terapia de aceitação e compromisso (ACT) é uma intervenção psicológica com base empírica que busca desenvolver a aceitação do sofrimento e ensinar estratégias de meditação para promover compromisso e mudanças comportamentais, desenvolvendo flexibilidade psicológica. É baseada em uma orientação filosófica denominada "contextualismo funcional" e na teoria de estruturas relacionais (teoria sobre linguagem cognições baseada na análise do comportamento). Essa técnica ensina a pessoa a não tentar controlar seus pensamentos e sentimentos, apenas observá-los e aceitá-los. Além disso, procura ajudar o indivíduo a identificar claramente seus valores e agir para conseguir atingi-los, dando sentido e vitalidade a sua vida. A ACT encara certos processos psicológicos humanos como prejudiciais, pois causam esquiva, fusão cognitiva e rigidez psicológica, mantendo o sofrimento e impedindo uma solução. Essa forma de trabalho ajuda a modificar esquemas, agindo neles de forma indireta. Ela tem sido empregada com sucesso no tratamento do uso de álcool e outras substâncias, mas há apenas estudos com poucos casos e resultados preliminares de ensaios clínicos.[49,50]

► CONSIDERAÇÕES FINAIS

A partir do que foi discutido neste capítulo, é possível perceber que o conceito de esquemas no contexto das TCCs oferece muitas possibilidades de compreensão, avaliação e tratamento para um amplo espectro de condições psicopatológicas, inclusive algumas que costumam resistir a outras formas de terapia. Deve-se observar que o foco na personalidade do indivíduo como um todo, não em determinado sintoma, e a ênfase na relação terapeuta-paciente como "ingrediente ativo" do tratamento, fornecem à terapia focada no esquema um aspecto marcadamente humano e a possibilidade de que o paciente seja não só "curado", mas cresça e alcance maior satisfação nas áreas mais significativas de sua vida.

REFERÊNCIAS

1. Beck AT, Freeman A, organizadores. Terapia cognitiva dos transtornos de personalidade. Porto Alegre: Artmed; 1993.
2. Young JE. Terapia cognitiva para transtornos da personalidade: uma abordagem focada no esquema. 3. ed. Porto Alegre: Artmed; 2003.
3. Young JE, Klosko JS, Weishaar ME. Terapia do esquema: guia de técnicas cognitivo-comportamentais inovadoras. Porto Alegre: Artmed; 2008.
4. Blanck PD, editor. Interpersonal expectations: theory, research and applications. Cambridge: Cambridge University; 1993.
5. Rougemont DA. Crise do casamento moderno. In: Anshen RN, organizadora. A família: sua função e destino. Lisboa: Meridiano; 1971.
6. Fromm E. A arte de amar. Belo Horizonte: Itatiaia; 1960.
7. May R. Eros e repressão: amor e vontade. Petrópolis: Vozes; 1973.
8. BenZe'ev A, Goussinsky R. In the name of love: romantic ideology and its victims. New York: Oxford University; 2008.
9. Holmes BM. In search of my "one and only": romance-oriented media and beliefs in romantic relationship destiny [Internet]. Edinburgh: Heriot-Watt University; [2007] [capturado em 19 maio 2012]. Disponível em: http://www.attachmentresearch.org/pdfs/Holmes,%20B.M.%20%282007%29%20 EJC,%20Vol%203-4.pdf.
10. Rizutto A-M. O nascimento do Deus vivo. São Leopoldo: Sinodal; 2006.
11. Moriarty GL, Hoffman L, editors. God image handbook for spiritual counseling and psychotherapy. Binghamton: Hawthorn; 2007.
12. Hoffman L. Cultural constructs of the God image and God concept: implications for culture, psychology, and religion [Internet]. Costa Mesa: Vanguard University of Southern California; 2003 [capturado em 19 maio 2012]. Disponível em: http://www.louis-hoffman-virtualclassroom.com/Publications_Page/ Cultural%20Constructions%20of%20the%20God%20Image%20and%20God%20Concept.pdf.
13. Cheston SE, Piedmont RL, Eanes B, Lavin LP. Changes in clients image of God over the course of outpatient therapy. Couns Values. 2003;47:96-108.
14. Lotufo Z Jr. Kind God, cruel God: how images of God shape belief, attitude, and outlook. Santa Barbara: Praeger; 2012.
15. Koenig HG. Medicine, religion, and health: where science and spirituality meet. West Conshohocken: Templeton Foundation; 2008.
16. Lotufo F Neto, Lotufo Z Jr, Martins JC. Influências da religião sobre a saúde mental. Santo André: ESETec; 2009.

17. Ellens JH, editor. The healing power of spirituality: how faith helps humans thrive. Santa Barbara: Praeger; 2010. 3 vol.
18. Lotufo Z Jr, Lotufo F Neto. Healthy religiosity that generates illness. In: Ellens JH, editor. The healing power of spirituality: how faith helps humans thrive. Santa Barbara: Praeger; 2010. p. 287-302.
19. Rafaeli E, Bernstein DP, Young JE. Schema therapy: distinctive features. New York: Rou-tledge; 2011.
20. Lotufo Z Jr, Lotufo F Neto. Uma teoria teleológica das emoções. Rev Psiquiatr Clin. 2001;28(6):340-6.
21. Lotufo Z Jr, Lotufo F Neto. Heauton timouroumenos: on the evil that we cause to ourselves. In: Ellens JH, editor. Explaining evil: history, global views, and events. Santa Barbara: Praeger; 2011. p. 113-40.
22. Young J, Klosko J. Reinventing your life: how to break free from negative patterns. New York: Dutton; 1993.
23. Beck AT, Beck JS. The personality beliefs questionnaire. Bala Cynwid: Beck Institute for Cognitive Therapy Research; 1991.
24. Leahy RL. Técnicas de terapia cognitiva: manual do terapeuta. Porto Alegre: Artmed; 2006.
25. Skodol AE, Oldham JM, Gallaher PE. Axis II comorbidity of substance use disorders among patients referred for treatment of personality disorders. Am J Psychiatry. 1999;156(5):733-8.
26. Verheul R, van den Bosch LMC, Ball SA. Substance abuse. In: Oldham JM, Skodol AE, Bender DS, editors. Textbook of personality disorders. Washington: American Psychiatric Publishing; 2005. p. 463-76.
27. Rounsaville BJ, Kranzler HR, Ball S, Tennen H, Poling J, Triffleman E. Personality disorders in substance abusers: relation to substance abuse. J Nerv Ment Dis. 1998;186:87-95.
28. Kofoed L, Kania J, Walsh T, Atkinson R. Outpatient treatment of patients with substance abuse and co-existing psychiatric disorders. Am J Psychiatry. 1986;143:867-72.
29. Kosten TA, Kosten TR, Rounsaville BJ. Personality disorders in opiate addicts show prognostic specificity. J Subst Abuse Treat. 1989;6(3):163-8.
30. Kruedelbach N, McCormick RA, Schultz SC, Grueneich R. Impulsivity, coping styles, and triggers for craving in substance abusers with borderline personality disorder. J Pers Disord. 1993;7:214-22.
31. Nace EP, Davis CW. Treatment outcome in substance abusing patients with a personality disorder. Am J Addict. 1993;2:26-33.
32. Thomas VH, Melchert TP, Banken JA. Substance dependence and personality disorders: comorbidity and treatment outcome in an inpatient treatment population. J Stud Alcohol. 1999;60:271-7.
33. Links PS. Developing effective services for patients with personality disorders. CJ Psychiatry. 1998;43:251-9.
34. Target M. Outcome research on the psychosocial treatment of personality disorders. Bull Menninger Clin. 1998;62:215-30.
35. Ball SA. Cognitive-behavioral and schema-based models for the treatment of substance use disorders. In: Riso LP, du Toit PL, Stein DJ, Young JE, editors. Cognitive schemas and core beliefs in psychological problems: a scientist practitioner guide. Washington: American Psychological Association; 2007.
36. Ball SA. Manualized treatment for substance abusers with personality disorders: dual focus schema therapy. Addict Behav. 1998;23(6):883-91.
37. Young JE, Rygh J. Young-Rygh Avoidance Inventory. Unpublished instrument; 1994.
38. Marlatt GA, Gordon JR. Relapse prevention. New York: Guilford; 1985.
39. Carroll KM. A cognitive-behavioral approach: treating cocaine addiction. Rockville: NIDA; 1998. NIH Publication 98-4308.
40. Riso LP, du Toit PL, Stein DJ, Young JE, editors. Cognitive schemas and core beliefs in psychological problems: a scientist-practitioner guide. Washington: American Psychological Association; 2007.
41. Sher CD, Ingram RE, Segal ZV. Cognitive reactivity and vulnerability: empirical evaluation of construct activation and cognitive diathesis in unipolar depression. Clin Psychol Rev. 2005;25(4):487-510.
42. Ball SA, Young JE. Dual focus schema therapy for personality disorders and substance dependence: case study results. Cogn Behav Pract. 2000;7:270-81.

43. Young JE. Young Compensation Inventory. Unpublished instrument; 1995.
44. Ball SA, Cecero JJ. Addicted patients with personality disorders: traits, schemas, and presenting problems. J Pers Disord. 2001;15(1):72-83.
45. Ball SA, Cobb-Richardson P, Connolly AJ, Bujosa CT, O'Neall TW. Substance abuse and personality disorders in homeless drop-in center clients: symptom severity and psycho therapy retention in a randomized clinical trial. Compr Psychiatry. 2005;46(5):371-9.
46. Avants SK, Margolin A. Development of spiritual self-schema therapy for the treatment of addictive and HIV risk behavior: a convergence of cognitive and Budhist psychology. J Psychother Integr. 2004;14(3):253-89.
47. Pargament KI. Spiritual integrated psychotherapy: understanding and addressing the sacred. New York: Guilford; 2007.
48. Hayes SC, Strosahl KD, Wilson KG. Acceptance and commitment therapy: the process and practice of mindful change. New York: Guilford; 1999.
49. Hayes SC, Bissett R, Roget N, Padilla M, Kohlenberg BS, Fisher G, et al. The impact of acceptance and commitment training and multicultural training on the stigmatizing Behavior Therapy, 25(4), 821-835,2004 attitudes and professional burnout of substance abuse counselors. Behavior Therapy. 2004;35(4):821-35.
50. Twohig MP, Shoenberger D, Hayes SC. A preliminary investigation of acceptance and commitment therapy as a treatment for marijuana dependence in adults. J Appl Behav Anal. 2007;40(4):619-32.

LEITURAS RECOMENDADAS

Beck AT, Rush AJ, Shaw BF, Emory G. Cognitive therapy of depression. New York: Guilford; 1979.
Young JE, Brown G. Schema questionnaire. 2nd ed. Unpublished instrument; 1990.

17

TERAPIA COGNITIVA PROCESSUAL NA DEPENDÊNCIA QUÍMICA

▸ IRISMAR REIS DE OLIVEIRA

PONTOS-CHAVE

- A terapia cognitiva processual (TCP) baseia-se no modelo cognitivo de Beck, porém tem conceituação e técnicas próprias, tornando-se uma abordagem distinta quanto à modificação das crenças nucleares, sobretudo daquelas referentes ao *self*.
- A denominação "terapia cognitiva processual" foi escolhida porque uma de suas principais técnicas apresenta-se como metáfora da lei, na qual o terapeuta engaja o paciente na simulação de um processo judicial. Além disso, foi inspirada no romance *O processo*, de Franz Kafka.
- As crenças intermediárias manifestam-se como regras e pressupostos subjacentes, expressos habitualmente de forma condicional. Quando essas regras são disfuncionais, resultam em comportamentos inadequados, como o uso de substâncias.
- O *role-play* consensual é uma técnica utilizada na TCP para tomadas de decisão, ao tornar explícita a ambivalência presente no conflito entre os aspectos racionais e emocionais do indivíduo, facilitando uma visão mais unitária de si mesmo.
- A técnica denominada "processo" reestrutura crenças negativas, sobretudo aquelas relativas à visão de si mesmo, desativando a crença disfuncional e ativando uma crença positiva.

A terapia cognitiva, desenvolvida por Aaron Beck[1] na década de 1960, na Universidade da Pensilvânia, e incluída em um grupo mais amplo de abordagens conhecidas como terapias cognitivo-comportamentais (TCCs), é uma abordagem ativa que tem por objetivo ajudar os pacientes a reconhecer os pensamentos disfuncionais surgidos em diferentes situações, bem como as crenças negativas que dão origem a esses pensamentos, gerando desconforto e sofrimento. Uma das principais metas do modelo cognitivo desenvolvido por Beck é ajudar os indivíduos a modificar crenças nucleares disfuncionais, definidas como percepções globais, rígidas e generalizadas sobre si mesmos e sobre os outros. Os pacientes consideram essas crenças tão verdadeiras que não as questionam.[2] As crenças nucleares, situadas em um nível mais "profundo" de cognição, estão intimamente conectadas às crenças intermediárias, desenvolvidas ao longo da vida para que as pessoas deem sentido às suas experiências. As crenças intermediárias manifestam-se como regras e pressupostos subjacentes, expressos habitualmente de forma condicional. Tais pressupostos, quando disfuncionais, resultam em comportamentos inadequados. Por exemplo, o pressuposto "se uso droga, sinto-me mais espontâneo para lidar com as situações da vida" e sua contrapartida "se não uso droga, fico tão perturbado que não consigo lidar com as situações mais simples" determinam e reforçam comportamentos disfuncionais,[3] como o uso de substâncias.

A TCP, desenvolvida no Departamento de Neurociências e Saúde Mental da Universidade Federal da Bahia,[4-6] baseia-se no modelo cognitivo de Beck,[1] enfatiza três níveis de cognição e é implementada em três fases.[3] Embora tenha os mesmos fundamentos da TCC, a TCP apresenta conceituação e técnicas próprias, o que a torna uma abordagem distinta quanto à modificação das crenças nucleares, sobretudo daquelas referentes ao *self*.[7,8] A TCP oferece também técnicas para otimizar os experimentos comportamentais, fundamentais na modificação das crenças intermediárias.[5] Este capítulo descreve como essa terapia lida com crenças intermediárias e nucleares, fundamentais no tratamento da dependência química.

A denominação "terapia cognitiva processual" foi escolhida porque uma de suas principais técnicas, o registro de pensamentos com base no processo (RPBP), também conhecida como "processo" – estratégia estruturada desenvolvida para modificar as crenças nucleares,[5] – apresenta-se como metáfora da lei, na qual o terapeuta engaja o paciente na simulação de um processo judicial. A inspiração para seu desenvolvimento surgiu do romance *O processo*, de Franz Kafka,[9] no qual o personagem Joseph K., por razões jamais reveladas, é preso e executado sem saber de que crime é acusado.[7] A base racional para a proposta da TCP é sua utilidade em fazer os pacientes tornarem-se conscientes das crenças negativas sobre si mesmos (autoacusações) e, diferentemente do processo de Joseph K., engajarem-se em ações construtivas para desenvolver crenças mais positivas e funcionais. Este capítulo também escreve em detalhes uma técnica denominada *role-play* consensual (RPC),[3] utilizada pela TCP para lidar com a ambivalência e estimular o paciente a engajar-se nas ações desejadas – no caso da dependência química, aquelas que o levam a abster-se das substâncias. O RPC prepara o indivíduo para a técnica do processo, utilizada para reestruturar as crenças nucleares disfuncionais.[5] Ambas as técnicas (RPC e do processo) são ilustradas por meio de diálogos extraídos de atendimentos a um indivíduo com dependência química.

▶ CONCEITUAÇÃO DO CASO

Carlos, 29 anos, usuário de álcool e cocaína, está há um ano desempregado e tem muitos pensamentos automáticos derivados das crenças nucleares "sou incapaz" e "sou rejeitado", cronicamente ativadas (Fig. 17.1). É provável que acontecimentos relevantes de sua infância tenham contribuído para o desenvolvimento dessas e de outras crenças. Carlos nutre grande desprezo pelo pai, segundo ele, um homem fraco e inútil, totalmente submisso à mulher. Além de dependente de álcool, seu pai sempre foi sustentado financeiramente pela esposa, funcionária pública que se viu obrigada a se casar ainda muito jovem por estar grávida. Na infância, Carlos já demonstrava sentimentos de hostilidade pelo pai, diante das frequentes agressões verbais que aconteciam quando ele se encontrava embriagado. Desde cedo, Carlos percebeu-se inseguro e tímido, uma visão negativa nutrida e reforçada pelas frequentes críticas que o pai fazia em relação à magreza acentuada dele. Já sua mãe é descrita como encorajadora e presente, tendo dado a Carlos apoio e estímulo suficientes, os quais provavelmente contribuíram para que ele conseguisse terminar o Ensino Médio e começar a Faculdade de Jornalismo, abandonada após seu envolvimento com drogas. De modo resumido, vê-se aqui o substrato para o desenvolvimento das crenças positivas e negativas de Carlos, sendo que as últimas passaram a predominar quando começou a faculdade. Seus pensamentos automáticos, decorrentes da ativação dessas crenças, geram ansiedade intensa, a qual é aliviada apenas pelo uso de drogas.

Diagrama de conceituação da TCP (fase 1)

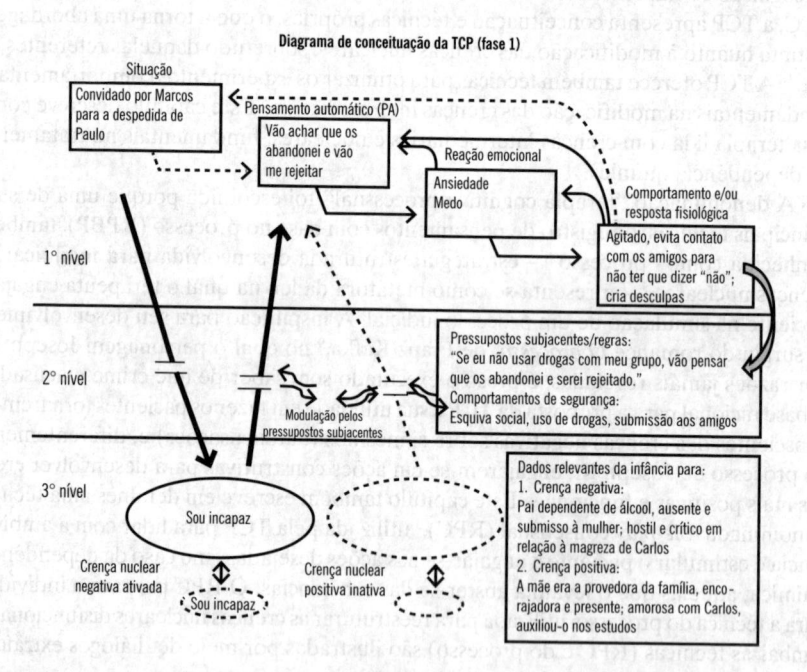

FIGURA 17.1 ▶ Diagrama de conceituação de Carlos antes e no início do tratamento (fase 1).
Fonte: De-Oliveira.[3]

No nível cognitivo intermediário, os pressupostos subjacentes e os consequentes comportamentos de segurança – representados pela esquiva em relação ao trabalho e às situações sociais – são fatores que contribuíram para a necessidade do uso de álcool e, posteriormente, de cocaína, uma vez que Carlos passou a se sentir mais disposto, destemido e aceito pelo grupo quando começou a sair e consumir drogas. Os pressupostos subjacentes visam, portanto, ainda que de forma malsucedida, a evitar que Carlos se veja como incapaz e rejeitado. Infelizmente, os comportamentos de segurança derivados de pressupostos como "se deixar meu grupo, serei rejeitado" trazem alívio momentâneo, mas acabam por produzir aquilo que se quer evitar, isto é, a ativação das crenças negativas (p. ex., "sou incapaz") e o consequente mal-estar (angústia, medo e tédio) quando Carlos tenta se desvincular do grupo. Na TCP, o terapeuta usa o RPC para encorajar decisões que conduzam ao questionamento dos pressupostos, com a adoção de comportamentos mais adaptativos.

No terceiro e mais profundo nível cognitivo, percebe-se como as crenças nucleares negativas de Carlos são facilmente ativadas. Durante a sessão na qual o processo é utilizado (demonstrada a seguir), a seta descendente leva à identificação da crença "sou incapaz", e o terapeuta aproveita para ajudar o paciente a reestruturá-la, ativando a crença positiva "sou capaz" (Fig. 17.2).

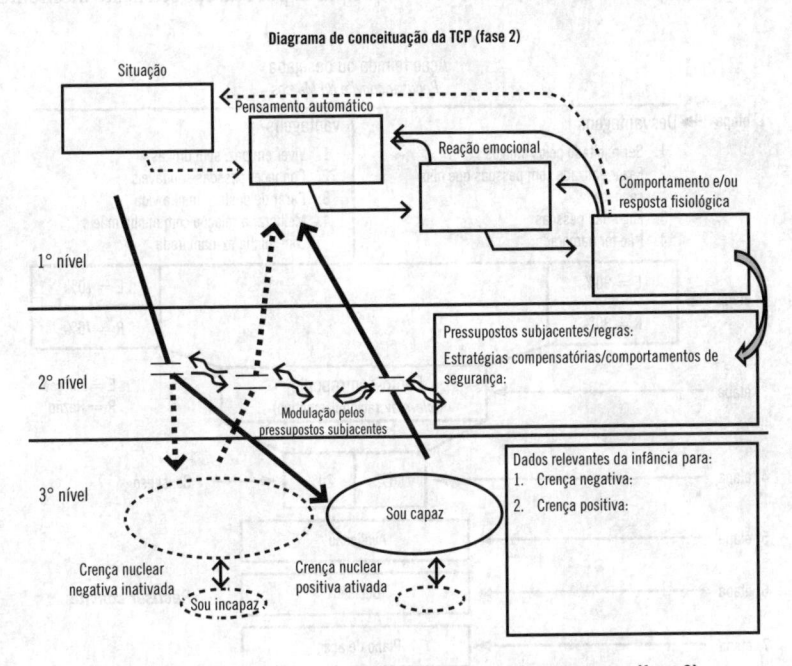

FIGURA 17.2 ▶ Diagrama de conceituação após o início e durante o tratamento (fase 2).

▶ ROLE-PLAY CONSENSUAL

Essa técnica foi idealizada para lidar com a ambivalência, sendo, portanto, útil nas tomadas de decisão, com o objetivo de estender e complementar a clássica abordagem conhecida como balanço decisório, que utiliza vantagens *versus* desvantagens. O RPC vai além da análise de vantagens e desvantagens, ao tornar explícita a ambivalência presente no conflito entre os aspectos racionais e emocionais do indivíduo, facilitando uma visão mais unitária de si mesmo.[3]

DESCRIÇÃO DO *ROLE-PLAY* CONSENSUAL

Inicialmente, solicita-se ao paciente que apresente as situações que o deixam ambivalente, em geral aquelas em que deseja ou é forçado a tomar decisões (Fig. 17.3). Por exemplo, Carlos é convidado por seu amigo Marcos para ir à festa de despedida de Paulo, um amigo em comum, e sabe que é grande a chance de não resistir ao apelo da droga, encontrando-se em luta interna entre a decisão de aceitar ou recusar o convite. Em geral, o problema causador da ambivalência equivale àquele que irá compor a agenda da sessão. O terapeuta, ao notar a ambivalência, faz a pergunta habitual que resulta na identificação do pensamento automático: "O que passa por sua cabeça neste momento?".

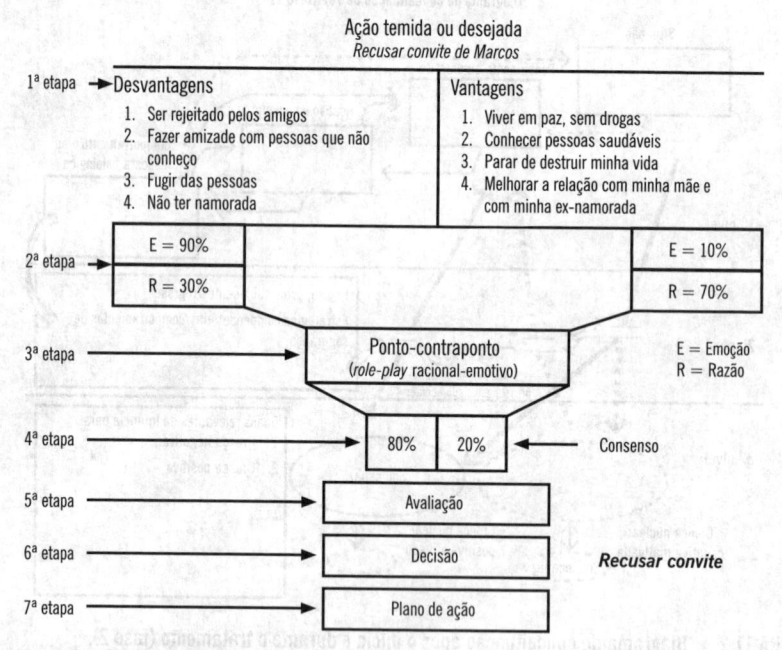

Ação temida ou desejada
Recusar convite de Marcos

Etapa	Desvantagens	Vantagens
1ª etapa	1. Ser rejeitado pelos amigos 2. Fazer amizade com pessoas que não conheço 3. Fugir das pessoas 4. Não ter namorada	1. Viver em paz, sem drogas 2. Conhecer pessoas saudáveis 3. Parar de destruir minha vida 4. Melhorar a relação com minha mãe e com minha ex-namorada
2ª etapa	E = 90% R = 30%	E = 10% R = 70%
3ª etapa	Ponto-contraponto (*role-play* racional-emotivo)	E = Emoção R = Razão
4ª etapa	80% 20% ← Consenso	
5ª etapa	Avaliação	
6ª etapa	Decisão	**Recusar convite**
7ª etapa	Plano de ação	

FIGURA 17.3 ▶ Uso do *role-play* consensual para ajudar Carlos a resistir às demandas de um amigo também dependente.
Fonte: De-Oliveira.[3]

Além de retornar ao modelo cognitivo por meio do diagrama de conceituação (ver Fig. 17.1), que ajuda na retomada da discussão do papel do comportamento de segurança (e do pressuposto subjacente que dá origem a ele), o terapeuta informa ao paciente que o RPC não objetiva a tomada de decisão no momento, mas sim a compreensão do problema – o que deixa o paciente menos defensivo. O profissional apresenta o diagrama do RPC, composto por sete etapas, sendo que a primeira consiste em explicitar a ambivalência do paciente por meio da balança decisória, mais conhecida como prós e contras ou vantagens e desvantagens. O terapeuta pede ao paciente para trazer primeiro os elementos de caráter emocional (representados pelas desvantagens quando se trata de resistir à droga ou pelas vantagens quando se trata de uma ação que o leve a afastar-se dela), uma vez que a ambivalência envolve a divisão entre aspectos "racionais" e "emocionais".[10] Os aspectos emocionais costumam estar mais salientes para o paciente. Em seguida, o terapeuta solicita que o paciente apresente as vantagens. Visto que são mais "racionais", as vantagens mobilizam menos os pacientes, e suas reações a elas geram declarações do tipo: "Sei que a droga está destruindo minha vida, mas só acredito nisso intelectualmente". A segunda etapa do RPC foi idealizada para ajudar o indivíduo a avaliar a ambivalência de forma quantitativa. O terapeuta pede que o paciente diga o que pesa mais, entre vantagens e desvantagens, para a escolha da decisão e qual o peso de cada um desses lados, do ponto de vista racional e emocional.

Na terceira etapa, usa-se a técnica experiencial conhecida como *role-play* racional-emotivo,[2] que consiste em pedir ao paciente para criar um diálogo entre emoção e razão. A experiência mostra que realizar essa atividade com a ajuda da estratégia conhecida como cadeira vazia[11] torna o diálogo mais consistente e engajador,[12] pois o paciente se imagina sentado na cadeira, falando com uma parte de si mesmo. Nessa etapa, é importante que se estipule um tempo mínimo, visto que os pacientes costumam declarar, ao representarem o lado racional, que não têm argumentos ou que não estão acreditando neles. O terapeuta dirá que o baixo crédito atribuído aos argumentos "racionais" é esperado, exatamente por envolverem menos emoção, ou, às vezes, envolverem nenhuma emoção. O objetivo de fazer esse diálogo com a cadeira vazia é implementar maior participação experiencial por parte do paciente.

A quarta etapa é novamente avaliativa, mas, dessa vez, o terapeuta explica que a avaliação deve ser feita deixando de lado razão e emoção e que esse processo, idealmente, envolve o consenso (se houver) alcançado na etapa anterior. O terapeuta percebe que há mais chances de decisão racional se houver predominância do peso atribuído às desvantagens da ação que leva ao uso da droga, o que, no exemplo de Carlos, equivale a rejeitar o convite do amigo.

A quinta etapa caracteriza-se por um diálogo aberto entre o paciente e o terapeuta, no qual este procura saber quanto o indivíduo aprendeu na etapa anterior. O profissional aproveita também para explorar e esclarecer as dúvidas do paciente. Na sexta etapa, referente à tomada de decisão propriamente dita, o terapeuta pergunta ao paciente se ele está pronto ou não para decidir em relação à ação desejada, por exemplo, recusar o convite do amigo. O profissional informa que, seja qual for a escolha, o que importa é o que se aprende com a utilização da técnica e que, em qualquer das situações, há o que fazer. Isso se torna claro na etapa seguinte, quando o terapeuta ajuda o paciente a aumentar a chance de manter a decisão – se for no sentido desejado – ou preparar-se para ela, caso ainda esteja inseguro ou não se considere pronto para implementá-la.

Na sétima e última etapa, elabora-se um plano de ação,[13] o qual consiste em apresentar ao paciente uma planilha que contém as ações a serem implementadas para a manutenção da decisão (ou preparação para vir a tomá-la), os possíveis obstáculos e as soluções que podem ser antecipadas para lidar com eles, além de acompanhamento cuidadoso das ações planejadas. O aspecto fundamental desse conjunto de etapas que compõem o RPC é que o paciente usa seu tempo fora da sessão treinando para resistir ao desconforto provocado por suas cognições disfuncionais (p. ex., raciocínio emocional) e às fortes reações emocionais produzidas pelas cognições e crenças nucleares ativadas.

USO DO *ROLE-PLAY* CONSENSUAL EM UMA SESSÃO DE TERAPIA COGNITIVA PROCESSUAL

Ponte com a sessão anterior e estabelecimento da agenda

TERAPEUTA: Bom dia, Carlos, como vai?
PACIENTE: Tudo bem.
TERAPEUTA: Estou vendo em nossa ficha que estamos na quarta sessão.
PACIENTE: Acho que é mais ou menos isso.
TERAPEUTA: Você gostaria de falar um pouco sobre o que representou a última sessão que tivemos? Parece-me que discutimos algo que o preocupa bastante neste momento e que envolve sua dificuldade de manter distância das pessoas que o levam a usar cocaína. Vale a pena incluirmos isso em nossa agenda de hoje? Além disso, eu gostaria de saber como foi sua semana, o que implica revisarmos a tarefa.
PACIENTE: Pensei muito no que conversamos aqui na sessão passada, principalmente sobre minha dificuldade de resistir aos convites de meus companheiros para beber e usar cocaína.
TERAPEUTA: E isso é algo que você gostaria de conseguir, suponho. Na última vez, conversamos sobre esse assunto, e você me disse que tal dificuldade era maior com algumas pessoas específicas.
PACIENTE: É verdade. É mais difícil resistir aos convites de Marcos. A gente se dá muito bem, e me sinto muito à vontade com ele.
TERAPEUTA: Carlos, já vimos o diagrama de conceituação diversas vezes. Parece que ele está bem claro agora para você. Tive a oportunidade de explicar em que consiste o segundo nível do diagrama. Você lembra disso, não é? E você sabe que, no segundo nível, encontram-se os comportamentos de segurança dos quais falamos bastante. Chegamos a conversar sobre a necessidade, pelo menos temporária, de resistir a algumas pessoas e situações. Isso incluiu a tarefa da semana passada, isto é, usar os cartões de enfrentamento que havíamos elaborado para encorajá-lo.
PACIENTE: Lembro disso, mas não está fácil. Consultei os cartões, e eles foram úteis.
TERAPEUTA: Você está se referindo a Marcos quando diz que não está fácil ou isso inclui outras pessoas?
PACIENTE: Inclui outras pessoas, mas é especialmente difícil com Marcos, pois ele "colou" em mim e me telefona direto. Ele não está trabalhando e sabe que também não estou. Marcos insiste porque sabe que acabo não resistindo.

TERAPEUTA: Escutei que você consultou os cartões de enfrentamento e eles foram úteis. Essa foi nossa tarefa da semana passada. Em que medida eles ajudaram?

PACIENTE: Ajudaram nisso que estou falando, a resistir à insistência de Marcos para ir às baladas.

TERAPEUTA: Há alguma situação ligada a isso sobre a qual você gostaria de falar como parte de nossa agenda?

PACIENTE: Sim. Marcos me ligou chamando para ir a uma festa hoje. Vai ser a despedida de um amigo nosso, e gosto muito dele. Vai ser chato eu não ir. Eu disse a ele que ligava mais tarde para dizer se vou ou não.

TERAPEUTA: Você gostaria de recusar e acha que não vai resistir?

PACIENTE: Com certeza vai rolar muita droga lá. Todos que vão usam cocaína e ficam insistindo para eu usar. Gostaria de ir e até acho que já consigo não cheirar, mas fizemos aquele trato de eu não ir por enquanto a esses encontros. Acho que estou tendendo a ir, mas aí bate a dúvida.

TERAPEUTA: Você gostaria de tomar uma decisão com minha ajuda?

PACIENTE: Preciso tomar essa decisão. A melhor é não ir, mas eu não queria perder a chance de ver Paulo, ele está indo embora hoje. É muito chato não ir. Gosto muito dele.

Revisão do diagrama de conceituação da terapia cognitiva processual

TERAPEUTA: Certo. O que você acha que está acontecendo, de acordo com o diagrama de conceituação? Queria que você desse uma olhada no segundo nível.

PACIENTE: Cheguei a dar uma olhada nele em casa, como o senhor me pediu. Acho que é porque gosto de meus amigos ou porque me sinto bem com eles, mas, pensando melhor, acho que tenho medo de ficar isolado e não conseguir outros amigos.

TERAPEUTA: E você diria que gosta de sair com eles porque isso traz algum tipo de segurança, ainda que a palavra "segurança" possa ser colocada entre aspas?

PACIENTE: Tenho medo de ficar isolado. Minha turma me entende, eles me conhecem.

TERAPEUTA: Então veja se entendi bem. Manter sua relação com o grupo é algo que o ajuda a não ficar isolado?

PACIENTE: Pensando bem, é. Ficar só me dá muita angústia e tédio.

TERAPEUTA: Se você decidir ficar só, sem o grupo, o que acontece?

PACIENTE: Tenho a sensação de perder minha identidade. É como se estivesse perdendo as únicas pessoas que se importam comigo.

TERAPEUTA: E ficar sem seus amigos, o que significa para você?

PACIENTE: Significa ficar totalmente desamparado, sem ninguém que me entenda. Isso me dá muito medo.

TERAPEUTA: Você lembra que falamos disso como possivelmente um pressuposto subjacente, do tipo "se... então..."? Falamos sobre isso muitas vezes, e você pareceu entender bem.

PACIENTE: É verdade, ficou claro para mim, mas agora tudo está confuso de novo.

TERAPEUTA: Lembra que discutimos sobre as coisas que você era obrigado a fazer para se sentir seguro e aliviado? Dê uma olhada nesse diagrama e no que anotamos.

PACIENTE: Sim, ficou claro que bebo e uso cocaína porque me dá uma sensação de bem-estar, fico relaxado e acho que me relaciono melhor com meus amigos.

TERAPEUTA: E se você não for lá hoje, o que acha que pode acontecer?

PACIENTE: Eles vão achar que não gosto mais deles e que abandonei o grupo. Vão acabar me esquecendo e me rejeitando.

TERAPEUTA: Veja se escutei bem. Seu pressuposto é "se eu não estiver com meus amigos, então sou esquecido e rejeitado". Foi isso que escutei você dizer agora? Isso pode ser considerado um pressuposto subjacente? Se for, será que esse pressuposto pode ser desafiado? E se ele não estiver correto? Você gostaria de testar e ver se ele é verdadeiro?

PACIENTE: Posso tentar, mas não sei se vai dar certo, e estou com medo de entrar nessa de isolamento e tédio.

TERAPEUTA: E se quisermos testar esse pressuposto, ver se ele é correto, o que você imagina que poderíamos fazer? Isso não significa que você seja obrigado a tomar a decisão agora. O que importa aqui é aprender.

PACIENTE: Está bem. O que preciso fazer?

RPC: identificação da decisão a ser tomada

TERAPEUTA: Talvez você possa começar assim: mesmo não sendo obrigado a tomar a decisão agora, se fosse tomá-la, qual seria?

PACIENTE: Recusar o convite de Marcos e não ir à despedida de Paulo.

TERAPEUTA: Tenho uma proposta para você. Veja este outro diagrama, composto por sete etapas. (O terapeuta mostra o diagrama do RPC a Carlos.) Você pode escrever a decisão aqui onde diz: "Ação temida ou desejada"?

PACIENTE: Posso, sim. "Recusar convite."

RPC: etapa 1 – vantagens e desvantagens

TERAPEUTA: Você vê aqui abaixo as vantagens e desvantagens, nesse caso, de recusar o convite de Marcos para ir à despedida de Paulo. Podemos começar com as desvantagens?

PACIENTE: A maior desvantagem é ser rejeitado por meus amigos.

TERAPEUTA: Você pode escrever isso aí?

PACIENTE: Outra coisa é ter de procurar outras amizades, pessoas que não conheço.

TERAPEUTA: O que mais?

PACIENTE: Ter de ficar me escondendo, fugindo das pessoas e evitando entrar no Facebook...

TERAPEUTA: Há alguma outra coisa que você vê como desvantagem?

PACIENTE: Não ter uma namorada, pois só conheço o pessoal que faz parte do grupo. Creio que é só.

TERAPEUTA: Que tal darmos uma olhada agora nas vantagens de recusar o convite?

PACIENTE: Viver em paz, sem ninguém me oferecendo droga o tempo todo. Tentar conhecer pessoas mais saudáveis. Parar de destruir minha vida. Voltar a trabalhar. Melhorar a relação com minha mãe e com minha ex-namorada. É só.

RPC: etapa 2 – explicitação e quantificação da ambivalência (razão *versus* emoção)

TERAPEUTA: Carlos, você pode me dizer, neste momento, o que pesa mais, considerando a decisão a ser tomada: as vantagens ou as desvantagens?
PACIENTE: As desvantagens pesam mais.
TERAPEUTA: Quando pensa nas desvantagens e vê que elas pesam mais, você está falando isso do ponto de vista emocional ou racional?
PACIENTE: Acho que o lado emocional está pesando mais neste momento.
TERAPEUTA: Então, você pode me dizer quanto mais: 60, 70, 80, 90 ou 100% do ponto de vista emocional?
PACIENTE: Acho que pesa uns 90%.
TERAPEUTA: Noventa por cento, o que deixa para as vantagens, do ponto de vista emocional, 10%.
PACIENTE: Sim, 10%.
TERAPEUTA: E do ponto de vista racional, Carlos, o que estaria pesando mais? Vantagens ou desvantagens?
PACIENTE: Acho que as vantagens pesam mais.
TERAPEUTA: Quanto: 60, 70, 80, 90 ou 100%?
PACIENTE: Setenta por cento, talvez menos.
TERAPEUTA: Você pode escrever aqui essa resposta? Setenta por cento para as vantagens. Restam, então, 30% para as desvantagens, do ponto de vista racional. Então, parece que há um conflito entre "Carlos razão" e "Carlos emoção".
PACIENTE: Sim, eu sei.

RPC: etapa 3 – *role-play* racional-emotivo (na cadeira vazia)

TERAPEUTA: Talvez, hoje, possamos ir um pouco além e tentarmos entender o que se passa com você. Nessa técnica, você sabe que não é forçado a tomar a decisão de fazer o que escreveu antes. Pode ser que você chegue à conclusão de que ainda não é o momento. O que queremos aqui é aprender. O mais importante é o que podemos somar como conhecimento. A decisão vem depois, em função do que você aprendeu. Isso faz sentido para você?
PACIENTE: Faz, sim.
TERAPEUTA: Ótimo. Eu gostaria de pedir para você fazer algo que pode parecer meio estranho. Vou pedir que você ocupe dois lugares enquanto conversa consigo mesmo. Vou pedir para "Carlos razão" conversar com "Carlos emoção" e que um tente convencer o outro, mostrando seu ponto de vista. "Carlos emoção" provavelmente dirá: "As desvantagens são maiores, não posso ficar isolado; é melhor, portanto, ir para a despedida". Enquanto isso, "Carlos razão" provavelmente dirá: "Preciso resistir, não devo ir à despedida. É recaída certa". É isso que acontece?

PACIENTE: Isso mesmo.

TERAPEUTA: Se você puder imaginar Carlos sentado naquela cadeira ali, quem seria? "Carlos razão" ou "Carlos emoção"?

PACIENTE: "Razão" sentada ali.

TERAPEUTA: Então, "Carlos emoção" pode dizer a "Carlos razão" motivos para resistir ao convite?

PACIENTE: Carlos, não faz sentido você não ir com Marcos, vocês já tiveram momentos bem legais antes. Vocês saem juntos para procurar garotas. Ele é mais "atirado", e você não consegue nada quando está sozinho, fica gaguejando e não sabe o que dizer. Vocês se divertem muito juntos, principalmente quando está a turma toda, como vai ser hoje.

TERAPEUTA: OK, Carlos, espero que você não se importe de passar para aquela cadeira ali. Eu pediria que, enquanto "Carlos razão", você responda a tudo o que foi dito por "Carlos emoção". Vamos realizar essa atividade durante 10 ou 15 minutos para que "vocês" tentem chegar a um consenso. Você pode responder ao que "Carlos emoção" disse?

PACIENTE: Carlos, que negócio é esse de não saber o que dizer? Você sabe o tipo de garota que Marcos gosta, e elas só aceitam porque já o conhecem. É sempre a mesma coisa: usar coca e transar, ou melhor, só transar quando cheira. Você já se esqueceu de Maria? Ela é legal, e você fica bem com ela sem precisar usar droga. Ela o aceita como você é, desde que não fique cheirando. Além disso, ela já deu várias chances para você. Tem os amigos dela também, eles gostam de você. A diferença é que essa turma não curte droga, e você fica incomodado com ela.

TERAPEUTA: "Carlos emoção" pode responder a isso sentando-se nesta outra cadeira? Espero que você não se incomode.

PACIENTE: Dá uma agonia pensar que tenho de ver aquele pessoal novamente. Eles são muito caretas e ficam me olhando como se eu fosse doente. São muito chatos e caretas. Eu me sinto muito mais à vontade com o meu grupo.

TERAPEUTA: Por favor, mude de cadeira e responda como "Carlos razão".

PACIENTE: Você quer estragar tudo? Já faz um mês que você está limpo e sabe que não vai resistir, sabe que, na primeira oportunidade, tudo vai voltar a ser como antes. Se você conseguiu ficar um mês limpo, é mais fácil continuar. (Ao sinal do terapeuta, muda de cadeira e continua, como "Carlos emoção".) É muito fácil falar. É muito fácil falar, mas quando você está sozinho no fim de semana sem ter para onde ir, fica só pensando nos amigos. Seus amigos estão todos reclamando que você sumiu.

TERAPEUTA: O que responderá "Carlos razão"? (O terapeuta faz sinal com a mão para o paciente mudar de cadeira.)

PACIENTE: Pois é, Carlos, você já resistiu até agora, por que jogar tudo no lixo? Sua ansiedade já é bem menor do que antes. Acho que você consegue resistir mais tempo. Você gosta de Maria, pode voltar para ela, ela dá a maior força para você, disse que poderia estudar com você. Maria está dando essa chance para você, para que jogar fora? Além disso, não existem só os amigos de Maria. Você pode voltar a frequentar o curso de inglês. Você adora inglês e está sentindo falta das aulas. Além disso, lá tem muita gente nova para conhecer.

TERAPEUTA: Você pode voltar para cá e responder?
PACIENTE: No fundo, sei de tudo isso, mas tenho medo de ficar entediado, isolado do grupo. Isso me deixa muito inseguro.
TERAPEUTA: Poderia voltar aqui?
PACIENTE: Olha, "Carlos emoção", você tem que pensar que as coisas não são fáceis, dependem de algum esforço. Você já demonstrou que pode, está há um mês sem cheirar. Aproveite. Você mesmo já disse que toda sua vida está indo pelo ralo. Você estava satisfeito com sua situação?
TERAPEUTA: Por que "Carlos emoção" não responde a isso?
PACIENTE: Não, eu não estava satisfeito e sabia que devia mudar, mas não sei o que devo fazer e acabo achando que é melhor deixar como está.
TERAPEUTA: Carlos, você acha importante cada um de vocês fecharem os argumentos? Você, como "Carlos emoção", o que diz a "Carlos razão" para concluir? E depois você vem aqui para fechar como "Carlos razão".
PACIENTE: Acho que vou precisar de muito apoio, porque fico inseguro e com medo, isso já faz parte de mim.
TERAPEUTA: *OK*. O que diz agora como "Carlos razão"? Você pode se sentar ali?
PACIENTE: Então, Carlos, você pode pesar bem o que está acontecendo e tomar a decisão correta. Você sabe que, nos momentos mais difíceis, é com sua família que você conta. Eles estão sempre lá. Além disso, você não quer perder Maria. Mais ainda, você tem a terapia, que o está ajudando. Não perca essa chance.

RPC: etapa 4 – reavaliação unitária (quantificação do consenso)

TERAPEUTA: *OK*, Carlos. Creio que podemos parar aqui. Vamos voltar para nossas cadeiras à mesa. Proponho agora que façamos novamente a avaliação inicial para ver se "Carlos razão" e "Carlos emoção" chegaram a um consenso. Vamos deixar de lado "Carlos razão" e " Carlos emoção", pois o que nos interessa agora é o consenso. Qual é o consenso, se é que houve um? Você pode avaliar as vantagens e desvantagens? Neste momento, se fosse tomar a decisão, o que pesaria mais, as vantagens ou as desvantagens?
PACIENTE: As vantagens.
TERAPEUTA: As vantagens de recusar o convite. Foi isso que escutei? Qual percentual você colocaria para as vantagens: 60, 70, 80, 90%?
PACIENTE: Oitenta por cento.
TERAPEUTA: Restando, portanto, 20% para as desvantagens.

RPC: etapa 5 – avaliação *(debriefing)* do que foi aprendido

TERAPEUTA: Você pode resumir o que aprendeu com a discussão entre razão e emoção?
PACIENTE: Aprendi – aliás, lembrei – que é normal sentir medo e insegurança nessa fase, que se consegui resistir durante um mês, não tem por que abandonar o barco agora. Sei que é difícil, mas posso continuar tentando.

RPC: etapa 6 – tomada de decisão

TERAPEUTA: Ótimo. Você está pronto para tomar a decisão agora? Você diria que este é o momento para tomar uma decisão?
PACIENTE: Acho que sim.
TERAPEUTA: Portanto, que decisão você toma?
PACIENTE: Vou recusar o convite. Não vou para a despedida.
TERAPEUTA: Você pode escrever aqui ao lado a decisão, exatamente essa que você acaba de tomar?
PACIENTE: Sim. Recusar o convite de Marcos.

RPC: etapa 7 – plano de ação (Tab. 17.1)

TERAPEUTA: Carlos, mesmo tendo colocado 80% para a razão e tendo decidido isso, há chance de as dúvidas retornarem e os dois personagens entrarem em conflito novamente?
PACIENTE: Com certeza, estou o tempo todo brigando comigo mesmo.
TERAPEUTA: Talvez seja isso que devamos antecipar. Que tal organizarmos um plano de ação para que isso não aconteça? Veja esta folha. (O terapeuta mostra a planilha.) Vale a pena tentarmos?
PACIENTE: Acho que sim. Estou sempre vacilando em minhas decisões, sempre volto atrás.

TABELA 17.1 Plano de ação

Meta: recusar o convite de Marcos				
Ações	Quando	Possíveis problemas	Estratégias para resolver os problemas	Progresso
Ligar para Marcos e dizer que não vou à festa de despedida de Paulo.	Hoje	Marcos pode insistir até eu ceder.	Posso dizer que é uma decisão e pedir que ele a respeite. Ser firme e interromper a conversa se ele continuar insistindo.	• Falei com Marcos, e ele compreendeu. • Fui ao cinema em vez de ir à despedida.
Voltar a ocupar meu tempo com coisas úteis (p. ex., retomar o curso de inglês).	A partir de hoje	Posso não conseguir acordar cedo.	Pedir para minha mãe me acordar e insistir se eu tiver dificuldade.	• Conversei com minha mãe, e ela prometeu me ajudar. • Combinamos ir fazer a matrícula.
Procurar trabalho.	A partir de hoje	Falta de ânimo.	Aceitar a ajuda de Maria.	• Maria me ligou, e aproveitei para pedir que ela me ajudasse. • Combinamos conversar sábado.

Fonte: Modificada de Greenberger e Padesky.[13]

TERAPEUTA: *OK*. Vamos tentar organizar isso. Você pode escrever as ações a serem tomadas para que a decisão seja mantida? Temos vários espaços na primeira coluna desta planilha. O que você prevê que deva ser feito para aumentar a chance de isso dar certo? Que ações você deve tomar?

PACIENTE: Acho que devo ligar para Marcos e dizer que não vou. Fico dando desculpas, mas não adianta nada, pois ele insiste.

TERAPEUTA: Você pode escrever isso aqui?

PACIENTE: Sim.

TERAPEUTA: Que outra ação você acha necessária?

PACIENTE: Acho que é isso mesmo, dizer para ele que não vou porque essa é minha decisão.

TERAPEUTA: Você acha que pode estender esse plano para outros momentos e não só para o dia de hoje? A ideia não é se manter longe da cocaína?

PACIENTE: Acho que sim. Não adianta nada eu resistir hoje e fraquejar amanhã.

TERAPEUTA: Então, o que mais você pode fazer, imaginando outras ações que gostaria de adicionar a esta planilha?

PACIENTE: Acho que preciso voltar a ocupar meu tempo, fazer coisas úteis. Por exemplo, preciso retomar meu curso de inglês.

TERAPEUTA: Isso entra aqui como uma ação?

PACIENTE: Sim.

TERAPEUTA: Que outra ação ou algo semelhante ajudaria você a manter a decisão?

PACIENTE: Acho que o melhor é me ocupar. Preciso voltar a procurar um trabalho. Mas aí me vem a ideia: "e se me der aquela "leseira" e todo o desânimo do mundo tomar conta de mim novamente"?

TERAPEUTA: É muito importante que você coloque isso, pois acho que você está antecipando o que vamos fazer em relação a cada uma dessas ações, isto é, prever as dificuldades e os obstáculos que você espera encontrar. Vamos fazer isso? Veja a coluna "Possíveis problemas". Então, para cada uma destas ações aí, quais são os obstáculos que você acha que podem atrapalhar a manutenção da decisão?

PACIENTE: Marcos pode ficar insistindo, como sempre faz, até eu ceder.

TERAPEUTA: Você pode escrever isso aí como uma possibilidade?

PACIENTE: Sim. "Ele... pode... insistindo... ceder."

TERAPEUTA: E para as outras coisas que escreveu e que podem atrapalhar a manutenção de sua decisão, o que você antecipa como obstáculo?

PACIENTE: Voltar ao curso de inglês. Aqui, o problema é que o curso é pela manhã e não consigo acordar cedo. Também não quero fazer o curso à noite, porque minha mãe não me empresta mais o carro. Pela manhã, pelo menos, ela me dá carona.

TERAPEUTA: Há algo mais que pode se colocar no caminho e impedir essas ações?

PACIENTE: Procurar trabalho... Eu já disse, pode dar aquela "leseira" e eu não ter ânimo.

TERAPEUTA: Bom, você pode escrever isso aí? Há mais alguma coisa que você anteveja como obstáculo?

PACIENTE: Não.

TERAPEUTA: E para essas coisas que você escreveu como possíveis obstáculos, se puder antecipar como pretende resolvê-las, há chance de você não ser pego de surpresa?

PACIENTE: Acho isso muito bom, porque é o meu problema: não sei o que fazer ou dizer. Então, se Marcos insistir, o que faço? Posso dizer que tomei a decisão e que decisão é decisão. Posso pedir para ele respeitar minha decisão e vou dar um tempo, dizer claramente que quero me afastar da droga por uns tempos e que tal distância é necessária. Posso dizer que, se ele insistir, vou ter de ser mal-educado e interromper a conversa.
TERAPEUTA: Para você não se esquecer, pode escrever isso aí?
PACIENTE: "Ser firme... dizer que... decisão... interromper conversa."
TERAPEUTA: Para os outros obstáculos, o que você faria?
PACIENTE: Curso de inglês. Posso pedir para minha mãe que me acorde e que insista se eu tiver dificuldade. Ela é boa nisso. Às vezes, fico com raiva quando ela me acorda, mas agora sou eu que estou pedindo.
TERAPEUTA: E este último item, sobre trabalho. Como é que você pretende lidar com isso?
PACIENTE: Esse é muito complicado, porque já estou há um bom tempo sem trabalhar. Bom, é melhor não me desesperar. Maria já se ofereceu para me ajudar, e acho que vou aceitar a ajuda dela. Ela deu algumas sugestões que eu nem quis ouvir, mas agora posso ver o que ela tem para propor.
TERAPEUTA: OK. Você acha que, de modo geral, essas coisas que escreveu como possíveis soluções podem ajudá-lo a atravessar essa fase?
PACIENTE: Acho que sim. Saber antes o que preciso fazer é muito bom e pode ajudar.
TERAPEUTA: Esse plano de ação então serve como a estratégia que você precisava?
PACIENTE: Acho que sim, pois já sei o que vou fazer e não serei pego de surpresa.
TERAPEUTA: Você pode continuar pensando em outras questões que venham a surgir?
PACIENTE: Sim.
TERAPEUTA: Muito bem, Carlos, antes de eu pedir um *feedback* para você, gostaria agora de revisar um pouco mais o que acabamos de fazer para não deixar escapar nada. Você concorda?

POSSÍVEIS PROBLEMAS NO USO DO *ROLE-PLAY* CONSENSUAL

Alguns pacientes não conseguem identificar a diferença entre razão e emoção, parecendo não saber do que o terapeuta está falando. Isso acontece muito com pessoas que apresentam alexitimia, uma condição na qual o indivíduo tem grande dificuldade ou é praticamente incapaz de identificar emoções.[14] Nesse caso, o terapeuta pode lidar com a ambivalência, pedindo ao paciente para identificar a voz interna que diz: "Faça isso..." e a que diz: "Não, não faça isso...". Exceto nos casos em que a ambivalência entre razão e emoção está evidente para o terapeuta e a expressão emocional é claramente disfuncional, o profissional pode adotar uma atitude neutra e reconhecer que nem sempre as emoções são ruins e que a expressão emocional pode ser desejável.

Outra dificuldade encontrada no uso do RPC é saber o momento de aplicá-lo no curso da terapia. Para isso, foi desenvolvido, pelo autor deste capítulo, um sistema hierárquico de codificação dos sintomas classificados por cores e que se mostra muito útil, sobretudo para os terapeutas com pouca experiência (Quadro 17.1). Desenvolvido inicialmente para orientar as exposições graduais nos casos de fobias e outros transtornos de ansiedade,[3] passou a ser utilizado também para orientar as tomadas de decisão por indivíduos com dependência química. Nesse caso, o terapeuta utiliza a hierarquia codificada por cores para identificar o grau de dificuldade (desconforto ou sofrimento) nas diferentes situações às quais o paciente precisa resistir. Por exemplo, no caso de Carlos, o profissional já havia ajudado a identificar a importância relativa de diferentes ações, de acordo com suas dificuldades (Tab. 17.2), para resistir à droga. Sua dificuldade maior, naquele momento, era resistir aos apelos de um dos amigos que provavelmente o levaria à recaída.

▶ PROCESSO

A técnica processo foi proposta para implementar a reestruturação de crenças negativas disfuncionais, sobretudo aquelas relativas à visão que o paciente tem de si mesmo.[5] A intervenção é realizada em uma única sessão, desativando a crença disfuncional negativa e ativando uma positiva (Tab. 17.3). A meta, entretanto, é obter o equilíbrio ideal entre as crenças negativas e positivas, com progressiva predominância das últimas. Com a utilização do exercício diário iniciado na sessão denominado "preparo para o recurso", o terapeuta estimula o paciente a perceber, diariamente, pequenos elementos que provam e reforçam crenças positivas mais motivadoras, como "sou capaz" (Tab. 17.4).[15]

DESCRIÇÃO DO PROCESSO

Apesar de haver diversas formas de reestruturação das crenças nucleares disfuncionais,[16] o processo, desenvolvido com essa finalidade, parece ser a abordagem mais estruturada atualmente disponível.[5] Ao iniciar seu uso, é solicitado ao paciente que apresente, de forma sucinta, a situação incômoda ou o problema, o que equivale ao tema escolhido para compor a agenda da sessão. O terapeuta fica atento ao discurso, aos gestos e às reações emocionais do paciente, pois essas informações levam o profissional a identi-

QUADRO 17.1 Hierarquia dos sintomas codificados por cores para facilitar a tomada de decisão

0 = A exposição é confortável ou indiferente.
1 = A exposição é levemente desconfortável.
2 = A exposição é claramente desconfortável.
3 = A exposição é muito desconfortável.
4 = A exposição provoca sofrimento tal que só me exponho se for necessário.
5 = A exposição provoca sofrimento tal que é impossível resistir.

Fonte: De-Oliveira.[3]

TABELA 17.2 Escores de dificuldade de resistência aos apelos da droga de acordo com a hierarquia dos sintomas codificados por cores

Nome do paciente: Carlos
Escolha os escores correspondentes à sua dificuldade (0 a 5) de resistir à droga em cada uma das situações abaixo, caso você seja exposto a ela. O escore global (soma dos itens individuais) equivale à dificuldade de resistir à droga.

Sessão	1	2	3	4	5	6	7	8	9	10	11	12	13	14	15	16	17	18	19	20
Data	/	/	/	/	/	/	/	/	/	/	/	/	/	/	/	/	/	/	/	/
Dizer "não" a Marcos.	4	4	4	4	5	5	2	2	1											
Dizer "não" a Paulo.	4	3	2	2	1	1	0	0	0											
Passar na rua X sem procurar droga.	3	3	1	0	0	0	0	0	0											
Estar com Maria.	5	5	5	4	3	4	2	1	0											
Estar sozinho em casa, assistindo à televisão.	0	0	0	0	0	0	0	0	0											
Ir a locais onde encontrará os amigos usuários.	2	1	0	0	0	0	0	0	0											
Dizer "não" ao traficante que fornece cocaína.	5	5	5	5	5	5	5	5	4											
Soma dos itens	23	21	17	15	14	13	9	8	5											
Número de ações às quais não resiste*	4	3	3	3	2	2	1	1	1											

TABELA 17.3 Registro de pensamentos com base no processo – Situação: *Não recusar o convite de Marcos.*

Tarefa — Preparo para o recurso (a ser preenchido): supondo que o advogado de defesa tenha razão, o que isso significa sobre você (técnica da seta ascendente)?

1. Investigação/estabelecimento da acusação (crença nuclear negativa)	2. Alegação do promotor	3. Alegação da defesa	4. Réplica do promotor ou resposta à alegação da defesa	5. Resposta do advogado de defesa à alegação do promotor	6. Significado da resposta apresentada ao promotor pelo advogado de defesa	7. Veredito dos jurados, após análise detalhada das distorções cognitivas
O que estava passando por sua mente antes de você começar a sentir-se assim? Pergunte a si mesmo o que esses pensamentos significam para e sobre você, supondo que sejam verdade. A resposta: "Se estes pensamentos forem verdade, isto significa que sou..." é a autoacusação (crença nuclear) que acaba de ser descoberta.	Cite os elementos que sustentam a acusação/crença nuclear que você circulou na coluna 1.	Cite todas as evidências que não sustentam a acusação/crença nuclear que você circulou na coluna 1.	Cite os pensamentos que questionam, descontam ou desqualificam cada evidência da coluna 3, expressos em geral como pensamentos do tipo "sim, mas...".	Primeiro, copie cada pensamento da coluna 4 e, então, cada evidência correspondente da coluna 3, conectando-os por meio da palavra "mas".	Escreva o significado que você atribui a cada frase da coluna 5.	

(Continua)

TABELA 17.3 Registro de pensamentos com base no processo – Situação: *Não recusar o convite de Marcos. (Continuação)*

Tarefa – Preparo para o recurso (a ser preenchido): supondo que o advogado de defesa tenha razão, o que isso significa sobre você (técnica da seta ascendente)?

			Isso significa que:	Avaliação:
Mais cedo ou mais tarde, vou recair. Estou me afastando de meus amigos. Eles vão ficar chateados e me colocar de escanteio.	1. Ele fica o tempo todo ligado no grupo e com vontade de cheirar.	1. Não continuou os estudos.	1. Não continuou os estudos, mas concluiu o Ensino Médio e começou a universidade.	P1 D1
Não fiz nada para voltar ao curso de inglês.	2. Não consegue sair de casa para procurar emprego.	2. Agora só sabe cheirar cocaína.	2. Agora só sabe cheirar cocaína, mas, enquanto estudou, sempre passou de ano.	1. *Gener.* 1. *Verd.* 2. *Verd.* 2. *Verd.*
Vou continuar me ferrando, não tenho jeito.	3. Não fez nada para voltar ao curso de inglês.	3. São todos viciados.	3. São todos viciados, mas ele tem um ótimo relacionamento com os amigos.	3. *Verd.* 4. *Gener.* 4. *Verd.* 5. *Dicot.*
Técnica da seta descendente: *Se os pensamentos anteriores forem verdade, o que eles dizem a seu respeito?*	4. Já teve várias recaídas e está sem trabalhar há quase um ano.	4. Não consegue continuar.	4. Não consegue continuar, mas tem muita facilidade para aprender línguas (foi um excelente aluno no curso de inglês).	P2 D2 1. *Desq.* 1. *Verd.* 2. *Desq.* 2. *Verd.* 3. *Desq.* 3. *Verd.* 4. *Desq.* 4. *Verd.*
Acusação: *sou incapaz.* Emoção: *tristeza.*	5. Perdeu completamente a confiança da mãe.			Veredito: *Inocente.*
			5. Ele é capaz de se relacionar com outras pessoas, portanto pode voltar a se socializar.	
			6. Ele tem facilidade com línguas, portanto pode voltar a estudar inglês.	
Inicial: Crença: 90% **Emoção: 100%** **Final: 10% 15%**	**Crença: 100%** **Emoção: 100%**	**Crença: 100%** **Emoção: 100%**	**Crença: 60%** **Emoção: 60%**	**Crença: 50%** **Crença: 30%** **Emoção: 60%** **Emoção: 30%**

P1 = primeira alegação da promotoria; D1 = primeira alegação da defesa; P2 = réplica da promotoria; e D2 = tréplica da defesa.
Gener. = generalização; *Verd.* = verdade; *Dicot.* = pensamento dicotômico; e *Desq.* = desqualificação dos aspectos positivos.
Fonte: De-Oliveira.[3]

TABELA 17.4 Preparo para o recurso – formulário para uma crença

Crença nuclear positiva: *Sou forte*. Escreva na tabela a seguir, diariamente, pelo menos duas evidências que sustentem a crença nuclear positiva. Além disso, coloque no espaço entre parênteses quanto (%) você acredita na nova crença.

Data: (50%)	Data: (%)	Data: (%)	Data: (%)
1. Acordei cedo e fui para o trabalho, apesar de não estar com vontade. 2. Vim para a terapia, mesmo não querendo. 3.	1. 2. 3.	1. 2. 3.	1. 2. 3.
Data: (%)	Data: (%)	Data: (%)	Data: (%)
1. 2. 3.	1. 2. 3.	1. 2. 3.	1. 2. 3.
Data: (%)	Data: (%)	Data: (%)	Data: (%)
1. 2. 3.	1. 2. 3.	1. 2. 3.	1. 2. 3.
Data: (%)	Data: (%)	Data: (%)	Data: (%)
1. 2. 3.	1. 2. 3.	1. 2. 3.	1. 2. 3.

Fonte: De-Oliveira.[3]

ficar, com o paciente, os pensamentos automáticos ligados ao estado emocional atual. Todos esses dados são registrados na coluna 1 da Tabela 17.3. Essa etapa da abordagem equivale à investigação ou ao inquérito em um processo criminal.

Para trazer à tona a crença nuclear ativa (ou a ser ativada), responsável pelos pensamentos automáticos e o estado emocional atual, o terapeuta utiliza a técnica conhecida como "seta descendente":[17] o profissional pergunta o que os pensamentos automáticos que acabam de ser expressos significam para o indivíduo, supondo que sejam verdadeiros. As respostas sucessivas conduzem o paciente a manifestar ideias mais centrais a respeito de si mesmo, atingindo a mais central de todas, verbalizada como "sou...", e que equivale à crença nuclear ativada. No exemplo da Tabela 17.3, Carlos expressou a crença "sou incapaz". O terapeuta explica que o procedimento (processo) inicia de forma semelhante a uma investigação ou um inquérito policial, com o objetivo de identificar a acusação (no caso, autoacusação) correspondente à crença nuclear negativa que o paciente alimenta sobre si mesmo. O terapeuta pede que o indivíduo avalie o quanto acredita nessa crença e que emoção isso causa nele. Os percentuais indicando quanto o paciente acredita na veracidade da crença e a intensidade da emoção equivalente são registrados no espaço inferior da coluna 1, onde se lê "Inicial".

As colunas 2 e 3 do processo ajudam o paciente a reunir as informações que sustentam (coluna 2) e as que não sustentam (coluna 3) a crença nuclear negativa. A coluna 2 corresponde à alegação da promotoria, em que o paciente é instruído a identificar os elementos que apoiam a crença, tomada como autoacusação. Em geral, o que se verifica é que o indivíduo tende a produzir mais pensamentos automáticos, sobretudo distorções cognitivas, e não evidências. O terapeuta não deve corrigir o paciente, pois, na fase equivalente ao júri (coluna 7), o indivíduo é orientado a considerar esse aspecto, percebendo que o promotor tende a produzir predominantemente distorções cognitivas. As informações obtidas e registradas na coluna 2 têm o objetivo de evidenciar os argumentos internos que o paciente usa para sustentar a crença nuclear negativa.

Na coluna 3 (advogado de defesa), o paciente é estimulado a identificar todas as evidências que não sustentam a crença nuclear negativa. Se o terapeuta perceber que o sujeito está trazendo mais opiniões do que evidências, pode sugerir, de maneira sutil, que ele dê exemplos com base nos fatos. Embora os pacientes geralmente melhorem após a conclusão da coluna 3 (redução das porcentagens correspondentes a quanto eles acreditam na crença negativa ativada e à intensidade da emoção), alguns pouco melhoram ou não melhoram, por conta da baixa credibilidade das alternativas trazidas para desafiar os pensamentos automáticos. Alguns pacientes dizem acreditar em tais alternativas apenas intelectualmente.

A coluna 4 (réplica do promotor à alegação da defesa) é para os pensamentos do tipo "sim, mas..." que o paciente usa para desqualificar ou minimizar as evidências ou os elementos trazidos pela defesa na coluna 3, tornando-os menos dignos de crédito. Como ilustra o exemplo da Tabela 17.3, ao usar a conjunção "mas", o terapeuta estimula ativamente a expressão dos pensamentos que sustentam outros pensamentos automáticos negativos e perpetuam as emoções e os comportamentos disfuncionais. O humor do paciente tende a retornar ao nível apresentado na coluna 2, na primeira manifestação do promotor. O terapeuta pode, então, usar essas oscilações para mostrar ao paciente como seu humor depende de como é percebida a situação, de forma positiva ou negativa.

As colunas 5 e 6 são os aspectos que tornam a técnica do processo diferente dos registros de pensamentos convencionais. Na coluna 5 (equivalente à tréplica da defesa em resposta ao promotor), o paciente é estimulado a inverter as proposições das colunas 3 e 4, usando estratégia semelhante àquela utilizada pelo promotor, também conectando-as com a palavra "mas". O paciente é solicitado a copiar todas as frases expressas pelo promotor na coluna 4, ligando-as com os elementos equivalentes da coluna 3, trazidos pela defesa, também usando a conjunção "mas". Com isso, o terapeuta ajuda o paciente a reduzir a força dos pensamentos automáticos negativos, resultando na mudança de perspectiva da situação para mais positiva e realista. O indivíduo é estimulado a ler cada uma das sentenças invertidas na coluna 5 e registrar, simultaneamente, na coluna 6, o novo significado, agora positivo, produzido por essa estratégia.

A coluna 7 equivale à deliberação do corpo de jurados. O paciente pode responder a uma série de questões envolvendo a atuação do promotor e da defesa. Por exemplo: "Quem foi mais consistente?", "Quem foi mais convincente?", "Quem se baseou mais nos fatos?", "Houve intencionalidade por parte do acusado?". Entretanto, o que de fato parece mudar a perspectiva do paciente é a resposta à questão: "Quem cometeu menos distorções cognitivas?". Aqui, o paciente é solicitado a buscar as distorções cognitivas na folha contendo definições e exemplos fornecida pelo terapeuta. O sujeito se surpreende por constatar que a promotoria comete inúmeras distorções cognitivas, ao passo que, com a defesa, isso quase nunca ocorre. Na maioria dos casos, os pacientes se inocentam da acusação representada pela crença nuclear negativa.

O crédito que o paciente atribui à crença nuclear negativa e a intensidade da emoção correspondente são avaliados no término da atuação de cada personagem e registrados na parte inferior de todas as colunas (com exceção da coluna 5). Os percentuais demonstram a oscilação das respostas emocionais do paciente ao dirigir sua atenção às percepções negativas do promotor ou positivas da defesa.

Por fim, esse registro de pensamentos é utilizado para ativar (ou mesmo desenvolver) nova crença nuclear positiva por meio da técnica da seta ascendente,[4] em contraposição à seta descendente[17] utilizada na coluna 1. Para isso, o terapeuta pergunta: "Supondo que o advogado de defesa tenha razão, o que isso diz a seu respeito?". No exemplo da Tabela 17.3, o paciente traz a nova crença nuclear: "Sou capaz".

A Tabela 17.4 é o registro que o paciente deve preencher como tarefa, sendo estimulado a reunir, durante a semana, diariamente, os elementos que sustentam a crença nuclear positiva. Essa etapa inicia ainda na mesma sessão, constituindo-se na preparação para o recurso solicitado pelo promotor quando o paciente se inocenta da acusação, ou, mais raramente, solicitado pela defesa, quando o paciente não se considera inocente no fim do processo. O paciente indica também, diariamente, o quanto acredita na crença positiva.

O tempo despendido pelo paciente para a realização da tarefa envolvendo a busca diária de elementos que sustentam a crença positiva será o mesmo, não importando quantas crenças nucleares funcionais ele esteja registrando em seu diário. Um fato, uma evidência ou um elemento que apoie uma crença nova podem confirmar outras, positivas, e, assim, os pacientes não deixam de vigiar a atividade das crenças nucleares que foram previamente reestruturadas e que, com frequência, se ativam se estiverem fora do campo de atenção. Portanto, esse formulário permite o fortalecimento de duas ou mais crenças novas ao mesmo tempo.

O aspecto fundamental nesse estágio é que o paciente ocupe seu tempo fora da sessão prestando atenção aos fatos e acontecimentos que sustentem a(s) crença(s) positiva(s), o que implica a escolha do advogado de defesa como aliado, independentemente de o paciente ter sido absolvido ou não no fim de cada processo.

USO DO PROCESSO EM UMA SESSÃO DE TERAPIA COGNITIVA PROCESSUAL
Tabela 17.3, coluna 1: investigação*

TERAPEUTA: Carlos, na semana passada, vimos a seguinte questão: sua decisão de não aceitar o convite de Marcos para ir à festa de despedida de Paulo. Foi uma decisão aparentemente difícil para você. Gostaria de saber o que ocorreu depois de usarmos o RPC.

PACIENTE: Foi muito difícil, sobretudo colocar em prática, pelo menos no começo. Fiquei me amarrando para ligar para Marcos, e ele acabou me ligando. Fiquei pensando em dar uma desculpa, mas resolvi dizer que tomei a decisão de não ir porque sabia que iria recair se fosse com ele. Para minha surpresa, ele nem insistiu tanto. Acabou dizendo que compreendia minha decisão, que me invejava e que ele próprio ainda não havia tido essa coragem.

TERAPEUTA: Na semana passada, além de ver as vantagens e desvantagens, fomos um pouco além e focamos os papéis da razão e da emoção, esse conflito interno que você parece ter: ora parece ser sua cabeça que diz algo, ora é realmente o sentimento. Isso mudou alguma coisa?

PACIENTE: Ajudou um pouco mais a tomar a decisão, mas a vontade continua vindo muito forte.

TERAPEUTA: Foi importante você ter resistido?

PACIENTE: Sim, de lá para cá, me senti um pouco mais aliviado. A impressão que eu tinha antes é que ficava paralisado e não tinha força para fazer nada. Agora, depois de tomar aquela decisão e conseguir mantê-la, fiquei mais disposto.

TERAPEUTA: Diga-me uma coisa, Carlos: parece que, durante a semana, você continuou lutando contra esses pensamentos e a lembrança de seus amigos, não?

PACIENTE: Isso vem à cabeça o tempo todo. Não para.

TERAPEUTA: O que tem passado por sua cabeça em relação a essa questão, embora tenha me dito que foi um pouco menos difícil do que antes?

PACIENTE: É sempre a mesma coisa. Não vou conseguir, mais cedo ou mais tarde, vou recair. Estou me afastando de meus amigos, eles gostam de mim, e não quero decepcioná-los. A principal coisa é que vou decepcioná-los. Fico achando que eles vão ficar chateados e me colocar de escanteio. Outra coisa é que não consegui procurar Maria e acabei não fazendo nada para voltar ao curso de inglês, nem procurei trabalho.

TERAPEUTA: O que significa para você passar por tudo isso e ter todos esses pensamentos?

PACIENTE: Significa que vou continuar me ferrando, que não tenho jeito.

TERAPEUTA: Carlos, essas coisas dizem algo sobre você? O que elas significam sobre você?

PACIENTE: Significam isso, que não tenho jeito, que sou incapaz mesmo.

TERAPEUTA: Carlos, eu mostrei este diagrama de conceituação diversas vezes para você, e parece que ele o ajudou a compreender melhor sua situação. Você

---
* Após concluir a revisão dos questionários e das tarefas e estabelecer a agenda.

lembra que escrevemos aqui, no primeiro nível, vários pensamentos automáticos, inclusive alguns desses que você acaba de trazer. Será que esses pensamentos não são resultantes da ideia mais central que você faz de si mesmo, de como se vê como pessoa? Você lembra que nome demos a isso?

PACIENTE: Lembro: crença nuclear.

TERAPEUTA: Exato, crença nuclear, você lembra bem. Se escrevermos isso aqui (o terapeuta mostra o diagrama com a caixa da crença nuclear negativa ativada [Fig. 17.1]) como uma crença nuclear que acaba de ser ativada, "Sou incapaz", fará sentido para você? Percebe como esta seta subindo em direção à caixa dos pensamentos automáticos alimenta esses pensamentos que você vem tendo?

PACIENTE: Percebo, sim. Faz sentido.

TERAPEUTA: Essa ideia mais central que você faz de si mesmo e que acaba de ativar, "Sou incapaz", volta de vez em quando?

PACIENTE: Muito.

TERAPEUTA: Eu gostaria de propor trabalharmos isso hoje utilizando uma técnica que você ainda não conhece, chamada de "processo". Com essa técnica, a ideia central que as pessoas carregam sobre si mesmas (no seu caso, "Sou incapaz") é transformada em autoacusação. Vou escrever neste formulário (o terapeuta mostra a folha do processo [Tab. 17.3]) exatamente isso, nesta primeira coluna: "Sou incapaz". Este primeiro momento de uso dessa técnica corresponde ao que chamamos de investigação; nela, sendo verdadeiros esses pensamentos, você mesmo chegou à seguinte conclusão: "Sou incapaz". Quanto você acredita nisso agora, Carlos?

PACIENTE: Agora, 80%.

TERAPEUTA: Ao acreditar 80%, o que você sente?

PACIENTE: Tristeza, muita tristeza.

TERAPEUTA: Qual o tamanho dessa tristeza agora, de 0 a 100%?

PACIENTE: Fica em 100%.

Tabela 17.3, coluna 2: primeira alegação da promotoria

TERAPEUTA: Eu gostaria de seguir nessa mesma linha. Vou propor que você se imagine em um tribunal e que, transformando a crença em autoacusação, traga todos os elementos que tiver para me provar que isso é verdade, que você é incapaz. Pode fazer isso? Vou pedir que você faça a mesma coisa que fez na semana passada, quando usamos o RPC. Vou pedir para você viver outros personagens internos. Por exemplo: você vê diversas cadeiras vazias e, nessa cadeira ali em frente, onde peço que você se sente agora, você será Carlos. Pode sentar-se nela agora? (Carlos se senta na outra cadeira.) Você está ocupando a cadeira do réu, e a acusação é "sou incapaz". Ao fazer a investigação há pouco, você disse que acreditava muito nisso. Agora, ainda como Carlos, ocupando a cadeira do acusado, você continua acreditando 80% na acusação "sou incapaz"?

PACIENTE: Acho que até um pouco mais: 90% (o terapeuta corrige o valor de 80 para 90%).

TERAPEUTA: Como fica a tristeza?

PACIENTE: Continua em 100%.
TERAPEUTA: Você pode sentar-se agora nessa cadeira à minha direita? Aqui, você vai representar o personagem interno que o acusa de ser incapaz. Pode vir para essa cadeira?
PACIENTE: Claro que sim!
TERAPEUTA: Ótimo! Então você acusará Carlos que está sentado na cadeira do réu aí em frente. (O terapeuta aponta para a cadeira do réu, agora vazia.) Você vai apresentar os argumentos que provam que ele é incapaz. Eu gostaria que você utilizasse o pronome "ele" para se referir a Carlos.
PACIENTE: Ele fica o tempo todo ligado no grupo e com vontade de cheirar.
TERAPEUTA: OK. Deixe-me anotar isso. "Ele fica o tempo todo ligado no grupo e com vontade de cheirar."
PACIENTE: Ele não consegue sair de casa para procurar emprego.
TERAPEUTA: "Ele não consegue sair de casa para procurar emprego."
PACIENTE: Não fez nada para voltar ao curso de inglês.
TERAPEUTA: Então, "Não fez nada para voltar ao curso de inglês".
PACIENTE: Já teve várias recaídas e está sem trabalhar há quase um ano.
TERAPEUTA: OK. "Já teve várias recaídas e está sem trabalhar há quase um ano."
PACIENTE: Perdeu completamente a confiança da mãe.
TERAPEUTA: Continuo anotando. "Perdeu completamente a confiança da mãe." Eu gostaria de pedir que você volte à cadeira do réu. Veja o que acaba de escutar do promotor, para provar que você é incapaz. Ele usou os seguintes argumentos: você fica a maior parte do tempo ligado no grupo e com vontade de cheirar; não consegue sair de casa para procurar emprego; não fez nada para voltar ao curso de inglês; já teve várias recaídas; está sem trabalhar há quase um ano; e perdeu a confiança de sua mãe. Quando ouve os argumentos colocados pelo promotor que acaba de se expressar, quanto você acredita nisto: "Sou incapaz"?
PACIENTE: 100%.
TERAPEUTA: E a tristeza?
PACIENTE: 100%.

Tabela 17.3, coluna 3: primeira alegação da defesa

TERAPEUTA: Carlos, de vez em quando, você deixa a defesa se manifestar? Eu gostaria de pedir que dê uma chance agora para você. Estamos em um tribunal, e peço que você se sente agora nessa outra cadeira à minha esquerda e rebata o que foi dito pelo promotor. Pode fazer isso? Ou seja, Carlos continua naquela cadeira, e você se coloca agora como a defesa dele.
PACIENTE: Mas doutor, como é que vou fazer isso? Ele não tem defesa!
TERAPEUTA: Então, me responda. Um advogado de defesa é obrigado a acreditar na inocência do acusado?
PACIENTE: Não.
TERAPEUTA: Não é isso que está acontecendo aqui? Você não acha que, por lei, todos têm direito a defesa? Mesmo grandes criminosos merecem defesa. Se você tiver de defender Carlos, ainda que não acredite em sua inocência, que

argumentos você tem? Lembre-se, tudo que um advogado de defesa precisa fazer é um trabalho competente.

PACIENTE: O fato de ele ter concluído o Ensino Médio e começado a universidade é importante?

TERAPEUTA: O que você acha? Isso fala em favor de Carlos?

PACIENTE: Sim.

TERAPEUTA: Então vou registrar aqui: "ele concluiu o Ensino Médio e começou a universidade".

PACIENTE: Mas isso só mostra que ele é incapaz, doutor, já que não continuou os estudos.

TERAPEUTA: Em minha condição de juiz, tenho a prerrogativa de esclarecer que o senhor, enquanto advogado de defesa, ao colocar esse argumento, está fornecendo elementos que prejudicam a defesa de Carlos. O senhor gostaria de manter essa última declaração? Ela ajuda ou prejudica o réu?

PACIENTE: É verdade, quero retirar o que disse.

TERAPEUTA: O senhor pode continuar a defesa? Que outros elementos traz para provar que a acusação é falsa ou não é inteiramente verdadeira?

PACIENTE: Enquanto estudou, ele sempre passou de ano.

TERAPEUTA: Então, "Enquanto estudou, ele sempre passou de ano".

PACIENTE: Só que com a mãe "na cola".

TERAPEUTA: Quem o senhor acha que se expressou agora, a defesa ou a promotoria?

PACIENTE: Acho que a promotoria.

TERAPEUTA: (Olha para a cadeira vazia, à sua direita, e, com olhar severo, simula estar admoestando o promotor.) Por favor, peço que o senhor se cale, pois ainda não é sua vez de falar. Peço que não perturbe o trabalho da defesa. (Volta-se para Carlos, sentado à esquerda, em atitude acolhedora.) Por favor, o senhor pode continuar a defesa. O que o senhor tem a dizer em favor de Carlos?

PACIENTE: Ele tem um ótimo relacionamento com os amigos.

TERAPEUTA: "Ele tem um ótimo relacionamento com os amigos." (O terapeuta escreve.) Mais algum elemento?

PACIENTE: Ele tem muita facilidade para aprender línguas. Foi um excelente aluno no curso de inglês.

TERAPEUTA: Deixe-me registrar isso: "...excelente aluno no curso de inglês".

PACIENTE: Acho que está bom.

TERAPEUTA: Por favor, você pode voltar a ocupar a cadeira do réu? Escute o que diz a defesa: você concluiu o Ensino Médio e começou a universidade; enquanto estudou, você sempre passou de ano; tem um ótimo relacionamento com os amigos e muita facilidade para aprender línguas, tendo sido um excelente aluno no curso de inglês. Ao escutar isso do advogado de defesa, quanto acredita na acusação de que você é incapaz?

PACIENTE: Acredito menos: 60%.

TERAPEUTA: E a tristeza, de que tamanho fica?

PACIENTE: Também em 60%.

Tabela 17.3, coluna 4: segunda alegação da promotoria

TERAPEUTA: Você pode voltar para essa cadeira aqui, à minha direita? Agora, o promotor volta a falar. Normalmente, o que acontece agora é que o promotor, tendo utilizado todos os argumentos que possuía, de modo geral, tenta desqualificar o que foi dito pela defesa. Para tanto, utiliza a conjunção "mas", e é isso que vou dar a oportunidade de você fazer. Ou seja, o advogado de defesa se pronunciou dizendo: "Ele concluiu o Ensino Médio e começou a universidade", mas... o que diz o promotor?
PACIENTE: Não continuou os estudos.
TERAPEUTA: *OK*. "Enquanto estudou, ele sempre passou de ano", mas...
PACIENTE: Agora só sabe cheirar cocaína.
TERAPEUTA: "Ele tem um ótimo relacionamento com os amigos", mas...
PACIENTE: São todos viciados.
TERAPEUTA: "Ele tem muita facilidade para aprender línguas e foi um excelente aluno no curso de inglês", mas...
PACIENTE: Não consegue continuar.
TERAPEUTA: "Não consegue continuar". *OK*. Pode voltar para aquela cadeira, como Carlos? E agora você acaba de escutar do promotor as seguintes acusações: você não continuou os estudos; você, agora, só sabe usar cocaína; seus amigos são todos viciados; e você não consegue continuar o curso de inglês. Ao escutar da promotoria essas acusações, quanto você acredita nisto: "Sou incapaz"?
PACIENTE: Voltei a acreditar 100%, sou um incapaz mesmo.
TERAPEUTA: Em quanto fica a tristeza?
PACIENTE: Vai também para 100%.

Tabela 17.3, colunas 5 e 6: segunda alegação da defesa

TERAPEUTA: Carlos, você não acha que isso é o que acontece lá fora? Quem você escuta mais lá, o promotor ou a defesa?
PACIENTE: Só escuto o promotor, o tempo todo.
TERAPEUTA: Isso pareceu se repetir aqui, não foi? E o que você aprende ao terminar de ouvir o que foi dito pelo promotor?
PACIENTE: Que não paro de me culpar, de me colocar para baixo.
TERAPEUTA: Então, vou pedir que você retorne a essa cadeira à minha esquerda, onde estará sentado como advogado de defesa. Pode vir aqui?
PACIENTE: Claro.
TERAPEUTA: A defesa utilizará a mesma estratégia da promotoria. Nesse caso, a defesa também usa a conjunção "mas". Da mesma forma que a promotoria parecia não ter mais argumentos, a defesa também não tem. Entretanto, tenho uma boa notícia para você: não há necessidade de novos argumentos. Basta você repetir exatamente o que foi dito pela promotoria. Por favor, faça isso, e, em seguida, explicarei o que fazer.
PACIENTE: Ele não continuou os estudos.

TERAPEUTA: Gostaria agora que você acrescentasse a conjunção "mas" logo em seguida.
PACIENTE: Mas...
TERAPEUTA: Você pode repetir exatamente o que disse a defesa?
PACIENTE: Concluiu o Ensino Médio e começou a universidade.
TERAPEUTA: Pode ler a frase inteira para mim?
PACIENTE: Ele não continuou os estudos, mas concluiu o Ensino Médio e começou a universidade.
TERAPEUTA: O que isso significa para você sobre Carlos?
PACIENTE: Isso significa que ele não é tão incapaz quanto pensa.
TERAPEUTA: Você pode escrever na outra coluna o que acaba de me dizer? Por favor, coloque no mesmo número da linha.
PACIENTE: "Ele não é tão incapaz quanto pensa."
TERAPEUTA: Posso pedir que acrescente a palavra "portanto"? Gostaria que você concluísse: "Portanto...".
PACIENTE: Portanto, ele conseguiu concluir alguma coisa.
TERAPEUTA: Por favor, escreva isso logo em seguida. Você pode continuar com o outro item?
PACIENTE: Só que com a mãe "na cola", mas, enquanto estudou, ele sempre passou de ano.
TERAPEUTA: O que isso significa sobre Carlos?
PACIENTE: Novamente, significa que ele não é tão incapaz assim, portanto pode voltar a estudar.
TERAPEUTA: Continue, por favor.
PACIENTE: São todos viciados, mas ele tem um ótimo relacionamento com os amigos. Isso significa que é capaz de se relacionar com outras pessoas, portanto pode voltar a se socializar.
TERAPEUTA: Ótimo, faça o próximo.
PACIENTE: Não conseguiu continuar, mas tem muita facilidade para aprender línguas e foi um excelente aluno no curso de inglês. Isso significa que ele tem facilidade com línguas, portanto pode voltar a estudar inglês.
TERAPEUTA: Carlos, pode assumir novamente a cadeira do réu? Acaba de ser dito pela defesa: você concluiu o Ensino Médio e começou a universidade, e isso significa que você não é tão incapaz quanto pensa, portanto você conseguiu concluir alguma coisa; enquanto estudou, você sempre passou de ano, o que significa que você não é tão incapaz assim, portanto pode voltar a estudar; tem um ótimo relacionamento com os amigos, e isso significa que é capaz de se relacionar com outras pessoas, portanto pode voltar a se socializar; você tem muita facilidade para aprender línguas e foi um excelente aluno no curso de inglês, o que significa que tem facilidade com línguas, portanto pode voltar a estudar inglês. Ao escutar isso da defesa, quanto acredita na acusação de que você é incapaz?
PACIENTE: 50%.
TERAPEUTA: E como fica a tristeza?
PACIENTE: Diminui para uns 60%.

Tabela 17.3, coluna 7: veredito

TERAPEUTA: Carlos, veja agora o que acontece nesta fase do tribunal. A promotoria e a defesa se manifestaram; houve réplica da promotoria e tréplica da defesa. Agora, qual é o próximo passo em um júri criminal?

PACIENTE: Os jurados dão o veredito. Vejo muito isso na televisão.

TERAPEUTA: Exatamente, o júri se reúne. Deixe-me explicar como isso é feito aqui. Eu me retiro da posição de juiz e assumo com você o papel de jurado. Vamos sentar naquelas cadeiras? Você pode imaginar-se em uma sala com muitos jurados, ainda que sejamos apenas nós? (O terapeuta e Carlos se sentam em duas cadeiras laterais na sala.) Temos de sair daqui com a decisão unânime. Eu pergunto para você: Qual a função dos jurados?

PACIENTE: Eles analisam o que foi dito pela promotoria e pelo advogado de defesa e decidem o veredito.

TERAPEUTA: Exatamente. Em nosso tribunal, importa quem distorce mais ou menos os fatos. Podemos começar? Avaliaremos minuciosamente o que foi dito por ambos e veremos quem distorceu mais os fatos, está bem assim? Vamos construir uma pequena tabela para isso. Chamaremos a primeira alegação da promotoria de P1, a primeira alegação da defesa de D1, a réplica de P2, e a tréplica de D2.

PACIENTE: *OK*.

TERAPEUTA: Vou ler cada frase, e você tenta ver se há distorção. Para isso, você vai consultar a folha de distorções, certo? (O terapeuta entrega a folha das distorções.) Vou começar. O promotor disse: "Ele fica o tempo todo ligado no grupo e com vontade de cheirar". Você encontra alguma distorção aqui por parte do promotor?

PACIENTE: Isso é verdade, ele fica o tempo todo ligado no grupo. E fica só pensando em cheirar.

TERAPEUTA: Isso é totalmente verdade ou há algo que não corresponde à verdade na fala do promotor? Dê mais uma olhada na folha.

PACIENTE: Bom, pensando bem, não é o tempo todo. Há momentos em que ele conversa com a mãe e não se lembra do grupo, nem fica pensando em cheirar. Nesse caso, o promotor está generalizando.

TERAPEUTA: *OK*. Deixe-me anotar: "P1.1 = generalização". O promotor disse: "Não consegue sair de casa para procurar emprego".

Você encontra alguma distorção aqui, por parte do promotor?

PACIENTE: Não, isso é verdade. Ele não consegue sair de casa para procurar emprego.

TERAPEUTA: Então devo anotar aqui: "P1.2 = verdade".

"Não fez nada para voltar ao curso de inglês." Isso é verdade?

PACIENTE: Não, isso não é totalmente verdade. Ele comentou com sua mãe que estava com vontade de voltar ao curso e perguntou a ela se o ajudaria. Portanto, a promotoria aqui está generalizando também.

TERAPEUTA: "P1.3 = generalização".

"Já teve várias recaídas e está sem trabalhar há quase um ano."

PACIENTE: Não vejo nenhuma distorção aqui.

TERAPEUTA: "P1. 4 = verdade." Continuando: "Perdeu completamente a confiança da mãe". O que você acha disso?
PACIENTE: Acho que a promotoria também está exagerando aqui. A mãe dele o elogiou e está muito contente em ver que ele está limpo há um mês. Isso é um pensamento dicotômico da promotoria.
TERAPEUTA: "P1.5 = pensamento dicotômico." Agora vou ler o que disse a defesa, e você tenta encontrar distorções cognitivas, *OK*? "Ele concluiu o Ensino Médio e começou a universidade."
PACIENTE: Isso é verdade; a defesa não está distorcendo.
TERAPEUTA: "D1.1 = verdade." "Enquanto estudou, ele sempre passou de ano."
PACIENTE: Verdade.
TERAPEUTA: "D1.2 = verdade." "Ele tem um ótimo relacionamento com os amigos."
PACIENTE: Isso também é verdade.
TERAPEUTA: "D1.3 = verdade." "Ele tem muita facilidade para aprender línguas e foi um excelente aluno no curso de inglês."
PACIENTE: Também é verdade. A defesa não cometeu nenhuma distorção aqui.
TERAPEUTA: "D1.4 = verdade."
Voltando à promotoria: "Não continuou os estudos".
PACIENTE: Isso é verdade; ele não continuou os estudos.
TERAPEUTA: Você sabe por que a promotoria disse isso? Não foi em decorrência do que disse a defesa ao afirmar que Carlos concluiu o Ensino Médio e começou a universidade?
PACIENTE: É verdade. A promotoria está desqualificando o que disse a defesa.
TERAPEUTA: Posso registrar isso? "P2.1 = desqualificação dos aspectos positivos."
Em seguida, a promotoria disse: "Agora só sabe usar cocaína".
PACIENTE: Também é desqualificação. Nessa coluna, a promotoria só fez desqualificar.
TERAPEUTA: Você percebeu então. A promotoria desqualificou todos os elementos trazidos pela defesa.
PACIENTE: É verdade. Ela desqualificou quando a defesa disse que ele tem um ótimo relacionamento com os amigos, afirmando que são todos viciados. Desqualificou também quando a defesa disse que ele tem muita facilidade para aprender línguas e que foi um excelente aluno no curso de inglês, dizendo que não consegue continuar.
TERAPEUTA: Vou anotar, então, que a promotoria cometeu a seguinte distorção: "desqualificação dos aspectos positivos em todos os itens, de P2.1 a P2.4". O que você acha que aconteceu na tréplica da defesa? Você consegue ver alguma distorção aqui, já que a defesa utilizou os mesmos argumentos anteriores?
PACIENTE: Não, a defesa só trouxe fatos concretos.
TERAPEUTA: Então, anotarei que a defesa disse a verdade em todas as afirmações da tréplica, de D2.1 a D2.4. Então, como jurados, o que decidimos?
PACIENTE: O réu é inocente.
TERAPEUTA: Ótimo! Vamos voltar às nossas posições anteriores? Você pode retornar à cadeira do réu? (O terapeuta e o paciente voltam às suas cadeiras.)

Carlos, você acaba de ouvir dos jurados o veredito de que você é inocente da acusação, com base na constatação de que a promotoria cometeu muitas distorções e a defesa não fez nenhuma distorção cognitiva. Com essa decisão, quanto você acredita na acusação de que você é incapaz?
PACIENTE: Cai para 30%.
TERAPEUTA: E em quanto fica a tristeza?
PACIENTE: Fica também em 30%.

Tabela 17.4: preparo para o recurso

TERAPEUTA: Excelente! Agora podemos assumir nossas posições originais, fora do tribunal. Carlos, agora que você foi inocentado da acusação, supondo que a defesa e os jurados tenham razão, o que isso diz a seu respeito?
PACIENTE: Diz que não sou incapaz. Diz que sou capaz.
TERAPEUTA: Você acha que o promotor se calará ou continuará a acusá-lo?
PACIENTE: Ele não vai parar.
TERAPEUTA: Posso entender, com isso, que ele está pedindo um recurso? Se for o caso, nós daremos o recurso para ele, quantas vezes ele solicitar, você concorda? Se a defesa tivesse perdido, também daríamos a possibilidade de recurso para ela. O mais importante agora é saber quem você escolhe como aliado. O promotor ou a defesa?
PACIENTE: Sem dúvida, a defesa.
TERAPEUTA: E o que provou a defesa?
PACIENTE: Provou que sou capaz.
TERAPEUTA: Gostaria que você se preparasse para o recurso solicitado pela promotoria auxiliando de perto sua defesa. Veja o documento da defesa. (O terapeuta mostra a planilha do recurso [Tab. 17.4].) O que um bom advogado de defesa faz entre as audiências, quando está trabalhando em um caso?
PACIENTE: Continua buscando evidências que ajudem o cliente.
TERAPEUTA: Portanto, isso é o que proponho que você faça durante a semana. Peço que você passe a prestar atenção em todos os fatos, mesmo naqueles aparentemente sem importância, para ajudar sua defesa, está bem? Vamos começar agora para você aprender. Você pode começar com o dia de hoje. Não busque nada heroico. Pequenos fatos contam, porque são esses os fatos que dizem o que somos. Então, vou escrever aqui o que disse sua defesa: "Sou capaz". Você pode me trazer elementos do dia de hoje que provam isso?
PACIENTE: Hoje? Mas não aconteceu nada hoje.
TERAPEUTA: Vamos testar. A que horas você acordou?
PACIENTE: Minha mãe me acordou às 7h da manhã, e eu estava com muito sono. Levantei e me arrumei para vir para cá.
TERAPEUTA: Estou escutando você me dizer que, mesmo sem vontade, acordou e veio para cá? Será que isso não conta para provar que você é capaz?
PACIENTE: É verdade, levantei mesmo sem vontade. Tudo que queria era continuar na cama.

TERAPEUTA: Quando você se levantou, apesar da vontade de ficar na cama, o que isso significou?
PACIENTE: Que sou capaz.
TERAPEUTA: Por favor, anote na folha da defesa, primeiro item, que você levantou e veio para a consulta, apesar da vontade de continuar na cama.
PACIENTE: (O paciente anota.) Acho que não consigo mais nada.
TERAPEUTA: Carlos, o que acha que aconteceu aqui no consultório? Você não teria vários elementos daqui para anotar?
PACIENTE: É verdade. Participei de um julgamento e fui inocentado da acusação de ser incapaz.
TERAPEUTA: Ótimo! Anote isso. Deixe o terceiro espaço em branco para preencher mais tarde com outro acontecimento que mostre que você é capaz. Carlos, após encontrar esses dois elementos e registrá-los em sua defesa como preparação para o recurso solicitado pela promotoria, quanto você acredita nisto: "Sou capaz"?
PACIENTE: Acredito 80%.
TERAPEUTA: Por favor, registre aqui: "80%". Você pode reavaliar isso ainda hoje, se encontrar mais elementos que mostrem que você é capaz. Por favor, já que é preciso, no máximo, 10 segundos para anotar cada evidência, você pode fazê-lo diariamente e avaliar quanto acredita que você é capaz?
PACIENTE: Posso, sim.
TERAPEUTA: Carlos, diga-me, quanto você acredita agora na crença negativa de ser incapaz e em quanto fica sua tristeza?
PACIENTE: Acredito apenas 10%, e a tristeza desce para 15%.
TERAPEUTA: Espero que, com isso, sua defesa se torne mais ativa e ganhe bastante prática, conforme você a ajuda a juntar esses elementos que provam que você é capaz.
PACIENTE: Acho que isso vai me ajudar.

Compreensão da sessão de acordo com o diagrama de conceituação

TERAPEUTA: *OK*, Carlos. Gostaria de revisar com você o diagrama de conceituação. O que você percebe que estava acontecendo antes desse trabalho que fizemos hoje, de acordo com este diagrama? (O terapeuta mostra o diagrama de conceituação com a crença negativa ativa [Fig. 17.1].)
PACIENTE: A crença negativa estava ativa e me fazendo ter os pensamentos de que não conseguiria sair dessa situação.
TERAPEUTA: Exatamente. Agora, veja este outro diagrama e diga o que aconteceu. (O terapeuta mostra o diagrama com a crença positiva ativada [Fig. 17.2].) Veja o que aconteceu com esta seta.
PACIENTE: Minha crença positiva indicando que sou capaz se ativou.
TERAPEUTA: Que pensamentos são gerados por ela?
PACIENTE: Se sou capaz, posso dar conta de muitas coisas.
TERAPEUTA: Ótimo! Por favor, comente um pouco o que significou essa sessão para você e me dê o *feedback*.

POSSÍVEIS PROBLEMAS NO USO DO PROCESSO

A seguir, são apresentados alguns aspectos que devem ser evitados para que o processo possa ser otimizado:

- As frases correspondentes às falas do promotor e da defesa devem ser relativamente curtas e telegráficas, de modo que não haja problema quando for realizada a inversão das sentenças (os pacientes terão dificuldade de ler e entender as frases longas quando a reversão de sentenças for feita).
- O terapeuta deve certificar-se de que os argumentos do advogado de defesa não se limitem exclusivamente a responder ao discurso do promotor. Estimule o paciente a explorar diferentes aspectos, áreas e momentos da vida do acusado, além daqueles aos quais se prendem os argumentos da promotoria.
- Se o terapeuta não conseguir concluir o processo na mesma sessão, sugere-se que a intervenção não seja interrompida durante a fala do promotor, mas após a manifestação da defesa. O objetivo, com isso, é fazer o paciente sair da sessão melhor do que entrou.
- Se o paciente, após o veredito, considerar-se culpado, isso não é um problema para a execução da técnica. Nesse caso, o advogado de defesa deve pedir um recurso, de modo que o processo será repetido na sessão seguinte. Contudo, é essencial que a tarefa dada ao paciente seja somar evidências que confirmem a crença nuclear positiva.
- Se o paciente (situação muito rara) preferir continuar trabalhando com o promotor, e não com a defesa, na realização da tarefa (podendo indicar que ele talvez não tenha compreendido totalmente a finalidade da técnica), o terapeuta interrompe o processo e pede que o paciente avalie as vantagens e desvantagens de tal escolha.
- Quando o promotor interrompe a fala da defesa com pensamentos do tipo "sim, mas...", o terapeuta deve olhar para a cadeira vazia do lado contrário e dizer ao promotor, de maneira severa, que aguarde sua vez. Se o paciente usar argumentos da defesa quando estiver desempenhando o papel do promotor, é preciso dizer que a defesa deve aguardar sua vez. Nesse caso, no entanto, deve-se validar os esforços do paciente para pensar de maneira positiva, mas, de qualquer modo, o paciente deve retornar ao papel do promotor.
- Às vezes, o paciente não tem argumento como promotor contra a evidência quando o terapeuta lê a frase e diz "mas...". Nesse caso, deve-se traçar uma linha no espaço vazio e, quando acontecer a inversão das frases, apenas copiar a frase da coluna 3 na coluna 5 e perguntar ao paciente o que ela significa sobre o réu para registrar a resposta na coluna 6.
- O significado das sentenças invertidas da coluna 5 e registrado na coluna 6 não deve ter uma interpretação ampla. Deve-se estimular o paciente a dizer apenas o significado da frase em si, a respeito do réu. É aceitável que o paciente traga significados como "Ele(a) é inteligente", "Ele(a) é normal", "Ele é um bom pai", entre outros, o que indica ativação da crença nuclear positiva.

Por causar muito desconforto e carga emocional significativa no paciente quando a crença nuclear é ativada, aconselha-se que o processo descrito neste capítulo seja realizado por terapeutas devidamente treinados e supervisionados.

▶ CONSIDERAÇÕES FINAIS

A TCP tem como principal técnica o registro de pensamentos com base no processo, referida, aqui, apenas como processo. Nessa abordagem, após o paciente reunir as evidências que não sustentam a visão negativa que nutre sobre si mesmo, ele costuma descartá-las e descaracterizá-las com afirmações contendo a conjunção "mas", trazidas pelas crenças nucleares negativas ativadas. O terapeuta utiliza, então, as estratégias designadas reversão de sentença e seta ascendente, com o objetivo de dar novos significados aos elementos negativos, ao mesmo tempo que identifica e ativa uma ou mais crenças positivas que se encontrem inativas. Nas semanas seguintes, o paciente é estimulado a mantê-las ativas por meio da coleta de fatos e acontecimentos que as confirmem.

Embora pesquisas específicas na dependência química ainda não tenham sido realizadas, há estudos que testam a eficácia da TCP. Dois deles foram conduzidos usando uma única sessão para avaliação transdiagnóstica,[5,18] e um ensaio clínico avaliou sua eficácia em curto e longo prazo em pacientes com transtorno de ansiedade social.[19]

É fundamental que sejam realizados mais estudos a respeito da TCP na dependência química, principalmente comparando o RPC com a entrevista motivacional,[20] uma vez que ambos foram desenvolvidos para lidar com a ambivalência.

REFERÊNCIAS

1. Beck AT. Cognitive therapy and the emotional disorders. New York: International Universities; 1976.
2. Beck JS. Cognitive therapy: basics and beyond. New York: Guilford; 1995.
3. De-Oliveira IR. Assessing and restructuring cognitions. In: De-Oliveira IR, editor. Cognitivebehavioral therapy. Rijeka: InTech; 2012.
4. De-Oliveira IR. Sentencereversionbased thought record (SRBTR): a new strategy to deal with "yes, but..." dysfunctional thoughts in cognitive therapy. Eur Rev Appl Psychol. 2007;57(1):1722.
5. De-Oliveira IR. TrialBased Thought Record (TBTR): preliminary data on a strategy to deal with core beliefs by combining sentence reversion and the use of an analogy to a trial. Rev Bras Psiquiatr. 2008;30(1):128.
6. De-Oliveira IR. Trialbased thought record [Internet]. [London]: Common Language for Psychotherapy; [2011; capturado em 22 maio 2018]. Disponível em: http://www.commonlanguagepsychotherapy.org/index.php?id=76
7. De-Oliveira IR. Kafka's trial dilemma: proposal of a practical solution to Joseph K's unknown accusation. Med Hypotheses. 2011;77(1):56.
8. De-Oliveira IR. Trialbased cognitive therapy [Internet]. [London]: Common Language for Psychotherapy; [2011; capturado em 22 maio 2018]. Disponível em: http://www.commonlanguagepsychotherapy.org/index. php?id=76.
9. Kafka F. The trial. New York: Schocken; 1998.

10. Padesky C. Behavioural experiments: at the crossroads. In: BennettLevy J, Butler G, Fennel M, Hackmann A, Mueller M, Westrook D, editors. Oxford guide to behavioural experiments in cognitive therapy. Oxford: Oxford University; 2004.
11. Carstenson B. The auxiliary chair technique: a case study. Group Psychotherapy. 1955;8:506.
12. Shahar B, Carlin ER, Engle DE, Hegde J, Szepsenwol O, Arkowitz H. A pilot investigation of emotion-focused twochair dialogue intervention for selfcriticism. Clin Psychol Psychother. 2012;19(6):496-507.
13. Greenberger D, Padesky CA. Clinician's guide to mind over mood. New York: Guilford; 1995.
14. De Haan H, Joosten E, Wijdeveld T, Boswinkel P, van der Palen J, De Jong C. Alexithymia is not a stable personality trait in patients with substance use disorders. Psychiatry Res. 2012;198(1):123-9.
15. De-Oliveira IR. Use of the trialbased thought record to change negative core beliefs. In: DeOliveira IR, editor. Cognitivebehavioral therapy. Rijeka: InTech; 2012.
16. Wenzel A. Modification of core beliefs in cognitive therapy. In: DeOliveira IR, editor. Cognitivebehavioral therapy. Rijeka: InTech; 2012.
17. Burns DD. Feeling good: the new mood therapy. New York: Signet; 1980.
18. De-Oliveira IR, Hemmany C, Powell VB, Bonfim TD, Duran EP, Novais N, et al. Trialbased psychotherapy and the efficacy of trialbased thought record in changing unhelpful core beliefs and reducing selfcriticism. CNS Spectrums. 2012;17(1):1623.
19. De-Oliveira IR, Powell VB, Wenzel A, Caldas M, Seixas C, Almeida C, et al. Efficacy of the trialbased thought record, a new cognitive therapy strategy designed to change core beliefs, in social phobia. J Clin Pharm Ther. 2012;37(3):32834.
20. Rangé BP, Mathias ACR. Cognitivebehavior therapy for substance abuse. In: DeOliveira IR, editor. Cognitivebehavioral therapy. Rijeka: InTech; 2012.

18

APLICAÇÕES DA ABORDAGEM BRENDA COMO ESTRATÉGIA DE INTERVENÇÃO PSICOSSOCIAL PARA DEPENDÊNCIA DE SUBSTÂNCIAS

- SANDRA CRISTINA PILLON
- NATÁLIA PRIOLLI JORA PEGORARO
- MANOEL ANTÔNIO DOS SANTOS

PONTOS-CHAVE

- A BRENDA é uma abordagem que combina intervenção biopsicossocial com tratamento psicofarmacológico para transtorno por uso de substâncias (TUS).
- Trata-se de um modelo que se tem mostrado efetivo como estratégia de intervenção biopsicossocial, porém ainda não existem estudos relatando sua aplicabilidade no Brasil.
- A BRENDA contempla características de uma abordagem eficaz para tratamento e manejo do paciente com TUS.
- A abordagem BRENDA é um recurso complementar às intervenções tradicionais, contribuindo para incrementar a adesão do paciente e aprimorar os resultados do tratamento.

▶ INTRODUÇÃO

Este capítulo descreve os componentes da abordagem BRENDA e apresenta resultados de pesquisas que fornecem apoio empírico a esse modelo, discutindo sua contribuição para o aumento da adesão e aprimoramento nos desfechos terapêuticos. Para ilustrar os principais componentes do modelo, é apresentado um estudo de caso. Ainda pouco conhecida no Brasil, a abordagem se enquadra no âmbito dos métodos de fortalecimento motivacional, com ampla utilização como um recurso para vincular e reter os pacientes que apresentam dependência e são notoriamente refratários ao tratamento.

O modelo BRENDA consiste em uma abordagem manualizada composta por seis passos, planejada para o manejo do acompanhamento medicamentoso por profissionais da saúde que atuam na atenção primária.[1] A abordagem propõe um protocolo de intervenção, desenvolvido por Volpicceli e colaboradores[2] na Universidade da Pensilvânia, que incorpora várias estratégias comportamentais. Esses autores sugerem uma abordagem que combina uso de medicamento e apoio psicossocial para o tratamento dos TUSs. As intervenções são implementadas gradualmente para estimular a motivação do paciente para se manter no tratamento e seguir o regime medicamentoso estabelecido em seu plano terapêutico. Um estudo de revisão investigou as evidências do uso da abordagem BRENDA como enfoque psicossocial no transtorno por uso de álcool e destacou que o modelo apresenta três elementos-chave: motivação, autoeficácia e apoio, que são comuns às intervenções mais efetivas.[3] Essa revisão enfatizou que a habilidade do profissional da saúde em explorar esses elementos dentro de um diálogo reflexivo e empático com o paciente é o aspecto crucial do modelo, permitindo oferecer cuidados em um nível mais efetivo e apropriado de suporte psicossocial. Uma das vantagens do uso dessa abordagem é que ela pode ser aplicada por profissionais não especializados e profissionais da saúde envolvidos nos cuidados em saúde na comunidade.

Entre os tratamentos psicossociais que comprovadamente apresentaram maiores evidências de eficácia, destacam-se as intervenções breves, o treinamento de habilidades sociais, a abordagem de reforço comunitário, a terapia comportamental de casal e o gerenciamento de casos.[4] Apesar de alguns modelos de tratamento psicossocial serem breves e econômicos o suficiente para viabilizar sua aplicação na prática clínica, os profissionais da saúde exercem um papel pouco ativo no tratamento dos TUSs. Pesquisas mostram que relativamente poucos médicos intervêm ou mesmo identificam os problemas relacionados ao uso de álcool e/ou outras substâncias, e mesmo aqueles que o fazem tendem a utilizar de forma parcimoniosa os recursos farmacológicos.[2,3] O uso de farmacoterapia para o alcoolismo é comprovadamente seguro e pode ser bastante efetivo, contudo o benefício completo será limitado se esse uso não for acompanhado por um plano de intervenção psicossocial concomitante. A abordagem BRENDA foi delineada justamente para ser implementada com o tratamento farmacológico, e essa combinação tem-se mostrado bem-sucedida em ensaios clínicos.[4]

O êxito do tratamento medicamentoso depende tanto da participação do profissional da saúde que o prescreve como do engajamento ativo do paciente, que é seu principal beneficiário. Desse modo, intervenções psicossociais necessitam ser desenvolvidas e/ou aprimoradas, de maneira que possam ser efetivamente utilizadas na prática clínica para que se obtenha incremento na adesão à farmacoterapia. É reconhecido que o tratamento medicamentoso é mais efetivo quando utilizado em associação à intervenção psicossocial. A abordagem BRENDA consiste na primeira terapia psicossocial especialmente desenhada para uso combinado com farmacoterapia nos TUSs. Essa abordagem tem sido efetiva quando combinada em ensaios clínicos com o uso da naltrexona.[4,5] Um exame de 41 artigos publicados sobre a aplicação desse enfoque no tratamento do transtorno por uso de álcool mostrou que a BRENDA tem sido utilizada na prática clínica em diversos países, como Estados Unidos, Reino Unido e Austrália, sendo incluída em vários ensaios clínicos controlados randomizados.[3] Atualmente, os componentes da abordagem BRENDA figuram como parte dos manuais de boas práticas na reabilitação do transtorno por uso de álcool.

Historicamente, as taxas de adesão ao tratamento no Centro de Pesquisa da Universidade da Pensilvânia, Estados Unidos, indicavam que a utilização da abordagem BRENDA aprimorava as condições de adesão ao tratamento medicamentoso.[2] Nos últimos anos, foram desenvolvidos estudos com o objetivo de comparar essa abordagem com outras terapêuticas, como a terapia cognitivo-comportamental (TCC) e o manejo medicamentoso.[6]

O surgimento dessa abordagem está vinculado a um movimento no campo do manejo terapêutico dos TUSs, cujo objetivo é oferecer alternativas a métodos tradicionais, como a abordagem dos 12 passos utilizada pelos Alcoólicos Anônimos (AA), que têm predominado no tratamento nas últimas décadas. Nessa direção, a abordagem BRENDA fornece um sistema concreto para colocar em ação métodos motivacionais.

Estudos que apresentam o método e sua aplicabilidade clínica foram compilados em um livro fundamental, intitulado *Combining Medication and Psychosocial Treatments for Addictions: the BRENDA Approach*, organizado por Volpicelli e colaboradores.[2] Essa obra tem sido considerada o melhor recurso de treinamento na abordagem disponível até o momento. Apresenta a técnica em formato de manual e inclui uma descrição detalhada, passo a passo, exemplificada por estudo de caso, que ensina o profissional da saúde a utilizar a ferramenta. Os diálogos clínicos reproduzidos refletem com veracidade o teor das intervenções realizadas com base nos pressupostos da abordagem.

As evidências compiladas sugerem que a BRENDA é uma abordagem efetiva pelas seguintes razões:[2-4]

1. Foi desenhada para ser utilizada unicamente em conjugação com medicamentos para o tratamento dos TUSs.
2. É uma abordagem relativamente simples e breve, que pode ser administrada por enfermeiros ou demais profissionais da equipe multidisciplinar de saúde devidamente treinados.
3. É padronizada e apoiada por um manual que fornece as diretrizes de tratamento.
4. A abordagem biopsicossocial subjacente à estrutura da BRENDA é baseada em evidências empíricas robustas, que se encontram em contínua expansão.

▶ COMPONENTES DA ABORDAGEM BRENDA E SEU APOIO EMPÍRICO

Trata-se de uma abordagem psicossocial desenhada especificamente para ser utilizada por diferentes profissionais em todos os níveis de complexidade da atenção à saúde, incluindo a atenção primária. Esse enfoque preconiza o uso de uma abordagem não confrontativa, que simplesmente devolve ao paciente os resultados da avaliação que é feita pelo profissional após escutá-lo sobre como o uso de álcool e/ou outras substâncias tem levado a complicações biopsicossociais em vários níveis de sua vida.[2] Delineada como estratégia para fortalecer a adesão ao medicamento e ao plano terapêutico, é uma abordagem ideal para ser aplicada em combinação com psicofarmacoterapia. O modelo da abordagem BRENDA – um acrônimo dos componentes delineados a seguir, sendo também um mnemônico – é composto por seis componentes, que traduzem as ações necessárias para sua implementação:

B – realizar avaliação *B*iopsicossocial.

R – fornecer relatório dos *R*esultados da avaliação para os pacientes.

E – desenvolver *E*mpatia para compreender a situação do paciente.

N – atender às *N*ecessidades expressas pelo paciente que podem ser supridas, sendo que a identificação das necessidades deve ser feita de forma colaborativa com o profissional da saúde.

D – proporcionar aconselhamento *D*iretivo ao indivíduo sobre como atender às necessidades identificadas.

A – *A*valiar as reações/as respostas/os comportamentos do paciente ante o aconselhamento recebido e ajustar o plano terapêutico de acordo com a necessidade e as recomendações para o melhor cuidado.

A seguir, esses seis componentes são apresentados de maneira detalhada, com uma discussão acerca das evidências empíricas disponíveis.

B – AVALIAÇÃO BIOPSICOSSOCIAL

O modelo de prescrição medicamentosa, aplicado pelo médico, é um processo que varia amplamente entre os profissionais. Ainda que a informação possa ser coletada e cubra uma ampla variedade de tópicos, em geral, ela é de natureza estritamente biológica e não considera a influência de fatores psicológicos e socioculturais. Já na abordagem BRENDA, a avaliação permite que se colham informações sobre o *status* sociodemográfico, biológico, psicológico e familiar relacionado ao uso de substâncias.[1] Os pacientes podem ser questionados sobre sua saúde de modo geral. Assim, o vínculo pode ser estabelecido, e o medicamento e o acompanhamento podem ser prescritos para tratar algum problema de saúde. As sessões iniciais podem demandar certo tempo até que o profissional possa estabelecer uma aliança terapêutica com o paciente. Esse momento pode se estender quando o paciente traz à consulta questões que o profissional não previa.

A avaliação da saúde psicológica e do funcionamento social é um recurso importante na atuação em uma variedade de condições de saúde, sendo especialmente válida para os transtornos relacionados ao uso de álcool e/ou outras substâncias. As condições de comorbidades psiquiátricas – por exemplo, transtornos do humor – são comuns em indivíduos que apresentam TUSs. A comorbidade é geralmente associada a menores taxas de sucesso do tratamento e uma adesão empobrecida ao plano terapêutico instituído. Contudo, medicamentos que reduzem os sintomas das comorbidades psiquiátricas podem ser efetivos em atenuar tanto o estresse psicológico como os efeitos negativos da fissura e do beber.[7-9] Além disso, a inclusão de habilidades de enfrentamento tem sido efetiva no tratamento de usuários de substâncias em comorbidade com transtornos de ansiedade.[10]

O grau em que a rede social do paciente apoia o consumo continuado de bebidas alcoólicas, ou, ao contrário, a redução do consumo, é influenciado pelos resultados do tratamento. Indivíduos que recebem forte apoio social de, ao menos, uma pessoa de sua rede social tendem a obter melhores resultados no tratamento do que aqueles que não contam com esse tipo de suporte.[11] Contudo, usuários mais frequentes de álcool têm redes sociais limitadas ou compostas por amigos que também bebem. A presença na rede social de ao menos um amigo que bebe aumenta a probabilidade de recaída. Esses achados relacionados às comorbidades, bem como aos fatores sociais e seus efeitos sobre o desfecho do tratamento, sugerem fortemente que questões relativas à rede social e psiquiátrica do paciente devem ser acrescidas à avaliação estritamente biológica.

R – RELATÓRIO DOS RESULTADOS DA AVALIAÇÃO

Esse segundo componente da BRENDA objetiva fornecer *feedback* aos pacientes, com base nos achados obtidos da avaliação biopsicossocial. Centra suas ações nas consequências negativas relacionadas ao uso do álcool – por exemplo, complicações hepáticas, rompimento de vínculos sociais, envolvimento em questões jurídicas, divórcio, entre outros estressores psicossociais. Já existe um extenso corpo de conhecimento que aborda a eficácia das intervenções breves no tratamento do uso de álcool e/ou outras substâncias.[12] De modo tradicional, o tratamento para o TUS tem um caráter essencialmente psicossocial.[13] Por isso, abordagens que considerem os aspectos motivacionais e psicossociais mostram-se apropriadas nesse contexto. Em geral, as intervenções breves consistem em uma avaliação, seguida por um relatório fornecido ao paciente contendo os achados obtidos e algumas advertências sobre as implicações que o beber e/ou o uso de outras substâncias podem desencadear no futuro.

A comprovada eficácia das intervenções breves fidura um ponto de apoio para as diretrizes B e R da abordagem BRENDA, que contemplam os mesmos elementos-chave. Resultados de pesquisas[14] sugerem que, mesmo quando os profissionais da saúde realizam avaliações que identificam o beber, eles podem não relatar consistentemente ou não discuti-las com os pacientes. Um estudo evidenciou que, quando os médicos faziam advertências e forneciam recomendações relacionadas ao uso de álcool aos pacientes adultos, o consumo de álcool declinava dois anos depois da consulta.[14] Os achados mostram efeitos positivos, ou seja, mesmo um contato breve e limitado com o paciente tem potencial de produzir benefícios significativos em relação ao consumo de álcool. Esses resultados de pesquisa evidenciam a importância de se oferecer ao paciente explanações claras e compreensíveis acerca dos resultados da avaliação psicossocial.

E – EMPATIA PARA COMPREENDER A SITUAÇÃO DO PACIENTE

A empatia é considerada um componente crucial na relação profissional-paciente. É necessário que o clínico desenvolva a habilidade de ouvir o paciente e de ser responsivo a seus relatos. A compreensão empática também é requerida no manejo da resistência do paciente[1,5] e pode ter efeito benéfico sobre a adesão, contribuindo para um melhor resultado do tratamento. O acolhimento com base na empatia desenvolvida pelo profissional exerce um papel considerável na reabilitação, ao auxiliar o paciente a perceber de forma positiva a aliança terapêutica, resultando em maior adesão ao plano terapêutico.[15]

Muitos estudos foram conduzidos comparando resultados obtidos com diferentes abordagens terapêuticas, na tentativa de compreender os fatores que subjazem à eficácia do tratamento. Alguns desses estudos também focalizaram os fatores comuns a todos os tipos de intervenção psicossocial. Um desses fatores é a aliança terapêutica estabelecida entre o paciente e o profissional da saúde. O conceito de aliança terapêutica, também conhecida como aliança de trabalho, reflete a natureza e a força do laço afetivo estabelecido entre paciente e profissional, envolvidos em uma tarefa colaborativa cujos propósitos são identificar e trabalhar para alcançar os objetivos do tratamento.[1,16] A empatia é pensada como elemento facilitador na formação da aliança terapêutica, definida[17] como "um relacionamento colaborativo, que consiste em um laço emocional e atitudes compartilhadas relativas a tarefas e objetivos do esforço de tratamento". Da parte do terapeuta, a empatia está fortemente correlacionada com o aspecto de formação do vínculo de confiança, que garante sustentação à aliança terapêutica.[18]

Em geral, estudos que compararam a efetividade das várias abordagens ativas para psicoterapia não mostraram diferenças significativas entre elas.[15] Por exemplo, o projeto MATCH, que comparou três psicoterapias-padrão, utilizadas de forma isolada no tratamento do alcoolismo (TCC, 12 passos e terapia motivacional), não mostrou evidências de que qualquer um desses três enfoques terapêuticos fosse mais eficaz do que os outros.[19] Essa uniformidade sugere que os elementos comuns compartilhados por todas as abordagens efetivas de psicoterapia incluem a empatia demonstrada pelo terapeuta em relação ao paciente e a formação de uma aliança terapêutica forte. Esses elementos têm impacto tanto sobre a adesão ao plano terapêutico quanto sobre a obtenção de resultados positivos. Um estudo envolvendo usuários pesados de álcool, conduzido por Miller e colaboradores,[20] mostrou que a medida de empatia do psicoterapeuta apresentava uma correlação positiva alta (0,82), com melhores resultados no seguimento de seis meses.

Outro estudo mostrou incremento de 50% da assiduidade nas sessões de psicoterapia quando houve estabelecimento de uma aliança terapêutica forte e de um laço empático entre paciente e médico, bem como aumento da probabilidade de adesão ao tratamento.[21] Os benefícios auferidos pelo uso da empatia também são apoiados por evidências de relação negativa entre uso de abordagem confrontativa e os resultados terapêuticos no contexto do TUS.[22] Indivíduos submetidos a esse tipo de abordagem mostraram-se mais propensos a arguir de forma crítica e a interromper o terapeuta, além de negarem que tinham problemas. Foi encontrada correlação positiva consistente entre o número de vezes em que o terapeuta confrontou os pacientes do estudo e o consumo semanal de álcool, um ano depois.[22]

Um estudo de revisão que avaliou 363 relatos de pesquisa não encontrou evidências de eficácia de qualquer tipo de abordagem confrontativa.[23] O conjunto de evidências empíricas disponíveis corrobora que a empatia realmente parece ter um papel-chave na formação da aliança terapêutica e, por consequência, na adesão ao tratamento. Isso leva a abordagem BRENDA a preconizar que o profissional invista na implementação precoce da empatia.

N – NECESSIDADES IDENTIFICADAS DE FORMA COLABORATIVA PELO PACIENTE E PELO PROFISSIONAL DA SAÚDE

Nessa etapa de implantação da abordagem, o profissional da saúde fornece aconselhamento direto ao paciente. Centra-se sobre o que irá apoiar, a cooperação e o cumprimento do tratamento.[1] Existe uma longa tradição no tratamento de transtornos psicológicos respeitando-se as necessidades individuais.[24] Ainda que o modelo de terapia centrada no paciente seja privilegiado por grande número de especialistas na área, há pouca evidência empírica na literatura de que o tratamento individualizado seja superior à abordagem de "tamanho único", adotada pela maioria dos programas terapêuticos.[23]

No entanto, algumas evidências indiretas sobre a importância de orientar o tratamento segundo as necessidades dos pacientes foram oferecidas por McCaul e colaboradores.[24] Eles constataram que as variáveis gênero, raça e situação ocupacional foram os melhores preditores do número de sessões frequentadas e do tempo despendido no tratamento, mais do que o *status* de uso de álcool e/ou outras substâncias. Donovan e colaboradores[25] encontraram uma moderada, porém significativa, correlação positiva entre a satisfação com o tratamento (definida como uma crença do paciente de que suas necessidades estão sendo atendidas na psicoterapia) e a presença na sessão. Um apoio adicional para comprovar a importância da terapia direcionada às necessidades dos pacientes pode ser extraído da literatura de outras áreas, como tratamento da depressão.

D – ACONSELHAMENTO DIRETIVO AO PACIENTE SOBRE COMO ALCANÇAR AS NECESSIDADES IDENTIFICADAS

No modelo BRENDA, o aconselhamento diretivo é oferecido somente depois que se estabelece a aliança terapêutica com o paciente, o que ocorre durante os quatro primeiros passos de implementação da abordagem. Isso aumenta a probabilidade de o paciente aceitar e seguir o aconselhamento, incorporando-o a seu cotidiano. Evidências sugerem que os melhores resultados são alcançados quando esse processo de identificação das necessidades e o ajuste dos objetivos ocorrem durante o processo de tratamento.[26] Essa abordagem oferece uma solução eficaz para o duplo desafio de atender às necessidades do paciente e elaborar um planejamento dirigido por metas que possam conduzir aos melhores resultados.[27]

Uma dimensão importante do aconselhamento diretivo da abordagem BRENDA é promover uma discussão com o paciente sobre como uma intervenção ou medicamento específico poderá ajudá-lo, com base nos resultados da avaliação biopsicossocial realizada no primeiro passo preconizado pelo modelo. Essa discussão permite que o profissional avalie o nível real de motivação do paciente para a mudança.

O profissional faz uma avaliação formal do sucesso alcançado pelo paciente em seguir o aconselhamento. Quando o paciente mostra dificuldades em aceitar as recomendações sugeridas, o profissional considera as possíveis complicações biopsicossociais do paciente relacionadas ao transtorno por uso de álcool e/ou outras substâncias, relacionando-as às metas de tratamento, a fim de compreender as razões para a resistência às indicações oferecidas.[2]

Dois pontos fortes do modelo BRENDA referem-se à atenção singular dada às necessidades dos pacientes que se encontram em psicoterapia e ao uso integrado de medicamentos prescritos. Essa integração fornece uma variedade de opções para que o indivíduo possa considerar todas as possibilidades de tratamento e encontrar as melhores intervenções que atendam às suas necessidades específicas. Como já referido anteriormente, não há um método único de terapia que se mostre melhor ou mais efetivo do que os demais, independentemente das características individuais dos pacientes. Com base em uma revisão global das abordagens de tratamento, Miller e Hester[28] concluíram que o número relativamente elevado de métodos terapêuticos que mostraram evidências de eficácia embasa de forma sólida a integração das abordagens terapêuticas conforme postula o modelo BRENDA. De acordo com essa avaliação, a investigação sobre os 10 tratamentos mais eficazes gerou índice de eficácia de 72%. Com tantos tratamentos psicofarmacológicos e psicossociais comprovadamente eficazes para escolher, não é necessário direcionar todos os indivíduos para uma única estratégia em particular, embora isso ocorra com certa frequência na prática clínica.

A – AVALIAÇÃO DAS REAÇÕES/DAS RESPOSTAS/DOS COMPORTAMENTOS DO PACIENTE ANTE O ACONSELHAMENTO RECEBIDO E AJUSTE DO PLANO TERAPÊUTICO DE ACORDO COM A NECESSIDADE E AS RECOMENDAÇÕES PARA O MELHOR CUIDADO

O modelo BRENDA agrega uma apreciação do *status* motivacional depois que o profissional da saúde oferece o aconselhamento diretivo ao paciente. A avaliação do nível motivacional após o aconselhamento permite ao profissional manejar questões sobre resistência e não adesão, antes que o paciente deixe a sessão. Assim, por exemplo, se o profissional aconselha o paciente a abster-se completamente do uso de álcool, e ele não se mostra disposto a cumprir tal recomendação, esse problema deve ser abordado de imediato, e não na próxima sessão, que poderia ocorrer depois de uma semana ou mais.

A estratégia global da abordagem BRENDA é projetada em torno do fortalecimento da motivação. O profissional da saúde tem diante de si várias estratégias das quais pode lançar mão para melhorar o nível de motivação do paciente.[2] O objetivo primário do profissional é trabalhar sempre com as necessidades reais do paciente, em vez de valorizar as necessidades que são percebidas pelo próprio profissional. Esse ajuste dos objetivos, centrados nas necessidades da pessoa que se encontra em sofrimento, capacita o paciente a assumir o controle e a responsabilidade do próprio tratamento. Consequentemente, essa apropriação do tratamento contribui para motivar o paciente a perseverar na busca do êxito, uma vez que ele perceberá que está trabalhando apenas para atender às próprias necessidades. Mesmo que um paciente inicie o tratamento com objetivos muito modestos, por exemplo, beber um pouco menos a cada dia, a motivação para o sucesso pode permanecer alta, uma vez que o objetivo é aquele que o paciente traçou para si, pois o percebe como desejável e passível de ser alcançado. A estratégia prevê o ajustamento na aproximação gradual em relação ao cumprimento das metas estabelecidas. A realização bem-sucedida de cada objetivo funciona como incentivo para que o paciente estabeleça metas mais viáveis e exequíveis, até que um resultado benéfico seja plenamente alcançado.

Um aumento adicional de motivação pode ser obtido por meio do componente biopsicossocial da abordagem BRENDA. Em indivíduos que apresentam pouco interesse na reabilitação do TUS, mas que mostram preocupações legais ou médicas significativas relacionadas ao consumo da substância, a motivação para seguimento da intervenção prescrita continuará elevada apenas se o profissional centrar-se no gerenciamento das questões legais ou médicas. Ao se concentrar nas questões que o paciente acredita serem a raiz de seu problema, em vez de focar o uso de substâncias, o profissional contribui para o incremento da motivação. O paciente pode dirigir seus esforços para cumprir as metas de tratamento, em vez de se preocupar com o fato de ser rotulado ou tratado pelo profissional como um "alcoólatra" ou "drogado". A possibilidade de passar um período sem fazer uso de álcool e/ou outras substâncias é um componente-chave do tratamento.

É provável que muitos indivíduos tenham alguma consciência de seu transtorno, porém não se mostrem dispostos a procurar tratamento por uma variedade de razões. Ao se sentir capaz de enfrentar as consequências sociais ou clínicas de seu comportamento, sem a sensação de estar sendo rotulado e estigmatizado, o indivíduo torna-se mais propenso a compreender, ao longo do tempo, seu transtorno como um problema que precisa ser gerenciado. Desse modo, o paciente pode se sentir encorajado a se aliar ao profissional para se lançar ao desafio da mudança e, desse modo, se habilitar a completar o tratamento.[1,4,12]

Assim, é possível que o paciente eventualmente reconheça o papel da substância no tratamento sem formular um juízo de valor, tornando-se motivado a buscar ajuda profissional para o TUS, de modo a permanecer em tratamento até o término. Na hipótese pouco provável de que os problemas relacionados ao uso de substâncias não sejam abordados diretamente no curso do tratamento, uma pessoa motivada, que receba intervenção adequada, ainda terá a probabilidade de obter algum tipo de benefício, mesmo que a longo prazo. Independentemente da estratégia de intervenção privilegiada, é importante que, antes que o paciente deixe o consultório, a dupla esteja em "plena sintonia" e estabeleça um acordo em relação aos objetivos do tratamento e às intervenções que devem ser implementadas para que se possam atingir essas metas pactuadas. Logo, a aliança terapêutica é a peça mais importante que move e sustenta o tratamento.

Além disso, o componente de avaliação motivacional da abordagem BRENDA supõe que o tratamento pode ser iniciado com indivíduos sob diferentes níveis de motivação, e não apenas com aqueles altamente motivados para mudança – por exemplo, pessoas que sentem que alcançaram o "fundo do poço". O nível motivacional do paciente não é apenas um preditor do desfecho do tratamento, mas também uma medida de resultado que deve ser abordada durante a intervenção. Portanto, uma avaliação da motivação do indivíduo para mudar seu comportamento ajuda o profissional a avaliar a utilidade de várias recomendações do tratamento. Por essa razão, a avaliação da motivação do paciente desempenha um papel fundamental no desenvolvimento do plano terapêutico inicial e ajuda o profissional a fazer os ajustes necessários ao longo da terapia.[29]

Ajustar a provisão do cuidado ao nível da real prontidão do paciente para mudança resulta em melhor adesão ao tratamento.[30] Pacientes com baixa prontidão para mudança respondem melhor a um aconselhamento no modelo de intervenção breve do que a uma sessão de psicoterapia.[4]

A seguir, será apresentado, a título de ilustração, um estudo de caso pormenorizado, que oferece diretrizes e orientações sobre como a abordagem BRENDA pode ser aplicada ao tratamento.

▶ APLICAÇÃO DA ABORDAGEM BRENDA

João, 45 anos, auxiliar de almoxarifado, casado, pai de dois filhos adolescentes, foi encaminhado pelo médico da empresa para tratamento especializado em álcool e/ou outras substâncias. Apresentava problemas de absenteísmo e atrasos constantes no trabalho. Ao ser avaliado pela enfermeira do serviço, negou que tivesse problemas com bebida. Relatou que bebia socialmente, mas apenas após o trabalho. Costumava tomar cerca de seis doses de destilados durante a noite, alegando que só assim conseguia relaxar das tensões profissionais. João negou que o hábito era um problema em sua vida, mas admitiu que bebia mais do que pretendia às vezes. Concordou que sentia dificuldade em ficar um dia sem beber, porque, ao chegar em casa, se deparava com um ambiente conturbado. Contou que os filhos perturbavam sua tranquilidade escutando música em alto volume e a esposa exigia que ele assumisse uma posição de autoridade ante a falta de limites dos adolescentes.

Estabeleceu-se um contrato para o tratamento, que previa retornos semanais com a enfermeira e uma consulta médica mensal. Na primeira consulta, embora não apresentasse outros problemas de saúde, foram detectados aumento na pressão arterial e dificuldade para dormir. A esposa relatou que João estava bebendo em demasia todas as noites e que, por isso, ficava preocupada e ansiosa. Temia que o comportamento do marido ficasse fora de controle. João, ao término da consulta, admitiu ter alguma dificuldade em controlar seu consumo diário de álcool.

Na primeira sessão com o psiquiatra, foram consideradas várias opções de tratamento, incluindo a busca de apoio em grupo de AA, psicofarmacoterapia e abordagem cognitivo-comportamental, com o objetivo de prevenir o risco de recaída. Foi constatado que João não se reconhecia como um alcoolista e que não pretendia parar de beber. Diante disso, o médico avaliou que o nível motivacional não era adequado para introduzir estratégias terapêuticas mais incisivas. Por essa razão, sugeriu a João participar de um programa de tratamento centrado na redução do beber, e não na abstinência, conjugado com o uso de medicamentos.

João concordou com a abordagem preconizada, uma vez que começava a perceber que poderia ter problemas mais graves caso seu consumo não fosse controlado. Como tática de tratamento, o psiquiatra recomendou que tentasse ficar abstêmio por três dias, antes de iniciar o uso do medicamento. Explicou que a naltrexona iria ajudá-lo a controlar sua vontade de beber e evitar o consumo excessivo. O médico orientou, ainda, que o medicamento funcionaria melhor depois de um período de três ou mais dias sem beber. Estabeleceu-se um acordo em relação a qual seria o critério para definir que João teria perdido o controle sobre o consumo. Nesse caso, seria consumir acima de cinco doses diárias. Isso indicaria que ele não estava conseguindo controlar seu consumo e que as metas definidas para o tratamento, que previam o consumo controlado, deveriam ser reavaliadas.

Para alívio dos sintomas da síndrome de abstinência, o médico prescreveu benzodiazepínico. Após três dias, João retornou ao serviço especializado, e foi prescrito o uso de naltrexona.

Por 12 semanas, João compareceu à consulta médica mensal para realizar ajuste medicamentoso e teve retornos semanais com a enfermeira para o exame dos sintomas e monitoramento do uso de álcool. João referiu que o medicamento estava o ajudando a diminuir a vontade de beber e que muitas vezes estava conseguindo cumprir a meta de manter o consumo de duas doses diárias. Relatou que sentia mais controle sobre a bebida.

Regularmente, a enfermeira realizava avaliação da saúde física e psicológica, constatando que a pressão arterial apresentava-se em níveis normais. Também era reavaliado o funcionamento social de João. Observou-se melhor desempenho no trabalho, uma vez que não estava mais chegando atrasado, além de melhora no relacionamento conjugal e com os filhos. Esses benefícios foram relacionados à adesão e à assiduidade ao tratamento, fortalecendo-se a conexão entre a mudança de comportamento do paciente e suas consequências positivas. Desse modo, a enfermeira reforçou, de maneira contínua, os progressos obtidos no percurso do tratamento, objetivando a consolidação dos ganhos terapêuticos. Após 12 semanas, a frequência ao tratamento foi reduzida para intervalo quinzenal, e, após três meses, estabeleceu-se apenas uma sessão por mês com a enfermeira ou o médico.

Quando completou seis meses de tratamento, João cancelou a consulta mensal, alegando ter um compromisso no horário. A consulta foi remarcada, e, em seu retorno ao atendimento, a enfermeira constatou que ele havia abandonado o uso do medicamento e voltado a beber. O paciente alegou que voltara a beber depois que sofreu um acidente de trânsito, sem maiores consequências físicas, mas com implicações legais. Avaliando seu padrão de consumo desde o último retorno, a enfermeira descobriu que, cerca de três dias após interromper o uso de naltrexona, houve aumento no padrão de consumo, evoluindo de duas doses por dia para cerca de sete doses no período de uma semana.

João confessou que, na verdade, sentia vergonha de retornar à consulta remarcada, pois estava muito desapontado consigo mesmo por ter voltado a beber sem controle. A enfermeira procurou tranquilizá-lo, acolhendo sua conduta de modo empático e destituído de juízo de valor. Ofereceu *feedback* sobre as consequências de dirigir alcoolizado e esclareceu que o risco de se envolver em acidentes é alto, mesmo com consumo de poucas doses. Além disso, afirmou que podia compreender perfeitamente seus sentimentos de vergonha por estar quebrando o contrato terapêutico, mas que ele deveria entender que recaídas fazem parte do tratamento. O importante é que ele se mostrava consciente das dificuldades em dar continuidade ao tratamento e que partiu dele a iniciativa de retomar o atendimento. A profissional ressaltou que se sentia gratificada pelo fato de vê-lo novamente buscando ajuda para solucionar seu problema, o que evidenciava sua confiança no tratamento. Essa estratégia visava a fortalecer a aliança terapêutica.

A enfermeira reavaliou o nível de funcionamento biopsicossocial atual do paciente e descobriu que, para João, o beber passou a ter repercussões em vários aspectos de sua vida, diferentemente do que vinha acontecendo. Desse modo, notou-se um recrudescimento dos sintomas na semana anterior, tanto do ponto de vista da intensidade e frequência como de seus potenciais efeitos deletérios no padrão de ajustamento psicossocial do indivíduo. João mostrou-se sensibilizado e deu indícios de reconhecer o impacto que a perda de controle em relação ao beber estava tendo sobre seu desempenho profissional, padrão de sono e, o que se mostrou mais importante para ele, o relacionamento com a esposa.

Nesse estágio do tratamento, João decidiu que o consumo de álcool, mesmo quando parecia estar controlado, simplesmente não valia a pena. Com o apoio da enfermeira, estabeleceu-se um novo acordo em relação à meta de abstinência, sendo encaminhado para um programa de desintoxicação ambulatorial, além de dar continuidade ao uso da naltrexona.

Depois de concluir o programa de desintoxicação ambulatorial, João passou a ter sessões semanais de aconselhamento com a enfermeira por cerca de um mês. Após manter um mês de abstinência, João continuou os encontros semanais com a enfermeira e mensais com o médico. Durante um ano sob tratamento, manteve o uso do medicamento e, exceto por um lapso ocorrido no dia de seu aniversário, manteve-se abstinente.

► CONSIDERAÇÕES FINAIS

A abordagem BRENDA oferece um arcabouço teórico-prático que permite sistematizar o cuidado na área dos transtornos mentais relacionados ao uso de substâncias. Trata-se de um enfoque que não impõe dificuldades para que o profissional possa se apropriar da técnica, uma vez que ele reconhece, com facilidade, algumas ferramentas utilizadas em outras abordagens que são familiares. O manual formaliza o processo de interação com o paciente e oferece ao profissional uma estratégia de cuidado terapêutico que é abrangente, econômica e focada nas necessidades do paciente. Uma vez que o profissional adquire domínio no uso desse recurso, pode utilizar a abordagem em pouco tempo.

Ainda que a abordagem BRENDA seja desenhada especificamente como uma proposta de tratamento para os TUSs, esse método centrado na identificação das necessidades do paciente e no provimento de *feedback* constante pode ser empregado em quase todos os cenários de saúde, já que nenhum componente da BRENDA é específico de uma só problemática ou doença. Além disso, os benefícios psicossociais e motivacionais auferidos provavelmente potencializam a aliança terapêutica e, por conseguinte, incrementam os resultados obtidos em diversas condições mórbidas.

Outra vantagem é que os componentes desse modelo são apoiados por evidências empíricas. A BRENDA oferece uma abordagem simples, eficiente e de fácil implementação no tratamento dos TUSs, o que contribui para otimizar a adesão e oferecer melhores resultados. Outro ponto forte da abordagem reside na atenção dispensada a várias inovações no campo da dependência que ainda permanecem subutilizadas para a maioria dos profissionais da saúde, como a mudança na definição do foco da dependência física para o uso compulsivo, a aposta na eficácia do apoio em vez de métodos confrontativos, a necessidade de prover uma abordagem multidisciplinar e o uso crescente da modalidade de atendimento ambulatorial em vez da ênfase no regime de internação.[31]

O modelo tem sido avaliado empiricamente,[1,2] embora ainda sejam necessários estudos que considerem os diferentes padrões de uso de substâncias. Também mostra-se apropriado para utilização na formação básica do profissional na área de dependência química, inclusive para os jovens profissionais que realizam triagem nos serviços de saúde, por exemplo, enfermeiros e demais profissionais da atenção primária à saúde. O modelo pode ser valioso também para aqueles que usam métodos mais tradicionais e que necessitam de atualização em abordagens mais recentes e tecnologias inovadoras.[31]

Uma das principais fragilidades da abordagem BRENDA é a falta de atenção para algumas questões mais complexas que os profissionais frequentemente enfrentam na prática clínica. Por exemplo, a oferta de cuidados de elevada qualidade – incluindo a abordagem BRENDA – em contexto de recursos limitados de tratamento, quando não se tem acesso ao serviço de saúde ou há necessidade de internação, bem como em áreas geográficas que dispõem de poucos recursos de referência e contrarreferência, como zona rural ou periferia urbana.[31] Além disso, a abordagem BRENDA inclui uma breve avaliação de sintomas básicos, como as manifestações de depressão ou ansiedade, mas não inclui orientações de avaliação ou tratamento para comorbidades psiquiátricas comuns, como transtornos da personalidade ou de estresse pós-traumático.[31]

Ao se considerar as potencialidades e as limitações da abordagem apresentada neste capítulo, pode-se concluir que se trata de uma ferramenta de apoio psicossocial com crescente fundamentação teórica e empírica, que permite intervir de modo efetivo na reabilitação de pessoas com TUS.

REFERÊNCIAS

1. Dundon DW, Pettinati HM, Lynch KG, Xie H, Varillo KM, Makadon C, Oslin DW. The therapeutic alliance in medical-based interventions impacts outcome in treating alcohol dependence. Drug and Alcohol Depend. 2008;895:230-6.
2. Volpicelli JR, Pettinati HM, McLellan AT, O'Brien CP. Combining medication and psychosocial treatments for addictions: the BRENDA approach. New York: Guilford, 2001.
3. Rome AM. An evidence-based analysis of the 'BRENDA approach': psychosocial interventions for dependent alcohol drinkers. J Gen Practice. 2015;S(1):1-5.
4. Miller WR, Wilbourne PL. Mesa Grande: a methodological analysis of clinical trials of treatments for alcohol use disorders. Addiction. 2002;97(3):265-77.
5. Starosa NA, Leeman RF, Volpicelli JR. The BRENDA model: integrating psychosocial treatment and Pharmacotherapy for the treatment of alcohol use disorder. J Psychiatr Pract. 2006;12(2):80-9.
6. Pettinati HM, Volpicelli JR, Pierce JD Jr, O´Brien CP. Improving naltrexone response: an intervention for medical practitioners to enhance medication compliance in alcohol dependent patients. J Addict Dis. 2000;19(1):71-83.
7. Cornelius JR, Salloum IM, Ehler JG, Jarret PJ, Cornelius MD, Perrel JM, et al. Fluoxetine in depressed alcoholics: a double-blind, placebo-controlled trial. Arch Gen Psychiatry. 1997;54(8):700-5.
8. Mason BJ, Kocsis JH, Ritvo EC, Cutter RB. A double-blind, placebo-controlled trial of desipramine for primary alcohol dependence stratified on the presence or absence of major depression. JAMA. 1996;275(10):761–7.
9. Moak DH, Anton RF, Latham PK, Voronin KE, Waid RL, Durazo-Arzivu R. Sertraline and cognitive behavioral therapy for depressed alcoholics: results of a placebo-controlled trial. J Clin Psychopharmacol. 2003;23(6):553-62.
10. Barlow DH, Lehman CL. Advances in the psychosocial treatment of anxiety disorders: implications for national health care. Arch Gen Psychiatry. 1996;53(8):727-35.
11. Havassy BE, Hall SM, Wasserman DA. Social support and relapse: commonalities among alcoholics, opiate users and cigarette smokers. Addict Behav. 1991;16(5):235-46.
12. Miller WR, Wilbourne PL, Hettema JE. What works? A summary of alcohol treatment outcomeresearch. In: Hester, RK, Miller WR, editors. Handbook of alcoholism treatment approaches. Boston: Allyn & Bacon; 2002. p. 13-63.
13. Kranzler HR. Pharmacotherapy of alcoholism: gaps in knowledge and opportunities for research. Alcohol Alcohol. 2000;35(6):537-47.
14. Walsh DC, Hingson RW, Merrigan DM, Levenson SM,Coffman GA, Heeren T, et al. The impact of a physician's warning on recovery after alcoholism treatment. JAMA. 1992;267(5):663-7.
15. Stiles WB, Shapiro D, Elliott R. Are all psychotherapies equivalent? Am Psychol. 1986;41(2):165-80.
16. Horvath AO, Luborsky L. The role of the therapeutic alliance in psychotherapy. J Consult Clin Psychol. 1993;61(4):561-73.
17. Connors GJ, DiClemente CC, Dermen KH, Kadden R, Carrol KM, Frone MR. Predicting the therapeutic alliance in alcoholism treatment. J Stud Alcohol. 2000;61(1):139-49.

18. Horvath AO, Greenberg LS. The development of the working alliance inventory. In: Greenberg LS, Pinsof WM. editors. The psychotherapeutic process: a research handbook. New York: Guilford; 1986. p. 529-56.
19. Matching alcoholism treatments to client heterogeneity: Project MATCH post treatment drinking outcomes. J Stud Alcohol. 1997;58(1):7-29.
20. Miller WR, Taylor CA, West J. Focused *versus* broad-spectrum behavior therapy for problem drinkers. J Consult Clin Psychol. 1980;48(5):590-601.
21. Raytek HS, McGrady BS, Epstein EE, Hirsch. Therapeutic alliance and the retention of couples in conjoint alcoholism treatment. Addict Behav. 1999;24(3):317-30.
22. Miller WR, Benefield RG, Tonigan JS. Enhancing motivation for change in problem drinking: a controlled comparison of two therapist styles. J Consult Clin Psychol. 1993;61(3):455-61.
23. Rogers, CR. A theory of therapy, personality and interpersonal relationships, as developed in the client-centered framework. In: Koch, S, editor. Psychology: a study of science. New York: McGraw Hill; 1959. p. 184-256.
24. McCaul ME, Svikis DS, Moore RD. Predictors of outpatient treatment retention: patient *versus* substance use characteristics. Drug Alcohol Depend. 2001;62(1):9-17.
25. Donovan DM, Kadden RM, DiClemente CC, Carrol KM. Client satisfaction with three therapies in the treatment of alcohol dependence: results from Project MATCH. Am J Addict. 2002;11(4):291-307.
26. Breslin FC, Sobell MB, Sobell LC, Buchan G, Cunnuinghan JA. Toward a stepped care approach to treating problem drinkers: the predictive utility of within-treatment variables and therapist prognostic ratings. Addiction. 1997;92(11):1479-89.
27. Murgraff V, White D, Phillips K. Moderating binge drinking: it is possible to change behaviour if you plan it in advance. Alcohol Alcohol. 1996;31(6):577-82.
28. Miller WR, Hester PK. Treating alcohol problems: toward an informed eclecticism. In: Hester, RK, Miller WR, editors. Handbook of alcoholism treatment approaches. Boston: Allyn & Bacon; 2002. p. 1-12.
29. DiClemente CC, Scott CW. Stages of change: Interactions with treatment compliance and involvement. NIDA Res Monogr. 1997;165:131-56.
30. Maisto SA, Conigliaro J, McNeil M, Kramer K, Kelley ME. The relationship between eligibility criteria for participation in alcohol brief intervention trials and other alcohol and health-related variables. Am J Addict. 2001;10(3):218–31.
31. Najavits L. Combining medication and psychosocial treatments for addictions: The BRENDA approach. Psychiatric Services. 2001;52(10):1402-3.

19

ENTREVISTA MOTIVACIONAL E AS TERAPIAS COGNITIVO-COMPORTAMENTAIS NO TRATAMENTO DA DEPENDÊNCIA DE SUBSTÂNCIAS

▸ NELIANA BUZI FIGLIE

PONTOS-CHAVE

- A integração da terapia cognitivo-comportamental (TCC) com a entrevista motivacional é evidenciada em estudos e na prática clínica e contribui para melhores desfechos no tratamento, sobretudo em seu início.
- A EM é centrada no paciente e apresenta um método diretivo para aumentar a motivação intrínseca para a mudança por meio da exploração e da resolução da ambivalência.
- A EM atualmente é descrita na confluência de quatro processos: engajamento, foco, evocação e planejamento.
- A metodologia da EM consiste na utilização de reflexões, reforços positivos, resumos, perguntas abertas e oferecimento de informações em uma relação 2:1, ou seja, a utilização de pelo menos duas estratégias para cada pergunta.
- As três habilidades de comunicação utilizadas na EM são perguntar, informar e escutar.
- O estilo de comunicação refere-se à postura do profissional para estruturar o diálogo ao acompanhar, direcionar e orientar.

O poema *No meio do caminho* de Drummond representa a ideia de algumas pessoas em relação ao tratamento do uso de substâncias. Não é incomum, no trabalho com dependência química, algumas pessoas demonstrarem surpresa, preocupação e até piedade para com os profissionais que atuam nessa área. Outrossim, não é raro ouvir estudantes das mais variadas graduações dizendo: "Dependente químico é paciente difícil" ou "Ele não adere ao tratamento". Pedras... Tal compreensão depende da forma como o profissional pensa, afinal uma das premissas centrais da terapia cognitiva é a de que o **pensamento** determina a **emoção**, que, por sua vez, define o **comportamento**.

Vale destacar que um estudo de metanálise concluiu que, até meados de 2003, nenhuma das pesquisas publicadas até então havia utilizado a EM pura, usando-a em combinação, principalmente com as TCCs.[1] Desde então, vários estudos combinam a EM com a TCC nas mais diversas intervenções. Incluir um capítulo de EM em um manual de TCC exige abordar não apenas a forma como o profissional pensa o usuário de substâncias, mas também como recebe essa pessoa e suas ambivalências, seus conflitos e dilemas, pois esse é o principal componente de trabalho na EM.

▶ ENTREVISTA MOTIVACIONAL COMBINADA COM TERAPIA COGNITIVO-COMPORTAMENTAL

A integração da TCC com a EM tem sido evidenciada em estudos e na prática clínica.[2] A TCC presume que a pessoa esteja motivada a mudar, direcionando suas estratégias para a modificação de crenças e hábitos, não abordando especificamente questões de motivação ou ambivalência. Com a união da EM e da TCC para abordar essas questões, o engajamento do paciente tende a aumentar, assim como a eficácia subsequente da TCC, contribuindo para melhores desfechos terapêuticos, sobretudo no pré-tratamento. Connors e colaboradores[3] encontraram efeitos positivos para o pré-tratamento com a EM para alcoolismo acompanhado de TCC. Amrhein e colaboradores[4] concluíram que dois terços dos pacientes responderam bem a uma sessão de EM, mas a parte restante mostrou inversão de ganhos quando pressionada a concluir o tratamento em uma única sessão.

O estudo COMBINE apontou a possibilidade aqui descrita com indivíduos que apresentam dependência de álcool:[5] a intervenção baseada na TCC iniciou com uma abordagem de EM e, em seguida, prosseguiu para um menu de módulos de TCC que adotava um estilo clínico de EM. Os resultados mostraram que os pacientes que receberam a intervenção descrita ou o medicamento (naltrexona) obtiveram resultados significativamente melhores em relação àqueles que receberam medicamento placebo sem psicoterapia.

A EM pode ser usada não apenas como pré-tratamento na TCC, mas também durante todo o curso desta, uma vez que problemas de baixa motivação e resistência podem surgir em qualquer fase do tratamento. Quando esses problemas aparecem na TCC, o profissional pode usar a EM por uma ou mais sessões para resolver a ambivalência e aumentar a motivação para a mudança. Outro aspecto a destacar na TCC é que há muita literatura que enfatiza o que fazer, e não como fazer. Assim, a essência da EM pode formar um contexto relacional para que a TCC melhore o resultado do tratamento. No entanto, usar a essência da EM para conduzir a TCC não é realmente uma integração das duas abordagens. Isso só acontece na presença de quatro atitudes preponderantes do profissional em relação ao paciente: parceria, aceitação, evocação e compaixão.[1,3] A metodologia da EM consiste na utilização de reflexões, reforços positivos, resumos e perguntas abertas em uma relação 2:1, ou seja, a utilização de pelo menos duas estratégias para cada pergunta, de modo que o profissional estruture seu diálogo com o paciente, que tem condições propícias para falar ao máximo o que sente em relação ao comportamento prejudicial e à possibilidade de mudar sua atitude. Atualmente, a EM é descrita na confluência de quatro processos sequenciais a serem trabalhados pelo profissional com o paciente: engajamento, foco, evocação e planejamento.[6,7]

▶ DESENVOLVIMENTO E DEFINIÇÃO DE ENTREVISTA MOTIVACIONAL

Em meados dos anos de 1980, com o predomínio das abordagens confrontativas no tratamento de indivíduos com dependência de álcool, associadas ao conceito de motivação como um estado, e não como um traço de personalidade, William Miller, nos Estados Unidos, e Steve Rollnick, na Inglaterra, desenvolveram a EM, afirmando que as abordagens confrontativas serviam de maneira iatrogênica para evocar a resistência, podendo causar até mesmo um efeito contraproducente.[8,9] Ela consiste em uma abordagem de aconselhamento de grande utilidade em vários estágios de tratamento, sendo especialmente útil no auxílio de pessoas com problemas de uso de substâncias que estejam ambivalentes ou relutantes em mudar. A ambivalência, aqui, é compreendida como "a probabilidade de que uma pessoa inicie, dê continuidade e permaneça em um processo de mudança específico". Essa abordagem é centrada no paciente, com um método diretivo para aumentar a motivação intrínseca para a mudança por meio da exploração e da resolução da ambivalência.[6]

A abordagem é fundamentada nos conceitos de motivação, ambivalência e prontidão para a mudança e recebeu influências de outras intervenções tradicionais, como as de aconselhamento centrado na pessoa, terapia cognitiva, teoria sistêmica e psicologia social, mas estruturou-se de forma a dar prioridade ao estilo do terapeuta, que é o grande responsável por estabelecer uma relação empática, centrada no paciente e não confrontativa, mas diretiva.[4,10] Inicialmente, em sua primeira edição, a EM concentrava-se em pessoas com problemas relacionados ao álcool e outras substâncias. Contudo, logo após sua primeira publicação, várias outras pesquisas foram realizadas, e, hoje, há mais de 160 ensaios clínicos randomizados sobre a técnica, com uma projeção de duplicação sobre o método a cada três anos. A EM passa a ampliar seu campo de intervenção, sendo encontrada em pesquisas sobre asma,[11] traumatismo craniano,[12] saúde cardiovascular,[13] odontologia,[14] diabetes,[15] dietas,[16] transtornos alimentares e obesidade,[17] conflitos familiares e relacionamentos,[18] jogo patológico,[19] promoção da saúde,[20] entre outros problemas.

A EM tem sofrido adaptações e mudanças. Em sua terceira edição, os autores a definem como um estilo de comunicação colaborativo e orientado para um objetivo específico, que é o de favorecer a mudança. Sua finalidade é fortalecer a motivação pessoal para um compromisso com a mudança, recolhendo e explorando as próprias razões da pessoa, dentro de uma atmosfera de aceitação e compaixão.[1]

Por se tratar de uma abordagem que tem uma meta específica, que é resolver a ambivalência, a EM é compreendida em caráter de intervenção breve, podendo, assim, ser utilizada por uma ampla gama de profissionais em diferentes serviços. Vale destacar que não se trata de uma linha de psicoterapia. Atualmente, a EM tem sido amplamente difundida nas áreas da saúde, social, justiça e educação.[6,10]

No entanto, vale salientar que a primeira descrição de EM surgiu há cerca de 30 anos. Tal fato confere modernidade a essa abordagem, e, por isso, surgem confusões de conceitos com outras intervenções e ideias. Em uma recente publicação, Miller e Rollnick listaram 10 aspectos que a EM não contempla, como uma forma de esclarecer sua conceituação e definição.[21]

1. **A EM não é baseada no modelo transteórico.** A EM e o modelo transteórico (TTM) nasceram no início dos anos de 1980. O TTM e os estágios de mudança revolucionaram o tratamento da dependência química, fornecendo subsídios práticos para que os profissionais facilitassem o processo de mudança do comportamento dependente em seus pacientes. A EM não procura explicar como se dá a mudança do comportamento, visto que ela é um método de comunicação entre profissional e paciente para aumentar a motivação para a mudança.

2. **A EM não é um meio de convencer o paciente a fazer o que ele não quer.** A EM não é um método sugestivo. Ela presume a autonomia pessoal do paciente, e a mudança do comportamento em questão é de total interesse deste, e não do profissional, do serviço ou da organização. Os autores citam que a preposição apropriada para a EM é "para" ou "com" alguém.

3. **A EM não é uma técnica.** O termo "técnica" sugere uma operação simples, um procedimento particular. A EM pode ser melhor compreendida como um método de comunicação, uma habilidade complexa que pode ser adquirida com prática considerável, que funciona como um guia para aumentar a motivação interna de mudança.

4. **A EM não é balança decisória.** Frequentemente, a balança decisória é uma técnica confundida com a EM. Essa abordagem pode ser apropriada para o profissional que deseja realizar uma mudança específica por meio da resolução da ambivalência, sendo indicada em estágios iniciais de mudança de comportamento. No entanto, é necessário ter cautela, pois a balança decisória é uma técnica que pode ser utilizada contra os princípios e os objetivos da EM, ao não respeitar a autonomia do paciente.

5. **A EM não requer avaliações/*feedback*.** O *feedback* de avaliações estruturadas pode ser extremamente útil com pessoas que apresentam baixa motivação para a mudança. O *feedback* pode fornecer tópicos para uma discussão em EM, evidenciando razões potenciais para a mudança que não estavam claras antes da avaliação. Nesse contexto, o *feedback* de uma avaliação não é um elemento essencial da EM, mas pode fazer parte dela.

6. **A EM não é uma TCC.** A EM não envolve o ensino de novas habilidades de enfrentamento, reeducação, recondicionamento, mudança de ambiente ou modificação de crenças disfuncionais. Acaba sendo uma maneira de dizer: "Você tem o que preciso, e, juntos, vamos encontrar as respostas necessárias". Existe uma base emocional na EM, com uma estrutura conceitual, que a torna fundamentalmente humanista e não comportamental.

7. **A EM não é apenas o aconselhamento centrado na pessoa.** Há estudiosos que acreditam que a EM é o aconselhamento rogeriano com outro nome. O espírito da EM se vale desse referencial, mas representa uma evolução do aconselhamento centrado no paciente proposto por Rogers.[21] A EM é orientada em metas para a realização da tomada de uma decisão. Na abordagem, o profissional ouve estrategicamente, com o objetivo de eliciar no paciente uma resposta por meio de um discurso denominado *change talk* (fala de mudança). O profissional tenta fortalecer a motivação para a mudança de comportamento ao diminuir as defesas e resistências do *status quo* do paciente. Espera-se que o indivíduo fale muito mais, oferecendo, com isso, material para o profissional refletir, perguntar quando necessário e incluir resumos, com foco particular na expressão de sentimentos no momento presente de vida.
8. **A EM não é fácil.** São necessárias empatia acurada e ampla aplicabilidade da metodologia na EM. Miller e Rollnick afirmam que aprender EM é como aprender um esporte complexo ou tocar um instrumento musical.[21] Para dominá-la, é imprescindível ter consciência e disciplina na utilização da comunicação específica de seus princípios e estratégias com vistas a evocar a motivação para a modificação do comportamento.
9. **A EM não é o que você já estava fazendo.** A EM é descrita por Miller e Rollnick como uma forma de guiar a pessoa na resolução de um problema. Essa forma de guiar envolve uma mistura flexível de informação, questionamento e escuta. Ela se assemelha a um apoio familiar, mas de maneira refinada, por meio de uma escuta reflexiva confiável.
10. **A EM não é uma panaceia.** A EM nunca se propôs a ser uma escola de psicoterapia ou uma abordagem de tratamento. Trata-se de uma ferramenta para a resolução de um problema específico quando uma pessoa precisa mudar um comportamento ou o estilo de vida e encontra-se relutante ou ambivalente para fazê-lo. A EM é uma intervenção breve que almeja a resolução da ambivalência, e, nesse sentido, pacientes que estão em ação não apresentam resultados significativos com esse referencial. No entanto, embora seja uma intervenção breve, acertar a dose é fundamental no sentido de ser suficiente para catalisar a modificação do comportamento. Miller e Rollnick exemplificam com o ato de tocar piano: uma pessoa consegue tocar o instrumento em cinco minutos, mas, para um concerto, espera-se 2 a 3 horas de apresentação. Sob tal perspectiva, a EM tem uma dose mínima para efetivar a mudança de comportamento; atingida essa meta, não há mais uma finalidade tão clara para ela no processo de mudança.[21]

Os referidos autores definem a EM como um estilo objetivo colaborativo orientado de comunicação, com atenção especial para a linguagem, com foco na mudança, que se destina a reforçar a motivação pessoal e o compromisso com um objetivo específico, recolhendo e explorando as próprias razões da pessoa para a mudança em uma atmosfera de aceitação e compaixão.[10] A compaixão é um termo novo e provocativo, a fim de tentar consolidar, entre os profissionais, uma revisão da própria postura interna no trato com o paciente.[10]

Na EM, a compaixão parece vir para destituir definitivamente o profissional do lugar de suposto saber e transformá-lo em uma pessoa que é capaz de compreender de fato o que se passa na realidade do outro e se dispõe a acompanhá-lo. A aceitação, pressuposta na empatia, parece se tornar mais real no processo.

Para atuar de acordo com a essência da EM, não basta que o profissional se abstenha de interagir negativamente, julgando, culpando ou criticando o paciente. É necessário ir além, apresentando-se de forma positiva, atenciosa e em um clima de aceitação. O trabalho realizado dentro dos princípios da EM deve inspirar a mudança e fortalecer o compromisso e, sem dúvida, envolve o funcionamento de todas as emoções do ser, incluindo a capacidade de amar e de ter esperança, interesse, compaixão e alegria.[6]

▶ HABILIDADES DE COMUNICAÇÃO
A PRÁTICA DA ENTREVISTA MOTIVACIONAL

Existem habilidades básicas na prática da EM que são usadas no cotidiano. A diferença é que, na EM, essas habilidades são usadas de forma estratégica, e, muitas vezes, é comum ouvir: "Mas já faço isso!". No entanto, vale a pena perguntar: "Como você faz isso?", pois a EM é definida como uma forma de comunicação que explora a resolução da ambivalência para a modificação do comportamento de risco.[2,10] A seguir, são apresentadas algumas diretrizes para uma boa prática da comunicação pelo profissional.

- **Perguntar para onde o paciente deseja ir e conhecê-lo.** Perguntar é uma habilidade muito usada na prática clínica. A grande diferença de perguntar conforme os princípios da EM se concentra na maneira estratégica e diferente de usar o questionamento com o objetivo claro de evocar as motivações internas do paciente para a mudança do comportamento. Por isso, a EM privilegia as perguntas abertas em detrimento das fechadas, pois aquelas proporcionam mais estímulo e espaço para a pessoa falar sobre aquilo que considera importante. Nas perguntas abertas, não existe uma resposta óbvia e curta; elas convidam a pessoa a contar suas experiências de acordo com as próprias percepções. Por exemplo: "Conte-me como seu hábito de fumar maconha está inserido em sua rotina". As perguntas abertas proporcionam ao paciente a oportunidade de falar o que está sentindo e pensando a respeito de seu comportamento atual e, em relação à mudança, abrem espaço para informações relevantes e são interpretadas como um convite para o relacionamento entre profissional e paciente.
- **Informar a pessoa sobre as opções e buscar o que é mais viável para ela.** O principal meio de transmitir conhecimento ao paciente sobre sua condição e seu tratamento é informar. Em geral, ele é informado sobre diagnóstico, opções de tratamento, passos do tratamento, recomendações sobre o uso de medicamentos e recursos que podem ajudá-lo no processo, etc. Pesquisas científicas identificaram alguns aspectos essenciais para a clareza no processo de informar e sobre a adesão ao tratamento: não sobrecarregar os pacientes com muita informação – o

conteúdo da mensagem deve ser simples, sucinto e claro — e evitar o uso de termos técnicos. É importante certificar-se de que o paciente entendeu corretamente o que foi dito. Segundo os princípios da EM, informar consiste em um momento de troca entre o profissional e o paciente. Nessa perspectiva, o profissional deve:

- Pedir permissão ao paciente e verificar se ele deseja e se sente pronto para receber algum tipo de informação. Isso faz o paciente sentir-se respeitado e reforça seu envolvimento ativo no tratamento, bem como a relação de parceria com o profissional, o qual, consequentemente, se mostra mais disposto a ouvir.
- Oferecer, ao mesmo tempo, opções diferentes para que o paciente possa escolher a que faça mais sentido para ele naquele momento. Hoje, há muitas possibilidades de tratamento, e o paciente se sente mais ativo quando ele mesmo pode escolher algo em relação a seu processo de mudança.
- Conversar sobre o que os outros fazem: apresentar exemplos de outras pessoas mostrando o rol de possibilidades de enfrentamento que deram certo dá liberdade ao paciente para interpretar os resultados e escolher, de maneira consciente, a melhor opção, deixando o profissional em uma posição neutra, enquanto o paciente assume a decisão e a responsabilidade por sua escolha.
- **Escutar e respeitar o que a pessoa deseja fazer e oferecer ajuda e orientação.** De acordo com a EM, uma boa escuta consiste em um processo ativo. O profissional deve escutar o paciente com atenção e, em seguida, verificar se compreendeu corretamente o que ele está querendo dizer. A escuta também deve estimular o paciente a explorar e revelar mais. Por exemplo: "Corrija-me se eu estiver errado: você disse que resolveu procurar ajuda quando se viu sozinho no quarto, sem banho há dias e com várias garrafas de bebida vazias pelo chão. Fale mais sobre isso".

O aspecto mais importante é ter claro que o estilo de atuação na EM é como colher um buquê de flores, sendo cada flor um argumento que a pessoa apresentou para mudar, e a tarefa do profissional é evocar esses argumentos, ou seja, é coletar as flores, mostrá-las à pessoa e, com permissão, acrescentar outras flores pertinentes ao processo. Para tal, é imprescindível ouvir o paciente, pois é ele quem mais sabe sobre a própria vida. É esperado, na EM, que o profissional fale cerca de 25 a 30% do tempo; o restante cabe ao paciente. (A Tabela 19.1 apresenta exemplos de perguntas para evocar a mudança, ressaltando que a pergunta aberta é a mais recomendada.)

O ESTILO DA COMUNICAÇÃO

Muitos profissionais da saúde apresentam a tendência de fixar sua atenção nos "problemas" dos pacientes. Em geral, as perguntas feitas tendem a determinar "causas", e, em seguida, o profissional se sente no dever de propor "soluções" para os problemas apresentados. Já a EM propõe uma alternativa à relação profissional-paciente, em que o terapeuta faz uso de outras estratégias e oferece estímulo para que o paciente verbalize um discurso automotivacional. Outra diferença importante entre a EM e as demais abordagens consiste na visão que o profissional tem do paciente.[6,7,22] Profissionais experientes acreditam que a maneira como veem o paciente interfere diretamente na qualidade do relacionamento entre eles e no processo de mudança. Hoje, é mais comum encontrarmos profissionais que veem seus pacientes como "deficitários". Sob essa visão, faltam ao paciente alguns recursos ou conhecimentos, e cabe ao profissional preencher essas lacunas por meio de seu conhecimento científico, de sua experiência e dos recursos disponíveis para proporcionar aquilo de que o paciente necessita". Faz parte da essência da EM reconhecer que o indivíduo tem competência, recursos e força própria para construir uma mudança em sua vida. Assim, quando o profissional vê o paciente como capaz, torna-se mais fácil utilizar os princípios essenciais da EM de colaboração, autonomia e evocação. Essa visão peculiar a respeito do paciente torna mais fácil ao profissional entender a diferença entre essa abordagem e outros tipos de aconselhamento.[8]

O estilo de comunicação refere-se à postura do profissional e à abordagem utilizada por ele para ajudar seus pacientes, uma maneira de estruturar o diálogo que caracteriza o relacionamento entre eles. Se os profissionais da saúde desejam ter resultados diferentes em relação à mudança de comportamento dos pacientes, é preciso mudar o "estilo" de comunicação. Os três estilos de comunicação propostos a seguir refletem posturas diferentes sobre o papel do profissional em seu relacionamento com o paciente. Cada um deles deve ser analisado e utilizado durante o processo de mudança em situações e momentos distintos que podem surgir ao longo da terapia.[10]

1. **Acompanhar.** Atenção total ao que o paciente está falando. Consiste em escutar atentamente, sem julgar ou criticar. O objetivo é entender a experiência e os valores do outro, ou seja, entender o que está acontecendo a partir da visão do paciente. Por exemplo: "Não vou falar para você jogar seu cigarro fora hoje. Primeiro, gostaria de entender melhor o que o trouxe até aqui".
2. **Direcionar.** Estilo de comunicação que evidencia o relacionamento interpessoal bastante diferente de uma abordagem tradicional centrada no paciente. Na EM, o profissional detém o controle da relação terapêutica. Em momentos específicos, esse direcionamento por parte do profissional é fundamental no tratamento. Há momentos em que o paciente deve ser encorajado a confiar no conhecimento e na experiência do profissional para que o tratamento seja viável e seguro. Por exemplo, um indivíduo com dependência grave de álcool deve ser direcionado a confiar no profissional quando diz que, para realizar com segurança o processo de desintoxicação do álcool, é preciso fazer acompanhamento clínico com uso de medicamentos e consultas mais frequentes.
3. **Orientar.** Auxílio ao paciente para que ele encontre um caminho de acordo com a mudança que deseja fazer no momento, oferecendo opções que possam ajudá-lo no processo de mudança. Por exemplo: "Posso ajudá-lo relatando quais os recursos que, em geral, as pessoas utilizam para lidar com os momentos de fissura; assim, você pode testá-los e escolher aqueles que forem mais úteis".

Uma maneira de refletir sobre esses estilos é imaginá-los ao longo de um *continuum*, com o acompanhamento em uma extremidade, o direcionamento na outra e a orientação no meio, formando um círculo no qual o profissional se coloca no ponto central, usando cada estilo conforme a necessidade. Nesse contexto, o terapeuta assume a função de guia no tratamento, com uma postura intermediária entre um estilo diretivo e autoritário e um estilo passivo e acompanhador. Dessa forma, a intervenção apresenta melhores resultados e engajamento por parte do paciente.[10]

OS PROCESSOS DA ENTREVISTA MOTIVACIONAL

Atualmente, a EM é descrita na confluência de quatro processos, que são apresentados sequencialmente e devem ser visualizados sob a forma de degraus,[6,7] como ilustra a Figura 19.1.

1. Engajamento

O engajamento consiste na construção de uma aliança terapêutica. Quando o profissional consegue estabelecer uma boa aliança terapêutica com o paciente, ocorre o engajamento no tratamento, possibilitando maior adesão. Aqui, o engajamento é definido como um processo de construção em uma relação de ajuda, que busca uma solução para o problema apontado. Essa relação é pautada no respeito e na confiança mútuos. O paciente engajado não é passivo ao próprio processo de mudança. Ele é altamente ativo ao identificar seus desejos, aspirações e objetivos; ao estimular a importância e a confiança na realização desses objetivos; ao identificar a ambivalência; e ao trabalhar sua resolução para que a mudança do comportamento ocorra.

2. Foco

A construção do foco está no desenvolvimento e na manutenção da direção específica da conversa para a mudança. Durante o atendimento, a pessoa, muitas vezes, pode estar envolta em uma série de acontecimentos, e sua tendência pode ser a de se concentrar nos sintomas ou nos fatos mais recentes que a levaram até ali, subvalorizando ou até mesmo desconhecendo o fator "causa". Cabe ao profissional se preocupar em manter o foco durante o atendimento, para que a conversa não se perca no meio do caminho. Manter o foco na conversa ajuda na elaboração e no resgate do sentido e possibilita a construção de uma direção para a mudança, tendo claras as metas necessárias para realizá-la.

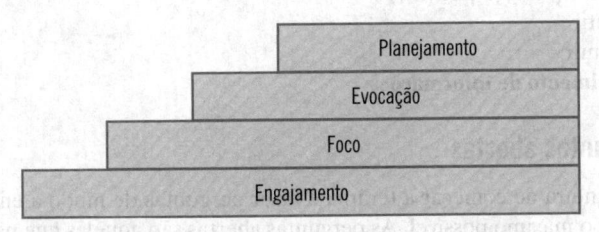

FIGURA 19.1 ▶ **Os quatro processos fundamentais na entrevista motivacional.**
Fonte: Miller e Rollnick[6] e Figlie e colaboradores.[7]

3. Evocação

Evocar consiste no movimento do profissional de extrair da pessoa seus pensamentos, sentimentos e habilidades concernentes ao propósito de mudança. Essa é a essência da EM. Todas as conclusões ou caminhos a serem percorridos devem vir de uma conclusão que a pessoa alcança sozinha, com o auxílio do profissional, e não por meio de uma indução. Cabe ao profissional aproveitar as ideias do paciente para que este descubra como e por que pretende agir de determinada forma e seja verdadeiramente ativo no próprio processo. Para tal, faz-se necessário prospectar os próprios desejos, necessidades e razões do paciente no processo de mudança.

4. Planejamento

O planejamento está na construção do movimento de "quando" e "como" mudar. Na mudança de comportamento, há um momento em que a pessoa diminui seus questionamentos e começa a se preparar para uma tomada de decisão com mudança de atitudes. Nesse momento, o planejamento é fundamental, uma vez que desenvolve a formulação de um plano de ação específico, podendo encorajar o paciente a aumentar seu compromisso com a mudança. A construção do planejamento não deve ser prescrita, mas sim evocada com a pessoa; da mesma forma, não deve ser estática e deve ser sempre revista.

METODOLOGIA DA ENTREVISTA MOTIVACIONAL

A metodologia da EM consiste na utilização de reflexões, reforços positivos, resumos e perguntas abertas em uma relação 2:1, ou seja, a utilização de pelo menos duas estratégias para cada pergunta.[6,7] Esse método foi desenvolvido para auxiliar o profissional a estruturar seu diálogo com o paciente, proporcionando a ele que fale ao máximo o que sente em relação ao comportamento prejudicial e à possibilidade de mudá-lo. Esse método não permite que a consulta gire em torno de um interrogatório investigativo repleto de perguntas fechadas, nas quais o paciente fica com apenas duas opções de resposta: sim ou não.[22] Conhecido também pelo acrônimo de PARR (em inglês, OARS), o método de entrevista consiste em:[6,7,22]
 P – Perguntas abertas
 A – Afirmar (reforço positivo)
 R – Refletir
 R – Resumir
 + Oferecimento de informações

Fazer perguntas abertas

Uma boa maneira de começar a terapia é fazer perguntas de modo a encorajar o paciente a falar o máximo possível. As perguntas abertas são aquelas que não podem ser respondidas com apenas uma palavra ou frase. Alguns indivíduos falam com muita facilidade, outros são mais defensivos e precisam de encorajamento. Nesse caso, a maneira como o profissional faz as perguntas influenciará os próximos acontecimentos. Alguns exemplos de perguntas iniciais são: "Como posso ajudá-lo?" ou "O que você considera como motivos importantes para parar de fumar?".[7,22] Na EM, não é recomendado o uso demasiado de perguntas, principalmente de forma consecutiva. A ideia central é sempre fazer uma pergunta para cada duas outras estratégias, de preferência com o uso de reflexões. É importante que o profissional faça pelo menos dois comentários para cada pergunta realizada.[6]

Afirmação (reforço positivo)

O reforço positivo é uma das peculiaridades na EM. Ele pode ser realizado por meio de apoio, elogios e oferecimento de apreciação e compreensão por parte do profissional. É importante ter em mente a ideia de elogiar comportamentos, situações ou pensamentos que ocorram na relação terapêutica ou sobre os quais o profissional tenha evidências concretas, pois o reforço positivo, se não for verdadeiro, pode funcionar como uma barreira para escutar o paciente.[6,7,22] Eis alguns exemplos: "Estou feliz por você ter vindo aqui hoje, pois sei que não é fácil expor sua vida a uma pessoa que está conhecendo agora"; "Consigo perceber que você está com muitas dificuldades em sua vida, mas me alegra ver que quer dar a volta por cima"; "Percebo que você é uma mãe muito preocupada com seus filhos".

Refletir

Trata-se da principal estratégia na EM e deve ser bastante utilizada durante a fase inicial do tratamento, sobretudo com pacientes ainda muito ambivalentes em relação à mudança.[6,7,22] O elemento crucial na escuta reflexiva é como o profissional responde ao que o paciente diz. Thomas Gordon[23] esboçou o modelo do pensamento reflexivo, que conecta o que o indivíduo disse com o que o profissional ouviu, com o pensamento do profissional sobre o que o paciente queria dizer e, então, o que o paciente queria dizer com o que ele disse de fato. Para que a escuta reflexiva ocorra, o processo deve ser horizontal, objetivo e direto, conforme ilustra a Figura 19.2.

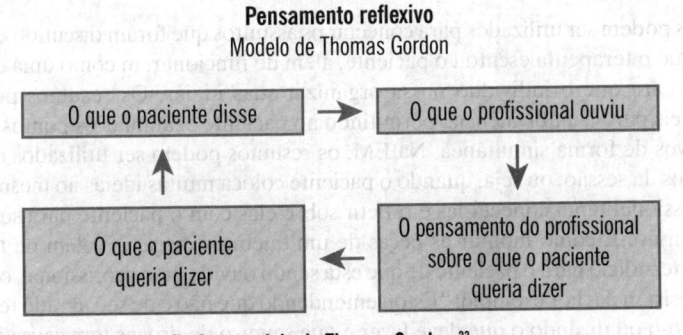

Pensamento reflexivo
Modelo de Thomas Gordon

O que o paciente disse → O que o profissional ouviu

↑ ↓

O que o paciente queria dizer ← O pensamento do profissional sobre o que o paciente queria dizer

FIGURA 19.2 ▶ Pensamento reflexivo: modelo de Thomas Gordon.[23]

Ao refletir, o profissional se coloca na relação, mas, ao mesmo tempo, deve ser fiel ao que o paciente disse. A relação com o indivíduo é autêntica e deve permitir que ele exprima abertamente seus sentimentos e atitudes sobre seu comportamento e o processo de mudança. Oferecer uma escuta reflexiva requer treinamento e prática para pensar de maneira reflexiva. O processo de escuta ativa exige atenção cuidadosa ao que o paciente diz, visualização clara do que foi dito, formulação da hipótese concernente ao problema, sem suposições ou interpretações, e articulação da hipótese por meio de uma abordagem não defensiva.

Para avaliar se a reflexão feita foi efetiva, basta analisar a reação do paciente, isto é, se ele expressa concordância, não apresenta postura defensiva, sente-se estimulado a falar mais e apresenta uma *performance* verbal mais relaxada ou motivada. Entretanto, se o paciente começa a advertir ou ameaçar, persuadir, argumentar, discordar, julgar, criticar ou culpar, retrair, distrair, ser indulgente ou mudar de assunto, há indicativos claros de que a reflexão não foi efetiva, e cabe ao profissional reformular sua maneira de atuar.

Avaliar a comunicação não verbal mediante a recepção da reflexão também é imprescindível. As pessoas não se comunicam apenas por palavras, mas também pelo modo de manter e conduzir o corpo e o rosto. Os movimentos faciais e corporais, os gestos, os olhares e a entonação de voz são elementos não verbais importantes da comunicação. O comportamento não verbal pode ser uma reação involuntária ou uma atitude comunicativa proposital. É importante observar a expressão facial, o movimento dos olhos e da cabeça, a postura e os movimentos do corpo, a qualidade, a velocidade e o ritmo da voz, bem como a aparência.[6,7,22]

Existem tipos diferentes de reflexão, e a escolha sobre qual usar depende da circunstância e do diálogo que está sendo estabelecido entre o profissional e o paciente. Elas podem ser muito simples, como a mera repetição de uma ou mais palavras; uma reflexão mais sofisticada substitui as palavras do paciente por outras ou faz uma inferência quanto ao sentido implícito. Às vezes, também é útil refletir como o indivíduo parece estar se sentindo enquanto fala. A reflexão, porém, não é um processo passivo, pois o profissional decide o que refletir e o que ignorar, o que enfatizar ou não e que palavras usar para captar a essência do que foi dito pelo paciente.[6,7,22]

Resumir

Resumos podem ser utilizados para conectar os assuntos que foram discutidos, demonstrando que o terapeuta escutou o paciente, além de funcionarem como uma estratégia didática para que o indivíduo possa organizar suas ideias. Os resumos podem ser muito úteis para a ambivalência, permitindo ao paciente examinar os pontos positivos e negativos de forma simultânea. Na EM, os resumos podem ser utilizados em vários momentos da sessão, ou seja, quando o paciente coloca muitas ideias ao mesmo tempo e o profissional tenta conectá-las e refletir sobre elas com o paciente para sua melhor compreensão. É como montar as peças de um quebra-cabeça,[6,7,22] além de funcionar como forte indício para o paciente de que está sendo ouvido pelo profissional, o que gera menor resistência. Por exemplo: "Estou entendendo que não é de seu agrado ter pessoas criticando-o ou dizendo o que deve fazer e que seu uso de drogas tem causado muitos problemas entre você e sua namorada e família. Você parece muito preocupado com a possibilidade de sua namorada deixá-lo e as coisas ficarem ainda piores. Você me disse também que gasta muito dinheiro e tempo com as drogas e que isso tem prejudicado seu trabalho e sua vida financeira".

Um bom resumo demonstra que o profissional escutou cuidadosamente o que o paciente falou, e isso, por si só, já transmite uma mensagem positiva que fortalece o vínculo terapêutico. O resumo também permite ao profissional enfatizar aspectos importantes da fala do paciente, sendo uma maneira positiva de encerrar o período de escuta e avançar para um próximo tópico.

Oferecimento de informações

A EM entende que o manejo de pacientes ambivalentes no auxílio ao movimento para a mudança é bastante particular e, por esse motivo, requer intervenções específicas. Nesse contexto, percebe-se como errônea a crença de que o profissional não pode aconselhar ou fornecer informações aos pacientes. Indivíduos ambivalentes em uma abordagem completamente não diretiva podem se sentir confusos ou inseguros. Por esse motivo, a EM encoraja os profissionais a fornecer informações e conselhos, principalmente quando as pessoas pedem, desde que eles sejam importantes e complementares ao processo de construção e mudança.

FALA DE MUDANÇA (*CHANGE TALK*)

Um dos principais objetivos da EM é evocar no paciente a fala de mudança (em inglês, *change talk*). Ela acontece quando o indivíduo assume o lado oposto da ambivalência, em favor da mudança do comportamento de risco, como se ele já estivesse rumo à mudança.

As pessoas, em geral, experimentam sensação de ambivalência em relação à mudança, pois, de certa forma, há desvantagens em mudar diante de uma situação desconhecida, por mais que a opção seja em nome da saúde. Um sinal claro de ambivalência é a palavra "mas" no meio da frase (p. ex., "Preciso parar de beber, mas não consigo"). A ambivalência faz a pessoa perder-se em seus objetivos, o que costuma ser experimentado da seguinte maneira: no início, pensa-se em uma razão para mudar; depois, pensa-se em uma razão para não mudar; por fim, para-se de pensar a respeito.[4]

Ao adotar um estilo diretivo com a pessoa ambivalente, o profissional está assumindo um lado da ambivalência, e uma resposta comum é a argumentação do paciente. Esse cenário é o confronto da ambivalência. Na EM, a meta é evocar a conversa sobre a mudança, não a resistência.[6] É indicado que o profissional ouça os argumentos em favor da mudança, pois, quando este defende a mudança e o paciente defende o *status quo*, o tratamento tende a fracassar. A Tabela 19.1 apresenta seis tipos de conversa sobre mudança.[10]

Considerando a Tabela 19.1, as pessoas falam sobre o que querem fazer (desejo), por que mudariam (razões), como fariam (capacidade) e o quanto isso é importante (necessidade). Ao evocar o desejo, a capacidade, as razões e a necessidade das pessoas para mudar, o profissional está trabalhando, como diz Rollnick, "os motores humanos da mudança".[10] Para tanto, é importante prospectar valores, aspirações e esperanças do paciente de modo a culminar nos passos para a mudança do comportamento. O objetivo final é gerar comprometimento. Só assim, a pessoa passa a dar os primeiros passos rumo à mudança do comportamento.

TABELA 19.1 Exemplos de conversas sobre mudança

Tipos de conversa	Definição	Verbos típicos	Exemplos de perguntas para evocar a mudança
Desejo	As afirmações de desejo falam das preferências da pessoa em mudar ou manter o *status quo*.	Querer, gostar, desejar.	"O que você quer, deseja ou espera?"
Capacidade	Revela aquilo que a pessoa percebe estar ao alcance de sua capacidade.	Poder.	"Quais são suas possibilidades?" "O que você pode ou poderia fazer?" "O que você consegue fazer?"
Razões	Expressa motivos específicos para a mudança.	Não há verbos típicos, embora possam ocorrer com verbos que expressem desejo.	"Por que você quer fazer essa mudança?" "Quais seriam alguns benefícios específicos?" "Que riscos você gostaria de reduzir?"
Necessidade	Indica necessidade ou carência.	Necessitar, ter, dever, precisar.	"Qual é a importância dessa mudança?" "Quanto você precisa dessa mudança em sua vida?"
Comprometimento	Revela afirmações que indicam desejo de mudar, mesmo quando há dúvidas.	Ir (vou).	"Como você pensa seu futuro?" "Como você pensa seu tratamento?"
Dar passos	Indica ações em direção à mudança, mesmo que sejam pequenos passos (p. ex., ler um livro indicado, não ir a uma festa, mudar um caminho para evitar a recaída).	Não há verbos típicos, porém, é frequente o tempo verbal no passado.	"O que você fará daqui em diante?" "O que você tem feito para evitar a sensação de fissura?"

Fonte: Rollnick e colaboradores.[10]

Nesse contexto, é necessário compreender a ambivalência como a percepção do paciente sobre a importância atribuída à mudança, bem como o quanto ele se sente confiante para a realização dessa mudança. Um método simples para avaliar a importância e a confiança é a escala de disposição, apresentada na Figura 19.3.[6,7] A escala de disposição pode ser feita de maneira informal em uma conversa com o paciente ou, se o profissional preferir, por meio de uma folha de atividade. O objetivo principal dessa escala é proporcionar uma compreensão dos diferentes perfis dos indivíduos de acordo com a importância e com a confiança que sentem em relação a sua mudança. A Tabela 19.2 mostra os diferentes perfis, sendo que nos grupos A, B e C, há muito trabalho a ser realizado na construção da

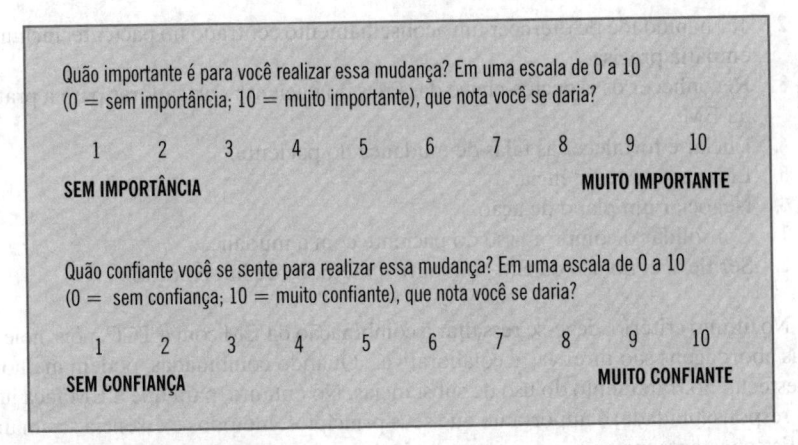

> Quão importante é para você realizar essa mudança? Em uma escala de 0 a 10
> (0 = sem importância; 10 = muito importante), que nota você se daria?
>
> 1   2   3   4   5   6   7   8   9   10
> **SEM IMPORTÂNCIA**   **MUITO IMPORTANTE**
>
> Quão confiante você se sente para realizar essa mudança? Em uma escala de 0 a 10
> (0 = sem confiança; 10 = muito confiante), que nota você se daria?
>
> 1   2   3   4   5   6   7   8   9   10
> **SEM CONFIANÇA**   **MUITO CONFIANTE**

FIGURA 19.3 ▶ Escala de disposição.
Fonte: Miller e Rollnick[6] e Figlie e colaboradores.[7]

motivação para a mudança.[6,7] O grupo D se mostra desejoso e confiante para a realização da mudança, mas ainda não se sente totalmente pronto ou seguro, envolvendo, com isso, uma fase de estruturação de um plano de ação. Vale destacar que o grupo D é o que mais obtém ganhos da TCC; já os grupos A, B e C se beneficiar da EM.

▶ CONSIDERAÇÕES FINAIS

De modo geral, a postura na EM é mais construtiva do que persuasiva, direcionada mais ao oferecimento de apoio do que à argumentação, tendo como objetivo central aumentar a motivação intrínseca do paciente, em vez de impor uma mudança de comportamento. Miller e Moyers[24] mostraram a sequência de aquisição das habilidades da EM na seguinte ordem:

1. Trabalhar em parceria com o paciente, com base no reconhecimento de que ele é o especialista em relação à própria vida.

TABELA 19.2 Quatro perfis de pacientes

Grupo A – Importância e confiança baixas	Grupo B – Importância baixa e confiança alta
Os indivíduos não veem como importante ou não acreditam que podem ter sucesso se tentarem mudar.	Os indivíduos mostram-se confiantes para a realização da mudança, mas não visualizam sua importância.
Grupo C – Importância alta e confiança baixa	**Grupo D – Importância e confiança altas**
Essas pessoas não desejam mudar porque não se acham em condições de fazê-lo.	Essas pessoas acham a mudança importante e acreditam que podem ter sucesso em sua realização.

2. Ter habilidade de oferecer um aconselhamento centrado no paciente, incluindo empatia precisa.
3. Reconhecer os aspectos-chave das falas do paciente norteadoras para a prática da EM.
4. Eliciar e fortalecer as falas de mudança do paciente.
5. Lidar com a resistência.
6. Negociar um plano de ação.
7. Consolidar o compromisso do paciente com a mudança.
8. Ser flexível no uso da EM com outros métodos de intervenção.

No último critério, deve-se ressaltar a combinação da EM com a TCC, pois, nele, as duas abordagens são diretivas e colaborativas. Quando combinadas, podem melhorar o desfecho no tratamento do uso de substâncias. No entanto, para que a EM faça jus à sua responsabilidade, é importante que seus princípios, métodos e essência sejam uma prática constante, preservando a autonomia do paciente e trabalhando o engajamento no tratamento, com foco definido no comportamento a ser modificado e com evocação das razões do paciente para a mudança e o planejamento dela.

Retomando o poema de Drummond que abre este capítulo, os profissionais são convidados à prática da EM, na expectativa de que os pacientes não sejam mais vistos como pedras, mas apenas como pessoas ambivalentes.

REFERÊNCIAS

1. Burke BL, Arkowitz H, Mechola M. The efficacy of motivational interviewing: a metaanalysis of controlled clinical trials of controlled clinical trials. J Consult Clin Psychol. 2003;71(5):84361.
2. Arkowitz H, Westra HA, Miller WR, Rollnick S. Entrevista motivacional no tratamento de problemas psicológicos. São Paulo: Roca; 2011.
3. Connors GJ, Walitzer KS, Dermen KH. Preparing clients for alcoholism treatment: effects on treatment participation and outcomes. J Consult Clin Psychol. 2002;70(5):11619.
4. 4. Amrhein PC, Miller WR, Yahne CE, Palmer M, Fulcher L. Client commitment language during motivational interview predicts drug use outcomes. J Consult Clin Psychol. 2003;71(5):86278.
5. Anton RF, O´Malley SS, Ciraulo DA, Cisler RA, Couper D, Donovan DM, et al. Combined phamacotheraphies and behavioral interventions for alcohol dependence: the COMBINE study: a randomized controlled trial. JAMA. 2006;295(17):200317.
6. Miller WR, Rollnick S. Motivational interview: helping people change. 3rd. ed. New York: Guilford; 2013.
7. Figlie NB, Bordin S, Laranjeira R. Entrevista motivacional. In: Figlie NB, Bordin S, Laranjeira R. Aconselhamento em dependência química. 3. ed. São Paulo: Roca; 2015. p. 195-219.
8. Sobell LC, Sobell MB. Terapia de grupo para transtornos por abuso de substâncias. Porto Alegre: Artmed; 2013.
9. Miller WR. Motivational interviewing with problem drinkers. Behav Psychother. 1983;11:14772.
10. Rollnick S, Miller WR, Butler CC. Entrevista motivacional no cuidado da saúde: ajudando pacientes a mudar o comportamento. Porto Alegre: Artmed; 2009.
11. Schmaling KB, Blume AW, Afari N. A randomized controlled pilot study of motivational interviewing to change attitudes about adherence to medications for asthma. J Clin Psychol Med Setting. 2001;8(3):16772.

12. Bell KR, Temkin NR, Esselman PC, Doctor JN, Bombardier CH, Fraser RT, et al. The effect of a schedule telephone intervention on outcome after moderate to severe traumatic brain injury: a randomized trial. Arch Phys Med Rehabil. 2005;86(5):8516.
13. Beckie TM. A behavior change intervention for women in cardiac rehabilitation. J Cardiovasc Nurs. 2006;21(2):14653.
14. Weinstein P, Harrison R, Benton T. Motivating parents to prevent caries in their young children: oneyear findings. J Am Dent Assoc. 2006;135(6):7318.
15. West DS, DiLillo V, Bursac Z, Gore SA, Greene PG. Motivational interviewing improves weight loss with type 2 diabetes. Diabetes Care. 2007;30(5):10817.
16. Brug J, Spikmans F, Aartsen C, Breedveld B, Bes R, Ferreira I. Training dietitians in basic motivational interviewing skills results in changes in their counseling style and in lower saturated fat intakes in their patients. J Nutr Educ Behav. 2007;39(1):812.
17. Dunn EC, Neighbors C, Larimer ME. Motivational enhancement therapy and selfhelp treatment for binge eaters. Psychol Addict Behav. 2006;20(1):4452.
18. Cordova JV, Scott RL, Dorian M, Mirgain S, Yaeger D, Groot A. The marriage checkup: a indicated preventive intervention for treatmentavoidant couples at risk for marital deterioration. Behav Ther. 2005;36(4):3019.
19. Wulfert E, Blanchard EB, Freidenberg BM, Martell RS. Retaining pathological gamblers in cognitive behavior therapy through motivational enhancement: a pilot study. Behav Modif. 2006;30(3):31540.
20. Elliot DL, Goldberg L, Kuehl KS, Moe EL, Breger RK, Pickering MA. The PHLAME (Promoting Healthy Lifestyles: alternative models' effects) firefighter study: outcomes of two models of behavior change. J Occup Environ Med. 2007;49(2):20413.
21. Miller WR, Rollnick S. Ten things that motivational interviewing is not. Behav Cogn Psychother. 2009;37(2):129-40.
22. Sales CMB, Figlie NB. Entrevista motivacional. In: Diehl A, Cordeiro D, Laranjeira R, organizadores. Dependência química: prevenção, tratamento e políticas públicas. Porto Alegre: Artmed; 2011. p. 26777.
23. Gordon T. Parent effectiveness training. New York: Wyden; 1970.
24. Miller WR, Moyers TB. Eight stages in learning motivational interviewing. J Teach Addict. 2006;5(1):317.

20
TERAPIA COGNITIVO-COMPORTAMENTAL E INTERVENÇÃO EM CRISE

▸ HELENA M. T. SAKIYAMA
▸ DOUGLAS JOSÉ RESENDE LIMA
▸ SILVIA LEITE PACHECO

PONTOS-CHAVE

- A crise nos transtornos por uso de substâncias (TUSs), comparada a outras categorias de crise, pode ser considerada a única que carrega uma complexidade de fatores e, por esse motivo, demanda equipe preparada para intervir nessa situação. Há risco de vida ou violência e presença de instabilidade psiquiátrica e clínica grave.
- Não há uma única teoria ou escola de pensamentos que englobe todas as perspectivas de dor e sofrimento a que a humanidade é submetida de tempos em tempos.
- A intervenção em crise tornou-se uma especialidade no campo da saúde mental como um método multidimensional e flexível com base em fundamentos teóricos consistentes.

▶ INTRODUÇÃO

Dados estatísticos revelam que a taxa de prevalência de brasileiros com transtornos por uso de álcool e/ou maconha e/ou cocaína é de 5,7%, representando mais de 8 milhões de pessoas.[1] A prevalência de usuários de *crack*, somando todas as capitais brasileiras, é de 0,8%, correspondendo a aproximadamente 370 mil usuários regulares, segundo dados de Bastos e colaboradores.[2] Em adição a esses dados, uma pesquisa também revela que aproximadamente 28 milhões de pessoas convivem com alguém com TUS no Brasil e estão sujeitas a presenciar crises e buscar ajuda.[3]

Segundo relatório da Organização Mundial da Saúde (OMS) sobre a carga global de doença, o TUS está entre as principais condições responsáveis pela morte prematura e pela perda de vida saudável e produtiva nas Américas,[4] gerando um problema de saúde pública grave, além de impacto pessoal para o usuário e a família e instalação de vários episódios de crises extremamente sérios.

O uso de substâncias pode causar dependência e o TUS, um transtorno mental, que tem como características a natureza crônica e a recidividade, isto é, a vulnerabilidade crônica à volta ao uso.[5] Portanto, em algum momento na história de vida do paciente, uma ou mais crises podem ser desencadeadas.

Este capítulo objetiva abordar o tema da intervenção em crise e as estratégias cognitivo-comportamentais em relação ao TUS. Embora a demanda por esse serviço venha crescendo, os programas de tratamento que contenham de fato um modelo interventivo que possa dar uma resposta eficaz às frequentes crises envolvidas nesse transtorno ainda são incipientes. Para que seja compreendido o contexto de desenvolvimento da intervenção em crise, conceitos breves são apresentados, seguidos pela descrição de uma proposta de manejo da intervenção em crise, cujo modelo se baseia nos fundamentos da terapia cognitivo-comportamental (TCC), integrada com o Modelo de Sete Estágios de Intervenção em Crises de Roberts (*Roberts' Seven Stage Crisis Intervention* [R-SSCI]).[6,7]

▶ CONCEITOS

CRISE

A crise pode ser entendida como um estado temporário de desorganização e desestabilização, precipitado por circunstâncias ou eventos estressantes, os quais o indivíduo se vê incapacitado de solucionar sem que receba algum tipo de ajuda, principalmente em saúde mental.[6-9]

Muitos são os conceitos de crise. Pode-se considerá-la polissêmica, pois diferentes concepções e sentidos foram atribuídos ao termo, devido à ocorrência de crises em situações extremas em diferentes contextos clínicos, históricos e sociais.[7,8]

O marco inicial das teorias de crise foi estabelecido em 1944, a partir dos estudos de Lindermann, que reportou a evolução e o tratamento de uma centena de pessoas com experiências de mortes de parentes relacionadas a um incêndio de graves proporções em Boston.[8,9] Nas décadas de 1950 e 1960, Caplan, professor de Harvard, acompanhando os estudos de Lindermann sobre crise, se interessou pelo impacto das consequências da II Guerra Mundial sobre os indivíduos. Dessa forma, os dois estudiosos ampliaram e desenvolveram os primeiros fundamentos para a teoria e a prática das intervenções em crise.[9,10,11,12]

Desde então, tem-se produzido uma infinidade de estudos e práticas nesse campo, principalmente nos Estados Unidos, motivados pelos eventos impactantes de sua história, como desastres naturais, terrorismo, suicídio, problemas de saúde mental e uso de substâncias.[8,11,12] A intervenção em crise tornou-se uma especialidade no campo da saúde mental, como um método multidimensional e flexível com base em fundamentos teóricos consistentes.[6,7,11]

Lewis e Roberts denominaram crise operacional uma ruptura aguda na homeostase psicológica, desencadeando falhas nos mecanismos de enfrentamento e deficiência no funcionamento geral.[6] Ela ocorre devido a uma reação a um evento intenso, traumático ou perigoso que compromete a estabilidade e a habilidade adequada para o enfrentamento da situação.[6,7]

A crise apresenta duas peculiaridades. A primeira, sua universalidade, indica que nenhum ser humano é imune à travessia da vida sem passar por uma crise, que geralmente traz desestabilização e vulnerabilidade. A segunda, sua idiossincrasia, se refere às formas de enfrentamento de cada indivíduo, as quais diferem na mobilização de habilidades e recursos de que cada um dispõe, ou não, para o gerenciamento da situação de estresse.[7] Tal idiossincrasia revela o sentido da palavra "crise", que, no ideograma chinês, significa, ao mesmo tempo, perigo e oportunidade.[7,8,10] Perigo porque, em uma situação traumática e estressante, o indivíduo pode sofrer uma sobrecarga, e, sem ajuda, o desequilíbrio pode se transformar em um distúrbio ou patologia grave, o que pode levar ao homicídio e ao suicídio. Já oportunidade significa o enfrentamento efetivo dessa situação, instrumentalizado pela ajuda e a possibilidade de sair fortalecido com a experiência.[8]

Teoria da crise

A crise se revela ou se apresenta de diversas formas: como um processo natural de transição das etapas de vida, como nascimento, doença, emprego, aposentadoria, separação, etc.; como crises situacionais e acontecimentos incomuns ou fora do controle, sequestro, roubo, doença grave, luto, etc.; como crises existenciais, ansiedade, conflito interno, tomada de decisões, etc.; como crises de saúde mental, episódios de surtos psicóticos, tentativas de suicídio, uso de substâncias, etc.; e como crises naturais ou ambientais, desastres naturais, epidemias, guerras, recessão econômica, etc.[6-8]

Não há uma única teoria ou escola de pensamentos que englobe todas essas perspectivas de dor, desolação e sofrimento a que a humanidade é submetida de tempos em tempos.[6-8] Entretanto, a urgência das demandas foi oportuna e propícia para que estudos da crise se ampliassem e tentassem contemplar com intervenções as especificidades das crises, como são aquelas precipitadas pelos TUSs.

MODELOS DE INTERVENÇÃO EM CRISE

Intervenção em crise é a aplicação plena de quaisquer técnicas e estratégias terapêuticas derivadas dos princípios estabelecidos na própria teoria da crise por profissionais qualificados e treinados para esse fim.[6-8,10] Ela oferece assistência a indivíduos ou a grupos que, ao experimentarem graves crises, vivenciam um estado de vulnerabilidade e se tornam incapazes de enfrentar essas circunstâncias utilizando os próprios recursos e habilidades.[6-9,11] Os objetivos principais que orientam as técnicas e as estratégias interventivas consistem em aliviar o impacto do evento, facilitar o processo de recuperação, restaurar o funcionamento adaptativo e promover o retorno do tratamento habitual.[6-8]

No passado, intervenções em crise se resumiam a indivíduos ou grupos que se associavam para ajudar pessoas a resolver seus problemas. Tal processo deu origem aos grupos de mútua ajuda Alcoólicos Anônimos (AA), Narcóticos Anônimos (NA), *Mothers Against Drunk Driving* (MADD), entre outros.[7] Tais intervenções se constituíram em práticas com diversos modelos estruturados, que apresentam técnicas, estratégias e pesquisas de avaliação como forma de tratamento efetiva em situações de crise:[6-9] modelo do equilíbrio, modelo de transição psicossocial, modelo eclético, modelo cognitivo e R-SSCI.[6,7,10,13,14]

Este capítulo apresenta a integração entre o modelo R-SSCI e o modelo cognitivo de intervenção em crise. Muitos autores confirmam a eficácia da utilização do R-SSCI integrado com o modelo cognitivo não só no TUS, mas também em outras situações de crise, como violência doméstica e abuso contra mulher e criança, comuns em famílias de usuários de substâncias e em outras circunstâncias críticas.[10,12,14,15] A seguir, é apresentado um resumo dos principais aspectos dos dois modelos.

Modelo cognitivo de intervenção em crise

O modelo cognitivo de intervenção em crise fundamenta-se na premissa de que comportamentos e sentimentos são respostas emocionais mediadas pelos processos cognitivos,[10-12,15-18] os quais são as crenças e os pensamentos automáticos, geralmente negativos. Ele utiliza técnicas e estratégias terapêuticas que têm como objetivo promover mudanças nos padrões de pensamentos, sentimentos e crenças (cognições), já que eles desempenham papel importante nos comportamentos.[12,15-18]

A abordagem é diretiva, com objetivos definidos, sendo o foco a resolução de um problema ou uma dificuldade. Esse modelo apresenta características necessárias para uma intervenção em crise, a iniciar pela brevidade da intervenção, pois tem tempo determinado. Ele tem foco no presente, ou seja, nos problemas que levaram à crise; incentiva a colaboração e a participação ativa do paciente, possibilitando a formação de aliança terapêutica por meio de empatia e respeito; esclarece ao paciente, de forma didática, seus problemas, apresentando metas e a solução das dificuldades; e incentiva o paciente a desenvolver estratégias para enfrentar a crise. O aspecto diretivo busca a compreensão dos esquemas e das crenças disfuncionais do paciente.[12,15,16,18]

Modelo de Sete Estágios de Intervenção em Crises de Roberts

O R-SSCI foi desenvolvido por Roberts e é destinado a indivíduos que apresentam crises psicológicas ou situacionais graves ou transtorno de estresse agudo.[7,9-12,14,15] Ele facilita a identificação dos precipitantes da crise e a resolução efetiva de tal perturbação.

Trata-se de um modelo detalhado e estruturado em sete estágios que o indivíduo vivencia no caminho para a estabilização da crise e a recuperação. Os sete estágios são:

1. Avaliar letalidade; avaliar risco para o paciente ou para terceiros e as necessidades psicossociais.
2. Estabelecer *rapport*; desenvolver rapidamente uma comunicação genuína de respeito e reasseguramento.
3. Identificar o problema maior ou os precipitantes da crise; ajudar o paciente a focar o problema maior, estabelecendo prioridades e necessidades.
4. Lidar com sentimentos e emoções; apresentar escuta e comunicação empáticas.
5. Explorar possíveis alternativas; ajudar o paciente a pensar em formas diferentes e adaptativas de resolver o problema.
6. Implementar um plano de ação para solucionar o problema, com tratamento ambulatorial ou internação.
7. Fornecer *follow-up*; realizar acompanhamento do seguimento dado à implementação do plano de ação.

TRANSTORNO POR USO DE SUBSTÂNCIAS E CRISES

O TUS, por si só, já se encaixa em uma definição de crise. Ele é acompanhado por diversos elementos, de acordo com a gravidade da dependência, a frequência e a intensidade do consumo da substância e o tipo de substância usado.[5] Como a própria denominação sugere, o TUS produz comportamentos denominados dependentes, caracterizados por um funcionamento de natureza compulsiva, que objetiva obter recompensa psíquica ou recreativa; evitar o desconforto psíquico e melhorar o estado de humor; promover sociabilidade; obter recompensa pelo sucesso; e atingir melhora do desempenho em vários contextos de vida.[19] A continuidade do uso produz consequências na complexa e sofisticada dinâmica de funcionamento, que vai além do usuário, inserindo-se nos sistemas familiar e social, com os quais ele interage por meio de mecanismos de defesa,[8] que são:

- **Negação.** Em indivíduos com TUS, a negação se torna rígida e mal-adaptativa, impede a busca por ajuda, contribui para o fracasso do tratamento e desencadeia uma recaída.
- **Racionalização.** O indivíduo utiliza todos os tipos de justificativa para sustentar o vício e os comportamentos inadequados.
- **Minimização.** O indivíduo utiliza todas as formas de desculpa e justificativa tanto para negar como para minimizar a situação.
- **Formação reativa.** Diante de qualquer sinal que interpreta como rejeição, apresenta comportamentos de rejeitar o outro. Além disso, manifesta comportamentos que tendem à manipulação e ao controle para obter o que deseja.

De acordo com a quantidade e a intensidade do uso, o paciente pode, ainda, apresentar comportamentos agressivos e hostis, risco de *overdose* ou atentar contra a própria vida e a de terceiros.[8] O TUS possui outro agravante: as comorbidades psiquiátricas, isto é, a co-ocorrência de outros transtornos mentais associados à dependência química, principalmente depressão e transtornos de ansiedade, elevando a gravidade de ambos.[8,20,21]

A crise nos TUSs, comparada a outras categorias de crise, pode ser considerada a única que carrega uma complexidade de situações. Por esse motivo, demanda equipe preparada para manejá-la. Há risco de vida ou violência e presença de instabilidade psiquiátrica e clínica grave, quadro que é exacerbado pelo fato de a crise não ser pontual; ou seja, quando se fala em crise decorrente do uso de substâncias, não se trata de uma crise unitária. Ela raramente se manifesta como uma única ocorrência, mas sim como uma progressão de crises, passando por etapas do uso de substâncias, entre elas abstinência, consumo, dependência, recuperação e recaída.[8,22]

Ao longo da vida, o usuário de substâncias se vê envolto entre estados de transcrise e pontos de transcrise.[8] Segundo James, o estado de transcrise refere-se à totalidade do processo de dependência, incluindo as implicações emocionais, psicológicas, físicas, sociais e econômicas do usuário.[8] Já o ponto de transcrise está relacionado às crises recorrentes que eclodem na vida do indivíduo com TUS em face de algum evento estressante. Elas estão enraizadas na transcrise maior e subjacentes ao transtorno, mas raramente são identificadas como tais.[8]

A vivência do transtorno, por si só, já é um estado de transcrise. No entanto, pontos de transcrise (ou crises agudas) podem ocorrer subitamente em diversas situações graves próprias do transtorno: *overdose*, emergências médicas, surtos, tentativas de suicídio, desaparecimento, conflitos e perdas familiares e de emprego, interdições, internações voluntárias, involuntárias ou compulsórias, fuga de internações, envolvimento com tráfico de drogas, acidentes, brigas, violência, descoberta do uso, recaídas, etc.[8]

Os pontos de transcrise acompanham o curso tanto da abstinência como do tratamento e do *follow-up*. Da mesma forma, familiares ou pessoas de suporte vivenciam o medo e as expectativas quanto ao próximo ponto de transcrise e sofrem as consequências, muitas vezes devastadoras e preocupantes.[8]

Desencadeada, a crise pode tornar-se amplificada, requerendo intervenção urgente de profissionais habilitados para a volta à homeostase ou à estabilização do funcionamento. Tal processo pode levar alguns dias ou meses e, dependendo do prejuízo, pode perdurar por muito mais tempo, tornando-se crônico em estágios graves.

▶ ARTICULAÇÃO DO MODELO COGNITIVO E DO MODELO R-SSCI PARA INTERVENÇÃO EM CRISE PARA O TUS

Embora não exista uma intervenção apropriada para crises de diferentes pacientes, combinações e articulações entre modelos de intervenções em crise a fim de se obterem resultados eficazes têm se tornado comuns.[11,16]

O modelo cognitivo e o R-SSCI são ferramentas ideais tanto para intervenções imediatas em crise aguda quanto para o período de pós-crise.[8,10] Integram também essa proposta as técnicas motivacionais de Prochaska e os métodos de prevenção de recaída de Marlatt, além da inspiração nos 13 princípios de um tratamento eficaz.[23]

APRESENTAÇÃO DE UMA PROPOSTA DE INTERVENÇÃO EM SITUAÇÃO DE CRISE BASEADA NA TCC, ARTICULADA COM O MODELO R-SSCI PARA O TUS

INTERVENÇÃO EM PONTOS DE TRANSCRISE

Avaliar a letalidade, a necessidade de segurança e o estado mental do paciente

Como em qualquer outra circunstância, durante a intervenção, é crucial realizar uma avaliação com os vários instrumentos e inventários disponíveis. No entanto, em momentos críticos, essas ferramentas raramente apresentam condições de emprego,[12] especialmente em crises agudas das dependências. Nessas condições, Datillo e Freeman recomendam uma entrevista estruturada breve, que deve avaliar a situação geral, isto é, a letalidade, o grau do risco de ferimento ou de morte e a necessidade de segurança tanto do paciente quanto do profissional.[12]

Garantir a segurança física e psicológica de todos os envolvidos é o primeiro cuidado em uma intervenção. A autodestrutividade e/ou a agressividade e a violência contra outros são comportamentos comuns nesse estágio de intervenção. O profissional deve estar acompanhado por pessoas que possam ajudá-lo, caso haja alguma intercorrência (p. ex., tentativa de fuga, automutilação, tentativa de suicídio). Antes de iniciar a intervenção propriamente dita, o profissional deve informar-se sobre o estado clínico do paciente com um familiar ou outra pessoa do convívio. É preciso também investigar se há ideação suicida ou homicida, se houve tentativa de suicídio anterior à crise e avaliar se o juízo crítico está reduzido.

Além disso, é importante averiguar se o ambiente em que se encontra o paciente é seguro (janelas com grades, portas de difícil acesso para fugas, presença de armas de fogo ou brancas), pois pode ocorrer tentativa de suicídio (p. ex., jogar-se pela janela).

O paciente também pode perceber a presença da equipe e se trancar em algum ambiente ou mesmo já estar trancado antes da chegada do profissional. Diante dessa situação, o procedimento deve ser interrompido. O profissional deve manter o controle da situação e conversar com empatia, acalmando o paciente. A empatia auxilia o paciente a organizar os pensamentos que estão confusos. O reasseguramento de uma comunicação tranquilizadora, sem julgamentos, pode mobilizar o paciente a se convencer da necessidade de ajuda e a sair do isolamento. Caso o paciente não se acalme, dependendo das circunstâncias, uma decisão rápida deve ser tomada. A equipe de resgate deve arrombar a porta e realizar o resgate do paciente, e o profissional deve estar atento em relação a ações precipitadas.

A princípio, as pessoas que estão atuando como suporte para o profissional (profissionais da equipe, da remoção ou familiares) devem ficar fora do campo visual do paciente e apenas agir se forem solicitadas, a fim de que o paciente não se sinta acuado ou fique apavorado (a família pode querer ajudar, mas muitas vezes acaba atrapalhando a operação). Os familiares devem receber apoio simultâneo de outros profissionais da equipe, pois estão fragilizados e também adoecidos pela situação. Se a família já estiver no local da intervenção quando a equipe chegar, deverá ser retirada. A equipe deve ser multiprofissional, e a orientação familiar é importante tanto em caso de intervenção para internação como para o tratamento. Família ou conhecidos não devem estar presentes em situações de crise, pois o paciente apela, faz todos os tipos de promessas, pede ajuda para que não se faça a intervenção, ou ataca e faz ameaças. Normalmente, a família sofre e, mobilizada pelos apelos ou ameaças do parente, tende a abortar a intervenção. Quando isso ocorre, abre-se um precedente importante para as dificuldades do manejo tanto do tratamento como das próximas crises do paciente.

Pacientes alcoolistas com síndrome de abstinência ou *overdose* de cocaína/*crack* devem ser encaminhados a um pronto-socorro.

Ao investigar ideação suicida com o próprio paciente, deve-se fazer perguntas claras, simples e diretas. Caso o profissional perceba que há ideação suicida, deve comunicá-la à equipe clínica, para que as providências necessárias sejam tomadas.

Há casos em que o paciente precisa ser sedado para não correr riscos. Por isso, um médico deve integrar o quadro de profissionais da equipe e participar da intervenção.

O paciente em crise decorrente de TUS pode estar envolvido com tráfico de drogas, atividades ilegais, interdições, problemas judiciais, fuga da internação, acidentes e conflitos com familiares. O profissional deve avaliar cada situação e intervir de forma segura, sem acarretar mais traumas. A segurança do local da intervenção é o diferencial para não causar mais estresse.

Estabelecer *rapport* para a comunicação e o engajamento do paciente

O rápido estabelecimento de *rapport* e a formação de uma aliança terapêutica baseada na empatia entre o profissional e o paciente são atitudes fundamentais e ocorrem simultaneamente com o estágio anterior.

A aliança fornece ao paciente a impressão de não estar sozinho diante da crise, de ter um apoio efetivo e seguro na pessoa do profissional. Deve-se conduzir a conversação com respeito e aceitação, tendo em mente as técnicas motivacionais.

O profissional deve assumir uma postura empática e acolhedora, mostrando ao paciente que ele está sendo ouvido sem julgamento, e fazer observações e perguntas para esclarecimentos. Tais práticas ajudam o paciente a reconhecer o interesse do profissional por seu estado e servem para verificar e corrigir s percepções, as distorções e os juízos de valores dele, além de para verificar seus pensamentos e crenças em relação à dependência. O profissional deve agir como um facilitador, fornecendo informações claras para que o paciente identifique seu problema e entenda a necessidade de ajuda, evidenciando a noção da colaboração entre o paciente e o profissional. Nesse momento, não deve haver discussões sobre culpados, mas a identificação dos pontos fortes e dos recursos de que o paciente dispõe, pois às vezes ele não sabe identificá-los e não os utiliza em situações críticas.

O terapeuta deve compartilhar com o paciente e familiares a responsabilidade de resolução da crise (p. ex., sugerir internação fechada, domiciliar ou acompanhante terapêutico, após avaliação do quadro clínico). No caso de crise por uso de substâncias, o profissional deve exercer influência na tomada de decisão, pois, muitas vezes, o paciente não tem clareza do que está acontecendo naquele momento, e sua família se encontra desorientada.

Identificar as dimensões do problema atual (incluindo os precipitantes da crise)

O uso de substâncias deve ser o principal foco da intervenção. Deve-se verificar o estado de saúde do paciente como um todo e, se for o caso, buscar recursos de um médico clínico e realizar exames laboratoriais. Imediatamente no segundo momento, para identificar as dimensões do problema, o método da escuta reflexiva (devolver as palavras usadas pelo paciente) pode ser utilizado, assegurando o paciente de que o profissional entendeu o que ele quis dizer. Recomenda-se também o emprego do questionamento socrático e da descoberta guiada, com perguntas abertas e indutivas, que podem revelar padrões disfuncionais de pensamento ou comportamento, além de facilitar a revelação de outras informações importantes para conhecer e compreender a real situação do problema.

É necessário verificar a possibilidade de o paciente ter consumido substâncias (deve-se investigar a possibilidade com a pessoa que recepcionou a equipe ou checar se há vestígios de algum tipo de droga no ambiente, assim como questionar, se houver, alguém que esteja com o paciente no momento da crise, no caso de este estar sonolento ou apresentando agitação psicomotora ou *overdose*). É fundamental também investigar se a crise foi desencadeada pelo consumo de substâncias e, em caso positivo, identificar qual a substância utilizada, a quantidade consumida e a intensidade do uso. O paciente pode não relacionar a crise com o uso de drogas; por isso, é importante ajudá-lo a identificar essa relação por meio de técnicas motivacionais, rastreando situações de risco que o incomodam e o levam ao consumo de substâncias (p. ex., desentendimentos em casa como precipitantes do uso). Também é necessário investigar a ocorrência de crises anteriores, tempo de abstinência, bem como a presença de fatores de proteção, por exemplo, atividades que exerceu durante o período em que esteve abstêmio.

O profissional também deve estar atento às necessidades do paciente, pois normalmente existem consequências do problema central, presença de sintomas psiquiátricos (psicose, quadros de depressão ou de pânico) aspectos comportamentais (impulsividade, agressividade e inatividade), aspectos sociais (isolamento); aspectos familiares (brigas em família), além de problemas de saúde e necessidades médicas. Outras necessidades podem surgir depois de a crise ter sido solucionada.

Pacientes alcoolistas normalmente apresentam uma variedade de problemas físicos e cognitivos, além de confusão mental. Um desafio para o profissional é ultrapassar a dinâmica da negação de beber do alcoolista, mantendo *rapport*, comunicação e foco no beber. Famílias desgastadas, que podem intervir com ataques e ofensas ao paciente, devem ser retiradas do local.

Cada paciente percebe a crise de maneira própria (alguns ficam deprimidos, outros agressivos, arrogantes ou ansiosos, outros choram e não conseguem falar, e outros entram em surto). As crises agudas podem gerar estados psicóticos temporários, que precisam ser identificados, devendo-se averiguar se foram induzidos ou não pelo uso de substâncias, visto que causam perturbação neuroquímica e, consequentemente, desestruturação cognitiva e emocional.

Explorar sentimentos, emoções e pensamentos disfuncionais (escuta empática e validação)

Deve-se assegurar ao paciente que o profissional está ali para ajudá-lo, e não o contrário. É preciso estimular e encorajar o paciente a expressar seus sentimentos por meio da escuta empática com a técnica socrática e perguntas abertas. Sentimentos e emoções podem ser pistas importantes para compreender as contingências entre o comportamento do indivíduo e os eventos ambientais. Essa prática cognitiva auxilia o paciente a perceber seus equívocos, distorções de pensamento e crenças irracionais.[18,20] É importante ajudar o paciente a entrar em contato com sentimentos e emoções e nomeá-los, assim como ensinar a relação existente entre os pensamentos e emoções e os comportamentos.[24]

Explorar alternativas para desenvolver um plano de tratamento (recursos ainda não utilizados e habilidades de enfrentamento)

A princípio, a crise é temporária. Muitas vezes, um episódio de crise gera a primeira chance de tratamento (p. ex., após a crise, o paciente que nunca se tratou pode ter a oportunidade de refletir sobre o problema e suas consequências).

A desorganização do paciente nesse momento deixa-o incapaz de formular ou ativar um plano específico. Por isso, existe a necessidade de prestar uma ajuda técnica, esclarecendo e pontuando as relações entre o uso de substâncias e o estado atual em que o indivíduo se encontra. No caso do paciente com dependência química que ficou abstinente por algum tempo, o profissional deve explorar com ele os benefícios obtidos nesse período, identificando os fatores que o protegeram e os aspectos precipitantes para a volta ao uso.

O paciente deve ser informado de que o equilíbrio anterior à crise precisa se restabelecer por meio de recursos próprios, com base nos aspectos que o auxiliaram na resolução de crises passadas, e de que a interrupção do tratamento pode colocá-lo em risco de apresentar uma nova crise. O profissional deve estimular afirmações automotivacionais no paciente, sinalizando que seus pontos fortes o ajudam a superar momentos de fragilidade (crises). No momento da crise, as defesas do indivíduo estão desativadas, de forma que ele fica mais propenso a escutar, dando abertura a novas habilidades de enfrentamento.

Esses esclarecimentos ajudam o apaciente a compreender a dimensão de suas necessidades, em termos de recursos, habilidades e ajuda terapêutica. Dessa forma, a elaboração de um plano de tratamento deve ser baseada nas demandas do paciente e combinada com a família. Entretanto, também são muitos os casos de pacientes que não apresentam condições mentais e cognitivas para compreender seu plano de tratamento. Nesse caso, discute-se com a família as necessidades e as razões para sua execução. A internação domiciliar pode ser uma opção, após avaliação da equipe, em casos em que a família tenha condições de sustentar emocionalmente essa alternativa de intervenção.

Situações de crise não geram obrigatoriamente consequências negativas. A crise pode desenvolver o aprendizado de novos recursos e habilidades cognitivas para a resolução de problemas ou a percepção de recursos já existentes que não eram acionados.

Alternativas de um plano de ação para um tratamento pós-crise

O primeiro passo para que seja cumprido um plano de tratamento é a desintoxicação. Em casos mais graves, a desintoxicação deve ser realizada em ambiente estável (internação), no qual o paciente possa ser monitorado e o medicamento possa ser ministrado com disciplina (p. ex., indivíduos com quadros psicóticos). Em situações de encaminhamento ambulatorial ou hospital-dia, o paciente deve passar por uma avaliação psiquiátrica e ser medicado, se necessário.

1. O plano de tratamento deve seguir as orientações dadas pela equipe de profissionais que atendeu o paciente em crise e respeitar as condições psiquiátricas, o estado médico geral, além das condições sociais e econômicas do paciente.
2. O paciente pode ser encaminhado para o serviço ambulatorial do Centro de Atenção Psicossocial para Álcool e Drogas (CAPS AD), para hospital-dia particular, clínicas de reabilitação com equipe multidisciplinar ou comunidades terapêuticas.
3. O paciente deve ser encorajado a gerar e procurar as próprias alternativas para combater sentimentos de desesperança, desespero e ansiedade, bem como a buscar soluções.
4. O paciente deve ser encorajado a identificar comportamentos e enfrentamentos adaptativos e mal-adaptativos com o auxílio das técnicas cognitivo-comportamentais.
5. Em caso de alcoolismo, o profissional pode propor a realização do Programa de Prevenção de Recaída (PPR), que aborda o manejo das emoções, dos gatilhos, e o enfrentamento de situações em geral que levam a beber.[26]
6. O profissional deve realizar o mapeamento da recaída e das situações de risco que deixam o paciente fragilizado (p. ex., evitar lugares onde há substâncias, bem como conflitos familiares) e revisar se as tentativas de enfrentamento de crises anteriores foram bem-sucedidas.
7. O profissional deverespeitar as limitações e a disposição do paciente lentificado pelo uso de medicamento prescrito na realização de atividades.
8. O profissional deve buscar o paciente ativamente caso ele falte nas sessões ou tente abandonar o tratamento (p. ex., contato via telefone com ele ou familiares ou via *e-mail*).
9. O profissional podesugerir a participação do paciente em grupos de espiritualidade, bem como encaminhamentos para os AA ou NA, e propor aos familiares que conheçam o trabalho dos grupos de ajuda mútua exigente.

INTERVENÇÃO EM ESTADO DE TRANSCRISE (PÓS-CRISE)

Uma vez solucionada a crise do paciente, não significa que o tratamento esteja encerrado, principalmente em se tratando de TUS, um transtorno crônico, sujeito a recaídas recorrentes.[5] O tratamento deve continuar em outro estágio, o do pós-crise, tão complexo quanto a intervenção nos pontos de transcrise.[8]

Ainda que o paciente tenha sofrido com a crise, muitas vezes, isso pode não ser o suficiente para as ações de mudanças. Alguns pacientes ainda podem estar ambivalentes entre estágios motivacionais de contemplação e de preparação para mudanças, e outros podem minimizar o evento da crise.[25]

O estágio de pós-crise é uma etapa fundamental, em que as TCCs para TUS, em conjunto com outras terapêuticas, técnicas, instrumentos e ações, são reforçadas e aplicadas por uma equipe multiprofissional, de forma unificada, sistematizada e personalizada. Essa ação conjunta tem o objetivo não só de ajudar o paciente a se manter abstinente das drogas, mas também de auxiliá-lo a realizar uma reabilitação psicossocial, ou dos domínios da vida que ficaram abandonados e prejudicados, na maioria das vezes por muitos anos, pois em termos de saúde, os anos vividos com incapacidades tendem a aumentar as estatísticas relacionadas à carga global de doença.[4]

Para tamanho desafio, ações de um só profissional ou fundamentos de uma só teoria não contemplariam as necessidades demandadas por um indivíduo com TUS em tratamento. Dessa forma, ações coordenadas de equipe multidisciplinar e integral podem ser desenvolvidas em clínicas, CAPS AD, hospital-dia, hospital psiquiátrico e/ou comunidades terapêuticas, tornando-se uma alternativa de tratamento para recuperação desses pacientes.

Implementação do plano de ação

A seguir, é apresentado um exemplo de modelo de tratamento de atenção ao usuário de substâncias estabilizado, em estado de transcrise. Esse modelo pode servir como uma oportunidade para iniciar o tratamento, seguindo-se o planejamento estabelecido no R-SSCI, em hospital-dia.

Hospital-dia

Uma vez cumprida a etapa de internação em regime fechado, o hospital-dia pode oferecer um espaço de tratamento em regime de internação parcial, limitado a certo período. Tal iniciativa tem como objetivos avaliar o indivíduo em seu contexto biopsicossocial, associado à dependência química (funcionamento social), auxiliá-lo a desenvolver habilidades sociais e alcançar resultados em áreas da vida (p. ex., saúde física e mental), por meio da exposição intensiva a variadas modalidades terapêuticas.

Toda a estrutura deve ser pensada, organizada e planejada, com normas, procedimentos e horários. Uma das primeiras condutas é realizar uma avaliação psiquiátrica e neuropsicológica completa e uma anamnese, a fim de elaborar um plano de tratamento técnico. Pode-se levar em consideração pontos do plano de ação discutidos com o paciente durante a intervenção de crise. Um profissional pode ser designado na função de referência – ou seja, um guia que possa oferecer todas as informações desejadas pelo paciente, que atenda às suas necessidades e que providencie as articulações com a família e a equipe. Com habituação e disciplina, o paciente se sente seguro e norteado e propício a mudanças.

O paciente recebe treinamento para lidar assertivamente com situações do cotidiano que são desafiadoras e estressoras e para melhorar seu desempenho. Uma das primeiras ações é o encaminhamento para uma avaliação neuropsicológica, a fim de se conhecer áreas e extensões cognitivas prejudicadas em decorrência de danos provocados pelas alterações estruturais e funcionais do cérebro.[5]

Dentro das ações técnicas coordenadas, o profissional de referência pode auxiliar na avaliação da rotina diária do paciente, que deve passar pela verificação do uso adequado dos medicamentos prescritos pelo médico. Além disso, é preciso dar atenção aos efeitos medicamentosos. O profissional de referência também deve auxiliar a identificar situações que podem levar o paciente a violar sua abstinência; construir com ele cartões de enfrentamento, para lidar de forma preventiva em caso de risco de uso de substâncias e agir de modo eficaz; verificar seu humor e suas alterações; e fazer o monitoramento frequente da fissura.

Concluída a etapa de avaliação neuropsicológica e de acordo com os resultados, é conhecido o estado cognitivo do paciente. A partir daí, um plano de tratamento específico pode ser elaborado. O trabalho conjunto do neuropsicólogo e do profissional de reabilitação cognitiva promove o desenvolvimento de um plano focado na reabilitação dos aspectos cognitivos do processamento cerebral, que podem ser: função intelectual, atenção, memória, linguagem, raciocínio e habilidades acadêmicas, percepção visual e visuoconstrução e funções executivas, que abrangem a capacidade de planejamento, execução de tarefas, avaliação de riscos e consequências e tomadas de decisão.[26] Aspectos cognitivos são especialmente importantes no caso das dependências, tendo em vista as demandas por recuperar os domínios essenciais de vida: acadêmico, profissional e social.

Outras modalidades de ações terapêuticas para reabilitação cognitiva podem ser desenvolvidas nas terapias ocupacionais (TO) e na atividade artística, focando os aspectos mais lúdicos, intuitivos e artísticos, diferentemente da reabilitação cognitiva formal, que se centra nos aspectos racionais e mentais.

A TO e a atividade artística também favorecem a interação em grupo e exigem planejamento, organização e flexibilidade mental e cognitiva, além de promoverem a utilização das funções sensório-motoras, como o manuseio de materiais e objetos de artesanato em geral. A atividade artística estimula a criatividade e talentos e exercita a concentração, a motricidade e o controle das emoções, por meio da prática de atividades de expressão, como a pintura e o desenho, visto que as emoções são expressas com a ajuda de cores, perspectiva, profundidade, luz e sombra. Com a atividade de começo, meio e fim, o paciente vislumbra uma produção artística de sua autoria, o que melhora sua autoestima e autoeficácia, bem como fornece uma percepção positiva importante quanto a sua habilidade e capacidade. Dessa forma, a reabilitação cognitiva é idealmente trabalhada nas funções cerebrais amplas.

Outras terapêuticas, técnicas e instrumentos, como o Programa de Enriquecimento Instrumental (PEI), o Cogmed (um treinamento de memória operacional), *biofeedback*, as práticas de *mindfulness*, etc., podem ser incorporados ao conjunto de estratégias terapêuticas, conforme o avanço e os estudos da neurociência trazem novos conhecimentos e meios para melhorar ou aumentar capacidades cognitivas. O planejamento da intervenção segue estruturado com opções terapêuticas multidisciplinares, com articulações intersetoriais e interlocuções, atendendo necessidades como as médicas com neurologistas, psiquiatras, hospitais, dentistas e exames laboratoriais, inclusive com escolas, academias, *personal trainers*, advogados, etc.

Todas as ações, sejam elas em regime de internação em hospital-dia integral ou parcial, sejam elas em regime ambulatorial, têm atenção diária, funcionando 24 horas.

Uma equipe de profissionais especializados elabora um planejamento semanal, que será implementado nos grupos de prevenção de recaída (Cap. 13), de treinamento de habilidades sociais (Cap. 14), nos grupos operativos, de saídas dirigidas, de psicoeducação, entre outros. As opções terapêuticas são a psicoterapia individual e a de grupo.

Psicoterapia individual

No plano de tratamento, a psicoterapia individual é iniciada, em alguns casos, após a análise dos resultados da avaliação neuropsicológica, pois o paciente pode apresentar déficits cognitivos importantes, que impossibilitam *insights* psicológicos. Dessa forma, recomenda-se fazer o encaminhamento para realização de reabilitação cognitiva, e, depois de algum tempo (que é variável, dependendo do grau dos déficits e também da evolução do paciente), uma psicoterapia individual pode ser iniciada, observando-se todos os requisitos necessários, com as técnicas e estratégias que compõem o acervo do modelo cognitivo de tratamento para indivíduos com dependência química (Cap. 8).

O profissional está diante de um paciente que apresenta não somente o transtorno por uso de drogas, mas também um quadro patológico complexo que normalmente está associado a doença cerebral e comorbidade psiquiátrica.[21] Além disso, há problemas físico-orgânicos e emocionais e desadaptação social, laboral, acadêmica e relacional. Trata-se de déficits graves, que dificultam ou até mesmo suprimem os recursos de enfrentamento do paciente para a recuperação, como energia, *drive* para ação, motivação, apoio familiar e social, saúde física, desempenho profissional, etc.[27]

Dessa forma, ao longo do tratamento, o vínculo terapêutico com o paciente e a comunicação empática dentro dos conceitos de motivação e prontidão para a mudança, de Miller e Rollnick[28] (Cap. 19), devem ser o estilo, a atitude e a forma de agir do profissional, pois oscilação entre baixa motivação e resistência surge a qualquer etapa do tratamento.[5,18,20] Além disso, variados mecanismos de defesa, rígidos e mal-adaptativos, como a negação, a racionalização e a minimização,[8] além da ambivalência, estão presentes. Essa situação requer do profissional a habilidade comunicativa da não confrontação e argumentação, bem como atitudes apoiadoras e diretivas, que direcionem o paciente a desenvolver discrepância, a perceber a atual situação em que se encontra e a ter claras suas metas de se abster de substâncias, além de se responsabilizar por tomar essa decisão.[18,20]

Após uma crise, o tratamento pode iniciar tanto em grupos como individualmente, com psicoeducação ao paciente sobre os processos da recaída (Cap. 13). Apesar de sofrerem recaídas anteriores, os pacientes não têm conhecimento dos inúmeros eventos previsíveis que precipitam uma recaída, tampouco dos sentimentos que a acompanham.[19] Realizar com o paciente o mapeamento da última recaída (ou também das anteriores) permite identificar os precipitantes ou os próprios sinais que o levaram ao uso da droga. A comparação com as recaídas anteriores pode revelar um padrão de comportamentos e atitudes sensíveis a recaídas.[19]

Psicoterapia de grupo

Na psicoterapia de grupo (Cap. 34), são desenvolvidas as trocas interativas entre os pacientes, o que favorece o amadurecimento emocional, em decorrência das interações e identificações. É incentivada a expressão de sentimentos como isolamento social e pensamentos automáticos, negativos e perturbadores dos pacientes, de modo que eles compartilhem essas experiências.[29]

Essa abordagem facilita a percepção de similaridade dos problemas, causando alívio e o sentimento de pertencimento nos integrantes do grupo, que se ajudam mutuamente com trocas de informações e vivências sobre problemas com as substâncias,[4] além de aprenderem, com as experiências dos colegas, sobre fatores de riscos e de proteção, precipitantes de recaídas e como agir em determinadas situações.

Pacientes com TUS se sentem desvalorizados e se veem como alvo de muitas críticas de familiares. Quando estão em grupo, percebem que têm algo de sua experiência que ajuda os colegas. Juntos, proporcionam apoio e conforto em grupo e, mediados por profissionais, podem aprender novos modelos de comportamento. Aprendem, em cooperação com o grupo, formas de resolução de conflitos menos propensas a julgamentos e mais capazes de expressar empatia.[4]

► RESSOCIALIZAÇÃO E REINSERÇÃO SOCIAL

Usuários de substâncias deixam marcas dolorosas ao longo de sua história de vida, com perdas de vínculos familiares, de emprego, de amigos. Apresentam também comportamentos destrutivos incompreensíveis, provocando, em suas famílias, sentimentos de raiva e hostilidade e afastamento de ambos os lados. Tal distanciamento pode durar muitos anos, e, em alguns casos, os laços se perdem definitivamente. O uso de substâncias vai se tornando prioritário, e a atividade profissional, aos poucos, vai sendo abandonada, bem como os amigos, os lugares e as instituições. A tentativa de recuperar esses vínculos é um trabalho longo e desafiador, um processo que já começa quando se inicia um tratamento.

Cada ação dentro do trabalho terapêutico tem suas finalidades específicas, mas, no conjunto, a obra pode ser considerada um modo pedagógico de ressocialização. A maneira como o indivíduo é tratado, ensinado e norteado, com exemplos de comportamentos e atitudes dos funcionários e profissionais, pode servir como um modelo comportamental. Acatar e seguir as regras e normas da instituição também é uma forma de ensinar e aprender habilidades sociais e de se ressocializar e se reinserir na sociedade. Portanto, a reinserção social é um processo longo e trabalhoso, que acompanha todas as etapas do tratamento.

► ACONSELHAMENTO E ORIENTAÇÃO FAMILIAR

A família desempenha um papel fundamental na recuperação do paciente com TUS, porém deve ser orientada e sensibilizada a também operar mudanças de atitudes, comportamentos e posturas no sistema familiar.[30]

As intervenções com as famílias (Cap. 35) abrangem modalidades variadas e apresentam objetivos diferentes. Elas fazem parte dos esforços no tratamento e na recuperação do indivíduo com dependência química e na melhora das relações interpessoais familiares. As intervenções voltadas para familiares foram desenvolvidas principalmente nos Estados Unidos,[30] entre elas o Treinamento da Família e o Reforço da Comunidade (*Community Reinforcement and Family Therapy* [CRAFT]), que tem sido utilizado inclusive em serviço público. Trata-se de intervenções de suporte para familiares que objetivam, por meio da família e de amigos que são tecnicamente orientados para essa finalidade, auxiliar indivíduos com dependência química resistentes ao tratamento.[30-32]

Outra modalidade de tratamento são as intervenções breves em familiares de indivíduos com dependência química,[33] estudo brasileiro, desenvolvido pela UNIAD/UNIFESP em acompanhamento ambulatorial. Essa intervenção consiste em seis sessões com familiares, nas quais são explorados temas como o reconhecimento de emoções, por exemplo, impotência ante a doença; sentimentos provocados na família em relação ao indivíduo com dependência; motivos que levam ao uso; o modo como são processados os estágios motivacionais para a mudança de comportamentos; e as recaídas como parte das mudanças.[33]

▶ A ÚLTIMA ETAPA DO R-SSCI: *FOLLOW-UP*

Com os aspectos psiquiátricos estabilizados, sejam eles emocionais, sejam eles cognitivos, o paciente recebe alta da modalidade hospital-dia, e o tratamento se torna ambulatorial, com retornos semanais para alguma intervenção terapêutica.

A avaliação e o acompanhamento da evolução do paciente pela equipe multiprofissional permitem a integração de informações e a tomada de decisão caso ocorra alguma intercorrência, como uso inadequado e efeitos colaterais de medicamentos, depressão, evento circunstancial estressante que pode se tornar risco ou presença de sinais de que o paciente não está bem. É necessário ter em mente que esses pacientes apresentam baixa tolerância a frustrações e contrariedades e que são especialistas em manipular e forjar situações para facilitar o uso de drogas, bem como em burlar exames de urina ou até conseguir substâncias de formas inusitadas. Caso ocorra alguma dessas situações, todos os profissionais envolvidos são informados, e são tomadas ações imediatas para que o problema seja resolvido.

A equipe técnica multiprofissional de tratamento conta com neuropsicólogos, psiquiatras, psicólogos, terapeutas ocupacionais, psicopedagogos, profissional que atua em atividades artísticas, enfermeiros e outros funcionários, que oferecem suporte logístico e administrativo, englobando os cuidados ao paciente. Quando se trata de cuidados globais ao indivíduo com dependência química, o estado de atenção constitui um desafio permanente da profissão.

▶ CONCEITUALIZAÇÃO COGNITIVA

O Quadro 20.1 ilustra um exemplo de caso no qual é apresentada uma proposta de intervenção em situação de crise baseada na TCC e articulada com o modelo R-SSCI para o TUS.

QUADRO 20.1 Exemplo de caso de proposta de intervenção em situação de crise baseada na TCC e articulada com o modelo R-SSCI para o TUS

Paciente: I.L.S.G. (18 anos)
Diagnóstico/sintomas: Hipótese diagnóstica (HD) transtornos psiquiátricos: F90.1; F90., dislexia, desde infância; epilepsia.
Influências do desenvolvimento: adotivo, abandonado na instituição, relacionamento familiar conflituoso, dificuldade escolar, usuário de múltiplas substâncias, problemas judiciais.
Fatores biológicos, genéticos e ambientais: mãe biológica usuária de substância, ambiente familiar conflituoso, relação social com usuários de substâncias. Aos 8 anos, fez mapeamento cerebral (epilepsia). Aos 11 anos, era "a mascote" de uma gangue do tráfico e iniciou uso de maconha, cocaína e tabaco.
Pontos fortes: determinação e boa adesão ao tratamento, bom vínculo com os profissionais; amigos; mãe adotiva engajada no tratamento.
Metas para o tratamento: abstinência total de substâncias, controle da impulsividade, retomada dos estudos, habilidades para melhorar convivência no relacionamento familiar.

Evento I	Evento II	Evento III
Brigas com a mãe.	Paciente ouve a mãe perguntar para o médico, por telefone, "se o filho tem jeito".	Mãe o deixou em São Paulo e tinha dificuldades para visitá-lo.
A mãe só critica.	*Sou doente e inútil.*	*Minha mãe não gosta de mim.*
Raiva.	Tristeza e raiva.	Tristeza.
Usa substâncias e bebe muito.	Roubo, uso de substâncias e brigas com amigos.	Agressividade e fuga do acompanhante terapêutico para agredir a mãe.

Crenças centrais: desamparo, desamor e desvalia.
Esquema: abandono/instabilidade e fracasso.
Crença intermediária: *"De nada adianta ficar sem usar droga se minha mãe sempre está brava comigo e me critica."*
Estratégias compensatórias: uso de substâncias para aliviar ansiedade e tensão; revolta; associação com marginais.
Hipótese de trabalho: controle da impulsividade, trabalho com pensamentos e crenças disfuncionais, crença de desamparo e desamor que desencadeia vulnerabilidade emocional e comportamental, assessoria escolar, acompanhamento terapêutico.
Plano de tratamento: DC integral, psiquiatra, psicoterapia (TCC), reabilitação cognitiva, tratamento medicamentoso.

▶ CONSIDERAÇÕES FINAIS

Os transtornos mentais, neurológicos e por uso de substâncias aumentam as estatísticas mundiais sobre a carga social dessas doenças,[34] e estudos sobre a carga das doenças, especificamente transtornos mentais e TUS, revelaram que o período entre 1990 e 2015 apresentou o maior aumento (de 37,1%) nas taxas de anos vividos ajustados por incapacidades (*disability-adjusted life years* [DALYs]). Essas taxas são mais prevalentes em pessoas entre 20 e 24 anos, e, para os transtornos decorrentes do uso de álcool, a maior carga em mulheres ocorreu entre 40 e 44 anos, e em homens, entre 35 e 39 anos de idade.[35] Tal incremento nas taxas DALYs corrobora as tendências das últimas décadas de aumento da prevalência do uso de substâncias.[1] Dados que possibilitam pensar que eventos traumáticos e episódios de crises aguda tenham acontecido em décadas passadas, em que o sistema de atenção à saúde mental era incipiente no Brasil, o que colaborou para elevação dessas taxas.

Em relação aos TUSs, a rede de atenção à saúde mental precisa estar preparada para responder à crescente demanda por práticas interventivas em crises e no pós-crise desse transtorno, e preparo e qualificação dos profissionais responsáveis pelo cuidado dessa população são necessários.[36]

REFERÊNCIAS

1. Laranjeira R, coordenador. II Lenad: levantamento nacional sobre os padrões de consumo de álcool e drogas [Internet]. São Paulo: Instituto Nacional de Ciências e Tecnologia para Políticas Públicas de Álcool e Drogas (INPAD); 2014 [acesso em 12 maio 2018]. Disponível em: https://inpad.org.br/lenad/
2. Bastos FIPM, Bertoni N, organizadores. Pesquisa nacional sobre o uso de crack: quem são os usuários de crack e ou similares no Brasil? Quantos são nas capitais brasileiras? Rio de Janeiro: ICICT/FIOCRUZ; 2014.
3. Laranjeira R, coordenador. Lenad Família: levantamento nacional sobre famílias de dependentes químicos. São Paulo: Instituto Nacional de Ciências de Tecnologia para Políticas Públicas de Álcool e Drogas (INPAD); 2014 [acesso em 12 maio 2018]. Disponível em: https://inpad.org.br/_lenad-familia/
4. World Health Organization (WHO). Atlas on substance abuse: resources for the prevention and treatment of substance use disorders. Geneve: WHO; 2010.
5. Laranjeira R. Bases do tratamento da dependência e crack.In: Ribeiro M, Laranjeira R. O tratamento do usuário de crack. 2. ed. Porto Alegre: Artmed; 2012. p. 23-9.
6. Lewis S, Roberts AR. Crisis assessment tools: the good, the bad and the available. Brief Treat Crisis Interv. 2001;1(1):17-28.
7. Roberts AR, Ottens AJ. The seven-stage crisis intervention model: a road map to goal attainment, problem solving, and crisis resolution. Brief Treat Crisis Interv. 2005;5(4):329-39.
8. James RK, Gilliland BE. Crisis intervention strategies. 6th ed. Belmont: Brooks/Cole; 2008.
9. Poal P. Introducción a la teoría y la práctica de la intervención en crisis. Quad Psicol. 1990;(10):121-40.
10. Stone DA, Conley JA. A partnership between Robert's Crisis Intervention Model and the Multicultural Competencies. Brief Treat Crisis Interv. 2004;4(4):367-75.
11. Robert AR. Epidemiology and definitions of acute crisis in American society. In: Roberts AR. Crisis management & brief treatment: theory, technique, and applications. Belmont: Brooks/Cole; 1996.
12. Dattilo FM, Freeman A. Cognitive behavioral strategies in crisis intervention. 3rd. ed. New York: Guilford; 2007.
13. Flannery RB Jr, Everly GS Jr. Crisis intervention: a review. Int J Emerg Ment Health. 2000;2(2):119-25.
14. Dziegielewski SF, Resnick C. Crisis assessment and intervention: abused women in the shelter setting. In: Roberts AR. Crisis management & brief treatment: theory, technique, and applications. Belmont: Brooks/Cole; 1996.
15. Dziegielewski SF, Roberts AR. Foundation skills and applications of crisis intervention and cognitive therapy. In: Roberts AR. Crisis intervention and time-limited cognitive treatment. Thousand Oaks: Sage; 1995.
16. Liese BS. Integrating crisis intervention and cognitive therapy and triage. In: Roberts AR. Crisis intervention and time-limited cognitive treatment. Thousand Oaks: Sage; 1995.
17. Roberts AR. Crisis intervention and trauma treatment: the integrative ACT-intervention model. Brief Treat Crisis Interv. 2002;2(1):1-22.
18. Beck AT, Wright FD, Newman CF, Liese BS. Cognitive therapy of substance abuse. New York; Guilford: 1993. Chapter 13, Crisis Intervention.

19. Donovan DM, Marlatt GA. Avaliação dos comportamentos dependentes. 2. ed. São Paulo: Rocca; 2010.
20. Wright FD, Beck AT, Newman CF, Liese BS. Cognitive therapy of substance abuse: theoretical rationale. NIDA Res Monogr. 1993;137:123-46.
21. Cordeiro DC, Diehl A. Comorbidades psiquiátricas. In: Diehl A, Cordeiro DC, Laranjeira R. Dependência química: prevenção, tratamento e políticas públicas. Porto Alegre: Artmed; 2011. p. 106-18.
22. Wambach KG. Crisis assessment and intervention with the alcoholic client: the dilemma of involuntariness. In: Roberts AR. Crisis management & brief treatment: theory, technique, and applications. Belmont: Brooks/Cole; 1996.
23. National Institute on Drug Abuse (NIDA). Principles of drug addiction treatment: a research-based guide [Internet]. 3rd ed. Bethesda (MD): NIDA; 2018[atualizado em jan 2018; capturado em 12 maio 2018]. Disponível em: https://www.drugabuse.gov/publications/principles-drug-addiction-treatment--research-based-guide-third-edition
24. Beck JS.Terapia cognitiva: teoria e prática. Porto Alegre: Artmed; 1997.
25. Laranjeira R, Figlie NB, Pillon SC. Mudando sua vida: manual de auto-ajuda para pessoas que desejam parar ou diminuir o beber. São Paulo: UNIAD; 2002.
26. Monteiro F, Ribeiro M. Avaliação neuropsicológica. In: Ribeiro M, Laranjeira R. O tratamento do usuário de crack. 2. ed. Porto Alegre: Artmed; 2012. p. 251-64.
27. Ramsay JR, Newman CF. Abuso de substâncias. In: Dattilio FM, Freeman A. Estratégias cognitivo--comportamentais de intervenção em situações de crise. Porto Alegre: Artmed; 2004.
28. DiClemente CC. Entrevista motivacional e os estágios de mudança. In: Miller WR, Rollnick S. Entrevista motivacional: preparando as pessoas para mudança de comportamentos adictivos. Porto Alegre: Artmed; 1999.
29. Yalom ID. Psicoterapia de grupo: teoria e prática. 5. ed. Porto Alegre: Artmed; 2006.
30. Schenker M, Minayo MCS. A importância da família no tratamento do uso abusivo de drogas: uma revisão da literatura. Cad Saude Publica. 2004;20(3):649-59.
31. Bechelli LPC, Santos MA. O terapeuta na psicoterapia de grupo. Rev Latinoam Enferm.2005;13(2):249-54.
32. Kirby KC, Versek B, Kerwin ME, Meyers K, Benishek LA, Bresani E, et al. Developing Community Reinforcement and Family Training (CRAFT) for parents of treatment-resistant adolescent. J Child Adolesc Subst Abuse. 2015;24(3):155-65.
33. Figlie NB, Pillon SC, Dunn J, Laranjeira R. Orientação familiar para dependentes químicos: perfil, expectativas e estratégias. J Bras Psiq. 1999;48(10):471-8.
34. Whiteford HA, Ferrari AJ, Degenhardt L, Feigin V, Vos T. The global burden of mental neurological and substance use disorder: an analysis from the Global Burden of Disease Study 2010. PLoS One. 2015;10(2):e0116820.
35. Bonadiman CS, Passos VA, Mooney M, Naghavi M, Melo AP. A carga dos transtornos mentais e decorrentes do uso de substâncias psicoativas no Brasil: estudo de carga global de doença, 1990 e 2015. Rev. bras. epidemiol. 2017;20(Suppl 1):191-204.
36. Brasil. Ministério da Saúde. Reforma psiquiátrica e política de saúde mental no Brasil. Conferência Regional de Reforma dos Serviços de Saúde Mental: 15 anos depois de Caracas. Brasília: OPAS; 2005.

LEITURAS RECOMENDADAS

Duialibi LB, Ribeiro M, Laranjeira R. Profile of cocaine and crack users in Brasil. Cad Saude Publica. 2008;24 Suppl 4:s545-57.

Greenstone JL, Leviton SC. Elements of crisis intervention: crises and how to respond to them. Pacific Grove (CA): Books/Cole; 1993.

Silva CJ. Manejo em situações de crise. In: Ribeiro M, Laranjeira R. O tratamento do usuário de crack. 2. ed. Porto Alegre: Artmed; 2012. p. 404-11.

PARTE V

TÉCNICAS COGNITIVAS

21
TÉCNICAS COGNITIVAS

▶ PAULO B. MORAES
▶ FABIOLA BOSCHETTI SPADIN

PONTOS-CHAVE

- Para aplicar corretamente e ensinar os pacientes a utilizarem as estratégias e as técnicas cognitivas em seu cotidiano, o terapeuta deve ser proficiente na escolha e na aplicação delas e conhecer a teoria cognitiva.
- As técnicas cognitivas auxiliam o paciente com transtorno por uso de substâncias (TUS) a aliviar sua angústia e a manejar a raiva e os estados ansiosos, o que o motiva a prosseguir no tratamento, aumentando a adesão. Portanto, ensinar aos pacientes as técnicas que podem utilizar entre as sessões, assim como os momentos e as formas de usá-las, promove a generalização dos ganhos terapêuticos e os incentiva a empregá-las em situações futuras.
- Quando o paciente em tratamento para TUS aprende a utilizar técnicas que evocam, examinam, testam e modificam seus pensamentos, estados emocionais negativos e comportamentos disfuncionais, a possibilidade de manter-se abstinente aumenta.

Habilitar o paciente a não buscar a substância e permanecer abstinente, embora seja um desafio, é o que todo clínico deve buscar no tratamento do TUS, considerando todos os recursos disponíveis da terapia cognitivo-comportamental (TCC). As técnicas cognitivas apresentadas neste capítulo são constituintes da teoria cognitiva[1] proposta por Aaron Beck.

Na atualidade, a teoria cognitiva tem sido considerada uma poderosa aliada no tratamento de diversas patologias, por ser um modelo breve, empiricamente validado e estruturado de psicoterapia. Ela utiliza uma variedade de técnicas para modificar pensamentos, estados emocionais e comportamentos, inclusive aqueles relacionados ao uso de substâncias, promovendo a abstinência e evitando recaídas.

Prochaska e DiClemente[2] propuseram um modelo de cinco estágios de mudança, que descreve os processos pelos quais os comportamentos dependentes são modificados. Em cada um desses estágios, é possível identificar crenças e pensamentos característicos, sendo que as mudanças requerem a progressão ao longo dos estágios. São eles:

1. **Pré-contemplação.** Não há intenção de interromper o uso: "Uso substâncias e não tenho prejuízo algum, tampouco os outros são prejudicados".
2. **Contemplação.** O indivíduo torna-se mais consciente dos problemas relacionados ao uso de substâncias e considera ações para mudar: "Considero que o uso de substâncias esteja afetando minha vida e a vida de outras pessoas".
3. **Preparação.** Ações parciais para cessação ou alteração nos padrões atuais de uso são percebidas: "Amanhã vou ao médico, preciso parar de usar".
4. **Ação ou mudança.** Ações concretas com o objetivo de cessar o uso são percebidas: "Estou beneficiando a mim e a outras pessoas com essa mudança".
5. **Manutenção.** A abstinência é mantida, e são promovidas mudanças no estilo de vida: "Sou um dependente de substâncias que precisa manter o foco para que não ocorram recaídas".

A teoria cognitiva oferece ferramentas que dão suporte ao enfrentamento de situações relativas a cada uma dessas fases, utilizando-se de técnicas específicas, oportunamente oferecidas aos pacientes.

▶ A ESCOLHA DAS TÉCNICAS

Para definir quais as técnicas cognitivas a serem utilizadas durante o processo terapêutico – seja para atendimento individual, em grupo ou de familiares –, é fundamental que o terapeuta conheça o modelo cognitivo para dependência química (ver Caps. 7 e 8), já tenha conduzido sessões iniciais de avaliação e análise funcional e considere o perfil de funcionamento cognitivo do paciente, além de ter sempre bem clara a atual fase do tratamento (ver Cap. 23). Quando forem adequadas a situações específicas, as técnicas se tornam uma intervenção funcional.

Considerando o modelo cognitivo do uso de substâncias, descrito por Beck e colaboradores,[3] as técnicas e estratégias cognitivas descritas aqui são consideradas as mais relevantes e as que demonstram maior eficácia para as necessidades dos pacientes que apresentam dependência química. Estão relacionadas a intervenção funcional para situações de alto risco (externas e internas), as crenças disfuncionais sobre as substâncias e sobre si mesmo em relação às substâncias, os pensamentos automáticos que aumentam a fissura e a intenção de utilizar a substância, as crenças de permissão ou facilitadoras para o uso e as reações disfuncionais a lapsos ou recaídas.

Na TCC, o paciente é treinado a utilizar as técnicas cognitivas e/ou comportamentais no dia a dia, o que aumenta a possibilidade de aplicação por conta própria, favorecendo a brevidade e o sucesso do processo terapêutico. Estudos[4,5] com pacientes portadores de depressão demonstraram uma melhora mais rápida e maior naqueles que eram colaborativos e executavam as tarefas de casa.

Ellis diferenciou as estratégias em dimensões[6] não refinadas (centram-se na mudança do conteúdo do pensamento mediante intervenções autoinstrutivas) e refinadas (introduzem processos de raciocínio mais sofisticados para mudar o conteúdo, o processo e a estrutura do pensamento mediante uma análise racional profunda).

De preferência, as estratégias não refinadas são utilizadas na fase inicial de intervenção, pois funcionam melhor com indivíduos muito angustiados e com aqueles que estão em crise. Entre as estratégias de autoinstrução ou de controle, pode-se destacar a distração, o quadro de atividades e os contatos de apoio, os cartões de enfrentamento, a biblioterapia e/ou a psicoeducação. As estratégias refinadas são empregadas após o sucesso das não refinadas e promovem a generalização dos ganhos terapêuticos, visto que focalizam a reestruturação cognitiva (mudança do processo de pensamento e seu conteúdo). As estratégias refinadas são a reatribuição (torta de responsabilidade), o registro de pensamentos automáticos (RPA), o ensaio cognitivo, a seta descendente, o diálogo socrático e o formulário de questionamento socrático.

ESTRATÉGIAS NÃO REFINADAS

As estratégias não refinadas envolvem um conjunto de procedimentos de entendimento simples e de fácil aplicabilidade, independentemente do nível intelectual e sociocultural do indivíduo, e devem ser oferecidas durante as primeiras sessões de intervenção e treinadas com os pacientes. Tais estratégias promovem o alívio de estados emocionais negativos, propiciam o desenvolvimento de habilidades e recursos para lidar com a fissura, possibilitam o enfrentamento de situações difíceis, propõem uma mudança de atitudes diante de situações de autorrisco para o uso, motivam o paciente a aderir ao processo terapêutico, entre outros ganhos.

É terapeuticamente mais produtivo, para os pacientes, avaliar e modificar seus pensamentos automáticos no ato das situações.[7] Entretanto, em algumas delas, as estratégias refinadas tornam-se inviáveis: no início do tratamento, em situações de crise, em estágio motivacional de pré-contemplação para a abstinência ou quando os pacientes apresentam déficits cognitivos, entre outras circunstâncias. Na presença de tais condições, as técnicas que apresentam maior eficácia são as não refinadas, apresentadas a seguir.

Distração

A distração pode ser útil quando uma situação está afetando[8] o indivíduo, e ele ainda não tem recursos cognitivos ou comportamentais eficazes para enfrentá-la. As situações que eliciam fissura – ver outras pessoas usando, sentir o cheiro da substância ou encontrar um eventual companheiro de uso – e aquelas geradoras de estados emocionais negativos, como brigar com os pais, terminar relacionamentos ou ser reprovado em uma entrevista de emprego, são considerados de alto risco para lapsos e recaídas por estarem relacionadas à fissura fisiológica ou aos pensamentos de permissão para o uso com a finalidade de tranquilizar-se quando ansioso ou ter prazer quando triste ou irritado.

Na distração, terapeuta e paciente, em um processo colaborativo, listam atividades prazerosas ou de fácil execução, anotando-as em um cartão de enfrentamento. O terapeuta, então, instrui o paciente a ler o cartão e executar a tarefa que escolheu sempre que perceber estados emocionais negativos ou estiver em situações de alto risco para o uso de substâncias ou para outros comportamentos indesejáveis. As atividades listadas podem ser jogos eletrônicos, atenção a qualquer outra situação a sua volta e descrição detalhada desta para si mesmo, definição de um tema e desenvolvimento de uma conversa com alguém que esteja próximo ou ligar ou enviar mensagens de texto para um amigo.

Quadro de atividades e contatos de apoio

No histórico de uso, é muito comum o paciente iniciar a utilização de substâncias em grupo de amigos ou conhecidos e, com o passar do tempo, fazer o uso solitário, em sua casa. Ele passa a pertencer a um grupo específico e restrito de colegas, o que acaba caracterizando um estreitamento de seu repertório social, pois deixa de frequentar eventos familiares e de ter contato com outros amigos, não usuários. Existe também um estreitamento de seu repertório de atividades diárias, pois o paciente passa a dedicar seu tempo exclusivamente para manter o consumo de substâncias. Devido a essas características, o indivíduo com dependência química, quando se propõe a ficar abstinente, acaba se sentindo muito solitário e sem atividades para ocupar seu tempo, o que dá margem para que pense em usar substâncias, o que, por sua vez, favorece a recaída.

O quadro de atividades e contatos de apoio (Quadro 21.1) ajuda o terapeuta a identificar, com o paciente, o que pode ser feito para preencher o tempo de ociosidade e a definir quais pessoas próximas ele pode utilizar como apoio, tanto em suas atividades como para ocupar seu tempo. O objetivo é o resgate da socialização e da ocupação do tempo, a fim de ajudar na manutenção da abstinência. Inicialmente, o terapeuta pede que o paciente liste o nome de pessoas que podem ajudá-lo no processo de recuperação (coluna I). O ideal é que o terapeuta auxilie o paciente a identificar amigos não usuários e parentes próximos, com o objetivo de fazê-lo encontrar uma boa rede de apoio.

Já na coluna II, o terapeuta deve encorajar o paciente a pensar em atividades que ele poderia inserir em seu dia a dia, inclusive buscando em sua história de vida as atividades que costumava praticar. De preferência, o paciente deve escolher atividades que tragam prazer. Entre as atividades que o terapeuta pode sugerir ou aprovar, estão: atividades físicas, como caminhadas ou passeios, leituras, trabalhos artesanais, trabalhos domésticos ou atividades voltadas a reinserir o paciente no mercado de trabalho, como a preparação de um currículo. O trabalho de listar atividades não é exatamente fácil, pois o repertório do paciente em geral é muito restrito, e a atuação ativa do terapeuta se faz necessária. É importante assegurar que o paciente não escolha atividades que coloquem em risco a manutenção da abstinência ou estabeleça contato com pessoas ou situações que lembrem o consumo de substâncias.

Uma vez identificados os contatos de apoio e as atividades para preencher o tempo ocioso, é preciso separar aquelas atividades que o paciente pode fazer por conta própria daquelas que ele precisa contar com a ajuda de outras pessoas para realizar (colunas III e IV). Por exemplo, o paciente pode ficar encarregado de ir ao mercado e fazer as compras da casa, mas, se ele fizer isso sozinho, pode ficar exposto a vários elementos que estimulem o desejo de uso. Por isso, nessa situação, o ideal é que ele faça a atividade sempre com uma companhia.

O quadro de atividades e contatos de apoio tem o objetivo final de identificar, com o paciente, as pessoas com as quais ele pode contar no processo de recuperação e as atividades que ele pode inserir ou reinserir em seu dia a dia, para que não se sinta desprotegido ou improdutivo.

QUADRO 21.1 **Quadro de atividades e contatos de apoio**

(Coluna I) Pessoas de contato e apoio	(Coluna II) Atividades diárias	(Coluna III) O que posso fazer sozinho	(Coluna IV) O que posso delegar

Fonte: Cedido e desenvolvido por Paulo Moraes, 2017.

Cartões de enfrentamento

Os cartões de enfrentamento[7] são produzidos de forma colaborativa e, de preferência, em papel do tipo cartão com medidas aproximadas às dos cartões de visita, para que possam ser consultados sempre que necessário, conforme a orientação do terapeuta. Devem estar sempre ao alcance do paciente (p. ex., na carteira, na capa da agenda, no bolso, no espelho do banheiro ou em outro lugar de fácil visualização). É recomendável que o paciente tenha mais de uma cópia do mesmo cartão disponível em mais de um lugar.

No tratamento dos TUSs, é possível destacar três formas de uso dos cartões, com objetivos específicos: projetar estratégias comportamentais para enfrentar situações difíceis, utilizar como um modelo de autoinstrução para a motivação e escrever respostas adaptativas a um pensamento automático.

Cartão de enfrentamento 1 – estratégias de enfrentamento para situações difíceis

O cartão de enfrentamento para situações difíceis é utilizado frequentemente para o paciente listar situações difíceis que poderiam ocorrer a qualquer momento e que poderiam estar relacionadas a cenários de alto risco. Por exemplo, um amigo convida o paciente para uma balada, e este não fica confortável com a ideia de recusar o convite. Outra situação de alto risco pode ser a de comportamentos disfuncionais, como o paciente ser agressivo quando está com raiva. Em seguida, para cada situação ou grupo de situações, o paciente anota no cartão as estratégias consideradas úteis e aplicáveis (Fig. 21.1).

CARTÃO DE ENFRENTAMENTO TIPO 1

Estratégias para quando estou com vontade de usar:

- Usar as atividades de distração para adiar o uso em 5, 10 minutos, 1 hora, aumentando minha chance de continuar abstinente.
- Pedir para meu irmão me encontrar.
- Ligar para meu padrinho do NA e pedir ajuda.
- Ler o cartão de motivos para continuar abstinente.

CARTÃO DE ENFRENTAMENTO TIPO 1

Estratégias para quando estou com vontade de usar:

1. Lembrar os motivos para não sair.
2. Avisar que, por enquanto, não quero usar, então estou evitando situações como essa.
3. Pedir que, por enquanto, não me convide mais e que aguarde um contato.

FIGURA 21.1 ▶ Exemplos de cartões de enfrentamento 1.

Cartão de enfrentamento 2 – autoinstruções para motivação

O terapeuta pode recorrer a esse tipo de cartão de enfrentamento (Fig. 21.2) quando o paciente não mostrar motivação para mudar um comportamento disfuncional, fazer tarefas, participar das sessões ou até mesmo aderir ao tratamento farmacológico ou a grupos de ajuda mútua. De maneira colaborativa, paciente e terapeuta discutem a respeito de possíveis motivos que, se lembrados ou considerados, poderiam motivar o paciente. Ele anota os motivos no cartão, e cabe ao terapeuta instruí-lo a ler o papel três vezes ao dia, em momentos como ao acordar, depois do almoço e antes de se deitar. Na sessão seguinte, eles reavaliam se a estratégia ajudou o paciente a se motivar.

CARTÃO DE ENFRENTAMENTO 2

Meus motivos para ir à reunião do NA:

1. Lá encontrarei pessoas que já passaram pelo que estou passando e estão limpas há bastante tempo.
2. Eles entendem que estou doente e não me julgarão.
3. Da última vez que me afastei das reuniões, recaí.
4. Se tiver muita vontade de usar, vou ter mais pessoas a quem pedir ajuda.

FIGURA 21.2 ▶ Cartão de enfrentamento 2.

Cartão de enfrentamento 3 – resposta adaptativa a um pensamento automático

Esse tipo de cartão pode ser útil quando o paciente não consegue avaliar ou responder de maneira funcional a um pensamento automático muito aflitivo e recorrente, mesmo depois de tentar se distrair com atividades prazerosas (Fig. 21.3A e B).

CARTÃO DE ENFRENTAMENTO 3 – FRENTE

"Meu esforço não está valendo a pena."

A

CARTÃO DE ENFRENTAMENTO 3 – VERSO

"O fato de as pessoas não me tratarem como gostaria ou não acreditarem em minha recuperação parece normal para qualquer pessoa na mesma situação, e isso não é motivo para desistir. As coisas já estão bem melhores: minha família está mais próxima, voltei para casa e retomei o contato com meus amigos de verdade. Não estou mais correndo o risco de morrer e tenho, na maior parte do tempo, vontade de me recuperar. Sou privilegiado por ter acesso ao tratamento."

B

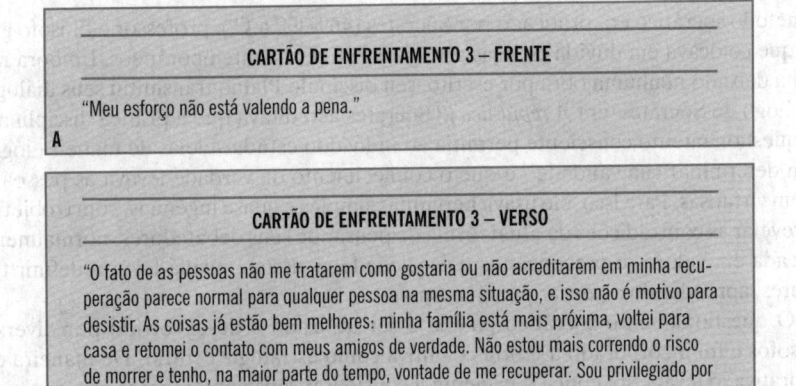

FIGURA 21.3 ▶ (A) Frente do cartão de enfrentamento 3. (B) Verso do cartão de enfrentamento 3.

Psicoeducação – biblioterapia[8] e material psicoeducacional

A psicoeducação sempre deve ser considerada como uma técnica relevante no tratamento, já que propõe, inicialmente, informar ao paciente dados sobre seu diagnóstico, a etiologia, seu funcionamento cognitivo, a intervenção mais indicada e o prognóstico do transtorno.

Os pacientes apresentam pensamentos e crenças equivocados sobre as substâncias e sobre si mesmos em relação a elas, além de desconhecerem a maneira como seu funcionamento cognitivo está intimamente relacionado a comportamentos de dependência. Com a finalidade de apresentar informações novas e confiáveis ao paciente, é aconselhável que o terapeuta crie e aplique materiais psicoeducativos com temas variados durante as sessões ou como tarefa de casa para os pacientes. Nesse caso, o tema se transforma em conteúdo para discussão na sessão subsequente ou deve ser indicada uma bibliografia em terapia cognitiva com tema específico. O ideal é que o terapeuta escolha trechos com poucas páginas, ou apenas um capítulo que resuma as informações sobre o tema discutido, e ofereça o material para que o paciente possa levá-lo consigo e devolver na próxima sessão.

Para a elaboração dos materiais psicoeducativos, vários temas relevantes são indicados, como textos sobre a dependência química e cada substância (mecanismos de ação, prejuízos, tolerância, síndrome de abstinência), modelos cognitivos (de funcionamento, do uso de substâncias, de processo de recaída) entre outros formulários com informações pertinentes aos conteúdos das sessões.

ESTRATÉGIAS REFINADAS

Com a utilização das estratégias refinadas – que correspondem à reestruturação cognitiva –, o paciente pode avaliar seus pensamentos automáticos no momento em que ocorrem e modificá-los, o que o leva a responder de maneira funcional às situações, emitindo comportamentos funcionais, por exemplo, comportar-se de maneira a se manter abstinente.

O método socrático e o questionamento socrático em terapia cognitiva

O método socrático era praticado por Sócrates (469-399 a.C.), professor e filósofo grego, que colocava em dúvida crenças arraigadas de seus contemporâneos. Embora não tenha deixado nenhuma obra por escrito, seu discípulo Platão transmitiu seus diálogos (Diálogo de Sócrates, em *A república*).[9] Sócrates acreditava que a prática disciplinada do questionamento consciente permitia ao indivíduo estudar ideias de maneira lógica para determinar sua validade[10] e que o conhecimento da verdade levava as pessoas a serem virtuosas. Para isso, ele usava perguntas simples e quase ingênuas, com o objetivo de revelar as contradições da atual forma de pensar de seus debatedores, normalmente baseada em valores e preconceitos da sociedade, e, assim, auxiliá-los a redefinir tais valores, aprendendo a pensar por si mesmos.

O questionamento socrático passou a ser utilizado e desenvolvido por diversos filósofos e foi incorporado à teoria cognitiva como estratégia central. De maneira colaborativa, o terapeuta educa o paciente a considerar seus pensamentos que emergem automaticamente apenas como hipóteses, para, então, avaliá-los de forma crítica e gerar pensamentos alternativos mais adaptativos.

A descoberta orientada,[11] ou questionamento socrático, baseia-se em um questionamento genuíno e aberto, que transmite interesse e revela o que o terapeuta realmente quer compreender: como o paciente pensa, como se sente e como se comporta. Para que o processo seja positivo, o terapeuta deve conduzi-lo de maneira a capacitar e apoiar o paciente, utilizando-se da empatia terapêutica. Segundo Padesky,[12] devemos considerar o processo como uma abordagem de quatro estágios:

- Psicoeducação. Corresponde a eliciar a identificação das cognições/suposições importantes, das emoções e dos comportamentos a elas associados.
- Escuta empática. O terapeuta incorpora a linguagem do paciente ao diálogo (repetindo as falas deste) e chama sua atenção para informações importantes, mas até o momento ignoradas (p. ex., informação do material de leitura de psicoeducação sobre a substância).
- Resumo das cognições/suposições. Essa ação demonstra colaboração e cria oportunidades de corrigir quaisquer mal-entendidos.
- Reflexão sobre novas informações e reavaliação das cognições originais. Assim, as cognições são reavaliadas, as novas informações são sintetizadas na estrutura cognitiva do paciente e um conjunto alternativo de crenças e suposições é desenvolvido.

O questionamento socrático como facilitador do processo de autodescoberta

Antes de utilizar o questionamento socrático com os pacientes, é recomendável que o terapeuta já o tenha usado em si mesmo, de maneira sistematizada e em diversas situações, ou já tenha sido treinado nas técnicas cognitivas, além de considerar que o questionamento, quando aplicado, deve ser respondido de modo claro e específico. O terapeuta deve usar a linguagem do paciente, permanecer focado e orientado para o enfrentamento do momento presente e ajudar o paciente a considerar ou prestar atenção nas informações relevantes que tenham sido ignoradas.

Segundo Overholser,[13] são utilizados sete tipos de perguntas com diferentes funções, em vários estágios, para facilitar o processo de autodescoberta, entendimento, avaliação e reavaliação. A seguir, são apresentados exemplos da utilidade dessas perguntas em pacientes com TUS.

1. **Perguntas de memória descritiva:** objetivam esclarecer fatos ou detalhes e facilitam o desenvolvimento de um entendimento compartilhado. Por exemplo, "Quando começou a sentir fissura?" e "O que fez quando viu seus amigos cheirando?".
2. **Perguntas de tradução:** objetivam descobrir o significado que o paciente atribui a eventos. Por exemplo, "O que isso significou para você?" e "Por que acha que isso acontece?".
3. **Perguntas de interpretação:** objetivam fazer relações ou conexões entre eventos/consequência lógica. Por exemplo, "Você percebe alguma ligação entre estar chateado com sua irmã e ter pensamentos de usar substâncias?" e "Há outras situações específicas em que nota esses pensamentos?".

4. **Perguntas de aplicação:** objetivam explorar conhecimentos ou habilidades anteriores do paciente que podem ter sido ignorados ou esquecidos. Por exemplo, "Quando não usava, o que você fazia se ficava chateado?" e "Em outra sessão, você me disse que já ficou abstinente por oito meses e que, na época, muitos conflitos com sua irmã também ocorriam. O que fazia para ficar abstinente?".
5. **Perguntas de análise:** objetivam ensinar o paciente a pensar de modo sistemático e lógico sobre seus problemas, pensamentos e estratégias de enfrentamento. Estimulam as conclusões lógicas. Por exemplo, "Que evidências apoiam a ideia de que seus pais não gostam de você?" e "O que seu amigo diria se você contasse esse pensamento a ele?".
6. **Perguntas de síntese:** objetivam levar a discussão para um nível mais elevado e encorajam o paciente a pensar "fora da caixa", a fim de identificar outras explicações e soluções novas ou alternativas. Por exemplo, "Há outras hipóteses ou outros motivos que explicariam o comportamento deles com você, que não o de não darem apoio?" e "Como outras pessoas resolveriam esse problema?".
7. **Perguntas de avaliação:** objetivam reavaliar e mudar pensamentos, crenças e suposições iniciais. É a conclusão do processo socrático. Por exemplo, "Como você pensa sobre o comportamento deles agora?", "Você ainda se considera fraco?" e "Existe outra maneira de pensar sobre o que aconteceu?".

Praticando o questionamento com os pacientes

É recomendável que os pacientes sejam treinados durante as sessões de intervenção e incentivados a praticar as novas habilidades no período entre as sessões. Quanto mais hábeis se tornarem, mais estarão motivados a colocar em prática as estratégias, colaborando significativamente para os resultados.

O uso do questionamento socrático é amplo, e o terapeuta pode utilizá-lo de diferentes formas, como as apresentadas a seguir.

- Em forma de diálogo, denominado diálogo socrático. Durante as sessões, o terapeuta pode utilizá-lo para familiarizar o paciente com os modelos cognitivos ou as técnicas ou para o paciente perceber seu funcionamento disfuncional ou tomar consciência de maneiras de pensar que podem conter distorções de pensamento, colocando aquela ideia original em dúvida para começar a considerar outras hipóteses.

TERAPEUTA: Você me disse que a cocaína é sua melhor amiga? Correto?
PACIENTE: Sim.
TERAPEUTA: O que você entende por amizade?
PACIENTE: Um amigo está sempre com a gente para o que der e vier, para ajudar nos momentos bons e ruins.
TERAPEUTA: O que mais um amigo faz?

PACIENTE: Dá conselhos, fala o que pensa de verdade, critica quando tem de criticar, pensa no nosso bem.
TERAPEUTA: De que a maneira a cocaína ajuda nos momentos bons e ruins?
PACIENTE: Ela me deixa confiante, faço tudo que tenho vontade. Faz me sentir melhor quando estou mal.
TERAPEUTA: Por quanto tempo fica bem? E depois, como é?
PACIENTE: Só enquanto estou usando. Depois fica tudo ruim de novo.
TERAPEUTA: Sob o efeito da cocaína, já fez algo que tenha causado prejuízo para você?
PACIENTE: Muito sexo sem preservativo. Traí minha ex-esposa várias vezes, por isso ela pediu a separação. Também perdi dois empregos.
TERAPEUTA: Você disse que um amigo dá conselhos e pensa no nosso bem. Como isso se aplica à cocaína?
PACIENTE: É, agora parece que a cocaína, de amiga, não tem nada.

- De maneira estruturada, denominada questionamento socrático. Utilizado sob a forma de formulário com perguntas previamente estabelecidas, tem o objetivo de acostumar o paciente a considerar, de forma sistemática, seus pensamentos automáticos originais apenas como hipóteses, as quais serão confirmadas (ou não) após as seguintes considerações: as evidências concretas a respeito do pensamento e a implicação de pensar assim, as maneiras alternativas de pensar ou explicar a mesma situação, a forma como outras pessoas pensam a respeito, o resultado, se o pensamento fosse verdadeiro, e a reavaliação da hipótese com plano de ação caso ela seja confirmada.

Primeiro, o paciente deve ser capaz de reconhecer a relação entre pensamentos, emoções e comportamentos. Para esse fim, emprega-se a psicoeducação, que consiste, aqui, em explicar o modelo cognitivo por meio de situações do cotidiano do paciente.

TERAPEUTA: Você me disse que tinha combinado, sexta-feira passada, de encontrar sua namorada, e, quando já estava a caminho, ela enviou uma mensagem dizendo que não sairia e que precisariam conversar depois. Quando isso aconteceu, o que passou por sua cabeça?
PACIENTE: Pensei que ela queria terminar tudo e que foi a mãe dela que fez sua cabeça para não me encontrar.
TERAPEUTA: Ao pensar assim, como se sentiu?
PACIENTE: Com raiva e medo de que ela não quisesse mais me ver.
TERAPEUTA: E como você se comportou em seguida?
PACIENTE: Fiquei ligando e ela não atendeu, senti mais raiva.
TERAPEUTA: O que pensou quando insistiu e mesmo assim ela não o atendeu?
PACIENTE: Que ela não reconhece o esforço que estou fazendo. Fui, então, até a casa do meu primo para buscarmos maconha na "boca". Aí voltei a fumar.
TERAPEUTA: Você percebe a relação entre o que pensou e sentiu e seu comportamento de voltar a usar drogas?
PACIENTE: Sim.

Após socializar o paciente ao modelo cognitivo, o terapeuta oferece um formulário de RPA para ser preenchido, nesse momento, como modelo. Com o modelo de RPA em mãos, o paciente é orientado a preencher registros entre as sessões como tarefa de casa,[7] sempre que perceber estados emocionais negativos ou comportamentos disfuncionais, de preferência aqueles relacionados à substância, a ele em relação à substância, à fissura, a raiva e à permissão para o uso. O formulário de RPA deve conter, inicialmente, quatro colunas com os seguintes cabeçalhos (Fig. 21.4):

1. Situação
2. Pensamentos automáticos
3. Emoção(ões)
4. Comportamentos

Os registros escritos ajudam o paciente a examinar seus pensamentos e emoções com maior objetividade e facilitam a recordação de eventos importantes,[8] devendo ser revisados em todas as sessões, assim como outras tarefas de casa.

RPA – Registro de pensamentos automáticos
Nome: _____ Data: _____

1 Situação	2 Pensamentos automáticos	3 Emoção(ões)	4 Comportamentos	5 Pensamentos alternativos	6 Resultado
					1. Quanto acredita no pensamento quente agora? 2. Que emoção você sente agora? Com qual intensidade (de 0 a 100%)? 3. O que você fez ou fará a respeito?

Perguntas para ajudar a compor um pensamento alternativo:
1. Pensamento quente:
2. Quais são as evidências de que o pensamento quente é verdadeiro? Quais as evidências de que não é verdadeiro?
3. Há explicações alternativas ou outras maneiras de enxergar a situação?
4. Considerando as evidências e explicações alternativas, o que é mais realista?
5. No caso de o pensamento original ser verdadeiro, qual a implicação? O que você poderia fazer a respeito?

FIGURA 21.4 ▶ **Formulário de registro de pensamentos automáticos.**
Fonte: Adaptada de Knapp.[14]

Uma vez que o paciente esteja pronto para automonitorar estados emocionais negativos e tenha aprendido a rotular emoções da forma correta e a reconhecer pensamentos automáticos e comportamentos disfuncionais, o terapeuta pode prosseguir, auxiliando-o a identificar ou reconhecer as cognições quentes – consideradas pensamentos automáticos com grande equivalência emocional e com conteúdo relevante a ser avaliado. Beck[15] destaca os seguintes critérios específicos relacionados às cognições quentes: elas são automáticas, não razoáveis e disfuncionais; parecem plausíveis e são indiscriminadamente aceitas como válidas, mesmo que pareçam bizarras à reflexão; e são involuntárias, tornando-se recorrentes e ruminativas.

O terapeuta pede que o paciente, para cada pensamento automático registrado, estabeleça a equivalência emocional, o que corresponderia, em uma escala de 0 a 100, ao quanto cada pensamento, isoladamente, contribuiu de forma significativa para a emoção descrita no RPA. Com o pensamento quente identificado, é possível que o terapeuta ajude o paciente a buscar respostas razoáveis às suas cognições quentes originais. Para isso, pode incluir no RPA (Fig. 21.4) outras duas colunas, com os cabeçalhos "pensamento alternativo" (5) e "resultado" (6), além de perguntas de avaliação do resultado, na coluna 6, e perguntas socráticas no rodapé, que ajudam a compor o pensamento alternativo.

Para familiarizar o paciente ao uso das perguntas socráticas do rodapé, o terapeuta faz a leitura delas em voz alta após definir o pensamento quente a ser avaliado. Em seguida, pede ao paciente que responda a três perguntas de avaliação de resultado na coluna 6. Quando a tarefa é concluída com êxito, o profissional pede para que o paciente escolha o próximo pensamento quente a ser avaliado e pratique, por escrito, no formulário, as perguntas do rodapé. O próximo passo é incentivar o paciente a avaliar, de forma sistemática em seu cotidiano, 1 a 2 pensamentos quentes ocorridos entre as sessões, como tarefa de casa. Planejar a atividade novamente de acordo com as dificuldades ou voltar, por ora, a utilizar estratégias não refinadas pode ser mais produtivo nesse momento, caso o paciente apresente dificuldades em executar as tarefas ou não traga os registros. Para isso, o terapeuta tenta determinar o que está desfavorecendo o uso da técnica no paciente: se falta motivação por ainda não experimentar resultado satisfatório ou por não desejar se esforçar para modificar seu humor, se há desânimo por considerar-se incapaz de melhorar ou de questionar seus pensamentos sem a ajuda do terapeuta, entre outras circunstâncias.

Ensaio cognitivo

O ensaio cognitivo propõe como resultado a possibilidade de se alcançar respostas adaptativas a situações de estresse. Consiste em ensaiar novas respostas cognitivas, atitudes e comportamentos, antecipando-se à situação e prevendo os pensamentos automáticos que o indivíduo teria e como reagiria eles. Propõe-se mentalmente uma nova meta, que estabelecerá maneiras mais adaptativas e adequadas de pensar a situação e comportamentos mais funcionais, que levarão o paciente a reagir, em situações futuras, de forma diferente da convencional.

Ao psicoeducar o paciente a utilizar a técnica, podemos dar como exemplo uma entrevista de emprego se aproximando. É comum que, em situações semelhantes, o paciente já tenha utilizado o ensaio cognitivo para se preparar, estabelecendo maneiras de pensar para tranquilizar-se e manter-se calmo, bem como imaginando como deve se portar, qual resposta será mais adequada a algumas perguntas, etc. Assim, ficará evidente para o paciente que a técnica pode auxiliá-lo a aumentar as chances de atingir seus objetivos. Depois de oferecidos os exemplos, inicia-se o processo de treinamento da técnica em sessão, o que pode ser feito seguindo essas etapas:

1. Auxiliar o paciente a identificar uma situação futura que apresente potencial ansiogênico ou estressante ou a qual possa reagir de maneira disfuncional, ocasionando prejuízos.
2. Juntos, identificar possíveis pensamentos automáticos e comportamentos disfuncionais.
3. Treinar, com o paciente, por meio de uma estratégia cognitiva que ele já conheça, a flexibilização cognitiva, para modificar tais pensamentos e/ou gerar pensamentos alternativos.
4. Ensinar o paciente a ensaiar, em sua mente, o modo mais adaptativo de pensar e se comportar, imaginando-se na situação.
5. Motivar o paciente a implementar a nova estratégia em oportunidades que surgirem entre as sessões.

Embora seja considerada uma estratégia não refinada, dado seu caráter de aplicabilidade simples, o ensaio cognitivo é normalmente introduzido em uma sessão depois de o paciente já ter feito algum trabalho com outros métodos para modificar pensamentos automáticos.[16]

Reatribuição (torta de responsabilidade)

A torta de responsabilidade[17] é considerada uma técnica de reatribuição de significado que auxilia o paciente a buscar explicações alternativas relacionadas a sua responsabilidade ou culpa pela ocorrência de um evento. Muitas vezes, o indivíduo não tem a noção real de sua responsabilidade com relação a algum evento que tenha modulado seu humor, acreditando que é 100% responsável pelo que aconteceu, quando, na realidade, cada evento é justificado pelo acúmulo de vários fatores, que contribuem dentro de um todo.

Com o apoio do terapeuta, o paciente deve, em primeiro lugar, listar possíveis causas que justifiquem a ocorrência de determinado evento. O indivíduo pode colocar explicações mais elaboradas sobre a experiência, mas não é necessário considerá-las como parte integrante da listagem, pois, mais tarde, essas explicações podem promover a racionalização sobre o processo. Em seguida, com a ajuda do terapeuta, o paciente "fatia a torta" utilizando a listagem das causas e determinando a porcentagem de participação de cada razão. O exemplo a seguir ilustra como uma torta de responsabilidade deve ser usada: o paciente, com dependência química, sente-se totalmente culpado por sua mãe ser alcoolista.

TERAPEUTA: Você se sente 100% responsável pelo fato de sua mãe beber, certo?
PACIENTE: Sim, totalmente.
TERAPEUTA: Vamos fazer um exercício chamado "torta de responsabilidade" para verificar se o que você pensa é verdadeiro, tudo bem?
PACIENTE: Sim, vamos lá.
TERAPEUTA: Primeiro, vamos fazer uma lista de outros possíveis motivos que levaram sua mãe a usar bebida, certo? Você consegue se lembrar de outras dificuldades na vida de sua mãe?
PACIENTE: Sim, ela sempre está muito triste, acho que é por causa da separação do meu pai.
TERAPEUTA: Mais alguma coisa que se lembre?
PACIENTE: O trabalho dela é muito estressante. Ela também tem muitas amigas que saem todo fim de semana para bares e festas, todas bebem muito.
TERAPEUTA: Algo mais que possa lembrar?
PACIENTE: Não, nada mais.
TERAPEUTA: Então vamos fazer a torta e fatiá-la. (O terapeuta desenha um círculo grande em uma folha de papel em branco [Fig. 21.5].) Você saberia cortar uma torta ou mesmo um bolo? Vamos fazer assim, para cada uma das causas que me disser, você dirá com quanto, em percentual, ela contribui para que sua mãe beba, certo?
PACIENTE: Claro!
TERAPEUTA: Qual o tamanho da responsabilidade que as amigas de sua mãe têm sobre esse todo?
PACIENTE: Talvez 30%.
TERAPEUTA: Certo, e pelo fato de sua mãe estar triste a maior parte do tempo, depressiva?
PACIENTE: Acho que também é 30%.
TERAPEUTA: E o trabalho, ele é muito estressante, não? Quanto você dá para ele?
PACIENTE: Acho que a mesma proporção, 30%.
TERAPEUTA: Então, vamos ver quanto sobrou para você, qual a sua responsabilidade. Sobrou 10%, esse é o tamanho da sua responsabilidade por sua mãe beber. Quer rever algum número?
PACIENTE: Não.
TERAPEUTA: Agora olhe para nossa torta. O que você pensa sobre ela?
PACIENTE: Vejo que minha parte é pequena. Não é tão grande quanto eu imaginava.
TERAPEUTA: Sim, vamos anotar aqui embaixo essa sua frase. Agora me diga, vendo isso, o que acontece com seu sentimento de culpa neste momento?
PACIENTE: Nossa! Ele ficou bem menor.

A Figura 21.5 mostra os elementos de reatribuição considerados pelo paciente após a listagem das razões que contribuíam para o consumo de álcool da mãe. Dessa maneira, ele concluiu que sua responsabilidade sobre o todo era pequena.

TORTA DE RESPONSABILIDADE

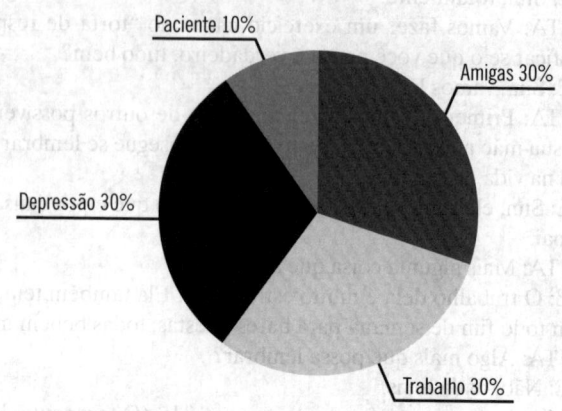

- Paciente 10%
- Amigas 30%
- Trabalho 30%
- Depressão 30%

FIGURA 21.5 ▶ Torta de responsabilidade.

Seta descendente

A seta descendente[17] possibilita identificar crenças disfuncionais a partir de um pensamento e ajuda a descobrir medos subjacentes de um paciente. A técnica consiste em fazer perguntas sobre o pensamento ou evento imaginado, por exemplo: "O que aconteceria se seu pensamento fosse verdadeiro?", "Qual seria o significado para você se isso realmente acontecesse?", "O que você pensaria?" ou "O que poderia acontecer a seguir?".

Partindo do pensamento inicial, o terapeuta desenha uma seta para baixo e elabora as perguntas de acordo com as respostas obtidas.

De fato, um pensamento negativo pode se realizar. Supondo que o paciente tenha medo de ser reprovado em uma entrevista de emprego, isso realmente poderá ocorrer. Todavia, com a utilização da seta descendente, esse pensamento pode ser despotencializado (Fig. 21.6). No exemplo, conclui-se que o pensamento automático original do paciente é ativado por uma crença central de incapacidade.

Com a utilização sistemática das técnicas descritas aqui, chega-se a um momento muito importante do processo terapêutico para o paciente que já apresenta habilidades suficientes para resolver problemas, questionar seus pensamentos automáticos com sucesso e manter-se abstinente. É o momento certo para começar ativamente a questionar as regras condicionais e as crenças intermediárias e centrais do paciente, que, a essa altura, já são do conhecimento do terapeuta.

▶ O QUESTIONAMENTO DE REGRAS CONDICIONAIS E DE CRENÇAS INTERMEDIÁRIAS E CENTRAIS

O desafio de regras condicionais e de crenças intermediárias e centrais pode ser feito em formulário específico ou em forma de diálogo socrático e deve conter questio-

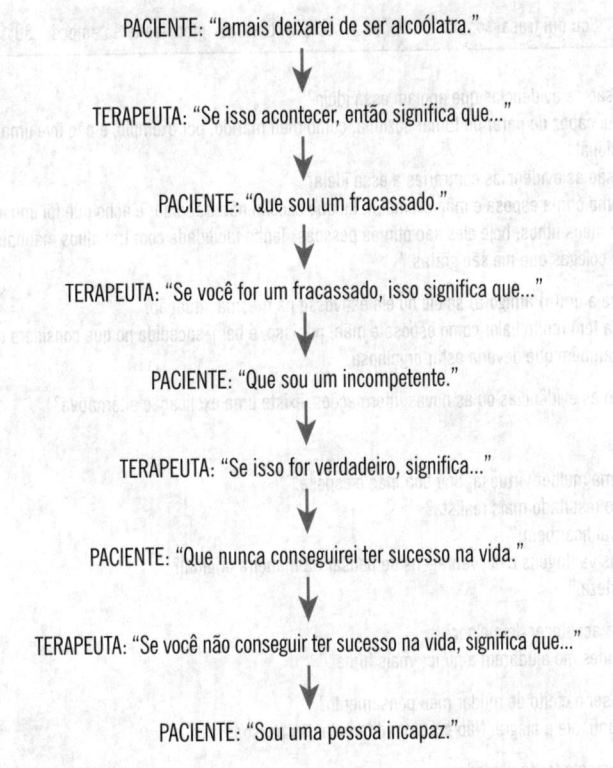

PACIENTE: "Jamais deixarei de ser alcoólatra."
↓
TERAPEUTA: "Se isso acontecer, então significa que..."
↓
PACIENTE: "Que sou um fracassado."
↓
TERAPEUTA: "Se você for um fracassado, isso significa que..."
↓
PACIENTE: "Que sou um incompetente."
↓
TERAPEUTA: "Se isso for verdadeiro, significa..."
↓
PACIENTE: "Que nunca conseguirei ter sucesso na vida."
↓
TERAPEUTA: "Se você não conseguir ter sucesso na vida, significa que..."
↓
PACIENTE: "Sou uma pessoa incapaz."

FIGURA 21.6 ▶ Seta descendente.
Fonte: Adaptada de Leahy.[17]

namentos que contemplem o exame de evidências, a possibilidade de explicações alternativas, a análise de vantagem e desvantagem de pensar de tal maneira, um plano de ação para lidar com o problema no futuro e a reavaliação das crenças e emoções originais. Como resultado, é esperado que a crença anterior dê lugar a uma nova maneira de pensar, considerada mais funcional. As crenças e suposições ou regras a serem questionadas são escolhidas pelo terapeuta e fazem parte de um dos itens de agenda para a sessão, conforme ilustra a Figura 21.7. É aconselhável que o terapeuta, durante as sessões, familiarize o paciente com o questionamento de crenças relacionadas a todos os esquemas cognitivos que ele apresentar, antes de encorajá-lo a fazer sozinho, como tarefa de casa.

Enquanto o paciente avalia o conteúdo automático de seu pensamento, por meio do próprio raciocínio indutivo, e ao considerar o raciocínio das pessoas a sua volta, suas capacidades cognitivas complexas são estimuladas. Portanto, fazer o questionamento sistematicamente, além de aplicar outras estratégias para as quais foi treinado, habilita o paciente a desenvolver autonomia pessoal, tornando-o flexível no aspecto cognitivo e bom solucionador de problemas. Nesse momento, o paciente pode ser considerado hábil no aspecto metacognitivo.[19]

> Regra/crença: "Sou um fracasso total". Emoção associada: tristeza. Intensidade da emoção: 80%

1. Evidências
   a) Quais são as evidências que apoiam essa ideia?
      "Não fui capaz de parar de fumar sozinha, como meu marido, por exemplo, e não tive uma carreira profissional."
   b) Quais são as evidências contrárias a essa ideia?
      "Sou uma ótima esposa e mãe exemplar. Eu que escolhi não trabalhar e acho que foi importante acompanhar meus filhos; hoje eles são ótimas pessoas. Tenho facilidade com trabalhos manuais e já ensinei muitas colegas que me são gratas."
2. O que eu diria a um(a) amigo(a) se ele ou ela estivesse na mesma situação?
   "Diria que ela tem muito valor como esposa e mãe; por isso, é bem-sucedida no que considera o mais importante. Diria também que deveria estar orgulhosa."
3. Considerando as evidências ou as novas informações, existe uma explicação alternativa?
   "Sim."
   a) Qual?
      "Sou uma mulher virtuosa. Sou boa mãe e esposa."
   b) Qual é o resultado mais realista?
      "Tudo vai ficar bem."
   c) Quais as vantagens e desvantagens de pensar da maneira original?
      "Só tristeza."
4. O que poderia acontecer de melhor?
   "Minhas virtudes me ajudarem a nunca mais fumar."
5. Qual poderia ser o efeito de mudar meu pensamento?
   "Fico mais confiante e alegre. Não me sinto diferente das pessoas."
6. Caso o pensamento fosse verdadeiro...
   a) O que eu deveria fazer em relação a isso?
      "Nesse caso, não é verdadeiro."
   b) Quais estratégias cognitivas ou comportamentais posso usar?
7. Reavalie o pensamento original:
   "Sou um fracasso total".
   a) O quanto acredito nele agora?
      "0%."
   b) Meu pensamento original é realista? Se não, qual é a maneira mais realista e funcional de pensar agora?
      "Sou virtuosa."
   c) Pensando dessa maneira mais realista e funcional, como me sinto?
      "Aliviada e motivada para prosseguir."

FIGURA 21.7 ▶ Formulário de questionamento socrático para desafio de regras condicionais e crenças intermediárias e centrais.
Fonte: Adaptada de Serra.[18]

Uma estratégia muito útil para testar a aquisição e a sedimentação de novas crenças adaptativas é o uso do relatório de crença central (Fig. 21.8), que consiste em verificar o quanto o paciente acreditava na crença central original e o quanto acredita hoje, assim como o nível de crédito dado à nova crença adaptativa e em que base de evidências ela se apoia.

Relatório de crença central/esquema: inadequação	
Crença central antiga: "Sou fraco. Até o álcool é mais forte do que eu".	90%
Quanto você acredita na crença central antiga neste momento (0-100%)?	10%
Qual foi o máximo que você acreditou nela esta semana (0-100%)?	10%
Qual foi o mínimo que você acreditou nela esta semana (0-100%)?	0%
Nova crença: "Sou normal. A doença me tornou dependente do álcool".	
Quanto você acredita na nova crença no momento (0-100%)?	85%
Evidências que contradizem a antiga crença central e apoiam a nova crença:	
A dependência química é uma doença, meu organismo pedia o álcool, então me automedicava.	
Estou abstinente há oito meses e fiz tudo o que aprendi e precisava para ficar sóbrio, o que é um sinal de força de vontade.	
Hoje resolvo problemas, sigo em frente, não olho para trás e não sinto dó de mim, coisas que uma pessoa fraca faz.	

FIGURA 21.8 ▶ **Exemplo de relatório de crença central.**
Fonte: Adaptada de Beck.[7]

▶ A EFICÁCIA DA TERAPIA COGNITIVA NO TRATAMENTO DOS TRANSTORNOS POR USO DE SUBSTÂNCIAS

Em razão de o TUS ser considerado de difícil tratamento, devido a sua complexidade, baixa adesão dos pacientes aos modelos terapêuticos e alta incidência de comorbidades, faz-se necessário que os protocolos de TCC sejam amplamente difundidos e utilizados, já que sua eficácia tem sido demonstrada em diversos estudos clínicos para o tratamento de outros quadros psiquiátricos,[20] como transtorno de pânico[3] e transtornos da personalidade.[21] A intervenção foi eficaz também para o tratamento do TUS de diferentes gravidades,[3,20,22] e os principais ganhos terapêuticos foram taxa elevada de adesão ao modelo terapêutico e manutenção da abstinência por um período maior de tempo, resultado da aplicabilidade da abordagem de prevenção de recaída.

▶ CONSIDERAÇÕES FINAIS

O tratamento dos TUS é considerado por muitos teóricos e clínicos um desafio quase intransponível, pois se trata de uma patologia muito complexa e que está associada normalmente a comorbidades e tantos outros problemas das mais diversas áreas de funcionamento do indivíduo. Por conta da urgência psicossocial atual, seria de grande utilidade que modelos de tratamento para esse transtorno, empiricamente validados, fizessem parte do referencial teórico e/ou clínico dos profissionais da saúde. Para isso, a prática eficaz da TCC poderia ser uma das abordagens a serem consideradas, uma vez que possui caráter breve e estruturado, além de integrar a teoria à técnica e apresentar um modelo prescritivo de alta treinabilidade. Suas estratégias e técnicas habilitam o paciente a examinar crenças relacionadas às drogas e corrigi-las, de modo a despotencializar as crenças permissivas relacionadas ao uso de substâncias e fortalecer as crenças de recusa e não uso.

Portanto, cabe aos profissionais da saúde, detentores do conhecimento, o empenho em buscar modelos, estratégias e técnicas para que planos de tratamento mais eficazes possam ser oferecidos a esses pacientes ou àqueles com outras condições psiquiátricas.

REFERÊNCIAS

1. Beck AT. Thinking and depression: II. Theory and therapy. Arch Gen Psychiatry. 1964;10(6):561-71.
2. Prochaska JO, DiClemente CC. Toward e comprehensive model of change. In: Miller WR, Heather N, editors. Treating addictive behaviors: processes of change. New York: Plenum; 1986. p. 3-27.
3. Beck AT, Wright FD, Newman CF, Liese BS. Cognitive therapy of substance abuse. New York: Guilford; 1993.
4. Persons JB, Burns DD, Perloff JM. Predictors of drop-out and out-come in cognitive therapy for depression in a private practice setting. Cognit Ther Res. 1988;12(6):557-75.
5. Primakoff L, Epstein N, Covi L. Homework compliance: an uncontrolled variable in cognitive therapy outcome research. Behav Ther. 1986;17(4):443-6.
6. Ellis A. Rational-emotive therapy as a new theory of personality and therapy. In: Ellis A, Whiteley JM, editors. Theoretical and empirical foundations rational-emotive therapy. New York: Brooks/Cole; 1979. p. 1-6.
7. Beck JS. Terapia cognitiva: teoria e prática. Porto Alegre: Artmed; 1997.
8. Beck AT, Rush AJ, Shaw BF, Emery G. Terapia cognitiva da depressão. Porto Alegre: Artmed; 1997.
9. Platão. A república. Bini E, tradutor. São Paulo: Edipro; 2012.
10. Stavemann H. Sokrastische Gesprächsführung in Therapie und Beratung: eine anleitung für psycotherapeuten, berater und seelsorger. Weinheim: Beltz; 2007.
11. Stallard P. Guia do terapeuta para os bons pensamentos-bons sentimentos: utilizando a terapia cognitivo-comportamental com crianças e adolescentes. Porto Alegre: Artmed; 2007.
12. Padesky CA. Socratic questioning: changing minds or guiding discovery? In: European Congress of Behavioural and Cognitive Therapies; 1993; London; 1993.
13. Overholser JC. Elements of the Socratic method: I. Systematic questioning. Psychotherapy. 1993;30(1):67-74.
14. Knapp P. Principais técnicas. In: Knapp P, organizador. Terapia cognitivo comportamental na prática psiquiátrica. Porto Alegre: Artmed; 2004. p. 139.
15. Beck AT. Cognitive therapy and emotional disorders. New York: International University; 1976.
16. Wright JH, Basco MR, Thase ME. Aprendendo a terapia cognitivo-comportamental: um guia ilustrado. Porto Alegre: Artmed; 2008.
17. Leahy RL. Técnicas de terapia cognitiva: manual do terapeuta. Porto Alegre: Artmed; 2006.
18. Serra AM. Apostila do curso de Introdução à Terapia Cognitiva do Instituto de Terapia Cognitiva. São Paulo; 2007. Não publicada.
19. Andretta I, Silva JG, Susin N, Freire SD. Metacognição e aprendizagem: como se relacionam? Psico. 2010;41(1):7-13.
20. Cordioli AV, Knapp P. A terapia cognitiva-comportamental no tratamento dos transtornos mentais. Rev Bras Psiquiatria. 2008;30(2):51-3.
21. Beck AT, Wright FD, Newman CF, Liese BS. Cognitive therapy of personality disorders. New York: Guilford; 1990.
22. Carroll KM. A cognitive-behavior approach: treating cocaine addiction. Rockville: NIDA; 1998.

LEITURA RECOMENDADA

Liese BS, Franz RA. Tratamento dos transtornos por uso de substâncias com a terapia cognitiva: lições aprendidas e implicações para o futuro. São Paulo: Casa do Psicólogo; 2005. p. 405-35.

PARTE VI

TÉCNICAS COMPORTAMENTAIS

22
TÉCNICAS E TERAPIAS COMPORTAMENTAIS APLICADAS AO TRATAMENTO DA DEPENDÊNCIA QUÍMICA

▸ ANDRE DE QUEIROZ CONSTANTINO MIGUEL
▸ CAROLINA MENESES GAYA

PONTOS-CHAVE

- Os tratamentos baseados em princípios comportamentais são considerados eficazes para diversas condições psiquiátricas, por exemplo, os transtornos por uso de substâncias (TUSs).
- A terapia comportamental de casal, o tratamento por reforço comunitário (TRC) e o manejo de contingências (MC) buscam modificar o ambiente do indivíduo com dependência química de tal modo que ele seja mais reforçado por ficar abstinente do que por fazer uso de substâncias.
- Os tratamentos podem ser aplicados em conjunto com outras formas de intervenção, como entrevista motivacional (EM), prevenção de recaída, terapias cognitivo-comportamentais (TCCs), grupos de mútua ajuda e tratamento farmacológico.

Os tratamentos psicossociais para transtornos mentais foram considerados cientificamente efetivos apenas a partir de intervenções baseadas em princípios do condicionamento operante e respondente.[1] Nos anos de 1970, os tratamentos baseados em princípios comportamentais já apresentavam eficácia para transtornos depressivos,[2] de pânico,[3] transtorno obsessivo-compulsivo (TOC),[4] esquizofrenia[5] e autismo.[6] O interesse da comunidade científica pelas intervenções de base comportamental decorreu, em parte, dos resultados positivos obtidos em ensaios clínicos, mas também de seu alto rigor metodológico. É preciso ressaltar que, por meio desses estudos, as pesquisas de intervenções psicossociais alcançaram o mesmo rigor metodológico das pesquisas farmacológicas.[7]

O TUS é o terceiro transtorno mental mais prevalente, estando associado a inúmeros problemas sociais, de saúde, econômicos e ocupacionais para o indivíduo e seus familiares.[8] Apesar dos altos investimentos feitos para o desenvolvimento de técnicas efetivas de tratamento psicológico, apenas algumas intervenções são consideradas eficazes para o tratamento da dependência de substâncias. Em geral, essas intervenções seguem princípios comportamentais e cognitivo-comportamentais.[9] Porém, neste capítulo, são abordadas apenas as técnicas comportamentais que apresentam evidência de eficácia.

Em resumo, pode-se dividir a perspectiva comportamental para a dependência química em duas correntes teóricas. Uma dá mais importância aos processos de condicionamento respondente,[10,11] enquanto a outra considera que são os processos operantes que ocupam um espaço de maior controle sobre os TUSs.[12,13] No início, acreditava-se que os processos de condicionamento respondente tinham um papel de maior importância no desenvolvimento e na manutenção da dependência. Para essa abordagem, os tratamentos que utilizavam procedimentos de extinção eram considerados mais efetivos. A técnica desenvolvida para promover tais procedimentos pode ser traduzida para o português como "tratamento por exposição a estímulos" (*cue exposure treatment*).[10,11]

Apesar da importância de processos respondentes em respostas como as de tolerância e de crise de abstinência, o tratamento por exposição a estímulos não alcançou resultados expressivos na promoção da abstinência (um dos objetivos centrais de uma intervenção terapêutica para dependência química). Ao mesmo tempo, tratamentos envolvendo procedimentos de condicionamento operante começaram a apresentar resultados expressivos, colocando a perspectiva respondente em um lugar de menor prestígio. Dessa forma, intervenções de base operante, como a terapia comportamental de casal,[14] o TRC[14] e o MC,[15,16] alcançaram maior destaque no tratamento da dependência química. O objetivo deste capítulo é aproximar o leitor dos princípios teóricos e práticos desses três tratamentos comportamentais, que, com técnicas cognitivo-comportamentais, apresentam os melhores resultados no manejo terapêutico da dependência química.

Como será visto, os três métodos de tratamento apresentam certas similaridades, o que, provavelmente, se deve ao fato de terem a mesma origem teórico-metodológica, a qual acredita que os comportamentos ligados ao consumo de substâncias sejam operantes, isto é, comportamentos controlados pelas consequências que produzem. Por isso, o foco das intervenções é modificar o ambiente do paciente de tal modo que ele seja mais reforçado por manter a abstinência do que por fazer uso de substâncias. Outro ponto importante, que fica claro ao longo do capítulo, diz respeito às técnicas que podem e devem ser aplicadas em conjunto com outras abordagens, como a TCC, a EM, a prevenção de recaída e o tratamento farmacológico.

▶ TERAPIA COMPORTAMENTAL DE CASAL

A dependência química sempre foi concebida pela sociedade e pela comunidade científica como um problema individual, para o qual tratamentos específicos individuais seriam os mais eficazes. Porém, nos últimos 40 anos, a importância da família no contexto de consumo de substâncias começou a ser percebida. De fato, no início dos anos de 1970, a terapia familiar passou a ser considerada um dos principais avanços psicoterapêuticos focados na dependência química.[17] Um estudo de metanálise sugere que tratamentos que incluem outros integrantes do núcleo familiar (p. ex., mãe, pai, cônjuge) têm maior probabilidade de promover a abstinência e sua durabilidade quando comparados a intervenções que trabalham apenas com o usuário de substâncias.[18]

PERSPECTIVA TEÓRICA

Baseada nos princípios comportamentais, a terapia comportamental de casal sustenta que interações familiares disfuncionais produzem contingências que reforçam o consumo de álcool e outras substâncias. Dessa maneira, o objetivo central dessa terapia é modificar as contingências presentes na relação familiar, eliminando aquelas que reforçam o comportamento de usar substâncias e estimulando novas contingências que promovem comportamentos favoráveis à abstinência.[19,20] De acordo com essa perspectiva, a relação entre uso de substâncias e conflitos no relacionamento do casal é complexa, porém recíproca. Casais em que um dos cônjuges faz uso de álcool ou outra substância vivem, em geral, uma relação problemática, com altos índices de insatisfação, instabilidade e agressão verbal e física.[21] Da mesma maneira, disfunções na relação do casal estão associadas ao aumento do uso de substâncias e de recaída pós-tratamento. Assim, o uso de substâncias e a relação problemática entre o casal criam um círculo vicioso, em que um problema induz ao outro.[19,21]

PRINCÍPIOS PRÁTICOS

A terapia comportamental de casal apresenta alguns formatos, e o mais comum consiste em um tratamento que vai de 15 a 20 sessões, com duração de 5 a 6 meses de atendimento.[19,21] Nesse período, o terapeuta trabalha com o paciente usuário e o cônjuge dele. A terapia pode ser feita como tratamento único ou em conjunto com outras intervenções, como Alcoólicos Anônimos (AA), Narcóticos Anônimos (NA), tratamento farmacológico e terapia individual.[19]

Para quem o tratamento é indicado

A terapia comportamental de casal é sugerida, principalmente, para casais que vivem juntos há pelo menos um ano, em que um dos cônjuges apresenta problemas relacionados ao uso de uma ou mais substâncias. No entanto, essa terapia não trata apenas casais, podendo ser empregada também em paciente e algum familiar. A abordagem é contraindicada em casos de relacionamentos destrutivos, nos quais situações de violência física são frequentes, e/ou quando um dos cônjuges apresenta medo constante do outro. Ela também é contraindicada quando ambos os cônjuges são dependentes de substâncias.[21]

Procedimentos gerais das sessões

A terapia é altamente estruturada, e o terapeuta elabora uma agenda específica para cada sessão. Em geral, durante as duas primeiras sessões, o terapeuta busca reduzir sentimentos e interações negativos do casal relacionados aos problemas gerados pelo consumo de substâncias. Para isso, o terapeuta deve contemplar a fala do casal ao mesmo tempo que reduz a culpa de ambos, ao explorar o fato de que é muito difícil cuidar de problemas relacionados à dependência sem ajuda ou orientação de pessoas ou serviços especializados. Simultaneamente, o terapeuta deve encorajar comportamentos positivos entre o casal.

Nas sessões seguintes, o terapeuta precisa iniciar com o casal o treinamento de habilidades de comunicação (p. ex., tom de voz, críticas construtivas, etc.) e estratégias para resolver problemas (p. ex., quais são os problemas principais, como é possível resolvê-los). Ao fazer isso, o terapeuta tende a criar um ambiente de diálogo construtivo, em que os problemas centrais do casal estão claros. Nesse momento, o profissional deve encorajar a mudança de comportamento, e uma das estratégias para fazer isso é criar um contrato de modificação de comportamento. Esse contrato deve ser desenvolvido entre o casal e o terapeuta para ser cobrado em sessão posteriormente. Em geral, esse acordo inclui comportamentos como participar do grupo de mútua ajuda, tomar o medicamento corretamente ou fazer o pacto diário de sobriedade.

No pacto diário de sobriedade, todas as manhãs, o paciente usuário de substâncias deve dizer a seu cônjuge que esteve sóbrio nas últimas 24 horas e que vai fazer de tudo para continuar sóbrio nas próximas 24 horas. Em réplica, o cônjuge deve agradecer o esforço de seu companheiro e dizer que fará tudo para ajudá-lo a alcançar seu objetivo de manter-se abstinente pelas próximas 24 horas. Em casos de alcoolismo – em que o paciente toma medicamentos como naltrexona ou dissulfiram para manter a abstinência –, a ingestão diária do medicamento pode fazer parte do pacto de sobriedade: o parceiro não usuário encoraja e reforça verbalmente o comportamento de tomar o fármaco.[22]

Outro instrumento que o terapeuta pode introduzir no atendimento, com o intuito de aumentar a chance de os pacientes realizarem as atividades estipuladas no contrato de modificação de comportamento, é o calendário semanal de atividades de recuperação. Nele, são colocadas todas as atividades que foram estipuladas durante a última sessão e que devem ser realizadas até a sessão seguinte (pacto de sobriedade, ingestão do medicamento, participação no grupo de mútua ajuda, etc.).

O calendário deve ficar em algum lugar visível, como a porta da geladeira, para que ambos os pacientes possam visualizá-lo com frequência. Trata-se de um instrumento importante não só por recordar as atividades que devem ser feitas pelos pacientes, reafirmando, assim, seu compromisso com o tratamento, mas também porque o terapeuta pode usá-lo para mostrar (visual e temporalmente) o processo de modificação de comportamento, bem como todos os progressos do paciente ou a falta de comprometimento com alguma atividade.

Outra condição que o terapeuta encoraja os pacientes a incluir no contrato de modificação de comportamento é não discutir sobre temas relacionados ao uso de substâncias entre as sessões, mas registrar aquilo que trouxe o desconforto para ser discutido na sessão seguinte. Esse acordo tem como objetivo reduzir os riscos de recaída que, muitas vezes, ocorrem após discussões e brigas relacionadas ao uso de drogas.

Além de atividades que objetivam promover e ajudar na manutenção da abstinência, a terapia comportamental de casal também propõe atividades para melhorar a interação do casal e, assim, aumentar os sentimentos agradáveis e positivos de um para o outro. São elas:

1. O exercício de ficar atento para perceber algo que o companheiro faz ou fez de carinhoso.
2. Um dia na semana no qual um dos companheiros deve preparar alguma surpresa ou atividade prazerosa para fazer com o outro.
3. O planejamento e a execução de atividades que são consideradas prazerosas para ambos.

A execução bem-sucedida desse tipo de atividade favorece a promoção e a manutenção da abstinência.[19] A execução das atividades propostas na terapia é considerada fator determinante para o sucesso do tratamento. Dessa maneira, atividades planejadas, mas não realizadas, não podem ser ignoradas e devem ser discutidas em sessão. O terapeuta deve fazer o possível para encorajar a realização das atividades. Às vezes, a estratégia pode ser propor ações menos ambiciosas e mais fáceis de cumprir. Outra estratégia é fazer ligações telefônicas periódicas para recordar o casal das atividades estipuladas.

Quando o casal encontra-se mais estável, com maior habilidade de comunicação, e o paciente usuário de drogas mostra-se abstinente há algum tempo (pelo menos um mês), inicia-se o planejamento de término do tratamento. Nessas sessões, o casal e o terapeuta discutem estratégias que podem ser usadas para manter os ganhos obtidos na terapia. Umas das ações pensadas para a última sessão é criar um registro escrito das atividades que o casal propõe que sejam mantidas após o término da terapia. Por exemplo:

1. Atividades que visam à manutenção da abstinência (p. ex., frequentar grupos de mútua ajuda, fazer pacto diário de sobriedade)
2. Atividades que propõem garantir a qualidade da relação do casal (p. ex., estipular um dia da semana para fazer alguma atividade prazerosa juntos)
3. Estratégias que devem ser usadas em caso de lapsos ou recaídas

RESULTADOS OBTIDOS

A terapia comportamental de casal é reconhecida por promover desfechos importantes, inclusive na promoção da abstinência. Estudos que compararam a eficácia da terapia no tratamento para o alcoolismo (em comparação a tratamentos individuais tradicionais) sugerem que os pacientes tratados com essa intervenção beberam com menor frequência, apresentaram menos problemas relacionados ao álcool, desenvolveram uma relação mais saudável com seu cônjuge e tiveram menos separações matrimoniais (resultados obtidos durante o tratamento e até 12 meses após seu término).[22,25] Tais resultados foram obtidos também em estudos envolvendo dependência de outras substâncias.[18,25,26] Fals-Stewart e colaboradores[26] verificaram um menor índice de agressão física do marido contra sua mulher no grupo recebendo terapia comportamental de casal em comparação à terapia individual. Esse estudo incluía dependentes de álcool e outras substâncias. O número de recaídas e a frequência de uso também foram menores para o grupo em tratamento com a terapia comportamental de casal.[26]

Além dos resultados favoráveis na promoção da abstinência e na melhora da relação do casal, outros resultados positivos envolvendo filhos de casais com problemas de dependência foram detectados. Crianças filhas de pais dependentes de álcool e/ou outras substâncias apresentam problemas psicossociais com maior frequência, tais como ansiedade, depressão, baixo rendimento escolar, baixa habilidade verbal e uso de álcool e outras substâncias. Um estudo realizado por Kelley e Fals-Stewart[25] apontou que filhos de usuários que receberam a terapia comportamental de casal apresentaram menor consumo de álcool e/ou outras substâncias, melhora no relacionamento com seus pais, redução de sintomas de depressão e de ansiedade e melhor rendimento escolar, quando comparados a filhos de pais usuários que receberam outras formas de tratamento.

É importante ressaltar que os resultados aqui apresentados referem-se ao tratamento de casais em que apenas um dos cônjuges apresenta dependência química. Em casos nos quais ambos os cônjuges são dependentes, a terapia comportamental de casal não demonstrou ser mais eficaz que outras formas de tratamento em grupo ou individual. Não obstante, há evidências de que essa terapia, associada ao MC, pode ser efetiva para tal população.

Outro dado importante a ser considerado é que, embora tenha sido demonstrada a eficácia da terapia comportamental de casal, assim como todos os outros tratamentos existentes para dependência de substâncias, os efeitos terapêuticos positivos tendem a declinar com o passar do tempo. Assim, outras estratégias devem ser desenvolvidas para a obtenção de resultados que sejam mais prolongados após o término da terapia.

CONSIDERAÇÕES FINAIS SOBRE A TERAPIA COMPORTAMENTAL DE CASAL

O objetivo da terapia comportamental de casal é dar o suporte necessário para que casais que buscam ajuda para questões ligadas ao TUS tenham condições de alcançar a abstinência e de melhorar sua relação interpessoal. Estudos mostram que a terapia produz melhores resultados do que tratamentos individuais tradicionais na promoção da abstinência, na melhora do funcionamento do casal e na redução da violência doméstica e dos problemas emocionais dos filhos. Além disso, a intervenção produz melhores resultados quando associada a outras formas de tratamento, como programas de 12 passos, TCC, treinamento de habilidades, prevenção de recaída e farmacoterapia.

▶ TRATAMENTO POR REFORÇO COMUNITÁRIO

Existem, hoje, muitos estudos que demonstram a importância do condicionamento operante no uso e na dependência de substâncias.[16,27] Isso significa que contingências presentes no contexto socioambiental em que o indivíduo vive atuam de maneira direta no surgimento e na manutenção de comportamentos ligados ao consumo de substâncias. De acordo com essa perspectiva, o uso é desenvolvido e mantido por características reforçadoras da substância em associação a outros reforçadores presentes no ambiente onde ela é usada e pela falta de outros aspectos promotores alternativos não associados ao consumo. Assim, para reduzir ou eliminar o uso de substâncias, é importante modificar as contingências presentes no ambiente social do indivíduo, a fim de que o comportamento de manutenção da abstinência seja mais reforçado que o comportamento de consumo.[16,27,28]

Do ponto de vista teórico-metodológico da perspectiva comportamental, há duas formas em que se pode atuar sobre as contingências para eliminar o consumo de substâncias. Uma forma é aumentar as consequências aversivas relacionadas ao uso de substâncias com o intuito de deixá-las menos atrativas. Isso é feito, por exemplo, quando são criadas leis que punem os usuários. Embora essa estratégia possa ser eficaz em alguns casos, ela produz efeitos indesejáveis que eliminam a eficácia dessa técnica quando pensada em serviços ambulatoriais. O motivo é bem simples: pacientes que são punidos pelos profissionais responsáveis por ajudá-los criam um sentimento negativo por esses profissionais e pelo serviço, e, muitas vezes, abandonam o tratamento. Quando isso ocorre, o serviço e seus profissionais ficam impossibilitados de ajudar esse paciente. É por isso que o uso de punição em tratamentos abertos demonstra ser ineficaz em reduzir o consumo de substâncias.[29]

Alternativamente a essa metodologia, existe o princípio que fundamenta o TRC: em vez de punir o comportamento de usar a substância, são reforçados positivamente comportamentos alternativos ao uso.

PERSPECTIVA TEÓRICA

O TRC pode ser caracterizado como um aconselhamento interventivo comportamental ou cognitivo-comportamental centrado em modificar o estilo de vida do usuário de substâncias. Essa abordagem considera tanto a importância dos reforçadores que atuam sobre o comportamento de uso quanto a falta de outros reforçadores para a realização de atividades alternativas ao uso. Assim, concentra seus objetivos em modificar o ambiente do usuário, aumentando ao máximo a presença de reforçadores ligados a outras atividades. Ao fazer isso, o tratamento oferece mais opções de atividades prazerosas para o paciente que são alternativas ao uso de substâncias.[30,31]

O TRC, portanto, transcende o *setting* terapêutico, tendo um olhar mais social, cujo objetivo é manipular algumas contingências para aumentar os reforçadores presentes nos ambientes profissional, familiar e recreativo, criando, como consequência, um novo estilo de vida, mais reforçador do que aquele em que o uso de substâncias está presente.[31]

PRINCÍPIOS PRÁTICOS

O TRC é composto por várias estratégias, a saber:

1. Aumentar a motivação do paciente em parar de usar substâncias
2. Fazer uma análise funcional do padrão de uso
3. Promover a experiência de ficar abstinente
4. Aumentar a presença de reforçadores positivos relacionados a comportamentos alternativos ao uso de substâncias
5. Incluir uma pessoa importante no tratamento

Aumentar a motivação do paciente em parar de usar substâncias

O primeiro passo do TRC é aumentar a motivação do indivíduo em cessar o uso de substâncias. Em geral, o terapeuta busca criar um vínculo positivo e de confiança com o paciente. Quanto melhor for esse vínculo, maior será o impacto da fala do profissional. Nessa fase, podem ser usadas estratégias presentes no modelo da EM. Além disso, outras técnicas cognitivo-comportamentais, como o treinamento de habilidades de enfrentamento e a prevenção de recaída, podem (e devem) ser usadas em conjunto com o TRC.

Análise funcional do padrão de uso

A análise funcional do padrão de uso de substâncias consiste em identificar, com o paciente, os contextos ambientais (onde, quando, com quem) nos quais, em geral, o consumo ocorre. Esse exercício é importante, pois, além de compreender melhor o que o paciente busca com o consumo, permite saber quais são os ambientes de maior risco e, assim, pensar estratégias para evitar esses locais ou o que fazer diante dessas situações para minimizar os riscos. Em geral, um ambiente que pode ser de risco para um paciente não o é para outro. Sendo assim, a análise funcional permite uma intervenção mais individualizada, pensada para cada pessoa. Ela serve também como instrumento importante para desenvolver estratégias de enfrentamento e prevenção de recaída.

Promover a experiência de ficar abstinente

Muitas vezes, o paciente reluta em ficar abstinente imediatamente e de forma permanente. Desse modo, pressioná-lo a já ficar abstinente e com o objetivo de permanecer assim pode levá-lo a abandonar o tratamento. Se isso ocorrer, o terapeuta não conseguirá ajudar o indivíduo. Dessa maneira, garantir a permanência do paciente em tratamento deve ser sempre considerado um ganho. No intuito de garantir isso e ainda estimular a abstinência, o profissional pode buscar objetivos intermediários, como propor ao indivíduo, de início, tentar ficar dois dias abstinente. Se ele concordar e conseguir ficar abstinente durante esse período, cria-se uma ótima oportunidade para o terapeuta valorizar a conduta do paciente e trabalhar com ele as vantagens dessa experiência. Ao mesmo tempo, o sujeito ganha confiança e recursos para manter-se sem a substância. Aos poucos, esse tempo de experiência pode ir aumentando, e, quando se vê, embora o paciente não esteja abstinente por completo, seu consumo foi reduzido, e sua confiança, fortalecida. De fato, há evidências de que pacientes que são encorajados a ficarem abstinentes por uma semana procuram ficar abstinentes com mais frequência do que aqueles que são incentivados a uma abstinência total e permanente.[32]

Aumentar a presença de reforçadores positivos relacionados a comportamentos alternativos ao uso de substâncias

Quando um paciente desenvolve dependência grave de alguma substância, ele perde o hábito de fazer diversas atividades que não estão relacionadas ao consumo, como *hobbies*, esportes e interações sociais. Com o tempo, essa falta de atividades resulta em isolamento social. Nessa fase do tratamento, o objetivo é fazer o percurso oposto.

O aconselhamento social e recreativo é utilizado para ajudar o paciente a retomar atividades que antes eram prazerosas e que foram deixadas de lado em decorrência do uso de substâncias. Um serviço interessante desenvolvido pelo TRC são os clubes de diversão (*fun clubs*). Esses clubes são espaços onde ocorrem diversas atividades sociais, como jogos, esportes e viagens. O objetivo é ter um espaço seguro e livre de substâncias, no qual os pacientes podem conhecer pessoas e realizar atividades prazerosas durante o dia, não relacionadas ao uso de substâncias. Em geral, esses clubes abrem também nos fins de semana – nesses casos, são os próprios pacientes (aqueles mais engajados) que tomam conta do espaço. Esse tipo de abordagem pode ser facilmente pensado junto aos Centros de Atenção Psicossocial Álcool e Drogas (CAPS AD), por exemplo.

Além do clube de diversão, há também o clube de trabalho. Como se sabe, muitos dos usuários de substâncias estão desempregados. Todos os problemas relacionados à falta de emprego contribuem, muitas vezes, para a recaída. No clube de trabalho, os pacientes aprendem a desenvolver seus currículos, onde e como procurar emprego, como se portar em entrevistas, etc. Nesses espaços, é incentivada também a busca por cursos de aperfeiçoamento técnico. O objetivo desses grupos, portanto, é estimular o paciente a engajar-se em novos comportamentos alternativos ao uso de substâncias que possam gerar consequências reforçadoras positivas (p. ex., novos amigos, emprego, etc.). Se isso for alcançado, haverá uma melhora na qualidade de vida do indivíduo, o que fortalece sua busca pela abstinência.

Incluir uma pessoa importante no tratamento

Seguindo os princípios da terapia comportamental de casal, o TRC acredita que o ambiente social do paciente tem papel importante no comportamento do indivíduo. Em geral, a relação de um usuário pesado de substâncias com seus familiares e amigos (não usuários) fica muito deteriorada, além de o convívio tornar-se cada vez menos frequente e agradável. Isso leva ao isolamento do paciente e faz ele conviver mais com outros usuários, para os quais o uso de substâncias não é motivo de discussão. No TRC, é importante modificar esse contexto. Logo, a participação de outra pessoa (não usuária de drogas) no tratamento é estimulada. Essa pessoa pode ser o cônjuge, um amigo ou familiar, e basta apenas estar interessada na recuperação do indivíduo e ser uma fonte de reforço positivo. A ideia é que essa pessoa participe com mais frequência da vida do paciente, sobretudo em momentos de lazer, que antes eram destinados ao uso de substâncias.

RESULTADOS OBTIDOS

A maioria dos estudos de revisão da literatura sobre tratamentos psicossociais para dependência química sugere que o TRC produz ganhos relevantes para o paciente.[33] Em uma metanálise organizada por Roozen e colaboradores,[34] em que foram incluídos apenas estudos randomizados controlados, foi observada forte evidência de que, para o tratamento do alcoolismo, o TRC é mais eficaz que o tratamento tradicional no que diz respeito aos desfechos: número de dias nos quais o indivíduo ficou abstinente, abstinência prolongada e redução do consumo pesado. Além disso, o TRC associado ao tratamento com dissulfiram foi mais eficaz em reduzir o consumo de álcool e promover a abstinência continuada do que a farmacoterapia apenas com dissulfiram.[34]

Não foram encontrados estudos comparando o TRC com abordagens diferentes para outras substâncias que não álcool. No entanto, a terapia em associação com o MC aparece como uma das intervenções mais eficazes na promoção da abstinência continuada de cocaína.[34] Da mesma maneira, Roozen e colaboradores[34] sugerem que há indícios limitados de que o TRC isolado ou em conjunto com o MC é mais eficaz do que tratamentos psicossociais tradicionais na dependência de heroína. Outra questão importante é que o TRC apresenta resultados expressivos em ganhos secundários. Em geral, pacientes utilizando essa terapia apresentam maior adesão ao tratamento como um todo, maior adesão farmacológica (p. ex., dissulfiram), menos dias desempregados e melhora nas habilidades sociais.[33,34]

CONSIDERAÇÕES FINAIS SOBRE O TRATAMENTO POR REFORÇO COMUNITÁRIO

O TRC foi estudado principalmente como tratamento para dependência de álcool, demonstrando ser uma abordagem eficaz na promoção da abstinência e na adesão terapêutica. Embora tenha sido pouco estudado como terapia para outras dependências, há indícios de que é uma técnica eficaz também para a população cujo consumo não é de álcool. O TRC utiliza técnicas importantes derivadas de outras abordagens, como prevenção de recaída e treinamento de habilidades, e, por isso, é difícil definir se ele é uma intervenção comportamental ou cognitivo-comportamental.

O TRC é uma técnica que se sustenta nos princípios operantes, sendo, por isso, incluído neste capítulo. De qualquer modo, parece que um de seus diferenciais em relação a outras abordagens é o desenvolvimento dos clubes de diversão e de trabalho, que objetivam, por meio de uma ação mais interventiva, modificar a motivação do paciente ao alterar seu ambiente. Outro ponto positivo está no fato de que, assim como a terapia comportamental de casal, o TRC pode ser utilizado em conjunto com outras formas de intervenção, como farmacoterapia, MC e prevenção de recaída.

▶ MANEJO DE CONTINGÊNCIAS

O MC é, seguramente, o método de tratamento mais recente na literatura científica e na prática de serviços especializados. Os resultados obtidos por estudos envolvendo essa técnica sugerem que o MC pode ser um instrumento muito útil no tratamento da dependência por substâncias.[12] Esse reconhecimento veio apenas depois dos estudos desenvolvidos por Higgins e colaboradores, no início dos anos de 1990.[35] Hoje, o MC é um tratamento de referência nos Estados Unidos e em alguns países europeus.

PERSPECTIVA TEÓRICA

Assim como para a terapia comportamental de casal e o TRC, a perspectiva por trás do MC sustenta que o condicionamento operante tem um papel central nos comportamentos ligados ao uso e à dependência de substâncias.[12] De acordo com essa perspectiva, sustentada por diversos estudos, os pacientes conseguem diminuir seu consumo e, às vezes, pará-lo quando algumas contingências de seu ambiente são manipuladas, aumentando a disponibilidade de reforçadores alternativos àqueles ligados ao uso de substâncias. O objetivo do MC é promover a mudança de comportamentos (relacionados ao uso de substâncias) ao manipular certas contingências presentes no dia a dia do paciente. Elas podem ser organizadas para propiciar reforçadores positivos (recompensas) após a emissão de um comportamento adequado (p. ex., permitir que o filho saia com os amigos no fim de semana caso tome de maneira correta o medicamento diário) ou para punir um comportamento inadequado (p. ex., não dar dinheiro para o marido desempregado após ele aparecer embriagado). Como visto no TRC, o uso de ambas as técnicas é eficaz, mas a punição geralmente produz conflitos, os quais, muitas vezes, provocam o abandono do tratamento, enquanto o reforço positivo melhora a interação entre equipe técnica e paciente, aumentando também a chance de adesão terapêutica.[12]

Até aqui, o MC parece idêntico ao TRC, mas há uma diferença importante: enquanto o TRC procura reforçar comportamentos alternativos ao uso de substâncias (p. ex., jogar bola com amigos, sair com os filhos), o MC tenta reforçar comportamentos alternativos incompatíveis com aqueles ligados ao consumo de substâncias (p. ex., o comportamento de ficar abstinente é incompatível com o de usar substâncias).

PRINCÍPIOS PRÁTICOS

O MC busca modificar comportamentos considerados nocivos apresentando recompensas que possam ser reforçadoras logo após a emissão de um comportamento desejado que seja incompatível com o comportamento-problema. Muitos comportamentos são considerados nocivos no repertório de um indivíduo com dependência química. Por exemplo, um caso extremo de dependência de *crack*: um indivíduo que vive nas ruas muitas vezes se prostitui, rouba e trafica. Todos esses comportamentos são nocivos para ele e para a sociedade. No entanto, ele faz isso quase sempre para obter dinheiro, que é revertido em *crack*. Assim, todos esses comportamentos ocorrem para que o usuário possa fazer uso da droga. Se o comportamento de consumir drogas for eliminado, é muito provável que o paciente pare de realizar (ou reduza muito) tais comportamentos. Essa abordagem considera, portanto, que o comportamento-problema central do usuário de drogas é o uso, sendo justamente esse o alvo da maioria dos tratamentos baseados em MC.

APLICAÇÃO DO MANEJO DE CONTINGÊNCIAS

Para explicar de maneira mais detalhada como se utiliza o MC, é apresentado o primeiro estudo com essa técnica, que, até hoje, serve de referência para todas as pesquisas que se seguiram.[35] Nesse estudo, Higgins e colaboradores[35] dividiram usuários de cocaína em dois grupos: um recebeu o tratamento-padrão do serviço (baseado nos 12 passos), e o outro recebeu o MC.

O MC foi feito da seguinte forma: durante as 12 semanas de intervenção, os pacientes do grupo MC eram encorajados a coletar amostras de urina três vezes por semana (nas segundas, quartas e sextas-feiras). Esse exame é sensível ao resíduo metabólico da cocaína, a benzoilecgonina, que permanece no organismo de 2 a 4 dias após o consumo. Dessa forma, os três exames de urina cobriam o uso de cocaína desses indivíduos durante toda a semana.

Com a aplicação dos exames, Higgins e colaboradores manipularam o ambiente de seus pacientes. Eles orientaram que, no primeiro exame negativo que apresentassem, ganhariam imediatamente uma ficha no valor de US$ 2,50. A cada exame consecutivo negativo, o valor da ficha aumentaria em US$ 1,25. A cada três exames negativos consecutivos (o que corresponde a uma semana), o paciente ganharia um bônus de US$ 10,00. Entretanto, se o paciente entregasse um exame positivo, ele não ganharia ficha nesse dia, e, em seu próximo exame negativo, o valor da ficha retornaria aos US$ 2,50 iniciais. Essas fichas poderiam, então, ser trocadas por bens materiais, como compras de supermercado, roupas, crédito de celular, ingressos para *shows*, entre outros. Caso o paciente apresentasse todos os exames negativos, ele ganharia US$ 997,00. O intuito de Higgins e colaboradores era premiar o comportamento de ficar abstinente (e reforçá-lo, aumentando a chance de ele ocorrer novamente), que é incompatível com o uso de substâncias. Os resultados desse estudo foram os seguintes:[35]

1. Dos pacientes recebendo MC, 85% permaneceram em tratamento até o fim (12 semanas) em comparação aos 33% daqueles que receberam tratamento-padrão.
2. Dos pacientes recebendo MC, 46% conseguiram ficar abstinentes por pelo menos oito semanas, enquanto nenhum paciente que recebeu tratamento-padrão alcançou esse resultado.
3. Dos pacientes recebendo MC, 22% ficaram abstinentes durante as 12 semanas de tratamento, em comparação a nenhum paciente que recebeu tratamento-padrão.

Após esse estudo, muitos outros foram desenvolvidos utilizando metodologias parecidas. Em geral, a maioria dessas pesquisas demonstrou que tratamentos que utilizam o MC são mais eficazes em promover a abstinência e manter o paciente em tratamento do que outros.[36,37] Também é importante destacar que, embora os melhores resultados de estudos envolvendo MC no quesito manutenção da abstinência utilizem o comportamento de ficar abstinente como o alvo que se deseja reforçar, é possível usar essa metodologia para reforçar outros comportamentos, como presença em tratamentos para prevenção de recaída, participação em grupos de mútua ajuda e adesão farmacológica a medicamentos que o paciente nem sempre quer tomar.

RESULTADOS OBTIDOS

Estudos de revisão da literatura e de metanálise apontam que o MC, aplicado sozinho ou em conjunto com TCC, é a forma de tratamento mais eficaz em promover a abstinência continuada e garantir a adesão terapêutica do paciente.[36,37] O MC foi estudado no tratamento de dependência de diversas substâncias, como cocaína, heroína, álcool, anfetamina, metanfetamina, maconha e tabaco, demonstrando eficácia na promoção de abstinência em todas as substâncias estudadas.[36-38] Além da eficácia demonstrada para esses diferentes tipos de substâncias, os resultados do MC tendem a generalizar-se para diversas populações. A terapia demonstrou ser efetiva no tratamento de gestantes, adolescentes, moradores de rua, homossexuais, bissexuais, indivíduos com diagnósticos psiquiátricos graves (como esquizofrenia), portadores do vírus da imunodeficiência humana (HIV) e indivíduos com hepatites B e C.[36,37]

É importante ressaltar, porém, que, assim como para a maioria das intervenções existentes, os resultados obtidos pelo MC costumam diminuir após o término do tratamento.[35] Assim, um dos desafios atuais é desenvolver novas metodologias que garantam a durabilidade dos resultados obtidos. Estratégias como aumentar a duração do tratamento, associá-lo a abordagens cognitivo-comportamentais e TRC e estimular a inclusão do paciente em um ambiente de trabalho (usando o próprio MC para isso) parecem prolongar os efeitos terapêuticos positivos.[38]

MANEJO DE CONTINGÊNCIAS NO BRASIL

O primeiro estudo de MC em solo brasileiro foi desenvolvido recentemente. Realizado no Ambulatório Médico de Especialidades (AME) em Psiquiatria da Vila Maria (Zona Norte de São Paulo), o estudo teve como objetivo avaliar a eficácia da inclusão do MC ao tratamento-padrão desenvolvido pelo serviço na dependência de *crack*. No total, 65 pacientes foram randomizados a receber 12 semanas de tratamento-padrão (apenas a intervenção desenvolvida pelo AME) ou 12 semanas de tratamento-padrão com MC.[39] Os resultados obtidos apontam para a maior eficácia do MC em todos os desfechos estudados. Sabidamente, o índice de abandono precoce do tratamento é um fenômeno importante para serviços especializados em dependência química. Assim, é preciso que tratamentos para dependência química promovam maior adesão.

Nesse estudo, foi observado que os participantes recebendo MC frequentaram um maior número de consultas e mantiveram adesão terapêutica por mais tempo. Também foi observada maior redução do consumo de *crack*/cocaína, maconha e álcool entre os participantes recebendo MC. No entanto, talvez os achados mais importantes se refiram à promoção de períodos contínuos de abstinência. Nesse quesito, foi observado que 36,4% e 24,2% do grupo de participantes recebendo MC alcançou 4 e 8 semanas de abstinência continuada de *crack*, em comparação a 3,1% dos participantes recebendo apenas o tratamento-padrão. Além disso, 21,2% dos participantes recebendo MC ficaram abstinentes de *crack* durante todas as 12 semanas de tratamento, em comparação a nenhum participante recebendo apenas o tratamento-padrão.[39] Em outras palavras, mais de um quinto dos participantes recebendo MC permaneceu abstinente durante todo o estudo.

Outro ponto a ser destacado foi o impacto do MC na sintomatologia psiquiátrica. Embora esse estudo não tenha sido desenvolvido para manejar diretamente esses problemas, observou-se redução significativa dos sintomas depressivos e ansiosos no grupo recebendo MC.[40] Mais especificamente, o grupo que recebeu MC teve, em média, redução 10 pontos maior do que o grupo que recebeu o tratamento-padrão isoladamente no Inventário de Depressão de Beck-II e no Inventário de Ansiedade de Beck.

Por fim, é importante destacar que o custo com a técnica de MC por paciente foi de R$ 116,00 por mês, um valor relativamente baixo, principalmente quando comparado ao de custos de uma internação.

CONSIDERAÇÕES FINAIS SOBRE O MANEJO DE CONTINGÊNCIAS

O MC é um dos tratamentos psicossociais que apresentam maior eficácia em desfechos importantes, como a promoção da abstinência continuada e a adesão terapêutica. Essa intervenção pode ser facilmente aplicada, tanto como tratamento único quanto em conjunto com outras abordagens.

Os resultados obtidos por estudos envolvendo o MC foram tão positivos que, em 1998, o National Institute on Drug Abuse desenvolveu um manual prático sobre as formas adequadas de implementar essa técnica em serviços de tratamento aberto para cocaína.[41] Quase 10 anos após os norte-americanos, em 2007, foi a vez do National Institute for Health and Clinical Excellence recomendar a adesão do MC à Agência Nacional do Tratamento ao Abuso de Substância do Reino Unido.[42]

Um estudo desenvolvido no Brasil recentemente sugere a eficácia do MC no tratamento da dependência de *crack*. Novos estudos, aplicados em contextos públicos e privados, são necessários para que seja possível avaliar a generalidade dos efeitos dessa técnica.

▶ CONSIDERAÇÕES FINAIS

O modelo operante sustenta que o uso e a dependência de substâncias envolvem comportamentos fortemente influenciados pelos efeitos reforçadores produzidos pela substância. Dessa maneira, o uso de substâncias é um comportamento controlado por sua habilidade de produzir certas consequências (p. ex., sensações prazerosas produzidas pela intoxicação), sendo, assim, um comportamento operante. Há evidências empíricas de que tratamentos que manipulam o ambiente do usuário, criando novos reforçadores contingentes a comportamentos alternativos ao consumo de substâncias (como a terapia comportamental de casal e o TRC), são eficazes em reduzir o uso, engajar o indivíduo no tratamento e promover ganhos secundários em diversas áreas de sua vida (p. ex., família, trabalho, etc.).

No entanto, o modelo de intervenção comportamental que apresenta reforçadores ligados a comportamentos incompatíveis ao de consumir substâncias (o MC) demonstra os melhores resultados na promoção da abstinência continuada e na garantia da adesão terapêutica do paciente. O objetivo deste capítulo foi aproximar o leitor das três técnicas comportamentais baseadas em princípios do condicionamento operante aplicadas ao tratamento dos TUSs. Deve-se destacar que o uso dessas técnicas deve ser feito em conjunto com outras abordagens, a fim de produzir resultados melhores e mais duradouros.

REFERÊNCIAS

1. Carroll KM, Onken LS. Behavioral therapies for drug abuse. Am J Psychiatry. 2005;162(8):1452-60.
2. Sargent S. The treatment of depressive states. Int J Neurol. 1967;6:53-64.
3. Agras WS, Chapin HN, Oliveau DC. The natural history of phobia. Arch Gen Psychiatry. 1972;26(4):315-7.
4. Marks IM. New approaches to the treatment of obsessive-compulsive disorders. J Nerv Ment Dis. 1973;156(6):420-6.
5. Ayllon T, Azrin NH. The measurement and reinforcement of behavior of psychotics. J

6. Exp Anal Behav. 1965;8(6):357-83.
7. Bostow DE, Bailey JB. Modification of severe disruptive and aggressive behaviors using brief timeout and reinforcement procedures. J Appl Behav Anal. 1969;2(1):31-7.
8. Elkin I, Pilkonis PA, Docherty JP, Sotsky SM. Conceptual and methodological issues in comparative studies of psychotherapy and pharmacotherapy, I: Active ingredients and mechanisms of change. Am J Psychiatry. 1988;145(8):909-17.
9. Kessler RC, Berglund P, Demler O, Jin R, Merikangas KR, Walters EE. Lifetime prevalence and age-of-onset distributions of DSM-IV disorders in the National Comorbidity Survey Replication. Arch Gen Psychiatry. 2005;62(6):593-602.
10. Emmelkamp PMG, Vedel E. Evidence-based treatment for alcohol and drug abuse: a practitioner's guide to theory, methods, and practice. New York: Routledge; 2006.
11. Siegel S, Ramos BC. Applying laboratory research: drug anticipation and the treatment of drug addiction. Exp Clin Psychopharmacol. 2002;10(3):162-83.
12. Siegel S. Drug tolerance, drug addiction, and drug anticipation. Curr Dir Psychol Sci. 2005;14:296-300.
13. Higgins ST, Heil SH, Lussier JP. Clinical implications of reinforcement as a determinant of substance use disorders. Ann Rev Psychol. 2004;55:431-61.
14. Higgins ST, Sigmon SC, Wong CJ, Heil SH, Badger GJ, Donham R, et al. Communi- ty reinforcement therapy for cocaine-dependent outpatients. Arch Gen Psychiatry. 2003;68(1):64-72.
15. O'Farrell TJ, Fals-Stewart W. Alcohol abuse. J Marital Fam Ther. 2003;29(1):121-46.
16. Higgins ST, Heil SH, Dantona RL, Donhan R, Matthews M, Badger GJ. Effects of varying the monetary value of voucher-based incentives on abstinence achieved during and follo- wing treatment among cocaine-dependent outpatients. Addiction. 2007;102(2):271-81.
17. Higgins ST, Petry MN. Contingency management: incentives for sobriety. Alcohol Res Health. 1999;23(2):122-7.
18. Keller M. Trends in treatment of alcoholism. In: Chafetz ME. Second special report to the
19. U.S. Congress on alcohol and health. Washington: U.S. Department of Health, Education, and Welfare; 1974. p. 145-67.
20. Stanton MD, Shadish WR. Outcome, attrition, and family-couples treatment for drug abuse: a meta-analysis and review of the controlled, comparative studies. Psychol Bull. 1997;122(2):170-91.
21. Fals-Stewart W, O'Farrell TJ, Birchler GR. Family therapy techniques. In: Rodgers F, Morgenstern J, Walters ST, editors. Treating substance abuse: theory and technique. 2nd ed. New York: Guilford; 2003. p. 140-65.
22. Fals-Stewart W, Birchler GR, O'Farrell TJ. Behavioral couples therapy for male substance-
23. -abusing patients: effects o relationship adjustment and drug-using behavior. J Consult Clin Psychol. 1996;64(5):959-72.
24. Fals-Stewart W, Birchler GR, O'Farrell TJ. Drug-abusing patients and their intimate partners: dyadic adjustment, relationship stability, and substance use. J Abnorm Psychol. 1999;108(1):11-23.
25. Fals-Stewart W, O'Farrell TJ. Behavioral family counseling and naltrexone compliance for male opioid-dependent patients. J Consult Clin Psychol. 2003;71(3):432-42.
26. McCrady B, Stout R, Noel N, Abrams D, Nelson H. Effectiveness of three types of spouse-
27. -involved alcoholism treatment. Br J Addict. 1991;86(11):1415-24.
28. O'Farrell TJ, Fals-Stewart W. Family involved alcoholism treatment: an update. In: Ga- lanter M, editor. Recent developments in alcoholism. Vol. 15, Services research in the era of managed care. New York: Plenum; 2001. p. 329-56.
29. Kelley ML, Fals-Stewart W. Couples versus individual-based therapy for alcoholism and drug abuse: Effects on children's psychosocial functioning. J Consult Clin Psychol. 2002;70(2):417-27.
30. Fals-Stewart W, Kashdan TB, O'Farrell TJ, Birchler GR. Behavioral couples therapy for drug-abusing patients: effects on partner violence. J Subst Abuse Treat. 2002;22(2):87-96.

31. Griffiths RR, Bigelow GE, Henningfield JE. Similarities in animal and human drug-taking behavior. In: Mello NK. Advances in substance abuse: behavioral and biological research. Greenwich: JAI; 1980. p. 1-99.
32. Vuchinich RE, Tucker JA. Contributions from behavioral theories of choice to an analysis of alcohol abuse. J Abnorm Psychol. 1988;97:181-95.
33. Miller WR, Andrews NR, Wilbourne P, Bennett ME. A wealth of alternatives: effective treatments for alcohol problems. In: Miller WR, Heather N, editors. Treating addictive behaviors: processes of change. 2nd ed. New York: Plenum; 1998. p. 203-16.
34. Smith JE, Meyers RJ, William RM. The community reinforcement approach to the tre- atment of substance use disorders. Am J Addict. 2001;10:51-9.
35. Schottenfeld RS, Pantalon MV, Chawarski, MC, Pakes, J. Community reinforcement
36. approach for combined opioid and cocaine dependence: patterns of engagement in alternate activities. J Subst Abuse Treat. 2000;18:255-61.
37. Miller WR, Meyers RJ, Hiller-Sturmhöfel S. The community-reinforcement approach. Alcohol Res Health. 1999;23(2):116-21.
38. Sanchez-Craig M, Annis HM, Bornet AR, MacDonald KR. Random assignment to absti- nence and controlled drinking: evaluation of a cognitive-behavioral program for problem drinkers. J Consult Clin Psychol. 1984;52:390-403.
39. Roozen HG, Boulogne JJ, van Tulder MW, van den Brink W, De Jong CAJ, Kerkhof AJFM. A syste- matic review of the effectiveness of the community reinforcement approach in alcohol, cocaine and opioid addiction. Drug Alcohol Depend. 2004;74:1-13.
40. Higgins ST, Delaney DD, Budney AJ, Bickel WK, Hughes JR, Foerg F, et al. A behavioral
41. approach to achieving initial cocaine abstinence. Am J Psychiatry. 1991;148:1218-24.
42. Lussier JP, Heil SH, Mongeon JA, Badger GJ, Higgins ST. A meta-analysis of voucher based reinfor- cement therapy for substance use disorders. Addiction. 2006;101(2):192-203.
43. Stitzer ML, Petry NM. Contingency management for treatment of substance abuse. Annu Rev Clin Psychol. 2006;2:411-34.
44. Dutra L, Stathopoulou G, Basden SL, Leyro TM, Power MB, Otto MW. A meta-analytic review of psychosocial interventions for substance use disorders. Am J Psychiatry. 2008;165:563-70.
45. Miguel, A. Q., Madruga, C. S., Cogo-Moreira, H., Yamauchi, R., Simões, V., da Silva, C. J., ... & Laranjeira, R. R. (2016). Contingency management is effective in promoting abstinence and reten- tion in treatment among crack cocaine users in Brazil: A randomized controlled trial. Psychology of Addictive Behaviors, 30(5), 536.
46. Miguel, A. Q., Madruga, C. S., Cogo-Moreira, H., Ribeiro, A., Yamauchi, R., Simões, V., ... & Laran- jeira, R. R. (In Press). Experimental & Clinical Psychopharmacology.
47. Budney AJ, Higgins ST. Manual 2: a community reinforcement plus vouchers approach: treating cocaine addiction. Rockville: NIDA; 1998.
48. Pilling S, Strang J, Gerada C. Psychosocial interventions and opioid detoxifications for drug misuse: summary of NICE guidelines. Br Med J. 2007;335:203-5.

LEITURA RECOMENDADA

Hunt GM, Azrin NH. A community reinforcement approach to alcoholism. Behav Res Ther. 1973;11(1):91-104.

PARTE VII

ESTRUTURA DAS SESSÕES

23

ANÁLISE FUNCIONAL, FORMULAÇÃO DE CASO E CONCEITUAÇÃO COGNITIVA

- ▸ FABIOLA BOSCHETTI SPADIN
- ▸ ALESSANDRA F. CHOHFI
- ▸ NEIDE A. ZANELATTO

PONTOS-CHAVE

- A análise funcional objetiva coletar dados, de maneira integrativa, durante as entrevistas iniciais, os quais, reunidos, apresentam um panorama de como é o funcionamento cognitivo-comportamental do paciente em relação ao uso de substâncias.
- A formulação de caso e a conceituação cognitiva são desenvolvidas a partir da reunião dos achados relevantes coletados durante a análise funcional, que, ao serem agrupados e organizados, auxiliam na compreensão do caso, na elaboração do plano de tratamento e na escolha de estratégias voltadas para o manejo do paciente.

Há inúmeras evidências de que a utilidade da terapia cognitivo-comportamental (TCC) não se limita apenas a casos fáceis de tratar, o que a torna uma excelente escolha para o manejo terapêutico do transtorno por uso de substâncias (TUSs). Além de ser um sistema integrado de psicoterapia, seu processo terapêutico é colaborativo, diretivo, psicoeducativo, semiestruturado, focado em problemas e orientado para soluções. Parte dos resultados obtidos está diretamente relacionada à maneira como são definidas as estratégias a serem utilizadas em cada processo, a partir do resultado da análise funcional e da formulação de caso, propostas pela abordagem e debatidas neste capítulo.

▶ ANÁLISE FUNCIONAL

A análise funcional, também chamada de avaliação funcional, refere-se a uma variedade de formas de identificar antecedentes e consequências de determinado comportamento.[1] Partindo-se da premissa de que a substância funciona como um reforçador positivo, aumentando a chance de uso em função dos efeitos positivos que ela tem para o indivíduo,[2] é importante que tanto o terapeuta quanto o paciente consigam identificar quais são os elementos reforçadores e quais as crenças construídas a partir dessas experiências para orientar os rumos do tratamento na reestruturação cognitiva. Esse processo busca, então, identificar quais pensamentos, sentimentos e circunstâncias antecederam o uso de substâncias e quais as consequências desse comportamento. No início do tratamento, a análise funcional auxilia o paciente a estabelecer conexões entre o que ele pensa e faz em relação ao uso de substâncias. Mais tarde, esses dados ajudam a identificar as situações que levam ao risco de recaída e as decisões aparentemente irrelevantes[3] tomadas pelo paciente que dificultam o alcance e a manutenção da abstinência. Os 5Ws[4] (em inglês, *when, where, why, with* e *what happened*) constituem as perguntas que devem ser respondidas nesse processo. Questões como "onde?", "quando?", "por quê?", "com quem?" ou "de quem?" e "o que aconteceu depois?" auxiliam a compreender o papel desempenhado pelo uso de substâncias na vida do indivíduo.

Kouimtsidis e colaboradores[5] sugerem que a avaliação inicial seja realizada a partir de um modelo mais integrativo dos dados, objetivando a compreensão não do que aconteceu na vida do paciente, mas do que cada evento de vida significa. Os dados coletados durante a avaliação inicial devem permitir a elaboração de uma análise funcional do uso de substâncias,[6] a conceituação cognitiva do caso e a formulação.[7]

A coleta da história clínica (que pode ser feita a partir de um formulário já pronto, cujo conteúdo deve ser dominado pelo terapeuta),[8] dependendo do caso, é feita em mais de uma sessão. O objetivo é esclarecer, primeiro para o terapeuta e depois para o paciente, qual é o papel da substância na vida do indivíduo, quais os fatores precipitantes e mantenedores do uso e quais as consequências desse comportamento. A partir daí, os próximos passos são desenvolver um plano para modificar as variáveis mantenedoras do comportamento-problema e, partindo de intervenções positivas, ensinar novos comportamentos que irão substituir os comportamentos geradores de prejuízo. A conceituação cognitiva e a formulação de caso, construídas de forma paralela, auxiliam o terapeuta no entendimento do caso[9] e o paciente no processo de reestruturação de pensamentos automáticos, crenças centrais e crenças construídas sobre as substâncias.

As sessões de avaliação devem ser conduzidas no início do tratamento, podendo incluir também sessões com a família do paciente, para maior elucidação do caso. Antes, porém, o paciente deve ser informado e estar de acordo com a presença da família. Também deve ser alvo de discussão e acordo entre terapeuta e paciente a sua participação durante a entrevista com seus familiares. A fim de que o tratamento não demore a ser iniciado, nos casos em que são feitas até três entrevistas com o paciente e uma com a família, as conversas podem ser realizadas em dois atendimentos semanais, sendo utilizadas, assim, duas semanas para o término da análise funcional. Os objetivos centrais da avaliação inicial são:

- Identificar os comportamentos que integram o problema do uso de substâncias e as variáveis que estão na origem de seu aparecimento e manutenção[10]
- Colher dados sobre o padrão de consumo e os problemas associados ao uso
- Investigar as razões que levaram o paciente a buscar tratamento
- Identificar como foi a progressão do uso e os tratamentos anteriores realizados
- Colher dados para a conceituação cognitiva e a formulação de caso
- Apresentar o modelo cognitivo
- Fazer um contrato estabelecendo as metas do tratamento e as condutas esperadas de ambas as partes (terapeuta e paciente) para o progresso da terapia

SESSÕES DE AVALIAÇÃO INICIAL

Na primeira sessão de avaliação, é importante que o terapeuta obtenha detalhes específicos a respeito do consumo de álcool e/ou outras substâncias, reconstruindo, para isso, o processo exato de uso. É essencial que essas informações sejam incorporadas ao modelo cognitivo e que fique claro onde será colocada a ênfase do tratamento e também o quanto o paciente está preparado para seguir a intervenção terapêutica nesse modelo.[5]

A seguir, são apresentadas algumas questões importantes que devem ser respondidas na primeira sessão. (Ver Anexo 23.1 como sugestão de guia para a entrevista.)

1. Qual é a queixa principal? O que trouxe o paciente até a consulta?
2. Quais são as substâncias utilizadas e como estão relacionadas entre si? Por exemplo, o uso de cocaína é sempre precedido pelo uso de álcool? Quando o paciente usa maconha, sente-se mais propenso a usar ácido ou *ecstasy*?
3. (Para auxiliar o paciente a perceber a relação de seu pensamento com o uso da substância.) Algumas perguntas que ajudam o terapeuta na conceituação do caso e, principalmente, o paciente a compreender melhor sua condição e onde podem estar os pontos cegos a serem trabalhados incluem:
    a. Conte-me sobre a última vez que você usou...
    b. Onde você estava?
    c. O que estava fazendo?
    d. O que havia acontecido antes?
    e. Você consegue lembrar o que pensava naquele momento?
    f. E como se sentia naquele momento?
    g. Você consegue lembrar quando foi a primeira vez que teve consciência de que queria usar?

h. Você se lembra de consequências positivas do uso? Quais foram?
i. Quais foram as consequências negativas de ter usado substâncias?
4. Como as substâncias são utilizadas (frequência, quantidade, via de uso) e como é um dia típico?
5. Quais as circunstâncias sociais do uso (o paciente usa sozinho ou com outras pessoas, com quem usa e em quais lugares)?
6. Onde a substância é adquirida? Com quais pessoas? (Esse tipo de informação pode auxiliar o terapeuta a orientar o paciente na prevenção de comportamentos que podem ser gatilhos para o uso.)
7. Qual é o tipo de suporte familiar? Há outros usuários na família? (É importante saber o estilo de vida da família, se ele é benéfico para o tratamento ou se é um fator de risco para manutenção da abstinência.)[11]
8. Qual é a situação profissional e financeira? (O fato de o paciente estar empregado pode tanto ser um fator de proteção como de risco: de proteção, como aspecto organizador da rotina; de risco, em função da autonomia financeira.)
9. Existem problemas médicos ou psicológicos? (Do mesmo modo que uma condição de saúde pode ser um fator estimulante para a cessação do uso de substâncias – como enfisema pulmonar em indivíduo tabagista –, uma distorção cognitiva, como a catastrofização, pode reforçar a manutenção do consumo, p. ex., "Vou morrer mesmo". A presença de problemas de ordem psicológica pode causar distorções cognitivas, que devem ser identificadas e apontadas para questionamento futuro.)
10. Existem problemas com a justiça? O paciente tem uma demanda pessoal para o tratamento ou este foi recomendado ou encaminhado por outrem? Qual o nível de motivação para o tratamento nesse momento? Ele está sendo imposto como parte do cumprimento da pena (ou opção para o cumprimento dela)? Caso ele não esteja motivado, existe um terreno fértil para o aumento dessa motivação? Existe tempo hábil para isso? Como será construído o vínculo entre paciente e terapeuta e quão sólido ele será?
11. Fazer um exame rápido das funções mentais do paciente observadas durante a sessão. Essa análise contribui significativamente para a construção da hipótese diagnóstica e para a formação e o desenvolvimento de uma aliança terapêutica, sendo fundamental para o planejamento do tratamento.[12]
12. Nesta sessão, ao mesmo tempo que se colhe a história do paciente em relação ao uso de substâncias, pode-se perguntar a ele o que pensa de cada substância que experimentou. Qual é a crença dele a respeito de cada substância ou o que a substância significa para ele? O terapeuta deve utilizar essa informação quando apresentar o modelo cognitivo do uso.

Ao término da primeira sessão de avaliação, o terapeuta deve pedir ao paciente para, em um diário de automonitoramento, fazer um registro das vezes em que usou a substância, descrevendo o que aconteceu antes e depois do uso e onde e com quem estava no momento anterior ao consumo. Caso o paciente já esteja abstinente (tenha acabado de sair de uma internação ou já tenha iniciado a abstinência antes mesmo de começar efetivamente a psicoterapia), pode-se pedir a ele que registre os momentos em que sentiu fissura, mas não usou a substância, e que traga o formulário na próxima sessão (quando a avaliação continuará sendo feita) para discussão logo no início do próximo encontro. A Figura 23.1 apresenta um modelo que pode ser usado como exemplo para o diário de automonitoramento.

Na segunda sessão de avaliação, deve-se focar a história do uso e sua progressão, objetivando coletar informações sobre o início do uso e o desenvolvimento do comportamento de consumo, bem como de dados mais específicos sobre o desenvolvimento cognitivo e emocional do paciente. A partir dessas informações, pode-se elaborar uma hipótese clínica baseada nos conceitos teóricos da TCC. O exercício da "linha da vida" pode auxiliar o paciente a relacionar os eventos de vida e a progressão do uso de substâncias. As Figuras 23.2 e 23.3 exemplificam como esses gráficos podem ser construídos a partir das informações obtidas.

Eis alguns exemplos de questões que podem auxiliar na compreensão do TUS:

- Como era a vida do paciente (qual era seu funcionamento) antes do uso de álcool ou outras substâncias?
- O que fez o paciente começar o consumo?
- Como o uso inicial causou a dependência?
- O que está impedindo o paciente de ser capaz de parar o uso?
- Quais foram as crenças que ele desenvolveu (crenças centrais e crenças a respeito do uso e de cada da substância)? (Caso não se tenha perguntado na primeira sessão de avaliação.)

O terapeuta deve investigar também quais foram os tratamentos anteriores e como eles ajudaram o paciente até aquele momento, bem como quais as dificuldades enfrentadas por ele com as intervenções realizadas. Essas informações ajudam a aproveitar e até mesmo repetir as intervenções que são vistas como positivas pelo paciente e que

Diário de automonitoramento.					
Data	Hora	Contexto: local, companhia, atividade	Antecedentes: o que estava pensando, sentindo e fazendo antes do consumo	Quantidade consumida	Consequências: o que estava pensando, sentindo e fazendo depois do consumo

FIGURA 23.1 ▶ Diário de automonitoramento.

Histórico do consumo transversal

Idade	9	13	15	17	18	20	22	24	26
Substâncias psicoativas	Álcool	Nicotina Maconha ↑Álcool	Inalantes ↑↑Álcool	Cocaína ↑↑↑Álcool		—Uso— intenso cocaína e álcool	| —Abst.—	—Uso— intenso cocaína e álcool	Crack
Problemas associados ao uso		Tímido	Parou os estudos		————————14 *overdoses*————————		Perdeu 1ª loja	————8 internações————	Perdeu 2ª loja
Eventos marcantes	Bebia com a família		Amigos Namorada		————Brigas com a mãe————	Mancha verde		Abstinente Noivado	Fim do noivado

FIGURA 23.2 ▶ Histórico do consumo de substâncias e eventos associados.
Fonte: Desenvolvida e gentilmente cedida por Adriano Geraldini.

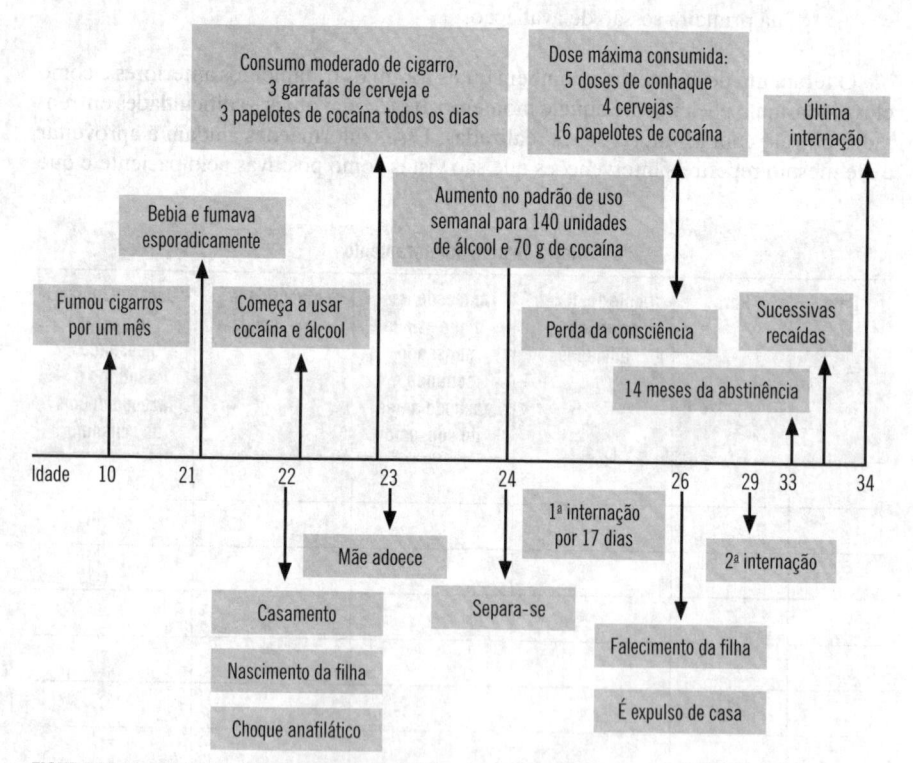

- Fumou cigarros por um mês (10)
- Bebia e fumava esporadicamente (21)
- Começa a usar cocaína e álcool (22)
- Consumo moderado de cigarro, 3 garrafas de cerveja e 3 papelotes de cocaína todos os dias
- Mãe adoece (23)
- Casamento
- Nascimento da filha
- Choque anafilático
- Aumento no padrão de uso semanal para 140 unidades de álcool e 70 g de cocaína (24)
- Separa-se
- 1ª internação por 17 dias
- Dose máxima consumida: 5 doses de conhaque 4 cervejas 16 papelotes de cocaína
- Perda da consciência (26)
- Falecimento da filha
- É expulso de casa
- 14 meses da abstinência
- 2ª internação (29)
- Sucessivas recaídas (33)
- Última internação (34)

Idade 10 21 22 23 24 26 29 33 34

FIGURA 23.3 ▶ Linha da vida – relação dos eventos de vida e progressão no uso de substâncias.
Fonte: Desenvolvida e cedida gentilmente por Maria Osana Cardoso dos Reis.

auxiliaram no alcance e/ou na manutenção da abstinência e a não recair nos erros anteriores, não repetindo ou insistindo no que não deu certo no passado. As questões a seguir podem ajudar no levantamento dos dados:

- Você recebeu tratamento para transtorno por uso de (especificar a substância) antes? Quando isso aconteceu? Conte-me a respeito. Nesse caso específico, conte-me o que o agradou e o que não agradou no programa de tratamento do qual você participou. O que o fez interromper o tratamento? (Caso existam transtornos para outras substâncias, repita a pergunta para cada substância.)
- Você já conseguiu ficar abstinente? Qual foi o maior período? Quando foi? Conte-me sobre a última vez que esteve sem usar substâncias. O que acha que o ajudou a manter-se abstinente? O que acha que contribuiu para o retorno ao uso?
- Nos últimos três meses, você conseguiu ficar abstinente? O que o ajudou a iniciar a abstinência e o que facilitou a recaída?
- Todos têm pontos fortes e vulnerabilidades. Quais são seus pontos fortes e quais são os aspectos que você tem maior dificuldade de manejo?

Essas informações contribuem para a conceituação e a formulação de caso de TUS no contexto da TCC. É importante que o profissional tenha um referencial teórico que dê suporte a sua interpretação do caso. Se o terapeuta não tiver experiência suficiente no modelo teórico para compreender com segurança o caso, sessões de orientação ou supervisão com um profissional mais experiente serão necessárias e bem-vindas. Os dados colhidos sobre história de vida pessoal, eventos de vida, experiências e interações significativas, crenças básicas sobre si mesmo, o mundo e os outros, suposições, regras, atitudes e estratégias desenvolvidas para lidar com as crenças negativas integram a conceituação cognitiva do paciente, que vai sendo revista conforme novos dados são revelados e hipóteses são ou não confirmadas[9] (ver Cap. 7). Aliadas, a compreensão do TUS do ponto de vista cognitivo-comportamental, a conceituação cognitiva do paciente e a formulação de caso fornecem os dados necessários para o planejamento da intervenção como um todo.

Como já citado, uma terceira sessão pode ser feita com familiares do paciente, com o objetivo de acrescentar dados que ficaram faltando ou que o indivíduo não sabe ou não lembra, bem como colher as opiniões e os sentimentos da família em relação ao paciente. No momento seguinte, antes de iniciar o tratamento propriamente dito, deve-se apresentar o modelo cognitivo ao paciente, de modo que ele se familiarize com a terminologia e compreenda as relações entre o pensamento, os sentimentos, os comportamentos e as reações fisiológicas. No início, para uma compreensão mais rápida, exemplos que não estejam relacionados ao problema do uso de substâncias do paciente podem ser utilizados. Outrossim, podem ser fornecidos exemplos do cotidiano, nos quais, claramente, o pensamento determina os sentimentos, os comportamentos e as reações físicas. Quando o paciente começar a perceber as relações entre essas instâncias, deve ser apresentado o modelo cognitivo de Aaron Beck para a recaída[13] (exemplificando cada passo), preenchendo os espaços com as situações trazidas durante as sessões, para que o indivíduo compreenda melhor seu problema. Pode-se oferecer um formulário, como o apresentado na Figura 23.4, com espaços para que o paciente possa preencher com exemplos de suas vivências. Sugere-se que a apresentação do modelo seja feita com

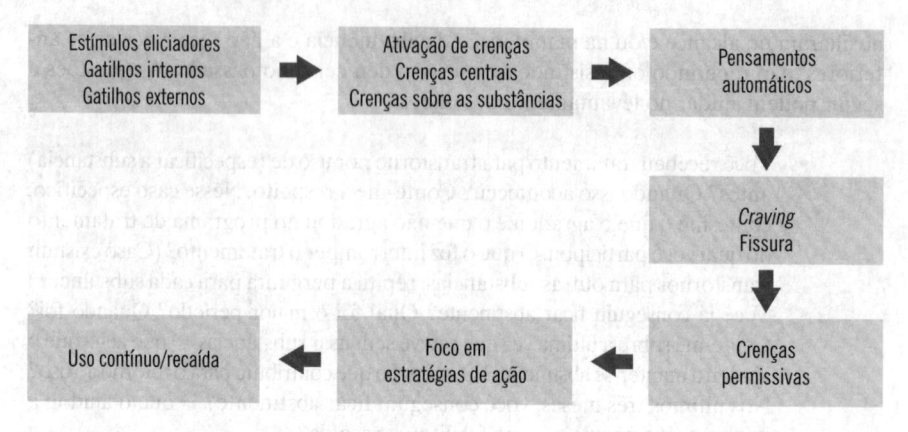

```
┌─────────────────────┐    ┌─────────────────────┐    ┌─────────────────┐
│ Estímulos eliciadores│    │ Ativação de crenças │    │  Pensamentos    │
│  Gatilhos internos  │ ➡  │  Crenças centrais   │ ➡  │   automáticos   │
│  Gatilhos externos  │    │Crenças sobre as substâncias│                 │
└─────────────────────┘    └─────────────────────┘    └─────────────────┘
                                                                │
                                                                ▼
                                                      ┌─────────────────┐
                                                      │     Craving     │
                                                      │     Fissura     │
                                                      └─────────────────┘
                                                                │
                                                                ▼
┌─────────────────────┐    ┌─────────────────────┐    ┌─────────────────┐
│  Uso contínuo/recaída│ ⬅ │     Foco em         │ ⬅ │     Crenças     │
│                     │    │ estratégias de ação │    │   permissivas   │
└─────────────────────┘    └─────────────────────┘    └─────────────────┘
```

FIGURA 23.4 ▶ **Modelo cognitivo de Beck.**
Fonte: Beck e colaboradores.[13]

formulários ou em computador, no formato PowerPoint®, cuja cópia impressa possa ser levada pelo paciente ao término da sessão.

Por fim, é preciso definir com o paciente as metas centrais do tratamento e os temas abordados durante o processo terapêutico, além de estabelecer um contrato para que a terapia transcorra de forma adequada. Enfatizam-se a necessidade do comparecimento às sessões no horário marcado, a importância de realizar as tarefas de casa e de avisar quando não puder comparecer à sessão – solicitando a remarcação –, o sigilo restrito quando se tratar de adolescente e a necessidade da aplicação de testes de urina. Dependendo do tipo de serviço no qual a terapia ocorre, outras regras podem ser estabelecidas.

Considerações importantes

Antes de iniciar a terapia propriamente dita, o terapeuta deve identificar obstáculos e dificuldades a serem transpostos, tais como:[6]

- O paciente reconhece a necessidade de submeter-se ao tratamento e interromper o uso de substâncias?
- Ele é capaz de identificar os gatilhos que levam ao uso?
- Ele é capaz de iniciar períodos de abstinência (sem internação), mesmo que sejam breves?
- Ele reconhece (quando é o caso) que existe relação entre as substâncias utilizadas e que, muitas vezes, o uso de uma é gatilho para o início do uso de outra?
- O paciente apresenta comorbidades psiquiátricas que podem comprometer seus esforços para a mudança do comportamento de usar substâncias?

As dificuldades identificadas devem ser contempladas durante todo o tratamento, de forma a serem transpostas, não comprometendo o resultado final esperado. A prática da TCC supõe que o paciente queira e esteja disposto a participar de maneira colaborativa do processo de tratamento.[14] Se ele ainda não sente a necessidade de se tratar, o terapeuta pode, utilizando técnicas de entrevista motivacional (EM),[15] auxiliá-lo no processo de mudança de consciência do problema e prontidão para a mudança, em um primeiro momento, e, depois, no processo de mudança de comportamento. A existência de comorbidades psiquiátricas exige maior atenção. O contato com a rede de profissionais especializados para eleição de uma conduta unificada é necessário e importante.

▶ FORMULAÇÃO DE CASO

Segundo Judith Beck,[9] a formulação de um caso clínico funcionaria como um mapa que orienta o trabalho a ser realizado com o paciente. A partir dessa formulação, o terapeuta é capaz de elaborar um plano de tratamento minucioso que atende às necessidades individuais do paciente, propondo intervenções que contemplem estratégias cognitivas e/ou comportamentais (ver Caps. 21 e 22). Os autores Rangé e Silvares[16] descrevem a formulação de caso como uma teoria sobre o paciente que busca:

1. Relacionar todas as queixas de forma lógica, orgânica e significativa
2. Explicar os motivos de desenvolvimento e manutenção de tais dificuldades
3. Fornecer predições sobre seus comportamentos
4. Possibilitar a construção de um plano de trabalho

A formulação de caso é uma ferramenta que orienta o terapeuta no tratamento em TCC na busca de um entendimento a respeito do funcionamento do paciente e, sobretudo, do ciclo de manutenção do problema, isto é, o que vem mantendo o problema. A formulação, em um primeiro momento, é um conjunto de hipóteses levantadas pelo terapeuta sobre a origem das dificuldades psicológicas do paciente na avaliação inicial.[17] É um processo desenvolvido em colaboração, paciente e terapeuta, que visa a guiar a terapia reduzindo o sofrimento do paciente e aumentando sua resiliência.[18]

Por meio da formulação de caso, o terapeuta desenha seu plano de tratamento individualizado. Isso significa que cada paciente tem um plano de tratamento, ou seja, a formulação de caso é uma ponte que liga a prática, a teoria e a pesquisa.[19] É uma forma de aplicar protocolos terapêuticos, escolher intervenções e tempo de tratamento e tratar comorbidades em casos individualizados nos TUSs. Uma boa formulação de caso ajuda o terapeuta e o paciente a entender os problemas e antecipa dificuldades e obstáculos no processo psicoterapêutico, assim como os pontos fortes que podem colaborar para o sucesso.

Na maioria das vezes, existe a necessidade de tratar outra patologia: quadros de depressão, transtornos de ansiedade e transtornos da personalidade tornam o entendimento do caso ainda mais complexo, exigindo, assim, uma boa compreensão, por parte do terapeuta, do funcionamento do paciente. O terapeuta precisa ter conhecimento do padrão disfuncional, como ele foi desenvolvido e o que o mantém.

Existem inúmeros modelos de formulação de caso, e diferentes autores propõem diagramas distintos. O importante é reunir informações que levem o terapeuta a compreender o funcionamento do paciente, a entender a manutenção desse funcionamento e a direcionar o tratamento. O terapeuta também deve responder algumas perguntas que são apresentadas a seguir.

- O que está acontecendo? Qual é o problema?
- Em que tipo de situação esse problema acontece?
- Desde quando esse problema acontece?
- O problema acontece sempre com a mesma intensidade?
- Quais crenças podem estar sendo ativadas nessas situações?
- Como essa vulnerabilidade foi desenvolvida?
- O que mantém o problema?

A formulação de caso envolve os seguintes aspectos: fatores de vulnerabilidade; eventos de maior escala que colaboraram para o desenvolvimento das crenças disfuncionais e para a origem do problema; crenças nucleares; crenças intermediárias; crenças sobre as substâncias; incidente crítico; o episódio que desencadeou o funcionamento e/ou o uso de substâncias; processo de manutenção; estratégias compensatórias; comportamentos que objetivam compensar ou negar a crença nuclear, mas que acabam por manter e reforçar as crenças; modificadores, situações que podem intensificar ou reduzir a intensidade da crença; gatilhos, situações internas ou externas que ativam as crenças e precipitam as alterações de humor negativo e uso de substâncias; uma variedade de problemas cognitivos, comportamentais, emocionais; pontos fortes e obstáculos para o tratamento; fatores de proteção; e fatores de risco. Todos esses aspectos oferecem uma visão abrangente do caso e um maior entendimento do funcionamento do paciente.

O paciente chega à terapia apresentando um entendimento de seus problemas com um viés muito negativo. Conceituar esses problemas dentro da formulação dá ao paciente outra perspectiva para entender o desenvolvimento e a manutenção de seus problemas, instilando esperança e aumentando a adesão ao tratamento.

Para descrever na prática a elaboração da conceituação cognitiva, da formulação de caso e do plano de tratamento para um paciente com TUS, é apresentado o seguinte caso clínico como exemplo.

CASO CLÍNICO

Ana, mulher de 41 anos, casada, mãe de dois filhos, um menino de 9 anos e uma menina de 4 anos, médica. Ela procurou terapia por conta de uma briga com a mãe envolvendo agressão física. No primeiro momento, Ana não relacionava sua instabilidade emocional, irritabilidade e impulsividade ao uso de substância. Estava em pré-contemplação.

Filha de pais advogados, com uma irmã com quem tinha uma relação muito boa, Ana cresceu no interior do estado de São Paulo. Seu pai era alcoolista, e a mãe, segundo sua percepção, era fria e distante. Por conta do alcoolismo do pai, as relações com outros membros da família eram constantemente rompidas, isolando sua família de origem do restante dos parentes. Ana não tinha muitos amigos e se sentia muito solitária na infância e na adolescência.

Quando entrou na faculdade, em outro estado e longe da família, começou a namorar seu atual marido. Nesse momento, longe da família, sob pressão dos estudos e com dificuldade em se relacionar socialmente, iniciou uso de substâncias ilícitas. Iniciou o uso de álcool no ambiente familiar, onde a percepção de prejuízo era muito pequena, se não inexistente.

Durante a faculdade, o consumo de substâncias se intensificou, inclusive como justificativa para os estudos. Depois de formada, Ana se casou e manteve o uso de substâncias, interrompendo-o somente nas duas gestações. Quando a filha caçula tinha 1 ano, o casal se mudou para a praia, onde o uso aumentou significativamente. Nos últimos três anos, o uso de álcool e cocaína se tornou constante, iniciando nas sextas-feiras e parando somente no domingo. Ana tem na sua profissão um fator de proteção, não fazendo o uso de substâncias durante a semana (Fig. 23.5).

A formulação de caso tem como objetivo o entendimento longitudinal do caso, de sua origem, de como se instalou o problema e, principalmente, de como vem sendo mantido no decorrer do tempo, constituindo uma visão dinâmica do problema. Já a conceituação mostra o funcionamento atual do paciente; apresenta um entendimento transversal do problema e justifica como e porque o problema se instalou. Tanto a formulação como a conceituação guiam o terapeuta no plano de tratamento. O entendimento da conceituação é imprescindível para a formulação, uma vez que esta engloba dados levantados naquela.

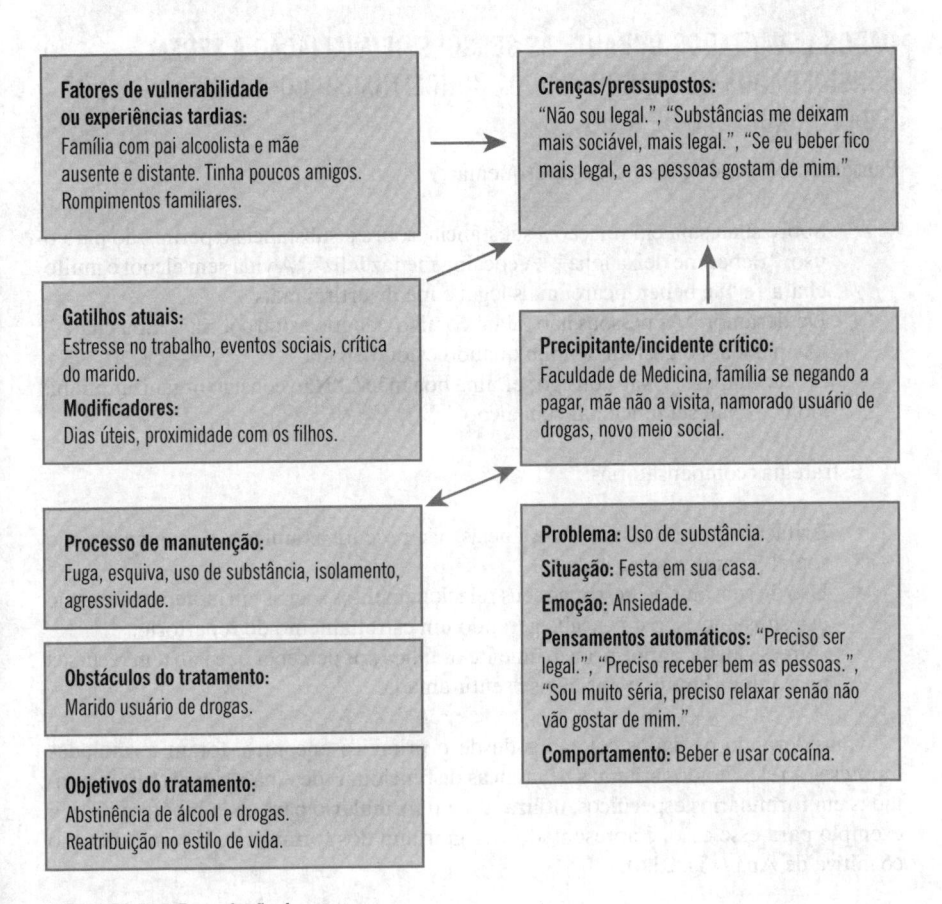

Fatores de vulnerabilidade ou experiências tardias:
Família com pai alcoolista e mãe ausente e distante. Tinha poucos amigos. Rompimentos familiares.

Crenças/pressupostos:
"Não sou legal.", "Substâncias me deixam mais sociável, mais legal.", "Se eu beber fico mais legal, e as pessoas gostam de mim."

Gatilhos atuais:
Estresse no trabalho, eventos sociais, crítica do marido.
Modificadores:
Dias úteis, proximidade com os filhos.

Precipitante/incidente crítico:
Faculdade de Medicina, família se negando a pagar, mãe não a visita, namorado usuário de drogas, novo meio social.

Processo de manutenção:
Fuga, esquiva, uso de substância, isolamento, agressividade.

Obstáculos do tratamento:
Marido usuário de drogas.

Objetivos do tratamento:
Abstinência de álcool e drogas.
Reatribuição no estilo de vida.

Problema: Uso de substância.
Situação: Festa em sua casa.
Emoção: Ansiedade.
Pensamentos automáticos: "Preciso ser legal.", "Preciso receber bem as pessoas.", "Sou muito séria, preciso relaxar senão não vão gostar de mim."
Comportamento: Beber e usar cocaína.

FIGURA 23.5 ▶ **Formulação de caso.**

► CONCEITUAÇÃO COGNITIVA

A conceituação cognitiva compreende um conjunto de dados relevantes e hipóteses do terapeuta a respeito do funcionamento cognitivo-comportamental do paciente, reunidos preferencialmente em formulário específico, que auxilia a organização de tais hipóteses e o raciocínio clínico. A conceituação cognitiva é parte integrante da formulação de caso, e sua elaboração se dá desde o primeiro contato com o paciente. Conforme novos dados são revelados, em sessões posteriores, e hipóteses anteriores são confirmadas ou rejeitadas, o terapeuta segue refinando e atualizando a conceituação, a fim de compreender melhor o caso e aprimorar seu plano de tratamento.

Os dados e as hipóteses da conceituação cognitiva revelam ao terapeuta como se constitui o sistema de crenças e regras do paciente e o consequente desenvolvimento do TUS, o que é fundamental para determinar a trajetória mais eficiente e efetiva de tratamento. Por ser um processo continuado, está sempre sujeito a modificações.

DADOS LEVANTADOS DURANTE AS SESSÕES DE AVALIAÇÃO A SEREM CONSIDERADOS NA ELABORAÇÃO DA CONCEITUAÇÃO COGNITIVA E DA FORMULAÇÃO DE CASO

Pensamentos, suposições e crenças/esquemas:

- Sobre si mesma em relação à substância, sobre a substância e permissão para o uso: "Beber me deixa feliz", "A cocaína me faz feliz", "A vida sem álcool é muito chata" e "Se beber, ficarei mais legal e me divertirei mais".
- De desamor: "As pessoas não falam comigo quando estou sóbria", "Sou chata", "As pessoas só gostam de mim quando estou bêbada".
- De desamparo: "Não consigo ser uma boa mãe", "Não consigo organizar minha vida", " Não sei funcionar sem álcool".

Estratégias compensatórias:

- Evitação: quando não usa substâncias, não procura os amigos, e, em uma ocasião social, quando vai, se isola.
- Uso de substâncias: restringe seus relacionamentos sociais em momentos em que usa substâncias, o que acaba gerando um estreitamento de repertório.
- Agressividade: agride principalmente os filhos por perceber que não tem recursos para impor limites e por não se sentir amada.

Considerando os dados coletados desde o primeiro encontro, foram formuladas hipóteses a respeito dos sistemas de crenças disfuncionais de Ana, as quais foram anotadas em formulários específicos, utilizando um formulário para cada hipótese. Como exemplo para esse caso, é apresentado, a seguir, um dos formulários de conceituação cognitiva de Ana (Fig. 23.6).

História relevante
Tímida, referida como uma menina quieta e exemplar, era motivo de chacota dos primos.

Esquema/crença
Inadequação: "Sou um fracasso completo."

Suposições/regras condicionais e crenças intermediárias
1. Se eu for embora, então não perceberão como sou.
2. Se ajudar, saberão que sou boa para os meus filhos.

Estratégias compensatórias
1. Esquiva.
2. Perfeccionismo.

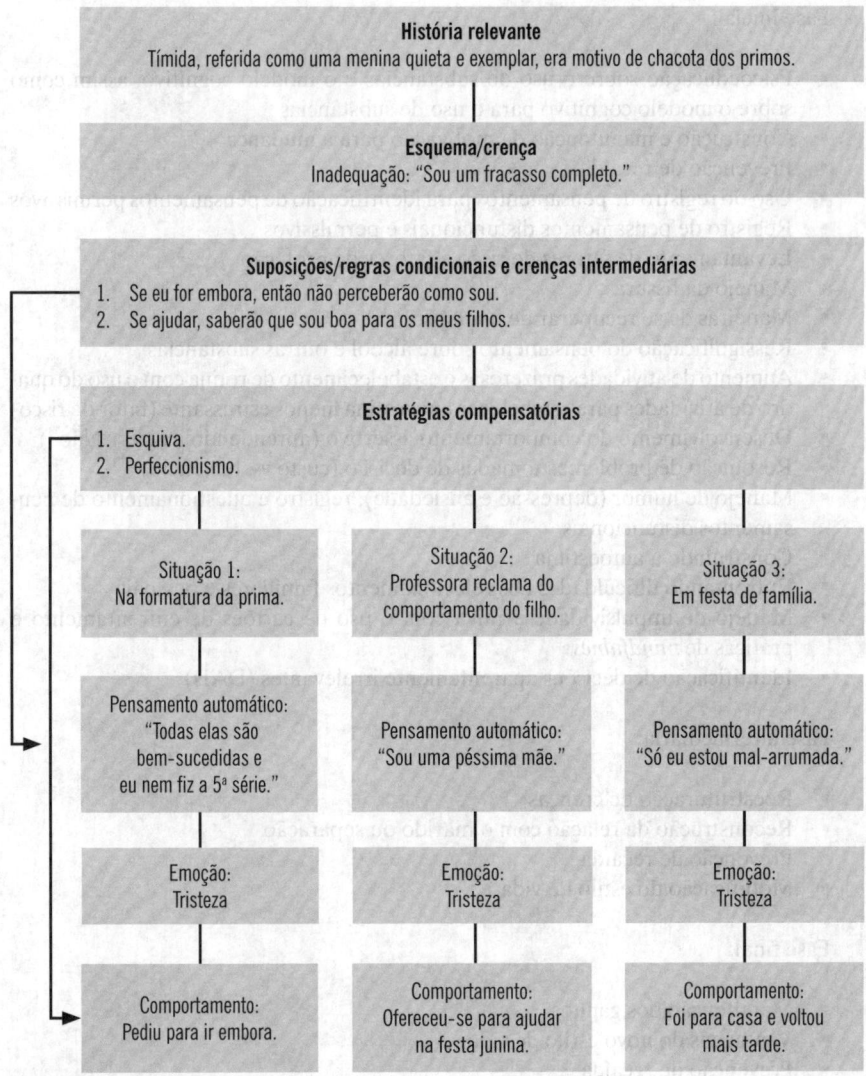

Situação 1: Na formatura da prima.
Situação 2: Professora reclama do comportamento do filho.
Situação 3: Em festa de família.

Pensamento automático: "Todas elas são bem-sucedidas e eu nem fiz a 5ª série."
Pensamento automático: "Sou uma péssima mãe."
Pensamento automático: "Só eu estou mal-arrumada."

Emoção: Tristeza
Emoção: Tristeza
Emoção: Tristeza

Comportamento: Pediu para ir embora.
Comportamento: Ofereceu-se para ajudar na festa junina.
Comportamento: Foi para casa e voltou mais tarde.

FIGURA 23.6 ▶ Conceituação cognitiva.
Fonte: Adaptada de Beck.[9]

▶ PLANO DE TRATAMENTO

Com base na história clínica da paciente, na análise funcional do uso de substâncias e na formulação de caso, foi elaborado o seguinte plano de tratamento, composto por três fases: inicial, intermediária e final.

Fase inicial:

- Psicoeducação sobre o uso de substâncias e o modelo cognitivo, assim como sobre o modelo cognitivo para o uso de substâncias
- Construção e manutenção da motivação para a mudança
- Prevenção de recaída
- Uso do registro de pensamentos para identificação de pensamentos permissivos
- Registro de pensamentos disfuncionais e permissivos
- Levantamento de fatores de risco e fatores de proteção
- Manejo da fissura
- Maneiras de se recuperar de um lapso
- Ressignificação do pensamento sobre álcool e outras substâncias
- Aumento de atividades prazerosas e estabelecimento de rotina com o uso do quadro de atividades para estabelecer uma rotina menos estressante (fator de risco)
- Desenvolvimento do comportamento assertivo (aprendendo a dizer "Não")
- Resolução de problemas/tomadas de decisão (custo vs. benefício)
- Manejo de humor (depressão e ansiedade), registro e questionamento de pensamentos disfuncionais
- Construindo a autoestima
- Enfrentando dificuldades nos relacionamentos familiares e pessoais
- Manejo de impulsividade e raiva com o uso de cartões de enfrentamento e práticas de *mindfulness*
- Identificação de decisões aparentemente irrelevantes (DAIs)

Fase intermediária:

- Reestruturação de crenças
- Reconstrução da relação com o marido ou separação
- Prevenção de recaída
- Modificação do estilo de vida

Fase final:

- Manutenção dos ganhos
- Vantagens do novo estilo de vida
- Prevenção de recaída

▶ CONSIDERAÇÕES FINAIS

A crença do terapeuta de que o paciente é capaz de mudar seu comportamento de uso, mesmo que ainda não sinta a necessidade ou esteja pronto para isso, é fundamental. Com base nessa crença, o profissional corre menos riscos ao realizar a análise funcional e a conceituação de caso, com menores vieses de interpretação do conteúdo da história clínica. Caso contrário, o envolvimento do terapeuta pode tornar-se comprometido, o que afeta todo o processo de tratamento e, por consequência, o resultado obtido.

A análise funcional do uso de substâncias, a conceituação cognitiva e a formulação de caso orientam o profissional na definição das estratégias a serem utilizadas, na escolha dos temas específicos a serem trabalhados, na ordem em que os temas centrais serão apresentados e no tempo que será despendido para cada um deles. A continuidade do acompanhamento pós-tratamento e o processo de alta bem-orientados também estão embasados na interpretação correta dos dados da história do paciente.

REFERÊNCIAS

1. Martin G, Pear J. Modificação de comportamento: o que é e como fazer. São Paulo: Roca; 2009.
2. Garcia-Mijares M, Silva MTA. Dependência de drogas. PsicUSP. 2006;17(4):213-40.
3. Marlatt AG, Gordon JR. Relapse prevention: maintenance strategies in the treatment of addictive behaviors. New York: Guilford; 1985.
4. United Nations. Office on Drugs and Crime. Leader's guide: cognitive behavioural & relapse prevention strategies [Internet]. Viena: Office On Drugs and Crime; 2007 [capturado em: 03 jan 2012]. Disponível em: https://www.unodc.org/ddt-training/treatment/.
5. Kouimtsidis C, Reynolds M, Drummond C, Davis P, Tarrier N. Cognitive behavioural therapy in thetreatment of addiction: a treatment planner for clinicians. Chichester: John Wiley & Sons; 2007.
6. Carroll KM. A cognitive behavioral approach: treating cocaine addiction. Rockville: NIDA; 2002.
7. Beck AT. Cognitive therapy and emotional disorders. New York: International University; 1976.
8. Jungerman FS, Zanelatto NA. O tratamento psicológico do usuário de maconha e seus familiares: um manual para terapeutas. São Paulo: Roca; 2007.
9. Beck JS. Terapia cognitiva: teoria e prática. Porto Alegre: Artmed; 1997.
10. Becoña E, Vazques FL. Heroína, cocaína y droga de síntesis. Madrid: Síntesis; 2001.
11. Schenker M, Minayo MCS. Fatores de risco e proteção para o uso de drogas na adolescência. Cienc Saúde Colet. 2005;10(3):707-17.
12. Nogueira MJ, coordenador. Exame das funções mentais: um guia. São Paulo: Lemos; 2005.
13. Beck AT, Wright FD, Newman CF, Liese BS. Cognitive therapy of substance abuse. New York: Guilford; 1993.
14. Longabaugh R, Morgenstern J. Cognitive-behavioral copingskills therapy for alcohol dependence: current status and future directions. Alcohol Res Health. 1999;23(2):78-85.
15. Miller WR, Rollnick S. Entrevista motivacional: preparando as pessoas para a mudança de comportamentos adictivos. Porto Alegre: Artmed; 2001.
16. Rangé B, Silvares EFM. Avaliação e formulação de casos clínicos adultos e infantis. In: Rangé B, organizador. Psicoterapias cognitivo-comportamentais: um diálogo com a psiquiatria. Porto Alegre: Artmed; 2001.
17. Persons JB. Cognitive therapy in practice: a case formulation approach. New York: Norton; 1989.
18. Padesky CA, Beck A. A mente, o homem e o mentor. In: Robert L. Leahy. Terapia cognitiva contemporânea: teoria, pesquisa e prática. Porto Alegre: Artmed; 2010.
19. Kuyken W, Fothergill CD, Musa M, Chadwick P. The reliability and quality of cognitive case formulation. Behav Res Ther. 2005;43(9):1187-201

LEITURAS RECOMENDADAS

Kadden R, Carroll K, Donovan D, Cooney N, Monti P, Abrams D, et al. Cognitive behavioral coping skills therapy manual. Rockville: NIAAA; 1995.
Leahy RL. Superando a resistência em terapia cognitiva. São Paulo: Livraria Médica Paulista; 2009.
Simmons J, Griffiths R. CBT for beginners. London: Sage; 2009.

ANEXO 23.1
Roteiro de entrevista inicial

Paciente _____ Data _____/_____/_____
Motivação para o tratamento ❑ própria ❑ familiares _____

1. Dados pessoais

2. Queixa principal

3. Último uso de substâncias psicoativas

4. História do uso de substâncias psicoativas

Idade	Substância	↑ Padrão de uso	Frequência	Contexto do uso	Tempo de uso	Abstinência

5. Contextualização do uso de substâncias

Substância de preferência _____
Substâncias associadas no uso _____
Efeitos esperados _____

Efeitos indesejados _____
Sintomas de abstinência _____

6. Fatores de risco para o uso de substâncias psicoativas

Iniciais	Atuais

7. Internações

Idade/ano	Local	Tempo internação	Abstinência pós-internação

8. Problemas relacionados ao uso de substâncias psicoativas

Pessoais/afetivos/sexuais	Profissionais/legais/financeiros
Familiares	Sociais

9. História familiar

Família de origem

Família constituída

10. História pessoal

Principais doenças físicas e psiquiátricas na vida
Comportamentos prevalentes
Desenvolvimento escolar
Desenvolvimento profissional
Relacionamento social e afetivo
Sexualidade

Motivação para a abstinência ❏ baixa ❏ moderada ❏ elevada

11. Fatos relevantes na vida

12. Relatos da autopercepção

13. Vida social/esportes/lazer

Antes do uso	Após o uso

14. Fatores de proteção contra o uso de substâncias

15. Rede de apoio

Familiar	Social

16. Dinâmica emocional/aspectos da personalidade

17. Finalização da entrevista

Disponibilidade para continuar o tratamento ❑ sim ❑ não

Motivação para a abstinência ❑ baixa ❑ média ❑ elevada
Hipótese diagnóstica _____
Plano de tratamento _____

Fonte: Roteiro elaborado pela equipe clínica da Unidade de Pesquisa em Álcool e Drogas (UNIAD) em 2007.

24
ESTRUTURA DAS SESSÕES: TEMAS CENTRAIS

▶ NEIDE A. ZANELATTO

PONTOS-CHAVE

- Os temas apresentados neste capítulo são fundamentais no tratamento de indivíduos com transtorno por uso de substâncias (TUS), e cada um deles deve ser abordado em um número conveniente de sessões, dependendo da necessidade do caso.
- O número de sessões e a ordem de apresentação dos temas variam de acordo com a demanda específica de cada paciente e a disponibilidade de tempo para atendimento, considerando que o paciente pode estar internado em ambiente fechado, com tempo determinado para alta.
- A não exploração dos temas, bem como a falta de treino nas habilidades consideradas importantes para o manejo do TUS, são fatores que podem contribuir para o processo de recaída.
- O terapeuta deve estar treinado para atuar tanto no tratamento dos TUSs quanto em questões de saúde mental em geral.

▶ INTRODUÇÃO

O tratamento dos TUSs, fenômeno considerado complexo e de abordagem difícil, pode requerer um tempo maior e um acompanhamento mais intenso quando comparado à intervenção com terapia cognitivo-comportamental (TCC) para outras condições psiquiátricas. O cuidado nesse aspecto é fundamental, pois o desligamento precoce do tratamento, as habilidades não treinadas ou a reestruturação cognitiva não realizada com sucesso podem culminar em recaída.

No Capítulo 23, foram elencados alguns obstáculos que, uma vez transpostos, indicam que o tratamento pode começar. O mais importante é que o paciente esteja disposto a realizar o tratamento. Como ele é parte essencial do processo, seu consentimento é fundamental.

A ordem de apresentação dos temas, bem como o número de sessões necessárias para a exploração de cada um dos temas centrais, são determinados pelo terapeuta com o paciente, em função da particularidade de cada caso. Caso o tratamento aconteça em uma unidade de internação, talvez seja conveniente que as sessões de prevenção de recaída aconteçam em um momento mais próximo da alta do paciente, ou ao menos sejam reforçadas nesse momento. Em uma situação em que o tratamento seja realizado em regime ambulatorial (ou em um consultório particular), e o paciente comparecer abstinente, tendo saído de uma internação, as sessões de prevenção de recaída devem acontecer logo no primeiro momento, mantendo o foco no aumento da autoeficácia do paciente, sendo os outros temas abordados na sequência.

Com a conceituação cognitiva em mãos, apresentada ao paciente e reformulada, se for o caso, após a discussão, o processo pode ser iniciado. É preciso assegurar ao paciente uma experiência positiva com a terapia, pois isso facilita seu engajamento no trabalho terapêutico, bem como a construção de uma aliança terapêutica mais forte e o aumento da autoconfiança do paciente.[1] A ambivalência pode continuar ao longo do tratamento, o que não significa falta de motivação ou adesão.[2]

O objetivo deste capítulo, portanto, é apresentar ao leitor os temas centrais que devem ser discutidos com o paciente durante o tratamento do TUS. Para cada tema, é fornecido um embasamento teórico, que dá suporte para que o terapeuta prepare o material a ser utilizado (que deve ser feito com antecedência) e conduza as discussões durante a sessão. As técnicas utilizadas em cada sessão estão descritas em capítulos específicos desta obra e devem ser empregadas em função do tema escolhido. É importante que o terapeuta domine a aplicação da técnica, pois conhecimento teórico e manejo técnico-prático pertencem a domínios completamente diferentes.

Também são apresentados os objetivos que devem ser atingidos no fim da sessão e os cuidados importantes que devem ser tomados, visando ao alcance das metas terapêuticas. A apresentação da estrutura da sessão na qual o tema é abordado e a sugestão para os planos de ação fazem parte do manual de conduta do terapeuta para o tratamento do TUS no modelo cognitivo-comportamental.

Sugestões de modelos de sessões estruturadas, incluindo temas centrais, procedimentos a serem adotados pelo terapeuta e planos de ação, também são apresentadas nos capítulos relativos a populações específicas e que fazem uso de determinada substância.

A mescla das diretrizes oferecidas nesses capítulos torna o conteúdo das sessões mais apropriado a cada caso, com chance de resultados mais favoráveis em relação às metas estabelecidas no planejamento da intervenção.

▶ TEMA: CONSTRUÇÃO E MANUTENÇÃO DA MOTIVAÇÃO PARA A MUDANÇA

REFERENCIAL TEÓRICO

A entrevista motivacional (EM) pode ser definida como um estilo de conversa com foco no paciente, cujo objetivo é aumentar a motivação intrínseca para a mudança, por meio da exploração e da resolução da ambivalência. Ela tem início com a construção de um bom vínculo, evitando que o foco da mudança se perca, para, assim, auxiliar o paciente a evocar a mudança e, por fim, a planejar essa mudança comportamental[2] (ver Cap. 19, Entrevista motivacional e as terapias cognitivo-comportamentais no tratamento da dependência de substâncias).

OBJETIVOS DA SESSÃO

a. Introduzir o conceito de estágios de mudança para o paciente, a fim de que ele se localize, compreenda como o processo de mudança ocorre e se perceba na espiral de mudança conforme sua ambivalência se resolve.
b. Evidenciar que essa motivação flutua e que, dependendo de suas cognições, há alteração no estágio motivacional (é importante fazer a relação entre esses dois construtos – estabelecer uma relação clara para o paciente entre o que ele pensa e seu estado de motivação para interromper o uso e realizar o tratamento).
c. Desenvolver um plano de ação para a implementação da mudança (caso o paciente esteja ambivalente).

OBSERVAÇÕES IMPORTANTES

Deve-se ficar atento e observar as armadilhas terapêuticas que podem ser produzidas na relação entre o terapeuta e o paciente em função do estágio de prontidão para a mudança em que se encontra o paciente. É preciso ter cuidado com argumentação excessiva ou polarização nas argumentações com o paciente em estágio de pré-contemplação. Não se deve estabelecer metas sem atentar às possíveis barreiras para seu alcance, dando espaço para o reconhecimento das incertezas quando o paciente estiver em contemplação da mudança. Outrossim, o profissional não deve "correr na frente do paciente", e sim caminhar a seu lado. A garantia do sucesso nas primeiras experiências de mudança, a manutenção do programa de tratamento e da agenda dos temas e a atenção com o paciente que ainda não pode caminhar sozinho são cuidados que evitam armadilhas para os pacientes em estágios mais avançados da mudança.

Quando o paciente chega ao tratamento no estágio de ação,[3] a sessão pode acontecer em caráter informativo, pois o processo de mudança já ocorreu. Vale a pena lembrar, no entanto, que pacientes com TUS oscilam frequentemente quanto a sua disposição para a mudança, de modo que os conteúdos dessa sessão devem ser retomados, de acordo com a necessidade do caso, a qualquer momento do tratamento.

ESTRUTURA DA SESSÃO (SEGUNDA PARTE)

Aqui, inicia-se a explanação do tema da sessão, explicando-se a teoria dos estágios de mudança,[3] a importância desses conceitos (cada estágio) e o porquê de estarem dispostos em uma espiral. O terapeuta pode oferecer ao paciente um formulário impresso com a espiral (Fig. 24.1) e pedir que, após a explanação, ele se localize no momento. Esse formulário pode ser apresentado em outros momentos do tratamento, para que o paciente, ao se localizar, veja como muda seu estado de consciência e de atitude ante a questão do uso de substâncias. Quando as expectativas forem mais positivas, favoráveis ao uso, a tendência será um retorno aos estágios mais iniciais da mudança, ao passo que, conforme as cognições são mais realistas, pode haver um passo à frente em direção à mudança. Convém lembrar que esta obra retrata pacientes com prejuízos claros em relação ao consumo de substâncias, com diagnóstico de TUS moderado a grave.

Discute-se com o paciente por que ele escolheu tal estágio, anotando-se no prontuário. Para tanto, o terapeuta pode utilizar o Questionário de Motivação para a Mudança (Quadro 24.1) para ampliar o debate e elucidar ao paciente algumas questões que ele pode não ter considerado. Depois disso, retoma-se a espiral, em conjunto com o paciente, e o estágio em que o paciente se encontra é revisto, o que também deve ser anotado no prontuário. O paciente sempre deve receber uma cópia do material utilizado para que

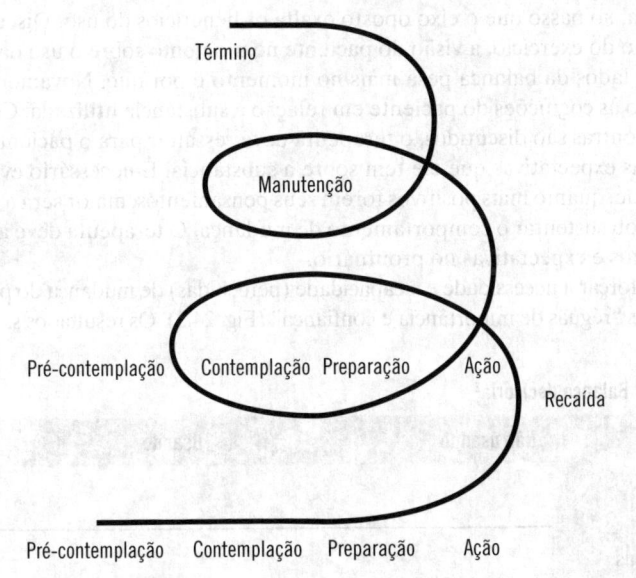

FIGURA 24.1 ▶ **Espiral de mudança.**
Fonte: Diclementi.[4]

QUADRO 24.1 Questionário de Motivação para a Mudança

QUÃO MOTIVADO VOCÊ ESTÁ PARA MUDAR?

- reconhecimento do problema:
  quais as dificuldades que você teve ou tem que podem estar relacionadas a seu uso de álcool/outras drogas?
  como você e outras pessoas têm sido machucadas por seu uso de álcool/outras drogas?
- preocupação:
  o que, em seu hábito de beber ou usar drogas ilícitas, pode ser visto como um motivo de preocupação para você ou para as pessoas a seu redor?
  o que você acha que vai acontecer se você não parar de usar?
- intenção de mudar:
  sua presença aqui indica que uma parte de você quer mudar. quais os motivos para essa mudança?
  quais seriam as vantagens de mudar?
  quais seriam as desvantagens de manter o comportamento de usar álcool/outras drogas?
- otimismo:
  o que você acha que funcionaria para você, se decidisse mudar?
  como ficaria sua vida sem o uso dessa(s) substância(s)?

Fonte: Miller e Rollnick.[2]

leve consigo. Pode ser sugerido ao paciente que organize uma pasta com os materiais das sessões, à qual ele tenha acesso no momento em que precisar.

Se a ambivalência é grande, outra técnica que pode ser utilizada é a balança decisional ou decisória (Quadro 24.2), que consiste em solicitar ao paciente, em formulário próprio, que identifique as vantagens de usar e de não usar a substância. O eixo "vantagens não usando" e "desvantagens usando" remete aos ganhos com a abstinência, ao passo que o eixo oposto exalta os benefícios do uso. Discute-se, após a realização do exercício, a visão do paciente no momento sobre o uso da substância e qual dos lados da balança pesa mais no momento e por quê. Novamente, deve-se ficar atento às cognições do paciente em relação à substância utilizada. Conforme os prós e os contras são discutidos, o terapeuta deve ressaltar para o paciente os pensamentos e as expectativas que ele tem sobre a substância. É necessário evidenciar ao paciente que, quanto mais positivos forem seus pensamentos, maior será a dificuldade em iniciar ou sustentar o comportamento de mudança. O terapeuta deve anotar esses pensamentos e expectativas no prontuário.

Para reforçar a necessidade e a capacidade (percebidas) de mudança do paciente, são utilizadas as "réguas de importância e confiança" (Fig. 24.2). Os resultados são discutidos

QUADRO 24.2 **Balança decisória**[2]

	Não usando	Usando
Vantagens		
Desvantagens		

Fonte: Miller e Rollnick.[2]

> Quão importante é para você fazer uma mudança em seu uso de álcool e/ou drogas neste momento?
>
> POUCO IMPORTANTE   MUITO IMPORTANTE
> 0 1 2 3 4 5 6 7 8 9 10
>
> Quão confiante você está de que pode ficar sem beber e/ou usar drogas?
>
> NADA CONFIANTE   MUITO CONFIANTE
> 0 1 2 3 4 5 6 7 8 9 10

FIGURA 24.2 ▶ Réguas de importância e confiança.
Fonte: Velasquez e colaboradores.[5]

com o paciente, enfatizando-se a necessidade de seu envolvimento com a mudança (ser importante mudar) e o quanto ele se sente confiante para mudar (um dos objetivos da terapia é justamente auxiliar o paciente a desenvolver a autoconfiança). Quanto maior a necessidade, maior a chance de iniciar o processo, mesmo que a prontidão ainda não esteja no ponto desejado. Enfatiza-se, sempre utilizando os preceitos da EM, a questão da necessidade da mudança. É preciso que o paciente sinta que "precisa" mudar, e não apenas queira mudar. A sensação de necessitar parece estar ligada a conteúdos mais internos, ao passo que o apenas querer mudar pode estar ligado à satisfação de outras pessoas, à exigência da sociedade, entre outros fatores. Então, busca-se identificar, com o paciente, as razões reais para a mudança e por que ela é importante e necessária nesse momento de sua vida.

Se for necessário, um plano de ação é desenvolvido com o paciente (Quadro 24.3), utilizando o estilo de comunicação da EM, de acordo com os seguintes passos:

a. Fazer um resumo das percepções do paciente acerca de seu problema. Apresentar a ele os pensamentos fundamentados em crenças que ele revelou durante a sessão.
b. Deixar claro o quanto ele ainda está ambivalente, mostrando que ele ainda vê aspectos positivos no uso de substâncias, quando for o caso.

QUADRO 24.3 Plano de mudança

Metas e plano de mudança

Quais são meus problemas com o uso de álcool/outras drogas (coloque em ordem de importância):

As mudanças que quero fazer nos próximos 12 meses são:

As razões mais importantes pelas quais quero fazer essas mudanças são:

Os passos que planejei para colocar em prática minha mudança são:

As pessoas que podem me ajudar são:

As formas como elas podem me ajudar são:

Algumas coisas que podem interferir em meu plano são:

Saberei que meu plano de mudança está funcionando se:

Fonte: Miller e colaboradores.[6]

c. Apresentar as evidências objetivas que conduzem a riscos e problemas para o paciente, sendo honesto com ele. Lembrar que, em uma aliança terapêutica satisfatória, tanto o paciente quanto o terapeuta estão dispostos a correr riscos, mas, nesse momento, a clareza e a honestidade são fundamentais, de parte a parte.
d. Reforçar todas as indicações que o paciente apresenta de que ele quer, ou ao menos pretende, fazer uma mudança.
e. Oferecer *feedback* honesto, particularmente a respeito dos pontos que convergem com aqueles em que o paciente mostra interesse.

É importante oferecer informação, orientação e conselhos, sempre tendo como base os conceitos da EM. Deve-se dar conselhos, quando o paciente pedir, valorizar as opções fornecidas por ele, ainda que se tenha de fazer ressalvas, oferecer várias alternativas e deixar o paciente escolher o caminho que deve tomar. O terapeuta pode negociar com o paciente um plano estabelecendo metas (plausíveis) e considerando as opções de mudança (o que ele quer mudar, quais as consequências disso, o que pode dar certo e o que pode dar errado, quem pode ajudar e como ele pode saber se que aquilo que planejou está funcionando).

PLANO DE AÇÃO

A seguir, são apresentadas algumas sugestões para o plano de ação.[1] É importante que as atividades solicitadas sejam adequadas ao momento do paciente e que ele as consiga realizar. Caso o terapeuta perceba que o paciente não conseguirá realizar as atividades propostas, deve retirar uma parte da atividade, deixando outra.[7]

- Pedir ao paciente que faça uma lista das principais razões pelas quais ele quer parar o consumo de álcool e/ou outras substâncias.
- Retomando o formulário de vantagens/desvantagens, pedir que o paciente, em casa, para cada vantagem/desvantagem, escreva o "peso" de 0 a 10 (qual a importância) e, ao fim, some os valores, ficando com uma visão geral de cada um dos lados (uma visão mais quantitativa – para alguns pacientes, isso ajuda).
- Solicitar ao paciente que, três vezes ao dia, use a régua de confiança em questões não relacionadas ao álcool e outras substâncias, mas nas quais ele esteja pensando em fazer mudanças. (A ideia aqui é iniciar a construção da autoeficácia, um valor fundamental no sucesso do tratamento.)
- Orientar o paciente a conversar com uma pessoa não usuária de álcool e/ou outras substâncias que possa fornecer auxílio para a mudança, perguntando quais as vantagens e as desvantagens de se mudar o comportamento de usar/não usar ou beber/não beber. (Essa atividade pode ser praticada principalmente em pacientes internados.)
- Escolher um aspecto do plano de mudança (formulário entregue na sessão) e pedir para o paciente decompô-lo em passos e trazer para a próxima consulta.

▶ TEMA: PSICOEDUCAÇÃO – SESSÃO INFORMATIVA

REFERENCIAL TEÓRICO

O modelo psicoeducacional, não caracterizado como modalidade terapêutica, mas útil no tratamento tanto dos pacientes quanto de seus familiares, é concebido como uma intervenção que interliga os domínios da saúde e da educação, constituindo-se em um conjunto de conhecimentos oferecidos ao paciente por meio de uma didática estruturada.[8] Essa intervenção se caracteriza por informar ao paciente dados sobre seu diagnóstico, que inclui a etiologia, o funcionamento do transtorno, o tratamento mais indicado, o prognóstico, entre outras informações.[9] A intervenção pode ser vista como o estabelecimento de um fluxo de informações vindas do terapeuta para o paciente, e vice-versa, e, como qualquer intervenção, é baseada no bom senso.[10]

A psicoeducação é parte fundamental de praticamente todos os protocolos terapêuticos para transtornos mentais cujo suporte teórico seja o cognitivo-comportamental. Seu papel educativo está presente desde o início até o fim do tratamento, sendo tarefa do terapeuta desenvolver a educação e a familiarização do paciente com sua patologia e suas consequências (problemas). Tem como um de seus objetivos principais fazer do paciente um colaborador ativo, um aliado dos profissionais envolvidos no tratamento, tornando o procedimento terapêutico mais eficaz.[11] Em alguns casos, é uma intervenção que se constitui em peça-chave do tratamento. A psicoeducação, como já citado, também deve ser aplicada no tratamento familiar, visto que evidências apontam para a melhora da comunicação e a diminuição do estresse nas relações familiares e das taxas de recaída e reinternações. Além disso, ela facilita o processo de recuperação do familiar com TUS.[12]

OBJETIVOS DA SESSÃO

a. Oferecer informação científica sobre o TUS (e sobre outra comorbidade, se houver) para paciente e/ou familiares, em toda sua amplitude.
b. Discutir mitos e verdades a respeito do(s) transtorno(s).

OBSERVAÇÕES IMPORTANTES

O terapeuta deve ter preparado antecipadamente uma sessão informativa a respeito do TUS em vários níveis e sobre qualquer outro transtorno mental que o paciente tenha (comorbidade; ver Cap. 5), que pode ser feita no computador ou em formulários impressos. É fundamental que as informações transmitidas sejam verdadeiras e apoiadas em evidências e que o terapeuta tenha completo domínio daquilo que está sendo exposto ao paciente. Não se deve usar uma política de amedrontamento ou ameaça, pois condutas como essas prejudicam o vínculo entre terapeuta e paciente e são contraproducentes. Mesmo que a apresentação seja feita em computador, recomenda-se que o paciente, ao fim da sessão, receba a versão impressa do material para levar consigo. Deve-se considerar que, caso o paciente ainda esteja muito ambivalente, informações precisas sobre seu problema são valiosas para o favorecimento da mudança.

ESTRUTURA DA SESSÃO (SEGUNDA PARTE)

Inicia-se a sessão de psicoeducação (o que é o TUS, o que são substâncias, quais são os efeitos do uso agudo e crônico), certificando-se de que todas as dúvidas estão sendo dirimidas, conforme a apresentação avança. Após a apresentação, oferece-se ao paciente um formulário sobre mitos e verdades a respeito da dependência de substâncias (ver Anexo 24.1). Discute-se o quanto o paciente conhece do assunto, apresentando-se dados relevantes. A exploração desses temas oferece informações importantes sobre as crenças do paciente a respeito das substâncias utilizadas, de seus efeitos, das consequências e dos prejuízos do uso. O terapeuta faz anotações no prontuário, para uso posterior. O mesmo cuidado e atenção para a discussão devem ser mantidos para a psicoeducação voltada a outro diagnóstico psiquiátrico que o paciente tenha, podendo ser realizada na sessão seguinte.

Deve-se ficar atento para não ocupar o papel de especialista no assunto, mas é preciso mostrar-se interessado no conteúdo trazido pelo paciente. No caso de pacientes nos quais a ambivalência oscila muito, e, portanto, a motivação para a mudança também sofre altos e baixos, informação sem confrontação pode auxiliar no processo da mudança. Muitas vezes, os pacientes podem trazer informações que confirmam suas crenças sobre as substâncias, colhidas em *sites* ou em publicações de revistas ou outros meios: "Maconha não é droga", "Beber um pouquinho todos os dias faz bem ao coração", "É melhor fumar maconha do que usar cocaína ou *crack*", "Não uso álcool, só bebo cerveja", "Tenho problemas com álcool e maconha, mas não sou dependente químico, porque nunca usei droga química, como a cocaína". O terapeuta deve acolher essas crenças e discuti-las com o paciente, apresentando argumentos prós e contras. Além disso, deve auxiliá-lo a se posicionar, mas a decisão sobre a mudança da crença e da expectativa sobre o uso decorrente dessa crença cabe necessariamente ao paciente. É preciso ter em mente que a mudança de crença não é fácil; portanto, deve-se ter cuidado para não cair na armadilha de acreditar que em 1 a 2 sessões o paciente mudará seu modo de enxergar a substância, crença que foi construída e confirmada durante toda sua experiência de uso. Muitas vezes, essa dificuldade na mudança é trazida pelo próprio paciente, que gostaria de modificar a forma como vê a substância, mas nota que, apesar dos problemas evidentes, ainda não consegue alterar sua expectativa sobre o uso. Nessa situação, o terapeuta, novamente, deve acolhê-lo, pois trata-se de um momento importante, no qual a vulnerabilidade do paciente está exposta, e a percepção de baixa eficácia para mudança pode levar ao abandono do tratamento.

No fim da sessão, o paciente leva o material impresso e outros que o terapeuta tenha para distribuir, assim como a lista de mitos e verdades.

PLANO DE AÇÃO

Uma sugestão para atividade entre as consultas nessa sessão é a biblioterapia[13] (indicação de material de leitura com função terapêutica) ou a videoterapia.[14] Existem evidências de que essas práticas são ferramentas importantes para o desenvolvimento do autoconhecimento pela reflexão e do aspecto emocional pelas experiências vicárias, auxiliando na mudança do comportamento e reforçando padrões sociais de comportamentos desejáveis. Tais práticas envolvem as seguintes ações:

- Pedir ao paciente para ler um capítulo de livro sobre dependência química ou sobre a dependência de uma substância específica, que tenha linguagem clara e fácil. O terapeuta pode elaborar uma apostila, e a leitura da apostila, nesse caso, se torna a atividade do plano de ação.
- Informar ao paciente os *sites* que oferecem material informativo de qualidade e pedir que ele leia. Para adolescentes, existem *sites* bem-elaborados e adaptados à idade, com atividades interativas.
- Solicitar ao paciente que pesquise sobre o assunto ou leia algo recentemente publicado em revistas ou jornais, e traga o que aprendeu para uma discussão rápida no início da próxima sessão. Investigar as crenças do paciente sobre o assunto. Isso pode auxiliá-lo a identificar o estágio de mudança em que ele se encontra.
- Em uma segunda sessão de psicoeducação, sobre outra entidade diagnóstica (comorbidade), repetir a sugestão para o plano de ação.

▶ TEMA: PREVENÇÃO DE RECAÍDA – COMO IDENTIFICAR E LIDAR COM SITUAÇÕES DE ALTO RISCO

REFERENCIAL TEÓRICO

A prevenção de recaída é um programa de automanejo e tem como objetivo a melhora do estágio de manutenção do processo de mudança de comportamento. Ela utiliza como ferramentas o treino de habilidades comportamentais associado a intervenções cognitivas e mudanças no estilo de vida. O objetivo geral do programa é auxiliar e treinar o indivíduo a prevenir e lidar, se for o caso, com o problema da recaída[15] (ver Cap. 13). Quando se fala em TCC no tratamento do TUS, está se falando basicamente de prevenção de recaída, a qual engloba muitos dos temas centrais sobre os quais se está discorrendo. Por esse motivo, essas sessões são fundamentais no tratamento e devem ser preparadas pelo terapeuta com antecedência, a fim de que os objetivos sejam atingidos.

OBJETIVOS DA SESSÃO[1]

a. Explicar o que são situações de alto risco (SARs) para a recaída.
b. Auxiliar o paciente a identificar as SARs mais problemáticas para ele.
c. Identificar as estratégias de enfrentamento que o paciente já apresenta (evitação/enfrentamento) e avaliar se elas são eficazes no manejo das SARs que para o paciente são as principais.
d. Desenvolver outras formas de enfrentar satisfatoriamente as SARs.
e. Capacitar o paciente para não se colocar em SARs, identificando previamente situações que poderiam levar ao risco (o grande problema da recaída parece estar associado à presença das SARs, sem que o paciente esteja preparado para sua ocorrência; o ideal é sempre se antecipar à situação de risco).
f. Desenvolver um plano de enfrentamento mais geral que contemple outras situações de vida, que podem se constituir em SARs para a recaída.

OBSERVAÇÕES IMPORTANTES

A abordagem desse tema (essencial no tratamento do TUS) é feita por meio da aplicação de uma série de formulários. Alguns deles são apresentados no decorrer do capítulo ou nos anexos, e alguns devem ser confeccionados a partir da consulta a outros capítulos desta obra, que foram escritos especificamente sobre o assunto. Todos os formulários utilizados devem estar prontos para serem oferecidos durante a sessão ao paciente, que deverá levá-los consigo ao fim da sessão. Para aqueles profissionais que fazem uso do computador durante o encontro terapêutico, o paciente pode utilizar esse recurso durante o processo, mas, ao final, deve receber o material produzido impresso para levar consigo. O uso de escalas, como o Questionário de Confiança Situacional (Anexo 24.2) e o Inventário das Situações de Beber (ISB-42; Anexo 24.3), pode ser um facilitador para identificação de situações de risco, que podem não aparecer durante a interação com o paciente na consulta.[16]

ESTRUTURA DA SESSÃO (SEGUNDA PARTE)

Como a recaída, dado seu caráter, é uma condição com a qual o paciente terá de lidar, esse tema deve ser abordado praticamente durante todo o tratamento. Neste capítulo, é sugerido que esse modelo (tema central) seja discutido com o paciente em três sessões, detalhadas a seguir. Cada sessão descrita será sempre o tema discutido na segunda parte da sessão.

Primeira sessão de prevenção de recaída – conhecendo a recaída

Essa sessão tem como objetivo específico apresentar ao paciente o modelo cognitivo da recaída de Beck e o modelo de prevenção de recaída de Marlatt. A sessão também é conduzida de modo a permitir que o paciente inicie o processo de reflexão sobre seus pensamentos e comportamentos favoráveis à recaída. Inicia-se a sessão apresentando-se ao paciente um formulário para ele preencher. À luz de suas lembranças sobre o último episódio de recaída, o terapeuta discute o que ele pensava, sentia e fazia antes, durante e depois daquele momento (Tab. 24.1).

Após o preenchimento do formulário durante a sessão, o terapeuta passa a discutir com o paciente a respeito de como os pensamentos e os sentimentos descritos estão relacionados ao início do comportamento de retorno e de manutenção do uso. O terapeuta

TABELA 24.1 Última recaída

Última vez que usou	Pensando (pensamento)	Sentindo (sentimento)	Fazendo (comportamento)
Antes			
Durante			
Depois			

Fonte: Jungerman e Zanelatto.[17]

deve certificar-se de que o paciente percebe o momento anterior ao uso como determinante da consequência e qual seria a possível intervenção para mudar o desfecho. Sendo assim, deve auxiliá-lo, a partir da discussão, a perceber como o pensamento e as crenças que embasavam o momento anterior ao uso foram responsáveis pela continuidade do processo. O terapeuta deve fazer uma ligação com outras recaídas (caso o paciente já esteja em acompanhamento e tenha sofrido lapsos ou recaídas), evidenciando como o pensamento estava distorcido no momento que antecedeu o evento de uso.

Apresenta-se, então, o modelo de Beck (sessão de psicoeducação sobre o modelo cognitivo e modelo cognitivo da recaída de Beck – ver Cap. 23), relembrando o paciente dos conceitos básicos, e pede-se a ele que contextualize a última recaída (já discutida) dentro desse modelo. Em conjunto com o paciente, são identificadas a situação de risco e as crenças centrais e permissivas que favoreceram o lapso ou o retorno ao uso (ver Cap. 8).

Introduz-se o modelo de Marlatt (informando sobre os determinantes intra e interpessoais da recaída), evidenciando-se os dois caminhos, e solicita-se ao paciente que apresente uma resposta de enfrentamento que poderia ter sido aplicada à situação, gerando um resultado mais positivo. Aqui, o terapeuta enfatiza a importância dos fatores contextuais, dos riscos distais e dos aspectos cognitivos, emocionais e comportamentais como facilitadores ou protetores para a recaída (ver Cap. 13).

Nesse momento, é importante que o paciente tenha claro que o lapso ou a recaída dependem de uma decisão dele, pois alguns pacientes têm a crença de que não possuem controle sobre a recaída, de que o transtorno é mais forte do que eles, mas permitir que essa crença perpetue só aumenta a percepção de baixa eficácia e não ajuda no tratamento. Portanto, é interessante que ele consiga identificar como seu pensamento influencia diretamente o tempo em que a recaída pode acontecer. O Questionário de Tempo para a Recaída (TRQ) pode ser aplicado, com o objetivo de tornar esse processo mais claro para o paciente e aumentar a sensação de controle sobre os eventos relacionados à recaída (Anexo 24.4).[18]

Ao término da sessão, o terapeuta entrega ao paciente os formulários utilizados, inclusive aquele que foi preenchido durante o encontro. Como plano de ação, solicita ao paciente que faça um diário para suas situações de risco, seus pensamentos e seus estados de humor, identificando a forma como lidou com essas situações (Tab. 24.2).

TABELA 24.2 Diário de pensamentos e sentimentos diante de situações de alto risco

Data	Situações de alto risco (SARs)	Pensamento	Sentimento	Comportamento (como lidou: usou/não usou)

Fonte: Adaptada de Knapp e Bertolote.[19]

Segunda sessão de prevenção de recaída – identificando SARs e desenvolvendo estratégias de enfrentamento

Ao comentar com o paciente sobre o diário de situações de risco, o terapeuta faz uma relação daquelas que apareceram com maior frequência e aplica o Questionário de Confiança Situacional[20] (2) ou o ISB-42 (Anexo 24.3), que ajudam o paciente a identificar um número maior de situações, as quais ele não contemplou durante a semana.

Knapp e Bertolote[19] apresentam formulários para a identificação de SARs divididos nos seguintes grupos: como lidar com emoções negativas, com situações difíceis, com a diversão e o prazer, com problemas físicos ou psicológicos, com o hábito de usar álcool ou drogas e com o tratamento.

A partir do preenchimento de um desses inventários, o terapeuta discute com o paciente sobre as situações que têm maior chance de ser consideradas como estímulos para a recaída. Utilizando, então, o formulário apresentado no Quadro 24.4, o terapeuta elenca, para cada SAR assinalada como provável estímulo para a recaída, três opções de estratégias de enfrentamento. Evidencia-se para o paciente a existência de várias formas de lidar com tais ocorrências (deixa-se que as possibilidades partam dele, mas o terapeuta pode oferecer opções de comportamentos mais funcionais, se perceber que o paciente não consegue encontrar alternativas positivas) e seu desfecho positivo, em que a substância não está presente. É importante que, ao término da sessão, o paciente seja capaz de identificar possíveis SARs, entender a hierarquia dessas situações (quais são as mais perigosas e o que desencadeia o que), revisar as estratégias usadas no passado e que deram certo e prever e antecipar-se a futuras SARs. O terapeuta aproveita a oportunidade para frisar que, no início do tratamento, a estratégia de evitação é bem-vinda, já que as habilidades de enfrentamento podem ainda não estar desenvolvidas ou treinadas. Conforme o tratamento avança, assim que o grau de perigo ao qual o paciente é exposto diante de determinadas SARs for claramente identificado por ele, as estratégias de enfrentamento (desde que treinadas) podem ser colocadas em prática.

QUADRO 24.4 **Estratégias de enfrentamento de situações de alto risco (SRAs) para a recaída**

Estratégias para enfrentamento de SARs para o uso de álcool e outras substâncias
Situação de alto risco_____ a._____ b._____ c._____
Situação de alto risco_____ a._____ b._____ c._____
Situação de alto risco_____ a._____ b._____ c._____

Fonte: Knapp e Bertolote.[19]

Inventários de estratégias de enfrentamento foram desenvolvidos e podem ser utilizados nessa sessão com o objetivo de identificar os métodos de manejo (evitação ou enfrentamento, tanto cognitivas como comportamentais) que o paciente tem utilizado e aqueles que ele poderia empregar. Na seção "Anexos", são apresentadas duas escalas que devem ser amplamente utilizadas para aumentar o repertório de formas de enfrentamento de SARs (Escala de Treinamento de Habilidades e Inventário de Comportamentos de Enfrentamento [CBI; Anexo 24.5]). Ainda, no Capítulo 14, é apresentado outro instrumento sobre enfrentamento de situações relacionadas ao beber, o Inventário de Habilidades de Enfrentamento Antecipatório para a Abstinência de Álcool e outras Drogas (IDHEA-AD). O terapeuta fala sobre o instrumento durante a sessão ou entrega ao paciente para que ele preencha entre as sessões, como parte do plano de ação da semana, e traga para discussão na próxima sessão.

O terapeuta entrega ao paciente os formulários preenchidos e, como plano de ação, solicita que ele pratique o exercício de uma das estratégias identificadas como viáveis durante a sessão. Deve-se ficar atento para que, ao pedir que se exponha a SARs, o paciente não corra o risco de recair. O terapeuta deve planejar esse experimento comportamental começando por ações bem simples e seguras, garantindo o sucesso. A prática da evitação de SARs ainda é fundamental nesse momento. É comum que os pacientes revelem ansiedade quanto ao enfrentamento, pois a evitação parece colocá-los em uma situação anormal da vida (p. ex., "Nunca mais vou poder ir a uma festa", "Não acredito que eu não possa mais ficar com dinheiro ou com meu cartão de crédito" ou "Nunca mais vou ter uma vida normal como as outras pessoas"). O terapeuta deve ajudar o paciente a manejar suas expectativas em relação a esse contexto, sinalizando que a evitação é uma estratégia que deve ser usada durante um tempo predeterminado (enquanto se desenvolvem outras estratégias) e que o enfrentamento acontecerá quando ele se sentir pronto, correndo o menor número de riscos possível.

Terceira sessão de prevenção de recaída – lidando com as decisões aparentemente irrelevantes

Ao discutir a atividade proposta no plano de ação da semana anterior, o terapeuta identifica os pontos fortes das habilidades treinadas e os pontos em que há necessidade de investimento em termos de desenvolvimento e treinamento. O terapeuta retorna para as SARs e, ao apresentar e explicar o modelo dos antecedentes encobertos, pede ao paciente que avalie o equilíbrio entre os desejos e deveres em seu dia a dia e analise como um desequilíbrio ou a percepção de desequilíbrio (ainda que a vida esteja equilibrada, uma distorção cognitiva leva à percepção de desequilíbrio) pode conduzi-lo à tomada de decisões com desfecho voltado para o uso (Fig. 24.3). Auxilia-se o paciente a identificar e questionar seus pensamentos e desejos por autoindulgência.

Fornecendo um modelo em branco, o terapeuta solicita ao paciente que identifique, em seu momento de vida atual, uma possível situação de desequilíbrio (ou sua percepção em relação às situações vivenciadas), as crenças permissivas e as decisões aparentemente irrelevantes (DAIs) e que pense em como elas poderiam ter sido evitadas. O terapeuta traz para a discussão as questões relativas a culpa e conflito, bem como a racionalização e a negação. Para facilitar a aquisição dos conceitos das DAIs,

```
┌─────────────────────────────┐
│  Desequilíbrio no estilo de vida │
└─────────────────────────────┘
              ↓
┌─────────────────────────────┐
│      Desejo por indulgência      │
│    ou gratificação imediata      │
└─────────────────────────────┘
         ↓              ↓
┌──────────────────┐  ┌──────────────────────┐
│ Fissuras e compulsões │ ⇌ │ Racionalização/negação/DAIs │
└──────────────────┘  └──────────────────────┘
         ↓              ↓
      ┌─────────────────────────┐
      │   Situação de alto risco  │
      └─────────────────────────┘
```

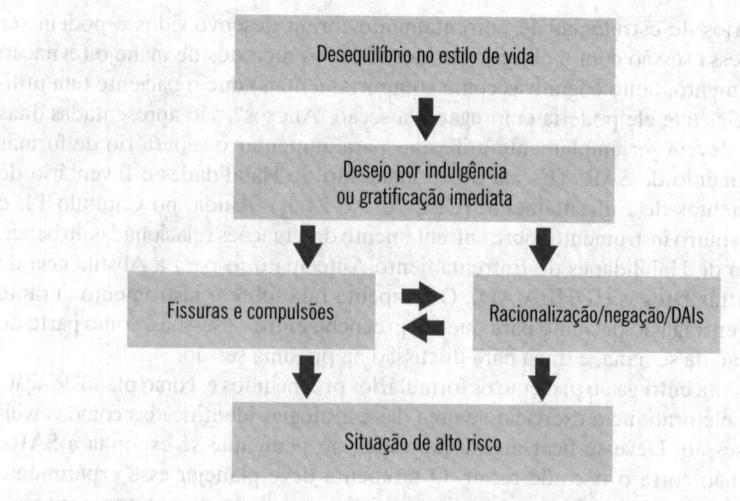

FIGURA 24.3 ▶ **O processo de recaída e seus antecedentes encobertos.**
Fonte: Marlatt e Gordon.[15]

pode-se criar histórias fictícias (exemplos dessas histórias estão no Anexo 24.6) nas quais a recaída aconteceu e, com o paciente, identificar as decisões que levaram à recaída, sempre contemplando quais seriam as melhores estratégias para impedir que isso acontecesse. Discute-se com o paciente como ele poderia entender essas histórias dentro de seu histórico de uso e recaídas. É importante que ele exercite a identificação dessas pequenas decisões que inicialmente não parecem estar relacionadas ao uso de substâncias, mas que, com certeza, levam a um lapso ou recaída. Apresenta-se uma lista de DAIs normalmente tomadas por pessoas que estão em processo de mudança e observa-se como o paciente se posiciona diante delas, discutindo-se os prós e os contras das seguintes situações:

1. Ter bebidas em casa para as visitas
2. Ir a um bar para encontrar amigos, assistir ao jogo de futebol, alimentar-se, jogar cartas ou usar o telefone
3. Ir a uma festa onde se sabe previamente que as pessoas estarão bebendo muito e usando drogas ilícitas (baladas ou *shows*)
4. Escolher um lugar para fazer um lanche (bar, posto de gasolina)
5. Escolher o caminho de casa (passar pelo bar favorito vs. desviar o caminho)
6. Escolher o trabalho de *barman*
7. Não fazer planos para o fim de semana e deixar para se organizar conforme os eventos vão aparecendo
8. Não contar a um amigo que você parou de beber, porque as pessoas não precisam saber a respeito de seus problemas pessoais
9. Não planejar como passar o tempo livre depois do trabalho
10. Não pedir às pessoas que moram com você para não trazerem bebidas alcoólicas para casa

O terapeuta entrega as histórias impressas para o paciente levar, com as DAIs demarcadas no texto, e o modelo de antecedentes encobertos das SARs. A partir da situação de risco trazida no início da sessão, o terapeuta desenvolve com o paciente um plano de evitação ou enfrentamento daquela situação; pode ser um plano de enfrentamento para situações de risco mais genéricas (p. ex., situações de crise). Esse plano deve incluir alguns números de telefone para quem o paciente possa ligar, se necessário, um exercício cognitivo de análise das vantagens e desvantagens de usar a substância, um conjunto de pensamentos funcionais para substituir crenças e pensamentos já constituídos sobre as substâncias, bem como uma lista de lugares seguros onde o paciente esteja mais livre de gatilhos.

PLANO DE AÇÃO

Pedir ao paciente que realize um ou outro dos seguintes exercícios:

1. Escreva uma história baseada em sua própria vivência em que ele apresente, diante de um episódio de recaída, as DAIs que ele mesmo tomou.
2. Durante a semana, coloque em prática aquilo que foi apresentado durante a sessão, escrevendo em seu diário como o plano funcionou, ou monitore suas decisões durante a semana, até a próxima sessão, identificando as decisões mais seguras e as mais arriscadas. Pode-se usar um formulário próprio para facilitar (Quadro 24.5).

É **importante** que o terapeuta sempre retome o tema das DAIs quando perceber negligência do paciente em relação ao cuidado com a investigação sobre os pensamentos

QUADRO 24.5 Formulário de decisões

Quando tomar qualquer decisão, importante ou não, faça o seguinte:
▪ Considere todas as opções que você tem. ▪ Pense em todas as consequências, positivas e negativas, para cada uma das opções. ▪ Selecione uma das opções. Escolha uma decisão segura, que minimize o risco de recaída. ▪ Preste atenção na "bandeira vermelha" de pensamento – pensamentos como "Tenho que...", "Posso lidar..." ou "Isso realmente não importa se...".

Decisão	Alternativa segura	Alternativa arriscada

automáticos e sobre as crenças a respeito das substâncias, favorecendo a configuração de SARs para a recaída. O terapeuta deve estar preparado para reaver esse tema ao longo do tratamento, pois, quando a motivação para a mudança flutua, esse tipo de tomada de decisão tende a reaparecer.

▶ TEMA: MANEJO DA FISSURA
REFERENCIAL TEÓRICO

O manejo da fissura é um aspecto que, apesar de muito estudado na área do TUS, ainda é um dos menos compreendidos em sua amplitude. A fissura pode ser definida como um pensamento relativo ao desejo subjetivo pela experiência geradora da sensação dos efeitos ou das consequências do uso de álcool e drogas. O fato de a expectativa de resultados estar relacionada de forma direta com o surgimento da fissura permite concebê-la também como um fator cognitivo, e não apenas como uma resposta fisiológica.[21]

Alguns autores classificam a fissura de acordo com o tipo de resposta envolvido: resposta aos sintomas de abstinência (fissura somática), resposta às condições de desconforto (busca de melhora do humor, de situações de angústia – fissura afetiva), resposta condicionada aos gatilhos e sinalizadores (em função das crenças formadas a respeito da substância e de seus efeitos prazerosos – fissura cognitiva).[23]

Apesar de não ser experimentada por todos os indivíduos com dependência, a fissura é muitas vezes intensa e pode ser o principal gatilho para um lapso ou o retorno ao uso propriamente dito. Ela pode variar em intensidade, passando de uma sensação passageira a horas de envolvimento com pensamentos e sentimentos a respeito da substância ou do comportamento de uso e seus contextos. O paciente deve ser informado de que o surgimento da fissura é normal (não significa fraqueza do indivíduo ou fracasso do tratamento). Ela é autolimitada (i.e., tem tempo determinado para acabar; a maioria dos episódios se resolve em menos de uma hora) e pode aparecer ao longo de grandes períodos de abstinência da substância.[1] Conseguir vencer um episódio de fissura fortalece o sujeito para o enfrentamento da próxima situação.

OBJETIVOS DA SESSÃO

a. Definir fissura.
b. Auxiliar o paciente a compreender sua experiência de fissura dentro desse contexto.
c. Identificar os gatilhos que a desencadeiam.
d. Aumentar a consciência e o controle do paciente sobre os fatores desencadeantes da fissura.
e. Desenvolver e praticar técnicas de controle da fissura[23] (utilizar técnicas descritas no Cap. 15, *mindfulness* e terapia cognitivo-comportamental na prevenção de recaída).

OBSERVAÇÕES IMPORTANTES

A dificuldade em lidar com a fissura é um fator importante que contribui para a falha no tratamento. Portanto, é fundamental auxiliar os pacientes o mais cedo possível, durante o tratamento, na forma mais correta de monitorar e lidar com a urgência do uso. Caso o paciente esteja abstinente já no início do tratamento e revele dificuldade no manejo de pensamentos desencadeadores de desejo pela substância nas primeiras sessões, deve-se iniciar com esse tema, logo após a apresentação do modelo cognitivo de Beck para a recaída. Enfatiza-se como o surgimento da fissura está ligado às expectativas em relação à substância e qual será a consequência se o pensamento disfuncional não for interrompido.

ESTRUTURA DA SESSÃO (SEGUNDA PARTE)

Inicia-se a explanação do tema com uma apresentação sobre a fissura e sobre como ela pode ser classificada (em função do tipo de resposta envolvido ou da forma como ela é percebida pelo paciente). Conforme se faz a exposição, investiga-se como o paciente percebe essa situação e quais as habilidades que ele já tem para lidar com a fissura, quando ela aparece. O ideal é que a psicoeducação manifeste um caráter interativo com o caso que o terapeuta tem a sua frente e não seja apenas uma exposição protocolar, em que todos os espectadores vivem a mesma experiência. A estrutura dessa sessão foi dividida em três partes, para melhor atingir os objetivos propostos. Considerando a extensão e a importância do tema, ela pode ser desmembrada em mais de uma sessão, se necessário.

O primeiro passo é fazer o paciente reconhecer a fissura. Para tal, pode-se partir tanto de um Diário de Automonitoramento (Anexo 24.7), que o terapeuta pode ter solicitado nas sessões anteriores, com objetivo de indicar quando a fissura aparece e como o paciente lida com ela, como dos resultados da aplicação de uma escala de fissura (Escala de Avaliação da Fissura de Maconha [Anexo 24.8], Escala de Avaliação da Fissura de Cocaína [Anexo 24.9], Escala de Avaliação da Fissura de Cigarro [Anexo 24.10] ou Inventário de Expectativas e Crenças Pessoais acerca do Álcool – IECPA[24]). Uma alternativa ao uso de escalas é solicitar ao paciente que, em uma escala de 0 a 10 (em que 0 é igual a nenhuma fissura e 10 é equivalente a uma fissura intensa), indique o número que melhor reflete seu estado em relação à fissura. Caso se use escalas, é importante que elas sejam específicas para a mensuração da fissura de cada substância em particular. Ainda que existam escalas de fissura desenhadas para uso com todas as substâncias, é importante considerar que, ao submetê-la ao paciente, ela vai se referir a apenas uma substância. Esse é o caso do *Craving Experience Questionnaire*, uma medida interessante, mas que ainda não está traduzida para a população brasileira, que aborda aspectos do desejo e da necessidade, bem como do manejo do pensamento contra ou a favor do aumento da vontade.[25]

Algumas perguntas podem ajudar o paciente a compreender melhor sua experiência com a fissura:

1. Você poderia descrever o que pode ter desencadeado a fissura? Quais os pensamentos que você teve que podem tê-lo conduzido a essa situação?
2. Quais foram as SARs? Você poderia colocá-las em uma lista? Vamos ver quais foram as principais nas duas últimas semanas.

3. O que você precisaria fazer para impedir ou lidar com essas sensações de fissura? E o que você tentou fazer da última vez e que deu certo?
4. Quanto tempo dura a sensação do desejo de consumir a substância?

Alguns autores sugerem que se elicie a fissura durante a sessão, por meio de um exercício em que o paciente lembra os detalhes da última vez que usou, as sensações que teve, etc. A prática desse exercício é um risco, pois pode, caso o paciente ainda esteja sentindo vontade de usar ao sair da sessão, promover uma recaída. De modo geral, as perguntas apresentadas, quando respondidas, fornecem dados suficientes para o trabalho com o paciente, sem colocá-lo em um risco maior. O terapeuta deve ter cuidado ao falar da substância, não devendo se referir às sensações do uso ou aos efeitos. Ele deve se limitar a investigar a experiência do desejo, de forma objetiva.

O segundo passo inclui lidar com a fissura propriamente dita. Para isso, o terapeuta deve desenvolver e treinar com o paciente um conjunto de estratégias que o auxiliem a superar essa dificuldade. Sugerem-se as seguintes técnicas:[19]

1. Realizar atividades de distração. Consiste em desenvolver atividades que tirem o foco do pensamento de usar. Elas precisam estar treinadas, para que o paciente lance mão delas quando necessário. Exemplos de atividades de distração: fazer caminhadas, participar de um jogo, fazer exercícios físicos, exercitar técnicas de relaxamento,[26,27] jogar *videogame*. Devem ser atividades que o paciente goste de fazer e, principalmente, que façam sentido para ele (ver Cap. 21).
2. Falar sobre a fissura. O paciente pode falar sobre a fissura com outros indivíduos abstinentes e que possam dar suporte nesse momento. Essa prática parece auxiliar na diminuição das expectativas e da sensação de vulnerabilidade que normalmente as acompanha. A família pode funcionar como suporte, mas, para isso, também deve estar sob acompanhamento de um profissional, que a oriente e indique como agir no momento em que o familiar com dependência compartilha o desejo de usar a substância. Pacientes que não têm amigos que não usam substâncias ou que têm poucos amigos nessa condição, apresentam dificuldade na prática dessa estratégia. A sessão de suporte social auxilia a aumentar o número de amigos abstinentes, permitindo a prática da técnica. O profissional também deve estar na lista de pessoas com quem o paciente deve falar no momento de fissura.
3. Repensar as consequências negativas. Essa técnica faz o peso das consequências negativas ser maior de um dos lados da balança. Em geral, os pensamentos automáticos, quando eliciam o aparecimento do desejo de usar drogas, são de cunho positivo, prazeroso. A prática do questionamento socrático aumenta a flexibilidade cognitiva, e então pensamentos mais funcionais (baseados em evidências) surgem. Esses pensamentos devem ser colocados na balança decisória, colocando o comportamento de usar substâncias em reavaliação constante. Dados que podem contribuir para a construção desses pensamentos estão no exercício da balança decisória, realizado nas primeiras sessões do tratamento.
4. Usar imagens. O paciente substitui a imagem positiva associada ao uso da substância por uma imagem negativa ligada aos prejuízos ou visualiza a si próprio como um vencedor que adquire benefícios a partir da interrupção do uso da droga.

5. Realizar uma conversa interna ("falar com seus botões"). Trata-se de uma prática que estimula a autorreflexão e a autoconsciência, sendo uma ferramenta importante na presença de problemas complexos que exigem solução. Consiste em uma conversa consigo mesmo, buscando evidenciar que pensamentos são pensamentos e que não é porque pensamos em fazer algo que isso necessariamente deve se traduzir em um comportamento.

O terceiro momento da sessão envolve capacitar o paciente para fluir com a fissura: a ideia central é fazê-lo compreender que a fissura é algo que acontece e passa após algum tempo, sem luta interna para não a sentir, mas ao mesmo tempo sem ceder a ela. O paciente deve ser treinado para "surfar" na fissura, não permitindo que ela o engula. Ele pode usar técnicas de distração com imagens ou as de meditação *mindfulness* (ver Cap. 15), que o ajudam a vivenciar as sensações sem julgá-las e a apenas experimentá-las, sem fazer opções no momento. Até o ato de retardar a decisão de usar deve ser reforçado. O terapeuta deve fazer a analogia da onda: quando nos defrontamos com ela, temos a sensação de que sua força vai nos engolir, mas, conforme ela vai chegando à beira do mar, vemos que ela vai se tornando cada vez menor e mais fraca. O propósito, portanto, não é fazer a fissura não ser mais sentida pelo paciente, e sim possibilitar que ele aprenda a experimentá-la o menos desprazerosamente possível, não sofrendo uma recaída como consequência. No Anexo 24.11, há exemplo de formulário que pode ser entregue ao paciente como resumo da sessão e como um lembrete para ser utilizado nas situações de desejo intenso. Ele pode ser preenchido durante a sessão ou mesmo ser entregue na sessão e preenchido no intervalo entre elas, como tarefa de casa.

PLANO DE AÇÃO

- Solicitar ao paciente o preenchimento de um diário de automonitoramento de ocorrência de fissura, incluindo, além de dados como data e contexto, pensamentos e sentimentos, a coluna "Como lidei".
- Em uma situação real de surgimento de fissura entre as sessões, exercitar uma das técnicas explicitadas durante a sessão.
- Orientar a realização de exercícios de relaxamento (Anexo 24.12) ao menos uma vez por dia, começando em momentos nos quais o paciente já esteja relaxado e, depois, passando para situações em que haja fissura.
- Para imagens ou pensamentos negativos e positivos sobre usar ou não usar, pedir ao paciente que faça cartões de lembrete para mantê-los consigo ao longo do tratamento. Escrever no cartão o número máximo de lembretes possível.

▶ TEMA: COMO SE RECUPERAR DE UM LAPSO

REFERENCIAL TEÓRICO

O lapso é definido por A. Marlat[15] como um uso episódico que pode levar a uma recaída, caso o paciente não consiga se recuperar. A autoeficácia é vista por muitos autores como importante e mantenedora da abstinência, pois estudos mostram que o lapso está mais propenso a acontecer quando a autoeficácia é baixa, mas que, mesmo mais alta, quando da ocorrência do lapso, tende a cair.[28,29] A autoeficácia é definida como as crenças das pessoas sobre suas capacidades de produzir determinados comportamentos cujo desempenho exerce influência sobre os eventos que afetam suas vidas. A forma como a autoeficácia é percebida determina como as pessoas sentem, pensam, motivam-se e comportam-se. Essas crenças produzem efeitos por meio de processos cognitivos, afetivos e motivacionais.[30] Na prevenção de recaída, a autoeficácia pode ser definida como a crença do indivíduo de que ele tem capacidade suficiente para enfrentar SARs de forma eficaz, sem recair.

Os lapsos podem ativar algumas crenças disfuncionais do paciente, por exemplo, "Sou um fracasso, não tenho mais jeito e não vou conseguir me recuperar mesmo". É importante que o paciente não catastrofize o lapso e que ele seja visto como uma oportunidade de aprendizagem, para que, em uma próxima situação, a conduta adotada seja mais adequada.[20] Alguns pacientes acreditam, erroneamente, que, uma vez que tenham começado a beber ou usar substâncias ilícitas (lapso), não conseguirão mais refrear seu consumo, ou, ainda, que, mesmo que estejam cometendo um pequeno deslize, isso não os levará à recaída. Os dois tipos de pensamentos, ambos disfuncionais em muitos casos, dificultam que o paciente aprenda com o lapso e retorne ao tratamento mais fortalecido. O registro dos lapsos, incluindo quando ocorreu e com quem, o que o precedeu e a consequência do uso, bem como os pensamentos ocorridos no momento antecessor ao uso, tem como objetivo evidenciar o "caminho da recaída".

OBJETIVOS DA SESSÃO

a. O paciente deve diferenciar os termos "lapso" e "recaída" dentro do modelo da prevenção de recaída.
b. Trabalhar mitos e verdades sobre a recaída, corrigindo o pensamento catastrófico em relação a lapsos e fracasso do tratamento.
c. Identificar os outros erros de pensamento (distorções cognitivas) envolvidos no processo.
d. Desenvolver habilidades para recuperar-se de um lapso, impedindo que o evento tenha a recaída como consequência única.

OBSERVAÇÕES IMPORTANTES

Essa sessão, embora esteja entre os temas centrais de um tratamento para o TUS, pode não se aplicar em um caso em que não haja recaídas. No entanto, o tema deve ser abordado em uma sessão de prevenção de recaída mais geral. O paciente deve ter bem claro o quanto se considera seguro para fazer opções comportamentais visando à manutenção da abstinência. Nessa sessão, deve-se primeiramente auxiliar o paciente a entender a ocorrência do lapso. O que aconteceu antes? Em que momento ele teve consciência de que iria usar a substância? Qual foi sua reação diante dessa tomada de consciência? Ele poderia ter evitado? O que contribuiu para que o uso fosse a única alternativa no momento?

É importante que seja discutido, nesse momento, que a forma como o paciente lida com os efeitos de violação da abstinência (EVAs) pode levar à recaída. A principal estratégia para ajudar o paciente a lidar com os EVAs é reavaliar e modificar os erros de pensamento que contribuem para essa percepção.

ESTRUTURA DA SESSÃO (SEGUNDA PARTE)

O terapeuta inicia a segunda parte da sessão retomando os conceitos de lapso e recaída discutidos nas sessões de prevenção de recaída e reforça com o paciente os mitos e verdades sobre a recaída.

Mito: A recaída faz parte do tratamento.
Verdade: A recaída faz parte do processo de construção da abstinência, da mudança de comportamento de usar para não usar substâncias, de conscientização da necessidade de interromper o uso, da recuperação das crenças e dos valores que o indivíduo tinha antes de iniciar o uso e da consequente dependência.
Mito: Um lapso ou uma recaída são uma falha no tratamento.
Verdade: O lapso ou a recaída são erros evitáveis, podendo ser utilizados para a detecção de estímulos antes desconhecidos.
Mito: O lapso ou a recaída ocorrem no exato momento em que o paciente usa substâncias.
Verdade: O processo que envolve a recaída parece começar dias antes do consumo. Mudanças de comportamentos e atitudes e exposições inadvertidas a situações de risco de um modo geral precedem o consumo (lapso ou recaída) da substância.
Mito: Lapsos e recaídas indicam que o paciente está pouco motivado para o tratamento.
Verdade: Mesmo o paciente mais motivado pode apresentar episódios de recaída. O processo de prevenção de recaída e estabilidade do estágio de abstinência pode ser árduo e demorado.
Mito: O lapso ou a recaída anulam o que o paciente já havia conquistado no período de abstinência da substância.
Verdade: Durante o processo do tratamento, o paciente vai estruturando sua rotina aos poucos, e, quando ocorre a recaída, muitas das modificações são mantidas. A recaída fornece "pistas" que devem ser utilizadas de forma positiva para melhor instrumentalizar o paciente para lidar com essas situações no futuro.
Mito: A ausência de lapsos ou recaídas indica que o paciente conseguiu recuperar suas crenças e valores anteriores ao uso das substâncias e fez modificações em seu sistema de crenças relativas à substância.
Verdade: Existem pacientes que não apresentam episódios de lapsos ou recaída, mas que não mudaram sua forma pensar a respeito da substância (ainda estão vivendo uma experiência de evitação constante – sentem-se "proibidos" de beber ou usar outras substâncias) ou seu estilo de vida e estão correndo riscos significativos que podem precipitar tanto um lapso como uma recaída a qualquer momento.
Mito: A recaída é um acidente (conceito perfeitamente explicado na frase: "Quando percebi, já estava usando.").
Verdade: A recaída é previsível e, portanto, evitável.[14]

O terapeuta pode utilizar uma apresentação no computador, mas é importante que o paciente leve uma versão impressa consigo ao fim da sessão. Nesse momento, é importante identificar os pensamentos que estão levando ao lapso e aqueles que estão impedindo que o paciente se recupere dele antes de configurar uma recaída (retorno ao padrão anterior de uso). O terapeuta deve sempre enfatizar a importância do pensamento, da sensação de diminuição da autoeficácia e das expectativas positivas em relação ao uso antes do uso propriamente dito. Uma vez identificados, esses pensamentos devem ser questionados à luz das evidências de realidade, de modo a promover uma reestruturação cognitiva nesse aspecto específico. Se isso não ocorrer, um próximo episódio acontecerá, e a chance do lapso será maior.

Primeiramente, o paciente deve ser instruído a identificar as distorções cognitivas que pode cometer no ato no lapso (p. ex., minimização, tudo ou nada, supergeneralização, catastrofização, etc.).

Em um segundo momento, o terapeuta deve auxiliar o paciente a descobrir uma forma de pensamento mais realista em relação ao evento.

Por exemplo:

- **Pensamento distorcido:** "Estraguei tudo."
- **Pensamento realista:** "Tive apenas um deslize e posso voltar ao que era antes."
- **Pensamento distorcido:** "Eu sabia que não seria capaz de parar."
- **Pensamento realista:** "Fui capaz de fazer uma mudança, esse é apenas um deslize, e vou continuar tentando."
- **Pensamento distorcido:** "Já errei, então perdido por perdido..."
- **Pensamento realista:** "Cometi um erro e posso aprender com ele e voltar a meu tratamento, mantendo minha meta."
- **Pensamento distorcido:** "Vou usar só um pouquinho, depois paro e vou para casa."
- **Pensamento realista:** "Já tive esses mesmos pensamentos em outras situações similares e não consegui usar só um pouco."

É fundamental que o paciente não considere a causa do lapso uma falha pessoal ou a falta de força de vontade ou de motivação para mudar. O terapeuta deve ajudá-lo a lidar com os sentimentos de culpa e vergonha que podem surgir em função dos erros de pensamento citados anteriormente (ver Cap. 11, Terapia focada na compaixão). O terapeuta também deve acolher o paciente com compreensão e compaixão e incentivá-lo a aprender o que for possível para lidar com situações semelhantes no futuro de forma positiva e assertiva. Deve-se rever a balança decisória sobre vantagens e desvantagens de manter a abstinência ou usar substâncias.

O uso de cartões de enfrentamento, como os apresentados na Tabela 24.3, deve ser incentivado.

PLANO DE AÇÃO

- Pedir para o paciente pensar a respeito do tema e trazer para a próxima sessão um resumo para ser apresentado sobre o que é lapso, o que o antecede e quais suas possíveis consequências.

TABELA 24.3 **Cartões de enfrentamento**

Pare, olhe e ouça.	Um lapso pode ser sinal de perigo.
Mantenha a calma e pense.	O lapso não significa falha no tratamento e pode não levar à recaída. É um momento a mais para aprender, para lidar melhor com situações similares no futuro. Não devo desistir por conta desse deslize.
Prós e contras de usar álcool ou outras substâncias.	Pense nos benefícios da abstinência e relembre todo o processo até chegar ao momento presente. Reveja o nível de motivação e o de compromisso. Lembre-se das desvantagens do uso e das consequências problemáticas.
Plano de ação.	Sair da situação de risco, fazer uma caminhada ou atividade prazerosa que atenda às necessidades. Pedir ajuda, ligar para alguém de confiança (p. ex., terapeuta, padrinho do grupo, amigo ou parente que compreenda o problema).

Fonte: Adaptada de National Treatment Agency.[31]

- Escrever as estratégias a serem utilizadas no momento do lapso (para não se transformar em recaída), bem como um plano para lidar com ele. Definir as pessoas com as quais pode entrar em contato e a forma de investigar e questionar seu pensamento durante a situação.
- Solicitar ao paciente que liste os pensamentos automáticos que poderiam desencadear um lapso (com base em crenças antecipatórias, orientadas para o alívio ou permissivas) e os questione, buscando respostas alternativas mais adaptativas.
- O paciente pode confeccionar cartões-lembrete ou cartões de enfrentamento e trazer na próxima sessão (ver Cap. 23).

▶ **TEMA: MANEJO DO PENSAMENTO SOBRE ÁLCOOL E OUTRAS SUBSTÂNCIAS**

REFERENCIAL TEÓRICO

Pensamentos relacionados ao beber ou usar outras substâncias surgem com certa frequência em indivíduos que já fizeram uma mudança de comportamento. Eles não são indicativos de falta de motivação para manutenção da abstinência, mas podem, se não manejados habilmente, tornar-se SARs para um lapso. A ocorrência ou não do lapso depende da forma como se lida com o pensamento, e não do fato de ele surgir ou não, como frequentemente pensa o paciente. Segundo Beck,[22] os pensamentos automáticos sobre usar qualquer substância são eliciados a partir da ativação das crenças centrais e das crenças sobre a substância, decorrente da exposição do indivíduo a determinado estímulo (interno ou externo). A ocorrência do pensamento elicia a vontade do uso (fissura), que, em muitos casos, leva ao consumo da substância. Mesmo em pacientes nos quais a motivação para a mudança é grande, há a presença de conflito (ambivalência), que, dependendo da forma como é resolvido, incorre ou não em lapso ou recaída propriamente dita (Fig. 24.4).

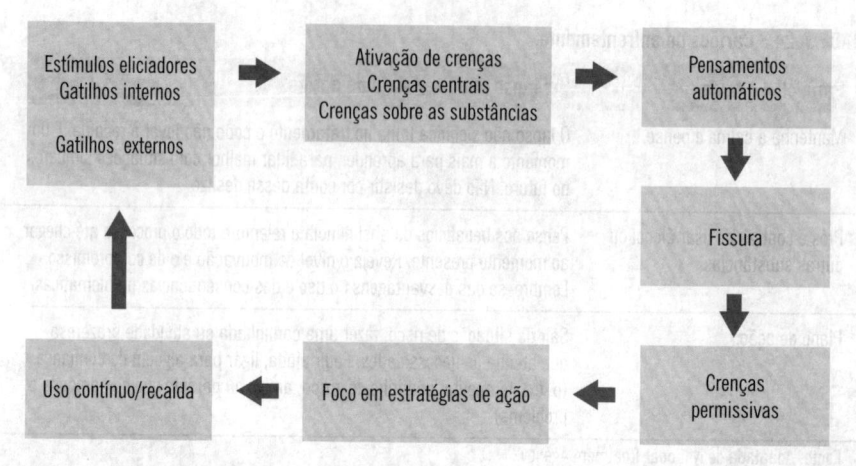

FIGURA 24.4 ▶ Modelo cognitivo do uso de substâncias.
Fonte: Beck e colaboradores.[22]

As seguintes situações podem ser gatilhos para pensamentos de uso:[32,33]

- Busca de alívio: sentimentos internos negativos, sensação de desconforto, necessidade de se livrar dos problemas.
- Necessidade de relaxamento: satisfação rápida, busca da sensação de estar relaxado sem necessariamente ter que fazer algo para relaxar.
- Socialização: excesso de timidez em situações sociais, em que o álcool ou outras drogas podem ser vistos como um "lubrificante social".
- Melhora da autoimagem: sentimentos de baixa estima, pensamentos de que se é inferior e não aceito pelo grupo.
- Expectativa de relações afetivas: necessidade de alimentar uma fantasia de relações conjugais, ansiedade por emoções de prazer.
- Desistência de tudo: pensamentos catastróficos de que não vai conseguir sair da situação, de que não vai conseguir parar de beber ou usar drogas, de que sua situação não tem mais jeito, eliciando um sentimento de impotência.
- Teste de controle pessoal: excesso de confiança após um período de abstinência ou curiosidade sobre a possibilidade de se expor a situações sem correr o risco de recair.

OBJETIVOS DA SESSÃO

a. Auxiliar o paciente a identificar os pensamentos disfuncionais a respeito do uso de álcool e outras substâncias.
b. Reforçar a relação entre pensamento e comportamento.
c. Reforçar o conceito de questionamento do pensamento e treinar a técnica do questionamento socrático ou da descoberta orientada (ver Cap. 23).
d. Auxiliar na construção de crenças de controle (que mantêm a abstinência) em oposição a crenças permissivas (que levam à recaída).

OBSERVAÇÕES IMPORTANTES

A introdução desse tema é fundamental se o terapeuta percebe, durante as sessões de tratamento, que o paciente traz com frequência observações de que poderia beber socialmente (apesar de atender critérios para o diagnóstico de dependência), desqualifica os prejuízos que teve com a dependência uma vez instalada ou revela grande ambivalência em relação ao comportamento de uso. Esse tema pode ser abordado com o paciente após a sessão sobre como recuperar-se de um lapso, pois trata-se de tópicos complementares.

ESTRUTURA DA SESSÃO (SEGUNDA PARTE)

O terapeuta inicia a abordagem do tema pela retomada da sessão informativa sobre o modelo cognitivo, relembrando o conceito sobre o modelo cognitivo do uso de substâncias (Fig. 24.4). Então, apresenta ao paciente a relação de situações que normalmente desencadeiam pensamentos relativos ao uso de substâncias, pergunta a ele os pensamentos que são desencadeados por essas situações (ou por algumas delas) e pede que ele os registre em um formulário (Tabs. 24.4 e 24.5), indicando os possíveis comportamentos decorrentes desses pensamentos.

Reforça-se a prática da técnica do questionamento do pensamento (ver Cap. 23), evidenciando que, quanto mais funcional for o pensamento, maior será a estabilidade do humor e a chance de ocorrência dos comportamentos não geradores de prejuízo.

Utilizando o esquema do modelo cognitivo de Beck, solicita-se ao paciente que indique quais as crenças facilitadoras do uso ("posso usar só um pouquinho, depois paro", "só me sentirei bem se eu beber um pouquinho"), questiona-se a validade dessas crenças segundo a experiência anterior dele (evidências de realidade: quantas vezes ele tentou usar só um pouquinho e depois parou?) e, a partir daí, quais seriam as crenças de controle mais funcionais ("se eu começar a beber, terei muita dificuldade em parar", "se eu começar a usar cocaína, tenho grandes chances de usar compulsivamente"). Deve-se estar preparado para a situação em que o paciente, após questionar esses pensamentos, retorna ao pensamento anterior (mais disfuncional), questionando

TABELA 24.4 Registro de pensamentos sobre usar álcool e/ou drogas

Situação	Pensamento	Emoção	Comportamento

Fonte: Adaptada de Beck.[7]

TABELA 24.5 Registro de pensamentos sobre usar álcool e/ou drogas

Situação	Pensamento	Emoção	Resposta adaptativa	Resultado (emoção)

Fonte: Adaptada de Beck.[7]

a evidência de realidade. Isso é normal, porque esses pensamentos são rígidos e, muitas vezes, a inflexibilidade é grande.

Após esse exercício, o terapeuta apresenta ao paciente outras técnicas de manejo, além do desafio de pensamentos:

- Recordar-se dos benefícios da abstinência em todos os aspectos da vida (saúde física e mental, contexto familiar, profissional e acadêmico, lazer e vida emocional) é um recurso que auxilia no questionamento do pensamento. Da mesma forma, pode-se fazer uma lista dos prejuízos relacionados ao uso, que pode ser utilizada para desarmar as armadilhas que o pensamento disfuncional cria.
- Realizar alguma atividade de distração. Pensar em coisas agradáveis, como planos para o futuro e ações necessárias para concretizar esses planos, é uma forma produtiva de manejar o pensamento disfuncional.
- Conversar com alguém sobre o pensamento, com vistas a aumentar a lista de argumentações mentais para o auxílio do questionamento. Pergunta-se para a pessoa com quem conversa o que ela acha sobre o que o paciente está pensando. Pessoas indicadas para ter essa conversa incluem padrinhos dos Alcoólicos Anônimos (AA) ou Narcóticos Anônimos (NA), um amigo que está abstinente ou que tem acompanhado o processo de abstinência, um familiar que faz parte da rede de suporte (treinado para essa atividade) ou o próprio terapeuta.

PLANO DE AÇÃO

- Pedir ao paciente que pratique o registro de pensamentos relacionados ao uso de álcool/outras substâncias durante a semana.
- A partir do registro, praticar o questionamento de quanto esses pensamentos estão fundamentados na realidade e perguntar qual o risco de assumi-los como verdade sem questioná-los.
- Solicitar ao paciente que exercite uma das estratégias apresentadas (distração, conversa com pessoa de referência) e que indique, com uma nota de 0 a 10, o quanto mais autoeficaz se sente em relação ao manejo do pensamento.

▶ TEMA: O DESENVOLVIMENTO DO COMPORTAMENTO ASSERTIVO – APRENDENDO A RECUSAR ÁLCOOL E OUTRAS SUBSTÂNCIAS

REFERENCIAL TEÓRICO

A assertividade, já descrita como uma característica de personalidade, hoje é vista como uma habilidade passível de aprendizagem. É praticada sempre que um indivíduo defende seus direitos, respeitando também os de outros e reconhecendo que tem o direito de decidir em determinada situação, não tendo necessariamente que fazer aquilo que é pedido por outras pessoas.[24] Descrita também por alguns autores como comportamento socialmente habilidoso, a assertividade permite que o indivíduo externe seus sentimentos, desejos e opiniões de forma adequada ao contexto no qual está inserido, resolvendo problemas imediatos e minimizando a ocorrência desses mesmos problemas no futuro, alcançando os objetivos estabelecidos, mantendo as relações interpessoais e melhorando a autoestima.[34]

Praticam-se outros estilos de resposta além da assertividade. No comportamento passivo, o indivíduo não defende seus direitos, e a impressão é a de que a vontade do outro prevalece. Os conflitos são evitados, mas a um custo muito alto. Já no comportamento agressivo, ocorre o contrário – o objetivo é alcançado a um custo em que o conflito impera e as relações interpessoais são deterioradas. O estilo de comportamento irônico ou passivo-agressivo revela um indivíduo que nunca expõe aquilo que realmente pensa. Ele pode mostrar-se passivo diante de determinada situação e, mais tarde, revelar sua agressividade. Agindo assim, na maioria das vezes, essas pessoas não são compreendidas e eliciam sentimentos de raiva nas outras pessoas, sentindo-se, em função desse contexto, vitimizadas e frustradas, sentimentos que promovem uma alta probabilidade de recaída.[28]

A assertividade nem sempre surge naturalmente, pois algumas pessoas acreditam que não têm o direito de se defender, sentem medo ou ansiedade quando pensam em se comportar de maneira a enfrentar confrontos e, muitas vezes, simplesmente creem que não possuem essa habilidade desenvolvida. Isso explica por que um programa completo de treino em assertividade inclui um processo de reestruturação cognitiva.[29]

Estudos cujo objetivo foi examinar a relação causal entre o TUS e a assertividade mostraram que essa relação não é clara.[29] No entanto, parece mais evidente que, diante de uma SAR, a falta dessa habilidade aumenta a chance de recaída.[14]

OBJETIVOS DA SESSÃO

a. Desenvolver, ou mesmo aprimorar, a habilidade da assertividade, aumentando a consciência do paciente em relação a ela (como e quando usá-la).
b. Preparar o paciente para habilmente recusar álcool ou outras substâncias, lidando com a consequência dessa recusa de forma funcional.
c. Desenvolver estratégias para interromper o contato com antigos fornecedores, amigos que usam ou grupos de risco para a recaída.

OBSERVAÇÕES IMPORTANTES

Essa sessão, além de ter como tema central a construção da assertividade, já introduz o tema mudança de estilo de vida, o próximo assunto a ser abordado. Ela se concentra no treino da assertividade e de como recusar substâncias quando oferecidas, bem como o contato com pessoas que usam, já sinalizando que se retornará a esse segundo assunto quando for abordada a construção de uma nova rede de suporte social.

ESTRUTURA DA SESSÃO (SEGUNDA PARTE)

O terapeuta inicia a apresentação do tema assertividade com a explanação dos vários tipos de resposta, dando exemplos de cada um deles, não necessariamente relacionados ao TUS. Para tanto, pode-se usar uma apresentação feita em computador ou uma apostila impressa. Como recurso extra, podem ser usados vídeos sobre comunicação ou mesmo trechos de filmes. Ao terminar, o terapeuta solicita ao paciente que indique o estilo de resposta que mais executa em seu dia a dia e as dificuldades que apresenta com a prática da assertividade.

Algumas perguntas podem ajudar a aumentar a consciência do paciente acerca do estilo de resposta adotado e de suas consequências:

- Você consegue dizer o que pensa sempre que precisa?
- Em geral, em que tipo de situações você apresenta mais dificuldade em se expressar? Em quais situações você tem maior facilidade?
- Quando você consegue dizer o que pensa, como se sente depois?
- Quais são os obstáculos que você tem para ser assertivo?
- Você se sente receoso quando diz o que pensa?
- Quando você não consegue ser assertivo, que tipo de prejuízos você tem?
- Existem pessoas em especial que dificultam sua assertividade? Pessoas para quem você não consegue dizer o que sente, a quem não consegue dizer: "Não"?

O terapeuta deve ter em mente a conceituação cognitiva do caso em questão, pois as crenças do paciente em relação a ele mesmo e a outrem estão relacionadas a seu estilo de resposta.

Utiliza-se um formulário (Anexo 24.13) para discutir o quanto algumas crenças irracionais podem interferir no desenvolvimento do comportamento assertivo. Pode-se entregar esse formulário ao paciente com a parte dos direitos legítimos em branco, para que ele preencha. Depois, oferece-se um formulário impresso completo para ampliar a discussão.

A partir dessa discussão, o terapeuta treina com o paciente maneiras de adotar um comportamento mais assertivo em suas relações diárias. Existem várias técnicas para o desenvolvimento e o treino da assertividade, na teoria da comunicação não violenta seguem os passos: observação, sentimento, necessidade e pedido, ou na técnica DESC (em inglês: *describe, express, specify e consequences*) em que os passos se resumem em descrever o fato, expressar os sentimentos, especificar quais suas necessidades e percepções e quais seriam as consequências se fosse feito de outra forma. O terapeuta deve utilizar a técnica que mais dominar.

Podem ser oferecidos relatos de situações para treino durante a sessão (usando a técnica de *role-play* [Anexo 24.14]):

- "O limite de meu cartão de crédito estourou. Você poderia me emprestar o seu?" (Amigo do trabalho, que já está em débito com você.)
- "Preciso alugar um imóvel, mas não consigo um fiador. Por favor, vamos comigo à imobiliária para assinar o contrato de locação?" (Amigo do vizinho que você nem conhece bem.)
- "Você pode me emprestar R$ 1.000,00 para comprar um vestido novo para uma festa amanhã à noite?" (Uma antiga amiga que está sempre enrolada com dívidas, embora não te deva nada.)
- "E aí, vamos dar um rolé?" (Amigo do tempo de uso, no celular.)
- "O senhor prefere cerveja ou uísque?" (Garçom em uma festa servindo bebidas.)

O terapeuta investiga com o paciente quais foram seus sentimentos ao dizer: "Não" e o quanto foi assertivo ao deixar claro que parou de beber ou de usar drogas. Também aproveita para explorar o quanto ambivalente o paciente está, deixando claro que quanto mais ambivalente ele estiver em relação à mudança do comportamento, maior será a dificuldade em ser assertivo.

Se o tempo permitir, ou mesmo em outra sessão que dê continuidade a esse tema central, podem ser treinadas a asserção positiva e a asserção negativa. As habilidades de fazer e receber elogios, bem como fazer e receber críticas, bem-treinadas, uma vez praticadas, auxiliam o paciente na manutenção da mudança. Sessões estruturadas com esses temas como foco central estão descritas na íntegra na obra de Monti e colaboradores.[33] (Ver também o Anexo 24.15, Categorias do comportamento assertivo.)

PLANO DE AÇÃO

- Pedir ao paciente que treine fazer pedidos (razoáveis) durante a semana, que investigue como se sentiu e que identifique as consequências de seu ato (solicitar que anote em um diário).
- Solicitar ao paciente a prática de dizer: "Não" em situações que ele tenha que fazer recusas, que envolvam pessoas com quem ele não tem intimidade.
- Se sentir que o assunto não foi suficientemente explorado e que esse é um tema importante, nesse caso em particular, pedir para o paciente preencher o Questionário da Assertividade e levá-lo na próxima sessão, na qual o tema pode ser mais aprofundado (Anexo 24.16).

▶ TEMA: RESOLUÇÃO DE PROBLEMAS, CONFLITOS E TOMADA DE DECISÕES

REFERENCIAL TEÓRICO

Problema pode ser definido como qualquer circunstância da vida (no momento presente ou futuro) que exige uma resposta de funcionamento eficaz, a qual não está disponível ou acessível aparentemente em função da presença de um ou mais obstáculos, que podem incluir novidade, ambiguidade, conflitos, etc. O problema pode se limitar a uma ocorrência específica, a várias ocorrências relacionadas entre si ou a uma situação crônica. Em síntese, o problema não é, isoladamente, uma característica nem da pessoa, nem do ambiente, e sim uma relação discrepante entre a pessoa e o ambiente, na qual existe um desequilíbrio entre a demanda de um e as estratégias de enfrentamento de outro. Dessa forma, o nível de dificuldade do problema pode mudar ao longo do tempo, dependendo das alterações no ambiente ou na pessoa.[35]

Estudos nessa área têm evidenciado uma relação entre déficits nas habilidades de resolução de problemas e uso de substâncias[36] e jogo patológico.[37] As dificuldades apresentadas se evidenciam na resolução de problemas propriamente dita (não pensar nas situações, não avaliar alternativas) quanto em comportamentos de evitação de confronto com problemas. O comportamento impulsivo mostra-se também como um aspecto impeditivo para a ação equilibrada de resolução de problemas de forma eficaz. Um estudo realizado com pacientes com transtorno por uso de álcool com acompanhamento de seis meses e treino na habilidade de resolução de problemas mostrou que, quanto mais alta a habilidade tanto para a reflexão em torno das questões apresentadas como para a evitação de situações-problema, maior a chance da manutenção de estados de abstinência.[38]

Estratégias focadas no aumento da autoeficácia têm sido apontadas como preditoras de desfechos positivos no tratamento da dependência de substâncias,[39] e habilidades de resolução de problemas contribuem para a construção e o desenvolvimento da autoeficácia. Pacientes com TUS, muitas vezes, têm a percepção de que os problemas apresentados são insolúveis, visto que seu repertório de ação ficou estreito em função do uso de substâncias e do estilo de vida adotado, que gera problemas socioeconômicos e legais.

A estratégia para resolução de problemas inclui necessariamente os seguintes passos: definição do problema, busca de alternativas de solução, identificação dos obstáculos para implementação da ação (e encaminhamento destes) e teste da alternativa mais viável. A atitude positiva diante do problema, a distinção entre sintoma e problema e a previsão das consequências de cada alternativa escolhida são ações complementares[30] (ver Anexo 24.17).

OBJETIVOS DA SESSÃO[1]

a. Auxiliar o paciente a identificar as áreas problemáticas em sua vida e a encontrar meios de lidar com elas.
b. Aumentar o nível de consciência quanto ao processo de resolução de problemas, desenvolvendo com o paciente uma formulação para tal.
c. Ajudar o paciente a descobrir como trabalhar de forma sistemática com resolução de problemas.
d. Auxiliar o paciente a identificar os tipos de problemas que poderão surgir no futuro e as possíveis respostas alternativas de solução.

OBSERVAÇÕES IMPORTANTES

Muitos pacientes não se envolvem com o desenvolvimento e o treino de resolução de problemas por parecer uma habilidade lógica demais e pela impressão de que todos têm essa capacidade naturalmente desenvolvida. A presença de dilemas para a tomada de decisão e de problemas a serem resolvidos evidencia o quanto é necessária, muitas vezes, a aplicação sistemática da técnica de resolução de problemas. É fundamental abordar esse tema como central para que se alcance um desfecho positivo no tratamento.

ESTRUTURA DA SESSÃO (SEGUNDA PARTE)

O terapeuta inicia a apresentação do tema procurando fazer uma ponte com algum conteúdo da tarefa de casa ou com alguma questão que o paciente tenha trazido na primeira parte da sessão. Trabalha-se com essa questão para treinar a habilidade de resolução de problemas. O terapeuta apresenta os passos para a resolução de problemas, pedindo que o paciente, ao fim da explanação, apresente uma dificuldade, que pode ser a que o terapeuta iniciou comentando ou outra que ele ache que seja mais urgente ou mais fácil de ser abordada, para que a técnica possa ser praticada.

Caso o paciente tenha dificuldade em encontrar uma questão que queira trazer para discussão, o terapeuta deve ter alguns dilemas impressos (histórias fictícias) para utilizá-los no treino da técnica.

Se a resistência do paciente em falar e praticar a resolução de seus problemas foi vencida, o terapeuta incentiva-o a trazer um problema para ser resolvido. Após o treino, trabalha-se a questão de quais problemas podem surgir futuramente, com a entrada no processo de abstinência, o manejo de situações ligadas à presença de comorbidades (p. ex., se o paciente tem transtorno de ansiedade e usava maconha ou álcool e agora está abstinente) ou o início de um novo estilo de vida.

Apresenta-se ao paciente um (ou mais) dilema(s) moral(is) para o treino de resolução de conflitos, objetivando o desenvolvimento da técnica de modo que a escolha entre dois caminhos não resulte necessariamente em uma perda (resolução de conflitos do tipo perde-perde ou perde-ganha), assumindo-se a consequência independentemente da escolha, e que a flexibilidade cognitiva seja aumentada, de forma que, diante de uma situação de crise, várias possibilidades de solução sejam visualizadas (Anexo 24.18).

PLANO DE AÇÃO

- Pedir ao paciente que monitore os problemas que foram encontrados a cada dia da semana entre as consultas e que registre a forma como foram resolvidos. O paciente pode usar um diário para registro de problemas (data, situação-problema, *status*: "resolvido/não resolvido", consequências). Treinar com o paciente o uso do diário antes do fim da sessão.
- Solicitar ao paciente que coloque em prática as etapas para a resolução de problemas, escolhendo um problema e anotando as etapas.
- Ao praticar a técnica de resolução de problemas, identificar as etapas do processo que são mais difíceis de vencer e trazê-las para a próxima sessão.

▶ **TEMA: MODIFICANDO O ESTILO DE VIDA**

REFERENCIAL TEÓRICO

Segundo Marlatt,[15] a mudança do estilo de vida é um dos pilares do modelo de prevenção de recaída. Associada à conscientização do problema do TUS e ao treinamento e desenvolvimento de habilidades de enfrentamento de situações de risco, garante maior sucesso na manutenção da mudança. O nível de satisfação com o estilo de vida (qualidade de vida) adotado é um forte preditor de abstinência em pacientes com TUS.

Indivíduos com esse transtorno acabam por desenvolver um estilo de vida no qual a presença da substância, de outros usuários e de comportamentos de risco é um aspecto constante e relevante. A situação foi assim configurada porque o uso leva ao investimento de tempo na obtenção da substância e ao envolvimento com outros usuários, que, ao validarem o comportamento de uso de álcool ou outras substâncias, minimizam os conflitos internos do indivíduo, resolvendo uma possível ambivalência. Esses vínculos são considerados importantes pelo paciente, e o desligamento dessa rede social pode ser difícil.

A interrupção do uso de substâncias leva o indivíduo a desenvolver um estilo de vida que, apesar dos benefícios trazidos pela abstinência, na maioria das vezes identificados pelo paciente, coloca-o em confronto com uma realidade que talvez se sinta pouco apto para manejar. A avaliação do estilo de vida indica até que ponto as atividades diárias do paciente contêm um padrão suficiente de estratégias de enfrentamento para equilibrar ou evitar o impacto dos vários estressores de vida.

OBJETIVOS DA SESSÃO

a. Auxiliar o paciente a identificar as áreas de seu estilo de vida que contêm aspectos potencialmente contraproducentes em relação aos ganhos com a abstinência.
b. Desenvolver com o paciente um plano para construir um estilo de vida no qual a substância não esteja presente.
c. Construir uma rede de suporte social que seja coerente com o novo estilo de vida adotado.
d. Auxiliar o paciente na flexibilização do pensamento em relação ao novo estilo de vida.

OBSERVAÇÕES IMPORTANTES

O assunto central relativo a esse tema já deve ter sido abordado ao longo das sessões de tratamento, principalmente quando o foco foi a prevenção de recaída. No entanto, dada a dificuldade da mudança e da adaptação a um novo estilo de vida, uma sessão voltada para esse tema pode ser muito necessária, inclusive como introdução ao próximo tema, que abordará o manejo da angústia e o aumento das atividades prazerosas. Outros desdobramentos do tema, como reconstrução da vida acadêmica ou profissional, busca de emprego e escolha vocacional, podem ser conteúdos para outras sessões do tratamento, dependendo da necessidade de cada paciente.

Reforça-se que é fundamental a consciência de que as intervenções em prevenção de recaída são realizadas durante todo o tratamento. Pacientes com fortes sintomas de abstinência, dificuldades cognitivas, habilidades de enfrentamento frágeis e falta de suporte social exigem mais atenção e um tempo maior dedicado ao desenvolvimento de autoeficácia. Pacientes que apresentam sinais de falta de comprometimento com o tratamento, quebra da rotina saudável estruturada, tomada de decisões com impulsividade, tendência ao isolamento, dificuldade para acessar conteúdos conflituosos ou sinais de labilidade afetiva ou hipersensibilidade[40] exigem atenção e cuidados especiais.

ESTRUTURA DA SESSÃO (SEGUNDA PARTE)

O terapeuta inicia a explanação do tema discutindo o quão importante é a adoção de um novo estilo de vida, livre de substâncias, no qual o prazer e a satisfação podem estar presentes sem que para isso seja necessário beber ou consumir drogas. O terapeuta investiga o que o paciente pensa sobre isso e suas crenças a respeito, além de discutir a relevância desse tópico dentro do tratamento e inquirir como ele é visto pelo paciente. Então, o terapeuta solicita que o paciente dê uma nota de 0 a 10 a seu estilo de vida atual.

Um aspecto que pode ser abordado nesse momento diz respeito às fontes de prazer do paciente antes do uso de substâncias. A palavra "recuperação", do ponto de vista gramático, exige um complemento. Quem recupera sempre recupera algo. O que, quais as crenças, quais os valores e consequentes comportamentos poderiam ser recuperados pelo paciente? Como recuperar o antigo estilo de vida, em que a bebida ou as drogas não estavam presentes? Quais as pessoas que podem ajudar na manutenção desse novo estilo de vida? Como a família (ou quais os familiares) pode ser incluída nesse plano? A quem recorrer quando, na família, existem usuários? Quais os riscos, em função da presença de uma comorbidade (p. ex., depressão, ansiedade), na construção de um estilo de vida equilibrado?

O terapeuta introduz o formulário "Áreas da vida" e pede que o paciente preencha com seu nível de satisfação. Explica ao paciente o que cada uma dessas áreas compreende, de maneira geral, a fim de que ele possa fazer uma avaliação mais realista. Ao fim da explicação, o terapeuta questiona se existem dúvidas; em caso afirmativo, ele deve esclarecê-las antes de o paciente iniciar o exercício. Pode-se apresentar o formulário na forma de tabela ou de um círculo, com notas, e o paciente apenas marca a nota que atribuiria a cada área (Tab. 24.6 e Fig. 24.5).

O terapeuta discute com o paciente os dados obtidos, investigando o critério que foi utilizado para a avaliação, e fica atento aos comentários realizados, principalmente àqueles que relacionam os ganhos com a abstinência ou aos relativos às perdas após a mudança do comportamento de consumir álcool e/ou outras substâncias. O terapeuta verifica as áreas em que há necessidade de mudança e solicita ao paciente a elaboração de um plano de mudança, para que o nível de satisfação nessas áreas aumente. Também

TABELA 24.6 Formulário "Áreas da vida" em forma de tabela

Área da vida	Nível ou nota de satisfação
Emocional	
Intelectual	
Física	
Familiar (relacionamentos)	
Afetiva (relacionamentos íntimos)	
Profissional	
Acadêmica	
Financeira	
Social/lazer	

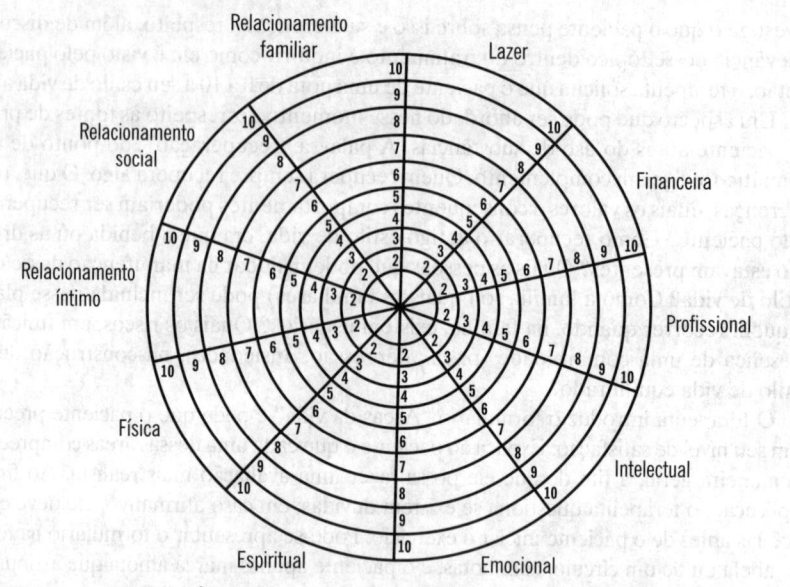

FIGURA 24.5 ▶ Formulário "Áreas da vida" em forma de círculo.

fica atento para os casos em que mesmo as mudanças da percepção e do comportamento do paciente não alteram substancialmente o quadro, trabalhando esse assunto quando o tema for planejamento para emergências e problemas persistentes.

Para uma avaliação mais concreta de quais habilidades estão presentes no repertório do paciente e quais precisam ser desenvolvidas, aplica-se o Inventário de Estratégias de Enfrentamento (Anexo 24.19). Utiliza-se o inventário para identificar quais habilidades têm sido empregadas e quais poderiam ser usadas e ainda não são. Amplia-se a discussão com o paciente, com exemplos de como as habilidades de enfrentamento podem ajudar a alcançar um estilo de vida mais prazeroso. O terapeuta utiliza seus registros no prontuário para lembrar o paciente de situações em que ele usou a estratégia e obteve resultados positivos, caso ele não consiga identificá-las.

PLANO DE AÇÃO

- Solicitar ao paciente a elaboração de um diário considerando os benefícios do não uso de substâncias e da mudança de estilo de vida.
- Lançar mão de um diário de uso (preenchido anteriormente) e substituir o período destinado ao consumo de substâncias por atividades atuais, sem o consumo.
- Fazer um plano de mudança de estilo de vida: o que precisa mudar, quando mudar, como será feita a mudança, quais os obstáculos para a mudança.
- Planejar o preenchimento do tempo com atividades terapêuticas/construtivas que não sejam compatíveis com o estilo de vida anterior (período de uso de álcool e/ou outras substâncias).

- Fazer uma lista de pessoas com as quais o contato, no momento, contribuiria para a manutenção de um estilo de vida sóbrio e uma lista daquelas com quem o contato deve ser restrito ou interrompido (ao lado do nome delas, colocar a estratégia para restrição ou interrupção do contato).

▶ TEMA: MANEJO DA ANGÚSTIA E AUMENTO DE ATIVIDADES PRAZEROSAS

REFERENCIAL TEÓRICO

A angústia, a sensação de vazio ou o sentimento de perda são problemas que representam um considerável desafio para a manutenção da abstinência em pacientes com TUS.[36] A abstinência em pacientes com problemas relacionados ao uso de substâncias pode ser considerada um estado de melhora, cujos desdobramentos exigem atenção especial: o que fazer com um tempo que antes não estava disponível, como lidar com a sensação de vazio e desconforto ou como questionar a percepção de uma vida desinteressante.

A prática de atividades consideradas geradoras de prazer aumenta a chance do surgimento de sentimentos positivos nos indivíduos. A falta dessas atividades gera sentimentos de tédio, solidão e depressão.[28] A percepção de que a vida sofre um desequilíbrio entre os deveres e os desejos pode criar uma necessidade de gratificação imediata, que coloca o indivíduo diante de uma situação de risco, em que a recaída é o próximo passo.[14] A inatividade também pode ser um fator promotor da sensação de vazio, e essa sensação, por sua vez, estimula a manutenção do estado inativo. A fórmula para experimentar novas sensações inclui quebrar esse círculo vicioso. Manter-se em atividade previne a recaída, deixa o indivíduo menos letárgico, melhora o sono à noite, promove sentimentos de mais valor e maior sensação de autocontrole e torna o indivíduo mais produtivo. A prática de atividades melhora a habilidade de pensar do paciente, e os problemas que antes pareciam insolúveis mostram-se sob novas perspectivas. Esse comportamento também tem um efeito reforçador em relação às pessoas que estão à volta do paciente, que o percebem de forma mais positiva. A ansiedade e o desconforto presentes no início tendem a desaparecer, ao mesmo tempo que a sensação de autocontrole tende a aumentar quando se adere a um planejamento.[1]

OBJETIVOS DA SESSÃO

a. Identificar e questionar as crenças de que necessitamos de estimulação constante para que a vida seja interessante.
b. Identificar as alternativas existentes para a obtenção de prazer e as atividades que devem ser desenvolvidas, de modo que não haja desequilíbrio no estilo de vida, evitando o aparecimento da angústia e da sensação de vazio.
c. Explorar e desenvolver com o paciente a capacidade de tolerar a frustração, a angústia e a sensação de vazio (um dos objetivos mais importantes da sessão).

OBSERVAÇÕES IMPORTANTES

Esse tema pode ser de difícil abordagem, uma vez que a resistência tanto em aceitar a angústia como parte da vida normal como em adotar determinados comportamentos para lidar com esse sentimento pode se tornar um obstáculo de transposição complicada. Os pacientes tendem a resistir, visto que se apoiam, muitas vezes, em um sistema de crenças disfuncional, em que o prazer está relacionado ao uso de álcool e/ou drogas, e a angústia é um sentimento que nunca deveria estar presente na vida das pessoas. A estratégia compensatória para o paciente era o uso de substâncias, muitas vezes como forma de lidar com sentimentos internos negativos.

ESTRUTURA DA SESSÃO (SEGUNDA PARTE)

O terapeuta inicia a exposição do tema com uma breve apresentação psicoeducativa sobre emoções, identificação da emoção básica geradora da angústia e como o pensamento pode gerar essa emoção. Nessa apresentação, deve incluir técnicas de aceitação e de manejo da angústia[42] e deixar claro que é fundamental o paciente se envolver em novas atividades que gerem maior sensação de prazer.

O terapeuta ajuda o paciente a identificar os pensamentos geradores de angústia e, em seguida, a desafiá-los, de modo a encontrar respostas alternativas mais funcionais. Depois do processo de reestruturação cognitiva (lembrar que esse procedimento sempre precede uma proposta de mudança de comportamento), o terapeuta pede que o paciente, a partir de um dia típico, faça uma lista de suas atividades. Ele deve atribuir notas de 0 a 10 a cada atividade diária. Deve-se ficar atento para que as atividades prazerosas sejam consideradas, pois indivíduos com depressão tendem a perceber apenas o lado negativo dos eventos. Reforça-se todos os comportamentos geradores de prazer (que não envolveram uso de substância).

Em um momento posterior, auxilia-se o paciente a planejar antecipadamente seu dia, incluindo atividades que deram a sensação de prazer e de controle. Ele deve ser informado de que quanto mais estruturado for o dia (rotina), maior será a sensação de controle, e quanto maior for a sensação de controle, menor será o risco de "afundar" mesmo diante de decisões menos importantes. Se o dia for dividido em partes manejáveis, mais fácil será estabelecer e cumprir uma rotina. Auxilia-se o paciente a manter o esquema inicialmente proposto por ele e para ele. Ele deve ser orientado a remover distrações, evitar ir para a cama, recompensar-se por aquilo que foi feito e deu certo, praticar autoencorajamento e tentar contrabalançar seu dia entre os deveres e os desejos, buscando um padrão de atividades que se mostre reforçador.

Por fim, o terapeuta ajuda o paciente a identificar os possíveis obstáculos para a realização do planejamento e formas de superá-los. Ao fim da sessão, entrega ao paciente um formulário-resumo da introdução de atividades prazerosas em um dia típico com os passos da construção e do treino dessa habilidade.

PLANO DE AÇÃO

- Pedir para o paciente fazer uma relação dos custos e benefícios de aceitar a angústia como uma parte necessária da vida, mas que não deve estar obrigatoriamente presente nela.
- Fazer um plano para mudança, focando a necessidade do desenvolvimento de estratégias para o manejo de comportamentos geradores de sensação de vazio e angústia.

- Identificar, registrar e praticar o questionamento dos pensamentos geradores desse sentimento.
- Praticar um experimento comportamental, incluindo o treino dessa habilidade.

▶ **TEMA: LIDANDO COM SITUAÇÕES DE CRISE E EMERGÊNCIA**

REFERENCIAL TEÓRICO

O desenvolvimento da habilidade de lidar com crises e com situações de emergência pode ser feito a partir da habilidade de resolução de problemas. Crise pode ser definida como um momento decisivo ou uma situação aflitiva, assim como emergência pode ser definida como uma situação que necessita de solução urgente ou crítica que independe das pessoas e faz parte da vida. No entanto, em alguns casos, a crise ou emergência é prevista, em função dos eventos vivenciados pelo indivíduo.

Situações de crise, eventos e mudanças na rotina, tanto positivas como negativas, podem colocar a percepção de autoeficácia em risco e até conduzir o paciente à recaída. O preparo e o treino no enfrentamento dessas situações são de extrema importância. Eventos negativos, como morte, separações, problemas de saúde, perda de emprego, mudança de *status* social e financeiro, configuram-se em situações de crise, da mesma forma que eventos positivos, como promoção no emprego, casamento, nascimento de um filho, formatura, etc. Eventos significativos de vida de pessoas próximas também podem colocar em risco a abstinência de pacientes com TUS. Estar guarnecido de um plano pronto para ação em casos de emergência pode ser muito mais seguro e confortável do que se preparar diante de uma situação que exige rapidez de decisões e na qual as emoções geralmente estão afloradas.[19]

OBJETIVOS DA SESSÃO

a. Antecipar-se a situações de risco futuras.
b. Desenvolver um plano pessoal de ação para lidar com essas situações no futuro.
c. Aumentar a percepção de autoeficácia no manejo de situações futuras, após o término do tratamento.

ESTRUTURA DA SESSÃO (SEGUNDA PARTE)

Após a primeira parte da sessão, o terapeuta pode iniciar o tema solicitando ao paciente que cite 2 a 3 situações que ele tenha julgado estressantes e que tenham acontecido nos últimos meses. É importante saber como o paciente lidou com cada um desses eventos e quais foram os resultados. O terapeuta anota em um formulário apropriado qual foi a situação, como foi desencadeada, como o paciente a manejou e quais foram as consequências. Faz uma exposição breve do quanto o estresse está ligado à vulnerabilidade, reforçando que, em decorrência disso, a chance de retornar aos antigos comportamentos aumenta. A percepção e a interpretação errôneas das situações (pensamentos distorcidos) podem gerar grande estresse para o indivíduo e conduzir a comportamentos disfuncionais. Um deles, em pacientes com TUS, pode ser o retorno ao uso. Essa sessão pode ser uma importante oportunidade de rever as decisões tomadas que levaram às últimas recaídas e investigar como poderiam ter sido evitadas.

Evidenciam-se as principais ações que podem ser tomadas: ter números de telefone de pessoas que possam oferecer auxílio efetivo em situações difíceis ou de emergência, ter uma lista de lugares seguros aos quais o paciente pode ir nesses momentos e nos quais os gatilhos não estejam presentes e, por fim, ter um rol de atividades planejadas para serem realizadas nesses momentos. Técnicas cognitivas, que facilitam o manejo dos pensamentos disfuncionais e auxiliam na balança decisória (análise das vantagens e das desvantagens do uso), também são muito úteis.

O terapeuta desenvolve com o paciente um planejamento geral para lidar com emergências e um planejamento para casos específicos. Eles preenchem juntos o formulário apropriado, o qual, como de praxe, o paciente leva consigo ao término da sessão.

PLANO DE AÇÃO

- Pensar em uma situação de crise já vivida (p. ex., perda de emprego, morte de familiar, brigas em casa) e escrever um plano de ação de acordo com o formulário.
- Fazer uma lista de pessoas que podem ajudar e de como podem fazer isso. Trazer para a próxima sessão os contatos que são significativos.
- Elencar as situações positivas (p. ex., promoção no emprego, tranquilidade em casa, autoconfiança) que podem predispor à recaída e os pensamentos normalmente associados a tais situações.

▶ TEMA: TERMINANDO O TRATAMENTO E MANTENDO A ESTABILIDADE

REFERENCIAL TEÓRICO

O término do tratamento traduz-se no momento de revisão dos problemas e metas definidos no início da intervenção e do progresso obtido em relação ao estabelecido. É importante que o paciente esteja instrumentalizado para: reconhecer padrões de pensamento distorcidos; questioná-los, encontrando respostas alternativas mais adaptativas; monitorar o pensamento, estabelecendo claramente a relação com as emoções, os comportamentos e as reações fisiológicas; e exercitar as habilidades necessárias (sociais e de enfrentamento) para o manejo adequado das situações que envolvem (pouco ou muito) o risco de recaída. Habilidades treinadas e consolidadas aumentam a autoeficácia do paciente, que se encontra mais protegido diante de situações de risco quando o processo de terapia estiver sendo encerrado (atendimento ambulatorial).

OBJETIVOS DA SESSÃO

a. Verificar se as metas estabelecidas para o tratamento foram alcançadas.
b. Identificar as necessidades do paciente no momento e o encaminhamento a ser feito.
c. Oferecer *feedback* sobre o progresso do paciente na terapia (por parte do terapeuta).
d. Receber *feedback* sobre o tratamento oferecido (da parte do paciente).

OBSERVAÇÕES IMPORTANTES

Esse é um momento crucial do processo terapêutico, que deve ser decidido passo a passo com o paciente. Caso o terapeuta atenda em um serviço no qual o protocolo seja de um número exato de sessões, o paciente deve ser avisado do término do tratamento com bastante antecedência, a fim de que se prepare para isso e os encaminhamentos necessários sejam feitos, tanto no futuro, para outro serviço de atendimento, como no momento, para que as demandas terapêuticas em andamento sejam atendidas.

ESTRUTURA DA SESSÃO (SEGUNDA PARTE)[1]

A segunda parte da sessão, nesse momento, serve para rever com o paciente se as metas propostas no início e durante o tratamento foram atingidas. Se não foram, deve-se fazer o encaminhamento adequado.

Ao longo do tratamento, o terapeuta se ocupou em trabalhar com o paciente a aquisição dos seguintes aspectos:

1. Desenvolver a habilidade de automotivação para a manutenção da mudança do comportamento de usar álcool e/ou outras substâncias.
2. Identificar as SARs para a recaída, os pensamentos e as emoções relativos a essas situações, bem como os gatilhos eliciadores da fissura.
3. Desenvolver estratégias de evitação de SARs, quando e se necessário.
4. Treinar habilidades para manejar a fissura, os pensamentos e as emoções decorrentes dela, sem usar álcool e/ou outras substâncias.
5. Desenvolver habilidades para se recuperar de um lapso ou mesmo de uma recaída, retomando o programa de tratamento.
6. Construir habilidades para reconhecer e modificar pensamentos inúteis ou disfuncionais acerca do uso de álcool e/ou outras substâncias.
7. Desenvolver um plano de emergências para lidar com SARs quando outras habilidades não funcionam.
8. Construir relações saudáveis, manejar situações nas quais o sentimento de angústia esteja presente, adotar um estilo de vida equilibrado entre as atividades que fazem parte da vida, como obrigações pessoais e sociais e atividades prazerosas.

O terapeuta conversa com o paciente sobre cada uma dessas metas e pede que ele faça uma avaliação de quanto foi atingido para cada uma delas. Reforça os pontos positivos do paciente conforme ele for elencando suas forças e suas vulnerabilidades em relação ao manejo do TUS. Identificados os pontos a serem melhorados, uma nova meta é estabelecida, que pode ser mais 1 a 2 sessões para o atendimento desse objetivo, o encaminhamento para outro profissional que cuide de um aspecto específico, que não o TUS, o encaminhamento ou reforço na participação de grupos de mútua ajuda, etc. O terapeuta oferece um *feedback* honesto acerca do progresso do paciente e dos aspectos que ainda precisam de atenção (p. ex., uma crença não corrigida), usando técnicas da EM, para fazê-lo de forma não confrontativa. O terapeuta pratica empatia e, principalmente, compaixão.

Encoraja-se o paciente a fornecer um *feedback*, igualmente honesto. Dessa forma, ele terá claro para si os pontos que precisam de maior cuidado. Alguns pacientes pensam que não podem seguir sozinhos e se sentem dependentes do terapeuta ou da terapia em si. O profissional reforça os ganhos com a terapia e mantém-se à disposição para o que for necessário durante o *follow-up* e no futuro, mas ressalta os ganhos do paciente durante o processo e a capacidade de autogerenciar sua vida e de manejar seu transtorno de forma eficaz.

O importante é que o paciente esteja bem e que tenha a exata percepção disso. Recomendam-se sessões de *follow-up* para manutenção do vínculo e suporte para a solução de problemas mais emergentes, com o objetivo de prevenir a recaída. Conforme a abstinência se consolida e as estratégias aprendidas são generalizadas para outras situações, a vida se organiza de modo a não existir espaço para a substância, as sessões vão se espaçando, e o processo de alta vai sendo preparado.

PLANO DE AÇÃO

Como essa é a última sessão do modelo de atendimento semanal, a prática deve ser enfatizada sobre o tópico que durante o *feedback* pareceu necessitar de maior treino.

- Fornecer ao paciente uma lista de temas que merecem maior atenção da parte do paciente. Essa lista pode ter sido feita durante a sessão, a partir do *feedback* entre paciente e terapeuta.
- Partindo do tema que necessita de maior investimento, identificar a ação e a mudança necessárias. Treina-se durante a sessão e solicita-se que o paciente treine com outras questões no período até a primeira sessão de *follow-up*.

▶ CONSIDERAÇÕES FINAIS

Os estudos sobre a TCC para o tratamento dos TUSs têm documentado a eficácia dessa abordagem na literatura, seja em grupo ou em atendimento individual, seja para usuários de uma única substância, seja para poliusuários. A eficácia do modelo é mantida, ainda, em tratamentos voltados para casais nos quais um deles é dependente de substâncias e para familiares, objetivando tanto mobilizar o familiar com TUS para aderir à intervenção terapêutica como auxiliá-lo na manutenção.

Os modelos derivados dessa abordagem, isto é, a prevenção de recaída e o treinamento das habilidades sociais e de enfrentamento, utilizados no tratamento de pacientes com TUS, têm-se mostrado ferramentas coadjuvantes valiosas de um modelo mais geral, que inclui a reestruturação cognitiva – mudança de crenças e pensamentos relativos ao uso de álcool e/ou outras substâncias –, que, no modelo proposto, é o gatilho principal para o desenvolvimento e a manutenção do uso de substâncias.

No entanto, sua aplicabilidade pressupõe um profissional treinado, que é capaz de avaliar a dose certa e a formatação do tratamento necessária para cada paciente.

REFERÊNCIAS

1. Kuimtsidis C. Cognitive Behavioural Therapy in the treatment of addiction: a treatment planner for clinicians. Chichester: John Willey & Sons; 2007.
2. Miller WR, Rollnick S, editor. Entrevista Motivacional: preparando as pessoas para a mudança de comportamentos aditivos. Porto Alegre: Artmed; 2001.
3. Prochaska JO, Norcross JC, DiClemente CC. Changing for good: the revolutionary program that explains the six stages of change and teaches you how to free yourself from bad habits. New York: William Morrow and Company; 1994.
4. Diclementi CC et al. Self-efficacy and the stages of self-change of smoking. Cognitive Ther Res. 1985;9(2):181-200.
5. Velasquez MM, Maurer GG, Crouch C, DiClemente CC, Miller WR. Group treatment for substance abuse: a stage-of-changes therapy manual. New York: The Guilford; 2001.
6. Miller WR, Zweben A, DiClemente CC, Rychtarik RG. Motivational enhancement therapy manual: a clinical research guide for therapists treating individuals with alcohol abuse and dependence. Project MATCH; v.2. Rockville: US Department of Health and Human Services; 1994.
7. Beck JS. Terapia cognitiva: teoria e prática. Porto Alegre: Artmed; 1997.
8. Dell'Aglio Jr. JC. Terapia cognitivo comportamental para o transtorno bipolar. In: Caminha RM, Wainer R, Oliveira M, Piccoloto NM. Psicoterapias cognitivo comportamentais: teoria e prática. São Paulo: Casa do Psicólogo; 2003.
9. Colom F, Vieta E, Sánchez-Moreno J, Martínez-Arán A, Torrent C, Reinares M, et al. Psychoeducation in bipolar patients with comorbid personality disorders. Bipolar Disord. 2004;6(4):294-8.
10. Callahan MA, Bauer MS. Psychosocial Interventions for bipolar disorder. The Psychiat Clin N Am. 1999;22(3):675-88.
11. Justo LP, Calil HM. Intervenções psicossociais no transtorno bipolar. Rev Psiquiatria Clín. 2004;31(2):91-9.
12. Dixon L, McFarlane WR, Lefley H, Lucksted A, Cohen M, Falloon I, et al. Evidence-based practices for services to families of people with psychiatric disabilities. Psychiatr Serv. 2001;52(7):903-10.
13. Caldin CF. A leitura como função terapêutica: biblioterapia. Encontros Bibli Rev Eletr Biblioteconomia Cienc Inf. 2001;6(12):32-44.
14. Farías A, González Magnasco M. Vídeo Terapia: La utilización de medios audiovisuales con fines terapéuticos. Arteterapia. 2014;9:273-88.
15. Marlatt AG, Gordon JR. Relapse prevention: maintenance strategies in the treatment of addictive behaviors. New York: Guilford; 1985.

16. Matos MTS, Bastos ENE, Matos EC, Vasconcelos SMM. A utilização de escalas de avaliação como recurso terapêutico em pacientes atendidos em um centro de convivência para dependentes químicos em Fortaleza-CE. Rev RENE. 2006;7(2):9-16.
17. Jungerman FS, Zanelatto NA. Tratamento psicológico do usuário de maconha e seus familiares: um manual para terapeutas. São Paulo: Roca; 2007.
18. Adinoff B, Talmadge C, Willians MJ, Schrefler E, Jackley PK, Krebaum SR. Time to relapse Questionnaire (TRQ): a measure of sudden relapse in substance dependence. Am J Drug Alcohol Abuse. 2010;36(3):140-8.
19. Knapp P, Bertolote JM. Prevenção da Recaída: um manual para pessoas com problemas pelo uso de álcool e drogas. Porto Alegre: Artmed; 1994.
20. Annis HM, Graham JM. Situational confidence questionnaire (SCQ-39): user's guide. Toronto: Addiction Research Foundation; 1988.
21. Palfai, T, Davidson D, Swift R. Influence of naltrexone on cue-elicited craving among hazardous drinkers: the moderational role of positive outcome expectancies. Exp Clin Psychopharmacol. 1999;7(3):266-73.
22. Beck AT, Wright FD, Newman CF, Liese BS. Cognitive therapy of substance abuse. New York: Guilford; 1993.
23. Carroll KM. A cognitive behavioral approach: treating cocaine addiction. Maryland: National Institute on Drug Abuse; 2002.
24. Pinto-Gouveia J, Ramalheira C, Robalo RT, Costa Borges J, Almeida JR. IECPA - Inventário de expectativas e crenças pessoais acerca do álcool. São Paulo: Casa do Psicólogo; 1996.
25. May J, Andrade J, Kavanagh DJ, Feeney GF, Gullo MJ, Statham DJ et al. The craving experience questionnaire: a brief, theory-based measure of consummatory desire and craving. Addiction. 2014;109(5):728-35.
26. Zeni TC, Araujo RB. O relaxamento respiratório no manejo do craving e dos sintomas de ansiedade em dependentes de crack. Rev Psiquiatr Rio Gd Sul. 2009;31(2):116-9.
27. Almeida SC, Araujo RB. Avaliação da efetividade do relaxamento na variação dos sintomas de ansiedade e da fissura em pacientes em tratamento de alcoolismo. Boletim da Saúde. 2005;19(2):135-42.
28. Haaga DA, Stewart BL. Self-efficacy for recovery from a lapse after smoking cessation. J Consult Clin Psychol. 1992;60(1):24-8.
29. Van Zundert RMP, Ferguson SG, Shiffman S, Engels RC. Dynamic effects of self-efficacy on smoking lapses and relapse among adolescents. Health Psychol. 2010;29(3):246-54.
30. Bandura A. Self-efficacy. In: Ramachaudran VS, edior. Encyclopedia of human behavior. v. 4. New York: Academic; 1994. p.71-81.
31. National Treatment Agency. Coping with cravings and difficult situations: high risk situations. London: National Treatment Agency; 2000.
32. National Institute on Alcohol Abuse and Alcoholism. Managing thoughts about alcohol and drinking. Rockville: National Institute of Health; 2002.
33. Monti PM. Kadden RM, Rohsenow DJ, Cooney NL, Abrahms DB. Tratando a dependência de álcool: um guia de treinamento das habilidades de enfrentamento. 2. ed. São Paulo: Roca; 2005.
34. Caballo VE. O treinamento em habilidades sociais. In: Caballo VE. Manual de técnicas de terapia e modificação do comportamento. São Paulo: Santos; 2002.
35. D'Zurilla TJ, Nezu AM. Terapia de Solução de problemas: uma abordagem positiva à intervenção clínica. 3. ed. São Paulo: Roca; 2011.
36. Jaffee WB, D'Zurilla TJ. Personality, problem solving and adolescent substance use. Behav Ther. 2009;40(1):93-101.
37. Borsoi D, Toneatto T. Problem solving skills in male and female problem gamblers. J Gambling. 2003;8.

38. Demirbas H, Ilhan IO, Dogan YB. Ways of problem solving as predictors of relapse in alcohol dependent male inpatients. Addict Behav. 2012;37(1):131-4.
39. Litt MD, Kadden RM, Kabela-Cormier E, Petry NM Coping skills training and contingency management treatments for marijuana dependence: exploring mechanisms of behavior change. Addiction. 2008;103(4):638-48.
40. Knapp P, Luz E, Baldisseroto GV. Terapia Cognitiva no tratamento da dependência química. In: Range B. Psicoterapias cognitivo-comportamentais: um diálogo com a psiquiatria. Porto Alegre: Artmed; 2001. p.332-50.
41. Laudet AB, Magura S, Vogel HS, Knight EL. Perceveid reasons for substance misuse among persons with a psychiatric disorder. Am J Orthopsychiatry. 2004;74(3):365-75.
42. Leahy RL. Como lidar com as preocupações: sete passos para impedir que elas paralisem você. Porto Alegre: Artmed; 2007.
43. Formigoni MLO, Castel P. Escalas de avaliação de dependência de drogas: aspectos gerais. Rev Psiquiatr Clin. 1999;26(1):5-31.
44. Constant HMRM, Figueiró LR, Signor L, Bisch NK, Barros HMT, Ferigolo M. Tradução, adaptação transcultural e validação de conteúdo da versão em português do Coping Behaviours Inventory (CBI) para a população brasileira. Cad Saúde Pública. 2014;30(10):2049-56.
45. Bohm CH, Gimenes LS. Automonitoramento como técnica terapêutica e de avaliação comportamental. Rev Psicolog. 2008;1(1):88-100.
46. Pedroso RS, Castro MGT, Araujo RB. Marijuana Craving Questionnaire (MCQ-SF/Versão Brasil): validação semântica. J Bras Psiquiatr. 2009;58(4):218-22.
47. Araujo RB, Pedroso RS, Castro MGT. Adaptação transcultural para o idioma português do Cocaine Craving Questionnaire-Brief. Rev Psiquiatr Clin. 2010;37(5):195-8.
48. Araujo RB, Oliveira MS, Moraes JFD, Pedroso RS, Port F, Castro MGT. Validação da Versão Brasileira do Questionnaire of Smoking Urges-Brief. Rev Psiq Clin. 2007;34(4):166-75.
49. Jacobson E. Progressive relaxation: a physiological and clinical investigation of muscular states and their significance in psychology and medical practice. Chicago: University of Chicago; 1938.
50. Davis M, Eshelman ER, Mckay M. Manual de relaxamento e redução do stress: treinamento da assertividade. São Paulo: Summus; 1996.
51. Galassi MD, Galassi JP. Assert yourself! How to be your own person. Nova York: Human Science; 1977.
52. Savoia M. Escalas de eventos vitais e estratégias de enfrentamento. Rev Psiquiatr Clin. 1999;26(2):57-67.
53. Bennett-Levy J, editor. Oxford guide to behavioural experiments in cognitive therapy. New York: University; 2008.

ANEXOS

ANEXO 24.1 Mitos e verdades sobre o uso de álcool e outras substâncias

Sugestões para discussão: Mito ou verdade?

A maioria das pessoas que experimenta substâncias usa o resto da vida e se torna dependente.
Uma pessoa dependente de substâncias pode usá-las de forma controlada.
A dependência é uma falha de caráter.
Pessoas que são dependentes são imorais, porque escolheram esse caminho.
Todo mundo que usa substâncias pode ser considerado dependente.
Dependentes de substâncias são fáceis de ser identificados.
Ninguém fica dependente de medicamento que é prescrito pelo médico.
Se você ainda consegue trabalhar ou estudar, você não é dependente.
Somente drogas consideradas pesadas são perigosas.
Ninguém pode ajudar a pessoa se ela não quiser ajuda.
Uma pessoa dependente de substância nunca será uma pessoa normal, mesmo que pare de usar.
As recaídas são inevitáveis.
Se o álcool é legalmente aceito, não deveria ser considerado como "droga".
O álcool não é perigoso, porque é considerado legal.
A maconha pode ser considerada a porta de entrada para outras substâncias consideradas mais pesadas.
A maconha não gera dependência.
Usar álcool é pior do que usar maconha.
O uso de cocaína pode levar à morte.
Usar *crack* é muito pior do que usar cocaína.
É possível ser dependente de cocaína sem correr riscos de usar *crack*.

ANEXO 24.2 Inventário de Comportamentos de Enfrentamento (CBI)

INSTRUÇÕES: Serão feitas algumas afirmativas sobre situações vivenciadas por usuários de álcool para o auxílio a parar com o uso. Queremos saber o que você tentou utilizar como estratégias de enfrentamento. Há quatro opções de resposta: normalmente, muitas vezes, às vezes e nunca. Escolha o número que é mais próximo de quantas vezes você já usou essas estratégias para parar de beber ou evitar o uso novamente. Não há respostas certas ou erradas. Qual destas maneiras/estratégias você já tentou?

	Estratégia	Normalmente	Muitas vezes	Às vezes	Nunca
1.	Pensando o quanto sou melhor sem beber				
2.	Telefonando para um amigo				
3.	Mantendo-me em companhia dos não bebedores				
4.	Pensando positivamente				
5.	Pensando na bagunça em que me meti bebendo				
6.	Parando para examinar meus motivos e eliminando os falsos				
7.	Pensando nas promessas que fiz para os outros				
8.	Ficando dentro de casa – me escondendo				
9.	Parando e realmente pensando em todo o ciclo do uso do álcool				
10.	Deixando meu dinheiro em casa				
11.	Reconhecendo que a vida não é um "mar de rosas", mas beber não é a resposta				
12.	Indo a uma reunião do AA				
13.	Sabendo que, por não beber, posso mostrar meu rosto sem medo do que os outros vão pensar				
14.	Torcendo por mim mesmo, comprando algo especial em vez de bebida				
15.	Enfrentamento meus sentimentos ruins em vez de tentar afogá-los				

(*Continua*)

ANEXO 24.2 Inventário de Comportamentos de Enfrentamento (CBI) *(Continuação)*

Estratégia	Normalmente	Muitas vezes	Às vezes	Nunca
16. Trabalhando duro				
17. Percebendo que simplesmente não vale a pena				
18. Esperando até que tudo esteja feito				
19. Lembrando como deixei minha família e amigos para baixo no passado				
20. Mantendo-me longe das pessoas que bebem				
21. Fazendo uma caminhada				
22. Olhando o lado bom e tentando parar de inventar desculpas para mim mesmo(a)				
23. Percebendo que está afetando minha saúde				
24. Começando a fazer algo em casa				
25. Considerando os efeitos que terão sobre minha família				
26. Lembrando-me da boa vida que posso ter sem beber				
27. Entrando em contato com antigos amigos que bebiam e estão melhor agora				
28. Colocando em mente que vou parar de "brincar" comigo				
29. Comendo uma boa refeição				
30. Evitando os lugares onde eu bebia				
31. Pensando em todas as pessoas que me ajudaram				
32. Dizendo que estou bem e desejo continuar assim				
33. Indo dormir				

(Continua)

ANEXO 24.2 Inventário de Comportamentos de Enfrentamento (CBI) *(Continuação)*

Estratégia	Normalmente	Muitas vezes	Às vezes	Nunca
34. Lembrando como isso afetou minha família				
35. Forçando-me a ir ao trabalho				
36. Tentando enfrentar a vida em vez de evitá-la				

Fonte: Adaptado de Constant e colaboradores.[44]

ANEXO 24.3 Identificando decisões aparentemente irrelevantes (DAIs)

O dízimo de João

João estava abstinente havia um mês. Esteve internado durante quatro meses e, ao ter alta, decidiu procurar um profissional para dar continuidade ao tratamento. Inicialmente, comprometido com o tratamento, investigava seus pensamentos e evitava as recaídas. Certo dia, chegou à terapia contando que havia arrumado emprego e começaria a trabalhar no dia seguinte. No fim da primeira quinzena, feliz com seu novo emprego, passava mais tempo no quarto (nos momentos em que estava em casa) do que com a família, pois, segundo ele, já se sentia mais "dono" de sua vida. Havia combinado que deixaria o dinheiro com o pai, por uma medida de segurança, mas, quando recebeu o dinheiro equivalente ao vale-transporte, achou que não devia dá-lo ao pai, porque não se tratava do salário do mês. Preocupado com o fato de que não deveria portar dinheiro, resolveu tomar uma providência para não recair: fazer compras no supermercado. Do valor total do vale-transporte (R$ 70,00), gastou R$ 60,00 no supermercado e ficou com R$ 10,00 para dar o dízimo no culto de domingo. Chegou em casa com as compras e entregou-as para a mãe, mas não contou o quanto havia recebido de vale-transporte e que havia guardado R$ 10,00 para o dízimo, embora a mãe compartilhasse da ideia de doar parte dos ganhos e ela própria fizesse isso sempre que iam juntos à igreja. Passaram-se três dias, e João viu uma garota, por quem estava interessado, marcando de sair com um amigo seu. Ficou frustrado, porque não havia conseguido convidá-la para sair no último mês. Chegando em casa, com raiva e triste, trancou-se no quarto e não quis conversa, apesar da insistência da mãe e do irmão. No dia seguinte, pegou o dinheiro, pois talvez passasse na igreja para fazer a doação, embora não fosse domingo, e a igreja não ficasse no caminho de seu trabalho. Naquele mesmo dia, no fim da tarde, ao ver a garota sorrindo com o amigo, pegou o ônibus e não parou no ponto em que deveria descer para ir para casa. Foi ao lugar onde encontrava os velhos amigos e acabou comprando duas pedras de *crack*.

A volta para casa

Antônio estava sem beber e usar cocaína por várias semanas. Certa noite, quando sua esposa não estava em casa, resolveu ir caminhando para casa, pois poderia demorar mais, já que ela não o estava esperando. No caminho para casa, virou à esquerda em vez de à direita em um cruzamento para que pudesse desfrutar da paisagem. Nesse caminho, passou em frente a um bar que tinha frequentado no passado e onde já tinha comprado e usado cocaína. O tempo naquele dia estava quente, então decidiu parar e beber um copo de Coca-Cola. Uma vez no bar, no entanto, decidiu que, já que seu problema era com a cocaína, e que ele não era alcoolista, não haveria problema se tomasse uma cerveja. Depois de duas cervejas, ele se deparou com um amigo que "por coincidência" tinha 1 g de cocaína, e Antônio sofreu uma recaída.

ANEXO 24.4 Diário de Automonitoramento

O automonitoramento[45] é uma prática que visa a observação, avaliação e intervenção comportamentais. Ele fornece dados para compor a análise funcional, delimitando os objetivos da intervenção, bem como seu planejamento e avaliação. Normalmente, os registros são feitos com papel e lápis, mas podem ser realizados também por meio de instrumentos tecnológicos mais avançados (p. ex., agenda eletrônica). Tem sido utilizado para: contar comportamentos (p. ex., número de cigarros fumados por dia), monitorar sintomas observáveis ou encobertos (p. ex., ocorrência de fissura) ou registrar fatores contextuais importantes que podem eliciar ou manter um comportamento (p. ex., situações de risco para o uso ou fatores de proteção para o não uso).

Diário de Automonitoramento

Faça deste formulário um calendário, descrevendo com detalhes todos os seus consumos de _____.
Se quiser, coloque também as situações nas quais apenas teve fissura, mas não usou _____ e também o uso de outras substâncias (incluindo álcool).

Data	Hora	Contexto: local, companhia, atividade	Antecedentes: o que estava pensando, sentindo e fazendo antes do uso	Quantidade utilizada	Consequências: o que estava pensando, sentindo e fazendo depois do uso

ANEXO 24.5 Escala de Avaliação da Fissura de Maconha

Indique quão fortemente você concorda ou discorda das seguintes afirmações, circulando um dos números de 1 a 7, que indicam a intensidade da sua concordância ou discordância. Quanto mais baixo o número que você circular, maior sua concordância com a afirmação feita e, quanto maior o número circulado, maior a discordância. Se você não concorda nem discorda, circule o 4, que é o número do meio. Por favor, complete todos os itens. Estamos interessados em saber como você está pensando ou sentindo-se agora, no momento em que preenche este questionário.

1. Fumar maconha seria prazeroso agora.
CONCORDO TOTALMENTE   1 : 2 : 3 : 4 : 5 : 6 : 7 :   DISCORDO TOTALMENTE

2. Eu não poderia controlar facilmente a quantidade de maconha que eu fumaria agora.
CONCORDO TOTALMENTE   1 : 2 : 3 : 4 : 5 : 6 : 7 :   DISCORDO TOTALMENTE

3. Agora, estou fazendo planos para usar maconha.
CONCORDO TOTALMENTE   1 : 2 : 3 : 4 : 5 : 6 : 7 :   DISCORDO TOTALMENTE

4. Eu me sentiria mais no controle das coisas se fumasse maconha agora.
CONCORDO TOTALMENTE   1 : 2 : 3 : 4 : 5 : 6 : 7 :   DISCORDO TOTALMENTE

5. Fumar maconha me ajudar a dormir melhor à noite.
CONCORDO TOTALMENTE   1 : 2 : 3 : 4 : 5 : 6 : 7 :   DISCORDO TOTALMENTE

6. Se fumasse maconha agora, eu me sentiria menos tenso.
CONCORDO TOTALMENTE   1 : 2 : 3 : 4 : 5 : 6 : 7 :   DISCORDO TOTALMENTE

7. Eu não seria capaz de controlar a quantidade de maconha que eu fumaria, se a tivesse agora.
CONCORDO TOTALMENTE   1 : 2 : 3 : 4 : 5 : 6 : 7 :   DISCORDO TOTALMENTE

8. Seria ótimo fumar maconha agora.
CONCORDO TOTALMENTE   1 : 2 : 3 : 4 : 5 : 6 : 7 :   DISCORDO TOTALMENTE

9. Eu me sentiria menos ansioso se fumasse maconha agora.
CONCORDO TOTALMENTE   1 : 2 : 3 : 4 : 5 : 6 : 7 :   DISCORDO TOTALMENTE

10. Eu preciso fumar maconha agora.
CONCORDO TOTALMENTE   1 : 2 : 3 : 4 : 5 : 6 : 7 :   DISCORDO TOTALMENTE

11. Se estivesse fumando maconha agora, eu me sentiria menos nervoso.
CONCORDO TOTALMENTE   1 : 2 : 3 : 4 : 5 : 6 : 7 :   DISCORDO TOTALMENTE

12. Fumar maconha me deixaria satisfeito.
CONCORDO TOTALMENTE   1 : 2 : 3 : 4 : 5 : 6 : 7 :   DISCORDO TOTALMENTE

Fonte: Pedroso e colaboradores.[46]

ANEXO 24.6 Escala de Avaliação da Fissura de Cocaína

Cocaine Craving Questionnaire – Brief (CCQ-B) – Versão Brasileira

Indique o quanto você concorda ou discorda de cada uma das frases a seguir, marcando apenas um dos números entre DISCORDO TOTALMENTE e CONCORDO TOTALMENTE. Quanto mais próxima for a marca de um dos lados, mais você concordará ou discordará da frase. Por favor, complete cada item. Gostaríamos de saber o que você pensa e sente agora enquanto responde ao questionário.

1. Desejo tanto usar cocaína que quase posso sentir o gosto.
DISCORDO TOTALMENTE   1 : 2 : 3 : 4 : 5 : 6 : 7 :   CONCORDO TOTALMENTE

2. Tenho um desejo muito forte por cocaína.
DISCORDO TOTALMENTE   1 : 2 : 3 : 4 : 5 : 6 : 7 :   CONCORDO TOTALMENTE

3. Vou usar cocaína assim que puder.
DISCORDO TOTALMENTE   1 : 2 : 3 : 4 : 5 : 6 : 7 :   CONCORDO TOTALMENTE

4. Acho que poderia resistir a usar cocaína neste momento.
DISCORDO TOTALMENTE   1 : 2 : 3 : 4 : 5 : 6 : 7 :   CONCORDO TOTALMENTE

5. Eu estou com fissura por cocaína agora.
DISCORDO TOTALMENTE   1 : 2 : 3 : 4 : 5 : 6 : 7 :   CONCORDO TOTALMENTE

6. Tudo que queria fazer agora era usar cocaína.
DISCORDO TOTALMENTE   1 : 2 : 3 : 4 : 5 : 6 : 7 :   CONCORDO TOTALMENTE

7. Não sinto desejo por cocaína no momento.
DISCORDO TOTALMENTE   1 : 2 : 3 : 4 : 5 : 6 : 7 :   CONCORDO TOTALMENTE

8. Usar cocaína agora faria as coisas parecerem perfeitas.
DISCORDO TOTALMENTE   1 : 2 : 3 : 4 : 5 : 6 : 7 :   CONCORDO TOTALMENTE

9. Vou usar cocaína assim que tiver a chance.
DISCORDO TOTALMENTE   1 : 2 : 3 : 4 : 5 : 6 : 7 :   CONCORDO TOTALMENTE

10. Nada seria melhor do que usar cocaína agora.
DISCORDO TOTALMENTE   1 : 2 : 3 : 4 : 5 : 6 : 7 :   CONCORDO TOTALMENTE

Fonte: Araujo e colaboradores.[47]

ANEXO 24.7 Escala de Avaliação da Fissura de Cigarro (Tabaco)

Indique o quanto você concorda ou discorda das afirmações a seguir, marcando apenas um dos números entre DISCORDO TOTALMENTE e CONCORDO TOTALMENTE. Quanto mais perto estiver sua marca de um dos lados, mais você estará concordando ou discordando. Queremos saber o que você está pensando e sentindo agora, enquanto preenche o questionário.

1. Desejo fumar um cigarro agora.
DISCORDO TOTALMENTE   1 : 2 : 3 : 4 : 5 : 6 : 7 :   CONCORDO TOTALMENTE

2. Nada seria melhor do que fumar um cigarro agora.
DISCORDO TOTALMENTE   1 : 2 : 3 : 4 : 5 : 6 : 7 :   CONCORDO TOTALMENTE

3. Se fosse possível, eu provavelmente fumaria agora.
DISCORDO TOTALMENTE   1 : 2 : 3 : 4 : 5 : 6 : 7 :   CONCORDO TOTALMENTE

4. Eu controlaria melhor as coisas, neste momento, se eu pudesse fumar.
DISCORDO TOTALMENTE   1 : 2 : 3 : 4 : 5 : 6 : 7 :   CONCORDO TOTALMENTE

5. Tudo o que quero agora é fumar um cigarro.
DISCORDO TOTALMENTE   1 : 2 : 3 : 4 : 5 : 6 : 7 :   CONCORDO TOTALMENTE

6. Tenho necessidade de um cigarro agora.
DISCORDO TOTALMENTE   1 : 2 : 3 : 4 : 5 : 6 : 7 :   CONCORDO TOTALMENTE

7. Fumar um cigarro seria gostoso neste momento.
DISCORDO TOTALMENTE   1 : 2 : 3 : 4 : 5 : 6 : 7 :   CONCORDO TOTALMENTE

8. Eu faria praticamente qualquer coisa por um cigarro agora.
DISCORDO TOTALMENTE   1 : 2 : 3 : 4 : 5 : 6 : 7 :   CONCORDO TOTALMENTE

9. Fumar me faria ficar menos deprimido.
DISCORDO TOTALMENTE   1 : 2 : 3 : 4 : 5 : 6 : 7 :   CONCORDO TOTALMENTE

10. Vou fumar assim que possível.
DISCORDO TOTALMENTE   1 : 2 : 3 : 4 : 5 : 6 : 7 :   CONCORDO TOTALMENTE

Fonte: Araujo e colaboradores.[48]

ANEXO 24.8 Lidando com a fissura

Para lidar com a fissura, posso...

Reconhecendo a fissura
Identificando as situações-gatilho:
Quais são as situações de maior risco para o surgimento da fissura?
Quais são aquelas que devem ser evitadas, por falta de estratégias de enfrentamento bem-desenvolvidas?

Identificando os pensamentos disfuncionais
1. Pergunte-se sobre seus pensamentos:
   a. Quais pensamentos tive?
   b. Esses pensamentos me causaram problemas?
   c. Quais são minhas expectativas sobre o uso de álcool e/ou drogas?
   d. Dessas expectativas, quais têm evidência de realidade?
   e. Quais são as possíveis consequências dessas ações?
   f. Se estivesse com um humor diferente, em um lugar ou momento diferente, eu tomaria a mesma decisão?

Lembre-se dos prós da abstinência e dos contras do uso de álcool e/ou drogas.
Pense em algo mais. Quais as coisas que posso fazer: _____

Encoraje-se.
a. Lembre-se dos sucessos que já teve no passado.
b. Lembre-se de como foi difícil no início e como está agora.
c. Liste alguns de seus sucessos: _____

Mudando a situação
1. Posso manter a situação como está ou fazer algo a respeito.
2. Os lugares aos quais posso ir são: _____
3. As atividades que posso praticar são: _____

Falando com alguém
1. Posso buscar ajuda com outra pessoa.
2. As pessoas a quem posso pedir ajuda são: _____

Fonte: Velasquez e colaboradores.[5]

ANEXO 24.9 Relaxamento muscular ou relaxamento progressivo de Jacobson

O relaxamento progressivo é uma técnica em que 16 grupos musculares são relaxados, um após o outro. Cada grupo é tensionado e depois relaxado várias vezes, objetivando um relaxamento cada vez mais profundo de cada grupo muscular.

Instruções:

Procure uma posição confortável, em uma cadeira ou deitado com uma almofada para apoiar o pescoço. A sequência tensão-relaxamento de cada grupo muscular é repetida até que se consiga o relaxamento nos músculos do grupo em questão, de modo que estejam relaxados como os demais músculos para os quais o exercício já foi realizado.
É importante que o ato de relaxamento após a tensão nos grupos musculares não seja lento, mas repentino. Dê-se tempo para sentir os indicadores do relaxamento: calor ou peso.
O treino é essencial. Relaxar é como qualquer outra aptidão que se aprende. O relaxamento pode ser utilizado como resposta às sensações de tensão ou ansiedade.
Tente não se mover durante o exercício e mantenha os olhos fechados. Procure praticar respiração diafragmática ou abdominal, e não respiração torácica.

Grupo 1: Feche a mão direita. Sinta a tensão na mão e no antebraço. Relaxe. Repita.

Grupo 2: Empurre o cotovelo do braço direito contra a cadeira ou contra o chão. Sinta a tensão que isso causa nos bíceps. Quando sentir a tensão, relaxe e note a diferença. Repita.

Grupo 3: Com a mão esquerda, repita os passos do Grupo 1, sempre tensionando e relaxando para todos os grupos musculares.

Grupo 4: Com o braço esquerdo, repita os passos do Grupo 2.

Grupo 5: Levante as sobrancelhas e faça rugas na testa.

Grupo 6: Feche os olhos com força e levante o nariz.

Grupo 7: Cerre os dentes com uma força média e puxe os cantos da boca para trás, como se estivesse rindo exageradamente.

Grupo 8: Para causar tensão à volta do pescoço, puxe o queixo para o peito sem deixar tocar.

Grupo 9: Inspire, suspenda a respiração e puxe os ombros para trás até as omoplatas se tocarem. Sinta a tensão nos ombros, no peito e nas costas.

Grupo 10: Tensione os músculos da barriga deixando-os duros, como se fosse receber um soco naquela região.

Grupo 11: Contraia os músculos da coxa da perna direita.

Grupo 12: Empurre os dedos do pé direito para cima de forma que a barriga da perna fique dura.

Grupo 13: Vire o pé direito para dentro e encolha-o com os dedos para baixo. Sinta bem a tensão que isso causa na parte do meio do pé.

Grupo 14: Com a perna esquerda, repita os passos do Grupo 11.

Grupo 15: Com o pé direito, repita os passos do Grupo 12.

Grupo 16: Com o pé esquerdo, repita os passos do Grupo 13.

Fonte: Adaptado de Jacobson.[49]

ANEXO 24.10 Crenças tradicionais *versus* direitos legítimos

Crenças tradicionais disfuncionais	Seus direitos legítimos
1. É egoísta colocar suas necessidades à frente das necessidades dos outros.	Você tem o direito de se colocar em primeiro lugar algumas vezes.
2. É vergonhoso cometer erros. Você deveria ter uma resposta adequada para qualquer ocasião.	Você tem o direito de cometer erros.
3. Se você não pode convencer os outros de que seus sentimentos são razoáveis, eles devem estar errados ou talvez você esteja ficando louco.	Você tem o direito de ser o juiz final de seus sentimentos e aceitá-los como legítimos.
4. Você deveria respeitar a opinião dos outros, especialmente se estiverem em posição de autoridade. Guarde para si mesmo suas diferenças de opinião. Ouça e aprenda.	Você tem o direito de ter as próprias opiniões e convicções.
5. Você sempre deveria ser lógico e consistente.	Você tem o direito de mudar de ideia ou decidir adotar um curso diferente de ação.
6. Você deveria ser flexível e adaptável. Os outros têm bons motivos para suas ações, e não é educado questioná-los.	Você tem o direito de protestar contra tratamentos ou críticas injustas.
7. Você nunca deveria interromper as pessoas. Fazer perguntas revela sua estupidez para os outros.	Você tem o direito de interromper para pedir esclarecimentos.
8. As coisas poderiam ficar piores; não cause problemas.	Você tem o direito de negociar mudanças.
9. Você não deveria ocupar o precioso tempo dos outros com seus problemas.	Você tem o direito de pedir ajuda ou apoio emocional.
10. As pessoas não querem ouvir que você se sente mal. Portanto, guarde isso para si mesmo.	Você tem o direito de pedir ajuda ou expressar dor.
11. Quando alguém dedica algum tempo para dar um conselho a você, deve levá-lo muito a sério. Geralmente, ele está certo.	Você tem o direito de ignorar o conselho dos outros.
12. Saber que você fez alguma coisa certa é sua recompensa. As pessoas não gostam de gente exibida. Secretamente, as pessoas bem-sucedidas são invejadas, e ninguém gosta delas. Ao ser elogiado, seja modesto.	Você tem o direito de receber reconhecimento por seu trabalho e suas realizações.
13. Você sempre deveria tentar concordar com os outros. Do contrário, eles não estarão disponíveis quando você precisar.	Você tem o direito de dizer "Não".
14. Não seja antissocial. As pessoas vão pensar que você não gosta delas se disser que prefere ficar sozinho.	Você tem o direito de ficar sozinho, mesmo que os outros prefiram sua companhia.

(Continua)

ANEXO 24.10 Crenças tradicionais *versus* direitos legítimos *(Continuação)*

Crenças tradicionais disfuncionais	Seus direitos legítimos
15. Você sempre deveria ter um bom motivo para aquilo que sente e faz.	Você tem o direito de não precisar se justificar para os outros.
16. Quando alguém está em dificuldade, você deveria ajudar.	Você tem o direito de não assumir a responsabilidade pelos problemas alheios.
17. Você deveria ser sensível às necessidades e aos desejos dos outros, mesmo quando eles são incapazes de dizer o que desejam.	Você tem o direito de não precisar prever as necessidades e os desejos dos outros.
18. É sempre uma boa política se relacionar bem com as pessoas.	Você tem o direito de nem sempre se preocupar com a boa vontade dos outros.
19. Não é educado ignorar as pessoas. Se fizerem uma pergunta a você, dê uma resposta.	Você tem o direito de não reagir a uma situação, se essa for sua vontade.

ANEXO 24.11 Ensaio comportamental (*role-play*)

O ensaio comportamental é um procedimento utilizado para ensinar novos comportamentos ou aperfeiçoar comportamentos já existentes, por meio de treinamento, também chamado de treinamento de papéis ou *role-play*. Trata-se de uma das principais técnicas utilizadas para o treinamento do comportamento assertivo. Em geral, ela é praticada em um ambiente seguro, no qual as inadequações podem ser corrigidas sem consequências maiores, precedendo, portanto, os experimentos comportamentais.[1]

Passos para aplicação da técnica:[40]
1. Descrever a situação-problema (contexto em que se dará o comportamento a ser treinado). O que ocorreu (não ocorreu ou deveria ocorrer), quem emitiu (ou não) determinado comportamento, como, quando e onde foi (ou deverá ser) a interação.
2. Decompor uma sequência comportamental em partes, de modo que seja possível. Trabalhar um comportamento-problema por vez, limitar-se a um único problema no momento e simular situações que durem, no máximo, três minutos.
3. Dar instruções/modelos de desempenho. Quais comportamentos compõem aquela cadeia de comportamentos, como deve ser a interação.
4. Representar a cena. Encenar os comportamentos a serem reproduzidos pelo paciente (enquanto ele observa e/ou interage na cena), estimular para que ele, seguindo as instruções fornecidas, reproduza a cena observada.
5. Dar dicas sobre o desempenho durante o treino. O terapeuta sinaliza ao paciente sobre seu desempenho.
6. Inverter os papéis. Visa a aprimorar o desempenho, quando necessário.
7. Reapresentar e reavaliar. O treino pode ser repetido quantas vezes forem necessárias, sempre seguidas de um *feedback* para o paciente, que aprende durante a cena.
8. Programar a generalização. Ampliar o número de situações em que o comportamento treinado poderá ser utilizado.
9. Avaliar o desempenho na situação real. Na próxima sessão de terapia, auxiliar o paciente na autoavaliação de seu desempenho, reforçando mais a prática do comportamento do que o resultado (bom ou mau) obtido.

(Continua)

ANEXO 24.11 Ensaio comportamental (*role-play*) *(Continuação)*

Os princípios de aprendizagem utilizados para a implementação da técnica são a instrução, a modelagem e a modelagem por aproximações sucessivas.[40] **Importante:** A prática desse tipo de técnica, embora embasada em uma cena artificial, pode desencadear fortes emoções por parte do paciente. Portanto, é importante não utilizar a técnica no fim da sessão, e sim em um momento no qual, se essa situação surgir, haja tempo para o acolhimento da manifestação emocional, bem como para o trabalho necessário na busca da estabilização desse estado. A intensidade do *role-play* depende do tipo de relação (vínculo) existente entre terapeuta e paciente. Quanto mais forte for o vínculo, mais honesta será a relação e mais o paciente se envolverá com o desempenho do papel que a ele couber.[1]

ANEXO 24.12 Categorias do comportamento assertivo

Categoria	Temática	Descrição	Exemplos de crenças irracionais
Expressão de sentimentos positivos	Dar e receber elogios	As pessoas têm o direito de dar *feedback* positivo aos outros sobre aspectos específicos de seu comportamento, aparência, etc.	"Não devia ter que elogiar os outros. Eles já sabem o que sinto!"
	Fazer pedidos	Todas as pessoas têm o direito de fazer pedidos, considerando a eventual recusa por parte de outrem.	"Quando peço um favor, estou obrigando as pessoas a me atenderem."
	Expressar sentimentos	A expressão de sentimentos positivos em geral é recebida de forma positiva pelas outras pessoas e constitui uma forma de se aproximar e se dar a conhecer.	"É bobagem falar de meus sentimentos. Não me sinto bem fazendo isso. Não há necessidade de os outros saberem que gosto deles."
	Iniciar e manter uma conversa	As pessoas têm o direito de iniciar e manter conversas com os outros.	"Não sei o que dizer. Se eu não disser algo que seja brilhante, vão me achar idiota."

(Continua)

ANEXO 24.12 Categorias do comportamento assertivo (Continuação)

Categoria	Temática	Descrição	Exemplos de crenças irracionais
Autoafirmação	Defender direitos legítimos	Muitas vezes, nossos direitos são ignorados. A resposta assertiva permite a defesa desses direitos.	"Não quero parecer chata com esse assunto. É melhor não fazer qualquer declaração e esquecer o que aconteceu."
	Recusar pedidos	As pessoas têm o direito de recusar pedidos irrazoáveis ou mesmo razoáveis, mas que não estejam dispostas a fazer.	"Não posso dizer 'Não'. Sou amigo dele, não posso decepcioná-lo. Mesmo não estando com vontade ou não podendo, vou fazer."
	Expressar opiniões pessoais	As pessoas têm o direito de expressar suas opiniões de forma assertiva, não forçando que outras pessoas aceitem essas posições.	"Se eu disser o que estou pensando e sentindo e for contrário ao que ele(a) pensa ou sente, ele(a) deixará de gostar de mim."
Expressão de sentimentos negativos	Expressar aborrecimento e desagrado justificados	Existem situações em que nos sentimos incomodados com os comportamentos das outras pessoas.	"Se sou mesmo amigo dele, não devia me sentir incomodado. Quem é amigo tolera tudo."
	Expressar revolta justificada	Nas situações em que a pessoa se sente revoltada, é benéfico expressar essa emoção, sempre respeitando a outra pessoa que está envolvida na situação.	"Se mostro minha raiva, as pessoas vão achar que não sei me controlar, que sou irracional."

Fonte: Adaptado de Galassi e Galassi.[51]

ANEXO 24.13 Passos para a resolução de problemas

1. Reconhecer que um problema existe: quais os sinais de que há um problema. Quais são nossos pensamentos e sentimentos a respeito.
2. Identificar o problema de forma clara: descreva o problema de forma detalhada, dividindo-o em partes manejáveis para facilitar a compreensão. Busque diferenciar o que é o problema e quais são os sintomas do problema. A atuação ou intervenção deve ser sempre no problema especificamente, e não no sintoma.
3. Ter uma atitude positiva: adote uma postura otimista, de acreditar na possibilidade e na habilidade de solução do problema.
4. Considerar as várias abordagens de solução: faça um exercício de "tempestade cerebral", observando as possibilidades de solução a partir de diferentes pontos de vista ou aquelas que funcionaram anteriormente (para si ou para outrem). Uma alternativa pode ser perguntar a outras pessoas que passaram pela mesma dificuldade qual foi a escolha delas. Isso não significa que essa alternativa deva ser a escolhida, mas ela pode ajudar a ampliar o leque de opções.
5. Eliminar as possibilidades de soluções claramente inviáveis: descarte aquelas que já foram tentadas em outra ocasião e não foram boas soluções.
6. Selecionar uma alternativa potencialmente válida: preveja as consequências positivas e negativas após a ação.
7. Identificar os possíveis obstáculos: utilize sua experiência anterior e o conhecimento de outras pessoas que possam ajudar, transpondo cada um desses obstáculos.
8. Testar a alternativa escolhida: fique atento para a sequência das ações, as circunstâncias em que elas podem ocorrer, etc.
9. Avaliar os resultados.
10. Congratular-se se o resultado for positivo ou buscar uma segunda alternativa de solução.

Fonte: Adaptado de Monti,[33] D'Zurilla e Nezu.[35]

ANEXO 24.14 Treino de resolução de conflitos

Dilema 1

É noite de tempestade. Você dirige seu carro e, a sua frente, vê um ônibus. Ele passa pelo ponto e não para. Passando em frente ao ponto de ônibus, você vê três pessoas: uma senhora que precisa de atendimento médico com urgência, pois corre o risco de falecer se não for atendida; um médico que salvou sua vida no passado e por quem você tem uma gratidão eterna; e o grande amor de sua vida. Em seu carro, cabem apenas você e mais uma pessoa. Quem você levaria?

Dilema 2

Um grupo de crianças brinca próximo a duas vias férreas. Uma das vias ainda está em uso, e a outra está desativada. Apenas uma criança brinca na via desativada, enquanto as outras brincam na via em operação. O trem está vindo, e você está exatamente sobre a chave de desvio dos trilhos (aquele dispositivo que pode mudar o trem de uma linha para outra). Você pode fazer o trem mudar seu curso para a pista desativada e salvar a vida da maioria das crianças. Entretanto, isso significa que a solitária criança que brinca na via desativada será sacrificada. Você deixaria o trem seguir seu caminho? O que você faria?

ANEXO 24.15 Inventário de Estratégias de Enfrentamento

Leia cada item a seguir e indique, fazendo um círculo na categoria apropriada, o que você fez na situação.
0 = não usei essa estratégia; 1 = usei um pouco; 2 = usei bastante; e 3 = usei em grande quantidade.

1.	Concentrei-me no que deveria ser feito em seguida, no próximo passo.	0 1 2 3
2.	Tentei analisar o problema para entendê-lo melhor.	0 1 2 3
3.	Procurei trabalhar ou fazer alguma atividade para me distrair.	0 1 2 3
4.	Deixei o tempo passar – a melhor coisa que poderia fazer era esperar, pois o tempo é o melhor remédio.	0 1 2 3
5.	Procurei tirar alguma vantagem da situação.	0 1 2 3
6.	Fiz algo em que acreditava que não daria resultados, mas ao menos estava fazendo alguma coisa.	0 1 2 3
7.	Tentei encontrar a pessoa responsável para mudar suas ideias.	0 1 2 3
8.	Conversei com outra(s) pessoa(s) sobre o problema, procurando mais dados sobre a situação.	0 1 2 3
9.	Critiquei-me, repreendi-me.	0 1 2 3
10.	Tentei não fazer nada que fosse irreversível, procurando deixar outras opções.	0 1 2 3
11.	Esperei que um milagre acontecesse.	0 1 2 3
12.	Concordei com o fato, aceitei meu destino.	0 1 2 3
13.	Fiz como se nada tivesse acontecido.	0 1 2 3
14.	Procurei guardar para mim mesmo(a) meus sentimentos.	0 1 2 3
15.	Procurei encontrar o lado bom da situação.	0 1 2 3
16.	Dormi mais que o normal.	0 1 2 3
17.	Mostrei a raiva para as pessoas que causaram o problema.	0 1 2 3
18.	Aceitei a simpatia e a compreensão das pessoas.	0 1 2 3
19.	Disse coisas a mim mesmo(a) que ajudassem a me sentir bem.	0 1 2 3
20.	Fiz algo criativo.	0 1 2 3
21.	Procurei a situação desagradável.	0 1 2 3
22.	Procurei ajuda profissional.	0 1 2 3
23.	Mudei ou cresci como pessoa de forma positiva.	0 1 2 3

(Continua)

ANEXO 24.15 Inventário de Estratégias de Enfrentamento (Continuação)

Leia cada item a seguir e indique, fazendo um círculo na categoria apropriada, o que você fez na situação.
0 = não usei essa estratégia; 1 = usei um pouco; 2 = usei bastante; e 3 = usei em grande quantidade.

24. Esperei para ver o que aconteceria antes de fazer alguma coisa.	0 1 2 3
25. Desculpei-me ou fiz alguma coisa para repor os danos.	0 1 2 3
26. Fiz um plano de ação e o segui.	0 1 2 3
27. Tirei o melhor da situação, o que não era esperado.	0 1 2 3
28. De alguma forma, extravasei meus sentimentos.	0 1 2 3
29. Compreendi que o problema foi provocado por mim.	0 1 2 3
30. Saí da experiência melhor do que eu esperava.	0 1 2 3
31. Falei com alguém que poderia fazer alguma coisa concreta sobre o problema.	0 1 2 3
32. Tentei descansar, tirar férias, a fim de esquecer o problema.	0 1 2 3
33. Procurei me sentir melhor, comendo, fumando, usando drogas ou medicamentos.	0 1 2 3
34. Enfrentei como um grande desafio, fiz algo muito arriscado.	0 1 2 3
35. Procurei não fazer nada apressadamente ou seguir meu primeiro impulso.	0 1 2 3
36. Encontrei novas crenças.	0 1 2 3
37. Mantive meu orgulho e não demonstrei meus sentimentos.	0 1 2 3
38. Redescobri o que é importante na vida.	0 1 2 3
39. Modifiquei aspectos da situação para que tudo desse certo no final.	0 1 2 3
40. Procurei fugir das pessoas em geral.	0 1 2 3
41. Não deixei me impressionar, recusava-me a pensar muito sobre a situação.	0 1 2 3
42. Procurei um amigo ou parente para pedir conselhos.	0 1 2 3
43. Não deixei que os outros soubessem da situação verdadeira.	0 1 2 3
44. Minimizei a situação, recusando-me a me preocupar com ela.	0 1 2 3
45. Falei com alguém sobre como estava me sentindo.	0 1 2 3
46. Não aceitei recuar e batalhei pelo que queria.	0 1 2 3

(Continua)

ANEXO 24.15 Inventário de Estratégias de Enfrentamento (Continuação)

Leia cada item a seguir e indique, fazendo um círculo na categoria apropriada, o que você fez na situação.
0 = não usei essa estratégia; 1 = usei um pouco; 2 = usei bastante; e 3 = usei em grande quantidade.

47.	Descontei minha raiva em outra(s) pessoa(s).	0 1 2 3
48.	Busquei, nas experiências passadas, uma situação similar.	0 1 2 3
49.	Eu sabia o que deveria ser feito, portanto dobrei meus esforços para fazer o que fosse necessário.	0 1 2 3
50.	Recusei a acreditar que aquilo estava acontecendo.	0 1 2 3
51.	Prometi a mim mesmo(a) que as coisas serão diferentes da próxima vez.	0 1 2 3
52.	Encontrei algumas soluções diferentes para o problema.	0 1 2 3
53.	Aceitei; nada poderia ser feito.	0 1 2 3
54.	Procurei não deixar que meus sentimentos interferissem muito nas outras coisas que eu estava fazendo.	0 1 2 3
55.	Gostaria de poder mudar o que tinha acontecido ou como me senti.	0 1 2 3
56.	Mudei alguma coisa em mim, modifiquei-me de alguma forma.	0 1 2 3
57.	Sonhava acordado(a) ou imaginava um lugar ou tempo melhores do que aqueles em que eu estava.	0 1 2 3
58.	Desejei que a situação acabasse ou de alguma forma desaparecesse.	0 1 2 3
59.	Tinha fantasias de como as coisas iriam acontecer, como se encaminhariam.	0 1 2 3
60.	Rezei.	0 1 2 3
61.	Preparei-me para o pior.	0 1 2 3
62.	Analisei mentalmente o que fazer e o que dizer.	0 1 2 3
63.	Pensei em uma pessoa que admiro e tomei como modelo.	0 1 2 3
64.	Procurei ver as coisas sob o ponto de vista da outra pessoa.	0 1 2 3
65.	Eu disse a mim mesmo(a) que as coisas poderiam ter sido piores.	0 1 2 3
66.	Corri ou fiz exercícios.	0 1 2 3

Fonte: Adaptado por Savoia.[54]

ANEXO 24.16 Como lidar com as preocupações (angústia)

1. Identificar as preocupações produtivas e improdutivas: na verdade, a preocupação não ajuda em nada, o que não significa que você não está comprometido com as coisas. A preocupação produtiva produz motivação para a resolução de um problema, quando necessário. A preocupação improdutiva ocupa-se de "e ses..." imaginários, que acabam por configurar um elemento que impede o caminhar.
2. Aceitar a realidade e comprometer-se com a mudança: até aquilo de que não gostamos temos que aceitar. Aceitar não significa gostar, sujeitar-se ou que nada pode ser feito para mudar a situação. Porém, enquanto a situação não pode ser mudada, a aceitação pode ser menos danosa interiormente do que a luta ou a resistência. Aceitar as limitações também auxilia no processo de mudança e de manutenção dela.
3. Contestar a preocupação: "vou fracassar" ou "não vou conseguir", por exemplo, são previsões que nem sempre estão corretas. Pensamentos negativos, como "nunca mais vou recuperar a confiança de meus familiares depois de ter usado drogas", também podem não ter uma evidência 100% a favor. Pratique o questionamento do pensamento.
4. Focalizar a ameaça mais profunda: nossos pensamentos estão ancorados em nossas crenças mais internas. Quando elas são identificadas e acessadas, torna-se mais fácil verificar o quão verdadeiras e baseadas na realidade são ou estão.
5. Transformar fracasso em oportunidade: a preocupação é uma tentativa de se preparar, de se antecipar ao fracasso. Se forem desenvolvidas técnicas de como lidar com o fracasso, por que haverá necessidade de se preocupar?
6. Usar as emoções em vez de se preocupar com elas: a vivência das emoções nem sempre é dolorosa; ela reduz o medo do confronto com as emoções e aumenta a consciência.
7. Assumir o controle do tempo: pratique o relaxamento, aproveitando o momento presente.

Fonte: Leahy.[42]

ANEXO 24.17 Introdução de atividades prazerosas em um dia típico

1. Automonitoramento (registro diário de desejos vs. deveres)
   - Lista de atividades diárias
   - Valor atribuído para cada atividade
   - Nível de satisfação (manhã, tarde, noite – geral)
2. Planejamento
   - Rotina diária
   - Dividir o dia em partes manejáveis
   - Cuidados importantes (remova distrações, evite ir para a cama, recompense-se por aquilo que foi feito e deu certo, pratique autoencorajamento, equilibre seu dia entre os deveres e os desejos, buscando um padrão de atividades que se mostre reforçador)
   - Manter o esquema proposto inicialmente
3. Antecipe-se aos obstáculos
   - Ser flexível (a proposta é um guia, não uma divindade)
   - Pensar em alternativas
   - Fazer adaptações em seu plano
   - Planejar-se para uma hora ou meia hora
   - Planejar qualidade, e não quantidade
   - Rever, ao fim de cada dia, qual era seu plano, o quanto e como foi cumprido
   - Planejar tarefas práticas, fazendo uma lista do que deve ser feito, em ordem de prioridade, realizando-as uma por uma, anotando quando forem realizadas e focando cada passo completado, mais do que naquilo que ainda falta fazer

Fonte: Adaptado de Kuimtsidis.[1]

ANEXO 24.18 Experimento comportamental

O experimento comportamental pode ser definido como uma atividade experiencial planejada, cujo objetivo é testar a validade das crenças centrais e de crenças desenvolvidas a partir das experiências do indivíduo. Ele auxilia de forma importante na construção e/ou no teste de novas crenças, mais adaptativas, e contribui para o desenvolvimento e a verificação da conceituação cognitiva. Similar à técnica de exposição aos estímulos da teoria comportamental, o experimento comportamental abrange não só a mudança do comportamento, mas da crença que o determina. Utilizado no teste de crenças disfuncionais, presentes em diversos transtornos mentais, apresenta resultados positivos quando praticado.[53]

Planejando o experimento comportamental
- Esteja certo do propósito do experimento: a questão é testar a crença disfuncional e desenvolver uma crença mais realista, uma resposta mais adaptativa.
- Qual é o pensamento ou crença que será testado? (0 a 100% sobre o quanto se acredita na validade do pensamento/da crença).
- Qual é a crença alternativa, mais funcional, que pode ser construída após o experimento?
- Ao desenhar o experimento, seja o mais específico possível.
- Comece por projetos mais simples, respeitando o estágio em que o paciente se encontra.

Avaliando o experimento comportamental
- Conduza o experimento conforme planejado.
- Anote pensamentos, sentimentos e comportamentos.
- Considere as evidências a favor e contra a previsão original.
- Pergunte ao paciente:

O que você poderia dizer em relação a sua predição negativa?
O que você aprendeu?
- O paciente deve escrever o quanto se sente fortalecido em relação a sua crença anterior e em relação a sua crença mais adaptativa, construída após o experimento (0 a 100% sobre o quanto se acredita na validade do pensamento/da crença).[41]

Importante:
- A técnica só deve ser utilizada quando o paciente já está em um estágio mais avançado do tratamento, embora autores afirmem que ela pode ser aplicada em qualquer momento.
- A exposição a álcool e/ou drogas só deve ser feita no tratamento avançado, quando todas as habilidades de enfrentamento estão bem-treinadas e o paciente se sente seguro.
- A exposição deve ser gradual, começando por desafios pequenos.
- Cada passo deve ser consolidado antes de se passar para o próximo.
- Caso o paciente recaia em função do experimento, o terapeuta deve encorajá-lo a continuar com o tratamento e a aprender com a recaída, examinando em qual ponto houve uma falha no pensamento/comportamento.
- A mudança cognitiva pode depender de várias replicações de um mesmo experimento comportamental.[1]

ANEXO 24.19 Planejamento geral para lidar com emergências

Se eu detectar uma situação de risco, posso:

1. Sair da situação — quais são os lugares seguros aos quais posso ir:
   _____
   _____
   _____

2. Fazer algumas atividades para me distrair:
   _____
   _____
   _____

3. Ligar para alguns amigos que podem conversar comigo e me ajudar:
   _____
   _____
   _____

4. Quais são meus pensamentos neste momento? Qual é a explicação alternativa para eles?

Pensamento	Resposta alternativa

5. Posso adiar qualquer decisão do momento (usar/não usar, ir/não ir) por 15 ou 20 minutos e, depois disso, retomar a questão.

6. Quais foram meus sucessos em situações similares a essas no passado:

7. Situações enfrentadas   Resultado

Fonte: Adaptado de Carroll.[23]

25

ESTRUTURA DAS SESSÕES: TEMAS ESPECÍFICOS

▶ NEIDE A. ZANELATTO

PONTOS-CHAVE

- Cada indivíduo tem necessidades específicas, daí a importância de se eleger temas que se aplicam a cada caso, adequando o conteúdo do tratamento às particularidades do paciente.
- Se o profissional se dedicar ao tratamento dos transtornos por uso de substâncias (TUSs) única e exclusivamente, desprezando outras demandas do paciente, a intervenção terapêutica pode mostrar-se ineficaz.
- A investigação minuciosa e a compreensão do caso auxiliam a desenhar o tratamento, de forma a abordar temas específicos para cada caso.
- Alguns temas específicos são voltados para o tratamento de comorbidades, enquanto outros abordam questões comuns a pacientes com TUSs de gravidade baixa a intensa.
- É desejável que o profissional tenha conhecimento de intervenções terapêuticas para outras áreas da saúde mental além da especialização no tratamento dos TUSs.

▶ INTRODUÇÃO

Enquanto os temas centrais, apresentados no capítulo anterior, referem-se a questões que são fundamentais em qualquer tratamento para os TUSs, a introdução de temas específicos dá a cada intervenção um desenho único, que atende a demandas singulares de cada paciente.

A literatura é unânime quando evidencia a presença de outros transtornos mentais alterando o curso dos TUSs em populações específicas ou mesmo na população em geral. Além disso, experiências pessoais e problemas decorrentes do uso também geram a necessidade específica de certos temas serem abordados.

Estudos evidenciam que o TUS ocorre com outros transtornos mentais em 50% ou mais dos casos. Esses transtornos são considerados graves em função do diagnóstico, de sua duração e da incapacitação que provocam.[1] Os números dessa associação entre TUS e outros transtornos variam em função do tipo de população estudada, das características sociodemográficas das amostras, do gênero e da região geográfica estudada. Os transtornos mais prevalentes entre pacientes que apresentam dependência de álcool/outras substâncias são depressão, transtornos do humor, transtornos de ansiedade, esquizofrenia, transtornos da personalidade antissocial e *borderline*, transtorno de déficit de atenção/hiperatividade (TDAH), transtorno de oposição desafiante (TOD) e transtorno da conduta (entre adolescentes) e transtornos alimentares (em mulheres)[2] (ver Cap. 5, Principais comorbidades associadas ao transtorno por uso de substâncias).

Embora o ideal seja contemplar com o mesmo rigor e intensidade o tratamento dos transtornos que ocorrem ao mesmo tempo no mesmo indivíduo, isso não é o que acontece na maioria dos serviços para tratamento psiquiátrico.[1,3]

O objetivo deste capítulo é oferecer ao leitor um guia de como conduzir sessões com temas específicos para o atendimento de demandas oriundas da presença de comorbidades ou desencadeadas por experiências traumáticas ou problemas resultantes do transtorno por uso de álcool e/ou outras substâncias.

▶ TEMAS ESPECÍFICOS

A escolha dos temas específicos deve ser feita considerando alguns critérios:[4]

- Identifique como os problemas apresentados pelo paciente estão relacionados entre si ou com outros contextos.
- Decida se a questão identificada pode se tornar um tema a ser discutido durante uma sessão ou se apenas pode ser um ponto a ser inserido dentro de um tema central.
- Escolha em que momento esse tema será abordado durante o tratamento, se durante o surgimento da questão ou em outro momento, a ser decidido.
- Determine quantas sessões serão necessárias para a abordagem do assunto.

Esses temas devem ser inseridos durante o tratamento conforme se julgue necessário (segundo avaliação) e de modo a permitir o sucesso para o desenvolvimento dos temas centrais já apresentados. Por exemplo, caso se perceba, nas sessões iniciais, a presença de um quadro de ansiedade, que impede o paciente de progredir com o questionamento do pensamento, a sessão sobre manejo de ansiedade, feita em momento adequado, tanto facilitará a adesão ao tratamento como permitirá que o paciente exercite a técnica com sucesso. Pode ser que o foco no tratamento do TUS não possa ser adiado em função da gravidade do caso, mas que o cuidado com outro aspecto se mostre muito relevante no momento, de modo que, em vez de uma sessão semanal, podem-se ter duas sessões durante a semana, com focos específicos em cada uma delas. Não se deve esquecer de que, qualquer que seja a decisão tomada sobre a inserção de temas e sobre quando ela acontecerá, esta deve ser tomada com o conhecimento e a concordância do paciente. Muitas vezes, a demanda do paciente pela busca de tratamento se deu em função da comorbidade associada ao TUS, que pode ser primária ou secundária a este. Desse modo, se o foco recair sobre o transtorno que não foi a motivação para a chegada ao tratamento, pode haver desmotivação ou falta de adesão por parte do paciente.

Caso se perceba que a necessidade de sessões eletivas é, em número e em relevância, tão grande quanto à de temas centrais relativos ao tratamento da dependência de substâncias, talvez seja o momento de pensar em encaminhar o paciente a um profissional que possa acolher essa demanda de uma forma mais completa do que o profissional especialista no tratamento dos TUSs.

▶ TEMA: MANEJO DO HUMOR – DEPRESSÃO

REFERENCIAL TEÓRICO

Como já salientado, a depressão, entre outros transtornos, ocorre muito comumente em pacientes com problemas relacionados ao transtorno por uso de álcool e outras substâncias,[2] tanto em populações de jovens[5] quanto em adultos e idosos.[6] Estudos recentes demonstram a eficácia da terapia cognitivo-comportamental (TCC) no tratamento da depressão em pacientes sob terapia medicamentosa, apresentando desfechos mais positivos nesses casos.[7] Segundo Beck,[8] pacientes com depressão têm um perfil cognitivo muito particular, apresentando uma tendência a se subestimar ou criticar em função das dificuldades apresentadas e a interpretar suas vivências de forma negativa, vendo também o futuro dessa forma (tríade cognitiva). Essa visão de mundo tende a contribuir para a manutenção dos sintomas, bem como dificulta a solução dos problemas existentes no momento. Indivíduos deprimidos relutam em procurar e aceitar ajuda, principalmente nos estágios iniciais do transtorno, observando-se uma maior dificuldade quando se trata de transtorno por uso de substâncias semi-ilícitas.[4] A sensação de falta de esperança pode relacionar-se com a recaída, pois ela abre um espaço psicológico que pode ser preenchido pela substância, e a recaída, por sua vez, aumenta a desesperança na solução do problema, o que dificulta a adesão tanto ao medicamento quanto à psicoterapia. Depressão e desesperança combinadas com o uso de substância aumentam o risco de suicídio, precedido por pensamentos com conteúdo de que a única forma de resolver os problemas seria por meio da morte.[9] Outros fatores de risco, como transtorno da personalidade *borderline*, abusos sofridos durante a vida (seja de ordem emocional ou física, seja de ordem sexual), transtornos psicóticos recorrentes e transtornos de ansiedade, também ocorrem em associação ao uso de substâncias e devem ser considerados.[10]

Pacientes com ideação suicida são ambivalentes em relação a viver ou não viver. A crise pode ser aguda e, portanto, necessita de acompanhamento durante e após o evento, o que reforça a ideia da avaliação constante do risco como uma ferramenta clínica importante. Toda tentativa de suicídio deve ser considerada; os sinais que a antecedem devem ser evidenciados; e a abstinência não é garantia de que esse comportamento não ocorra novamente. A criação de um espaço terapêutico aberto, isento de julgamento, é importante nesses casos, pois dá ao paciente a possibilidade de estabelecer contratos, que ele possa avaliar e honrar, dando mais sustentabilidade ao processo terapêutico.[11]

A TCC tem como foco, no caso do tratamento da depressão, auxiliar o paciente a conscientizar-se da forma como tem interpretado suas experiências e ampliar sua capacidade de reflexão, de modo que essa vivência seja analisada de uma maneira mais adaptativa. O treino e a prática da técnica do questionamento, ou desafio dos pensamentos, são de suma importância. Ainda segundo Beck, vivências no início da vida podem determinar o desenvolvimento de crenças negativas sobre a própria pessoa ou sobre o contexto que a cerca, e o uso de substâncias poderia, como compensação, trazer alívio para as sensações advindas dessas crenças negativas.[12] O alívio dos sintomas, o mais cedo possível, é essencial para o engajamento do paciente no tratamento. Embora não existam evidências apoiadas em ensaios clínicos de que a prática da TCC na saúde mental reduza as cognições e os comportamentos suicidas, é certo que a intervenção cognitivo-comportamental, quando realizada em pacientes com esses pensamentos e comportamentos, funciona.[13]

Algumas questões devem ser esclarecidas com vistas a alcançar uma melhor conceituação cognitiva do caso, o que vai auxiliar no desenvolvimento uma abordagem do tema de maior qualidade:[4]

- Existem situações de risco (estímulos internos ou externos) comuns à depressão e ao uso de substâncias?
- Estados depressivos podem ser considerados como situações de risco para o início do uso (na recaída) ou a manutenção do uso (em casos em que o paciente ainda não conseguiu alcançar abstinência)?
- Ou a depressão é a consequência do uso da substância?
- A presença de estados depressivos tem dificultado a adesão ao tratamento?
- Seria a depressão o elemento central do tratamento, e o TUS um elemento secundário?
- Existem pensamentos prevalentes de morte, ideação suicida ou tentativas concretas de suicídio que exigem atenção especial nesse momento?

OBJETIVOS DA SESSÃO

a. Oferecer informação (psicoeducação) sobre o tema, de modo a auxiliar na identificação das distorções cognitivas.
b. Identificar o grau de depressão (utilizar escalas, p. ex., Escala de Depressão de Hamilton [Anexo 25.1]).
c. Desenvolver habilidades de manejo da depressão e de prevenção de recaída.
d. Auxiliar na identificação de situações de risco relacionadas à depressão, de modo a evitar lapsos ou recaídas no uso de álcool e/ou outras substâncias.

OBSERVAÇÕES IMPORTANTES

O número de sessões para completude do tema depende de cada caso. Fica a critério do profissional determinar se as sessões ocorrerão concomitantemente àquelas cuja agenda está focada no tratamento da dependência química ou se terão lugar entre as sessões destinadas aos temas centrais. É fundamental que se dedique tempo necessário para que o tema seja esgotado. Pode ser necessário que se retome o assunto no fim do tratamento, como forma de prevenir recaídas, identificando as situações de alto risco (SARs) relacionadas a esse tema.*

ESTRUTURA DA SESSÃO (SEGUNDA PARTE)

Pode-se iniciar a abordagem do tema pela aplicação de uma escala específica (p. ex., Inventário de Depressão de Beck ou Escala de Depressão de Hamilton [Anexo 25.1]) para identificar o grau de depressão ou a intensidade dos sintomas depressivos. Os escores obtidos são comparados àqueles obtidos em uma segunda aplicação, após a intervenção.[14] A aplicação de uma ou outra escala pode ser feita durante a sessão, pelo próprio paciente ou pelo profissional, se houver necessidade de ajuda.

A etapa seguinte é apresentar informações baseadas em evidências sobre o transtorno depressivo, incluindo o modelo cognitivo da depressão (exemplificando a relação entre as crenças, o pensamento, os sentimentos, os comportamentos e as reações fisiológicas), as principais distorções cognitivas relacionadas a esse transtorno, as abordagens de tratamento que se têm mostrado eficazes, a importância do uso de medicamento e do acompanhamento médico e as porcentagens de sucesso terapêutico. Deve-se conversar com o paciente, esclarecendo as possíveis dúvidas, e ficar atento às observações trazidas por ele, isso vai auxiliar na melhor compreensão do caso. Solicita-se que o paciente identifique os pensamentos automáticos negativos que percebe que estão relacionados com a depressão e treina-se, com ele, as possíveis respostas mais adaptativas. A estratégia da metacognição, definida como a capacidade do ser humano de monitorar e autorregular os processos cognitivos (pensar sobre o pensar), auxilia o paciente no exame das situações, de modo a diferenciar o que realmente acontece e o que ele pensa que acontece.[15] O desenvolvimento dessa habilidade auxilia no aumento do conhecimento, da consciência e do controle dos processos cognitivos.[16] As principais ferramentas para o exercício da metacognição são o registro diário de pensamentos e o questionamento socrático (ver Cap. 21, Técnicas cognitivas).

Durante a abordagem desse tema, são também importantes o treino e a prática de algumas habilidades sociais (concernentes ao tema) e de estratégias de resolução de problemas. Deve-se auxiliar o paciente a explorar as situações concretas, utilizando uma situação real, e, a partir daí, questionar suas crenças a respeito delas, construindo uma formulação flexível para essas situações, de modo que ele perceba que, ainda que tenha construído crenças sobre essas situações, crenças são crenças e, portanto, podem não ser verdades.

---

* Sugestão de biblioterapia: sugerir ao paciente que leia o livro: Leahy RL. Vença a depressão, antes que ela vença você. Porto Alegre: Artmed; 2015.

Pacientes com tendências suicidas necessitam de maior apoio, contatos mais frequentes (entre as sessões para acompanhamento) e envolvimento da família (para informação e suporte). Ainda que o paciente assuma o compromisso com o profissional de que nada fará contra a própria vida, ainda que não tenha um plano pronto e, por isso, não corra risco, ainda que mude a percepção dos eventos de vida, alterando, automaticamente, sua intenção de colocar a própria vida em risco, parece significativa a chance de pensamentos suicidas ganharem força e mudarem o discurso anterior. Nesses casos, toda a atenção é pouca, pois o paciente tem estrutura frágil, e o questionamento dos pensamentos, ainda que aconteça, pode estar sendo realizado de forma inadequada, fazendo o pensamento disfuncional ganhar relevância. O oferecimento de um espaço terapêutico isento de julgamento, para que o paciente fale de seus pensamentos e planos suicidas, o auxílio no desenvolvimento de estratégias para o questionamento desses pensamentos, bem como a elaboração de um plano para lidar com esses pensamentos e comportamentos, o que inclui construir uma rede de suporte dentro da família ou de pessoas próximas, são condutas profissionais importantes adotadas para esses pacientes.

A formação de uma rede de suporte com outros profissionais é uma opção válida para esses casos, em que as vulnerabilidades do paciente estão expostas e os recursos disponíveis no momento podem ser escassos. Ao longo do tratamento, com o desenvolvimento de recursos internos, a autonomia é reconstruída, e o paciente volta a tomar o controle sobre sua vida.

Para auxiliar na condução do tema, podem-se utilizar algumas estratégias:[4]

- Identificar e manter o foco em problemas-alvo que o paciente declara relevantes (problemas comportamentais, cognitivos, afetivos ou psicológicos). Metas no sentido de conseguir o manejo desses problemas devem ser estabelecidas de forma clara e de maneira viável.
- Identificar as situações que favorecem a recaída (depressão).
- Trazer à consciência as estratégias que foram eficazes no passado para lidar com situações de estresse ou mudança no momento e no futuro.
- Elencar as atividades prazerosas (*hobbies*) que podem ser utilizadas como uma das formas de desafiar crenças disfuncionais.
- Discutir estratégias de prevenção de recaída do transtorno depressivo, auxiliando e treinando o paciente para detectar possíveis gatilhos que podem desencadear uma crise e os sinais iniciais que evidenciam a recaída, entender como o comportamento é alterado e identificar as mudanças cognitivas. Construir, com ele, um menu de opções para lidar com a possível recaída: evitando ruminações, desenvolvendo e fortalecendo relacionamentos, questionando seu pensamento, seguindo o tratamento, mantendo os medicamentos e praticando *mindfulness* e autocompaixão.[17]

PLANO DE AÇÃO

- Pedir ao paciente que faça um registro de pensamentos automáticos, identificando o humor que estes desencadeiam, treinando o questionamento dos pensamentos e descobrindo respostas alternativas mais adaptativas e os sentimentos eliciados.

- Realizar automonitoramento dos sintomas depressivos durante a semana (Anexo 25.2). Pedir para o paciente preencher o formulário mais de uma vez por semana, comparando-o ao longo da semana ou em mais de uma semana, bem como antes e depois do treinamento do questionamento do pensamento, para ver o que mudou.
- Elaborar um plano de atividades prazerosas e o monitoramento do cumprimento do plano.

▶ TEMA: MANEJO DA ANSIEDADE
REFERENCIAL TEÓRICO

A ansiedade tem sido descrita como uma das emoções mais perturbadoras que as pessoas podem vivenciar. Estão sob essa denominação as fobias (medos de situações ou coisas específicas), os ataques de pânico (sensação de que a loucura ou a morte são iminentes), o transtorno de estresse pós-traumático (TEPT; fixação em situações traumáticas eliciadoras de sofrimento), o transtorno obsessivo-compulsivo (TOC; pensar e/ou fazer coisas repetidamente) e o transtorno de ansiedade generalizada (TAG; em que o indivíduo experimenta sensações de desconforto, preocupação e medo na maior parte do tempo, desencadeadas por vários estímulos).[18] A ansiedade pode predispor os indivíduos a beber ou usar outras substâncias, como forma de se medicarem, a fim de obterem alívio (como estratégia compensatória), o que, por sua vez, mantém ou aumenta a sensação de ansiedade.[19] Estudos revelaram a presença de sintomas de ansiedade entre usuários de álcool[20] e maconha.[21] Assim, é importante avaliar o quanto os níveis de ansiedade estão relacionados com o TUS e como estão relacionados entre si.

A ansiedade é desencadeada por pensamentos que indicam que estamos vulneráveis, portanto expostos ao perigo, e, assim, ameaçados de alguma forma. O fator responsável pelo desenvolvimento de estados de ansiedade geradores de sofrimento está ligado ao fato de a percepção de ameaça não ser corrigida pela experiência vivida. Ou seja, mesmo que a pessoa com medo tenha a vivência que não corrobore o medo sentido, essa experiência não conta como lição aprendida para o próximo evento. Assim, a sensação de medo e ameaça continua ou aumenta ao longo do tempo.

Se o medo, em uma intensidade determinada, pode ser considerado como um fator protetor, auxiliando o indivíduo a identificar a quais riscos poderia se expor e, portanto, a cuidar de si mesmo, a percepção exagerada e disfuncional de perigo ou ameaça pode desencadear sensações intensas de ansiedade. Pensamentos geradores de ansiedade estão normalmente voltados para uma visão catastrófica do futuro, sempre ancorados em uma pergunta: "E se...?".[15]

A TCC tem-se mostrado eficaz no tratamento da ansiedade. Estudos recentes apontam, inclusive, que, quando se pratica a TCC utilizando a internet como ferramenta, os resultados são parecidos à intervenção presencial.[22]

OBJETIVOS DA SESSÃO

a. Informar sobre o transtorno de forma clara e objetiva, com dados baseados em evidências científicas.
b. Identificar o grau de ansiedade (utilizar escalas).
c. Auxiliar no desenvolvimento de estratégias de manejo e de enfrentamento dos sintomas (aumentando a sensação da possibilidade de maiores recursos e diminuindo a percepção do risco, ou avaliando-o de forma mais funcional).
d. Identificar as situações de risco (ansiedade) que podem levar a lapsos ou recaídas no uso de substâncias.

ESTRUTURA DA SESSÃO (SEGUNDA PARTE)

Após a primeira parte da sessão, segue-se a informação do tema da sessão atual e a aplicação do Inventário de Ansiedade de Beck[12] (cujos escores são comparados àqueles de uma segunda aplicação, após a intervenção, e, então, discutidos com o paciente). Após a aplicação da escala, segue-se uma apresentação sobre a ansiedade, que deve incluir o modelo cognitivo da ansiedade, as principais distorções cognitivas e a relação entre riscos percebidos e recursos evidenciados. A partir dessa apresentação, solicita-se que o paciente dê exemplos de sua vivência que ilustrem o que foi visto na teoria até o momento. O terapeuta o ajuda a identificar as distorções cognitivas mais prevalentes e como poderiam ser questionadas. Pede-se que ele atribua, em uma escala de 0 a 10, o valor aos riscos aos quais está exposto diante de determinada situação que ele considere estimuladora de estados de ansiedade, bem como o valor que atribui aos recursos que ele possui para enfrentar a situação, elencando, após a avaliação, os recursos disponíveis (auxilia-se o paciente nesse processo, pois, em geral, os recursos não são evidenciados). Quanto mais funcional for a percepção do tamanho do risco real e dos recursos disponíveis, melhor será o estado emocional do paciente.

Apresenta-se ao paciente uma situação fictícia, e ele deve avaliar o grau de ansiedade gerado por ela. Por exemplo: "Você está acampado em uma floresta, sentado sozinho à beira de uma fogueira, quando surge um urso imenso, feroz e faminto. Em uma escala de 1 a 10, quanto você ficaria assustado? Imagine agora que você tem em seu poder um bastão forte, longo e afiado, que pode ser usado para repelir o urso. Qual seria seu grau de medo? E se você estivesse com um grupo de pessoas, todas portando rifles e armas de fogo, qual seria o nível de seu medo, nesse caso?".[23] Faz-se uma análise da relação entre a identificação dos riscos e dos recursos.

Vários instrumentos podem ser utilizados, desde a proposição de uma situação-problema para análise até a exposição de um vídeo, passando pela identificação de situações de história de vida do paciente relatadas durante o processo terapêutico.

Treinam-se com o paciente algumas técnicas que podem auxiliar no manejo da ansiedade (escolhem-se aquelas que mais se adaptam a ele, ou selecionam-se algumas para uma sessão e deixam-se outras para treino em outro momento, cujo tema ainda seja o mesmo). Essas técnicas incluem:

- Automonitoramento para identificação precoce dos estímulos eliciadores da ansiedade, por meio do preenchimento de um formulário. O objetivo dessa técnica é que o paciente, por meio de sua auto-observação, identifique as emoções que cursam com estados de ansiedade (raiva, frustração, tristeza) e, posteriormente, os pensamentos que eliciaram essas emoções.
- Técnicas de relaxamento (ver Caps. 21 e 22, sobre técnicas cognitivas e técnicas comportamentais).
- Controle dos estímulos. Trata-se de uma técnica que ajuda o paciente a reduzir a associação entre a preocupação e os gatilhos específicos desencadeadores da ansiedade, o que, em geral, reduz a frequência e a intensidade desse tipo de resposta. Auxilia-se o paciente a determinar períodos em que ele irá se preocupar (pode ser um mesmo período em todos os dias da semana, e eles não devem estar associados a trabalho ou momento de relaxamento). O objetivo é adiar a preocupação para o horário marcado, evitando que o desconforto com a ansiedade se dilua e seja continuamente sentido, facilitando o controle da situação.
- Distanciamento. O paciente trabalha com os pensamentos e as predições de comportamentos de outra pessoa como se fossem dele mesmo, primeiramente colhendo as evidências, depois examinando-as de forma cuidadosa e buscando, por fim, interpretações alternativas mais baseadas em evidências de realidade, menos geradoras de estados de ansiedade.
- Treino e uso da estratégia "ACALME-SE".[24] Ao término do treino, oferece-se ao paciente o formulário com a descrição da técnica para que ele tenha o conteúdo em seu poder para a prática, quando necessário (Anexo 25.3).*

PLANO DE AÇÃO

- Realizar treino da estratégia ACALME-SE em situações geradoras de ansiedade.
- Pedir ao paciente para escolher uma situação na qual geralmente haveria um gatilho para o desenvolvimento de quadros de ansiedade e para treinar a identificação dos pensamentos e a descoberta de outras respostas mais adaptativas, registrando seu nível de ansiedade. (Este é um experimento comportamental, deve-se definir metas atingíveis.)
- Solicitar ao paciente para registrar seus pensamentos e as emoções associadas a eles, identificando os gatilhos para a ansiedade.
- Pedir ao paciente para que faça um registro de situações de ansiedade e do surgimento de pensamentos relativos ao uso de substâncias. (Observação: se a sessão de manejo da fissura já tiver sido feita, pedir que o paciente coloque em seu registro uma coluna "Como lidei" e anote as ações tomadas para o manejo dos pensamentos eliciadores da fissura.)
- Estimular a confecção de cartões-lembrete, nos quais estejam anotadas as respostas alternativas aos pensamentos eliciadores de ansiedade.

---

* Sugestão de biblioterapia: sugerir ao paciente que leia os livros: Barros Neto TP. Sem medo de ter medo: um guia prático para ajudar pessoas com pânico, fobias, obsessões, compulsões e estresse. São Paulo: Segmento Farma; 2016; e Kabat-Zinn J. Atenção plena para iniciantes. Rio de Janeiro: Sextante; 2016.

▶ TEMA: LIDANDO COM EXPERIÊNCIAS TRAUMÁTICAS E DE ABUSO

REFERENCIAL TEÓRICO

Estudos evidenciam que a prevalência de TEPT entre indivíduos com TUS é alta. A relação entre um transtorno e outro se dá em um círculo vicioso: tanto o uso de álcool e de outras substâncias predispõe o indivíduo a situações de risco para a experimentação de eventos traumáticos como a memória associada a esses eventos pode induzir o indivíduo ao uso da substância na busca de alívio. As taxas em que esses dois transtornos co-ocorrem, em uma população clínica em tratamento com internação, variaram entre 38,5 (no momento do tratamento) e 51,9% (na vida) dos casos.[25] Assim, a investigação da presença de TEPT deve fazer parte dos protocolos de tratamento para indivíduos com TUS, já que o reconhecimento precoce dessa comorbidade previne sua cronicidade e favorece a adesão terapêutica, promovendo melhores desfechos.[26]

Transtornos por uso de álcool e outras substâncias também estão presentes em vítimas de abuso sexual, assim como em seus agressores. Um estudo com adolescentes sem-teto que apresentavam TUS mostra que história de abuso sexual estava presente em 60% dos casos,[27] com maior prevalência de ocorrência no sexo feminino.

O modelo cognitivo-comportamental sugere que a adaptação do indivíduo ao evento traumático requer e depende do processamento e da integração do fato ocorrido aos esquemas cognitivos existentes e ao desenvolvimento subsequente de novos esquemas. A incapacidade do indivíduo de processar a informação de forma adequada resultaria na formação de esquemas geradores de ansiedade e esquiva.[28] Estudos comprovam a eficácia das TCCs em indivíduos tanto com TEPT quanto naqueles vítimas de abuso sexual.[29,30] Além disso, estudos recentes indicam que a combinação de técnicas baseadas em *mindfulness* pode auxiliar no tratamento de pacientes com TUS e que tenham sido expostos a eventos traumáticos.[31]

OBJETIVOS DA SESSÃO

a. Oferecer informação sobre o TEPT e/ou sobre o modelo cognitivo do trauma/abuso.
b. Desenvolver estratégias de manejo do transtorno e/ou de como lidar com as consequências da exposição a eventos traumáticos (uso problemático).
c. Auxiliar o paciente a identificar os gatilhos que levam ao uso de álcool e/ou outras substâncias relacionados a essas situações.

ESTRUTURA DA SESSÃO (SEGUNDA PARTE)

Pode-se iniciar a abordagem desse tema com a aplicação de uma escala de ansiedade (ver Seção "Tema: manejo da ansiedade") ou de estresse (*Post-Traumatic Stress Disorder Checklist – Civilian Version* [PCL-C; Anexo 25.4]), aproveitando os resultados para ampliar a discussão sobre o assunto com o paciente e para compará-los com aqueles que obtidos em uma avaliação posterior à intervenção. O fornecimento de informação sobre o TEPT e o modelo cognitivo (tanto do TEPT quanto do abuso), por meio da psicoeducação, é o próximo passo na condução do tema. O terapeuta deve esclarecer dúvidas do paciente durante a apresentação e ajudá-lo a identificar os pensamentos disfuncionais que estão relacionados com as experiências traumáticas, como eles interferem na presença de certos estados emocionais e como esses estados emocionais estão conectados com o uso de substâncias. É importante que o paciente consiga identificar suas crenças relacionadas às substâncias e se o significado atribuído ao uso está vinculado à sensação de alívio.

A experiência traumática, ou repetidas experiências traumáticas, particularmente no início da vida, causa um impacto maior no desenvolvimento de crenças centrais relacionadas à maneira como o paciente vê o mundo ou ele mesmo, e, nesse caso, crenças centrais podem estar relacionadas a baixa autoestima ou autorreprovação. Deve-se recorrer à conceituação cognitiva do caso, buscando elucidar, junto ao paciente, as experiências que levaram à construção de tais crenças, o quanto são disfuncionais e como poderiam ser questionadas.

Se houver necessidade, o terapeuta deve dedicar mais tempo ao assunto, e, se a abordagem do tema trouxer novas questões, deve marcar mais uma sessão para esgotar o assunto. O terapeuta deve aproveitar o tempo e treinar, com o paciente, estratégias de controle da ansiedade, de autoinstrução (para correção dos pensamentos disfuncionais) e de automonitoramento.

PLANO DE AÇÃO

- Pedir que o paciente pratique a estratégia "ACALME-SE" (ver Seção "Tema: manejo da ansiedade") caso se sinta ansioso diante de determinados estímulos.
- Planejar com o paciente um experimento comportamental com exposição a certos estímulos, desde que o treino para enfrentamento tenha sido feito durante a sessão.
- Solicitar ao paciente que registre seus pensamentos disfuncionais e os reescreva de uma forma corrigida com base em eventos atuais.
- Pedir ao paciente que registre, em um diário, os eventos e os pensamentos geradores de ansiedade que desencadearam pensamentos relativos ao uso de álcool e/ou substâncias. Na sessão seguinte, propor estratégias de enfrentamento para essas situações de risco.

▶ TEMA: CONSTRUINDO AUTOCONFIANÇA E AUTOESTIMA

REFERENCIAL TEÓRICO

A autoestima pode ser definida como a capacidade de respeitar-se e admirar-se, e, embora a baixa autoestima não constitua um diagnóstico psiquiátrico por si só, é uma condição presente em grande parte da população com TUS. Muitas vezes, aparece como uma dificuldade "de fundo", que acompanha ou está subjacente aos problemas apresentados, e pode ser um empecilho para o progresso no tratamento se não houver um cuidado especial visando à sua reconstrução.[32,33] Depressão, ansiedade, hostilidade e raiva, vergonha e culpa, solidão e sensação de embaraço são traços que comumente coexistem com a baixa autoestima.[34] O controle em relação ao uso da substância (ou abstinência) e o sucesso no tratamento desse problema aumentam a autoestima.[4]

Do ponto de vista cognitivo-comportamental, a baixa autoestima pode ser entendida como um julgamento global negativo (p. ex., "sou chata, burra") sobre si mesmo, que pode ser consequência da interação de fatores inatos com a experiência do meio, como negligência, abuso, luto, falta de afeto ou prazer. As crenças secundárias (ou regras) funcionam como válvulas de escape, que permitem que a pessoa se sinta mais ou menos feliz com ela mesma, desde que cumpra o que esperam dela para compensar o fato de não se valorizar (p. ex., ser perfeita, ser amada, estar no controle, etc.), por exemplo, "a menos que eu seja a estrela da festa, ninguém vai me notar", "tenho que trabalhar duro ou acabarei falhando". Diante de um evento crítico, novo, na vida da pessoa (mudança de cidade, perda do contato com amigos ou novas demandas na vida profissional), o sistema de crenças é ativado, e os pensamentos negativos surgem (p. ex., "não vou causar uma boa impressão"), gerando uma sensação de ansiedade (p. ex., suores, pânico) e um comportamento disfuncional, (p. ex., evitação do contato). A crença central é confirmada (p. ex., "realmente sou burra e chata"), surgem as autocríticas com maior força (p. ex., "fiz de novo", "nunca vou melhorar"), e o humor fica deprimido, o que, mais uma vez, ativa o sistema de crenças, gerando um círculo vicioso.[35]

Na formulação do caso, respondem-se a algumas perguntas:[4]

- Quão relevantes são essas experiências para a dependência?
- A baixa autoestima está, por exemplo, relacionada com as crenças centrais quando o paciente se confronta com uma situação de alto risco?
- A baixa autoestima, associada à depressão e a um estímulo interno ou externo, deixa o paciente mais vulnerável a recaídas?
- As crenças associadas à baixa autoestima norteiam crenças que levam a utilizar a substância como um comportamento gerador de segurança?

OBJETIVOS DA SESSÃO

a. Auxiliar o paciente a identificar os padrões de pensamento disfuncionais que estão envolvidos com o autoconceito e a autoestima.
b. Estabelecer uma relação entre autoestima e autoconfiança.
c. Desenvolver e treinar estratégias para o aumento da flexibilidade cognitiva.
d. Identificar como a autoestima rebaixada pode ser uma situação de risco para recaída e como a autoconfiança pode favorecer o processo de alcance e manutenção da abstinência.
e. Aumentar a autoestima e a autoconfiança do paciente.

OBSERVAÇÕES IMPORTANTES

Intervenções específicas associadas a comorbidades, como depressão e ansiedade, podem favorecer a autoestima. Se, após a realização de sessões abordando esses temas, a autoestima do paciente ainda permanecer rebaixada, a ponto de prejudicar sua vida e a adesão ou progresso no tratamento, deve-se fazer uma sessão focada nesse assunto, até que se perceba que o paciente consegue manejar melhor suas crenças e pensamentos, que interferem na forma como se vê, em suas emoções e em seu comportamento.

ESTRUTURA DA SESSÃO (SEGUNDA PARTE)

Esta parte pode ser iniciada com a aplicação da Escala de Autoestima de Rosenberg (Anexo 25.5), seguida de uma apresentação de psicoeducação sobre o modelo cognitivo-comportamental da autoestima. É importante que, no decorrer da apresentação, enquanto a prática da técnica estimula o diálogo e a reflexão do paciente, a interação da baixa autoestima com o uso de substâncias torne-se evidente. Procura-se avaliar quais foram as experiências anteriores que levaram à construção das crenças cujo resultado é a ideia negativa a respeito de si mesmo e como elas podem ser reavaliadas nesse momento. O terapeuta precisa encontrar experiências associadas ao ponto de partida que estejam abertas à reinterpretação. Encoraja-se o paciente a encontrar uma evidência contrária em relação a sua crença central, de modo que essa forma mais realista e mais autoadaptada de pensar auxilie a quebrar estruturas dogmáticas que favorecem a baixa autoestima. É fundamental que o paciente perceba que as crenças sobre si mesmo são opiniões construídas por ele, e não necessariamente fatos. Se houver tempo, pode-se realizar a técnica de *role-play*, a fim de favorecer o realce de habilidades que o paciente tem para lidar com vários tipos de situações, mas que ele próprio não evidencia.

O terapeuta auxilia o paciente a identificar seus pontos fortes utilizando um formulário, como o sugerido no Quadro 25.1.

QUADRO 25.1 Exemplo de formulário de qualidades pessoais positivas

Qualidades pessoais positivas
Liste abaixo as qualidades que você tem ou tinha.
- Quais qualidades (traços de personalidade, características, forças) você tem?
- Quais qualidades você lembra que já teve?
- Como os outros me descrevem de um jeito positivo?
- O que os outros disseram de mim no passado (pais, companheiro(a), filhos, amigos, colegas, professores, etc.)?

Quem disse ou diz	Quando	Qualidade positiva

PLANO DE AÇÃO

- Pedir ao paciente para monitorar os pensamentos automáticos negativos e buscar evidências contrárias.
- Solicitar a ele que identifique erros de pensamento e desafie os pensamentos de tudo ou nada.
- Pedir que o paciente faça uma escala de atividades que sejam prazerosas e que ele faz bem. Durante a semana, ele deve praticar as atividades listadas na escala, da forma como foram planejadas, e anotar os pensamentos e sentimentos em relação a si mesmo após realizar as atividades.

▶ TEMA: ENFRENTANDO DIFICULDADES NOS RELACIONAMENTOS FAMILIARES E PESSOAIS

REFERENCIAL TEÓRICO

Vários estudos evidenciam a importância do papel da família no tratamento do dependente de substâncias, bem como a possibilidade de um relacionamento considerado funcional e produtivo constituir-se em fator de proteção e adesão terapêutica,[36,37] fortalecendo as chances de mudança e manutenção do novo comportamento. Em contrapartida, se o paciente convive com familiares, parceiros ou amigos com TUS, independentemente da gravidade, o que poderia ser fator de proteção torna-se um fator de risco para lapsos ou recaídas propriamente ditas. Modelos baseados no treinamento de família e reforço da comunidade e na terapia familiar multidimensional[31,32] têm favorecido a adesão e a permanência no tratamento de adolescentes e adultos. Esses modelos enfatizam o desenvolvimento e o treinamento de habilidades de comunicação, o treinamento da prática do reforço positivo, o autorreforço para o familiar, o desencorajamento do uso, a precaução contra a violência doméstica e o envolvimento da família, de pares e de pessoas próximas com o problema-alvo.

O desenvolvimento de habilidades de comunicação melhora a qualidade das relações familiares e com pessoas próximas de modo significativo. O desenvolvimento da assertividade aprimora a capacidade do indivíduo de colocar-se diante de pessoas próximas de forma a alcançar seus objetivos, sem prejudicar a relação. A comunicação adequada nos relacionamentos próximos e íntimos facilita o surgimento do sentimento de proximidade, a compreensão do ponto de vista da outra pessoa e a prática da assertividade, que impede que os pensamentos e ressentimentos de uma área da vida passem para outras áreas, contaminando-as[38] (ver Cap. 24, Treino de assertividade).

A intervenção com o modelo cognitivo-comportamental para os problemas com casais e com familiares objetiva modificar expectativas irrealistas na relação, corrigir falsas interpretações dadas às interações dentro da relação e treinar o uso de autoinstrução, visando a desenvolver comportamentos para diminuir a ocorrência de interações destrutivas. Nesse referencial, as crenças centrais (desenvolvidas a partir de experiências da criança com pessoas significativas, influenciadas por fatores socioculturais) e intermediárias dos cônjuges ou dos elementos da família podem, diante de determinadas situações de interações familiares, gerar pensamentos automáticos disfuncionais, influenciando de maneira negativa as relações conjugais ou familiares. Relacionamentos disfuncionais surgem com frequência quando um ou mais elementos da relação (familiar ou conjugal) têm crenças distorcidas ou expectativas irrealistas a respeito de si mesmo, de outrem e do relacionamento. Com o passar do tempo, formam-se conclusões negativas a respeito do comportamento dos outros, e o aspecto negativo passa a ser sempre evidenciado a despeito do lado positivo, favorecendo o surgimento de conflitos e dificuldades no desenvolvimento de uma relação saudável.[39] A intervenção objetiva corrigir essas distorções, gerando estados emocionais mais estáveis, com vistas a favorecer a melhora das relações.

OBJETIVOS DA SESSÃO

a. Oferecer ferramentas para que haja um equilíbrio entre o fornecimento de suporte familiar, ao mesmo tempo que a autonomia do paciente é mantida.
b. Avaliar o nível de compreensão que a família ou pessoas próximas têm do TUS, acolhendo sua ansiedade.
c. Permitir que os familiares revelem suas expectativas sobre outros membros da família e investigar como estas afetam várias interações no contexto familiar.
d. Identificar como a família gerencia crises, mudanças e eventos de vida não esperados, evidenciando o impacto do problema da dependência no funcionamento familiar.
e. Desenvolver estratégias mais funcionais com a família ou pessoas próximas, no sentido de fornecer o suporte necessário ao dependente químico.
f. Melhorar ou desenvolver habilidades de comunicação.

OBSERVAÇÕES IMPORTANTES

A abordagem desse tema, depois de identificada sua necessidade, conta com a inserção e a participação da família ou de pessoas importantes para o paciente no processo terapêutico. Provavelmente, a família já foi contatada e/ou auxiliou na coleta da história clínica, mas, nesse momento, o foco é discutir a respeito das relações entre família e paciente. O tema deve ter sido escolhido a partir das necessidades evidenciadas pelo paciente, e este deve estar ciente e de acordo com o convite feito à família. A presença do paciente nas sessões de terapia com a família deve ser discutida com ele. Se o ambiente familiar é favorável e acolhedor, é importante que o paciente esteja presente, até porque o vínculo terapêutico se fortalece. No entanto, se no ambiente familiar há hostilidade e os ânimos não estão sob controle, o paciente pode optar por não participar das sessões com os familiares. Nesse caso, o processo é feito com a família, e, nas sessões individuais com o paciente, dá-se o *feedback* das sessões com a família.

Essas sessões específicas com os familiares não impedem que eles estejam engajados em outro processo terapêutico, que objetiva a orientação familiar, realizado por outro profissional. São dois processos diferentes, que buscam resultados em domínios distintos.*

---

* Sugestão de biblioterapia: indicar ao paciente que leia o livro: Beck AT. Para além do amor. Rio de Janeiro: Rosa dos Tempos; 1995.

ESTRUTURA DA SESSÃO (SEGUNDA PARTE)

Inicia-se a abordagem desse tema (seja com a família nuclear e pessoas próximas, seja apenas com o cônjuge) com uma apresentação do modelo cognitivo, enfatizando o aspecto da influência dos pensamentos (ancorados nas crenças dos indivíduos) nas emoções, nos comportamentos e nas reações fisiológicas.

A aplicação do mapeamento das relações familiares (Anexo 25.6; pode ser adaptado para relações conjugais) vai auxiliar a identificar a percepção que se tem do familiar que apresenta dependência química, bem como os comportamentos associados a essa percepção. Os familiares são levados a pensar sobre quais comportamentos favorecem as relações e sobre aqueles que as prejudicam. Após a aplicação do mapeamento das relações familiares, o terapeuta deve discutir os resultados com os familiares ou cônjuge, ficando atento para o que foi apontado como comportamento a ser modificado, que pode ser utilizado para o estabelecimento de metas ou mesmo para o plano de ação.

Os passos seguintes da intervenção se concentram em:

1. Explorar as crenças desenvolvidas sobre o relacionamento conjugal ou familiar.
2. Redefinir com o casal ou com a família os pontos a serem destacados, corrigindo as crenças disfuncionais.
3. Auxiliar na identificação dos pensamentos disfuncionais, reforçando o conteúdo teórico sobre distorções cognitivas. A leitura mental é uma distorção cognitiva importante que afeta os relacionamentos.
4. Examinar, por parte da família ou do casal, os pensamentos, confirmar se estão baseados em evidências da realidade e questioná-los considerando explicações alternativas. O teste das predições também oferece um resultado interessante no questionamento dos pensamentos.
5. Discutir (terapeuta) com os participantes da sessão, após a identificação e a análise dos pensamentos geradores de estresse, o quanto de responsabilidade há de cada familiar (inclusive do paciente) na produção dos gatilhos e no engajamento em armadilhas (divisão da responsabilidade).

O segundo passo para o atendimento conjugal ou familiar deve se concentrar na melhora da comunicação, e, para tanto, deve-se realizar uma sessão de treino em assertividade (ver Cap. 24, Estrutura das sessões: temas centrais) adaptada às necessidades do casal ou da família. O terapeuta marca o número de sessões necessárias, tanto para o treinamento no modelo cognitivo quanto para o treino de assertividade.

O ensaio comportamental, ou *role-play* (ver anexos do Cap. 24), é uma técnica que pode ser utilizada com eficácia nessas sessões, pois traz à tona pensamentos ou sentimentos do casal ou da família que, de outra forma, não seriam fornecidos para a discussão.

Quando o atendimento for feito com o cônjuge, pode-se optar por um modelo que inclua sessões de acolhimento individual entre as sessões feitas com o casal. Essas sessões têm o objetivo de permitir que os indivíduos fiquem mais à vontade, não se sentindo intimidados pela presença do outro e, assim, expondo mais claramente suas demandas, trazendo de forma mais clara sua visão sobre os problemas dentro do relacionamento ou mesmo declarando uma vontade pessoal em relação a sua permanência ou não no relacionamento.[34]

Ao término da sessão, o terapeuta oferece uma lista de grupos de mútua ajuda (Al-Anon, Nar-Anon, Mulheres que Amam Demais Anônimas [MADA], Amor Exigente [AE], entre outros), que funcionam como elementos de apoio familiar, enquanto ocorre o processo de retomada do curso da vida (tanto do paciente quanto do familiar).

PLANO DE AÇÃO

- Solicitar aos participantes da sessão (incluindo o paciente) que treinem o registro dos pensamentos automáticos, como os pensamentos determinam sentimentos e comportamentos e como estes pensamentos podem ser desafiados, e quais podem ser as respostas mais adaptativas, após o desafio de pensamentos, diante das situações estímulo.
- Pedir aos participantes que façam uma lista de situações-estímulo que desencadeiam estresse familiar e de formas de lidar com essas situações de modo mais funcional (pode ser usado um formulário de automonitoramento).
- Indicar aos participantes que, durante a semana, entre as sessões, façam um treino do comportamento assertivo, escolhendo situações cotidianas, identificando seus pensamentos e comportando-se de forma assertiva, considerando seus direitos, opiniões e sentimentos e respeitando os das outras pessoas.
- Entregar aos participantes um formulário com situações pré-estabelecidas e pedir que informem como agiriam diante delas (esse treino também pode ser feito durante a sessão, após a apresentação dos estilos de resposta).

▶ TEMA: LIDANDO COM PROBLEMAS DE SONO

REFERENCIAL TEÓRICO

A insônia é um dos transtornos do sono mais comuns e está associada à presença de psicopatologias. Pacientes que apresentam diagnósticos psiquiátricos, em sua maioria, referem dificuldade de iniciar e manter o sono (insônia inicial e de manutenção) e presença de um sono não reparador, sendo a insônia terminal (despertar precoce) comum em quadros depressivos. Tanto o transtorno bipolar quanto o transtorno depressivo (depressão sazonal e atípica) podem cursar com hipersonia (excesso de sono).[40] A TCC para tratamento de insônia (CBTI, em inglês) é eficaz, conforme apontam algumas revisões sistemáticas e metanálises,[41] e é considerada uma das intervenções de primeira linha[42] para o manejo desse transtorno e tão efetiva quanto a farmacoterapia.

Estudos evidenciam que o uso de substâncias (álcool, nicotina ou substâncias ilícitas) afeta de forma aguda e crônica a arquitetura do sono. Transtornos do sono comuns durante a ingestão de substâncias também persistem durante o período em que se observa a síndrome de abstinência. Crescem as evidências de que a insônia primária sem um transtorno mental associado possa ser um fator de risco para o desenvolvimento de dependência de substâncias, e, se os problemas de sono não forem tratados, a adesão ao tratamento é prejudicada e a recaída tem mais chance de acontecer.[43]

O medo da insônia, ou insônia psicofisiológica, tem seu diagnóstico fundamentado na história do paciente e é apenas realizado quando outras causas já foram descartadas. A apreensão e o medo de não conseguir dormir normalmente induzem estados de ansiedade mais elevados, nos quais quanto mais se luta para dormir, menos se consegue.[4]
Uma avaliação correta do problema deve incluir:[44]

- Início dos sintomas
- Fatores: desencadeante, de melhora e piora
- Horário em que vai para a cama, que acorda, que levanta após acordar
- Como se sente ao despertar
- Despertares durante a noite, presença de sono agitado
- Cansaço, sonolência, irritabilidade, dores no corpo durante o dia
- Atividades físicas: frequência e horário
- Tipo de trabalho e número de horas trabalhadas
- Medicamentos utilizados
- Presença de outros transtornos mentais (depressão, ansiedade) ou outras doenças
- Uso de álcool e outras substâncias
- Tratamentos já realizados

As intervenções cognitivo-comportamentais voltadas para o tratamento da insônia têm-se mostrado efetivas, sendo que, em alguns estudos, cerca de 70 a 80% das pessoas se beneficiam delas. Essas intervenções têm como objetivo reduzir e/ou modificar fatores que interferem de forma negativa no sono (hábitos mal-adaptativos, hiperestimulação cognitiva ou fisiológica e crenças disfuncionais), as quais incluem educação para a higiene do sono, terapia de controle de estímulos, terapia de restrição de sono, terapia de relaxamento[45] e desafio de pensamentos automáticos e de crenças disfuncionais.

A prática da higiene do sono objetiva estabelecer um hábito regular de sono e evitar comportamentos ou condições incompatíveis com o sono reparador, os quais incluem:

- O quarto de dormir deve ser silencioso e escuro e ter temperatura agradável.
- Um horário relativamente uniforme para deitar e levantar deve ser estabelecido.
- Não usar tabaco e/ou ingerir refeições pesadas e bebidas estimulantes, como café e bebidas alcoólicas, antes de dormir.
- Não praticar exercícios extenuantes imediatamente antes de deitar.
- Não ouvir música, assistir à televisão ou realizar leituras estimulantes próximo ao horário de dormir.
- Não falar ao telefone, assistir à televisão ou fazer refeições na cama.
- Não fazer uso crônico de medicamentos para a insônia.
- Não realizar longas sestas ou minimizar os cochilos diurnos.
- Tomar os medicamentos rigorosamente como foram prescritos.
- Expor-se à luz do sol, principalmente os idosos.

A terapia de controle de estímulos baseia-se na premissa de que a insônia é mantida ou exacerbada por respostas mal-adaptativas condicionadas ao ambiente do dormitório ou à própria rotina relacionada ao ato de dormir. A quebra desses padrões considera duas regras: o indivíduo deve ir para a cama somente quando estiver com sono e não deve ficar frustrado se as dificuldades para dormir aparecerem. Se isso acontecer, não deve brigar com o insucesso, mas realizar outra atividade tranquilizadora até que o sono volte, e, então, reinicia-se o processo.

A terapia de restrição de sono enfatiza a necessidade de que o paciente permaneça deitado apenas durante o tempo em que um sono efetivo esteja presente, não compensando o fato de não dormir à noite deitando-se antes do horário de dormir ou ficando mais tempo na cama após acordar.

As técnicas de relaxamento são mais úteis para os pacientes que têm dificuldades relacionadas à insônia inicial e podem ser associadas aos métodos já mencionados, objetivando reduzir a tensão muscular e física e ajudar a alcançar o objetivo.[38]

OBJETIVOS DA SESSÃO

- Informar o paciente sobre possíveis relações entre o uso de álcool e outras substâncias e a presença de sintomas de insônia.
- Auxiliar no manejo do sono durante os períodos de abstinência.
- Auxiliar o paciente no treino da higiene do sono e na prática de comportamentos que facilitem o alcance de um sono reparador.
- Desenvolver hábitos que mantenham uma condição favorável de sono ao longo da vida.

OBSERVAÇÕES IMPORTANTES

Pacientes com excesso de sono (por uso de medicamento prescrito) ou com falta de sono (p. ex., sintomas de abstinência) devem ter suas queixas acolhidas, e o horário da realização da sessão de terapia deve ser revisto e remanejado para melhor aproveitamento.

ESTRUTURA DA SESSÃO (SEGUNDA PARTE)

Pode-se iniciar a abordagem desse tema com a avaliação do sono do paciente, de acordo com o roteiro proposto anteriormente, tornando-o consciente de sua condição e de seus comportamentos que favorecem ou são contraproducentes em relação a essa questão.

Uma apresentação a respeito dos efeitos do uso agudo e crônico de substâncias sobre o sono, assim como a respeito do quanto o sono é afetado durante o período da síndrome de abstinência, é importante para que o paciente saiba das dificuldades que pode enfrentar durante esse período.

O terapeuta deve procurar identificar, com o paciente, os pensamentos e as crenças relacionados a esse tema: "não conseguirei dormir nesta noite, e meu dia amanhã será péssimo", "tenho medo da hora em que começa a escurecer", "tenho que dormir oito horas, senão ficarei mal", "se eu não fumar um baseado, não conseguirei dormir", "só conseguirei dormir se tomar um copo de uísque". O terapeuta ajuda o paciente a desafiar esses pensamentos, procurando evidências contra e a favor deles. Buscam-se respostas mais adaptativas, evidenciando-se ao paciente a mudança de humor que elas produzem, e treina-se o controle dos pensamentos perturbadores que ocorrem ao deitar para dormir. O terapeuta evidencia a necessidade de se pensar na prevenção de recaída, como em outros transtornos, para se evitar um ciclo no qual, diante de situações de risco, após um período de noites bem-dormidas, um sintoma é identificado e os pensamentos sobre esse sintoma não são questionados, instalando-se novamente o ciclo disfuncional.

O terapeuta esclarece dúvidas do paciente e oferece a ele uma apostila ou um formulário com o conteúdo que foi discutido durante o encontro.

Deve-se manter contato com o profissional médico, responsável pelo tratamento farmacológico, que assiste o paciente, de modo que a conduta seja uniforme.

PLANO DE AÇÃO

- Solicitar ao paciente que faça um diário anotando a hora de deitar e acordar, bem como a qualidade do sono que teve naquela noite (0 a 10).
- Pedir ao paciente que anote os pensamentos que ocorreram antes de deitar e ao deitar e como foram desafiados. É importante que ele fique atento para quando o desafio dos pensamentos, na busca de uma resposta baseada nas evidências da realidade, causou uma mudança em seu estado de ansiedade e, consequentemente, melhor qualidade de sono.
- Solicitar ao paciente que treine as técnicas de relaxamento, durante o dia e em momentos de tranquilidade, para que possa utilizá-las antes de dormir nas noites em que a ansiedade estiver presente.

▶ TEMA: MANEJO DA IMPULSIVIDADE E DA RAIVA

REFERENCIAL TEÓRICO

A ira é uma emoção básica (primária) universal, e, quando as pessoas descrevem suas vivências emocionais mais recentes, a raiva é a emoção que surge com maior frequência. Sentimentos de ira são desencadeados a partir da percepção de obstáculos que interferem no alcance dos objetivos de uma pessoa, de críticas injustificadas, de experiências de rejeição, quebra de confiança, entre outras razões. A essência da raiva é a crença de que a situação não é o que deveria ser, ou seja, nada que se apresente como rejeição, crítica ou restrição é considerado legítimo. É como se houvesse a quebra de uma regra interna. O pensamento aparece na forma de "isso não deveria estar acontecendo" ou "isso não deveria ter acontecido comigo". A ira é a emoção mais passional e também a mais perigosa, já que objetiva destruir os obstáculos que a desencadearam. Estudos indicam que metade dos episódios de raiva inclui a presença de gritos e que em 10% dos casos há comportamentos de agressão.[46] Nos estágios iniciais da ira, por exemplo, na presença da indignação, o efeito pode ser positivo sobre o indivíduo, caso o pensamento se mantenha funcional.

Indivíduos com TUS de grau moderado a grave podem apresentar com frequência sentimentos de raiva e comportamentos violentos, assim como parecem ter pouco controle dos impulsos. A impulsividade tem sido evidenciada como um fator de vulnerabilidade para o engajamento no uso e na consequente dependência de substâncias, assim como pode ser desencadeada ou aumentada pelo uso de substâncias, afetando o tratamento, tanto no alcance da abstinência como na predisposição aos episódios de recaída.[47]

O modelo cognitivo-comportamental da raiva, expresso pela relação entre o pensamento distorcido (p. ex., personalização) e a emoção e os comportamentos subsequentes, enfatiza, em sua intervenção, a identificação dos gatilhos, o desafio dos pensamentos gerados por esses gatilhos e a prática de técnicas comportamentais enquanto o questionamento não é feito (p. ex., acalmar-se). A eficácia das intervenções cognitivo-comportamentais é comprovada para o manejo da raiva em crianças, jovens e adultos.[48]

OBSERVAÇÕES IMPORTANTES

Talvez sejam necessárias algumas sessões para o esgotamento do tema. Alguns manuais sugerem até 12 sessões[49] em grupo, incluindo aquelas de reforço. No atendimento individual, o número de sessões depende de cada paciente. Sessões de resolução de problemas e de treino da assertividade podem ser associadas a essa sessão, como temas coadjuvantes. Caso elas já tenham sido feitas no elenco de temas centrais, aspectos essenciais daquelas sessões, ou que o terapeuta perceba que não foram incorporados, podem ser revistos nesse momento.

OBJETIVOS DA SESSÃO

- Desenvolver habilidade de manejo da raiva, auxiliando na identificação de seus gatilhos desencadeadores.
- Desenvolver maior controle sobre pensamentos e comportamentos geradores de raiva.
- Diminuir a incidência de comportamentos violentos ou impulsivos.
- Construir habilidade para receber suporte e *feedback* de outras pessoas.

ESTRUTURA DA SESSÃO (SEGUNDA PARTE)

Inicia-se a sessão com a apresentação do modelo cognitivo da raiva (ciclo da raiva) e a discussão de alguns mitos sobre ela, a saber:

1. A raiva é herdada, e nada se pode fazer sobre isso.
2. A raiva é uma emoção negativa.
3. A raiva sempre leva à agressão.
4. Raiva e agressão são a mesma coisa.
5. Pessoas podem ser agressivas para obterem aquilo que desejam.
6. Não existe controle de raiva.
7. Expressar a raiva é terapêutico.
8. Homens têm mais raiva do que mulheres.
9. Ignore sua raiva que ela passa.

O objetivo é ampliar a discussão, fazendo o paciente lidar melhor com a raiva e com seus impulsos. O terapeuta ajuda o paciente a identificar as situações-gatilho para a raiva (cognitivos, emocionais, comportamentais e físicos) e a desafiar seus pensamentos, na busca de respostas mais adaptativas e estados emocionais mais estáveis. Treina-se o uso do Termômetro da Raiva (Anexo 25.7). Cartões-lembrete são úteis para auxiliar no desafio dos pensamentos, fornecendo interpretações alternativas para as situações--gatilho, assim como para identificar a estratégia adequada para lidar com determinada situação. Autoinstruções como "vá devagar", "calma", "não aja imediatamente" são importantes para explorar novas alternativas de ação. O terapeuta ajuda o paciente a construir planos alternativos para lidar com a raiva ("dar um tempo", conversar com um amigo confiável, fazer uma caminhada, ir à academia, ir a uma reunião de 12 passos, identificar os primeiros pensamentos e sentimentos que originaram a raiva).

Para o controle dos impulsos, usam-se técnicas como *role-play* e situações imaginárias, em que o paciente primeiramente examina seu comportamento (examina sensações físicas ou outras que precedem o impulso do comportamento) e, então, pratica as reações apropriadas modeladas a partir do comportamento do terapeuta. Técnicas de relaxamento, utilizadas para o manejo de outras situações, também são bem-vindas nessa sessão. O terapeuta explica como a técnica funciona (se já não foi feito em outra sessão), e o paciente a treina durante a sessão e em casa.

O terapeuta enfatiza a importância de se aprender com experiências passadas, como forma de evitar os mesmos prejuízos no futuro, desenvolvendo, a partir dessas experiências, novas habilidades de manejo.

PLANO DE AÇÃO

- Pedir ao paciente que confeccione cartões-lembrete com instruções para o manejo da raiva.
- Solicitar ao paciente que, durante a semana, usando o Termômetro da Raiva, marque o nível no momento da situação e, novamente, depois de um dia do evento. Pedir que compare os dois escores e identifique o pensamento que determinou cada uma das notas.
- Quando forem identificados gatilhos, pedir ao paciente que faça mais de um plano de ação (para a mesma situação-estímulo), comparando os benefícios que cada uma das ações pode trazer.

▶ CONSIDERAÇÕES FINAIS

A presença da ambivalência, como sinal da oscilação entre o querer e o não querer aderir à mudança de comportamento sobre o uso de álcool ou outras substâncias, tem relação com o quanto o paciente aproveita, durante todo ou a maior parte do tempo, do que é oferecido ao longo do tratamento, seja a informação apresentada, as estratégias oferecidas, seja a aplicabilidade e o treino das ferramentas desenvolvidas durante a psicoterapia.

Tentativas frustradas com tratamentos anteriores, episódios recorrentes de recaídas, falta de habilidades no enfrentamento das SARs, dificuldade na mudança do estilo de vida e experiências de estresse nas relações familiares e em outras áreas de vida colaboram para o aumento da ambivalência e o retorno a estágios anteriores de mudança.

A falta de uma aliança terapêutica forte, aliada ao estigma que sofre o indivíduo que apresenta dependência química (julgamentos por parte da sociedade e dos profissionais), aumenta a dificuldade na busca de ajuda. O papel da TCC é justamente corrigir essa visão estigmatizada em relação ao TUS, às vezes do próprio paciente.

O atendimento às demandas específicas do paciente tende a aumentar sua adesão ao tratamento, pois a percepção de que o terapeuta entende suas necessidades fortalece a aliança terapêutica. Da mesma forma, terapeuta e paciente se dispõem a correr riscos juntos para alcançarem desfechos mais positivos para o tratamento de um transtorno tão complexo.

REFERÊNCIAS

1. Drake RE, Mueser KT e Brunette MF. Management of persons with co-occurring severe mental illness and substance use disorders: program implications. World Psychiatry. 2007;6(3):131-6.
2. Zaleski M, Laranjeira RR, Marques ACPR, Ratto L, Romano M, Alves HNP, et al. Diretrizes da Associação Brasileira de Estudos do Álcool e outras drogas (ABEAD) para o diagnóstico e tratamento de comorbidades psiquiátricas e dependência de álcool e outras substâncias. Rev Bras Psiquiatr. 2006;28(2):142-8.
3. Drake RM, O'Neal EL, Wallach MA. A systematic review of psychosocial research on psychosocial interventions for people with co-occurring severe mental and substance use disorders. J Subst Abuse Treat. 2008;34(1):123-38.
4. Kouimtsidis C, Reynolds M, Davis PH, Drummond C, Tarrier N, et al. Cognitive Behavioural Therapy in the treatment of addiction: a treatment planner for clinicians. Chichester: John, Wiley & Sons; 2007.
5. Hadland SE, Marshall BD, Kerr T, Qi J, Montaner JS, Wood E. Depressive symptoms and patterns of drug use among street youth. Journal Adolesc Health. 2011;48(6):585-90.
6. Satre DD, Sterling SA, Mackin RS, Weisner C. Patterns of alcohol and drug use among depressed older adults seeking outpatient psychiatric services. Am J Geriatr Psychiatry. 2011;19(8):695-703.
7. Köhler S, Hoffmann S, Unger T, Steinacher B, Dierstein N, Fydrich T. Effectiveness of cognitive-behavioural therapy plus pharmacotherapy in inpatient treatment of depressive disorders. Clin Psychol Psychother. 2013;20(2):97-106.
8. Beck AT, Rush AJ, Shaw BF, Emery G. Terapia cognitiva da depressão. Porto Alegre: Artmed; 1997.
9. Center for Substance Abuse Treatment. Managing depressive symptoms in substance abuse clients during early recovery. Rockville (MD): Substance Abuse and Mental Health Services Administration (US); 2008. (Treatment Improvement Protocol (TIP) Series, No. 48.)
10. Rodríguez-Cintas L, Daigre C, Braquehais MD, Palma-Alvarez RF, Grau-López L, Ros-Cucurull E, et al. Factors associated with lifetime suicidal ideation and suicide attempts in outpatients with substance use disorders. Psychiatry Res. 2018 Apr;262:440-5.
11. Center for Substance Abuse Treatment. Addressing suicidal thoughts and behaviors in substance abuse treatment. Rockville (MD): Substance Abuse and Mental Health Services Administration (US); 2009. (Treatment Improvement Protocol (TIP) Series, No. 50.)
12. Beck AT, Wright FD, Newman CF, Liese BS. Cognitive therapy of substance abuse. New York: Guilford; 1993.
13. Mewton L, Andrews G. Cognitive behavioral therapy for suicidal behaviors: improving patients outcomes. Psychol Res Behav Manag. 2016 Mar 3;9:21-9.
14. Cunha JA. Manual da versão em português das Escalas Beck. São Paulo: Casa do Psicólogo; 2001.
15. Dunlosky J, Metcalfe J. Metacognition: a textbook for cognitive, educational, life span and applied psychology. California: Sage; 2009.

16. Matlin MW. Psicologia cognitiva. Rio de Janeiro: LTC; 2004.
17. Leahy RL. Vença a depressão, antes que ela vença você. Porto Alegre: Artmed; 2015.
18. Greenberger D, Padesky CA. A mente vencendo o humor. Porto Alegre: Artmed; 2007.
19. Robinson J, Sareen J, Cox BJ, Bolton JM. Role of self-medication in the development of comorbid anxiety and substance use disorders: a longitudinal investigation. Arch Gen Psychiatry. 2011;68(8):800-7.
20. Hobbs JD, Kushner MG, Lee SS, Reardon SM, Maurer EW. Meta-analysis of supplemental treatment for depressive and anxiety disorders in patients being treated for alcohol dependence. Am J Addict. 2011;20(4):319-29.
21. Buckner JD, Heimberg RG, Schneier FR, Liu SM, Wang S, Blanco C. The relationship between cannabis use disorders and social anxiety disorder in the National Epidemiological Study of Alcohol and Related Conditions (NESARC). Drug Alcohol Depend. 2012;124(1-2):128-34.
22. Olthouis JV, Watt MC, Bailey K, Hayden JA, Stewart SH. Therapist-supported internet cognitive behavioural therapy for anxiety disorders in adults. Cochrane Database Syst Rev. 2016 Mar 12;3:CD011565.
23. Lazarus AA, Lazarus CN. De bem com a vida. Rio de Janeiro: Sextante; 2008.
24. Rangè B, Bernik M. Transtorno de pânico e agorafobia. In: Rangé B (organizador). Psicoterapias cognitivo-comportamentais: um diálogo com a psiquiatria. Porto Alegre: Artmed; 2001.
25. Reynolds M, Mezey G, Chapman M, Wheeler M, Drummond C, Baldacchino A. Co-morbid post-traumatic stress disorder in a substance misusing clinical population. Drug Alcohol Depend. 2005;77(3):251-8.
26. Pulcherio G, Vernetti C, Strey MN, Faller S. Transtorno de estresse pós-traumático em dependente de álcool. Rev Psiq Clin. 2008;35(4):154-8.
27. Rew L, Taylor-Seehafer M, Fitzgerald ML. Sexual abuse, alcohol and other drug use and suicidal behaviors in homeless adolescents. Issues Compr Pediatr Nurs. 2001;24(4):225-40.
28. Knapp P, Caminha RM. Terapia cognitiva do transtorno de estresse pós-traumático. Rev. Bras Psiquiatr. 2003;25(1):31-6.
29. Habigzang LF, Stroeher FH, Hatzenberger R, Cunha RC, Ramos MS, Koller SH. Grupoterapia cognitivo-comportamental para crianças e adolescentes vítimas de abuso sexual. Rev Saúde Pública. 2009;43(1):70-8.
30. Bisson JI, Ehlers A, Matthews R, Pilling S, Richards D, Turner S. Psychological treatments for chronic post-traumatic stress disorder: systematic review and meta-analysis. Br J Psychiatry. 2007;190:97-104.
31. Garland EL, Robert-Lewis A, Tornnier CD, Graves R, Kelley K. Mindfulness-Oriented Recovery Enhancement versus CBT for co-occurring substance dependence, traumatic stress and psuchiatric disorders: proximal outcomes from a pragmatic randomized trial. Behav Res Ther. 2016;77:7-16.
32. Amsterdam J, Opperhuizen A, Hartgens F. Adverse health effects of anabolic-androgenic steroids. Regul Toxicol Pharmacol. 2010;57(1):117-23.
33. Rodríguez Funes GM, Brands B, Adlaf E, Giesbrecht N, Simich L, Wright Mda G. Risk factors related to the use of illegal drugs: the critical perspective of drug users' relatives and acquaintances at public health Center in San Pedro Sula, Honduras. Rev Lat Am Enfermagem. 2009;17 Spec No:796-802.
34. Mruk CJ. Self-esteem: research, theory and practice: toward a positive psychology of self-esteem. New York: Springer; 2006.
35. Fennell MJV. Cognitive therapy in the treatment of low self-esteem. Adv Psychiatr Treat. 1998;4(5):296-304.
36. Henderson CE, Dakof GA, Greenbaum PE, Liddle HA. Effectiveness of multidimensional family therapy with higher severity substance-abusing adolescents: report from two randomized controlled trials. J Consult Clin Psychol. 2010;78(6):885-97.
37. Roozen HG, de Waart R, van der Kroft P. Community reinforcement and family training: an effective option to engage treatment-resistant substance-abusing individuals in treatment. Addiction. 2010t;105(10):1729-38.

38. Monti PM, Kadden RM, Rohsenow DJ. Tratando a dependência de álcool: um guia de treinamento das habilidades de enfrentamento. São Paulo: Roca; 2005.
39. Dattilio FM, Padesky C. Terapia cognitiva com casais. Porto Alegre: Artmed; 1998.
40. Lucchesi LM, Pradella-Hallinan M, Lucchesi M, Moraes WAS. O sono em transtornos psiquiátricos. Rev Bras Psiquiatr. 2005;27(Supl 1):27-32.
41. Trauer JM, Qian MY, Doyle JS, Rajaratnam SM, Cunnington D. Cognitive Behavioral Therapy for Chronic Insomnia: a systematic review and meta-analysis. Ann Intern Med. 2015;163(3):191-204.
42. NIH State-of-the-Science Conference Statement on manifestations and management of chronic insomnia in adults. NIH Consens State Sci Statements. 2005;22(2):1-30.
43. Teplin D, Raz B, Daiter J, Varenbut M, Tyrrell M. Screening for substance use patterns among patients referred for a variety of sleep complaints. Am J Drug Alcohol Abuse. 2006;32(1):111-20.
44. Poyares D, Tufik S, Barros-Vieira S, Hora F, Minhoto G, Pinto LR, et al. I Consenso Brasileiro de Insônia, Sociedade Brasileira do Sono e Federação Latino Americana das Sociedades de Sono. Hypnos. 2003;4(Supl 2):1-45.
45. Berlim MT, Lobato MI, Manfro GG. Diretrizes e algoritmo para o manejo da insônia. In: Cordioli AV (organizador). Psicofármacos: consulta rápida. 3. ed. Porto alegre: Artmed; 2005. p. 385.
46. Reeve J. Motivação e emoção. Rio de Janeiro: LTC; 2006.
47. Perry JL, Carroll ME. The role of impulsive behavior in drug abuse. Psychopharmacology (Berl). 2008;200(1):1-26.
48. Beck R, Fernandez E. Cognitive Behavioral Therapy in the treatment of Anger: a meta-analysis. Cogn ther res. 1998;22(1):63-74.
49. Reilly PM, Shopshire MS. Anger management for substance abuse and mental health clients: a cognitive behavioral therapy manual. Rockville (MD): Center for Substance Abuse Treatment, Substance Abuse and Mental Health Services Administration; 2002.
50. Hamilton M. A rating scale for depression. J Neurol Neurosurg Psychiatry. 1960;23:56-62.
51. Berger W, Mendlowicz MV, Souza WF, Figueira I. Equivalência semântica da versão em português da Post-Traumatic Stress Disorder Checklist – Civilian Version (PCL-C) para rastreamento do transtorno de estresse pós-traumático. Rev Psiq Rio Gd Sul. 2004;26(2):167-75.
52. Bringhenti ME, Luft CDB, Oliveira WF. Transtorno do estresse pós-traumático em acidentes de trânsito: validação de escala. Psico-USF. 2010;15(2):193-203.
53. Rosenberg M. Society and the adolescent self-image. Rev. ed. Middletown (CT): Wesleyan University Press; 1989.

ANEXOS

ANEXO 25.1 Escala de Depressão de Hamilton

Todos os itens devem ser preenchidos. Assinalar o número apropriado.

1. HUMOR DEPRIMIDO (Tristeza, desesperança, desamparo, inutilidade)

0. Ausente.
1. Sentimentos relatados apenas ao ser inquirido.
2. Sentimentos relatados espontaneamente com palavras.
3. Comunica os sentimentos não com palavras, isto é, com a expressão facial, a postura, a voz e a tendência ao choro.
4. Sentimentos deduzidos da comunicação verbal e não verbal do paciente.

2. SENTIMENTOS DE CULPA

0. Ausente.
1. Autorrecriminação; sente que decepcionou os outros.
2. Ideias de culpa ou ruminação sobre erros passados ou más ações.
3. A doença atual é um castigo.
4. Ouve vozes de acusação ou denúncia e/ou tem alucinações visuais ameaçadoras.

3. SUICÍDIO

0. Ausente.
1. Sente que a vida não vale a pena.
2. Desejaria estar morto ou pensa na probabilidade da própria morte.
3. Ideias ou gestos suicidas.
4. Tentativa de suicídio (qualquer tentativa séria, marcar 4).

4. INSÔNIA INICIAL

0. Sem dificuldades para conciliar o sono.
1. Queixa-se de dificuldade ocasional para conciliar o sono, isto é, mais de meia hora.
2. Queixa-se de dificuldade para conciliar o sono todas as noites.

5. INSÔNIA INTERMEDIÁRIA

0. Sem dificuldades.
1. O paciente se queixa de inquietude e perturbação durante a noite.
2. Acorda à noite (qualquer saída da cama, exceto para urinar, marcar 2).

(Continua)

ANEXO 25.1 Escala de Depressão de Hamilton (Continuação)

Todos os itens devem ser preenchidos. Assinalar o número apropriado.

6. INSÔNIA TARDIA

0. Sem dificuldades.
1. Acorda de madrugada, mas volta a dormir.
2. Incapaz de voltar a conciliar o sono se deixar a cama.

7. TRABALHO E ATIVIDADES

0. Sem dificuldades.
1. Pensamentos e sentimentos de incapacidade, fadiga ou fraqueza relacionados a atividades, trabalho ou passatempos.
2. Perda de interesse por atividades (passatempos ou trabalho) diretamente relatada pelo paciente ou indiretamente, por desatenção, indecisão e vacilação (sente que precisa esforçar-se para o trabalho ou a atividade).
3. Diminuição do tempo gasto em atividades ou queda de produtividade. No hospital, marcar 3 se o paciente não passar ao menos três horas por dia em atividades externas (trabalho hospitalar ou passatempo).
4. Parou de trabalhar devido à doença atual. No hospital, marcar 4 se o paciente não se ocupar com outras atividades, além de pequenas tarefas do leito, ou for incapaz de realizá-las sem ajuda.

8. RETARDO (lentidão de ideias e fala; dificuldade de concentração; atividade motora diminuída)

0. Pensamento e fala normais.
1. Leve retardo à entrevista.
2. Retardo óbvio à entrevista.
3. Entrevista difícil.
4. Estupor completo.

9. AGITAÇÃO

0. Nenhuma.
1. Inquietude.
2. Brinca com as mãos, com os cabelos, etc.
3. Mexe-se, não consegue sentar quieto.
4. Torce as mãos, rói as unhas, puxa os cabelos, morde os lábios.

10. ANSIEDADE PSÍQUICA

0. Sem dificuldade.
1. Tensão e irritabilidade subjetivas.
2. Preocupação com trivialidades.
3. Atitude apreensiva aparente no rosto ou na fala.
4. Medos expressos sem serem inquiridos.

(Continua)

ANEXO 25.1 Escala de Depressão de Hamilton (Continuação)

Todos os itens devem ser preenchidos. Assinalar o número apropriado.

11. ANSIEDADE SOMÁTICA

Concomitantes fisiológicos de ansiedade, tais como: astrintestinais: boca seca, flatulência, indigestão, diarreia, cólicas, eructação. Cardiovasculares: palpitações, cefaleia. Respiratórios: hiperventilação, suspiros; frequência urinária; sudorese.
0. Ausente.
1. Leve.
2. Moderada.
3. Grave.
4. Incapacitante.

12. SINTOMAS SOMÁTICOS GASTRINTESTINAIS

0. Nenhum.
1. Perda de apetite, mas alimenta-se voluntariamente. Sensação de peso no abdome.
2. Dificuldade de comer se não insistirem. Solicita ou exige laxativos ou medicamentos para os intestinos ou para sintomas digestivos.

13. SINTOMAS SOMÁTICOS EM GERAL

0. Nenhum.
1. Peso nos membros, nas costas ou na cabeça. Dores nas costas, cefaleia, mialgias. Perda de energia e cansaço.
2. Qualquer sintoma bem-caracterizado e nítido, marcar 2.

14. SINTOMAS GENITAIS

Sintomas como perda da libido, distúrbios menstruais.
0. Ausentes.
1. Leves.
2. Intensos.

15. HIPOCONDRIA

0. Ausente.
1. Auto-observação aumentada (com relação ao corpo).
2. Preocupação com a saúde.
3. Queixas frequentes, pedidos de ajuda, etc.
4. Ideias delirantes hipocondríacas.

(Continua)

ANEXO 25.1 Escala de Depressão de Hamilton (Continuação)

Todos os itens devem ser preenchidos. Assinalar o número apropriado.

16. PERDA DE PESO (marcar A ou B)

A - Quando avaliada pela história clínica.
   0. Sem perda de peso.
   1. Provável perda de peso associada à doença atual.
   2. Perda de peso definida (de acordo com o paciente).
   3. Não avaliada.
B - Avaliada semanalmente pelo psiquiatra responsável, quando são medidas alterações reais de peso.
   0. Menos de 0,5 kg de perda por semana.
   1. Mais de 0,5 kg de perda por semana.
   2. Mais de 1 kg de perda por semana.
   3. Não avaliada.

17. CONSCIÊNCIA

0. Reconhece que está deprimido e doente.
1. Reconhece a doença, mas atribui a causa à má alimentação, ao clima, ao excesso de trabalho, a vírus, à necessidade de repouso, etc.
2. Nega estar doente.

18. VARIAÇÃO DIURNA

A - Observar se os sintomas são piores pela manhã ou à tarde. Caso NÃO haja variação, marcar "nenhuma".
   0. Nenhuma.
   1. Pior de manhã.
   2. Pior à tarde.
B - Quando presente, marcar a gravidade da variação. Marcar "nenhuma" caso NÃO haja variação.
   0. Nenhuma.
   1. Leve.
   2. Grave.

NOTA: Caso haja variação diurna, só a contagem referente à sua gravidade (1 ou 2 pontos no item 18B) é que deve ser incluída na contagem final. O item 18A não deve ser computado.

19. DESPERSONALIZAÇÃO E PERDA DE NOÇÃO DE REALIDADE

Tais como: sensações de irrealidade, ideias niilistas.
0. Ausente.
1. Leve.
2. Moderadas.
3. Graves.
4. Incapacitantes.

(Continua)

ANEXO 25.1 Escala de Depressão de Hamilton (Continuação)

Todos os itens devem ser preenchidos. Assinalar o número apropriado.

20. SINTOMAS PARANOIDES

0. Nenhum.
1. Desconfiança.
2. Ideias de referência.
3. Delírio de referência e perseguição.

21. SINTOMAS OBSESSIVOS E COMPULSIVOS

0. Nenhum.
1. Leves.
2. Graves.

Avaliação

Considerando os itens de 1 a 17:
Escores maiores que 25 identificam depressão grave.
Escores de 18 a 24 representam a faixa de depressão moderada.
Escores de 7 a 17 indicam depressão leve.
Escores menores que 7 definem remissão do quadro ou ausência de depressão.

Fonte: Hamilton.[50]

ANEXO 25.2 Automonitoramento dos sintomas depressivos

Sintoma Data:_____	Nem um pouco (0)	Às vezes (1)	Frequentemente (2)	A maior parte do tempo (3)
Humor triste ou deprimido				
Sentindo-se culpado				
Humor irritado				
Menos interesse ou prazer em atividades de costume				
Fugindo ou evitando pessoas				
Acha mais difícil fazer coisas do que de costume				

(Continua)

ANEXO 25.2 Automonitoramento dos sintomas depressivos *(Continuação)*

Sintoma Data:_____	Nem um pouco (0)	Às vezes (1)	Frequentemente (2)	A maior parte do tempo (3)
Vendo-se a si mesmo como inútil				
Dificuldade para se concentrar				
Dificuldade de tomar decisões				
Pensamentos suicidas				
Pensamentos de morte recorrentes				
Pensar em um plano suicida				
Baixa autoestima				
Não ver esperanças no futuro				
Pensamentos de autocrítica				
Cansaço ou perda de energia				
Perda de peso importante ou diminuição do apetite				
Alteração no padrão de sono para mais ou para menos				
Desejo sexual diminuído				
Some os pontos:_____				

Fonte: Greenberger e Padesky.[18]

ANEXO 25.3 Estratégia ACALME-SE

A chave para lidar com um estado de ansiedade é aceitá-lo totalmente. Permanecer no presente e aceitar fazem a ansiedade desaparecer. Para lidar com sucesso com sua ansiedade, você pode utilizar a estratégia "A.C.A.L.M.E.-S.E.", de oito passos. Usando-a, você estará apto a aceitar sua ansiedade até que ela desapareça.

Aceite sua ansiedade. Um dicionário define aceitar como dar "consentimento em receber". Concorde em receber suas sensações de ansiedade. Mesmo que pareça absurdo no momento, aceite as sensações em seu corpo assim como você aceitaria em sua casa um hóspede inesperado e desconhecido ou uma dor incômoda. Substitua seu medo, sua raiva e sua rejeição por aceitação. Não lute contra as sensações. Resistindo, você está prolongando e intensificando seu desconforto. Em vez disso, flua com ela.

Contemple as coisas a sua volta. Não fique olhando para dentro de você, observando tudo e cada coisa que sente. Deixe acontecer com seu corpo o que ele quiser, sem julgamento: nem bom, nem mau. Olhe a sua volta, observando cada detalhe da situação em que você está. Descreva-os minuciosamente para você, como um meio de afastar-se de sua observação interna. Lembre-se: você não é sua ansiedade. Quanto mais puder separar-se de sua experiência interna e ligar-se aos acontecimentos externos, melhor vai se sentir. Esteja com sua ansiedade, mas não seja ela; seja apenas um observador.

Aja com sua ansiedade. Aja como se você não estivesse ansioso, isto é, funcione com suas sensações de ansiedade. Diminua o ritmo, a velocidade com que você faz as coisas, mas mantenha-se ativo. Não se desespere, interrompendo tudo para fugir. Se fugir, sua ansiedade diminuirá, mas seu medo aumentará, e, na próxima vez, sua ansiedade será pior. Se você ficar onde está – e continuar fazendo as coisas –, tanto sua ansiedade quanto seu medo diminuirão. Continue agindo, bem devagar!

Libere o ar de seus pulmões, bem devagar. Respire bem devagar, calmamente, inspirando pouco ar pelo nariz e expirando longa e suavemente pela boca. Conte até três, devagar na inspiração, outra vez até três, prendendo um pouco a respiração, e até seis, na expiração. Faça o ar ir para seu abdome, estufando-o ao inspirar e deixando-o contrair ao expirar. Não encha os pulmões. Ao exalar, não sopre, apenas deixe o ar sair lentamente pela boca. Procure descobrir o ritmo ideal de sua respiração, nesse estilo e nesse ritmo, e você perceberá como isso é agradável.

Mantenha os passos anteriores. Repita cada um, passo a passo. Continue a aceitar sua ansiedade, contemplar, agir com ela e respirar calma e suavemente até que ela diminua e atinja um nível confortável. E ela irá, se você continuar repetindo esses quatro passos: aceitar, contemplar, agir e respirar.

Examine seus pensamentos. Talvez você esteja antecipando coisas catastróficas. Você sabe que elas não acontecem. Você já passou por isso muitas vezes e sabe que nunca aconteceu nada do que pensou que aconteceria. Examine o que você está dizendo para si mesmo e reflita racionalmente para ver se o que pensa é verdade ou não: você tem provas sobre se o que pensa é verdade? Há outras maneiras de entender o que está acontecendo com você? Lembre-se: você está apenas ansioso – isso pode ser desagradável, mas não é perigoso. Você está pensando que está em perigo, mas tem provas reais e definitivas disso?

Sorria, se você conseguiu! Você merece todo seu crédito e todo seu reconhecimento. Você conseguiu, sozinho e com os próprios recursos, tranquilizar-se e superar esse momento. Não é uma vitória, pois não havia um inimigo, apenas um visitante de hábitos estranhos que você passou a compreender e aceitar melhor. Você agora sabe como lidar com visitantes estranhos.

Espere o futuro com aceitação. Liberte-se do pensamento mágico de que você terá se livrado definitivamente, para sempre, de sua ansiedade. Ela é necessária para você viver e continuar vivo. Em vez de se considerar livre dela, surpreenda-se pelo jeito como a maneja, como acabou de fazer agora. Esperando a ocorrência de ansiedade no futuro, você estará em uma boa posição para lidar com ela novamente.

Fonte: Rangè e Bernik.[24]

ANEXO 25.4 *Post-Traumatic Stress Disorder Checklist – Civilian Version* (PCL-C)

Instruções:
Abaixo, há uma lista de problemas e de queixas que as pessoas às vezes apresentam como uma reação a situações de vida estressantes. Por favor, indique o quanto você foi incomodado por estes problemas **durante o último mês**. Marque 1 para "nada", 2 para "um pouco", 3 para "médio", 4 para "bastante" e 5 para "muito".

	Nada	Um pouco	Médio	Bastante	Muito
1. *Memória, pensamentos* e *imagens* repetitivos e perturbadores referentes a uma experiência estressante do passado.	1	2	3	4	5
2. *Sonhos* repetitivos e perturbadores referentes a uma experiência estressante do passado.	1	2	3	4	5
3. De repente, *agir* ou *sentir* como se uma experiência estressante do passado estivesse acontecendo de novo (como se você a estivesse revivendo).	1	2	3	4	5
4. Sentir-se *muito chateado* ou *preocupado* quando alguma coisa lembra você de uma experiência estressante do passado.	1	2	3	4	5
5. Sentir *sintomas físicos* (p. ex., coração batendo forte, dificuldade de respirar, suores) quando alguma coisa lembra você de uma experiência estressante do passado.	1	2	3	4	5
6. Evitar *pensar* ou *falar* sobre uma experiência estressante do passado ou evitar ter sentimentos relacionados a esta experiência.	1	2	3	4	5
7. Evitar *atividade* ou *situações* porque elas lembram uma experiência estressante do passado.	1	2	3	4	5
8. Dificuldade para *lembrar-se de partes importantes* de uma experiência estressante do passado.	1	2	3	4	5
9. *Perda de interesse* nas atividades de que você antes costumava gostar.	1	2	3	4	5
10. *Sentir-se distante* ou *afastado* das outras pessoas.	1	2	3	4	5
11. Sentir-se *emocionalmente entorpecido* ou *incapaz* de ter sentimentos amorosos por pessoas próximas.	1	2	3	4	5

(Continua)

ANEXO 25.4 *Post-Traumatic Stress Disorder Checklist – Civilian Version* **(PCL-C)** *(Continuação)*

	Nada	Um pouco	Médio	Bastante	Muito
12. Sentir como se *você não tivesse expectativas para o futuro*.	1	2	3	4	5
13. Ter problemas para *pegar no sono* ou para *continuar dormindo*.	1	2	3	4	5
14. Sentir-se *irritável* ou ter *explosões de raiva*.	1	2	3	4	5
15. Ter dificuldades para se concentrar.	1	2	3	4	5
16. Estar *hiperalerta*, *vigilante* ou *"em guarda"*.	1	2	3	4	5
17. Sentir-se *tenso* ou facilmente *sobressaltado*.	1	2	3	4	5

Fonte: Berger e colaboradores[51] e Bringhenti e colaboradores.[52]

ANEXO 25.5 Escala de Autoestima de Rosenberg

Instruções: A seguir, há uma lista de afirmações relativas a seus sentimentos gerais sobre si mesmo. Se concordar inteiramente, marque um X em CI, se concordar com a afirmação, marque em C. Se discordar, marque em D, e se discordar inteiramente, marque em DI.

	CI	C	D	DI
1. De um modo geral, estou satisfeito comigo mesmo.				
2. Às vezes penso que não sou bom de jeito nenhum (*).				
3. Sinto que tenho uma quantidade de boas qualidades.				
4. Sou capaz de fazer as coisas tão bem quanto a maioria das pessoas.				
5. Sinto que não tenho muito do que me orgulhar (*).				
6. Sem dúvida, às vezes me sinto inútil (*).				
7. Sinto que sou uma pessoa de valor, pelo menos, no mesmo nível que as outras.				
8. Gostaria de ter mais respeito por mim mesmo (*).				

(Continua)

ANEXO 25.5 Escala de Autoestima de Rosenberg (Continuação)

	CI	C	D	DI
9. Considerando todos os aspectos, sinto-me inclinado a sentir que sou um fracasso (*).				
10. Tenho uma atitude positiva em relação a mim mesmo.				

Pontuação: para os itens 1, 3, 4, 7 e 10: CI = 3, C = 2, D = 1 e DI = 0. Para os itens com (*), a pontuação é inversa: CI = 0, C = 1, D = 2 e DI = 3. Some os pontos dos 10 itens. Quanto maior o valor, maior a estima.
Observação: esta escala pode ser utilizada sem permissão explícita; entretanto, a família do autor gostaria de ser informada de seu uso:
The Morris Rosenberg Foundation
c/o Department of Sociology
University of Maryland
2112 Art/Soc Building
College Park, MD 20742-1315

Fonte: Rosenberg.[53]

ANEXO 25.6 Mapeamento das relações familiares

____/____/____
Nome_____
Familiar_____

1. Aspectos do relacionamento com o familiar com dependência química:

Aspectos positivos	Aspectos negativos

2. Minhas atitudes com o familiar com dependência química:

Atitudes positivas	Atitudes negativas

(Continua)

ANEXO 25.6 Mapeamento das relações familiares *(Continuação)*

3. Atitudes dele(a):

Atitudes positivas   Atitudes negativas

4. Impressões dele(a) sobre mim:

Impressões positivas   Impressões negativas

5. Minhas dificuldades no relacionamento com o familiar com dependência química:

6. Atitudes e comportamentos que possam favorecer o relacionamento:

Minhas atitudes e comportamentos   Atitudes e comportamentos do familiar com dependência química

Fonte: Cedido e desenvolvido por Tânia Regina C. Houck.

ANEXO 25.7 Termômetro da Raiva

Uma maneira simples de monitorar sua raiva é usar uma escala de 1 a 10 chamada medidor de raiva. Uma pontuação de 1 no medidor representa uma completa falta de raiva ou um estado total de calma, enquanto 10 representa uma perda de controle irada e explosiva que leva a consequências negativas.

- Para cada dia da próxima semana, monitore e registre o número mais alto que você alcançou no medidor de raiva.

_____ S _____ T _____ Q _____ Q _____ S _____ S _____ D

- Esteja preparado para relatar o nível mais alto de raiva que você atingiu durante a semana no grupo (ou na sessão individual) da próxima semana.

Medidor de raiva

- Explosão
- Violência
- Perda de controle
- Consequências negativas
- Você perdeu!

10
9
8
7
6
5
4
3
2
1

- Você tem uma escolha!
- Use o seu plano de controle da raiva para evitar atingir 10!

Fonte: Reilly e Shopshire.[49]

PARTE VIII

POPULAÇÕES ESPECÍFICAS

26

TERAPIA COGNITIVO-COMPORTAMENTAL APLICADA AO TRATAMENTO DE PACIENTES COM TRANSTORNO POR USO DE ÁLCOOL

▸ MARGARETH DA SILVA OLIVEIRA
▸ KAREN P. DEL RIO SZUPSZYNSKI

PONTOS-CHAVE

- A avaliação inicial deve abranger o padrão de consumo, a gravidade do transtorno por uso de substâncias (TUS), a motivação, as comorbidades, as alterações neuropsicológicas e as complicações próprias do processo de desintoxicação de álcool.
- Dados da avaliação são apresentados ao paciente como *feedback* e psicoeducação, objetivando a ampliação do reconhecimento do problema e o aumento da prontidão para mudança.
- A escolha das técnicas considera as particularidades de cada paciente. O aprendizado sobre risco de recaída, reações de fissura, pensamentos e crenças permissivas embasa o automonitoramento e a reestruturação cognitiva.
- Intervenções comportamentais e resolução de problemas auxiliam no aumento da autoeficácia e no manejo adequado da fissura.
- A manutenção da abstinência se sustenta no planejamento de metas, na mudança de estilo de vida, no aprendizado das técnicas e na articulação da rede de apoio social.
- A abordagem aos familiares e a inserção do paciente em grupos saudáveis devem sempre ser consideradas na busca de vínculos e gratificação pessoal.

Este capítulo apresenta abordagens para avaliação e tratamento de pacientes com transtorno por uso de álcool, ressaltando as intervenções cognitivas e comportamentais mais utilizadas nos diferentes momentos em que se encontra o paciente sob assistência especializada. São enfatizados, de forma didática, aspectos práticos na aplicação da terapia cognitivo-comportamental (TCC) para o tratamento do alcoolismo.

Muitos estudos confirmam a efetividade da TCC no tratamento do transtorno por uso de álcool, sobretudo no que diz respeito ao manejo da depressão e da ansiedade, ao treinamento de habilidades sociais e assertividade, à identificação de situações de alto risco (SARs) e à reestruturação cognitiva.[1] Inúmeros estudos têm sido realizados sobre a eficácia da TCC no tratamento de diferentes dependências. Os resultados são satisfatórios em grande parte, mas é importante considerar a intervenção à qual a TCC é comparada. De acordo com resultados apontados, a TCC mostra-se eficaz quando associada a tratamentos farmacológicos, tornando o paciente mais capacitado e orientado diante de situações de risco e sintomas de abstinência.[2]

É de extrema importância que os profissionais que trabalham com TCC estejam preparados para lidar com situações nas quais o paciente demonstre problemas com o álcool. Segundo a Organização Mundial da Saúde (OMS), em 2012, 5,1% da carga global de doenças foi atribuível ao consumo de álcool.[3] Uma pesquisa da Vigilância de Fatores de Risco e Proteção para Doenças Crônicas por Inquérito Telefônico (Vigitel), realizada em 2013, apontou uma prevalência de 16,4% de consumo de álcool em brasileiros maiores de 18 anos.[3]

O consumo de álcool acarreta problemas de ordem pessoal, familiar e legal, bem como comprometimento social grave. Uma ampla revisão de publicações científicas constatou a alta proporção de crimes e atos violentos quando álcool ou substâncias ilícitas estão presentes em agressores, vítimas ou em ambos.[4] Em geral, o relacionamento familiar é prejudicado, e as consequências em crianças e adolescentes familiares de indivíduos com dependência química representam risco para o desenvolvimento de problemas biopsicossociais.[5] Os jovens experimentam o álcool cada vez mais cedo, e, quanto antes ocorre o início do uso, maior é o risco de surgimento de consequências graves.

Diante disso, uma avaliação com precisão diagnóstica torna-se essencial. Este capítulo apresenta diferentes formas de avaliação e tratamento utilizadas para pacientes com transtorno por uso de álcool. Para fins didáticos, o conteúdo aqui apresentado foi dividido em três etapas: inicial, intermediária e final. O intuito é enfatizar os principais aspectos envolvidos em cada fase, independentemente do tempo transcorrido entre elas. A resposta às intervenções varia de acordo com diversos fatores, como o comprometimento do paciente e a prontidão para mudança de comportamento. A etapa inicial do tratamento compreende desintoxicação, avaliação geral e da motivação e psicoeducação. Já a intermediária prevê automonitoramento, reestruturação cognitiva, intervenções comportamentais e mudança de hábitos. A consolidação desse aprendizado pode ser considerada como a etapa final do tratamento, com intervenções especificamente estruturadas para que o paciente desenvolva autonomia, como o treino de habilidades sociais e a reestruturação do apoio familiar.

▶ ETAPA INICIAL

Ao iniciar o atendimento de um paciente com transtorno por uso de álcool, é importante que o profissional detenha-se ao diagnóstico. É essencial saber corretamente os critérios diagnósticos para esse transtorno, descritos na quinta edição do *Manual diagnóstico e estatístico de transtornos mentais* (DSM-5).[6] A aceitação social do uso de substâncias lícitas e o caráter episódico da experimentação na adolescência geram dificuldades na distinção entre os vários níveis de gravidade do transtorno. O cuidado na identificação da necessidade de tratamento deve passar por avaliação criteriosa, que considere diversos fatores, tais como tolerância, abstinência, frequência e quantidade de uso, desempenho escolar, comprometimento profissional, estreitamento de repertório ocupacional, prejuízo nos relacionamentos familiares e sociais e possível perigo para a integridade física. O Quadro 26.1 apresenta os sintomas essenciais para a hipótese diagnóstica de dependência. Uma vez estabelecido o diagnóstico, o profissional deve iniciar uma avaliação mais densa, com o intuito de delinear um tratamento adequado, que tenha maiores chances de sucesso. O transtorno por uso de álcool é descrito como uma condição crônica passível de recaídas mesmo após longos períodos de abstinência. Diante disso, a triagem e a avaliação completa são essenciais para que a probabilidade de alcançar um resultado positivo seja maior.

QUADRO 26.1 **Síndrome de dependência de álcool**

Estreitamento do repertório
Estímulos que antes determinavam respostas diferentes do uso de álcool passam a ser associados ao uso. Assim, o repertório diante de diversas situações se restringe aos comportamentos que envolvem o consumo de bebida.

Saliência do consumo
Com o avanço da dependência, a ingestão de álcool é priorizada em detrimento de outras atividades.

Maior tolerância ao álcool
O indivíduo necessita de quantidades cada vez maiores para obter o efeito antes sentido com doses menores.

Sintomas de abstinência
Os principais sintomas decorrentes da falta de álcool são tremor, náusea, sudorese e perturbação do humor. Com gravidade crescente, complicações clínicas graves podem surgir.

Alívio ou evitação dos sintomas de abstinência pelo aumento da ingestão
O uso de álcool adquire a função de diminuir ou evitar o desconforto gerado pelos sintomas de abstinência.

Percepção subjetiva da compulsão para beber
A sensação de "perda do controle" é descrita pelo indivíduo ao perceber a compulsão com relação ao álcool.

Reinstalação após a abstinência
O indivíduo que interrompe o uso de álcool por um período e volta a beber retorna ao padrão de uso anterior à abstinência.

Fonte: Edwards e Dare.[7]

AVALIAÇÃO

A avaliação é uma das primeiras etapas, pois, com ela, o profissional pode conhecer o paciente e a amplitude de seus problemas. A avaliação é o estabelecimento de uma formulação e um plano de tratamento de comum acordo com o paciente.[8] A avaliação visa a identificar o aspecto que pode estar mantendo o problema e que precisa ser modificado. Ao avaliar o paciente, é necessário contemplar quatro eixos importantes: fisiológico, comportamental, cognitivo e emocional (que serão abordados ao longo do capítulo). O profissional sempre deve rever seus procedimentos e resultados de avaliação. Um entendimento flexível e amplo do caso promove reflexões mais aprofundadas sobre as dificuldades do paciente e fornece subsídios mais concretos para que seja elaborado um plano de tratamento mais eficaz.[9]

Anamnese

Independentemente da primeira queixa trazida pelo paciente ou familiar, é muito importante que o profissional que recebe qualquer paciente acrescente perguntas relacionadas ao uso de bebidas alcoólicas em sua triagem. Caso o paciente confirme o uso, é relevante questionar sobre frequência e padrões. Para que se tenha uma padronização da quantificação de uso de álcool, o profissional deve saber calcular a quantidade de bebida relatada em "unidades de álcool".[10] Uma unidade de álcool equivale a 10 gramas de álcool puro. Para que se identifique quantas unidades o paciente ingeriu, pode-se fazer o seguinte cálculo:

Volume ingerido (mL) × concentração alcoólica da bebida/10 = unidades de álcool

Por exemplo:

José ingeriu seis latas de cerveja. Cada lata tem 350 mL, e a concentração alcoólica da cerveja é de 4%. Logo:

Volume ingerido (6 × 350 mL) × concentração alcoólica da bebida (0,04)/10 = unidades de álcool

2.100 × 0,04/10 = 8,4 unidades de álcool

Portanto, se José ingeriu seis latas de cerveja, é o mesmo que dizer que ele ingeriu 8,4 unidades de álcool.

Há muitas polêmicas acerca da quantidade de unidades de álcool que determina o nível de gravidade do transtorno por uso de álcool.[10] No entanto, existe uma padronização geralmente utilizada, reservando-se a individualidade de cada caso (Tab. 26.1). Além disso, é importante que o profissional colete informações da vida atual e pregressa do paciente (p. ex., dados da infância, adolescência, com quem mora atualmente, história de doenças físicas e psicológicas, etc.), compreendendo fatores externos que podem ter contribuído para o diagnóstico.

TABELA 26.1 **Risco por ingestão de unidades de álcool**

HOMENS		
Ingestão de bebida com baixo risco	Uso nocivo	Dependência
0 unidade de álcool por semana	21 unidades de álcool por semana	50 unidades de álcool por semana
MULHERES		
Ingestão de bebida com baixo risco	Uso nocivo	Dependência
0 unidade de álcool por semana	14 unidades de álcool por semana	35 unidades de álcool por semana

Avaliação laboratorial e *feedback*

Para que a avaliação inicial seja complementada, exames laboratoriais para detecção de problemas orgânicos associados ao uso de álcool podem ser requisitados. Em geral, os exames são: volume corpuscular médio (VCM), nível de enzimas hepáticas (TGO, GGT) e eletrólitos, como magnésio, sódio e potássio. Os resultados da quantidade de consumo e de exames de sangue podem ser utilizados pelo profissional para dar *feedback* ao paciente. Esse *feedback* tem o objetivo de mostrar dados da realidade e, assim, auxiliar na ampliação da consciência do paciente em relação ao consumo. O profissional deve apresentar os resultados ao paciente e questioná-lo (empaticamente) sobre o que ele acha dos resultados. Miller chama essa técnica de *drinker's check-up*, a qual faz parte das estratégias da entrevista motivacional (EM), sugerida como essencial na parte inicial do tratamento.[11,12]

Instrumentos para avaliação

As avaliações têm eficácia quando são adaptadas e validadas para a população em estudo e sensíveis à mudança e quando contam com uma estrutura que permite ao clínico avaliar se o paciente está dentro da faixa considerada normal. Na hora de optar por uma escala, o terapeuta deve estar atento às características psicométricas dela, pois a escolha do clínico pode ser baseada, por exemplo, no tempo gasto para a aplicação do teste. Caso o profissional utilize determinada bateria com frequência (p. ex., que avalie o funcionamento emocional e comportamental), medidas mais curtas talvez sejam preferíveis. A seguir, são descritos alguns instrumentos importantes para avaliação da dependência de álcool.

1. *Alcohol Use Disorders Identification Test* (AUDIT). Avalia a frequência e o padrão de uso de bebidas alcoólicas. Contém perguntas que auxiliam o paciente a identificar possíveis problemas em relação a seu consumo de álcool.[13] Exemplos de perguntas do AUDIT:
    - Você bebe álcool?
    - Com que frequência você bebe?
    - Que quantidade você geralmente bebe?

2. Inventário de Expectativas e Crenças Pessoais acerca do Álcool (IECPA). Instrumento de autorrelato, do tipo escala Likert, de fácil aplicação, validado no Brasil por Werlang e Oliveira.[14] Resultados de pesquisas ressaltam a importância da avaliação das expectativas pessoais sobre os efeitos do álcool, não só para a compreensão do consumo e da dependência dessa substância, mas também para consubstanciar as estratégias de intervenção terapêutica e a prevenção de recaídas. Exemplos de itens do IECPA:
    - Quando bebo, expresso meus sentimentos com mais facilidade.
    - O álcool me torna alegre e simpático.
    - Sinto-me menos sozinho depois de beber.
3. *Short-form Alcohol Dependence Data Questionnaire* (SADD). Instrumento composto por 15 itens e utilizado para avaliar a gravidade do transtorno por uso de álcool. Desenvolvido por Raistrick, em 1983, foi padronizado e validado no Brasil por Jorge e Masur, em 1985.[15]
4. *Stages of Change Readiness and Treatment Eagerness Scale* (SOCRATES) e *University of Rhode Island Change Assessment* (URICA). A avaliação da motivação do paciente também é fator relevante. Instrumentos que meçam essa motivação devem direcionar as decisões quanto ao tratamento e às técnicas. A SOCRATES e a URICA são dois dos principais instrumentos que avaliam a motivação em pacientes com transtorno por uso de álcool.
    a. SOCRATES. Criada por Willian Miller, essa escala é composta por 19 itens com respostas tipo escala Likert. É um questionário de simples aplicação, do qual o profissional vai obter dados para compreender se o paciente reconhece seu problema, se ainda permanece ambivalente ou se está decidido a mudar, executando ações em seu dia a dia.[16]
    b. URICA. Desenvolvida por McConnaughy e colaboradores, avalia os estágios de motivação para a mudança. Os itens da URICA são divididos em quatro subescalas, correspondentes aos estágios de pré-contemplação, contemplação, ação e manutenção. A escala é autoaplicável, sendo que, para cada item, há cinco alternativas de resposta tipo escala Likert. Por meio desse instrumento, o profissional avalia em qual estágio o paciente se encontra, obtendo mais informações que auxiliam na escolha da abordagem adotada durante o tratamento.[17]

Avaliação neuropsicológica

Os pacientes com transtorno por uso de álcool podem apresentar prejuízos cognitivos importantes, ocasionados de acordo com o padrão de ingestão alcoólica. Em diversas pesquisas, esses pacientes apresentaram declínio cognitivo quando comparados com pessoas sem transtorno por uso de álcool. Os principais prejuízos detectados são declínio da percepção visual, lentidão psicomotora, déficits de aprendizagem e memória e redução da capacidade de abstração e de resolução de problemas.

Os déficits cognitivos no tratamento e no prognóstico dos pacientes e a avaliação deles possibilitam ao terapeuta identificar o grau de abstração e a compreensão cognitiva de cada paciente. Além disso, quando indivíduos com dependência de álcool apresentam demência alcoólica, pode haver comprometimento do autocuidado pessoal e da própria segurança.[18]

Comorbidades relacionadas ao uso de álcool

O uso de álcool pode acarretar, além de prejuízos físicos, inúmeros quadros com sintomatologia psiquiátrica. Assim, é importante que, na avaliação, o profissional consiga identificar se há presença de alguns desses diagnósticos. Algumas pesquisas do Epidemiologic Catchment Area Study (ECA) mostram que cerca de metade dos indivíduos com transtorno por uso de alguma substância apresenta um diagnóstico psiquiátrico adicional. De acordo com os dados da pesquisa, 26% dos pacientes com esse transtorno também são portadores de transtornos do humor; 28%, de transtorno de ansiedade; 18%, de transtorno da personalidade antissocial; e 7%, de esquizofrenia. O transtorno depressivo maior é um dos diagnósticos mais presentes em pacientes com TUS, variando de 30 a 50%.[19]

Ainda de acordo com esse estudo, foi determinado um consenso entre os pesquisadores sobre a integração de sintomas de dependência e de comorbidades presentes. Muitos dos sintomas atribuídos a uma comorbidade são, na maioria das vezes, sintomas associados ao período de intoxicação ou de abstinência da substância utilizada. Diante disso, é importante que o profissional faça uma investigação consistente sobre o início e a intensidade dos sintomas apresentados pelo paciente.[3]

Em associação a esse contexto, episódios agudos ou crônicos de ingestão de álcool podem gerar sintomas importantes decorrentes de quadros como intoxicação por álcool, síndrome de abstinência de álcool e *delirium*.[6]

Motivação para mudar o comportamento

A prontidão para mudança do comportamento em indivíduos com dependência de álcool deve ser avaliada nas diferentes fases do tratamento, com especial ênfase na etapa inicial. A motivação é dinâmica e influenciada por aspectos internos e externos. O paciente busca atendimento movido por um conjunto de fatores, como pressão de familiares, exigência para manter o emprego, questões judiciais, conflitos conjugais, entre outros. O reconhecimento do quanto o paciente sente-se pronto para a mudança auxilia na escolha das abordagens adequadas para o tratamento e para a manutenção da abstinência. O nível de motivação pode ser mensurado entre os estágios de pré-contemplação, contemplação, preparação, ação e manutenção.[20]

É importante que o profissional fique atento a possíveis diferenças quanto ao foco da motivação, ou seja, o paciente pode estar motivado para o tratamento, mas não para a mudança de seu estilo de vida. Pode estar disposto a fazer mudanças de hábito e não se sentir motivado a engajar-se nas atividades terapêuticas necessárias. Essas variações devem ser observadas e abordadas sob o olhar da EM,[11] objetivando acompanhar a resistência do paciente e evitar argumentações confrontativas.[21] A EM e os principais construtos do modelo transteórico de mudança comportamental sugerem uma abordagem empática, na qual são escolhidas técnicas de acordo com o grau de motivação e que focam a mudança intencional do comportamento-problema.[22,23] O grau de motivação interfere, ainda, nas propostas farmacológicas com relação à abstinência. Uma das técnicas empregadas nas intervenções motivacionais para a resolução da ambivalência é a balança decisória.[11] A visualização estruturada das vantagens e desvantagens de usar e não usar bebida alcoólica contrasta os argumentos relacionados aos fatores de exposição e de proteção do consumo. O paciente é convidado a preencher a balança decisória com sua experiência, avaliando custos e benefícios da mudança, e a ampliar sua consciência em relação ao problema. A Tabela 26.2 fornece um exemplo de balança utilizada para permitir a separação de fatores concisos e relevantes a serem apontados pelo paciente.

Os recursos da balança decisória vão além de seu preenchimento. Atualizações em diferentes momentos do tratamento são propostas ao paciente, e os itens dos quadrantes são utilizados em técnicas subsequentes, como evidências para reestruturação cognitiva e confecção do cartão de enfrentamento. A EM como abordagem complementar à TCC está explicada, com detalhes, no Capítulo 19 deste livro.

DESINTOXICAÇÃO

Há inúmeros sinais que mostram que o paciente é fisicamente dependente, como beber todos os dias, beber de maneira intermitente e/ou beber já pela manhã.[3] A retirada parcial ou total da bebida produz sintomas que podem aumentar de maneira gradual e acarretar prejuízos físicos e/ou psicológicos. As alterações provocadas pela intoxicação aguda dificultam o manejo das intervenções e a aprendizagem de técnicas.

O período de desintoxicação pode exigir acompanhamento psicoterapêutico associado a tratamento medicamentoso e/ou internação hospitalar, dependendo da gravidade dos sintomas da síndrome de abstinência de álcool. A complexidade do caso deve ser compreendida, e, a partir disso, sua classificação de gravidade deve ser apontada, desvelando no paciente diferentes níveis de comprometimento, como[24] comprometimento leve, moderado ou grave em relação a seu problema com o uso de álcool. Uma vez quantificada a gravidade da síndrome de abstinência de álcool, o paciente deve ser encaminhado a um programa de desintoxicação adequado e disponível em sua rede de saúde (pública ou privada).

PSICOEDUCAÇÃO

O modelo de intervenção psicoeducativa é administrado com o objetivo de familiarizar o paciente com o modelo cognitivo e com o funcionamento da dependência alcoólica. Fundamentada no modelo biopsicossocial, a psicoeducação fornece conhecimentos teóricos e práticos que permitem ao paciente entender as características de seu pro-

TABELA 26.2 Exemplo de balança decisória de um paciente alcoolista de 37 anos, separado, sem atividade laboral e com duas internações prévias para desintoxicação de álcool

	NÃO BEBER	BEBER
PRÓS	<ul><li>Nova aceitação da família.</li><li>Posso conseguir outro emprego.</li><li>Minha saúde pode melhorar.</li></ul>	<ul><li>Continuar com meus amigos.</li><li>Ter um jeito de fugir dos problemas.</li></ul>
CONTRAS	<ul><li>Não poderei ir às festas.</li><li>Vou ficar tímido e não vou mais sair com mulheres.</li></ul>	<ul><li>Minha família vai continuar afastada.</li><li>Vou continuar gastando meu salário com bebida.</li><li>Minha saúde pode piorar ainda mais.</li></ul>

blema e das propostas psicoterapêuticas. A compreensão do processo de recaída, dos estágios de motivação e dos efeitos da substância no organismo proporciona ao paciente a oportunidade de fazer escolhas com mais informações e maior consciência de seu problema.

A elucidação desses temas promove a colaboração do indivíduo e melhora a aliança e a adesão terapêuticas. O objetivo central é ensinar o paciente a ser o próprio terapeuta, auxiliando na aprendizagem de ferramentas de avaliação e controle de seu comportamento (Quadro 26.2).[25]

▶ ETAPA INTERMEDIÁRIA

Estabilizados os sintomas agudos da desintoxicação, o paciente provavelmente terá condições de aprender diferentes formas para enfrentar a falta de álcool e manter uma abstinência duradoura. O terapeuta organiza as informações mais relevantes para o entendimento do caso em um diagrama de conceituação cognitiva (Fig. 26.1).

RECONHECIMENTO DE "GATILHOS"

Antes mesmo do primeiro gole, o paciente manifesta uma série de sinais que antecedem a recaída. O forte desejo de beber, característico da fissura (ou *craving*), desencadeia um desconforto nem sempre associado à falta de álcool. Irritabilidade, agitação e ansiedade são sintomas comuns nas diversas etapas da recuperação. A identificação dos sinais físicos e emocionais gerados pelo estado de fissura é um dos primeiros passos na aprendizagem das técnicas.[27]

Cada paciente reage de forma distinta e deve ser encorajado a perceber como seu organismo responde à vontade de beber experimentada em situações recentes e passadas. Essas reações são listadas de forma objetiva na Tabela 26.3, de modo a ajudar o paciente a identificar as mudanças que podem ser realizadas em seu comportamento e humor ao vivenciar a falta de álcool.[28]

QUADRO 26.2 **Exemplo do uso da psicoeducação**

Psicoeducação

Com uma história de uso intenso de álcool de 14 anos, com períodos de abstinência inferiores a 15 dias, Marcelo (35 anos) queixava-se de desânimo, períodos de irritabilidade/agressividade e dificuldades em relação a seu trabalho. Orientado sobre a relação dos efeitos do álcool e os sintomas que apresentava quando em abstinência, Marcelo reduziu o uso por uma semana, porém não observou melhora em seu humor ou desempenho. Após um mês sem utilizar álcool, sessões de psicoeducação e *feedbacks* sobre resultados de exame de sangue, Marcelo finalmente observou alguns benefícios de estar sem o álcool, como momentos de satisfação em família, organização adequada de suas atividades e seus compromissos e melhor desempenho laboral.

Ele refere que um dos fatores que o incentivou a completar um mês em abstinência foi ter aprendido, na terapia, que os efeitos do álcool demoram a sumir mesmo depois de uma semana sem uso.

Dados relevantes da infância
A mãe teve dificuldade na criação de três crianças com idades próximas. Frequentemente irritada, brigava e batia nos filhos. O pai viajava muito a trabalho e esteve ausente durante toda a infância do paciente, chegando a morar em outra cidade. Sua família sempre teve o hábito de beber.

Crenças centrais
Não tenho atrativos. Não mereço o interesse de outras pessoas. Sou fraco.
Não consigo superar dificuldades e sofrimentos.

Crenças sobre o uso de álcool
Fico melhor quando bebo. A vida sem álcool é chata. Beber é a única forma de aliviar sentimentos negativos. Só consigo me relacionar com os outros quando bebo.

Crenças intermediárias
Se sou uma pessoa sem atrativos, preciso beber para ficar mais interessante. Se me sinto triste, irritado ou ansioso, a bebida me ajuda a suportar. Quando bebo, sinto-me melhor, mais divertido e comunicativo.

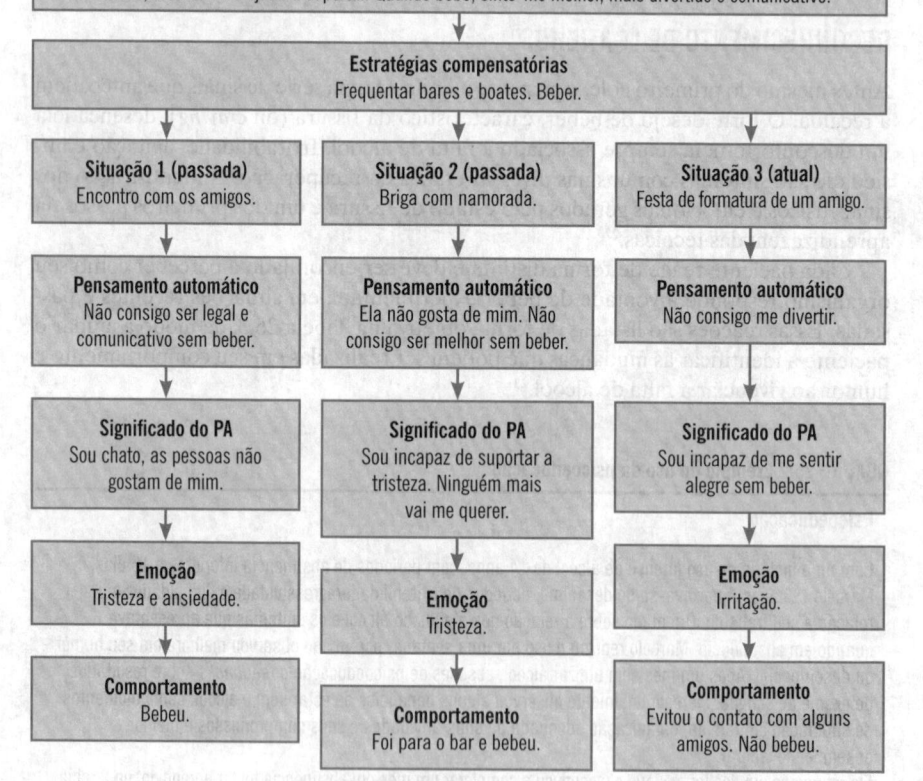

Estratégias compensatórias
Frequentar bares e boates. Beber.

Situação 1 (passada)	Situação 2 (passada)	Situação 3 (atual)
Encontro com os amigos.	Briga com namorada.	Festa de formatura de um amigo.
Pensamento automático Não consigo ser legal e comunicativo sem beber.	**Pensamento automático** Ela não gosta de mim. Não consigo ser melhor sem beber.	**Pensamento automático** Não consigo me divertir.
Significado do PA Sou chato, as pessoas não gostam de mim.	**Significado do PA** Sou incapaz de suportar a tristeza. Ninguém mais vai me querer.	**Significado do PA** Sou incapaz de me sentir alegre sem beber.
Emoção Tristeza e ansiedade.	**Emoção** Tristeza.	**Emoção** Irritação.
Comportamento Bebeu.	**Comportamento** Foi para o bar e bebeu.	**Comportamento** Evitou o contato com alguns amigos. Não bebeu.

FIGURA 26.1 ▶ **Diagrama de conceituação cognitiva com exemplos de um paciente.**
PA: pensamento automático.
Fonte: Beck.[26]

TABELA 26.3 **Reações físicas e emocionais da fissura**

REAÇÕES FÍSICAS	REAÇÕES EMOCIONAIS
• Suor • Taquicardia • Tremores • Náuseas • Agitação	• Ansiedade • Irritabilidade • Euforia • Tristeza

Outra classe de sinalizadores corresponde às circunstâncias externas que contribuem para o início ou aumento da vontade de beber. O reconhecimento do risco potencial associado a hábitos, pessoas e lugares é incentivado, visto que a exposição a situações de risco deve ser programada segundo uma ordem crescente de dificuldade. Sendo o álcool uma substância lícita cujo consumo é amplamente disseminado e incentivado, o paciente deve considerar o risco de situações corriqueiras, como anúncios de bebidas na televisão[29] e em *outdoors*, ofertas de degustação de bebidas, entre outras.

Saber os contextos que aliciam a fissura é fundamental na tomada de decisão sobre como enfrentar ou evitar as situações de risco. Um mapeamento de situações, companhias, hábitos e lugares que influenciam e reforçam o comportamento dependente deve pautar a aplicação das técnicas subsequentes.[1]

AUTOMONITORAMENTO

A partir do levantamento das principais situações de risco e do reconhecimento das reações físicas e emocionais próprias da fissura, o paciente é ensinado a identificar pensamentos automáticos a favor da abstinência (não uso) ou a favor da recaída (uso). Em capítulos anteriores, são descritas as técnicas que auxiliam no reconhecimento dos pensamentos automáticos, etapa importante na aplicação do automonitoramento.

O formulário de registro de pensamentos disfuncionais oferece a organização dessas informações (situação de risco, reações, pensamentos automáticos, respostas adaptativas, comportamento).[28] O diagrama de automonitoramento (Fig. 26.2) sistematiza essas mesmas informações em formato visual, com o objetivo de facilitar a memorização.[25]

A partir do levantamento dos dados do diagrama e do registro escrito, é possível focar os pensamentos e a elaboração de respostas adaptativas. Os principais pensamentos devem ser discutidos na sessão, buscando-se identificar distorções cognitivas pela observação de evidências a favor e contra as ideias registradas. Cabe ao terapeuta incentivar o paciente a questionar, de forma sistemática, seus pensamentos disfuncionais e argumentar contra eles com dados da realidade e exemplos por ele vividos (Quadro 26.3).[25,28]

Para cada pensamento disfuncional, mais de uma resposta adaptativa deve ser registrada no formulário de registro de pensamentos disfuncionais. Os argumentos que levam o paciente a manter a abstinência são fundamentais. No decorrer do tratamento, esses argumentos são denominados "pensamentos funcionais" e devem ser constantemente reconhecidos e valorizados a cada sessão. Como o uso crônico de álcool pode provocar o comprometimento da memória,[30] é necessário reforçar a importância do

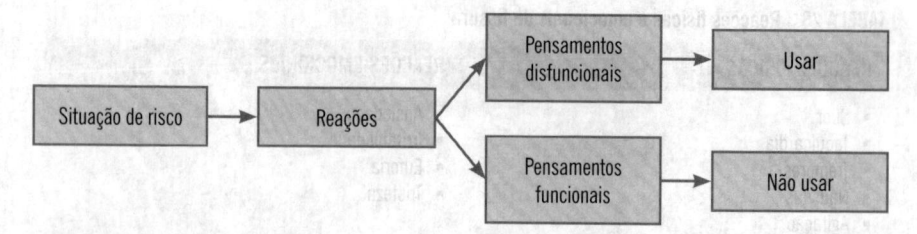

```
Situação de risco → Reações → Pensamentos disfuncionais → Usar
                             → Pensamentos funcionais → Não usar
```

Situação de risco: qualquer circunstância que provoque a vontade de uso. Podem ser situações internas (estado de humor deprimido ou eufórico) ou externas (desentendimento familiar, desemprego, etc.).
Reações: sinais físicos e emocionais que manifestam a fissura. (Ver Quadro 26.3.)
Pensamentos disfuncionais: pensamentos que induzem ao consumo de bebida.
  Por exemplo: "Hoje posso, já estou há muito tempo sem beber."
  "Ninguém ficará sabendo."
  "Desta vez, vou conseguir beber só um pouco, já sei controlar a bebida."
Pensamentos funcionais: pensamentos que buscam manter a abstinência.
  Por exemplo: "Como estou limpo há cinco meses, não vou recair agora!"
  "Estou muito melhor agora do que quando bebia."
  "Sei que a fissura vai passar. Já senti mais vontade e consegui resistir."

FIGURA 26.2 ▶ **Diagrama de automonitoramento.**

QUADRO 26.3 Exemplos de respostas adaptativas a um pensamento disfuncional

Pensamento disfuncional
"Como estou há bastante tempo sem beber, já aprendi a me controlar e vou conseguir beber só um pouco."
Resposta
"Pela minha experiência, sei que não consigo beber pouco, nunca consegui antes."
"Não tenho controle e, se começo a beber, não consigo parar."
"Não vou perder o tempo de abstinência que conquistei."

exercício (inclusive escrito), incentivando-se a identificação de pensamentos funcionais e respostas adaptativas. Um cartão de enfrentamento pode ser utilizado para que essas ideias estejam acessíveis ao paciente ao longo do dia.

O levantamento de situações, reações e cognições associadas à fissura permite que sejam identificadas as principais crenças que favorecem o uso de álcool.[28]

REESTRUTURAÇÃO COGNITIVA

Diferenças entre pensamentos funcionais e disfuncionais promovem o confronto com a realidade. Reconhecer distorções cognitivas auxilia na identificação de crenças permissivas, isto é, padrões de pensamento que facilitam o consumo de álcool.[28] O questionamento dos pensamentos disfuncionais e a identificação de distorções levam a respostas adaptativas, funcionais e realistas. O terapeuta ajuda o paciente a formular hipóteses alternativas aos pensamentos distorcidos, testando a validade dessas hipóteses de forma objetiva e sistemática. A reestruturação cognitiva ocorre quando o paciente passa a acreditar mais nas respostas adaptativas do que nos pensamentos e nas crenças disfuncionais.

De modo geral, as experiências são avaliadas pelo indivíduo de forma distorcida, pois as crenças e as suposições formam esquemas desadaptativos, que são reforçados por estratégias compensatórias. Perceber esse funcionamento torna possível ao paciente desafiar os pensamentos e evitar os mecanismos compensatórios. O objetivo é minimizar a ativação desses esquemas e enfraquecer a valência das crenças permissivas.[28] Eis alguns exemplos de crenças permissivas comuns entre alcoolistas:

- "Eu mereço uma bebida." (Merecimento)
- "Apenas um copo não vai me fazer mal." (Minimização das consequências)
- "A vida é chata se não posso beber." (Justificativa)

A reestruturação cognitiva é uma ferramenta central do processo psicoterapêutico. O terapeuta deve estar atento a possíveis dificuldades na aplicação da técnica, visto que o curso crônico da dependência de álcool e a síndrome de abstinência resultam em prejuízos cognitivos que alteram o processamento da informação.[31]

A técnica da descoberta guiada pode auxiliar na avaliação e na modificação de crenças disfuncionais. Três questões são muito utilizadas com o intuito de examinar os pensamentos e as crenças disfuncionais do paciente. As perguntas, apresentadas a seguir, têm o intuito de realizar um questionamento quanto à veracidade e à credibilidade de cada crença.

1. Qual é a evidência de sua crença?
2. De que outra forma você pode interpretar a situação?
3. Se a interpretação alternativa é verdadeira, quais são as implicações?

ESTRATÉGIAS DE ENFRENTAMENTO

Conforme o paciente se familiariza com as técnicas, ele desenvolve formas de perceber e responder à realidade de forma funcional e adaptada. A decisão de não beber deve ser seguida de comportamentos que distanciem objetivamente o paciente da situação de risco. Aprender a lidar com as circunstâncias que provocam fissura consiste em uma etapa fundamental na manutenção da abstinência. Durante os anos de consumo de álcool, o indivíduo recorria à bebida para aliviar sentimentos negativos. Mudar esse padrão envolve enfrentar as dificuldades do dia a dia sem adotar os tradicionais comportamentos dependentes (p. ex., beber, mentir, manipular, frequentar locais de risco para recaída, etc.).[32]

Ainda que algumas situações de risco possam ser evitadas, muitas delas não permitem controle, como desentendimentos, desemprego, propagandas de bebidas alcoólicas, ver outras pessoas bebendo, etc. As respostas comportamentais oferecem a possibilidade de enfrentar tais circunstâncias de modo a diminuir os estímulos que provocam a fissura. Ainda que o paciente tenha decidido não beber em determinada situação de risco, ele necessita de recursos, ferramentas e estratégias que o afastem do contexto que representa risco. Com frequência, o alcoolista subestima o risco de recaída e não faz uso de recursos que diminuem a fissura, como sair imediatamente do local, ler cartões de enfrentamento, usar técnicas de relaxamento e telefonar para alguém relacionado à recuperação. Cada estratégia deve estar de acordo com as particularidades do paciente e ser de fácil acesso e o mais próximo possível da realidade.[33]

Uma lista com as principais situações de risco é elaborada pelo paciente e utilizada durante a sessão na busca de alternativas de enfrentamento. Mais de uma resposta deve ser prevista para uma mesma situação (Quadro 26.4), garantindo que o paciente se sinta sob controle, com diferentes possibilidades de diminuir a fissura e sair com sucesso da situação de risco. Experiências passadas bem-sucedidas são reconhecidas como recursos importantes a serem utilizados no futuro. Isso aumenta a autoeficácia, ou seja, a percepção da capacidade de enfrentar a situação sem fazer uso de álcool. O sentimento de confiança aumenta a valência dos pensamentos funcionais, o que facilita a prática das estratégias de enfrentamento.[27,34]

INTERVENÇÕES COMPORTAMENTAIS E MANEJO DE CONTINGÊNCIAS

As abordagens e técnicas comportamentais centram-se nas SARs e no comportamento em relação ao uso de álcool. O foco das técnicas se mantém nas informações referentes ao álcool, em seus efeitos e nas situações de risco. A exposição de pacientes a determinados lugares, situações, objetos e pessoas desencadeia uma série de reações. Os sinais relacionados, direta ou indiretamente, ao uso de álcool geram respostas de fissura. A observação e o controle desses estímulos e gatilhos são imprescindíveis para a manutenção da abstinência, visto que o paciente está propenso à ambivalência ao longo de todo o processo. Com um controle eficaz da fissura e o reconhecimento das situações de risco, o paciente experimenta um aumento da autoeficácia para enfrentar os desafios da recuperação.

A abordagem por meio de reforços positivos pode ser administrada desde o início do tratamento, na conquista das primeiras semanas de abstinência. O manejo de contingências (MC) é um exemplo de intervenção comportamental eficaz e geralmente usada em pacientes com transtorno por uso de álcool. Consiste em um programa de troca de *vouchers* que representam uma recompensa pelo período sem uso de álcool. As combinações devem ser claras, e os reforços devem ser definidos antes do início do programa e contratados entre terapeuta, paciente e familiares de acordo com as circunstâncias. O *screening* toxicológico pode ser utilizado nessa fase para comprovar

QUADRO 26.4 Exemplo de situação de risco e estratégias de enfrentamento

Um paciente descreve uma situação que o expõe à vontade de beber.
Situação: Quando passo caminhando em frente a um bar.
Estratégia de enfrentamento 1: Telefonar para minha esposa e contar a ela sobre essa dificuldade. A ligação também servirá para me distrair e me acalmar.
Estratégia de enfrentamento 2: Atravessar a rua ou entrar em um ônibus rapidamente.
Estratégia de enfrentamento 3: Tirar da carteira a foto do meu filho caçula, pois isso me faz pensar no exemplo que quero ser para ele. Não quero mais decepcionar minha família.

presença ou ausência de substâncias no período estabelecido. A cada exame toxicológico que identifique abstinência de substâncias, o paciente recebe o *voucher*, que pode ser trocado por objetos relacionados a um estilo de vida sem o álcool. Além dessa troca de *vouchers*, outros reforçadores podem ser combinados entre terapeuta e paciente. Estudos demonstram que a magnitude do reforço está associada aos resultados do controle de contingências.[35] O Quadro 26.5 apresenta um exemplo da aplicação do manejo de contingências.

Outra técnica muito utilizada é a resolução de problemas. Essa estratégia terapêutica consiste em auxiliar o paciente a avaliar seus problemas de forma objetiva, visualizando diferentes opções de resolução e avaliação das consequências. Durante a sessão, o terapeuta educa o paciente sobre a técnica e ressalta a importância de sempre estabelecer mais de uma possibilidade de resolução diante de um problema. É sugerido que, durante a sessão, a técnica seja treinada em diferentes situações, preparando o paciente para necessidades reais. O terapeuta pode apresentar os seguintes passos para explicar a técnica:

1. Qual é o meu problema?
2. Qual é o meu objetivo com relação a esse problema?
3. Quais são as possibilidades de resolução? (Listar no mínimo três.)
4. Qual é a melhor opção?
5. Quais são as consequências de minha escolha? (Avaliada somente após a execução da resposta escolhida.)

A aplicação da resolução de problemas auxilia o paciente em situações de risco nas quais ele tenha dificuldade de criar estratégias diferentes de enfrentamento. Além disso, pode ser útil na reestruturação cognitiva, uma vez que o paciente cria constantemente a necessidade de avaliar a mesma situação sob diferentes pontos de vista.[24,36]

MUDANÇA DE ESTILO DE VIDA

Pessoas com TUS passam grande parte do tempo envolvidas com atividades relacionadas ao uso de substância, o que gera um estreitamento de repertório.[37] No caso de transtorno por uso de álcool, a bebida acaba por assumir um papel polivalente, e seu uso é disseminado para todos os propósitos. O indivíduo bebe para lidar com emoções negativas, bebe

---

QUADRO 26.5 Exemplo de caso com manejo de contingências

Manejo de contingências
Durante o processo de tratamento para o uso de álcool, Fernando (27 anos) concordou em apresentar exames periódicos no etilômetro (bafômetro). Em caso de resultado negativo (*screening* sem álcool), Fernando tinha o direito de escolher um fim de semana no qual poderia usar o carro do pai. Em caso de *screening* positivo, além de ficar sem carro durante todo o mês, ficaria restrito em relação às suas atividades sociais. O empréstimo do carro era concedido como reforço positivo por ter-se mantido sem beber, e a restrição de atividades sociais adquire um papel de punição por ter utilizado álcool.

quando está feliz ou conquista um objetivo, bebe quando se sente entediado ou quando não encontra prazer em outras atividades. O terapeuta deve propor uma mudança nesse estilo de vida. O comportamento aditivo, em suas variadas apresentações, precisa ser reconhecido como contraproducente. Atitudes não relacionadas diretamente ao uso também podem fazer parte de um estilo de vida dependente. Logo, a mudança vai além da abstinência e propõe uma postura funcional abrangente, como honrar compromissos, ter os horários organizados, não mentir, alimentar-se de forma adequada, atentar para os horários de descanso e estabilizar as horas de sono.

Outro aspecto importante na mudança de estilo de vida é a busca por satisfação pessoal. Antes, a bebida era a única fonte de prazer. Em tratamento, o paciente abdica da satisfação com o uso de álcool. Por isso, é incentivada a lembrança de pequenas coisas que antes promoviam satisfação, além de novas fontes de gratificação pessoal. O envolvimento em atividades prazerosas se constitui em uma questão-chave para uma manutenção da abstinência duradoura.

ESTABELECIMENTO DE UM PLANO DE METAS

Ao longo do tratamento, a previsão de metas assume diferentes objetivos. São enfocados planejamentos práticos a curto, médio e longo prazos, com o objetivo final de manter a abstinência e o comprometimento com o processo psicoterapêutico. As metas devem ser claras, realistas, objetivas e descritas em detalhes, ter critérios de avaliação definidos de acordo com cada contexto e ser revisadas periodicamente. Tal prática facilita a percepção de possíveis incoerências e a ordenação de acordo com prioridades. O terapeuta também pode optar por um plano de mudanças, conforme sugerem Miller e Rollnick,[11] estruturado com objetivos, estratégias, possíveis obstáculos e pessoas que podem auxiliar ou prejudicar a mudança. No Quadro 26.6, é descrito um exemplo de estabelecimento de metas a médio prazo, o qual auxilia o paciente a estruturar e organizar suas ações e atividades.

▶ ETAPA FINAL

Além do foco na reestruturação cognitiva e em técnicas comportamentais, o terapeuta pode complementar o tratamento, sobretudo em sua fase final, com outras abordagens indicadas para indivíduos com dependência de álcool, como o treino de habilidades e o apoio social e familiar. Além disso, a importância da abordagem da TCC em grupo é enfatizada como um método de trabalho indicado desde o início do tratamento.

QUADRO 26.6 Exemplo de estabelecimento de metas

Letícia (38 anos) está em abstinência de álcool há quatro meses, e sua meta, a médio prazo, é encontrar um emprego. A curto prazo, ela se propôs a acordar cedo, preencher cadastros e entregar currículos, além de retomar contato com colegas de seu último emprego. O terapeuta sugere que suas metas sejam avaliadas com o registro diário dessas atividades para revisão semanal na sessão.

TREINAMENTO DE HABILIDADES

O consumo de álcool está associado à falta de habilidades para lidar com algumas situações.[33] O aprimoramento das capacidades de enfrentamento envolve o treino de respostas adaptativas e eficazes. Para tanto, são exercitadas criatividade e flexibilidade em técnicas de exposição imaginária e dramatização (*role-play*). Entre pacientes com transtorno por uso de álcool, é de extrema importância o ensaio da recusa de bebidas alcoólicas. É essencial que o profissional auxilie o paciente a criar diferentes formas de não recair diante de situações de risco. O treinamento de técnicas como "dizer apenas NÃO" pode ser muito útil, principalmente em situações que envolvam pessoas que não são próximas ou que não sabem do problema com o álcool do paciente. Esse treino pode ser realizado individualmente ou em grupo, no qual situações reais podem ser dramatizadas e exploradas durante a técnica de *role-play*.

O treinamento comportamental deve considerar a existência de crenças disfuncionais. Em determinados pacientes alcoolistas, algumas crenças podem ser comuns, como: "se eu não aceitar a bebida, vou ofender o dono da casa" ou "se eu não beber, as pessoas vão pensar que tenho problemas com bebida". Diante disso, é importante que o terapeuta aplique técnicas para avaliação e modificação de crenças intermediárias e centrais, como o treino de habilidades comportamentais.

PREVENÇÃO DE RECAÍDA

O modelo de prevenção de recaída foi desenvolvido por Marlatt para auxiliar o tratamento de casos graves relacionados ao TUS e demonstra excelentes resultados em indivíduos com dependência de álcool. O modelo consiste na aplicação de técnicas cognitivas e estratégias comportamentais para evitar ou limitar a ocorrência de lapsos e/ou recaídas. É importante uma avaliação interpessoal e de possíveis situações de risco que podem favorecer a recaída. É essencial que o profissional esteja atento às habilidades de enfrentamento do paciente, bem como ao reforço da autoeficácia e a uma ampla psicoeducação sobre o modelo e a dependência de álcool. Estudos apontam que a prática da prevenção de recaída pode ser mais efetiva do que a fila de espera ou apresentar a mesma efetividade de inúmeros outros tratamentos, diminuindo significativamente a incidência de recaídas.[38]

PREVENÇÃO DE RECAÍDA BASEADA EM *MINDFULNESS* PARA PACIENTES COM TRANSTORNO POR USO DE ÁLCOOL

A prevenção de recaída baseada em *mindfulness* (*Mindfulness-Based Relapse Prevention* [MBRP]), proposta por Marllat e colaboradores, tem recebido bastante atenção por clínicos e pesquisadores nos últimos anos e apresenta como objetivo prevenir lapsos e recaídas por meio do desenvolvimento da consciência e da aceitação de sensações e sentimentos pela prática de *mindfulness*. A prevenção de recaída mediante a prática de *mindfulness* objetiva estimular o paciente a utilizar as habilidades adquiridas pela prática em situações de risco/gatilhos. Logo, a identificação de situações de risco torna-se essencial para a aplicação da técnica. Inúmeros estudos vêm apresentando resultados promissores com a utilização da técnica, o que demonstra que a prática de *mindfulness* pode proporcionar resultados mais duradouros em relação à abstinência.[38]

REDE DE APOIO SOCIAL E FAMILIAR

Enquanto o paciente está em recaída, suas interações sociais tornam-se limitadas, em grande parte, a contextos associados ao consumo de álcool. O resgate de relacionamentos saudáveis deve ser criterioso, minimizando os riscos de contato com as antigas companhias de uso. A falta de informação sobre a dependência de álcool e seu tratamento deve ser observada para a realização de uma reinserção social segura e satisfatória.[39]

Além de possibilitar uma fonte de satisfação pessoal, o convívio em sociedade contribui para a construção de uma nova autoimagem, mais sadia, consolidando mudanças do estilo de vida. Essa alteração no autoconceito auxilia no fortalecimento da autoeficácia e em um menor risco de exposição a situações tentadoras. Manter-se próximo a pessoas que compartilham de interesses comuns aumenta o engajamento em atividades saudáveis distantes do álcool, além de contribuir para o adequado uso do tempo ocioso. Outrossim, a reconstrução de vínculos desperta o sentido de pertencimento.

Outro fator associado é a reestruturação dos vínculos familiares. Conflitos decorrentes do uso de álcool e suas consequências são capazes de romper vínculos familiares relevantes. Atenção especial deve ser dedicada ao grupo familiar do paciente, seja pelas demandas da codependência, seja pela importância desses relacionamentos no processo de recuperação. Pessoas que podem ser consideradas uma referência para o paciente são convidadas a participar do tratamento e a discutir questões de convivência que contemplem os interesses dos parentes e atendam às necessidades do paciente. Não raro, a indicação de terapia familiar auxilia na aproximação e na resolução de conflitos passados.[5] A proximidade afetiva com familiares, cônjuges ou companheiros é útil para o manejo da ansiedade e de estados emocionais negativos, como insegurança e irritabilidade.[40]

TERAPIA COGNITIVO-COMPORTAMENTAL EM GRUPO

A modalidade de intervenção em grupo vem ganhando reconhecimento como uma alternativa que amplia os benefícios de muitas técnicas por viabilizar o compartilhamento de experiências. A terapia de grupo é bastante indicada no caso de indivíduos com dependência de álcool, mas é importante investigar a eficácia em populações específicas (como idosos ou mulheres).[3] Na terapia de grupo, existe a oportunidade da modelagem, do *feedback* e do ensaio comportamental, enriquecendo o repertório de cada paciente por meio da troca de experiências.

As técnicas de dramatização, utilizadas principalmente no treinamento de habilidades, ganham especial significado quando experimentadas em grupo. A oportunidade de encenar o contexto a ser enfrentado e observar as diferentes reações de cada integrante do grupo multiplica as alternativas de aquisição de respostas adaptativas. A variedade de situações de risco, que podem ser dramatizadas com a presença de vários personagens, incentiva a criatividade para o aprimoramento do repertório de respostas. Além disso, são evidentes as vantagens econômicas tanto para o paciente como para o serviço e os profissionais envolvidos quando a opção é a terapia de grupo.

► CONSIDERAÇÕES FINAIS

As indicações quanto à escolha de modalidades de tratamento e técnicas devem considerar as particularidades de cada paciente. Portanto, os primeiros passos buscam elucidar diagnósticos, bem como metas e objetivos de cada caso, além de compreender o contexto no qual o paciente está inserido. A indicação de tratamento psicológico no modelo da TCC supõe que o paciente foi avaliado, está em condições de trabalhar com o terapeuta como uma "dupla" e mostra-se responsável por seu processo de mudança.

A TCC é uma modalidade de tratamento que se aplica a pacientes que buscam ajuda para a mudança do estilo de vida, empregando, basicamente, a reestruturação cognitiva, em que são identificadas crenças cognitivas disfuncionais e que, ao longo do processo terapêutico, vão sendo modificadas. Os pacientes desenvolvem ferramentas de enfrentamento diante de situações de risco e conseguem manejar a fissura de maneira mais adequada.

Por fim, as combinações de técnicas cognitivas e comportamentais, associadas a tratamentos farmacológicos, ao envolvimento da família e a outras intervenções complementares que se fizerem necessárias no processo de mudança, asseguram a manutenção da mudança terapêutica.

REFERÊNCIAS

1. Rangé B, Marlatt GA. Terapia cognitivo-comportamental de transtornos de abuso de álcool e drogas. Rev Bras Psiquiatr. 2008;30(2):88-95.
2. Popova S, Mohapatra S, Patra J, Duhig A, Rehm J. A literature review of costbenefit analyses for the treatment of alcohol dependence. Int J Environ Res Public Health. 2011;8(8):3351-64.
3. Garcia LP, Freitas LRS. Consumo abusivo de álcool no Brasil: resultados da Pesquisa Nacional de Saúde 2013. Epidemiol Serv Saúde. 2015;24(2):227-37.
4. Chalub M, Telles LB. Álcool, drogas e crime. Rev Bras Psiquiatr. 2006;28(2):69-73.
5. Figlie N, Fontes A, Moraes E, Paya R. Filhos de dependentes químicos com fatores de risco biopsicossociais: necessitam de um olhar especial? Rev Psiquiatr Clin. 2004;31(2):53-62.
6. American Psychiatric Association. Manual diagnóstico e estatístico de transtornos mentais: DSM-5. 5. ed. Porto Alegre: Artmed; 2014.
7. Edwards G, Dare C. Psicoterapia e tratamento das adições. Porto Alegre: Artmed; 1997.
8. Kirk J. Avaliação cognitivo-comportamental. In: Hawton K, Salkovskis PM, Kirk J, Clark DM. Terapia cognitivo-comportamental para problemas psiquiátricos: um guia prático. São Paulo: Martins Fontes; 2005.
9. Oliveira MS, Silva JG, Szupszynski KPDR. Avaliação cognitivo-comportamental. In: Andretta I, Oliveira MS. Manual prático de terapia cognitivo-comportamental. São Paulo: Casa do Psicólogo; 2011.
10. Diehl A, Cordeiro DC, Laranjeira R. Álcool. In: Diehl A, Cordeiro DC, Laranjeira R, organizadores. Dependência química: prevenção, tratamento e políticas públicas. Porto Alegre: Artmed; 2011.
11. Miller WR, Rollnick S. Entrevista motivacional: preparando as pessoas para a mudança de comportamentos adictivos. Porto Alegre: Artmed; 2001.
12. Oliveira MS, Andretta I, Rigoni MS, Szupszynski KPDR. A entrevista motivacional com alcoolistas: um estudo longitudinal. Psicol Refl Crit. 2008;21(2):261-6.
13. Mendez EB. Uma versão brasileira do AUDIT (Alcohol Use Disorders Identification Test) [dissertação]. Pelotas: Universidade Federal de Pelotas; 1999.

14. Gouveia JP, Ramalheira C, Robalo MT, Borges JC, Rocha Almeida J. Inventário de expectativas e crenças pessoais acerca do álcool (IECPA) (Versão brasileira). São Paulo: Casa do Psicólogo; 1996.
15. Jorge MR, Masur J. The use of the Short Form Alcohol Dependence Data questionnaire (SADD) in brazilian alcoholic patients. Br J Addict. 1985;80(3):301-5.
16. Figlie NB, Dunn J, Laranjeira RR. Estrutura fatorial da Stages of Change Readiness and Treatment Eagerness Scale (SOCRATES) em dependentes de álcool tratados ambulatorialmente. Rev Bras Psiquiatr. 2004;26(2):91-9.
17. McConnaughy EA, Prochaska JO, Velicer WF. Stages of change in psychotherapy: measurement and sample profiles. Psychother Theory Res Pract. 1983;20(3):368-75.
18. Rigoni M, Oliveira MS, Susin N, Sayago C, Feldens AC. Prontidão para mudança e alterações das funções cognitivas em alcoolistas. Psicol Estud. 2009;14(4):739-47.
19. Zaleski M, Laranjeira RR, Marques AC, Ratto L, Romano M, Alves H, et al. Diretrizes da Associação Brasileira de Estudos do Álcool e outras Drogas (ABEAD) para diagnóstico e tratamento de comorbidades psiquiátricas e dependência de álcool e outras substâncias. Rev Bras Psiquiatr. 2006;28(2):142-8.
20. Carbonari JP, DiClemente CC. Using transtheoretical model profiles to differentiate levels of alcohol abstinence success. J Consult Clin Psychol. 2000;68(5):810-7.
21. Andretta I, Oliveira M. Um estudo sobre os efeitos da entrevista motivacional em adolescentes infratores. Estud Psicol. 2008;25(1):45-53.
22. Szupszynski KPDR, Rodrigues VS. O modelo transteórico de mudança e a dependência química. In: Oliveira MS, Boff RM, Cazassa MJ, DiClemente CC. Por que é tão difícil mudar? Contribuições do modelo transteórico de mudança do comportamento na prática clínica e na promoção de saúde. Porto Alegre: Sinopsys; 2017.
23. Oliveira MS, Rigoni MS, Seadi SMS, Piccoloto LB, Cazassa MJ, Wagner MF. O modelo transteórico e o espírito da EM na prática clínica com alcoolistas. In: Oliveira MS, Boff RM, Cazassa MJ, DiClemente CC. Por que é tão difícil mudar? Contribuições do modelo transteórico de mudança do comportamento na prática clínica e na promoção de saúde. Porto Alegre: Sinopsys; 2017.
24. Laranjeira R, Pinsky I. O alcoolismo. São Paulo: Contexto; 1998.
25. Freire SD. Implicações práticas no tratamento psicoterápico da dependência química. In: Andretta I, Oliveira MS. Manual prático de terapia cognitivo-comportamental. São Paulo: Casa do Psicólogo; 2011.
26. Beck JS. Terapia cognitiva: teoria e prática. Porto Alegre: Artmed; 1997.
27. Marlatt GA, Donovan DM. Prevenção da recaída: estratégias de manutenção no tratamento de comportamentos adictivos. 2. ed. Porto Alegre: Artmed; 2009.
28. Beck AT, Wright FD, Newman CF, Leise BS. Cognitive therapy of substance abuse. New York: Guilford; 1993.
29. Pinsky I, El Jundi SARJ. O impacto da publicidade de bebidas alcoólicas sobre o consumo entre jovens: revisão da literatura internacional. Rev Bras Psiquiatr. 2008;30(4):362-74.
30. Oliveira MS, Laranjeira R, Jaeger A. Estudo dos prejuízos cognitivos na dependência do álcool. Psic Saúde & Doenças. 2002;3(2):205-12.
31. Liese BS, Frank RA. Tratamento dos transtornos por uso de substâncias com a terapia cognitiva: lições aprendidas e implicações para o futuro. In: Salkovskis PM, editor. Fronteiras da terapia cognitiva. São Paulo: Casa do Psicólogo; 2004.
32. Cox WM, Calamari JE, Langley M. Habilidades de enfrentamento para o comportamento de beber e assessorial motivacional sistemática: tratamentos cognitivo-comportamentais para pessoas que têm problemas com álcool. In: Caballo VE. Manual para o tratamento cognitivo-comportamental dos transtornos psicológicos da atualidade. São Paulo: Santos; 2007.
33. Monti PM, Kadden RM, Rohsenow DJ, Cooney NL, Abrams DB. Tratando a dependência de álcool: um guia de treinamento das habilidades de enfrentamento. 2. ed. São Paulo: Roca; 2005.

34. Santana S, Dias C. Uso de substâncias psicoativas na sociedade brasileira: uma perspectiva sociocognitiva. In: Santana S, Dias C, Oliveira MS. Uso de substâncias psicoativas na sociedade brasileira: uma perspectiva sociocognitiva. Porto Alegre: Sinopsys; 2017.
35. Lussier JP, Hei SH, Mongeon JA, Badger GJ, Higgins ST. A meta-analysis of voucher based reinforcement therapy for substance use disorders. Addiction. 2006;101(2):192-203.
36. Knapp P, Beck AT. Fundamentos, modelos conceituais, aplicações e pesquisa da terapia cognitiva. Rev Bras Psiquiatr. 2008;30(2):54-64.
37. Silva CJ. Critérios diagnósticos e classificação. In: Diehl A, Cordeiro DC, Laranjeira R, organizadores. Dependência química: prevenção, tratamento e políticas públicas. Porto Alegre: Artmed; 2011.
38. Witkiewitz K, Marlatt GA, Walker D. Mindfulness-based relapse prevention for alcohol and substance use disorders. J Cogn Psychother. 2005;19(3):221-8.
39. Peluso ETP, Blay SL. How should alcohol dependence be treated? The public view. Alcohol Alcohol. 2008;43(5):600-5.
40. Washton AM, Zweben JE. Prática psicoterápica eficaz dos problemas com álcool e drogas. Porto Alegre: Artmed; 2009.

27

TERAPIA COGNITIVO-COMPORTAMENTAL APLICADA AO TRATAMENTO DE PACIENTES COM TRANSTORNO POR USO DE MACONHA

▶ FLAVIA SEREBRENIC

PONTOS-CHAVE

- A maconha é a substância ilícita mais usada no mundo e no Brasil e apresenta concentrações cada vez mais altas de delta-9-tetra-hidrocanabinol (THC).
- Muitos efeitos adversos do uso de maconha estão comprovados, como a indução à psicose em casos de predisposição.
- Os usuários de maconha tendem a minimizar os efeitos prejudiciais relacionados ao consumo da droga e demoram a reconhecê-los, dificultando a procura por tratamento.
- Foi comprovado que a terapia cognitivo-comportamental (TCC) é efetiva no tratamento de usuários de maconha, em geral associada a outras abordagens, como entrevista motivacional (EM) e manejo de contingências (MC).
- As taxas de abstinência total são menores em usuários de maconha em comparação a usuários de outras substâncias, havendo apenas uma tendência à diminuição do consumo.

Por ser a substância ilícita mais utilizada no mundo, a maconha tem sido foco de atenção dos pesquisadores quanto ao nível epidemiológico e às formas de tratamento do transtorno associado a seu uso. As pessoas começam a consumir a substância cada vez mais cedo, e poucas procuram tratamento para dependência.[1] Assim como para outras substâncias, a TCC tem se mostrado bastante efetiva como abordagem para o tratamento de usuários de maconha.

O objetivo deste capítulo é, a partir de uma contextualização sobre a epidemiologia do uso de maconha, descrever o perfil do usuário que procura tratamento e as abordagens utilizadas segundo a perspectiva cognitivo-comportamental.

▶ PREVALÊNCIA DO USO DE MACONHA

A maconha é a substância ilícita mais produzida, traficada e consumida no mundo[2,3] e a terceira substância com uso recreacional mais popular, depois do álcool e do tabaco.[4]

O United Nations Office on Drugs and Crime (UNODC), em seu último levantamento, mostrou que, em 2015, 183 milhões de pessoas tinham usado maconha no último ano, o equivalente a 3,8% da população mundial, não muito diferente de 1998, quando essa porcentagem era de 3,4%. Como a população também cresceu, esses números aumentaram em termos absolutos. O uso da substância diminuiu desde 2010 em alguns países, exceto na Ásia e na África, onde há percepção de um aumento rápido de consumidores. Nas Américas, parece haver aumento do consumo, com os Estados Unidos sendo responsável por tal quadro: entre 2002 e 2007, houve declínio, mas, entre 2007 e 2015, o número de consumidores de maconha aumentou, principalmente o de usuários mais frequentes.

Na Europa, apesar de haver estabilidade do consumo de maconha, houve aumento do uso em alguns países (França, Dinamarca, Finlândia, Bulgária, República Tcheca e Suécia), e há maior procura de tratamento para tal, possivelmente devido ao comércio de tipos mais potentes da substância. Apesar de o consumo ser mais alto entre os jovens, o uso entre pessoas mais velhas aumentou.

No que se refere às novas leis de legalização dos diversos usos da maconha, nos Estados Unidos, o consumo da substância continua a crescer desde 2008, independentemente dessas mudanças. Parece que o que mais afeta a prevalência são aspectos como a legalização do uso medicamentoso, o declínio das percepções de risco e o debate constante sobre a legalização do uso medicinal e recreacional. No Uruguai, até a implementação completa da nova legislação, é difícil perceber os impactos do consumo de maconha na população.[4]

Em termos de dependência, 9% dos indivíduos que usam maconha preenchem os critérios para dependência,[5] dado bastante semelhante ao resultado de um estudo de Hall e Pacula,[6] que concluíram que um em cada 10 usuários torna-se dependente. O risco aumenta conforme o uso aumenta.

Há evidências de hereditariedade no risco de uso e dependência de maconha, bem como influências genéticas e ambientais.[7] As taxas de dependência aumentam em jovens[8-10] que apresentam predisposição. Usuários que começam o uso mais cedo correm um risco ainda maior. Estima-se que, de 6 ou 7 jovens que consumiram maconha, um tenha se tornado dependente.[11] O uso de maconha está associado também a rebeldia, comportamento antissocial, desempenho escolar fraco e relação com pares usuários de substâncias.[12] Esses problemas de comportamento também são relatados em países de baixa renda.[12,13] Outrossim, além do uso cada vez mais cedo da droga, a potência do THC, principal elemento ativo da maconha, está maior.[14] Dois correlatos sobre o uso de maconha são comuns: ser homem e jovem.[15,16]

A maconha é a substância ilícita mais consumida no Brasil.[17-19] Em um estudo domiciliar conduzido em 107 cidades com mais de 200 mil pessoas, o uso na vida de indivíduos entre 12 e 65 anos foi de 6,9%,[17] comparável ao índice de outros países sul-americanos – como Colômbia (5,4%) – e ao índice da maioria dos países europeus – como Alemanha (4,2%) –, mas menor que os índices dos Estados Unidos (34,2%) e do Reino Unido (25,1%).[17-23] Em uma segunda pesquisa, três anos depois,[18] o uso subiu para 8,8%. As amostras desses dois levantamentos representaram, respectivamente, apenas 28 e 40% da população brasileira e, portanto, não incluem pequenas cidades e regiões menos populosas do País. Em um estudo mais recente,[24] em uma amostra representativa da população brasileira a partir de 14 anos, a estimativa de uso de maconha no último ano foi de 2,1%. Os fatores associados com maior probabilidade de uso foram: sexo masculino, idade entre 18 e 30 anos, ser solteiro, estar desempregado e viver nas Regiões Sul e Sudeste. Receber salário alto e viver em metrópole foram dados estatisticamente significativos apenas após ajuste para as variáveis aqui descritas. Esse estudo foi replicado recentemente, também com amostra representativa da população brasileira e com cuidado metodológico para preservar a privacidade do entrevistado, e mostrou que o uso na vida de maconha é de 7%, no último ano subiu 3%, e, destes, 37% são dependentes, segundo a *Severity of Dependence Scale* (SDS).[25]

▶ NOVAS FORMAS DE USO

Atualmente, há novas formas de consumo de maconha aparecendo pelo mundo. Canabinoides sintéticos vêm substituindo o uso da maconha natural, podendo resultar em intoxicação aguda e provocar efeitos de longo prazo na saúde. Usuários de maconha que estão na prisão, em geral, tendem a utilizar mais essa versão, justamente para evitar sanções.[4] Nesse período de inovações nas leis e maior disponibilidade de adereços relacionados à maconha (cachimbos, sedas, narguilés, entre outros), o uso de cigarros eletrônicos, ou *vaping*, como são conhecidos, também atingiu os usuários da substância, sendo uma maneira de fumar o vapor, e não a fumaça. Entretanto, seu uso é controverso: por um lado, pode evitar problemas respiratórios, mas, por outro, pode parecer um incentivo para a percepção de menor risco, tendo efeitos menos benéficos do que os cigarros eletrônicos para tabagistas.[26-28]

O *dabbing* (sem tradução para o português), uma nova forma de consumir maconha no Brasil, nem tão nova no exterior, envolve o aquecimento de extratos da maconha em altas temperaturas e a inalação desse vapor.[29] Esses extratos, chamados de "cera", "óleo", "pedaços" (*wax, oil, shatter*), são adquiridos pela extração da resina da *Cannabis sativa*, que é misturada ao butano. E, então, a mistura é submetida à evaporação. O que sobra é uma maconha com altas concentrações de THC. Relatos mostram que essa forma da substância tem de 20 a 25% de concentração de THC, podendo chegar a 80%, em contraponto com a maconha das folhas e flores da Cannabis, que contém 10% de THC.[30]

Alguns estudos mostram que quem utiliza a maconha por meio do *dabbing* apresenta mais problemas: em uma pesquisa recente, pessoas que usavam o óleo de haxixe com butano (*butane hash oil* [BHO], como é também conhecido) exibiram mais dependência física, além de problemas acadêmicos e profissionais, controle afetado e autocuidado mais baixo.[31]

Um estudo recente, realizado por meio de pesquisa *on-line* com indivíduos de 20 países, mostrou que as pessoas com depressão, ansiedade e uso de substância tinham mais chance de usar maconha via *dabbing* do que maconha em planta com alto potencial de THC. Os usuários via *dabbing* relataram efeitos negativos mais fortes e menos efeitos positivos.[32]

▶ USO MEDICAMENTOSO DA *CANNABIS*

Nos últimos anos, vários países têm estudado e adotado novas leis para viabilizar o uso medicamentoso da *Cannabis*.[4] Um estudo recente listou os usos medicamentosos da maconha que têm evidência científica comprovada:

- Tratamento da dor crônica em adultos (maconha fumada)
- Efeito antiemético no tratamento de náusea e vômito induzidos por quimioterapia (canabinoides orais)
- Melhora nos sintomas de espasticidade em pacientes com esclerose múltipla (canabinoides orais)

Os demais efeitos vão de moderados a sem evidência científica comprovada.[33]

Com relação à prevalência, parece que, nos Estados Unidos, onde o uso medicamentoso de *Cannabis* é permitido, há aumento de prevalência do consumo em todas as faixas etárias, sendo o efeito ainda mais evidente no uso não médico da população adulta.[4]

▶ PROBLEMAS RELACIONADOS AO USO DE MACONHA

O interesse pelo estudo da maconha é crescente, talvez porque pesquisas venham comprovando os efeitos adversos dessa substância.[2,3] O consumo de maconha causa polêmica inclusive entre os profissionais da saúde, pois não é incomum profissionais da área da saúde mental questionarem seus malefícios. Os principais problemas decorrentes do uso são descritos a seguir.

1. **Dependência.** O transtorno por uso de maconha vem sendo diagnosticado há algum tempo, nos mesmos padrões das outras substâncias.[34] Muitos estudos comprovam que esses critérios se aplicam tão bem ao transtorno por uso de maconha quanto aos demais transtornos por uso de substâncias(TUSs).[35]

2. **Síndrome de abstinência.** Budney e colaboradores[36] enfatizam a relevância clínica da síndrome de abstinência da maconha e sua validade, sendo os principais sintomas: irritabilidade, nervosismo, inquietação, estado depressivo, raiva aumentada, dificuldade para dormir, sonhos bizarros, diminuição do apetite e fissura. A gravidade da síndrome foi maior em indivíduos portadores de outras condições psiquiátricas e alta frequência de consumo de maconha. Em geral, os sintomas desaparecem em alguns dias, apesar da existência de estudos indicando que eles podem durar mais.
3. **Alteração das funções cognitivas.** As evidências mostram que o uso prolongado de maconha pode ocasionar alterações cognitivas sutis nas funções cognitivas superiores de memória, atenção, organização e integração de informações complexas, que podem afetar o funcionamento do indivíduo no dia a dia.[37] Déficits no funcionamento neuropsicológico, sobretudo em regiões pré-frontais do cérebro e nas funções executivas, podem influenciar de maneira negativa a motivação para o tratamento, a adesão ao programa de recuperação e aumentar o risco de recaída, o que torna a avaliação neuropsicológica uma ação essencial para a detecção de prejuízos associados à substância.

 Alguns estudos questionam se esses prejuízos são revertidos após a abstinência,[37,38] enquanto outros afirmam que eles perpetuam após o indivíduo manter-se abstinente durante um tempo.[39,40]
4. **Prejuízo nas vias respiratórias.** O uso crônico da maconha está associado à bronquite crônica, produzindo, a longo prazo, danos nas vias respiratórias, o que pode resultar, em última instância, em câncer nessas vias e de pulmão.[41]
5. **Indução a quadros psiquiátricos em casos de vulnerabilidade prévia.** Existe uma relação entre o uso de maconha e o aparecimento de doenças psiquiátricas, como esquizofrenia e psicoses em geral. No caso dos transtornos mentais, em geral há associação de fatores individuais constitucionais e efeitos da substância. No caso da esquizofrenia, o uso de maconha aumenta o risco de incidência da doença em indivíduos com e sem outros fatores predisponentes e leva a um pior prognóstico para aqueles com clara vulnerabilidade para um transtorno psicótico. Essa associação é mais intensa em sujeitos com história de sintomas psicóticos que utilizaram maconha antes dos 15 anos de idade. Acredita-se que pessoas propensas a desenvolver esses quadros acabam por antecipar ou precipitar seu surgimento com o uso da maconha.[42] Questiona-se se é a substância que induz a psicose ou se é o transtorno que leva ao uso da droga.[43] Apesar de muitos pacientes com doença mental se automedicarem com maconha, é estabelecido que seu consumo aparece antes.[44]
6. **Porta de entrada.** Além de haver evidências de que pessoas que usam maconha, em algum momento da vida, têm mais chance de consumi-la no futuro, uma corrente de pesquisa comprova a relação entre o uso de maconha e o de outras substâncias ilícitas. Inclusive, a maconha é considerada uma "porta de entrada" para outras substâncias.[45]

No entanto, um estudo recente mostra que os únicos efeitos adversos que têm evidência científica de associação direta com o consumo de maconha são:

- Sintomas respiratórios piorados e episódios frequentes de bronquite crônica (para usuários crônicos)
- Risco aumentado de acidentes no trânsito
- Peso menor no recém-nascido (quando as mães fazem uso de maconha na gravidez)
- Desenvolvimento de esquizofrenia ou outra psicose, com risco maior entre usuários frequentes
- Aumento na frequência de uso e progressão para uso pesado

Os demais efeitos adversos (p. ex., câncer, déficits cognitivos, entre outros) apresentam desde evidências moderadas até pouca evidência científica.[33]

Um guia recente[46] estabeleceu 10 recomendações que podem ajudar a tornar o uso de maconha menos prejudicial, a partir de evidências científicas. São elas:

- O modo mais efetivo de evitar os prejuízos da maconha é a abstinência.
- Evitar o uso precoce da maconha (antes dos 16 anos).
- Escolher a substância com potencial de THC baixo ou com equilíbrio entre THC e canabidiol.
- Não utilizar canabinoides sintéticos.
- Evitar inalar *Cannabis* em combustão e dar preferência a métodos não fumados.
- Evitar inalações profundas ou outras formas mais arriscadas de inalação.
- Evitar uso frequente (diário ou quase diário).
- Evitar dirigir sob a influência de *Cannabis*.
- Populações que apresentam maior risco de desenvolver problemas relacionados ao uso de maconha devem evitá-la.
- Evitar combinar os comportamentos de risco listados anteriormente (p. ex., iniciar cedo e usar muito).

▶ PERFIL DO USUÁRIO DE MACONHA QUE BUSCA TRATAMENTO

Apesar de o consumo de maconha ser prevalente e de provocar muitos prejuízos, uma minoria dos usuários busca tratamento.[47,48] No entanto, a demanda por tratamento de transtornos decorrentes do uso dessa substância vem crescendo.[49] Nos Estados Unidos, em 2006, a taxa de procura por tratamento foi de 16%, em comparação com 12%, em 1996.[50] No ano 2000, dos adolescentes admitidos em serviços públicos especializados no atendimento a usuários de substâncias, 61% eram usuários de maconha.[51]

Na Austrália, também dobraram as taxas de tratamento para usuários de maconha: entre os anos de 2000 e 2002, as taxas passaram de 21 para 45,5%, entre usuários com menos de 20 anos.[52] Na Europa, as taxas de pessoas procurando tratamento para uso de maconha como substância principal foram de 2,5%, em Portugal, a 24%, na Alemanha.[23]
Os usuários que procuram tratamento apresentam problemas sociais e complicações

psiquiátricas e relatam diversas complicações e tentativas repetidas de cessar o consumo, porém sem sucesso.[35,53,54] O uso persiste, apesar das consequências negativas, e muitos se veem como inaptos a abandonar a substância.[54,55]

Em geral, adultos que buscam tratamento para problemas relacionados ao uso de maconha consomem a substância diariamente há mais de uma década e tiveram mais de seis tentativas prévias de reduzir ou parar o consumo.[55,56] Um estudo brasileiro mostrou semelhanças com a população mundial: a idade média do usuário de maconha que procurava tratamento era de 32,3 anos, e o uso era feito, em média, por 15 anos.[57]

▶ PSICOTERAPIAS PARA O USO DE MACONHA

A maior parte das intervenções para dependência de maconha é adaptada das abordagens para o tratamento de pacientes com transtorno por uso de álcool.[1] Um estudo sobre recaída mostrou que pacientes com transtorno por uso de maconha têm problemas similares aos de usuários de outras substâncias para iniciar e manter a abstinência.[58] Nos últimos 15 anos, diversos estudos tentaram a terapia de base motivacional e a TCC, com resultados confirmados ou por testes de urina, ou por relato de acompanhantes, nos Estados Unidos,[59,60] na Austrália,[55] na Europa,[61] e no Brasil.[62]

O tratamento do usuário de maconha acontece em etapas. A primeira etapa é a informação sobre a substância, já que muitos usuários chegam para tratamento sem conhecer os efeitos da droga e, principalmente, os prejuízos que ela provoca.[63] A seguir, a proposta é motivar o usuário para a mudança/o tratamento, definindo objetivos – uma tarefa da EM. Essa técnica trabalha com a ambivalência para cessar o consumo e fortalece a motivação para a mudança.[64] A base do trabalho é não confrontacional e não julgadora, focando auxiliar o paciente a se conscientizar sobre o problema, a assumir um compromisso e a agir para a mudança. Após o indivíduo estar motivado para o tratamento, deve-se trabalhar de modo mais específico com as cognições e os comportamentos relacionados à substância.[63]

As técnicas cognitivo-comportamentais ensinam habilidades relevantes para auxiliar na redução ou cessação do consumo da substância e capacitam o indivíduo a lidar com outros problemas psicossociais e de saúde, que podem afetar os resultados do tratamento.[1]

A prevenção de recaída, uma abordagem baseada nos princípios da TCC e descrita em detalhes no Capítulo 13, é utilizada nesse segundo momento, em que o paciente já deve estar engajado na mudança e comprometido com o tratamento.[65] Uma recente publicação descreve a aplicabilidade específica da prevenção de recaída a usuários de maconha,[66] com boa efetividade. Hoje, ela é considerada essencial no tratamento do uso de substâncias pelos motivos descritos a seguir.

1. É otimista, visto que encara a recaída não como um fracasso, mas como parte do processo de mudança. Para os usuários de substâncias que têm dificuldade em se manter abstinentes e, em particular, para o usuário de maconha que tende a reduzir o consumo, é importante poder ser aceito no tratamento, mesmo reduzindo o uso.

2. Dá uma boa explicação conceitual ao consumo – o pensamento influencia o comportamento – de acordo com os princípios da TCC. A prevenção de recaída introduz o conceito de autoeficácia, que nada mais é do que a crença do indivíduo em si mesmo[67] e do quanto acredita que será capaz de enfrentar a situação, o que pode realmente determinar a forma como ela será enfrentada. Porém, essa abordagem não se limita à compreensão conceitual dos fatos, mas ensina, de maneira prática, a lidar com o problema, por meio das estratégias de enfrentamento.
3. Responsabiliza o sujeito por seus atos e dispensa a ideia dos atos impensados e tempestuosos (p. ex., "Quando vi, estava usando"), mostrando que cada pessoa é capaz de se controlar e ensinando como fazê-lo. O indivíduo passa, então, a ter poder sobre os próprios atos e, consequentemente, de realizar a mudança para um estilo de vida sem o uso de substâncias.
4. É flexível e permite que o indivíduo determine os próprios objetivos para o tratamento, o que, no caso da maconha, amplia as opções do paciente, pois, como é verificado entre os usuários, há dificuldade em atingir a abstinência.
5. Trabalha com o indivíduo em seu meio social, nos quais estão as situações de risco, e, portanto, oferece soluções mais realistas.
6. Propicia uma abordagem mais ampla do indivíduo: ele passa a pensar em sua vida sem a substância e em como poderá reformular seu estilo de vida para continuar a ter uma rotina equilibrada em termos de dever e prazer, sem ter de recorrer ao uso da maconha.[68]

Um estudo recente comparou usuários de maconha que conseguiram parar de fumar àqueles que não conseguiram. A partir de uma série de 18 estratégias para cessar o consumo baseadas em técnicas motivacionais e cognitivo-comportamentais, quatro foram significativamente diferentes entre os dois grupos: remoção de estímulo, incentivo à motivação, falta de distração e falta de habilidades de enfrentamento. Entre outras diferenças entre os dois grupos, os que fracassaram tiveram menos exposição a um tratamento formal.[69]

Outra abordagem derivada da terapia comportamental é o MC (ver Cap. 22), em que o comportamento desejado é reforçado de maneira positiva. O MC tem sido utilizado em concomitância com as abordagens psicoterapêuticas e medicamentosas para estimular bons resultados e já mostra sucesso.[70] Além disso, essa abordagem tem sido estudada no tratamento específico da maconha.[54,71,72] A abordagem MC é útil porque os incentivos podem colaborar com a psicoterapia na meta de alcançar a abstinência inicial, tão difícil de ser atingida. Em geral, o MC funciona enquanto o tratamento é feito para atingir o objetivo da abstinência, servindo como um estímulo à árdua tarefa de mantê-la.

O treinamento de habilidades de enfrentamento é uma abordagem utilizada com a prevenção de recaída e depois dela, com o objetivo de auxiliar o indivíduo a se manter abstinente ou em sua meta de consumo desejada. O treinamento de habilidades treina o indivíduo a desenvolver capacidades para que ele possa lidar com situações do dia a dia que venham a causar dificuldades e que não estão diretamente associadas ao uso de maconha.[73] Portanto, essa abordagem não apenas auxilia na manutenção da abstinência como também permite a reinserção do indivíduo na vida sócio-ocupacional. A técnica é muito útil no tratamento do usuário de maconha devido aos seguintes aspectos:

1. É uma abordagem comportamental e muito prática, gera conforto e segurança ao paciente em recuperação, recém-reintegrado à rotina do dia a dia.
2. Reforça a ideia da prevenção de recaída que o indivíduo tem antes de agir (p. ex., não existe "Quando vi, estava na boca"). Portanto, é essencial conhecer as situações de risco e planejar-se para enfrentá-las, o que irá gerar um sucesso terapêutico maior.
3. Como na prevenção de recaída, trabalha o conceito da autoeficácia.
4. Propicia o aumento da autoestima.
5. Retoma a ideia do indivíduo como responsável por seus atos.
6. Como todas as demais abordagens, é otimista, pois vê o paciente como alguém passível de mudança de comportamento.
7. Por dispor de uma sequência de sessões, pode ser adaptada de acordo com o perfil e a disponibilidade do paciente.

É importante lembrar que nenhuma dessas abordagens é excludente e que, em geral, elas se tornam mais efetivas quando combinadas umas com as outras em tratamentos mais amplos, sendo planejadas para aplicação nos momentos mais oportunos. Por exemplo, a EM pode ser usada no início do tratamento, para ampliar a adesão do paciente ao processo terapêutico e de mudança; a informação sobre a substância é empregada para situar o indivíduo em seu contexto de forma mais realista; e a prevenção de recaída, em concomitância com o treinamento de habilidades sociais e o MC, otimiza os resultados almejados.[1,64,74]

Outra forma de tratamento bastante recente que vem sendo adotada são as intervenções por computador (*computer-based interventions*). Esse formato de intervenção busca lidar com dois dos maiores obstáculos no tratamento dos TUSs: custos e acessibilidade.[75-77] A ideia é aplicar abordagens comprovadamente eficientes (EM, TCC e MC focados na abstinência) de forma virtual. Essa metodologia já foi aplicada em diversos quadros psicológicos e de saúde.[78-80] Muitos estudos avaliaram as intervenções por computador focando o tratamento para os transtornos por uso de álcool e tabaco. Uma metanálise concluiu que essas intervenções podem ser menos dispendiosas e muito acessíveis para tratar casos menos complicados de uso de substâncias.[81] Um exemplo de um programa que promove maior adesão ao tratamento e à abstinência, quando empregado com a terapia habitual, é o TCC-4TCC.[82,83] Ele consiste em seis vídeos, nos quais o narrador mostra como treinar certas habilidades. Depois, aparecem atores demonstrando e explicando como eles próprios o fizeram. Um estudo testou uma intervenção para usuários de maconha e álcool com depressão e comprovou a obtenção de resultados semelhantes aos da psicoterapia com terapeuta.[84]

Essa abordagem foi aplicada apenas para usuários de maconha: dividiu-se de maneira não aleatória 38 usuários para tratamento com terapeuta e no computador em um programa de 12 semanas. Não houve diferença entre os grupos quanto a frequência, adesão terapêutica e uso da substância.[74] Mais recentemente, o estudo foi replicado, mostrando que a TCC virtual é tão efetiva quanto a intervenção presencial, além de menos custosa.[85]

A principal hipótese para a efetividade das intervenções virtuais é que o tratamento a distância facilita o acesso aos serviços e diminui o estigma que o usuário sofre, justamente por não necessitar do contato face a face. Inclusive, muitas vezes, o tratamento é totalmente anônimo, e mesmo as intervenções por celular são efetivas. Porém, é necessário levar em conta o perfil de cada usuário e a intervenção mais apropriada.[86]

▶ PESQUISAS

Poucas pesquisas foram feitas sobre o tratamento de usuários de maconha, o que se deve basicamente ao fato de muitos profissionais acreditarem que essa substância não gera uma síndrome de dependência, e, portanto, os usuários não desejariam ou não precisariam de intervenção terapêutica para cessar o uso.[87] Porém, em 1987, uma pesquisa norte-americana publicou um anúncio de tratamento para uso de maconha, o que acarretou muita procura,[88] e foi constatado que os interessados eram usuários apenas dessa substância.[35,53,55] Conforme os prejuízos da substância foram sendo comprovados, o interesse pelo tratamento aumentou.

Foram feitas duas revisões sobre psicoterapia voltada para usuários de maconha,[49,87] e ambas concluíram que poucos estudos sobre o tema foram realizados. Uma recente revisão sistemática[89] incluiu seis ensaios clínicos randomizados – cinco norte-americanos e um australiano – com 1.297 pessoas.[54,55,57,60,71,90] Todos os ensaios mostraram que a psicoterapia beneficia indivíduos com dependência de maconha. Além disso, a TCC em grupo ou individual é eficaz para o tratamento de dependência da substância e problemas associados e tem melhores resultados do que as terapias breves quando aplicadas individualmente. Dois estudos mostraram que o uso de *vouchers* como incentivo, no MC, pode trazer melhora quando associado a outras psicoterapias. A abstinência foi pouco atingida, e os efeitos do tratamento se limitaram à redução do consumo e dos problemas associados. Os autores concluem que a dependência de maconha não é fácil de ser tratada com psicoterapia em atendimento ambulatorial. Outras conclusões foram as seguintes:

1. Os estudos são muito heterogêneos, ou seja, há variações dentro da mesma abordagem, e a duração do tratamento e os tempos de *follow-up* mudam.
2. O aconselhamento por si só pode auxiliar no tratamento do uso de maconha.
3. A TCC em grupo e individual apresenta resultados satisfatórios no tratamento da dependência de maconha e dos problemas associados.
4. A TCC é melhor do que intervenções breves, e deve ser feita individualmente.
5. O uso de *vouchers* (incentivos), no MC, associado à psicoterapia estimula bons resultados.
6. Os estudos conseguiram mostrar diminuição na frequência do uso de maconha e nos sintomas de dependência, mas não redução dos problemas.
7. A abstinência de maconha acontece com pouca frequência e não é tratada com facilidade em ambulatório.

Recentemente, um ensaio clínico europeu testou um tratamento intensivo com base nessas abordagens, mas focado nos problemas decorrentes do uso de maconha. Foram obtidos bons resultados em termos de abstinência e redução do uso e de problemas psicossociais, com efeitos duradouros.[61] O único ensaio clínico brasileiro a testar a efetividade de uma intervenção breve para usuários de maconha tratou 160 indivíduos e adotou as abordagens motivacionais e de prevenção de recaída em quatro sessões, comparando-as com intervalos de 1 ou 3 meses com lista de espera. Constatou-se que ambas as abordagens são melhores que a ausência de tratamento e que o grupo que teve as sessões com intervalo de três meses obteve melhores resultados, com redução dos sintomas de dependência.[62]

De acordo com uma revisão de 2007,[91] com exceção do MC por meio de *vouchers*, nenhuma outra psicoterapia mostrou-se mais eficiente que as demais. Uma metanálise recente[92] incluiu 53 ensaios controlados de TCC para TUS, e o teor básico do tratamento era fundamentado no modelo de prevenção de recaída. Os resultados corroboram uma revisão anterior de Irwin e colaboradores,[93] em que 58% dos indivíduos se saíram melhor do que os controles. Porém, contrariamente à primeira revisão, os que se saíram melhor foram os usuários de maconha.

Portanto, as intervenções mais eficazes no tratamento do usuário de maconha parecem ser uma combinação de terapia motivacional, TCC e MC, com foco na abstinência para adultos e adolescentes,[55,71,72,94,95] incluindo manuais de TCC com 9 a 14 sessões de terapia individual, MC por meio de incentivos monetários para abstinência e testes de urina de 1 a 2 vezes por semana. Os estudos mostram que, apesar de haver boa resposta para as abordagens mencionadas, a abstinência contínua é menos comum do que a redução no uso.[1] Como para outras substâncias, a abstinência não é necessária para que melhora clínica e redução nos problemas associados ao uso da substância sejam percebidas.[55,69,90]

Duas revisões recentes da literatura[96,97] indicaram que a combinação EM, TCC e MC se mostrou a abordagem mais efetiva, sugerindo-se mais de quatro sessões, isto é, uma intervenção mais intensiva. No entanto, ainda precisam ser feitos estudos com seguimentos mais longos.

▶ CONSIDERAÇÕES FINAIS

Conforme os prejuízos do uso da maconha são esclarecidos, mais pessoas buscam tratamento. Os usuários apresentam uso prolongado e pesado. A combinação de técnicas motivacionais e cognitivo-comportamentais se mostrou efetiva. Apesar de os comportamentos dependentes gerarem um padrão comum na atitude dos indivíduos, há muitos aspectos que são particulares aos usuários de maconha, sobretudo no que se refere às condições com que chegam ao tratamento e às suas capacidades de lidar com o processo terapêutico. Nesse sentido, apesar de as abordagens terapêuticas utilizadas serem as mesmas sugere-se que o tratamento seja o mais especializado possível de acordo com a população em foco, a fim de que os melhores resultados sejam obtidos.[1]

REFERÊNCIAS

1. Copeland J, Swift W. Cannabis use disorder: epidemiology and management. Int Rev Psychiatry. 2009;21(2):96-103.
2. Hall W, Solowij N. Adverse effects of cannabis. Lancet. 1998;352(9140):1611-6.
3. Hall W, Babor T. Cannabis use and public health: assessing the burden. Addiction. 2000;95:485-90.
4. United Nations Office on Drugs and Crime. 2017 world drug report [Internet]. Vienna: UNODC; 2017. https://www.unodc.org/wdr2017/field/Booklet_3_Plantbased_drugs.pdf acessado em 4/10/2017
5. Anthony JC, Warner LA, Kessler RC. Comparative epidemiology of dependence on to- bacco, alcohol, controlled substances and inhabitants: basic findings from the National Comorbidity Study. Clin Exp Psychopharmacol. 1994;2:244-68.
6. Hall W, Pacula RL. Cannabis use and dependence: public health and public policy. Cam- bridge: Cambridge University; 2003.
7. Agrawal A, Lynskey MT. The genetic epidemiology of cannabis use, abuse and dependence. Addiction. 2006;101:801-12.
8. Compton WM, Grant BF, Colliver JD, Glantz MD, Stinson FS. Prevalence of marijuana use disorders in the United States 1991-1992 and 2001-2002. JAMA. 2004;291(17):2114- 21.
9. Stinson FS, Ruan WJ, Pickering R, Grant BF. Cannabis use disorders in the USA: preva- lence, correlates and co-morbidity. Psychol Med. 2006;36(10):1447-60.
10. Swift W, Hall W, Teesson M. Cannabis use disorders among Australian adults: results from the National Survey of Mental Health and Well-Being. Addiction. 2001;96:737-48.
11. Anthony J. The epidemiology of cannabis dependence. In: Roffman RA, Stephens RS, editors. Cannabis dependence: its nature, consequences and treatment. Cambridge: Cambridge University; 2006. p. 58-105.
12. Hall W, Degenhardt L. Prevalence and correlates of cannabis use in developed and deve- loping countries. Curr Opin Psychiatry. 2007;20(4):393-7.
13. De Micheli D, Formigoni ML. Drug use by Brazilian students: associations with fa- mily, psychosocial, health, demographic and behavioral characteristics. Addiction. 2004;99(5):570-8.
14. Murray RM, Morrison PD, Henquet C, Di Forti M. Cannabis, the mind and society: the hash realities. Nat Rev Neurosci. 2007;8(11):885-95.
15. Degenhart L, Degenhardt L, Chiu W-T, Sampson N, Kessler RC, Anthony JC, et al. Toward a global view of alcohol, tobacco, cannabis, and cocaine use: findings from the WHO World Mental Health surveys. PLoS Medicine [Internet]. 2008 [capturado em 23 maio 2012];5(7):e141. Disponível em: http://www.plosmedicine.org/article/info:doi/10.1371/ journal.pmed.0050141.
16. von Sydow K, Lieb R, Pfister H, Höfler M, Sonntag H, Wittchen HU. The natural course of cannabis use, abuse and dependence over four years: a longitudinal community study of adolescents and young adults. Drug Alcohol Depend. 2001;64(3):347-61.
17. Carlini EA, Galduróz JCF, Noto AR, Nappo SA. I Levantamento domiciliar sobre o uso de drogas psicotrópicas no Brasil: estudo envolvendo as 107 maiores cidades do país - 2001. São Paulo: CE- BRID; 2002.
18. Carlini EA, Galduróz JCF, Noto AR, Nappo SA. II Levantamento domiciliar sobre o uso de drogas psicotrópicas no Brasil. São Paulo: CEBRID; 2005.
19. Galduróz J, Dias JC. Epidemiology of marijuana in Brazil. Part of the Consensus on cannabis published by the Psychiatric Brazilian Association; 2005.
20. Substance Abuse and Mental Health Services Administration. Office of Applied Studies: 1999-2000 national household survey on drug abuse [Internet]. Rockville: SAMHSA; 2001 [capturado em 16 fev. 2007]. Disponível em: http://www.samhsa.gov/data/NSDUH. aspx.
21. Ospina ER. Estudio nacional sobre consumo de sustancias psicoactivas. Colombia: Fundación Santa Fe de Bogotá; 1997. p. 129.

22. Consejo Nacional para el Control de Estupefacientes. Quinto informe anual sobre la situación de drogas em Chile. Santiago de Chile: CONACE; 2005.
23. European Monitoring Centre for Drugs and Drug Addiction [Internet]. Lisbon: EMCDDA; 2005 [capturado em 15 fev. 2007]. Disponível em: http://www.emcdda.europa. eu/.
24. Jungerman FS, Menezes PR, Pinsky I, Zaleski M, Caetano R, Laranjeira R. Prevalence of cannabis use in Brazil: data from the I Brazilian National Alcohol Survey (BNAS). Addict Behav. 2010;35(3):190-3.
25. Instituto Nacional de Ciência e Tecnologia para Políticas Públicas do Álcool e outras drogas. II LE-NAD – Levantamento Nacional de Álcool e Drogas. São Paulo: UNIFESP; 2012.
26. Tashkin D. How beneficial is vaping cannabis to respiratory health compared to smoking? Addiction 2015; 110: 1706–7.
27. Fischer B., Russell C., Tyndall M. Cannabis vaping and public health—some comments on relevance and implications. Addiction 2015; 110: 1705–6.
28. Budney, A. J., Sargent, J. D., and Lee, D. C. (2015) Confirmation of the trials and tribulations of vaping. Addiction, 110: 1710–1711.
29. Krauss MJ et al. Displays of dabbing marijuana extracts on YouTube Drug Alcohol Depend. 2015 Oct 1; 155: 45–51.
30. Mehmedic Z, et al. Potency trends of Δ9-THC and other cannabinoids in confiscated cannabis preparations from 1993 to 2008. J Forensic Sci. 2010;55:1209–1217.
31. Meier MH. Associations between butane hash oil use and cannabis-related problems.
32. Drug Alcohol Depend. 2017 Oct 1; 179:25-31. Epub 2017 Jul 14.
33. Chan GCK, Hall W, Freeman TP, Ferris J, Kelly AB, Winstock A. User characteristics and effect profile of Butane Hash Oil: An extremely high-potency cannabis concentrate.,.Drug Alcohol Depend. 2017 Sep 1; 178:32-38. Epub 2017 Jun 8.
34. National Academies of Sciences, Engineering, and Medicine, The Health Effects Of Cannabis And Cannabinoids: The Current State of Evidence and Recommendations for Research (Washington, D. C, National Academies Press, 2017)
35. Edwards G, Gross MM. Alcohol dependence: provisional description of a clinical syn- drome. Br Med J. 1976;1(6017):1058-61.
36. Stephens RS, Roffman RA, Simpson EE. Adult marijuana users seeking treatment. J Consult Clin Psychol. 1993;61:1100-4.
37. Budney AJ, Hughes JR, Moore BA, Vandrey RG. A review of the validity and significance of the cannabis withdrawal syndrome. Am J Psychiatry. 2004;161:1967-77.
38. Solowij N. Do cognitive impairments recover following cessation of cannabis use? Life Sci. 1995;56:2119-26.
39. Bolla KI, Brown K, Eldreth D, Tate K, Cadet JL. Dose-related neurocognitive effects of marijuana use. Neurology. 2002;59:1337-43.
40. Pope HG Jr, Gruber AJ, Hudson JI, Huestis MA, Yurgelun-Todd D. Cognitive measures in long-term cannabis users. J Clin Pharmacol. 2002;42(11 Suppl):41S-7.
41. Pope HG Jr. Cannabis, cognition, and residual confounding. JAMA. 2002;287:1172-4.
42. Tashkin DP. Is frequent marijuana smoking harmful to health? West J Med. 1993;158(6):635-7.
43. Castle D, Murray R. Cannabis and madness. Cambridge: Cambridge University; 2004.
44. Van Os J, Bak M, Hanssen M, Bijl RV, de Graaf R, Verdoux H.Cannabis use and psychosis: a longitudinal population-based study. Am J Epidemiol. 2002;156(4):319-27.
45. Verdoux H, Gindre C, Sorbara F, Tournier M, Swendsen JD. Effects of cannabis and psychosis vulnerability in daily life: an experience sampling test study. Psychol Med. 2003;(33):23-32.
46. Kandel DB. Does marijuana use cause the use of other drugs? JAMA. 2003;289(4):482-3.
47. Benedikt Fischer et al. "Lower-Risk Cannabis Use Guidelines: A Comprehensive Update of Evidence and Recommendations", American Journal of Public Health 107, no. 8 (August 1, 2017): pp. 1277-1277.

48. Copeland J, Rees V, Swift W. Health concerns and help-seeking among a sample entering treatment for cannabis dependence. Aust Fam Physician. 1999;28(6):540-1.
49. Degenhardt L, Hall W, Lynskey M. Testing hypotheses about the relationship between cannabis use and psychosis. Drug and Alcohol Dependence. 2003;71:37-48.
50. Copeland J. Developments in the treatment of cannabis use disorder. Curr Opin Psychiatry. 2004;17:161-7.
51. Department of Health and Human Services. Treatment Episode Data Set (TEDS): 1996- 2006: national admissions to substance abuse treatment services. Rockville: SAMHSA; 2008.
52. Drug and Alcohol Services Information System. The Dasis report: adult marijuana admission by race and ethnicity: 2000 [Internet]. Rockville: SAMHSA; 2003 [capturado em 24 maio 2012]. Disponível em: http://www.samhsa.gov/data/2k3/raceAdultMJtx/ raceAdultMJtx.htm.
53. Australian Institute of Health and Welfare. 2004 National drug strategy household survey: detailed findings. Canberra: AIHW; 2005.
54. Budney AJ, Novy PL, Hughes JR. Marijuana withdrawal among adults seeking treatment for marijuana dependence. Addiction. 1999;94(9):1311-22.
55. Budney AJ, Higgins ST, Radanovich KJ, Novy PL. Adding voucher-based incentives to coping skills and motivational enhancement improves outcomes during treatment for marijuana dependence. J Consult Clin Psychol. 2000;68(6):1051-61.
56. Copeland J, Swift W, Roffman R, Stephens R. A randomized controlled trial of brief cognitive-behavioral interventions for cannabis use disorder. J Subst Abuse Treat. 2001;21:55-64.
57. Budney AJ, Roffman R, Stephens RA, Walker D. Marijuana dependence and its treatment. Addiction Sci Clin Pract. 2007;4(1):4-16.
58. Jungerman FS, Laranjeira R. Characteristics of cannabis users seeking treatment in São Paulo, Brazil. Rev Panam Salud Publica. 2008;23(6):384-93.
59. Moore B, Budney A. Relapse in outpatient treatment for marijuana dependence. J Subst Abuse Treat. 2003;25:85-9.
60. Stephens RS, Roffman RA, Curtin L. Comparison of extended versus brief treatments for marijuana use. J Consult Clin Psychol. 2000;68:898-908.
61. Marijuana Treatment Project Research Group. Brief treatments for cannabis dependence: findings from a randomized multisite trial. J Consult Clin Psychol. 2004;72:455-66.
62. Hoch E, Noack R, Henker J, Pixa A, Höfler M, Behrendt S, et al. Efficacy of a targeted cognitive-behavioral treatment program for canabis use disorders (CANDIS). Eur Neu- ropsychopharmacol. 2012;22(4):267-80.
63. Jungerman FS, Andreoni S, Laranjeira R. Short term impact of same intensity but different duration interventions for cannabis users. Drug Alcohol Depend. 2007;90(2-3):120-7.
64. Jungerman FS, Zanelatto N. Tratamento para usuários de maconha e seus familiares: um manual para terapeutas. São Paulo: Roca; 2007.
65. Miller WR, Rollnick S. Motivational interviewing: preparing people to change addictive behavior. 2nd ed. New York: Guilford; 2002.
66. Marlatt GA, Gordon JR, editors. Relapse prevention: maintenance strategies in the tre- atment of addictive behaviors. New York: Guilford; 1985.
67. Roffman RA, Stephens RS. Relapse prevention for cannabis abuse and dependence. In: Marlatt GA, Donovan DM, editors. Relapse prevention: maintenance strategies in the treatment of addictive behaviors. New York: Guilford; 2005. p. 179-207.
68. Bandura A. Self-efficacy: towards a unifying theory of behavior change. Psychol Rev. 1977;84(2):191-215.
69. Jungerman FS. Tratamento psicológico do uso de maconha. Consenso sobre maconha. ABP; 2005.
70. Rooke SE, Norberg MM, Copeland J. Successful and unsuccessful cannabis quitters: comparing group characteristics and quitting strategies. Subst Abuse Treat Prev Policy. 2011;6:30.

71. Higgins ST, Heil SH, Lussier JP. Clinical implications of reinforcement as a determinant of substance use disorders. Ann Rev Psychol. 2004;55:431-61.
72. Budney AJ, Moore BA, Rocha HL, Higgins ST. Clinical trial of abstinence-based vouchers and cognitive-behavioral therapy for cannabis dependence. J Consult Clin Psychol. 2006;74:307-16.
73. Kadden RM, Litt MD, Kabela-Cormier E, Petry NM. Abstinence rates following behavioral treatments for marijuana dependence. Addict Behav. 2007;32:1220-36.
74. Monti PM, Kadden RM, Rohsenow DJ, Cooney NL, Abrams DB. Tratando a dependência de álcool: um guia de treinamento das habilidades de enfrentamento. São Paulo: Roca; 2005.
75. Budney AJ, Fearer S, Walker DD, Stanger C, Thostenson J, Grabinski M, et al. An initial trial of a computerized behavioral intervention for cannabis use disorder. Drug and Alcohol Depend. 2011;115(1-2);74-9.
76. Carroll KM, Rounsaville BJ. A vision of the next generation of behavioral therapies research in the addictions. Addiction. 2007;102:850-62.
77. Kirby KC, Benishek LA, Dugosh KL, Kerwin ME. Substance abuse treatment providers' beliefs and objections regarding contingency management: implications for dissemination. Drug Alcohol Depend. 2006;85:19-27.
78. McLellan AT, Carise D, Kleber H.D. Can the national addiction treatment infrastructure support the public's demand for quality care? J Subst Abuse Treat. 2003;25:117-21.
79. Pull CB. Self-help Internet interventions for mental disorders. Curr Opin Psychiatry. 2006;19:50-3.
80. Rosser BA, Vowles KE, Keogh E, Eccleston C, Mountain GA. Technologically-assisted behaviour change: a systematic review of studies of novel technologies for the manage- ment of chronic illness. J Telemed Telecare. 2009;15:327-38.
81. Titov N. Status of computerized cognitive behavioural therapy for adults. Aust N Z J Psychiatry. 2007;41(2):95-114.
82. Rooke S, Thorsteinsson E, Karpin A, Copeland J, Allsop D. Computer delivered interven- tions for alcohol and tobacco use: a meta-analysis. Addiction. 2010;105:1381-90.
83. Carroll KM, Ball SA, Martino S, Nich C, Babuscio TA, Nuro KF, et al. Computer-assisted delivery of cognitive-behavioral therapy for addiction: a randomized trial of CBT4CBT. Am J Psychiatry. 2008;165:881-8.
84. Carroll KM, Ball SA, Martino S, Nich C, Babuscio TA, Rounsaville BJ. Enduring effects of a computer-assisted training program for cognitive behavioral therapy: a 6-month follow-up of CBT4CBT. Drug Alcohol Depend. 2009;100:178-81.
85. Kay-Lambkin FJ, Baker AL, Lewin TJ, Carr VJ. Computer-based psychological treatment for comorbid depression and problematic alcohol and/or cannabis use: a randomized controlled trial of clinical efficacy. Addiction. 2009;104:378-88.
86. Budney, A. J., Stanger, C., Tilford, J. M., Scherer, E. B., Brown, P. C., Li, Z., . . . Walker, D. D. (2015). Computer-assisted behavioral therapy and contingency management for cannabis use disorder. Psychology of Addictive Behaviors, 29(3), 501-511.
87. Rooke, SE, Gates PJ, Norberg MM, Copeland J. Applying technology to the treatment of cannabis use disorder: Comparing telephone versus Internet delivery using data from two completed trials. Journal of Substance Abuse Treatment. 2014; 46: 78–84McRae AL, Budney AJ, Brady KT. Treatment of marijuana dependence: a review of the literature. J Subst Abuse Treat. 2003;24(4):369-76.
88. Roffman RA, Barnhart R. Assessing need for marijuana dependence treatment through an anonymous telephone interview. Int J Addict. 1987;22(7):639-51.
89. Denis C, Lavie E, Fatséas M, Auriacombe M. Psychotherapeutic interventions for can- nabis abuse and/or dependence in outpatient settings. Cochrane Database Syst Rev. 2006;(3):CD005336.
90. Stephens RS, Roffman RA, Curtin L. Treating adult marijuana dependence: a test of the relapse prevention model. J Consult Clin Psychol. 1994;62:92-9.

91. Nordstrom MD, Levin MD. Treatment of cannabis use disorders: a review of the literature. Am J Addict. 2007;16(5):331-42.
92. Magill M, Ray LA. Cognitive-behavioral treatment with adult alcohol and illicit drug users: a meta--analysis of randomized controlled trials. J Stud Alcohol Drugs. 2009;70:516-27.
93. Irwin JE, Bowers CA, Dunn ME, Wang MC. Efficacy of relapse prevention: a meta-analytic review. J Consult Clin Psychol. 1999;67(4):563-70.
94. Carroll KM, Easton CJ, Nich C, Hunkele KA, Neavins TM, Sinha R, et al. The use of contingency management and motivational/skills-building therapy to treat young adults with marijuana dependence. J Consult Clin Psychol. 2006;74:955-66.
95. Stanger C, Budney AJ, Kamon JL, Thostensen J. A randomized trial of contingency management for adolescent marijuana abuse and dependence. Drug Alcohol Depend. 2009;105:240-7.
96. Cooper K, Chatters R, Kaltenthaler E, Wong R. Psychological and psychosocial interventions for cannabis cessation in adults: a systematic review short report. Health Technol Assess 2015;19(56)
97. Gates PJ, Sabioni P, Copeland J, Le Foll B, Gowing L. Psychosocial interventions for cannabis use disorder. Cochrane Database of Systematic Reviews 2016, Issue 5. Art. No.: CD005336.

28

TERAPIA COGNITIVO-COMPORTAMENTAL APLICADA AO TRATAMENTO DE PACIENTES COM TRANSTORNO POR USO DE COCAÍNA/*CRACK*

- KARINE KOLLER
- ALINE KOLLER
- ALEXANDRE S. E C. ARAUJO
- NELSON FRANCISCO ANNUNCIATO

PONTOS-CHAVE

- A terapia cognitivo-comportamental (TCC) reúne um grupo de técnicas que combinam uma abordagem cognitiva e procedimentos comportamentais que têm eficácia comprovada no tratamento da dependência de cocaína/*crack*.
- A maioria dos usuários de cocaína/*crack* apresenta algum grau de comprometimento cognitivo decorrente do uso crônico da substância, fato que aumenta a refratariedade aos efeitos da TCC e o risco de abandono do tratamento.
- Quando combinada com farmacoterapia e com estratégias como o manejo de contingências (MC), a TCC apresenta maior eficácia do que quando utilizada de maneira isolada, lembrando que nenhum método terapêutico por si só mostrou-se completamente efetivo no tratamento do transtorno por uso de cocaína/*crack*.
- É fundamental que o profissional esteja muito bem treinado para a aplicação da TCC e apto a desenvolver um plano de tratamento que atenda às necessidades do paciente de forma personalizada.
- A reeducação alimentar, uma ferramenta acessível a todos, é uma das mudanças comportamentais que auxiliam na manutenção da abstinência.

O transtorno por uso de substâncias (TUS) é caracterizado por uma síndrome de caráter complexo que vem sendo foco de diversas pesquisas que buscam encontrar abordagens mais eficazes para o tratamento, reconhecendo as limitações dos diversos modelos vigentes. Com o crescente número de usuários de *crack* no Brasil, a necessidade de modelos terapêuticos que atendam a essa realidade ganha caráter de urgência.

Segundo dados da Organização das Nações Unidas (ONU),[1] nos últimos anos, a demanda por cocaína tem declinado em mercados tradicionais, como os Estados Unidos, e ganhado espaço em outros, sobretudo na Europa e em países emergentes. Entre eles, o Brasil constitui o maior mercado na América do Sul em números absolutos,[2] concentrando mais de 900 mil usuários. Segundo importante estudo que buscou caracterizar o consumo de substâncias no Brasil nas últimas décadas, o País é considerado o maior consumidor de *crack* do planeta.[3]

A TCC é definida como um conjunto de intervenções estruturadas ou semiestruturadas, diretivas e de prazo limitado, que têm como objetivo o alcance de metas específicas, considerando fatores cognitivos e comportamentais.[4] Emergiu como prática de destaque no tratamento de transtornos mentais devido a resultados promissores de pesquisas controladas que confirmam sua eficácia na depressão, na ansiedade, nos transtornos da personalidade, no TUS,[5-10] entre outras psicopatologias.[11] A TCC se baseia em dois princípios centrais:[12]

- A cognição tem uma influência controladora sobre as emoções e o comportamento do indivíduo.
- O modo de agir ou de se comportar pode afetar profundamente os padrões de pensamentos e emoções.

Dessa forma, a TCC diverge de outras abordagens terapêuticas por permitir um tratamento personalizado, considerando que cada paciente apresenta fatores de risco e habilidades de enfrentamento diferentes. Assim, o indivíduo aprende que há caminhos alternativos para adquirir a mudança desejada de comportamento, reconhecendo o terapeuta como um ajudante nesse processo de autoconhecimento de potencialidades, objetivando não só o tratamento do TUS, mas também a reestruturação de toda a vida do indivíduo.

Em referência ao próprio termo, a TCC tem raízes em ambas as terapias, cognitiva e comportamental, não sendo apenas uma simples combinação entre elas. Ela parte do pressuposto de que cognições, pensamentos e emoções estão entre os fatores considerados precipitadores ou mantenedores do comportamento.[13]

Neste capítulo, são apresentadas, de forma resumida, as técnicas utilizadas no tratamento de pacientes com transtorno por uso de cocaína/*crack* com base em evidências científicas de estudos atuais que comprovam sua eficácia.

▶ TCC PARA O TRATAMENTO DO TRANSTORNO POR USO DE COCAÍNA/*CRACK*

Para a neurociência, está cada vez mais claro que as terapias e abordagens de natureza biológica, psicológica e social não atuam de forma isolada, mas, ao contrário, influenciam-se mutuamente e podem potencializar-se quando aplicadas de modo harmônico.[14]

Nesse contexto, a TCC vem ganhando destaque por se mostrar uma ferramenta eficaz para o tratamento do TUS, com base em observações clínicas de diversos trabalhos.[5,9] Esse modelo propõe que uma estrutura cognitiva disfuncional anterior do indivíduo predisporia ao desenvolvimento do TUS. Após a instalação do transtorno, pensamentos ativadores e permissivos para o uso tornam-se frequentes e devem ser trabalhados em terapia para se alcançar a abstinência. A seguir, são apresentados exemplos de como os pensamentos ativadores e permissivos se manifestam:[4,15]

- Estímulos aliciadores que ativam crenças ou pensamentos automáticos relacionados às substâncias resultariam em experiência de *craving*, ou fissura. Por meio desses estímulos, que podem ser internos ou externos, o paciente pode identificar as situações de risco para o uso e, assim, evitá-las.
- Crenças ativadas advindas de estímulos externos ou internos que incitam duas crenças básicas relacionadas às substâncias: antecipatórias e de alívio. As antecipatórias envolvem provisões de gratificação com o uso, enquanto as de alívio envolvem expectativas de redução, evitação ou fuga de estados emocionais adversos, que seriam diluídos com o uso de substâncias.
- Crenças facilitadoras ou de permissão refletem a minimização das consequências e a tentativa de justificar o uso. Levam ao desenvolvimento de estratégias instrumentais que são planos de ação para adquirir a substância; essas estratégias variam muito, pois dependem de fatores de proteção e de risco individuais.

Na TCC, foram desenvolvidas diversas abordagens para melhor contemplar o problema desse transtorno tão complexo. Entre elas, pode-se destacar os modelos de prevenção de recaída[13] e a TCC das habilidades sociais e de enfrentamento.[16] O modelo cognitivo de Beck[16] para o uso de substâncias – que explica o comportamento de uso a partir da teoria cognitiva – auxiliou no desenvolvimento dessas abordagens. Deve-se salientar a importância da terapia familiar, uma vez que a rede de apoio ao paciente com transtorno por uso de *crack* geralmente é frágil.

O MC,[17] técnica predominantemente comportamental, obteve importante destaque nos estudos, mostrando ser uma ferramenta apropriada para gerenciar o tratamento desse transtorno, que apresenta elevado grau de compulsão para uso.

O *crack*, devido às suas propriedades farmacológicas e vias de consumo, diferencia-se de outras apresentações e outros modos de consumo da cocaína, além de poder interferir na evolução do tratamento. Por isso, é preciso que os profissionais considerem aspectos como os listados a seguir.

- Os prejuízos cognitivos do uso crônico de *crack* contribuem para o isolamento do indivíduo e a baixa adesão ao tratamento. Tal fato contraindica a espera pela tomada de decisão por parte do paciente, visto que os primeiros anos de uso de *crack* concentram tanto os maiores riscos de morte quanto a menor procura por tratamento.
- Usuários de crack tendem a apresentar mais comorbidades e maior risco de suicídio em relação a usuários de outras substâncias.

- As propostas de tratamento devem ser mais intensivas, centradas na resolução de problemas, compostas por abordagens multidisciplinares e voltadas para a abstinência. O não comparecimento à primeira consulta depois de tê-la agendado é alto entre usuários de *crack*. Portanto, o agendamento imediato é indicado para diminuir o índice de abandono pré-tratamento.

▶ PREJUÍZOS COGNITIVOS MAIS COMUNS NOS USUÁRIOS DE COCAÍNA/*CRACK*

Pacientes com transtorno por uso de cocaína demonstram dificuldades no que diz respeito a um nível maior de raciocínio emocional, incluindo a compreensão, o manejo e a regulação da emoção. Esses problemas foram associados a aumento da percepção de estresse e dificuldades de controle dos impulsos, afetando os fatores relacionados à recaída.[18] Estudos revelaram que usuários de cocaína/*crack* apresentam danos na área ventromedial do córtex pré-frontal, acarretando comportamentos disfuncionais: com frequência negam ou não estão conscientes de que têm um problema (fenômeno denominado anosognosia), e, quando confrontados com a escolha de realizar ou não uma ação que traga uma recompensa imediata, com o risco de sofrer consequências negativas futuras, escolhem a recompensa imediata e ignoram as consequências. Essas alterações estruturais e funcionais na região do córtex pré-frontal e no cíngulo anterior levam ao comprometimento da função executiva no início da abstinência. Como essas regiões estão ligadas a análise do passado, percepção do presente, projeção do futuro e regulação da emoção, tais alterações podem apresentar consequências relevantes para o tratamento desses indivíduos, uma vez que o controle do impulso representa um importante elemento comportamental na regulação da emoção e foi identificado como um componente no processo de dependência.[18] Paralelamente, estudos afirmam que usuários de cocaína, além dos problemas relacionados à impulsividade, apresentam prejuízos na conscientização e no processamento da emoção. Há, também, comprometimento da autorregulação, mesmo após a abstinência prolongada e a recuperação parcial de outras funções neuropsicológicas. Tais prejuízos têm sido associados a alterações no córtex orbitofrontal.[18,19]

As investigações sobre as bases neurobiológicas dos aspectos do controle dos impulsos revelaram alguns paralelos notáveis entre circuitos cerebrais e sistemas neuroquímicos envolvidos na dependência química. A hipoatividade no córtex orbitofrontal – em geral observada entre usuários de cocaína cuja abstinência é recente – tem sido relacionada aos déficits cognitivos associados ao uso de substância, incluindo déficits no controle dos impulsos. Alterações em estruturas responsáveis pela busca por recompensas imediatas e pelo controle do comportamento podem explicar a dificuldade, ou mesmo a incapacidade, que alguns indivíduos com TUS têm de permanecer em tratamento. A elaboração de programas e tratamentos específicos de reabilitação neuropsicológica e emocional para o indivíduo com transtorno por uso de cocaína precisa considerar suas demandas reais, avaliando prejuízos no controle da impulsividade cognitiva e comportamental, como desinibição, falta de planejamento, déficit atencional e motor, entre outros, e mostrando que esses pacientes podem obter melhores resultados com técnicas mais comportamentais.

EVIDÊNCIAS DE EFICÁCIA DA TCC PARA O TRATAMENTO DE PACIENTES COM TRANSTORNO POR USO DE COCAÍNA/*CRACK*

O *crack* é uma droga poderosa, capaz de mudar o comportamento do indivíduo, deixando-o pouco disponível para o tratamento.[19] Além disso, apresenta alta taxa de mortalidade, sobretudo durante os primeiros anos de consumo,[20] período em que o usuário menos procura ajuda.[21] Diante dessa realidade, surgem dúvidas sobre qual seria a melhor abordagem: esperar o paciente aderir ao tratamento ou adotar uma postura mais proativa e protetora?

Diversos estudos[22,23] têm sido conduzidos com o objetivo de comparar a eficácia das intervenções psicossociais no tratamento do transtorno por uso de cocaína/*crack* e encontrar as melhores estratégias para aumentar as chances de recuperação para o usuário dessas substâncias. Uma metanálise[24] que estudou a eficácia da TCC considerou 34 ensaios clínicos (cinco para usuários de maconha, nove para usuários de cocaína, sete para usuários de opioides e 13 para poliusuários), totalizando 2.340 pacientes. Concluiu-se que usuários de maconha e de cocaína tendem a obter mais benefícios com a TCC, ainda que a relutância em optar pela abstinência seja forte e o índice de abandono terapêutico entre usuários de cocaína seja bastante alto.

Como já argumentado por Prochaska e DiClemente,[25] nem todas as intervenções são eficazes e indicadas em qualquer fase do processo de recuperação em que o paciente se encontra, logo é necessário considerar não somente o estágio motivacional, mas também as características individuais e os fatores de risco e proteção. Nesse contexto, um estudo europeu[26] que combinava TCC e entrevista motivacional (EM) no tratamento ambulatorial de grupo para indivíduos com transtorno por uso de cocaína demonstrou eficácia de 100% no alcance da abstinência em todos os pacientes após um mês de intervenção, com monitoramento por meio de testes de urina semanais. Nesse estudo, 84% da amostra realizou pelo menos 11 das 12 sessões de grupo, comprovando a eficácia da EM como intervenção coadjuvante para melhorar a adesão ao tratamento. Outros estudos mostram que a associação entre prevenção de recaída e outras abordagens, como 12 passos ou MC, potencializa o efeito terapêutico da abordagem inicial.[27]

Autores nacionais realizaram uma importante revisão sistemática de todos os ensaios clínicos randomizados sobre intervenções psicossociais no tratamento dos transtornos por uso de cocaína e outros psicoestimulantes (como as anfetaminas) realizados até maio de 2006.[27] As comparações entre diferentes tipos de intervenções comportamentais evidenciaram resultados em favor de tratamentos com alguma forma de MC, com menos desistências e diminuição do uso de cocaína.[28]

Marinho e colaboradores[29] realizaram um estudo com uma amostra de usuários de *crack* internados para desintoxicação e observaram que os pacientes mais motivados contavam com um maior número de estratégias de enfrentamento para o manejo da fissura, apresentando preferência por estratégias de autocontrole, fuga e esquiva, resolução de problemas e habilidades sociais para enfrentamento de situações de risco. Em concordância com outros estudos,[30-33] a adição do MC para o tratamento do transtorno por uso de cocaína resultou em períodos mais longos de abstinência, validando a eficácia dessa técnica quando somada a outras modalidades de TCC.

Outro estudo, realizado na Holanda (Projeto CATCH),[34] pesquisou novas opções de tratamento para dependência de *crack*, considerando tanto a abstinência quanto a minimização de danos, e utilizou a combinação de TCC com farmacoterapia. As taxas de abstinência e adesão terapêutica foram consideravelmente maiores no grupo que combinava a farmacoterapia com a psicoterapia. A TCC era aplicada por um profissional experiente em 12 sessões semanais individuais de 45 minutos, combinando técnicas, como o aconselhamento ambulatorial, a prevenção de recaída e a EM, e objetivando a redução do consumo de cocaína ou a abstinência total. Com a psicoterapia, os pacientes foram tratados com três tipos de medicamentos por 12 semanas: topiramato, modafinil e dexanfetamina.

Não há estudos específicos com TCC e usuários de *crack*, mas o relatório da National Treatment Agency for Substance Misuse (NTA) sobre os programas de tratamento britânicos informou que a TCC é a terapia mais recorrente entre os serviços dedicados exclusivamente a esses indivíduos.[35]

Há, entretanto, alguns estudos que não encontraram diferença entre TCC e tratamentos complementares ou grupos de mútua ajuda,[36] e abandonos e perda da eficácia entre poliusuários também já foram relatados.[23] A maioria dos usuários de cocaína e *crack* que procuram tratamento apresenta algum grau de comprometimento cognitivo,[36] o que aumenta a refratariedade aos efeitos da TCC e o risco de abandono terapêutico, pois aqueles com déficits relacionados ao uso crônico de cocaína têm mais dificuldade em aderir aos programas de tratamento dessa natureza,[37,38] elevando muito os índices de insucesso terapêutico.[39] Pacientes com prejuízos cognitivos marcantes, como os observados entre usuários de *crack*, não apresentam boa resposta terapêutica às técnicas cognitivas, beneficiando-se mais com tratamentos de natureza comportamental.[29]

Apesar desses desafios, um importante estudo que revisou os tratamentos para transtorno por uso de cocaína[40] evidenciou que algumas abordagens terapêuticas que envolvem a combinação da TCC com a farmacoterapia têm se mostrado promissoras para a dependência de cocaína. No entanto, individualmente, cada um desses tratamentos apresenta menor eficácia em estudos longitudinais, nos quais a abstinência a longo prazo é o foco primário de interesse. Segundo esse mesmo estudo, das técnicas terapêuticas que vêm sendo exploradas, a combinação de TCC e farmacoterapia foi a que suscitou os melhores resultados para tratamento do transtorno por uso de cocaína em relação à adesão terapêutica, abstinência e prevenção de recaída. Convém ressaltar que, até o presente momento, nenhum método terapêutico isolado mostrou-se completamente eficaz no tratamento desse transtorno específico.

▶ TÉCNICAS COGNITIVO-COMPORTAMENTAIS DE ABORDAGEM E MANEJO

Alguns estudos[18] demonstram que técnicas cognitivo-comportamentais, como a distração, a reestruturação cognitiva e a exposição, são eficazes para a regulação emocional, objetivando flexibilidade cognitiva para respostas comportamentais mais funcionais. A seguir, são apresentadas algumas dessas técnicas.

- **Distração.** A diminuição da atenção direcionada para os estímulos emocionais pode reduzir o impacto deles sobre o indivíduo.[41] Uma técnica de distração

eficiente é aquela capaz de estruturar atividades no cotidiano do paciente, desviando, assim, sua atenção dos estímulos emocionalmente negativos.
- **Reestruturação cognitiva.** Consiste em um conjunto de técnicas que permitem alcançar mudanças cognitivas mais elaboradas. O objetivo é a regulação da emoção por meio da capacidade de interpretar situações emocionais de forma mais adaptativa, limitando a resposta emocional subsequente.
- **Exposição.** Durante o tratamento, o paciente é estimulado a desafiar os pensamentos de medo, reavaliando sua expectativa de perigo. Tais técnicas são baseadas na exposição a pistas desencadeadoras de medo em um contexto seguro, objetivando sua extinção. Na extinção, a capacidade que um estímulo condicionado tem de gerar emoções é gradualmente reduzida pela apresentação repetida desse estímulo sem consequência. Durante as exposições, o paciente fortalece seu senso de controle, reduzindo expectativas de dano e aumentando seu senso de autoeficácia.
- **Manejo da fissura.** É importante ressaltar aos pacientes que compulsões e fissuras aparecem e, logo em seguida, diminuem até desaparecer. Muitos pacientes que não estruturam respostas de enfrentamento com relação à fissura têm a ideia equivocada de que ela continuará aumentando de intensidade até que se torne impossível de resistir. Desse modo, cedem à compulsão desencadeada por ela, aumentando, assim, a probabilidade de um novo episódio. Contudo, aqueles que conseguem aguardar o desaparecimento progressivo da fissura contribuem para que a reinstalação do comportamento de busca seja destituída de força, aumentando sua sensação de autocontrole.[10]
- **Manejo de situações de crise e pensamentos disfuncionais.** O terapeuta deve estimular a expressão dos sentimentos. Há evidências de que usuários antissociais deprimidos são mais responsivos ao tratamento do que os não deprimidos. Algumas técnicas cognitivas[10] podem ser úteis na exploração de pensamentos disfuncionais, tais como:
    - Perguntas socráticas de final aberto
    - Uso das próprias palavras do paciente para fazer as observações clínicas
    - Exploração dos prós e contras da estagnação e da mudança
- **Manejo de contingências (MC).** Trata-se de um tratamento psicossocial de base comportamental que apresenta eficácia baseada em evidências.[32-34] Estudos recentes de metanálise e revisão da literatura sustentam que o tratamento por MC, aplicado sozinho ou em conjunto com outros, é eficaz em promover a abstinência continuada e a adesão terapêutica para indivíduos com transtorno por uso de *crack*.

▶ IMPORTÂNCIA DOS HÁBITOS ALIMENTARES

Entre as mudanças comportamentais que podem auxiliar na manutenção da abstinência, não podemos deixar de citar a reeducação alimentar como uma ferramenta acessível a todos.

Muitos estudos demonstraram que a microbiota intestinal afeta funções fisiológicas, comportamentais e cognitivas do cérebro,[42-46] por meio de mecanismos que envolvem a via neuroanatômica do intestino-cérebro e suas relações com o eixo neuroendócrino (hipotálamo-hipófise suprarrenal). Pesquisas mostram que as bactérias presentes na microbiota intestinal secretam substâncias neurais, como a serotonina (5-HT) e o ácido gama-aminobutírico (GABA), as quais, por sua vez, desempenham efeito sobre o eixo microbiota intestinal-cérebro e sua relação com o estado de humor.[47] É importante ressaltar que a suplementação com probióticos deve ser considerada uma nova possibilidade terapêutica, por meio da variedade de psicobióticos e antipsicóticos.[47]

O uso da cocaína está associado com sintomas gastrintestinais, tais como náuseas, vômitos e diarreia,[48,49] os quais, por sua vez, podem perturbar a microbiota intestinal e predispor ao desenvolvimento de transtorno do humor (ansiedade e depressão). Portanto, nos pacientes com dependência química que apresentam comorbidades psiquiátricas, a suplementação com probióticos pode ser uma maneira razoável e de fácil acesso para melhorar ou reverter suas doenças mentais, por meio de modificações em sua dieta e estilo de vida.[50-53]

▶ CONSIDERAÇÕES FINAIS

De acordo com as evidências disponíveis hoje, não há dados que apontem uma abordagem única de tratamento que seja capaz de compreender os aspectos multidimensionais dos padrões de uso de substâncias e produzir melhores resultados de forma significativa para resolver a natureza crônica e recidiva do transtorno por uso de cocaína. A EM e as modalidades de TCC – como manejo da fissura, treinamento de habilidades de enfrentamento das situações de risco e dos pensamentos disfuncionais, MC e prevenção de recaída – ganharam destaque nos estudos clínicos, ressaltando que a associação da farmacoterapia eleva os índices de abstinência e adesão terapêutica. Contudo, mais pesquisas são necessárias para testar os programas de tratamento e obter mais informações, a fim de melhor compreender e tratar o transtorno por uso de cocaína.

A TCC se consagrou como um método eficaz no tratamento desse transtorno, pois fornece instrumentos para melhorar e manter a motivação para a abstinência, o enfrentamento da fissura e o manejo de pensamentos, sentimentos e comportamentos, bem como para assegurar o equilíbrio no estilo de vida. É fundamental, para a boa prática das técnicas terapêuticas, a capacitação apurada do profissional, para utilizar mais satisfatoriamente as abordagens propostas, devendo-se considerar a perda da eficácia dessas intervenções na vigência de déficits neurocognitivos secundários ao uso prolongado de cocaína/*crack*.

REFERÊNCIAS

1. United Nations Office for Drug Control and Crime Prevention. Global illicit drug trends 2010. Viena: United Nation Office for Drug Control and Crime Prevention; 2010.
2. United Nations Office on Drug and Crime. World Drug Report: 2010. Viena: United Nations Office on Drugs and Crime; 2010.
3. Abdalla RR, Madruga CS, Ribeiro M, Pinsky I, Caetano R, Laranjeira R. Prevalence of cocaine use in Brazil: data from the II Brazilian National Alcohol and Drugs Survey (BNADS). Addict Behav. 2014;39(1):297-301.
4. Beck JS. Terapia cognitiva: teoria e prática. Porto Alegre: Artmed; 1997.
5. Beck AT. Depression: clinical, experimental, and theoretical aspects. New York: Harper and How; 1967.

6. Beck AT, Emmery G, Greenberg RL. Anxiety disorders and phobias: a cognitive perspective. New York: Basic Books; 1985.
7. Beck AT, Freeman A. Cognitive therapy of personality disorders. New York: Guilford; 1990.
8. Cordioli AV, Knapp P. A terapia cognitivo-comportamental no tratamento dos transtornos mentais. Rev Bras Psiquiatr. 2008;30(2):51-3.
9. Beck AT, Wright FW, Newman CF, Liese B. Cognitive therapy of substance abuse. New York: Guilford; 1993.
10. Carroll KM. Manual 1: a cognitive-behavioral approach: treating cocaine addiction. Rockville: National Institute on Drug Abuse; 1998.
11. Carroll KM, Rounsaville BJ. A vision of the next generation of behavioral therapies research in the addictions. Addiction. 2007;102(6):850-69.
12. Wright JH, Basco MR, Thase ME. Armando MG, tradutora. Aprendendo a terapia cognitivo-comportamental: um guia ilustrado. Porto Alegre: Artmed; 2008.
13. Marlatt GA, Gordon GR. Prevenção da recaída. Porto Alegre: Artmed; 1994.
14. Laranjeira R. Bases do tratamento da dependência de crack. In: Ribeiro M, Laranjeira R, organizadores. O tratamento do usuário de crack. 2. ed. Porto Alegre: Artmed; 2012.
15. Padin MFR. Terapia cognitivo-comportamental. In: Ribeiro M, Laranjeira R, organizadores. O tratamento do usuário de crack. 2. ed. Porto Alegre: Artmed; 2012.
16. Zanelatto N, Sakiyama HMT. Terapia cognitivo-comportamental das habilidades sociais e de enfrentamento. In: Diehl A, Cordeiro DC, Laranjeira R, organizadores. Dependência química: prevenção, tratamento e políticas públicas. Porto Alegre: Artmed; 2011.
17. Miguel AQC. Manejo de contingências. In: Diehl A, Cordeiro DC, Laranjeira R, organizadores. Dependência química: prevenção, tratamento e políticas públicas. Porto Alegre: Artmed; 2011.
18. Oliveira ACS, Ribeiro M. Manejo do controle das emoções e dos impulsos. In: Ribeiro M, Laranjeira R, organizadores. O tratamento do usuário de crack. 2. ed. Porto Alegre: Artmed; 2012.
19. Ribeiro M, Dunn J, Sesso R, Lima MS, Laranjeira R. Crack/cocaine: a five year follow-up study of treated patients. Eur Addict Res. 2007;13(1):11-9.
20. Dias AC, Araújo MR, Dunn J, Sesso RC, de Castro V, Laranjeira R. Mortality rate among crack/cocaine-dependent patients: a 12 year prospective cohort study conducted in Brazil. J Subst Abuse Treat. 2011;41(3):273-8.
21. DeBeck K, Buxton J, Kerr T, Qi J, Montaner J, Wood E. Public crack cocaine smoking and willingness to use a supervised inhalation facility: implications for street disorder. Subst Abuse Treat Prev Policy. 2011;6:4.
22. Carroll KM, Onken LS. Behavioral therapies for drug abuse. Am J Psychiatry. 2005;162(8):1452-60.
23. Magill M, Ray LA. Cognitive-behavioral treatment with adult alcohol and illicit drug users: a meta-analysis of randomized controlled trials. J Stud Alcohol Drugs. 2009;70(4):516-17.
24. Dutra L, Stathopoulou G, Basden SL, Leyro TM, Powers MB, Otto MW. A meta-analytic review of psychosocial interventions for substance use disorders. Am J Psychiatry. 2008;165(2):179-87.
25. Prochaska JO, DiClemente CC. Toward and comprehensive model of change. In: Miller WR, Heather N, editors. Treating addictive behaviors: processes of change. New York: Plenum; 1986.
26. Sánchez L, Díaz-Morán S, Grau-López L, Moreno A, Eiroa-Orosa FJ, Roncero C, et al. Ambulatory group treatment for cocaine dependent patients combining cognitive behavioral therapy and motivational interviewing. Psicothema. 2011;23(1):107-13.
27. Knapp WP, Soares BG, Farrel M, Lima MS. Psychosocial interventions for cocaine and psychostimulant amphetamines related disorders. Cochrane Database Syst Rev. 2007;(3):CD003023.
28. McKay JR, Lynch KG, Coviello D, Morrison R, Cary MS, Skalina L, et al. Randomized trial of continuing care enhancements for cocaine dependent patients following initial engagement. J Consult Clin Psychol. 2010;78(1):111-20.
29. Marinho JAC, Araújo RB, Ribeiro M. Manejo da fissura. In: Ribeiro M, Laranjeira R, organizadores. O tratamento do usuário de crack. 2. ed. Porto Alegre: Artmed; 2012.

30. Rash CJ, Alessi SM, Petry NM. Cocaine abusers with and without alcohol dependence respond equally well to contingency management treatments. Exp Clin Psychopharmacol. 2008;16(4):275-81.
31. Petry NM, Aless SM, Carrol KM, Hanson T, MacKinnon S, Rounsaville B, et al. Contingency management treatments: reinforcing abstinence versus adherence with goal related activities. J Consult Clin Psychol. 2006;74(3):592-601.
32. Lussier J, Heil S, Mongeon J, Badger G, Higgins ST. A meta-analysis of voucher-based reinforcement therapy for substance use disorders. Addiction. 2006;101(2):192-203.
33. Prendergast M, Podus D, Finney J, Greenwell L, Roll J. Contingency management for treatment of substance use disorders: a meta-analysis. Addiction. 2006;101(11):1546-60.
34. Nuijten M, Blanken P, Van den Brink W, Hendriks V. Cocaine addiction treatments to improve control and reduce harm (CATCH): new pharmacological treatment options for crack-cocaine dependence in the Netherlands. BMC Psychiatry. 2011;11:135.
35. Crits-Christoph P, Siqueland L, Blaine J, Frank A, Luborsky L, Onken LS, et al. Psychosocial treatments for cocaine dependence: National Institute on Drug Abuse Collaborative Cocaine Treatment Study. Arch Gen Psychiatry. 1999;56(6):493-502.
36. Aharonovich E, Nunes E, Hasin D. Cognitive impairment, retention and abstinence among cocaine abusers in cognitive behavioral treatment. Drug Alcohol Depend. 2003;71(2):207-11.
37. Brady KT, Gray KM, Tolliver BK. Cognitive enhancers in the treatment of substance use disorders: clinical evidence. Pharmacol Biochem Behav. 2011;99(2):285-94.
38. Schmitz JM, Mooney ME, Green CE, Lane SD, Steinberg JL, Swann AC, et al. Baseline neurocognitive profiles differentiate abstainers in a cocaine clinical trial. J Addict Dis. 2009;28(3):250-7.
39. Reske M, Paulus MP. Predicting treatment outcome in stimulant dependence. Ann NY Acad Sci. 2008;1141:270-83.
40. Penberthy JK, Ait-Daoud N, Vaughan M, Fanning T. Review of treatment for cocaine dependence. Curr Drug Abuse Rev. 2010;3(1):49-62.
41. Mocaiber I, Oliveira L, Pereira MG, Machado Pinheiro W, Ventura PR, Figueira IV, et al. Neurobiologia da regulação emocional: implicações para a terapia cognitivo-comportamental. Psicol Estud. 2008;13(3):531-8.
42. Jenkins TA, Nguyen JC, Polglaze KE, Bertrand PP. Influence of tryptophan and serotonin on mood and cognition with a possible role of the gut-brain axis. Nutrients. 2016;8(1):E56.
43. Schimidt C. Mental health: thinking from the gut. Nature. 2015;518(7540):S12-5.
44. Smith PA. The tantalizing links between gut microbes and the brain. Nature. 2015;526(7573):312-4.
45. Mayer EA, Knight R, Mazmanian SK, Cryan JF, Tillisch K. Gut microbes and the brain: paradigm shift in neuroscience. J Neurosci. 2014;34(46):15490-6.
46. Diaz Heijtz R, Wang S, Anuar F, Qian Y, Björkholm B, Samuelsson A, et al. Normal gut microbiota modulates brain development and behavior. Proc Natl Acad Sci USA. 2011;108(7):3047-52.
47. Sayar GH, Mesut C. Psychobiotics: the potential therapeutic promise of microbes in psychiatry. Klinik Psikofarmakoloji Bulteni-Bulletin of Clinical Psychopharmacology. 2016;26(2):93-102.
48. Dethlefsen L, Huse S, Sogin ML, Relman DA. The pervasive effects of an antibiotic on the human gut microbiota, as revealed by deep 16S rRNA sequencing. PLoS Biol.2008;6(11):2383-400.
49. Ribeiro CB. Efeitos do uso de drogas ilícitas na resposta inflamatória [Dissertação]. Goiânia: Universidade Federal de Goiás; 2015.
50. Wang HX, Wang YP. Gut microbiota-brain axis and mental health. Chin Med J. 2016;129(19):2373-80.
51. Lawrence K, Hyde J. Microbiome restoration diet improves digestion, cognition and physical and emotional wellbeing. PLoS ONE. 2017;12(6):e0179017.
52. Cepeda MS, Katz EG, Blacketer C. Microbiome-Gut-Brain axis: probiotics and their association with depression. J Neuropsychiatry Clin Neurosci. 2017;29(1):39-44.
53. Shi LH, Balakrishnan K, Thiagarajah K, Ismail NIM, Yin OS. Beneficial Properties of Probiotics. Trop Life Sci Res. 2016;27(2):73-90.

29

TERAPIA COGNITIVO-COMPORTAMENTAL APLICADA AO TRATAMENTO DE PACIENTES COM TRANSTORNO POR USO DE BENZODIAZEPÍNICOS E METANFETAMINAS

- ▶ ALEXANDRE QUELHO COMANDULE
- ▶ MARIA DE FÁTIMA RATO PADIN

PONTOS-CHAVE

- Alguns medicamentos podem causar dependência. Os benzodiazepínicos (BZDs) são substâncias que se enquadram nesse grupo.
- Muitos indivíduos com transtorno por uso de BZDs não percebem o problema, pois o uso do medicamento acaba sendo sustentado pela prescrição de um médico. Em geral, esse médico não é especialista em psiquiatria e desconhece o potencial danoso do uso crônico de BZDs.
- Metanfetaminas (MAs), anfetaminas e *ecstasy* são vendidos no mercado ilegal de drogas em diversas apresentações e, assim, podem ser utilizados por via nasal, oral ou intravenosa.
- Com pequenas alterações na formulação química das MAs, os traficantes conseguem escapar da vigilância das autoridades que atuam contra o consumo ilegal dessas substâncias. Essas alterações interferem na pureza da droga e podem produzir efeitos colaterais até desconhecidos.

▶ BENZODIAZEPÍNICOS

Alguns autores afirmam que, para obter sedação, alívio para as tensões do dia a dia e indução do sono, é comum o ser humano procurar alguma substância,[1] e por séculos se fez uso de álcool e derivados do ópio, entre outras substâncias, como forma de se automedicar. A verdade é que, até metade do século passado, poucas eram as opções farmacológicas para o tratamento das doenças mentais.[2]

Com o avanço da química e da capacidade de manipular novos compostos, descobriu-se, na década de 1950, uma nova classe de medicamentos, mais segura que a anterior: os BZDs.[1] O primeiro medicamento dessa nova classe de fármacos foi o clordiazepóxido, que substituiu rapidamente os barbitúricos, a classe antes utilizada e que apresentava muitos efeitos colaterais, inclusive morte por intoxicação. Os estudos iniciais com BZDs, em ratos, evidenciaram a notável capacidade anticonvulsivante e de relaxamento muscular e o efeito sedativo dessa classe de fármacos.[2] No começo da década de 1960, algumas modificações moleculares do primeiro composto produziram o diazepam, e, assim, o uso dos BZDs cresceu rapidamente,[3] recebendo aprovação para utilização em condições psiquiátricas e não psiquiátricas.[4] Atualmente, existem 35 compostos derivados dos BZDs, e, destes, 21 têm aprovação internacional para uso.[5]

Atribui-se a introdução comercial dos BZDs ao grande aumento do consumo de psicotrópicos como um todo, pois esses agentes farmacológicos conquistaram a confiança da classe médica e da população em relação ao uso de qualquer medicamento psiquiátrico.[1]

Os BZDs têm propriedades ansiolíticas, hipnóticas, de relaxamento muscular, anticonvulsivantes e amnésicas.[5] Durante muitos anos, houve prescrição de BZDs para o alívio de dor nas costas, devido a sua ação como relaxante muscular, e para o tratamento de insônia, transtorno de pânico, quadros fóbicos, estresse, entre outros transtornos de ansiedade. Somente no fim da década de 1960, o uso dos BZDs voltou-se para o tratamento da abstinência de álcool.[2]

Algumas pesquisas, na época, já mostravam que a maioria dos médicos que prescreviam BZDs não era psiquiatra e utilizava esses medicamentos para tratar doenças clínicas. Entre os psiquiatras, os BZDs eram, e ainda são, prescritos como sedativos, bem como para tratar abstinência de álcool, *delirium tremens* e insônia.[1,5]

No fim da década de 1970, os BZDs eram o medicamento mais prescrito em todo o mundo.[3] Nos Estados Unidos, em 1978, foram feitas 68 milhões de prescrições de BZDs[1] e, em 1984, mais de 100 milhões,[3] chegando a representar 50% de todos os psicotrópicos receitados.[6] Nessa época, era frequente que a prescrição permitisse o uso contínuo desses medicamentos por meses e até anos, sem haver qualquer preocupação com efeitos adversos ou dependência.[2]

Somente na década de 1980, as primeiras preocupações em relação ao excesso de prescrições começaram a chamar atenção, tendo em vista a propensão de algumas pessoas a consumir BZDs de modo abusivo.[3] Muitos pacientes referiam a necessidade do uso para obter alívio de dores nas costas, para combater a insônia ou para manter o controle de crises convulsivas, porém outros pacientes faziam uso indevido, abusivo e recreacional. O fato é que tinha iniciado o maior e mais duradouro episódio de uso indevido de substâncias prescritas na história.[2]

No começo da década de 1980, surgiram os primeiros relatos de tolerância, que é a tendência do medicamento a perder sua efetividade com o passar do tempo, sendo necessário aumento da dose para obtenção do mesmo efeito. Também houve relatos sobre reação de abstinência quando cessado o uso do medicamento.[3] Rapidamente, muitos dados científicos, inclusive de ensaios clínicos, comprovaram que o uso de BZDs, mesmo na dose terapêutica, é capaz de conduzir à dependência química e à síndrome de abstinência.[7] É importante ressaltar que os BZDs, além de tolerância e dependência química, também podem levar à dependência psíquica.[8]

O transtorno por uso de BZDs pode ser caracterizado pela busca compulsiva, aliada ao desejo intenso, de tomar esse medicamento, a despeito das consequências sociais e médicas.[5]

Em 1987, houve o reconhecimento da necessidade de estabelecer protocolos sobre a prescrição de BZDs. Então, a American Psychiatric Association (APA) criou uma força-tarefa e recomendou que os BZDs fossem utilizados na menor dose e pelo menor tempo possível.[9] Mesmo com o uso em curtos períodos, ou seja, mesmo respeitando essa recomendação da APA, os pacientes podem experienciar efeitos colaterais como sedação, confusão e efeitos cognitivos.[10]

Atualmente, existe consenso sobre a necessidade de evitar o uso de BZDs por longos períodos, uma vez que já está consolidado o risco de tolerância, dependência química e síndrome de abstinência.[11,12] Porém, mesmo com as recomendações de limitar o uso a um período curto, como de 2 a 4 semanas, os médicos mantêm as prescrições muito além desse tempo, por meses ou até anos.[3,4]

A inconsistência entre as recomendações dos protocolos clínicos e a prática médica tem sido explorada no campo científico. No entanto, ainda permanece incerta a razão de se manter a prática de prescrições de longo prazo de BZDs.[11]

No Brasil, também em 1987, ano em que ocorreu a força-tarefa criada pela APA, o Ministério da Saúde fez alterações na legislação, passando a exigir prescrição médica na liberação de BZDs, objetivando maior controle sobre sua comercialização. Antes dessa exigência, qualquer farmácia poderia fornecer o medicamento sem restrição.[4]

Embora existam dados confiáveis sobre o consumo de BZDs nos países desenvolvidos,[4,12] isso não ocorre com todos os países em desenvolvimento. Os estudos brasileiros apontam que os médicos prescrevem BZDs sem a preocupação necessária de evitar os problemas de abuso ou dependência, e, assim, o uso crônico de 90% dos pacientes é feito por meio de prescrição, isto é, de consentimento médico.[4] Muitas vezes, o uso por longos períodos é justificado pela característica de cronicidade de algumas doenças psiquiátricas, ou seja, o caráter recorrente de algumas patologias de base é que torna o uso de BZDs crônico.[13] Os estudos mostram que existem potenciais desvantagens com o uso prolongado desse medicamento, de forma que apenas uma pequena quantidade de pacientes realmente se beneficiaria do uso prolongado de BZDs, mesmo aqueles que apresentam doenças mentais recorrentes.[14]

Um estudo brasileiro investigou o uso de BZDs em uma amostra de 15 mil pessoas e verificou que essa classe de medicamento está sendo prescrita de forma a gerar uso indevido, além do nocivo, pois há excesso de prescrição, com taxas próximas a 15% em alguns grupos específicos (p. ex., em mulheres). O mesmo estudo observou que há pouca prescrição de antidepressivos e muita de BZDs para doenças como transtorno depressivo e transtornos de ansiedade. Assim, enfatiza-se que a baixa taxa de prescrição de antidepressivos a doenças que podem ser tratadas com esses medicamentos é preocupante. Além do uso de medicamentos inadequados para tratar doenças que já têm protocolos bem-estabelecidos, há uso excessivo de BZDs em determinados grupos, nos quais seus efeitos colaterais são mais prejudiciais, como nos pacientes que apresentam comorbidades clínicas e em idosos.[10]

Há estudos que demonstram preocupação com a população idosa que faz uso de BZDs, tendo em vista seus efeitos adversos de grande risco, entre eles impacto na função cognitiva, diminuição da mobilidade e maior risco de queda.[12] Recentemente, tem sido evidenciada a possível ligação entre o uso de longo prazo de BZDs e o aumento do risco de desenvolvimento de doença de Alzheimer. Mesmo com as ressalvas sobre o cuidado de se prescrever a essa população, a média de usuários de longa data de BZDs entre idosos é maior que a observada na população de adultos jovens e de meia-idade.[11]

Apesar das inúmeras aplicações clínicas, nos dias de hoje, ainda existe uma relação de "amor e ódio" com os BZDs, e a história desses medicamentos continua a evoluir e acaba por incluir novas questões e preocupações acerca de seu uso.[2] Embora algumas diretrizes de tratamento recomendem o uso de antidepressivos no lugar dos BZDs como primeira linha para o tratamento de transtornos de ansiedade, não existem evidências científicas de que, no curto prazo, esses medicamentos sejam tão eficazes quanto os BZDs.[12]

Os BZDs apresentam aplicações terapêuticas inegáveis. Seu uso está aprovado para transtorno de pânico, indução de anestesia geral, abstinência de álcool, crises epilépticas[11,12] e, principalmente, transtornos de ansiedade e insônia.[4] Nesse sentido, é a prescrição exagerada e por tempo além do recomendado, em grandes populações, que tem relacionado essa classe farmacológica aos problemas de dependência e ao mercado ilegal de substâncias.[3] Portanto, trata-se de um medicamento seguro no uso de curto prazo, como de 2 a 4 semanas, mas que pode causar dependência, se administrado por mais de um mês, em metade dos pacientes.[5]

▶ ABSTINÊNCIA

A interrupção do uso de BZDs em pacientes que tomavam esse medicamento por períodos mais longos pode ocasionar sintomas de abstinência.[13] Os primeiros relatos sobre a síndrome de abstinência mencionavam o quadro em pacientes psiquiátricos que utilizavam doses elevadas de clordiazepóxido ou diazepam por períodos de 2 a 6 meses.[15]

Sabe-se, hoje, que os sintomas de abstinência surgem mais rapidamente nos pacientes que utilizam compostos BZDs de curta duração, cujos sintomas aparecem dentro de 2 a 3 dias. Aqueles que usam fármacos com meia-vida maior (duração mais longa) apresentam sintomas de abstinência dentro de 5 a 10 dias.[5]

Os sintomas de abstinência são relacionados, em sua maioria, a um estado de hiperexcitabilidade cerebral e podem ser divididos em psicológicos, sensoriais e físicos.[5] Eles se manifestam como desorientação, agitação, tremor, irritabilidade, mioclonias, *craving*, tensão muscular, sintomas autonômicos, ansiedade leve ou grave, quadros psicóticos e crises convulsivas.[13] Entre os sintomas psicológicos da abstinência, destacam-se agitação, labilidade emocional, redução da capacidade de concentração e perturbações do sono, inclusive pesadelos.[5]

Na maioria das vezes, é a descontinuação abrupta do medicamento que causa os sintomas. Logo, a diminuição gradual deve ser a técnica inicialmente escolhida. Pacientes com transtorno de ansiedade apresentam sintomas de abstinência mais graves com a redução ou retirada dos BZDs.[3] Entretanto, alguns autores afirmam que aspectos da personalidade do paciente também podem ser preditores de gravidade desses sintomas.[13,16] Há um consenso de que os BZDs devem ser descontinuados gradualmente, por um período de 4 a 6 semanas, como forma de evitar sintomas de abstinência e convulsões.[5]

▶ TRATAMENTO

FARMACOTERAPIA

A capacidade de outros fármacos de atenuarem os sintomas da abstinência vem sendo estudada, porém antidepressivos, betabloqueadores, buspirona, carbamazepina, gabapentina, entre outros agentes, não se mostraram eficazes para pacientes que apresentam transtorno por uso de BZDs.[3] Na realidade, não existe um medicamento único que seja utilizado como forma de tratar o transtorno por uso e a abstinência de BZDs.[5] Também há a possibilidade de utilizar fenobarbital, administrando-se as doses lentamente até a remissão dos sintomas agudos da abstinência.[13]

A técnica mais utilizada para o tratamento medicamentoso da abstinência se baseia na substituição de um BZD de curta duração por um BZD de meia-vida longa.[5,13] Nesse caso, converte-se a dose habitual do BZD para uma dose equivalente de diazepam, para, então, iniciar uma redução gradual.[13] A taxa de redução diária e/ou semanal do diazepam deve ser determinada pela capacidade de cada paciente de tolerar os sintomas de abstinência.[5]

É essencial que haja cuidado no manejo da abstinência, com um suporte psicológico adequado e capaz de motivar o paciente. As taxas de recaída de 1 a 5 anos após a retirada variam entre 8 e 57% em diferentes estudos. Por isso, é necessário um programa de tratamento que seja individualizado, que sensibilize o paciente acerca seu problema e que forneça estratégias adequadas para lidar com os sintomas.[13]

O tratamento individualizado, medicamentoso e psicoterapêutico pode minimizar as taxas de recaída após a retirada dos BZDs,[3] e, com as estratégias corretas de tratamento, o prognóstico para indivíduos que apresentam dependência desses medicamentos é excelente.[5]

É importante lembrar que, muitas vezes, o uso de BZDs está subordinado a outras doenças psiquiátricas, e o tratamento da dependência desses medicamentos não pode estar desvinculado do correto manejo terapêutico das condições psiquiátricas e clínicas subjacentes.[5]

TERAPIAS NÃO FARMACOLÓGICAS

Entre as técnicas não farmacológicas disponíveis para o tratamento do transtorno por uso de BZDs, destacam-se o treinamento de habilidades sociais, as técnicas de relaxamento, o treinamento para controlar e superar a ansiedade, além da terapia cognitivo-comportamental (TCC), que possibilita abordar problemas de relacionamento e outros conflitos psíquicos não resolvidos, com foco na compreensão dos motivos e das experiências que conduzem o paciente a usar BZDs.[5]

O grau de apoio psicológico necessário durante o processo de redução do uso de BZDs varia, tendo em vista que pode ser necessária uma abordagem de suporte ou apoio no começo, principalmente quando surgem os primeiros sintomas de abstinência. Os pacientes em tratamento estão vulneráveis ao estresse durante e após a diminuição do uso de BZDs. Esse quadro pode durar semanas ou meses, por isso a TCC direcionada ao manejo da ansiedade e ao desenvolvimento de estratégias de enfrentamento do estresse é fundamental.[3]

Na literatura, existe a descrição de inúmeras formas de abordagem do paciente com transtorno por uso de substâncias (TUS), como a entrevista motivacional (EM) e outras técnicas de intervenção psicossocial. No entanto, não há evidências científicas de que elas sejam a melhor abordagem terapêutica para o transtorno por uso de BZDs.[5] Em um contexto inicial, as intervenções breves, a psicoeducação e o aconselhamento podem ajudar na diminuição do uso desses medicamentos, mas esse é apenas o começo do tratamento.[17]

O que está comprovado é que a TCC exerce um papel importante no tratamento do transtorno por uso de BZDs[18] e é a técnica mais utilizada.[19] Ela se mostra eficiente por possibilitar a inclusão de diversas estratégias no tratamento, o que permite direcioná-lo de maneira individualizada e dar suporte às mudanças necessárias. Além disso, proporciona o treinamento de habilidades, sendo capaz de aumentar a capacidade do paciente de lidar com o estresse e de manejar as situações de risco para a recaída.[18]

A TCC também possibilita, nos pacientes em acompanhamento ambulatorial para o transtorno por uso de BZDs, a formação de grupos terapêuticos. Esses grupos são utilizados principalmente por pacientes que faziam uso de baixas doses de BZDs e por aqueles que estão sob acompanhamento para prevenção de recaída.[18]

Pacientes com comorbidades podem requerer terapias adicionais. É importante ressaltar que é necessário estabilizar o paciente de sua patologia de base para iniciar o tratamento com foco no transtorno por uso de BZDs.[5] É frequente a prescrição de BZDs para tratar a insônia,[5,10,20] e muitas vezes esse transtorno do sono ocorre com outras psicopatologias, assim como pode ser resultado do uso de outras substâncias, como cafeína e álcool.[21]

Portanto, em pacientes com comorbidades, é frequente o uso de terapias adicionais, além daquelas técnicas que focam a promoção da abstinência de BZDs.[5] Como grande parte das prescrições médicas de BZDs tem como função medicar o indivíduo com insônia, é importante o conhecimento de técnicas não farmacológicas que permitam o correto tratamento desse problema.[5,21]

A insônia é definida como uma queixa repetida de dificuldade para iniciar ou manter o sono e/ou como sono não reparador. Esse quadro aparece mesmo que a pessoa tenha um local adequado para dormir, e, para o diagnóstico, é também necessário que esteja presente um comprometimento relacionado à falta de sono, como fadiga, déficit de memória ou hipotenacidade, sonolência diurna, irritabilidade, entre outros.[21,22]

Existem diversas técnicas de tratamento não medicamentoso para melhorar a qualidade do sono, entre elas a higiene do sono,[5] uma técnica que se baseia no conceito de que determinados comportamentos têm a capacidade de prejudicar o sono.[21] Essa abordagem educacional visa a ensinar ou alterar hábitos para melhorar o sono.[22] Para isso, um profissional deve avaliar o comportamento do paciente, procurando por atividades que potencialmente prejudicam o sono. Nessa técnica, recomenda-se que três itens, ou comportamentos problemáticos, sejam abordados e supervisionados constantemente. Conforme eles são substituídos por comportamentos saudáveis, novas metas são traçadas.[21]

Outra técnica que não faz uso de medicamentos é a terapia de controle de estímulos.[5] Ela se baseia no processo de condicionamento que pode ocorrer quando a cama fica associada a outras atividades não relacionadas ao sono. É para diminuir esse tipo de associação que a terapia age e fornece instruções como a de deitar-se na cama somente quando se tem sono; não realizar outras atividades, como ler ou assistir à televisão, deitado na cama; ter regularidade na hora de deitar e levantar; e, por fim, levantar da cama quando se está sem sono.[21] O objetivo dessa técnica é gerar um novo condicionamento, que permite ao paciente associar o quarto e a cama com a tarefa de dormir, proporcionando, assim, um rápido início do sono.[22]

A terapia de restrição de sono é outra técnica também utilizada no tratamento do paciente insone[5] e consiste na redução do tempo gasto na cama.[22] É comum que os pacientes com dificuldade no sono fiquem mais tempo deitados na cama, como se isso fosse facilitar o sono. Porém, o resultado é o contrário, isto é, obtém-se um sono fragmentado e não reparador.[21] Como abordagem inicial, calcula-se o tempo de sono e, então, limita-se o tempo máximo de permanência na cama. Se o paciente dorme seis horas por noite, ele só pode ficar na cama esse período. Existe o risco de sonolência diurna com essa técnica, todavia ela é eficiente, e, com o passar das semanas, o tempo que o paciente permanece deitado é estendido em 15 a 20 minutos até que o tempo total de sono reparador seja alcançado.[22]

As técnicas de relaxamento também são formas não medicamentosas de abordagem desses pacientes. O uso de tais técnicas se justifica pelo fato de o estado de alerta dos pacientes insones ser frequente.[22] O relaxamento pode diminuir o estado de tensão ao longo do dia e auxiliar no adormecer.[21]

Já existe comprovação científica de que essas técnicas são efetivas para o tratamento de insônia comórbida com transtorno por uso de BZDs.[5] O exercício físico também é de grande ajuda para aqueles que padecem de insônia. No entanto, ainda não estão definidas a frequência, a intensidade e a duração da atividade física necessárias para a melhora dos sintomas relacionados aos problemas de sono.[22]

▶ METANFETAMINAS

As MAs fazem parte de um grupo maior de substâncias psicoativas, as anfetaminas.[23] O uso de estimulantes derivados de anfetamina é uma preocupação mundial,[24] pois essas substâncias representam o segundo maior grupo de substâncias ilícitas consumidas em todo o mundo.[25]

Em se tratando de MA, essa classe de drogas recebe vários nomes populares, ou *street names*,[26] sendo os três principais *speed*, base e *ice*. A pureza desses compostos de

MA é uma das principais maneiras de diferenciá-los. Enquanto a MA denominada *ice* tem pureza de 80%, o *speed* apresenta cerca de 20 a 10%.[27] Dependendo da apresentação, as MAs podem ser utilizadas de diferentes formas, como por inalação, ingestão, intravenosa, absorção por mucosas e, às vezes, até pela via anal.[28]

O primeiro composto de anfetamina surgiu em 1919, no Japão, durante estudos que buscavam um substituto sintético para a efedrina.[28] Embora o uso inicial das anfetaminas tivesse objetivos terapêuticos, com suas primeiras moléculas introduzidas como substância descongestionante nasal, na década de 1930, rapidamente seus efeitos estimulantes do sistema nervoso central (SNC) passaram a ser desejados, impulsionando o uso abusivo.[29]

Durante a Segunda Guerra Mundial, as anfetaminas foram utilizadas como forma de manter os soldados alertas, mais ativos e energizados,[30] mas, na segunda metade do século passado, essas substâncias se popularizaram,[31] inclusive com uso por parte dos *hippies*, nos anos de 1960, nos Estados Unidos.[30] Foi também nessa década que surgiram os primeiros laboratórios clandestinos de MA na Califórnia, o que espalhou o uso pela Costa Oeste dos Estados Unidos.[26]

Depois que o uso de anfetaminas se popularizou, o controle sobre o comércio ilegal ficou difícil.[30] Como se trata de drogas produzidas em laboratório, não sendo necessário plantar seus substratos, o que não ocorre com a maconha ou com a cocaína, é relativamente fácil fazer alterações químicas com o intuito de driblar a fiscalização. Esse fenômeno é denominado novas substâncias psicoativas (NSPs), isto é, o aparecimento ou ressurgimento de um conjunto de substâncias que, quando comparadas em relação à composição química, forma de administração e efeito no cérebro, são muito parecidas com as drogas já existentes no mercado.[32] Portanto, devido à grande flexibilidade na manufatura e na produção das MAs, os laboratórios clandestinos podem usar inúmeros precursores químicos e, assim, escapar das medidas de controle e combate ao tráfico de drogas. É por esse motivo que, em termos globais, há aumento do consumo de comprimidos de MA, com grande variação na composição química entre eles.[33] O fenômeno de NSPs tem sido denunciado por diversas organizações de combate às drogas. A mudança nos compostos de MAs cursa com diminuição da pureza e barateamento de algumas formulações. Além disso, pode ocorrer a perda da especificidade da MA para alguns receptores cerebrais. Nesse sentido, novos compostos podem agravar o impacto negativo que o uso da MA produz no paciente.[34]

Não há dúvida de que, entre todos os derivados de anfetamina, é a MA que representa o maior problema à saúde, sendo muitas vezes a droga mais utilizada em alguns países.[33]

As apreensões de substâncias sintéticas anfetamínicas chegaram à marca de 191 toneladas em 2015. Entre as anfetaminas apreendidas, a MA representava cerca de 60 a 80% do volume total.[34] Com o aumento do volume de apreensão, verifica-se uma tendência de maior consumo.[33] De acordo com o relatório de 2011 do United Nations Office on Drugs and Crime (UNODC), as MAs se tornaram uma epidemia, tendo em vista o rápido aumento no consumo, nunca visto anteriormente com outra substância ilícita.[35]

Nos Estados Unidos, as apreensões de MA têm aumentado consistentemente desde 2009. No mesmo período, quase quadruplicaram as apreensões de MA no sul e leste da Ásia.[34]

No Brasil, a prevalência do consumo de estimulantes é de 1,3% alguma vez na vida entre os jovens, e de 2,7% na população adulta. Essa classe engloba muitas substâncias que derivam das anfetaminas e representa a quarta maior prevalência de uso entre jovens, atrás da maconha, da cocaína e dos solventes. Quando investigado o uso da droga cristal, somente 0,2% dos adolescentes afirmaram ter consumido no último ano. Na população adulta, 0,3% relatou uso de cristal nos últimos 12 meses.[36]

As MAs são populares entre adultos jovens em várias regiões do mundo, onde são encontradas com facilidade por um preço relativamente baixo.[26] Atualmente, a MA ainda é uma droga cara no Brasil, que perde em termos de custo para a cocaína e a maconha. Mesmo assim, o uso de MA e seus derivados se faz presente em alguns contextos específicos, como nas *raves*.

Em termos mundiais, o consumo de MA é um problema de saúde pública, tendo em vista o impacto que exerce na sociedade.[23] Por exemplo, um estudo comparou, nos serviços de urgência, os pacientes vítimas de trauma atendidos e o custo decorrente desses atendimentos. Entre os pacientes que necessitaram de cuidados médicos e haviam usado MA, o custo foi muito superior em relação àqueles que passaram pelo serviço e haviam feito uso de álcool ou cocaína.[37]

Outro dado que a literatura mostra é o crescente número de usuários em busca de tratamento.[33] Alguns países estimam que 8% das admissões, nos programas de tratamento de TUS, são decorrentes do uso de MA.[23] Porém, durante muito tempo, poucos eram os serviços capazes de fornecer um tratamento especializado, isto é, com intervenções específicas para esse transtorno.[38] e, até hoje, pouco se sabe a respeito do custo-efetividade das diferentes propostas de abordagem para o paciente com transtorno por uso de MA.[39]

MECANISMO DE AÇÃO

De forma geral, pode-se afirmar que todas as MAs têm a capacidade de estimular o SNC, e sua ação ocorre por meio da liberação, periférica e central, de monoaminas, a qual provoca importantes alterações físicas e psicológicas. Inicialmente, há liberação de grandes quantidades de noradrenalina, posteriormente de dopamina e, por fim, de serotonina.[26] O uso de MA ativa o sistema nervoso simpático, ocorrendo a liberação de hormônios de estresse, cuja concentração pode chegar a 200%, e alterações corporais marcantes, como taquicardia (aumento dos batimentos cardíacos), aumento da pressão arterial, broncodilatação, além de melhora da circulação sanguínea nos músculos esqueléticos; simultaneamente, ocorre inibição da motilidade estomacal e intestinal. Descrevem-se, também, transpiração excessiva, hipertermia (temperatura corporal elevada) e polidipsia.[23]

A ação estimulante das MAs pode ter duração de 6 a 12 horas, e os principais efeitos produzidos são sensação de euforia e diminuição da fadiga, com efeitos psicológicos que englobam ansiedade, insônia, irritabilidade, aumento da disponibilidade para o contato sexual, além da possibilidade de sintomas psicóticos e paranoicos.[23,40]

Além de sua ação estimulante, o uso de MA também afeta o sistema de recompensa cerebral (área tegmental ventral e suas projeções para o *nucleus accumbens* e o córtex pré-frontal), culminando com efeito reforçador e com potencial viciante.[40] É por isso que, de todos os derivados anfetaminérgicos, a MA apresenta o maior potencial de gerar dependência.[41]

CONSEQUÊNCIAS DO USO REPETIDO DE METANFETAMINA

A ação prolongada da MA no SNC e seu uso repetido têm potencial danoso para o corpo e para o cérebro.[40] Durante o efeito que provoca, a MA libera os hormônios adrenalina e cortisol por várias horas, o que pode trazer consequências devastadoras. A superestimulação da resposta de estresse pode produzir desde quadros de grave hipertermia até comprometimento cardíaco, crises hipertensivas, angina (dor no miocárdio/coração) e até mesmo morte.[26] Já se sabe que os problemas cardíacos são a segunda causa de morte nos usuários de MA.[27]

A permanência de níveis elevados do hormônio corticoide também traz consequências, inclusive supressão do sistema imune, isto é, diminuição da resposta de defesa do organismo contra patógenos.[26]

O estudo dos transtornos por uso de psicoestimulantes mostra impacto no funcionamento social, aumento de morbidade psíquica, complicações médicas e risco elevado de contaminação por doenças sexualmente transmissíveis (DSTs), tendo em vista o maior risco de sexo sem proteção,[42] além de maior chance de contrair o vírus da imunodeficiência humana (HIV) e hepatite C.[26] Outros riscos médicos incluem eventos cerebrovasculares, como acidente vascular cerebral (AVC), problemas dentários e periodontais, além de complicações específicas relacionadas à via de administração, pois alguns pacientes fazem uso de MA injetável, o que pode culminar com infecção e comprometimento vascular, enquanto outros usuários podem fumá-la e, assim, apresentar irritação nas vias aéreas.[41]

Os sintomas psicóticos, como alucinações, e os de paranoia são os problemas de saúde mais comumente relatados por usuários de MA. Do ponto de vista psiquiátrico, já está estabelecido que jovens usuários de MA pontuam mais em escalas que avaliam a gravidade dos transtornos mentais e têm maior chance de receber algum diagnóstico de doença mental e de desenvolver transtornos alimentares, hipocondria e depressão.[31] Vários estudos já relacionaram o uso de MA a comportamentos suicidas, e um estudo japonês apontou que quadros psicóticos induzidos pelo uso de MA estavam associados a tentativas de suicídio.[43]

Descrevem-se, também, as profundas alterações cerebrais decorrentes do uso de MA, que, além de interferirem nos circuitos dopaminérgicos, também geram mudanças nos circuitos serotonérgicos, noradrenérgicos e glutamatérgicos. No entanto, ainda são escassos os estudos do impacto das MAs no cérebro de adolescentes.[40] Nessa fase do desenvolvimento cerebral, é importante ressaltar que ocorrem profundas mudanças e que o sistema dopaminérgico é particularmente vulnerável. Além disso, estudos recentes mostram que, em comparação com outras populações, as pessoas com histórico de uso de MA estão mais propensas a desenvolver doença de Parkinson,[41] na qual há déficit de dopamina em uma região do cérebro, a via nigroestriatal.

Não existem dúvidas quanto ao impacto dos efeitos tóxicos das MAs no SNC. Além disso, esse quadro pode ser agravado pelas diversas outras substâncias incorporadas nas novas formulações de MA.[26] As novas composições das MAs, como mencionado anteriormente, visam a burlar as fiscalizações e podem, portanto, ter impactos imprevisíveis nos usuários.

▶ TRATAMENTO

O transtorno por uso de psicoestimulantes é uma doença crônica e marcada por recaídas, com grande refratariedade no tratamento.[44] Existem diferentes abordagens terapêuticas para o transtorno por uso de MA. Entre elas, destacam-se as intervenções psicossociais e a farmacoterapia.[24]

A maior parte dos medicamentos utilizados no manejo dos usuários de MA não se mostrava superior ao placebo.[23,44] Entre os ensaios farmacológicos realizados com esses usuários, já se estudou a selegilina (medicamento utilizado no tratamento de quadros demenciais), antidepressivos, como sertralina, bupropiona e paroxetina, e outros agentes, como haloperidol e risperidona, mas nenhum deles mostrou uma eficácia clara.[39,45]

Não havia tratamento medicamentoso que, até pouco tempo, pudesse ser considerado efetivo ou seguro para usuários de MA.[44] A questão da segurança é muito importante, tendo em vista que é comum o usuário recair, isto é, consumir MA estando em farmacoterapia. Vale ressaltar que alguns fármacos, como os antipsicóticos, podem alterar o funcionamento cardíaco, e, embora seu uso seja seguro na maioria dos pacientes, não se pode fazer a mesma afirmação para os usuários de MA, que, sob o efeito da droga, acabam sobrecarregando o coração.

Estudos recentes começaram a mostrar respostas mais animadoras com os medicamentos do tipo agonista (que agem de forma parecida com as MAs),[46] e tais agentes estão cada vez mais sendo investigados no tratamento do transtorno por uso de MA.[24,47] O uso de agonistas não é novidade no tratamento de alguns quadros de dependência. Indivíduos tabagistas já fazem uso de reposição de nicotina, e usuários de heroína também fazem uso de buprenorfina e metadona, que são agonistas de receptores opioides.[44]

Alguns derivados de anfetamina são utilizados como medicamento para o tratamento de doenças psiquiátricas, como transtorno de déficit de atenção/hiperatividade (TDAH) e transtorno de compulsão alimentar.[31] Entre os medicamentos agonistas dopaminérgicos, a lisdexanfetamina (LDX) tem se mostrado útil no tratamento do transtorno por uso de MA. Esse fármaco apresenta uma ação terapêutica mais duradoura e um baixo potencial de abuso. A dose de LDX recomendada para tratar o transtorno por uso de MA é de 100 a 250 mg/dia, portanto maior do que aquela aprovada para o tratamento de TDAH, que é de 70 mg/dia.[24] Essa substância tem uma grande vantagem: é segura mesmo no caso de o paciente recair durante o tratamento medicamentoso, ou seja, não há risco envolvido no uso concomitante do medicamento e da droga.[47]

Com o uso das substâncias agonistas, que imitam os efeitos farmacodinâmicos da MA, há diminuição do *craving* (desejo intenso de usar a droga) e dos efeitos positivos do uso da MA. Ou seja, o medicamento reduz o prazer caso a pessoa faça uso de MA. Atenuar os efeitos positivos da MA parece uma estratégia importante para diminuir o uso da substância e aumentar o engajamento terapêutico.[47]

Outro medicamento promissor é o modafinil. O modafinil age nos sintomas de fadiga e dificuldade de concentração, que são frequentes nos pacientes que cessaram o uso de MA.[45]

É importante enfatizar que, embora haja sinais de resultados satisfatórios no tratamento do paciente com transtorno por uso de MA com medicamento, a terapia farmacológica não é suficiente para tratar essa doença complexa.

As intervenções psicoterapêuticas e psicossociais são fundamentais para garantir a efetividade do tratamento e para abordar os problemas associados ao uso de MA.[38] A maioria dos profissionais da saúde não tem familiaridade com o usuário de MA. Por isso, é necessário estudar estratégias terapêuticas que possam ser aplicadas no tratamento desses indivíduos. São várias as técnicas que mostram efetividade moderada em reduzir o consumo de MA e os problemas a ele associados.[39]

Um estudo investigou a diferença entre pacientes que sentiam a necessidade de tratar o transtorno por uso de MA e aqueles que estavam em tratamento, mas não acreditavam que ele fosse necessário. Nesse levantamento, verificou-se que a percepção da necessidade de tratamento se deve, em grande parte, à presença de comorbidades psicológicas, como rompantes de agressividade, sintomas depressivos que só melhoram após o uso, ataques de pânico e relatos de sintomas alucinatórios. Do ponto de vista psicossocial, o desemprego por longos períodos também foi um fator que pareceu motivar os pacientes a buscar ajuda.[48]

Não é necessário esperar até que o paciente perceba a necessidade de tratamento. Como já mencionado, até chegar a esse estágio motivacional, o indivíduo já acabou desenvolvendo comorbidades, e a presença delas já indica uma doença mais grave, com maior risco de recaídas e abandono terapêutico. Por isso, existem estratégias que objetivam atrair o usuário de MA para o tratamento, como divulgação de informações sobre os serviços disponíveis, propaganda ou exibição pública de políticas voltadas para essa população, educação e formação dos profissionais da saúde, criação de fluxo de entrada que permita aos usuários procurar aconselhamento e apoio, além de intervenções para informar e dar suporte às famílias.[28]

Os tratamentos comportamentais atualmente disponíveis para os pacientes com transtorno por uso de MA incluem manejo de contingências (MC), TCC, prevenção de recaída[41] e EM.[49]

TERAPIA COGNITIVO-COMPORTAMENTAL

A TCC é uma técnica que foi inicialmente desenvolvida para o tratamento de pacientes com depressão, mas foi rapidamente aplicada a outros transtornos mentais. Sua utilização estendeu-se para o tratamento da dependência química com a publicação de *Cognitive Therapy of Substance Abuse*, de Beck e colaboradores, em 1993.[49] Essa teoria compreende o uso de substâncias como uma vulnerabilidade. Em determinadas circunstâncias, crenças específicas são ativadas, elevando a probabilidade de uso de substâncias.[50] Uma vez ativadas, surgem pensamentos automáticos, geralmente disfuncionais, desencadeando sinais e sintomas fisiológicos, que podem ser interpretados ou reconhecidos como fissuras.[51] Dessa forma, as crenças específicas, como as antecipatórias de recompensa e alívio, permissivas ou facilitadoras, engajam o indivíduo na decisão de usar substâncias.[50]

Assim, o ponto-chave da TCC é a conceitualização ou formulação de caso em termos cognitivos. A estratégia da TCC reside em investigar pensamentos e crenças disfuncionais, bem como reações emocionais e fisiológicas, associados à dependência. Quando focada para o transtorno por uso de MA, a TCC traz resultados significativos por aumentar o tempo livre de uso e auxiliar na adesão terapêutica.[39]

É possível incorporar outras abordagens ao contexto da TCC para pacientes com transtorno por uso de MA, como a psicoeducação e a educação familiar, propor a participação do paciente em programas de prevenção de recaída e grupos de mútua ajuda, assim como incorporar, durante o tratamento, o monitoramento de uso de MA por meio de exames de urina.[28]

É por sua flexibilidade que a TCC aparece como forte aliada no tratamento de pacientes com TUS, configurando importante instrumento de ajuda para o paciente reconhecer padrões de comportamento e condições mantenedoras do uso e desenvolver estratégias e habilidades para a mudança do comportamento dependente.[52]

Em muitos estudos, quando adaptada às especificidades de cada paciente, a TCC mostra eficácia superior à de outras abordagens, como o tratamento de 12 passos.[42] Os resultados mostram-se duradouros, mesmo após o paciente parar com as sessões de TCC. Estudos com seguimento de um ano evidenciam que a maioria dos pacientes mantém resultados negativos nos exames toxicológicos de urina.[39]

ENTREVISTA MOTIVACIONAL

A EM é uma técnica que segue alguns preceitos, como a necessidade de expressar empatia e usar a escuta reflexiva; auxiliar no desenvolvimento da distinção entre a autoimagem do paciente e do usuário de substâncias; evitar a argumentação como forma de trabalhar com as resistências; e, por fim, estimular e desenvolver comportamentos autoeficazes que promovam a mudança.[53]

Os estudos apontam que a EM parece útil no engajamento dos pacientes com transtorno por uso de MA, ou seja, ela consegue aumentar a participação inicial no tratamento. No entanto, essa técnica não trouxe diferenças na quantidade/no volume de uso de MA. Assim, a EM pode ser útil na abordagem inicial, porém, ela sozinha não se mostrou eficiente quando o padrão de consumo é avaliado.[39]

MANEJO DE CONTINGÊNCIAS

O MC se baseia na teoria do condicionamento operante de Skinner. Nesse construto, o comportamento tende a se repetir quando é acompanhado por reforçadores positivos, ou seja, se após uma ação se obtém algo prazeroso como resposta (reforço), a frequência dessa ação tende a aumentar.[54]

O uso de substâncias e os TUSs são compreendidos como uma forma de comportamento condicionado que é moldado pelos reforçadores. Para o tratamento, deve-se encontrar reforçadores alternativos não farmacológicos que estejam presentes em frequência e magnitude suficiente e de acordo com um cronograma a fim de influenciar o uso de MA.[54]

Estudos mostram que essa técnica também pode ser eficaz para os usuários de MA. Portanto, por meio do reforço positivo, procura-se recompensar determinadas metas no tratamento, havendo progressão dessas metas e dos reforçadores com o intuito de manter a abstinência de MA.

Em um estudo que comparou o MC e o tratamento habitual, aqueles no grupo de MC apresentaram mais exames de urina negativos e tiveram uma média mais duradoura de abstinência nos primeiros três meses de acompanhamento. Após seis meses de tratamento, houve equivalência estatística na resposta do grupo de MC em comparação às outras abordagens.[28]

As pesquisas de metanálise apontam que o MC é eficaz em estabelecer e manter a abstinência durante o período em que o paciente estiver submetido ao programa. Depois que o paciente não está mais sujeito às contingências propostas no tratamento, o efeito começa a diminuir ao longo do tempo. É por isso que se faz necessário o engajamento do paciente em outras intervenções concomitantemente ao MC.[54]

PREVENÇÃO DE RECAÍDA

A prevenção de recaída é uma técnica que se baseia no princípio da teoria da aprendizagem social e que combina treinamento de habilidades sociais com técnicas cognitivas. Nesse contexto, a prevenção de recaída entende o retorno ao uso de MA como uma falha do paciente em tentar mudar esse comportamento. No programa de prevenção de recaída, os pacientes recebem treinamentos com o objetivo de aumentar suas habilidades para lidar com o desejo de usar drogas, desenvolver habilidades assertivas e de recusa de drogas, melhorar o reconhecimento de decisões aparentemente irrelevantes e aprimorar habilidades gerais de resolução de problemas.[55] Assim, a prevenção de recaída é uma intervenção que visa a ajudar no autocontrole, por meio do ensinamento de técnicas que permitam antecipar e lidar com aspectos que levam ao uso de MA.[39]

Nessa modalidade de tratamento, o comportamento de uso de MA é entendido como fruto de estímulos tanto anteriores como reforçadores (estímulos prazerosos que seguem o comportamento de uso de MA).[55]

Há estudos de metanálise que corroboram a efetividade da prevenção de recaída no tratamento de pacientes com TUS, com diminuição do uso e melhora das funções psicossociais. Também existem pesquisas que apontam para uma maior efetividade da prevenção de recaída quando é associada à farmacoterapia.[42]

▶ CONSIDERAÇÕES FINAIS

Embora o Brasil não esteja entre os maiores mercados consumidores de MA, o uso dessas substâncias se faz presente. Seu preço elevado acaba restringindo o acesso à maioria da população. No entanto, tendo em vista a rápida expansão desse tipo de substância em todo o mundo, é importante que os profissionais da saúde saibam tratar o paciente com transtorno por uso de MA, pois há uma tendência de aumento do consumo. Os estudos que envolvem farmacoterapia começam a mostrar alguma efetividade, mas é necessário agregar outras técnicas de abordagem do paciente. Reconhecer a dependência de MA e as peculiaridades dessa droga permite traçar estratégias mais efetivas no tratamento de indivíduos com transtorno por uso de MA.

Os BZDs são medicamentos úteis no tratamento de algumas doenças psiquiátricas. Sua eficácia terapêutica, aliada ao fato de essa classe de medicamentos ser vendida em farmácias, acaba por diminuir a percepção dos processos em que a dependência se instala. Junto a esse quadro, existe o agravante de médicos, não especialistas em psiquiatria, prescreverem a utilização de BZDs por longos períodos. A realidade é que o uso indiscriminado de BZDs por longos períodos traz consequências impactantes para o paciente com transtorno por uso dessas substâncias, principalmente para a população de idosos. A TCC exerce um papel fundamental no tratamento desse transtorno, pois a compreensão plena da doença e o desenvolvimento de habilidades e estratégias para lidar com a ansiedade e outros efeitos oriundos da falta de BZDs garantem e mantêm o abandono do uso dessas substâncias.

REFERÊNCIAS

1. Bernik MA, Soares MB, Soares CN. Benzodiazepines: patterns of use, tolerance and dependence. Arq Neuropsiquiatr. 1990;48(1):131-7.
2. Wick JY. The history of benzodiazepines. Consult Pharm. 2013;28(9):538-48.
3. Ashton H. The diagnosis and management of benzodiazepine dependence. Curr Opin Psychiatry. 2005;18(3):249-55.
4. Kapczinski F, Amaral OB, Madruga M, Quevedo J, Busnello JV, de Lima MS. Use and misuse of benzodiazepines in Brazil: a review. Subst Use Misuse. 2001;36(8):1053-69.
5. Soyka M. Treatment of benzodiazepine dependence. N Engl J Med. 2017;376(12):1147-57.
6. Hallfors DD, Saxe L. The dependence potential of short half-life benzodiazepines: a meta-analysis. Am J Public Health. 1993;83(9):1300-4.
7. Ashton H. Benzodiazepine withdrawal: an unfinished story. Br Med J (Clin Res Ed). 1984;288(6424):1135-40.
8. Seibel SD, Toscano Jr A. Dependência de drogas. São Paulo: Atheneu; 2001.
9. Salzman C. The APA Task Force report on benzodiazepine dependence, toxicity, and abuse. Am J Psychiatry. 1991;148(2):151-2.
10. Brunoni AR, Nunes MA, Figueiredo R, Barreto SM, da Fonseca Mde J, Lotufo PA, et al. Patterns of benzodiazepine and antidepressant use among middle-aged adults. The Brazilian longitudinal study of adult health (ELSA-Brasil). J Affect Disord. 2013;151(1):71-7.
11. Kurko TA, Saastamoinen LK, Tähkäpää S, Tuulio-Henriksson A, Taiminen T, Tiihonen J, et al. Long-term use of benzodiazepines: definitions, prevalence and usage patterns–a systematic review of register-based studies. Eur Psychiatry. 2015;30(8):1037-47.
12. Olfson M, King M, Schoenbaum M. Benzodiazepine use in the United States. JAMA Psychiatry. 2015;72(2):136-42.
13. Malbergier A. Dependência de drogas [resenha]. Rev Bras Psiquiatr. 2002;24(4):204.
14. Baldwin DS, Aitchison K, Bateson A, Curran HV, Davies S, Leonard B, et al. Benzodiazepines: risks and benefits: a reconsideration. J Psychopharmacol. 2013;27(11):967-71.
15. Hollister LE, Motzenbecker FP, Degan RO. Withdrawal reactions from chlordiazepoxide ("Librium"). Psychopharmacologia. 1961 Feb 20;2:63-8.
16. Schweizer E, Rickels K, De Martinis N, Case G, García-España F. The effect of personality on withdrawal severity and taper outcome in benzodiazepine dependent patients. Psychol Med. 1998;28(3):713-20.
17. Ten Wolde GB, Dijkstra A, van Empelen P, van den Hout W, Neven AK, Zitman F. Long-term effectiveness of computer-generated tailored patient education on benzodiazepines: a randomized controlled trial. Addiction. 2008;103(4):662-70.
18. Darker CD, Sweeney BP, Barry JM, Farrell MF, Donnelly-Swift E. Psychosocial interventions for benzodiazepine harmful use, abuse or dependence. Cochrane Database Syst Rev. 2015;(5):CD009652

19. Otto C, Crackau B, Löhrmann I, Zahradnik A, Bischof G, John U, et al. Brief intervention in general hospital for problematic prescription drug use: 12-month outcome. Drug Alcohol Depend. 2009;105(3):221-6.
20. Casati A, Sedefov R, Pfeiffer-Gerschel T. Misuse of medicines in the European Union: a systematic review of the literature. Eur Addict Res. 2012;18(5):228-45.
21. Cordioli AV. Psicoterapias: abordagens atuais. 3. ed. Porto Alegre: Artmed; 2008.
22. Passos GS, Tufik S, Santana MG, Poyares D, Mello MT. Nonpharmacologic treatment of chronic insomnia. Rev Bras Psiquiatr. 2007;29(3):279-82.
23. Brackins T, Brahm NC, Kissack JC. Treatments for methamphetamine abuse: a literature review for the clinician. J Pharm Pract. 2011;24(6):541-50.
24. Ezard N, Dunlop A, Lintzeris N, Carr A, Bruno R. Paper 244: lisdexamfetamine for the treatment of methamphetamine dependence, a dose-escalation study protocol. Drug Alcohol Rev. 2014;33(Suppl 1):25-6.
25. Degenhardt L, Baxter AJ, Lee YY, Hall W, Sara GE, Johns N, et al. The global epidemiology and burden of psychostimulant dependence: findings from the Global Burden of Disease Study 2010. Drug Alcohol Depend. 2014 Apr 1;137:36-47.
26. Panenka WJ, Procyshyn RM, Lecomte T, MacEwan GW, Flynn SW, Honer WG, et al. Methamphetamine use: a comprehensive review of molecular, preclinical and clinical findings. Drug Alcohol Depend. 2013;129(3):167-79.
27. Pujol-López M, Ortega-Paz L, Roqué M, Bosch X. Complicaciones cardiacas graves por shabu: una droga emergente en Europa. Rev Esp Cardiol. 2017;70(11):1014-6.
28. Buxton JA, Dove NA. The burden and management of crystal meth use. CMAJ. 2008;178(12):1537-9.
29. Ribeiro M, Marques ACPR. Abuso e dependência: anfetamina. [São Paulo]: ABP; 2002.
30. Tabor J. Don't meth with it: a look at the methamphetamine epidemic [Internet]. Monmouth: Western Oregon University; 2014 [capturado em 29 maio 2018]. Disponível em: http://digitalcommons.wou.edu/aes_event/2014/all/264
31. Marshall BDL. The epidemiology of methamphetamine use among street youth and injection drug users [tese]. Vancouver: University of British Columbia; 2010.
32. Henriques S, Silva J. Novas substâncias psicoativas (NSP): políticas públicas, mercados e espaços invisíveis. Congresso Português de Sociologia; 6-8 jul 2016; Faro, PT. Lisboa: Associação Portuguesa de Sociologia; 2016.
33. United Nations Office on Drugs and Crime (UNODC). World Drug report 2017 [Internet]. Vienna: UNODOC; 2017 [capturado em 28 maio 2018]. Disponível em: http://www.unodc.org/wdr2017/
34. United Nations Office on Drugs and Crime (UNODC). World Drug report 2016 [Internet]. Vienna: UNODOC; 2016 [capturado em 28 maio 2018]. Disponível em: http://www.unodc.org/wdr2016/
35. United Nations Office on Drugs and Crime (UNODC). World Drug report 2011 [Internet]. New York: UNODOC; 2011 [capturado em 28 maio 2018]. Disponível em: https://www.unodc.org/unodc/en/data-and-analysis/WDR-2011.html
36. Laranjeira R, coordenador. II Lenad: levantamento nacional sobre os padrões de consumo de álcool e drogas [Internet]. São Paulo: Instituto Nacional de Ciências e Tecnologia para Políticas Públicas de Álcool e Drogas (INPAD); 2014 [acesso em 12 maio 2018]. Disponível em: https://inpad.org.br/lenad/
37. London JA, Utter GH, Battistella F, Wisner D. Methamphetamine use is associated with increased hospital resource consumption among minimally injured trauma patients. J Trauma. 2009;66(2):485-90.
38. Baker A, Lee NK. A review of psychosocial interventions for amphetamine use. Drug Alcohol Rev. 2003;22(3):323-35.
39. Ciketic S, Hayatbakhsh MR, Doran CM, Najman JM, McKetin R. A review of psychological and pharmacological treatment options for methamphetamine dependence. J Subst Use. 2012;17(4):363-83.
40. Luikinga SJ, Kim JH, Perry CJ. Developmental perspectives on methamphetamine abuse: exploring adolescent vulnerabilities on brain and behavior. Prog Neuropsychopharmacol Biol Psychiatry. 2017;S0278-5846(17):30416-5.

41. Ballester J, Valentine G, Sofuoglu M. Pharmacological treatments for methamphetamine addiction: current status and future directions. Expert Rev Clin Pharmacol. 2017;10(3):305-14.
42. Shearer J. Psychosocial approaches to psychostimulant dependence: a systematic review. Journal of substance abuse treatment. J Subst Abuse Treat. 2007;32(1):41-52.
43. Uchida C. Drug abuse and psychosocial background among juvenile delinquents: correlation between self-destructive behaviors and traumatic experiences. IMJ. 1995;2(1):34-7.
44. Shearer J. The principles of agonist pharmacotherapy for psychostimulant dependence. Drug Alcohol Rev. 2008;27(3):301-8.
45. McElhiney MC, Rabkin JG, Rabkin R, Nunes EV. Provigil (modafinil) plus cognitive behavioral therapy for methamphetamine use in HIV+ gay men: a pilot study. Am J Drug Alcohol Abuse. 2009;35(1):34-7.
46. Herin DV, Rush CR, Grabowski J. Agonist-like pharmacotherapy for stimulant dependence: preclinical, human laboratory, and clinical studies. Ann N Y Acad Sci. 2010;1187:76-100.
47. Ezard N, Dunlop A, Clifford B, Bruno R, Carr A, Bissaker A, et al. Study protocol: a dose-escalating, phase-2 study of oral lisdexamfetamine in adults with methamphetamine dependence. BMC Psychiatry. 2016;16(1):428.
48. Vincent N, Schoobridge J, Ask A, Allsop S, Ali R. Physical and mental health problems in amphetamine users from metropolitan Adelaide, Australia. Drug Alcohol Rev. 1998;17(2):187-95.
49. Beck AT, Wright FD, Newman CF, Liese BS. Cognitive therapy of substance abuse. New York: Guilford; 1993.
50. Wright FD, Beck AT, Newman CF, Liese BS. Cognitive therapy of substance abuse: theoretical rationale. NIDA Res Monogr. 1993;137:123-46.
51. Luz Jr E. Como tratar dependência química em TCC [Internet]. São Paulo: CETCC; 2016 [capturado em 30 maio 2018]. Disponível em: https://www.cetcc.com.br/artigos/como-tratar-dependencia-quimica-em-tcc/
52. Potenza MN, Sofuoglu M, Carroll KM, Rounsaville BJ. Neuroscience of behavioral and pharmacological treatments for addictions. Neuron. 2011;69(4):695-712.
53. Rollnick S, Miller WR. What is motivational interviewing? Behav Cogn Psychother. 1995;23(4):325-34.
54. Prendergast M, Podus D, Finney J, Greenwell L, Roll J. Contingency management for treatment of substance use disorders: a meta-analysis. Addiction. 2006;101(11):1546-60.
55. Marlatt GA, George WH. Relapse prevention: Introduction and overview of the model. Br J Addict. 1984;79(3):261-73.

LEITURAS RECOMENDADAS

Knapp P. Terapia cognitivo-comportamental na prática psiquiátrica. Porto Alegre: Artmed; 2004.

Volkow ND, Chang L, Wang GJ, Fowler JS, Leonido-Yee M, Franceschi D, et al. Association of dopamine transporter reduction with psychomotor impairment in methamphetamine abusers. Am J Psychiatry. 2001;158(3):377-82.

30

TERAPIA COGNITIVO-COMPORTAMENTAL APLICADA A PACIENTES COM TRANSTORNO POR USO DE TABACO

▶ ISABEL SILVA
▶ SERGIO LUIS FERREIRA
▶ NEIDE A. ZANELATTO

PONTOS-CHAVE

- Embora tenha havido declínio no uso de tabaco entre a população mundial, inclusive no Brasil, o transtorno por uso de tabaco ainda é considerado um dos grandes desafios quando o tema é saúde pública.
- O transtorno por uso de tabaco afeta prejudicialmente a saúde e merece o desenvolvimento de estratégias que auxiliem a cessação do tabagismo.
- A intervenção breve tem sido apontada como uma ferramenta útil para o tratamento por uso de tabaco, apresentando desfechos positivos, embora estudos recentes indiquem que o tratamento prolongado com terapia cognitivo-comportamental (TCC) aumenta a chance de o paciente manter-se abstinente.
- Intervenções que envolvem a TCC, como referencial teórico de base, funcionam para pacientes com transtorno por uso de tabaco grave e também para aqueles que têm outro transtorno da mesma classe associado.
- Avaliação inicial, diagnóstico bem-elaborado, sessões estruturadas e acompanhamento pós-abstinência são elementos importantes para o tratamento voltado a pacientes com transtorno por uso de tabaco.

▶ INTRODUÇÃO

O tabaco é produzido a partir do processamento das plantas *Nicotiana tabacum* e *Nicotiana rustica*, descobertas há cerca de 18 mil anos, na mesma época da migração das populações asiáticas para a América. Utilizado já pelos índios na época de Colombo, era fumado em cachimbos, aspirado, mascado, comido ou ingerido sob forma de chá. Teve seu uso terapêutico indicado para lavagens intestinais, foi esfregado sobre a pele para combater piolhos, instilado como colírio e incluído na formulação de unguentos, analgésicos e antissépticos.[1] Levado à Europa no século XVI, o tabaco chamou a atenção de Jean Nicot, embaixador francês em terras portuguesas, que emprestou seu nome à substância psicoativa presente no tabaco.[2] Desde que os primeiros cigarros manufaturados começaram a ser vendidos na Inglaterra, em 1850, o consumo de tabaco sofreu um grande aumento, com o pico de consumo observado entre as décadas de 1950 e 1960, declinando em alguns países a partir dos anos de 1970.[3]

Pesquisas realizadas recentemente nos Estados Unidos evidenciam que a prevalência de uso do tabaco varia de acordo com os seguintes aspectos:[4]

1. Idade: a maioria dos fumantes tem entre 25 e 44 anos
2. Gênero: maior entre homens do que entre mulheres
3. Raça: maior entre índios americanos não hispânicos
4. Nível educacional: quanto maior o nível educacional, menor o consumo

Esses dados refletem, em parte, a realidade brasileira, na qual a maioria dos fumantes tem nível educacional e socioeconômico menores do que os de não fumantes, bem como idade mais avançada.[5]

O consumo do tabaco tem contribuído diretamente para o desenvolvimento de muitos prejuízos à saúde, e, como sua prevalência tem aumentado no último século, a consequência é um custo maior do ponto de vista socioeconômico. Consumido de diferentes maneiras, o tabaco configura-se como a principal causa evitável de morte no Brasil e no mundo.[6]

Um estudo publicado em 2017[6] pela revista *The Lancet*, em uma revisão sistemática, informa que, em 2015, aproximadamente 1 bilhão de pessoas fumava diariamente. Entre elas, havia um fumante para cada quatro homens e uma fumante em cada 20 mulheres. Esses dados mostram uma melhora significativa no comportamento de fumar, em comparação a 25 anos antes. Em 1990, esses números eram de um em cada três homens e de uma em cada 12 mulheres. Embora tenha havido diminuição no número de fumantes, como exemplificado nessa comparação, o aumento populacional eleva o número de fumantes quando se consideram dados brutos. Portanto, em 1990, havia 870 milhões de fumantes no mundo, e, 25 anos depois, esse número chegou a 1 bilhão. Esse fator também contribui para a elevação do número de mortes, que cresceu 4,7% entre 2005 e 2015. Segundo os pesquisadores, a mortalidade pode ter aumentado porque as companhias de tabaco adotaram estratégias mais agressivas em novos mercados, em especial em países em desenvolvimento.

Nessa mesma revisão, o Brasil figurava entre os 10 países com maior número de fumantes no planeta e, entre esses 10 países, aparece como um caso de sucesso, pois teve, nesse período, a maior redução geral na prevalência do consumo de tabaco, declinando em 56,5% entre os homens e 55,8% entre as mulheres. Entretanto, o Brasil, nesse estudo, mantém o oitavo lugar no *ranking* de número de fumantes, com 7,1 milhões de mulheres e 11,1 milhões de homens consumindo tabaco.

Embora tenha havido declínio no uso de tabaco entre a população mundial, o transtorno por uso de tabaco é considerado um dos grandes desafios quando o tema é saúde pública. Nos últimos anos, no Brasil, foram aprovadas diversas regulamentações que tratam de aspectos como o consumo de tabaco em espaços públicos, as formas de propaganda, o aumento de impostos, a regulamentação do uso de aditivos e as políticas de substituição da agricultura do tabaco por outras culturas agrícolas. A queda da prevalência do uso de tabaco registrada na população brasileira parece estar relacionada com tais medidas.[7]

Um estudo um pouco mais recente, que comparou os dados entre um menor número de anos, realizado pela Vigilância de Fatores de Risco e Proteção para Doenças Crônicas por Inquérito Telefônico (Vigitel 2016), revela que, entre 2006 e 2016, a prevalência do uso de tabaco no Brasil foi reduzida de 15,7 para 10,2%.[8] Homens continuam fumando mais do que mulheres em todos os níveis de escolaridade, e o uso continua declinando conforme o nível de escolaridade aumenta. Com até oito anos de estudos, os dados mostram que existem 17,5% de homens fumantes para 11,5% de mulheres fumantes; a partir de 12 anos de estudo, esses números caem para 9,1 e 5,1% respectivamente.[8]

Mesmo com essa queda relevante, ainda em 2015, morreram no País 256.216 pessoas por causas relacionadas ao uso de tabaco, o que representa 12,6% dos óbitos de pessoas com mais de 35 anos. Desse total, 35 mil foram vítimas de doenças cardíacas, e 31 mil, de doença pulmonar obstrutiva crônica (DPOC). O câncer de pulmão é o quarto motivo de morte relacionado ao tabagismo, com 23.762 casos. O fumo passivo foi a causa de morte de 17.972 pessoas.[9]

O tabagismo parece estar relacionado ao menos a 30% de mortes por câncer (pulmão, boca, faringe, laringe, esôfago, pâncreas, rins e bexiga), sendo fator de risco para o surgimento de doenças cardiovasculares, DPOC, entre outras patologias.[10]

A nicotina, substância psicoativa que causa dependência, presente no tabaco, é absorvida de modo rápido pelos pulmões, atingindo o cérebro em cerca de 9 a 10 segundos, e tem meia-vida de aproximadamente 2 horas. Provoca como efeitos agudos aumento rápido e discreto do estado de alerta, com melhora da concentração, atenção e da memória, em animais. Diminuição do apetite e sensação de relaxamento e calma são outras ações da nicotina.[11] O potencial de dependência da nicotina é alto se comparado ao das demais substâncias psicoativas, indicando que aproximadamente um terço das pessoas que experimentam a substância torna-se dependente dela.[12]

Dados os altos índices de consumo de tabaco e os prejuízos consequentes, há a necessidade de se pensar em programas de cessação de uso de tabaco, visando a diminuir os efeitos prejudiciais à saúde dessa substância ao longo dos próximos anos. A TCC associada à farmacoterapia tem se mostrado efetiva no tratamento desse tipo de transtorno. Combinando intervenções cognitivas e treinamento de habilidades comportamentais, as TCCs focam a identificação de situações de risco para a recaída e o desenvolvimento de habilidades para enfrentar essas situações. Entre as técnicas utilizadas, estão o automonitoramento, o controle de estímulos, o emprego de técnicas de relaxamento e a avaliação do papel das crenças e das emoções no hábito de fumar.[13]

É fundamental, no entanto, que a preferência do paciente seja considerada quando se pensa em uma intervenção para a cessação do uso de tabaco. A escolha do modelo de intervenção deve basear-se em alguns pontos principais: a eficácia do protocolo, a preferência do paciente, a experiência prévia de uso do protocolo pelo paciente (se funcionou ou não), as necessidades do paciente, a história médica e a possibilidade de eventos adversos e interações medicamentosas. Crenças negativas sobre medicamentos, sobre a eficácia da intervenção, sobre a autoeficácia do paciente em atingir os objetivos podem inviabilizar a adesão terapêutica. O tratamento flexível, por tempo prolongado, respeitando as necessidades do paciente, garante melhores desfechos.[14]

Este capítulo aborda a funcionalidade da TCC no tratamento do transtorno por uso de tabaco e apresenta dados que apontam sua eficácia ao longo do tratamento para a retirada gradual ou abrupta do tabaco, visando à cessação do hábito de fumar.

▶ TERAPIA COGNITIVO-COMPORTAMENTAL: EVIDÊNCIAS DE EFICÁCIA

Pesquisas recentes que avaliaram a eficácia dos tratamentos baseados nas abordagens cognitivo-comportamentais evidenciam que esse tipo de intervenção funciona em pacientes com longo período de uso de tabaco (indivíduos com mais de 50 anos), quando comparado ao tratamento tradicional, gerando desfechos positivos tanto em relação ao alcance da abstinência como em relação ao aumento da autoeficácia (em até 52 semanas no *follow-up*).[15] Confirmando esses dados, um estudo com 402 participantes, também com mais de 50 anos de idade, e com consumo superior a 10 cigarros/dia, que comparou um tratamento de reposição de nicotina por 12 semanas com 11 sessões de TCC (distribuídas ao longo de 40 semanas), evidenciou que a TCC em período prolongado mostrou-se efetiva, aumentando a chance de abstinência tanto em homens quanto em mulheres.[16]

Mesmo quando a população tem outra dependência como comorbidade, os resultados com as TCCs também se mostram promissores. Um estudo que usou a TCC (intensiva com 16 sessões individuais) associada à terapia de reposição de nicotina como intervenção para a cessação de fumar em pacientes em abstinência recente de álcool, em comparação ao aconselhamento para cessação de fumar associado à farmacoterapia, apresentou resultados favoráveis à intervenção cognitivo-comportamental até a 26ª semana, embora no *follow-up* (52 semanas) os resultados não tenham apresentado diferenças entre as duas abordagens.[17] Um estudo mais recente comprova esses dados, mostrando que a TCC funciona também quando a população envolvida no tratamento é composta por mulheres em tratamento ambulatorial.[18]

Pesquisas que avaliam a TCC conduzida com grupos de pacientes, em vez de terapia individual, também têm confirmado o alcance de desfechos positivos na abordagem em grupo.[19] Inclusive, alguns estudos evidenciam que, em determinados casos, o tratamento em grupo mostra melhores resultados do que o individual.[20] Uma revisão em que 66 estudos comparavam uma intervenção feita em grupo para fumantes com outras abordagens terapêuticas conclui que a terapia em grupo é superior a grupos de mútua ajuda ou a intervenções menos intensivas para ajudar as pessoas que querem parar de fumar.[21]

Um estudo de revisão sobre a contribuição das abordagens cognitivo-comportamentais para o tratamento de tabagistas indica que esse tipo de terapia é útil na prevenção de recaída, visto que ajuda o paciente a desenvolver estratégias para lidar com seu transtorno, inclusive quando comorbidades, como transtornos de ansiedade, depressão ou outras dependências, estão presentes.[22]

▶ MODELO DE INTERVENÇÃO BREVE PARA O FUMANTE

A intervenção breve é um modelo de tratamento mais estruturado, que pode ser aplicado em diversos tipos de serviços de saúde, por conta do formato simples. A equipe, uma vez treinada, pode ser constituída por vários profissionais da área da saúde, mesmo não realizando uma abordagem intensiva.[8] Trata-se de uma abordagem que, se utilizada de forma adequada, causa forte impacto social, uma vez que alcança um grande número de fumantes. É importante que o serviço de saúde tenha profissionais capacitados para acolhimento, um bom sistema para identificar e documentar todos os fumantes, bem como suporte de profissionais habilitados para o tratamento de médio e longo prazo direcionado àqueles que estão preparados para parar de fumar.[23]

A duração das sessões de aconselhamento varia de acordo com sua intensidade: mínimas (três minutos), baixa intensidade (3 a 10 minutos) e intensivas (10 a 30 minutos de duração). Quanto mais intensiva é a intervenção, melhores são os desfechos de longo prazo. Para melhor elaboração da hipótese diagnóstica, avaliação da gravidade do consumo e planejamento do processo de intervenção, sugere-se a aplicação de questionários e escalas. O Questionário de Tolerância de Fagerström para Dependência de Nicotina é de fácil aplicação e avaliação.[24]

Uma estratégia de intervenção breve voltada para o fumante que quer deixar de fumar segue um protocolo de aconselhamento com dois objetivos: orientar aqueles que desejam parar de fumar e motivar aqueles que não querem largar o cigarro. O protocolo é chamado de PAAPA, ou seja, **Perguntar/Avaliar** a história do tabagismo; **Aconselhar** a abandonar o tabaco de forma clara e incisiva; **Preparar** para marcar o dia da parada; **Acompanhar** todo o processo da cessação do tabagismo e/ou prevenir a recaída.[11,25]

PERGUNTAR/AVALIAR

No atendimento ao paciente, aplica-se um questionário de entrevista que tem por objetivo avaliar o fumante quanto a sua dependência, assim como a fase de motivação para cessação do consumo em que se encontra.

As seis perguntas a seguir fornecem algumas informações importantes para a abordagem inicial do fumante.

1. Você fuma? Há quanto tempo?
2. Quantos cigarros você fuma por dia?
3. Quanto tempo após acordar você acende o primeiro cigarro?
4. O que você acha de marcar uma data para deixar de fumar? (Em caso de resposta afirmativa, perguntar quando.)
5. Já tentou parar de fumar? (Se a resposta for afirmativa, fazer a pergunta 6.)
6. O que aconteceu?

QUADRO 30.1 **Versão em português do teste de dependência à nicotina de Fagerström**

Perguntas	Respostas	Pontos
1. Quanto tempo você demora para fumar seu primeiro cigarro depois de se levantar pela manhã?	menos de 5 minutos	3
	entre 6 e 30 minutos	2
	entre 31 e 60 minutos	1
	mais de 60 minutos	0
2. Para você é difícil abster-se e não fumar naqueles lugares onde está proibido (p. ex., um hospital, biblioteca, igreja, ônibus, etc.)?	sim	1
	não	0
3. Se tivesse de escolher, que cigarro lhe custaria mais deixar de fumar?	o primeiro da manhã	1
	todos os demais	0
4. Quantos cigarros você fuma por dia?	10 ou menos	0
	entre 11 e 20	1
	entre 21 e 30	2
	31 ou mais	3
5. Habitualmente você fuma mais durante as primeiras horas do dia que durante o resto do dia?	sim	1
	não	0
6. Você fuma estando doente e na cama?	sim	1
	não	0

Fonte: Carmo e Pueyo.[24]

Pergunta 1 (informa sobre as condições do fumante, assim como o tempo de exposição aos agentes tóxicos do tabaco). Permite diferenciar experimentação de uso regular. Se o indivíduo fuma poucos cigarros por dia e há pouco tempo (p. ex., menos de um mês), sugere-se que está em fase de experimentação.

Perguntas 2 e 3 (informam sobre a gravidade do transtorno por uso de tabaco). Pacientes que fumam 20 ou mais cigarros por dia e/ou acendem o primeiro cigarro até 30 minutos após acordar possivelmente terão mais dificuldades em deixar de fumar, pois apresentam um transtorno classificado como mais grave, podendo necessitar de uma abordagem diferenciada, com tratamento medicamentoso.

Perguntas 4 e 5 (informam sobre o grau de motivação para deixar de fumar). Fumantes que já tentaram ou se mostram interessados em deixar de fumar são mais receptivos a essa abordagem.

As respostas a essas perguntas permitem avaliar em que fase motivacional para deixar de fumar o fumante se encontra, adequando-se, assim, o processo de intervenção e evitando-se as armadilhas terapêuticas em relação aos estágios de mudança.

Fases e frases motivacionais:

- Pré-contemplação – não está pensando em parar de fumar: "Não quero parar de fumar".
- Contemplação – pensando em parar de fumar algum dia na vida: "Quero parar de fumar, mas não sei quando o farei".
- Preparação – pensando em marcar uma data de parada, mas sem defini-la: "Tenho tentado parar de fumar de uns tempos para cá" ou "Tenho um plano para parar de fumar até o fim do ano".
- Ação – quer parar nas próximas semanas: "Tenho feito reduções sistemáticas no número de cigarros fumados, até consegui ficar um dia inteiro sem fumar".
- Manutenção – parou de fumar: "Parei de fumar".
- Recaída – parou de fumar, mas recaiu: "Voltei a fumar regularmente".

Pergunta 6 (contribui para identificar o que ajudou e o que foi um obstáculo para deixar de fumar. Essas barreiras, uma vez identificadas, devem ser contempladas e superadas na próxima tentativa: fortes sintomas de abstinência, presença de comorbidades psiquiátricas, etc.

ACONSELHAR/PREPARAR

Após a aplicação do questionário e de acordo com o grau de motivação, o aconselhamento do paciente é iniciado, adaptando-se o conteúdo da mensagem a seu perfil, considerando idade, sexo, comorbidades psiquiátricas, entre outros aspectos. Outras situações a serem consideradas incluem as listadas a seguir.

Quando o paciente não está disposto a parar de fumar. Com postura acolhedora e demonstrando interesse, o profissional deve estimular o paciente a pensar sobre o assunto e abordá-lo no próximo contato, disponibilizando, se necessário, material psicoeducacional.

Quando o paciente está interessado em parar de fumar. Deve ser preparado para a cessação do tabagismo. O profissional deve solicitar a marcação de uma data para a parada, informando sobre o tabagismo como síndrome, métodos para parar e as possíveis dificuldades que o paciente encontrará (síndrome de abstinência). O terapeuta deve aconselhar o paciente a evitar ambientes e situações que o estimulem a fumar e encorajá-lo a lidar com os estímulos associados ao ato de fumar (restringir o uso de bebida alcoólica e café), bem como fornecer material educativo referente às informações básicas sobre a cessação de fumar.

ACOMPANHAR

O paciente em processo de cessação do tabagismo deve ser acompanhado pelo profissional em consultas de retorno, pelo menos em três momentos durante seis meses subsequentes à cessação do cigarro, que podem acontecer no primeiro, terceiro e sexto mês, de acordo com a avaliação do profissional. O acompanhamento tem também como objetivo prevenir eventuais recaídas, mais comuns na fase inicial da abstinência. Caso recaídas aconteçam, o paciente é orientado a reiniciar o processo ou é encaminhado para um tratamento que utilize uma abordagem específica/intensiva, feita individualmente ou em grupo, de forma mais intensa, isto é, quatro sessões semanais, com duração de 90 minutos, e acompanhamento após as quatro sessões, em 15, 30, 60, 90, 180 dias e 12 meses.[20]

▶ TCC E O TRATAMENTO DO TRANSTORNO POR USO DE TABACO

Grande parte dos tratamentos para tabagismo emprega algum tipo de técnica das TCCs, pois são ancorados na mesma base teórica: a teoria do aprendizado social de Bandura,[26] segundo a qual qualquer uso de substâncias é um comportamento aprendido, desencadeado e mantido por eventos e emoções específicos, possível, portanto, de ser modificado. Esse tratamento também é breve, focal, estruturado em três níveis: a modificação do comportamento de uso e dos pensamentos automáticos disfuncionais, a resolução dos problemas associados e o reajuste social e ambiental. O período de duração da intervenção é mais longo, podendo envolver 12 a 16 sessões.[26]

A TCC ajuda o fumante a identificar gatilhos relacionados ao desejo de fumar, e o manejo é feito por meio de técnicas cognitivas e de modificações do comportamento, que objetivam interromper a associação entre a situação-gatilho, a fissura de fumar e o comportamento de fumar. São utilizadas estratégias para lidar com estresse e afetos, solução de problemas, identificação e manejo dos sintomas da síndrome de abstinência, assim como a prevenção de recaída após a cessação do tabagismo.[27]

▶ ABORDAGEM INTENSIVA

Um modelo de abordagem intensiva resumido é apresentado a seguir como guia para o tratamento de pacientes com transtorno por uso de tabaco.[11,18,20]

ENTREVISTA DE AVALIAÇÃO

A entrevista inicial é individual e direcionada para colher dados sobre a história de uso do tabaco, a gravidade do consumo, os problemas associados e os tratamentos anteriores, e para avaliar o grau de motivação para o tratamento. Se o paciente se apresentar pré-contemplativo, é contraproducente inseri-lo no tratamento voltado para pacientes já preparados. Deve-se investigar os seguintes aspectos:

- Rede de suporte social. Investigar como é o apoio familiar e social, avaliar se há fumantes em casa e/ou no ambiente de trabalho e se eles incentivam ou restringem o hábito de fumar.
- Autoeficácia. Alguns pacientes não conseguem parar de fumar, não por falta de motivação, mas sim por baixa percepção de autoeficácia. Esse conceito, desenvolvido por Bandura,[26] está fundamentado no quanto o indivíduo acredita em sua capacidade de atingir determinado objetivo.
- Comorbidades clínicas. Condições que podem ter relação direta com o tabagismo, tais como câncer, hipertensão arterial, DPOC, diabetes, entre outras, e história de doenças familiares relacionadas ao tabaco.

- Comorbidades psiquiátricas. Depressão, transtornos de ansiedade e transtorno por uso de outras substâncias.

É importante salientar que algumas dessas comorbidades psiquiátricas podem ter seu quadro agravado no início da abstinência, favorecendo, assim, o abandono do tratamento ou culminando em recaídas, se não forem devidamente acompanhadas.

TRATAMENTO INDIVIDUAL OU EM GRUPO

É importante considerar os aspectos descritos a seguir para selecionar o tipo de tratamento.

- Os pacientes são distintos, fumam por diferentes razões, diferem em idade, sexo, presença ou não de comorbidades e *status* socioeconômico. É fundamental considerar esses fatores para que o tratamento atenda às necessidades do paciente.
- A intervenção para a cessação do tabagismo pode ser individual ou em grupo. Sua eficácia é diretamente proporcional ao tempo de permanência do paciente no tratamento. Logo, quanto mais tempo ficar, mais eficaz a intervenção se mostra.
- Os tratamentos em grupo e individual empregam as mesmas técnicas, embora o primeiro apresente algumas vantagens, como maior suporte social, maior facilitação da discussão de situações de risco e meios de lidar com tais situações. No entanto, o segundo permite maior atenção e adaptação às características específicas de cada paciente.[21]

Para indicação ao tratamento individual ou em grupo, o terapeuta deve levar em consideração os seguintes aspectos:

- A necessidade que o paciente tem de atenção e tratamento para alguma comorbidade psiquiátrica que o esteja prejudicando na obtenção da abstinência de tabaco.
- O benefício que o paciente terá com o tratamento em grupo.
- A presença de déficit de atenção ou de memória ou de condições cognitivas para acompanhar o grupo, se esses déficits requerem ou não atenção individualizada.

O tratamento individual é direcionado a pacientes que demandam atenção individualizada por:

- Apresentarem transtornos psiquiátricos que causem limitações, como esquizofrenia com sintomas estabilizados, depressão de moderada a grave não estabilizada e/ou outras características de personalidade, como timidez excessiva e histrionismo, que dificultam o relacionamento em grupo.[21]
- Apresentarem déficits cognitivos ou sensoriais (audição) que dificultem o acompanhamento no grupo.
- Não se sentirem à vontade no atendimento em grupo.

O tratamento em grupo propicia a troca de experiências, oferece o suporte de uma rede de apoio social e é focado nas questões do tabagismo. É importante notar que:

- Não é indicada a frequência no mesmo grupo de pessoas com convívio pessoal intenso, como relações familiares e relações de trabalho com diferentes níveis hierárquicos, pois isso pode facilitar a exposição e conflitos dentro do grupo.
- É indicada a formação de grupos específicos por idade, criando grupos adultos e adolescentes, pois estes últimos dificilmente se identificam com as questões e motivações dos adultos.
- De preferência, os pacientes devem estar no mesmo estágio motivacional: contemplativo ou a partir dele.

No tratamento em grupo, sugere-se ao terapeuta que fique atento para: evitar que uma pessoa monopolize o grupo, mudando o curso do assunto de maneira natural; estimular a participação do grupo, formulando perguntas, quando necessário, mantendo as discussões e os comentários sempre dentro do tema central; identificar quando um dos pacientes pouco participa, estimulando sua participação ou individualizando a atenção, se necessário. Os ganhos com o tratamento devem ser valorizados, pois o reforço positivo tende a manter o comportamento de não uso do tabaco, e deve evidenciar-se que cada participante irá atingir sua meta de modo particular. É importante, ainda, que o terapeuta tenha disponibilidade de horários para atendimento, evitando barreiras para a adesão.

Tanto a intervenção individual como a intervenção em grupo são divididas em duas fases: obtenção da abstinência e manutenção.

a. Fase da obtenção da abstinência – Objetivos: preparação para deixar de fumar e obtenção da abstinência.

Na maioria dos programas de tabagismo, essa fase tem a duração média de 4 a 5 semanas, com frequência semanal.

b. Fase de manutenção – Trata-se de uma intervenção mais longa, momento em que se trabalha a prevenção da recaída, e pode ter duração de 12 a 16 sessões, dependendo da necessidade do paciente.[7,18]

É importante ressaltar que o *setting* terapêutico deve ser livre de cigarro, para encorajar a cessação do tabagismo.

O terapeuta deve ter empatia, respeito e acolhimento, ser ativo e presente durante todo o processo. Seu papel é auxiliar o paciente a lidar com situações e sentimentos de uma forma adequada. É importante que o profissional seja acessível mesmo fora do horário de consulta, pois, assim, o paciente se sente seguro, sabendo que pode contar com o terapeuta em uma situação de fissura ou necessidade, e esse contato pode evitar uma recaída.

Os principais objetivos dos materiais de mútua ajuda são aumentar a motivação e dar informações sobre como deixar de fumar. Eles podem ser fornecidos em formato de impressos, áudios e vídeos, além de programas de computador, e parecem mais eficazes para pacientes com transtorno por uso de tabaco leve e motivados a parar.[21]

É importante individualizar a atenção e, no caso de grupo, estimular a participação; focar o processo de cessação do tabagismo; apresentar assuntos referentes à sessão e/ou à psicoeducação; deixar o paciente ou os participantes (grupo) à vontade para fazer perguntas e tirar dúvidas; esclarecer os assuntos no momento da exposição; e oferecer material educativo. Deve-se, também, recomendar a leitura do material educativo e estar atento aos objetivos individuais estabelecidos.[18]

As sessões duram uma hora (individuais) ou duas horas (grupo), e a frequência depende do contrato. Em geral, são semanais, no início do tratamento, passando a quinzenais e mensais, até a alta do paciente.[18]

▶ MODELO DA ESTRUTURA DAS SESSÕES

O modelo apresentado a seguir é um exemplo de guia para a estruturação das sessões de atendimento ao paciente que deseja parar de fumar.[11,18,20]

PRIMEIRA SESSÃO – TEMA CENTRAL: ENTENDER POR QUE SE FUMA E COMO ISSO AFETA A SAÚDE

Na primeira sessão do grupo, após a apresentação do terapeuta, pede-se algumas informações sobre cada um dos pacientes (grupo), com o objetivo de facilitar a apresentação dos participantes. Na discussão, é abordada a utilização da terapia de reposição de nicotina como parte da intervenção, se esta tiver sido indicada. Segue-se o aconselhamento sobre a importância de interromper o uso e sobre os riscos associados à saúde, sugere-se a preparação para a data de interromper o uso do cigarro e faz-se a proposta contratual.[11]

Procedimentos

a. Atenção individual – apresentar-se e promover as apresentações individuais (grupo). As perguntas básicas são: "Quanto você fuma?", "O que faz você fumar?", "Qual o obstáculo mais difícil para você deixar de fumar?" e "Quanto tempo depois de acordar você acende o primeiro cigarro?".
b. Apresentar e entregar o material educativo (com o conteúdo informativo das sessões).
c. Fazer o contrato estabelecendo os dias e os horários dos encontros e a duração do tratamento.
d. Informar sobre os aspectos do tabagismo:
   - O que é transtorno por uso de substâncias e, em especial, transtorno por uso de tabaco (processos cognitivos e neurobiológicos).
   - Principais substâncias tóxicas e suas consequências à saúde: monóxido de carbono, alcatrão e nicotina.
   - Riscos para a própria saúde, de curto e longo prazos.
   - Riscos do tabagismo passivo.
e. Fluir com a ambivalência de cada paciente (Tab. 30.1).

TABELA 30.1 Ambivalência do paciente

Tenho que deixar de fumar	Acho que não vou conseguir parar
Riscos para a saúde Benefícios em parar Pressão social	"Vou sofrer muito." "Não vou conseguir lidar com isso." "Vou fracassar." "Não vou conseguir enfrentar os problemas." "Vou me sentir cobrado, pressionado."

    f. Plano de ação:
- Automonitoramento. O paciente deve anotar cada cigarro fumado: o que estava pensando, sentindo e fazendo naquele momento.
- Pedir para cada paciente fazer a balança decisional, que possibilita medir os aspectos positivos e negativos de fumar, assim como listar os motivos pelos quais deseja parar de fumar (auxiliando na resolução da ambivalência).
- Solicitar uma data para a cessação do uso do cigarro.

SEGUNDA SESSÃO – TEMA CENTRAL: OS PRIMEIROS DIAS SEM FUMAR

Nesta sessão, pode ser discutida a terapia de reposição de nicotina, oferecendo-se aos pacientes todas as explicações necessárias.

Procedimentos

a. Atenção individual – incentivar os participantes a demonstrarem suas experiências recentes, parabenizar os que já tenham parado de fumar, perguntar a data escolhida para cessação de fumar, anunciar o objetivo e entregar material educacional da segunda sessão. Pode-se, se houver tempo, discutir mitos e verdades sobre o uso do tabaco e as vantagens de parar de fumar.

b. Informar sobre os métodos de parada:
- Parada abrupta – o paciente marca uma data para a cessação do cigarro: a escolha da data é importante para evitar situações de ansiedade e estresse. Ao se pensar na data, cada paciente deve levar em consideração o que vai fazer e com quais pessoas vai estar.
- Parada gradual – indicada a pacientes com dificuldade de parar de uma vez, tem a duração de uma semana, e é necessário que se obedeça à marcação do horário do primeiro cigarro ou do número diário de cigarros propostos.

São duas as formas de parada gradual:
- Adiamento – adia-se o primeiro cigarro do dia, aumentando-se, assim, o número de horas sem fumar. Em decorrência disso, haverá uma modificação de hábitos. Por exemplo:
  - Primeiro dia: Primeiro cigarro às 09h
  - Segundo dia: Primeiro cigarro às 11h

- Terceiro dia: Primeiro cigarro às 13h
- Quarto dia: Primeiro cigarro às 15h
- Quinto dia: Primeiro cigarro às 17h
- Sexto dia: Primeiro cigarro às 19h
- Sétimo dia: Nenhum cigarro
- Redução – o paciente reduz o número de cigarros diários por uma semana. Por exemplo:

Fumante de 30 cigarros
- Primeiro dia: 25 cigarros
- Segundo dia: 20 cigarros
- Terceiro dia: 15 cigarros
- Quarto dia: 10 cigarros
- Quinto dia: 5 cigarros
- Sexto dia: Nenhum cigarro

Importante: Nos casos em que se utilizar terapia de reposição de nicotina, esta deve ser iniciada apenas no primeiro dia de total abstinência (de acordo com o exemplo apresentado, no sexto dia).

c. Fornecer informações sobre a síndrome de abstinência: O que é? Quanto tempo dura? Como lidar com os sintomas?
- Síndrome de abstinência: está relacionada com a dependência física de nicotina e não acontece com todos os fumantes. Produz sinais do restabelecimento do organismo e tem um tempo limitado.
- Principais sintomas: fissura, sensação de formigamento, tontura, dificuldade de concentração, tosse, cefaleia, irritabilidade, agitação, sonolência/insônia, distúrbios gastrintestinais.
- Dicas para preparar a abstinência: trocar os lençóis, lavar o carro, retirar cinzeiros e isqueiros, não guardar cigarros e evitar hábitos associados (p. ex., beber café, bebidas alcoólicas, etc.).
- É importante estar em acompanhamento médico para o uso de medicamento, caso seja indicado o tratamento de possíveis comorbidades e/ou a reposição de nicotina. Deve-se contemplar e discutir os sentimentos relacionados à ideia de largar o cigarro – ambivalência e luto pela perda. Como apoio interpessoal, é importante eleger uma pessoa para dar suporte ou com quem se possa conversar sobre as dificuldades.

d. Plano de ação: Recomendar a leitura do material distribuído nas sessões, com o objetivo de reavivar seu conteúdo e as dicas oferecidas.

TERCEIRA SESSÃO – TEMA CENTRAL: COMO VENCER OS OBSTÁCULOS PARA FICAR SEM FUMAR

Discutir situações de risco e de proteção e traçar estratégias para a manutenção da abstinência.

Procedimentos

a. Atenção individual – compartilhar experiências recentes, retomar as atividades do plano de ação da sessão anterior, encorajar aqueles que ainda não pararam de fumar, anunciar o objetivo e entregar material educacional da terceira sessão.
b. Informar sobre os benefícios de parar de fumar:
   - Sempre há benefícios para quem deixa de fumar, independentemente da idade em que isso ocorra.
   - Benefícios para a saúde: após dois minutos sem cigarro, a pressão arterial e a pulsação voltam ao normal; após três semanas, a respiração se torna mais fácil, e a circulação melhora; após um ano, o risco de morte por infarto do miocárdio se reduz à metade; após 5 a 10 anos, o risco de sofrer infarto é igual ao das pessoas que nunca fumaram; e após 20 anos, o risco de contrair câncer de pulmão é igual ao das pessoas que nunca fumaram.
   - Benefícios econômicos: sugerir a cada paciente fazer o cálculo do quanto pode economizar por ano se parar de comprar cigarros e o que pode fazer com esse dinheiro.
   - Outros benefícios: fortalecimento da autoestima, melhora do hálito, melhora da coloração dos dentes e da vitalidade da pele, aumento da energia física, da capacidade de respiração, do paladar, do olfato; saber que não estará incomodando as pessoas ao redor com a fumaça do cigarro.

Informar que é importante evitar bebidas alcoólicas, pois o consumo delas diminui a censura (crítica) e está associado ao comportamento de fumar.

Ampliar esses conceitos, discutindo-o com o paciente ou o grupo, a partir de exemplos.

Discutir a relação entre parar de fumar e o ganho de peso, informando que nem todos ganham peso, e que esse pode ser um fator de recaída ou adiamento para deixar de fumar.

Informar o que pode estar relacionado com o aumento da ingesta de alimentos e, consequentemente, do peso: melhora do paladar e do olfato, alteração metabólica, compensação, aumento da ansiedade e do apetite como sintomas de síndrome de abstinência, hábito de ter algo na boca. A seguir, são sugeridas algumas dicas para manejar e/ou diminuir o ganho de peso:
- Não é indicado começar uma dieta rígida (ao mesmo tempo); o foco deve ser o tratamento da cessação do cigarro.
- Começar a prática de exercícios físicos e/ou caminhadas.
- Selecionar alimentos de baixa caloria.
- Fazer refeições regulares durante o dia.
- Beber muita água.

Desenvolver estratégias para lidar com hábitos e situações relacionados ao cigarro, como fumar depois das refeições, fumar e beber álcool, fumar e falar ao telefone, fumar após o café.

Dicas para resistir ao desejo de fumar: ficar sem cigarro, fazer atividades físicas, escovar os dentes imediatamente após as refeições, recusar cigarros ofertados por amigos, renovar seus propósitos em não fumar, saber que a vontade de

fumar não dura mais que cinco minutos, carregar sempre alimentos de baixa caloria: chiclete ou bala dietética, cravo, canela em pau, cristais de gengibre, biscoitos de baixa caloria ou frutas.
    c. Plano de ação:
        - Recomendar leitura do material educacional.
        - Relembrar as dicas.
        - Treinar os procedimentos práticos: beber água, consumir alimentos com poucas calorias, fazer exercícios físicos e começar uma atividade prazerosa.

QUARTA SESSÃO – TEMA CENTRAL: MANTENDO A ABSTINÊNCIA E EVITANDO SITUAÇÕES DE RISCO

Discutir situações de risco e de proteção para traçar estratégias objetivando manter a abstinência.

Procedimentos

    a. Atenção individual – compartilhar experiências recentes, retomar as atividades do plano de ação da sessão anterior, encorajar aqueles que tiveram alguns lapsos e entregar material educacional da quarta sessão.
    b. Desenvolver habilidades para lidar com sentimentos, estresse e vontade de fumar. Uma das principais funções do cigarro, segundo a percepção do fumante, é ajudá-lo a lidar de forma adequada com situações estressantes e sentimentos decorrentes delas. Portanto, é necessário ensinar aos pacientes estratégias para lidar com sentimentos de uma forma mais adequada. Para tanto, é sugerido o treinamento de habilidades como prática da assertividade e formas de lidar com o estresse (ver Cap. 24, Tema: o desenvolvimento do comportamento assertivo – aprendendo a recusar álcool e outras substâncias).
    Informar e aplicar algumas técnicas para lidar com o estresse, como técnicas de respiração e relaxamento (p. ex., exercícios de respiração profunda e diafragmática, exercícios de relaxamento muscular progressivo, ver Cap. 24).
    Discutir e desenvolver habilidades de manejo da fissura, explicando as quatro formas de lidar com a sensação:
        - Distrair – realizar alguma ação para distrair a vontade, como beber água, assistir a um filme, telefonar para alguém, mastigar algum alimento (de preferência pouco calórico), fazer um exercício de respiração.
        - Evitar – nas primeiras semanas, evitar situações sociais de risco, como festas, *happy hour* e outras.
        - Escapar – estando em uma situação que se torna de risco, ir embora do local.
        - Adiar – quando sentir fissura, pensar que não irá fumar na próxima meia hora e que, quando passar esse tempo, ela terá diminuído.
    c. Plano de ação:
        - Ler o material educacional.
        - Praticar assertividade.
        - Fazer exercícios de relaxamento.

QUINTA SESSÃO – TEMA CENTRAL: BENEFÍCIOS OBTIDOS APÓS PARAR DE FUMAR
Procedimentos

a. Atenção individual – compartilhar experiências recentes, retomar as atividades do plano de ação da sessão anterior, discutir eventuais lapsos ou recaídas e entregar material educacional da quinta sessão.
b. Informar sobre a importância do apoio social e das atividades prazerosas, reforçar os benefícios obtidos após parar de fumar e informar sobre prevenção de recaída. O apoio social fortalece o processo de abstinência e ajuda a diminuir a incidência de recaídas. Explicar que, nesse processo, o paciente não está sozinho e que pode escolher uma pessoa em cada ambiente de convivência (em casa, no trabalho) para apoiá-lo.
    - No caso de tratamento em grupo, incentivar os participantes a trocar números de telefone e criar uma rede de apoio. É importante explicar ao paciente que, assim como pode recorrer a pessoas que apoiam seu tratamento, também vai se deparar com sabotadores (conscientes ou não), que acabam colocando obstáculos, favorecendo a desmotivação, questionando a necessidade do tratamento ou a capacidade do paciente de parar de fumar. Orientar para que, nessa situação, se pratique a habilidade da assertividade.
    - No caso de coabitação com outros fumantes, sugere-se que peça apoio e crie regras de convivência, como não deixar o maço de cigarros à vista, fumar em lugares específicos na ausência do paciente, etc. A percepção de que fumar é algo muito prazeroso reforça a crença de que só com o cigarro é possível ser feliz. Discutir com o paciente como era sua vida antes de fumar, assim como a convivência com outras pessoas que não fumam e se divertem. Sugerir que desenvolva outras atividades prazerosas (ver Cap. 24).
    - Reforçar os benefícios obtidos com a cessação do cigarro.
    - Na ocorrência de recaídas, aceitá-las sem críticas, estimular a tentar novamente e avaliar causas e circunstâncias do lapso ou recaída. Para tanto, são utilizadas as seguintes perguntas e ações: O que aconteceu? O que estava pensando, sentindo e fazendo naquela hora? Como se sentiu ao fumar o primeiro cigarro? Poderia pensar em uma nova data para parar?
    - Estimular o paciente a identificar situações rotineiras que o fazem fumar.
    - Traçar estratégias de enfrentamento dessas situações.
c. Plano de ação:
    - Ler o material educacional.
    - Praticar assertividade.
    - Aumentar o repertório de atividades prazerosas.

▶ MANUTENÇÃO

Essa fase é baseada na prevenção de recaída, chegando a 12 sessões em abordagens mais intensivas.[7] Na maioria dos programas, a manutenção pode ter a duração de até um ano,[18] com frequência de sessões quinzenais e mensais e também apoio telefônico.

▶ CONSIDERAÇÕES FINAIS

A TCC, abordagem que apresenta resultados de eficácia comprovada, tanto em grupo quanto em atendimentos individuais, tem sido utilizada, ao longo dos anos, nos programas de cessação do tabagismo. Trata-se de uma abordagem que tem ainda um desafio muito grande pela frente, buscando, a cada dia, aumentar os desfechos positivos em sua utilização. No entanto, ainda são necessários outros estudos de eficácia e desenhos de modelos de tratamento que possam ser aplicados em diversos *settings* terapêuticos, uma vez que nem sempre estão disponíveis um *setting* ou uma equipe considerados ideais para a realização dos procedimentos terapêuticos.

REFERÊNCIAS

1. Vainfas R. A heresia dos índios: catolicismo e rebeldia no Brasil Colonial. São Paulo: Companhia das Letras; 1995.
2. Narloch L. Guia politicamente incorreto da história do Brasil. São Paulo: Leya; 2009.
3. Musk AW, de Klerk NH. History of tobacco and health. Respirology. 2003;8(3):286-90.
4. American Lung Association. Trend is tobacco use [Internet]. Chicago (IL): American Lung Association; 2011 [capturado em 30 maio 2018]. Disponível em: http://www.lung.org/finding-cures/our-research/trend-reports/Tobacco-Trend-Report.pdf
5. Bazotti A, Finokiet M, Conti IL, França MTA, Waquil PD. Tabagismo e pobreza no Brasil: uma análise do perfil da população tabagista a partir da POF 2008-2009. Ciênc saúde coletiva. 2016;21(1):45-52.
6. GBD 2015 Tobacco Collaborators. Smoking prevalence and attributable disease burden in 195 countries and territories, 1990-2015: a systematic analysis fron the Global Burden of Disease Study 2015. Lancet. 2017;389(10082):1885-1906.
7. Brasil. Ministério da Saúde. Estratégia para o cuidado da pessoa com doença crônica: o cuidado da pessoa tabagista. Brasília (DF): Ministério da Saúde; 2015. (Caderno de Atenção Básica; n. 40).
8. Brasil. Instituto Nacional de Câncer José Alencar Gomes da Silva (INCA). Tabagismo custa R$ 56,9 bilhões por ano no Brasil [Internet]. Rio de Janeiro (RJ): INCA; 02 jun 2017 [capturado em 31 maio 2018]. Disponível em: http://www2.inca.gov.br/wps/wcm/connect/agencianoticias/site/home/noticias/2017/tabagismo-custa-59-bilhoes-por-ano-ao-brasil
9. World Health Organization (WHO). Tobacco and its environmental impact: an overview [Internet]. Geneva: WHO; 2017 [capturado em 31 maio 2018]. Disponível em: http://www.who.int/tobacco/publications/environmental-impact-overview/en/
10. Balbani APS, Montovani JC. Métodos para abandono do tabagismo e tratamento da dependência da nicotina. Rev Bras Otorrinolaringol. 2005;71(6):820-7.
11. Marques ACPR, Campana A, Gigliotti AP, Lourenço MTC, Ferreira MP, Laranjeira R. Consenso sobre o tratamento da dependência de nicotina. Rev Bras Psiquiatr. 2001;23(4):200-14.
12. Anthony JC, Warner LA, Kessler RC. Comparative Epidemiology of dependence on tobacco, alcohol, controlled substances anda inhalants: basic findings from National Comorbidity Survey. Exp Clin Psychopharmacol. 1994;2(3):244-68.
13. Brasil. Ministério da Saúde. Instituto Nacional de Câncer (INCA). Consenso sobre abordagem e tratamento do fumante. Rio de Janeiro: INCA; 2001.
14. Sociedade Brasileira de Pneumologia e Tisiologia (SBPT). Manual de condutas e práticas em tabagismo. São Paulo: Gen/AC Farmacêutica; 2012.
15. Hendricks PS, Delucchi KL, Hall SM. Mechanisms of change in extended cognitive behavioral treatment for tobacco dependence. Drug Alcohol Depend. 2010;109(1-3):114-9.

16. Hall SM, Humfleet GL, Muñoz RF, Reus VI, Robbins JA, Prochaska JJ. Extendend treatment of older cigarette smokers. Addiction. 2009;104(6):1043-52.
17. Carmody TP, Delucchi K, Duncan CL, Banys P, Simon JA, Solkowitz SN, et al. Intensive intervention for alcohol-dependent smokers in early recovery: a randomized trial. Drug Alcohol Depend. 2012;122(3):186-94.
18. Guimarães FMCL, Nardi AE, Cardoso A, Valença AM, Conceição EG, King ALS. Cognitive behavioral therapy treatment for smoking alcoholics in outpatients. Med Express. 2014;1(6):336-40.
19. Webb MS, de Ybarra DR, Baker EA, Reis IM, Carey MP. Cognitive-behavioral therapy to promote smoking cessation among African American smokers: a randomized clinical trial. J Consult Clin Psychol. 2010;78(1):24-33.
20. Stead LF, Lancaster T. Group behavior therapy programmes for smoking cessation. Cochrane Database Syst Rev. 2005 Apr 18;(2):CD001007.
21. Stead LF, Carroll AJ, Lancaster T. Group behaviour therapy programmes for smoking cessation. Cochrane Database Syst Rev. 2017 Mar 31;3:CD001007.
22. Guichenez P, Clauzel I, Cungi C, Quantin X, Godard P, Clauzel AM. The contribuition of cognitive-behavioural therapies to smoking cessation. Rev Mal Respir. 2007;24(2):171-82.
23. Gigliotti A. Presman S. Atualização no tratamento do tabagismo. Rio de Janeiro: ABP-Saúde; 2006.
24. Carmo JT, Pueyo AA. Adaptation into Portuguese for the Fagerström Test for Nicotine Dependence (FTND) to evaluate the dependence and tolerance for nicotine in Brazilian smoker. RBM Rev Bras Med. 2002;59(1/2):73-80.
25. Viegas CAA, coordenador. Diretrizes para a cessação do tabagismo. J Bras Pneumonol. 2004;30(Suppl 2):1-76.
26. Bandura A. Social learning theory. Englewood Cliffs (NJ): Prentice-Hall; 1977.
27. Presman S, Carneiro E, Gigliotti A. Tratamentos não farmacológicos para o tabagismo. Rev Psiq Clín. 2005;32(5):267-75.

31

TERAPIA COGNITIVO-COMPORTAMENTAL APLICADA AO TRATAMENTO DE CRIANÇAS E ADOLESCENTES COM TRANSTORNO POR USO DE SUBSTÂNCIAS

▶ NEIDE A. ZANELATTO

PONTOS-CHAVE

- Uma intervenção eficaz cujo objetivo seja tratar os transtornos por uso de substâncias (TUSs) em crianças e adolescentes deve contemplar os seguintes princípios: avaliações constantes, tratamento integrado a outros contextos, envolvendo principalmente a família, e desenvolvimento de programas apropriados à fase da adolescência, facilitando a adesão terapêutica e o seguimento pós-tratamento, bem como buscando o acompanhamento dos resultados obtidos. Uma equipe bem-treinada para o manejo de crianças e adolescentes completa o rol de princípios importantes para um tratamento eficiente.
- O conhecimento da fase pela qual passa o adolescente, além da experiência no manejo do TUS, facilita o desenvolvimento de uma aliança terapêutica.
- Criatividade e flexibilidade são elementos fundamentais em um trabalho terapêutico com crianças e adolescentes, melhorando os resultados do tratamento.
- Quanto mais cedo for feita a intervenção, melhores serão os resultados, tanto em relação à prevenção como em relação ao tratamento propriamente dito.
- As terapias cognitivo-comportamentais (TCCs) têm apresentado desfechos positivos no tratamento do TUS em crianças e adolescentes.

▶ INTRODUÇÃO

Em geral, a experimentação de álcool e outras substâncias ocorre durante a adolescência, mas o cenário desse evento vem sofrendo alterações ao longo dos últimos anos, evidenciando que a experimentação acontece, apesar das ações preventivas, cada vez mais cedo. Estudos indicam que quanto mais cedo ocorre a experimentação e o uso de substâncias (p. ex., maconha), maiores são as chances de dependência no futuro.[1,2]

Entre todas as substâncias, o álcool é a mais utilizada por jovens, e um levantamento nacional publicado em 2007 informa que, na amostra pesquisada (jovens entre 14 e 17 anos), 13% dos adolescentes bebiam intensamente, e embora a diferença entre o beber de meninos e de meninas não seja relevante, esse índice aumenta se considerarmos apenas os meninos.[3] As primeiras experimentações acontecem a partir dos 13 anos de idade. Um levantamento conduzido em 2004, no Brasil, cuja amostra incluía estudantes do Ensino Fundamental e Médio de escolas da rede pública, apontou que as drogas lícitas (álcool e tabaco) são as primeiras a serem experimentadas pelos jovens, seguidas dos solventes, da maconha, dos anticolinérgicos e das anfetaminas.[4]

Uma pesquisa realizada com jovens entre 13 e 15 anos (cursando o nono ano) pelo Instituto Brasileiro de Geografia e Estatística (IBGE), no Brasil, em 2015 (em sua terceira edição), aponta que, em comparação com os últimos resultados, na segunda edição, em 2012, a experimentação de bebidas alcoólicas subiu de 50,3 para 55,5%, e o uso de substâncias consideradas ilícitas subiu de 7,3 para 9% nessa população em apenas três anos. Além disso, os comportamentos de risco também sofreram aumento, uma vez que a prática de sexo sem preservativo também apresentou crescimento, de 24,7 para 33,8%, o que indica, claramente, que se trata de uma população de risco.[5]

No último relatório publicado pelo United Nations Office on Drugs and Crime (UNODC), a prevalência do uso de maconha no Brasil entre crianças e adolescentes aparece da seguinte forma: entre as idades de 10 a 19 anos, compreendendo fases de infância e adolescência, o uso na vida foi de 5,7%; no último ano, de 3,7%; e, no último mês, de 2%.[6]

Em levantamentos realizados em outros países (p. ex., países do Cone Sul), os dados se aproximam dos já relatados. O uso de álcool na vida aparece entre 10 e 20% dos jovens de 14 anos ou menos idade (variando por país pesquisado).[7] Nos Estados Unidos, o álcool é, de longe, a substância de escolha entre os adolescentes. É a primeira experimentada, com início por volta de 12 anos de idade (7%), chegando a 70% de experimentação aos 18 anos. O beber em *binge* também é comum e aumenta conforme os adolescentes alcançam o *status* de jovens adultos.[8]

As principais comorbidades associadas ao TUS na adolescência são o transtorno de déficit de atenção/hiperatividade (TDAH), o transtorno da conduta e o transtorno de oposição desafiante (TOD).[9] Como em outros casos, essas comorbidades acabam alterando o curso do TUS em si e necessitam de tratamento conjunto, visando à intervenção para as duas entidades diagnósticas.

A literatura identifica uma série de fatores que são considerados de risco para a experimentação e o desenvolvimento de quadros de dependência, tanto individuais como relacionados às condições familiares e aos relacionamentos com pares e indivíduos da própria comunidade na qual o adolescente está inserido.[10]

Os tratamentos baseados nas TCCs têm sido indicados por teóricos de língua inglesa como um dos mais indicados, sempre abordando todo o contexto no qual o jovem está inserido. O objetivo deste capítulo é apresentar as evidências dessa modalidade de tratamento, as adaptações necessárias em tal modelo para alcançar melhores desfechos, bem como as ações terapêuticas necessárias para que o tratamento tenha sucesso.

▶ TRATAMENTOS PARA CRIANÇAS E ADOLESCENTES COM TUS

A adolescência é uma época de transição, um período em que ocorrem mudanças significativas em quase todos os aspectos do funcionamento do indivíduo. A ocorrência de tais mudanças não segue um padrão linear: trata-se de um processo sistêmico, no qual muitos elementos são ressaltados. Portanto, é fundamental a existência de um programa de tratamento especialmente desenvolvido para os adolescentes, uma vez que as necessidades dessa população são diferentes das de outros grupos.

Uma das principais tarefas no tratamento de adolescentes com TUS é ajudá-los a atingir a abstinência de qualquer substância que altere seu psiquismo. No entanto, a retomada do desenvolvimento normal dessa fase da vida também deve ser considerada como uma das metas centrais da intervenção.

Um tratamento eficaz[8] deve incluir como elementos essenciais:

- Confidencialidade. Quanto mais forte for o vínculo em termos de sigilo de informações, maior será a chance de o adolescente trazer informações verdadeiras sobre o padrão e a quantidade de uso. A fim de que o tratamento tenha seus objetivos alcançados, algumas informações devem ser divididas com a família ou com o cuidador, ou seja, o sigilo, nesse caso, é limitado, o que deve ser também combinado com o paciente nas primeiras sessões. Outrossim, questões como quando, de que forma e sobre o que o paciente será informado devem ser combinadas entre terapeuta e paciente.
- Aplicação de escalas de avaliação com o objetivo de avaliar a saúde mental do adolescente. São sugeridas as escalas Drug Screening Inventory – Adolescents (DUSI-A),[11] Problem Oriented Screening Instrumental for Teenagers (POSIT)[12] e Personal Experience Screening Questionnaire (PESQ),[13] entre outras disponíveis.
- Se surgir o problema do uso de substâncias cuja relevância o coloque como tema central do tratamento, investigar, com outros instrumentos, o padrão, a forma de uso, a quantidade usada e os problemas relacionados. Um dos instrumentos sugeridos é o Teen Addiction Severity Index (T-ASI), já validado para o português.[14]
- Exames de urina devem fazer parte do protocolo de atendimento, durante e depois da intervenção (no pós-tratamento). O cuidado no significado que será atribuído à aplicação do teste e o tratamento que será dado ao resultado obtido podem determinar o quanto o adolescente se comprometerá com o protocolo de procedimento.
- Devem ser consideradas todas as substâncias utilizadas, e, se houver necessidade de abordagens complementares para o tratamento específico de um tipo de substância, elas devem ser realizadas.

- O *setting* deve ser adequado ao nível de intervenção necessário, determinado pela gravidade e pela necessidade específica de cada caso. Caso o paciente atenda aos critérios necessários para uma internação em ambiente protegido, ela deverá ser conduzida, sempre considerando as necessidades primordiais do adolescente.
- O tratamento familiar é um componente importante do tratamento. A família deve participar ativamente do tratamento, o que não significa trazer a criança ou o adolescente para a terapia, mas sim se propor a fazer mudanças em seu funcionamento, para que se torne cada vez mais um fator de proteção e de menos risco para a manutenção da mudança no comportamento do paciente.
- Os programas terapêuticos devem desenvolver ações no sentido de minimizar o abandono e maximizar a motivação e o compromisso dos pacientes e a completude do tratamento.
- O tratamento medicamentoso pode ser associado às intervenções voltadas a crianças e adolescentes com TUS, principalmente para o manejo dos sintomas de abstinência e da fissura. Técnicas não confrontativas e de resolução da ambivalência facilitam a adesão à ingestão do(s) medicamento(s). Abordagens com foco na entrevista motivacional (EM) são sempre indicadas e apresentam bons desfechos para a adesão e a continuidade do tratamento entre adolescentes.
- Deve-se encorajar a formação de uma rede de suporte não usuária de substâncias, bem como a participação em grupos de mútua ajuda, adequados à faixa etária em que se encontra o paciente.
- As intervenções devem manter um olhar voltado para outros contextos da vida do adolescente: lazer, social, acadêmico, familiar, vocacional, médico ou legal.

Corroborando essas informações, a obra *Treating Teens: A Guide to Adolescent Drug Programs*,[15] focando exclusivamente o tratamento de adolescentes usuários de substâncias, apresentou nove princípios de uma abordagem terapêutica eficiente. São eles:

- Avaliação e tratamento associados. Os programas devem utilizar instrumentos de avaliação para o uso de substâncias durante todo o curso do tratamento. Uma avaliação inicial bem-conduzida garante um planejamento adequado do tratamento, de modo a atender às necessidades específicas do paciente. A avaliação inicial deve ser feita a partir das entrevistas com o adolescente e com familiares ou outras pessoas importantes no contexto do paciente.[16]
- Tratamento integrado. A integração do tratamento (família, escola, profissionais da saúde e comunidade) maximiza a chance de redução do uso de substâncias e de outros problemas comportamentais.
- Envolvimento familiar. O engajamento familiar no processo terapêutico aumenta a probabilidade de adesão do adolescente, com chance de os ganhos serem mantidos após o término da intervenção. A família deve ser convidada a participar do tratamento, pois a literatura comprova que, quando a família está envolvida, sua mudança de comportamento serve de modelo para a mudança do familiar com TUS, aumentando as chances de adesão e de melhora ao término da intervenção.[17,18]

- Desenvolvimento de programas apropriados à fase da infância e adolescência. Os tratamentos devem considerar as mudanças biológicas, comportamentais e cognitivas que caracterizam essas faixas etárias, a saber: infância – do nascimento até 12 anos; adolescência – dos 12 aos 18 anos.[19]
- Engajamento e adesão terapêutica do adolescente. O terapeuta deve estimular o compromisso de mudança para um estilo de vida sem drogas.
- Qualificação da equipe. A equipe deve ter treinamento e experiência em diversas áreas dessa fase. Deve saber a respeito dessa fase do desenvolvimento e possuir experiência no trabalho com adolescentes e família.
- Competência cultural e nas questões de gênero. A compreensão das questões de gênero e culturais é essencial para aliança terapêutica.
- Continuidade nos cuidados. No pós-tratamento, deve ser dada ênfase à prevenção da recaída e ao automonitoramento.
- Resultados do tratamento. Deve-se manter uma forma de medir a rotina dos progressos durante e após um ano do término do tratamento – testagem de urina, melhora do desempenho acadêmico, melhora da comunicação familiar e social e avaliação do estilo de vida adotado.

Manuais desenvolvidos nos Estados Unidos com o objetivo de estabelecer um protocolo de cuidados a serem seguidos na intervenção terapêutica de adolescentes com TUS apontam para a necessidade do diagnóstico e do manejo conjunto de outros transtornos comórbidos, como elemento fundamental para um melhor desfecho terapêutico para o tratamento.[20]

O National Institute on Drug Abuse (NIDA) apresenta 13 princípios para o tratamento de adolescentes com TUS que corroboram os descritos anteriormente, acrescentando alguns itens importantes, a saber:[21]

1. A identificação do uso de substâncias deve ser feita o mais precocemente possível.
2. Os adolescentes podem se beneficiar com as intervenções terapêuticas, mesmo quando o nível de gravidade do transtorno é muito leve.
3. As visitas médicas de rotina são uma boa oportunidade para se investigar se o jovem experimentou ou está fazendo uso de alguma substância.
4. As intervenções ou sanções legais e a pressão da família podem desempenhar um papel importante na adesão terapêutica.
5. O tratamento do TUS deve ser adaptado às necessidades exclusivas do jovem.
6. O tratamento deve atender às necessidades do adolescente como um todo, e não apenas visar ao uso específico da substância.
7. As TCCs são eficazes para a abordagem do jovem com TUS.
8. A inclusão da família e da comunidade é importante no tratamento de adolescentes.
9. Um tratamento eficaz para o uso de substâncias entre adolescentes deve identificar e tratar quaisquer outras condições de saúde mental.
10. Problemas como violência e abuso infantil ou risco de suicídio devem ser identificados e abordados de forma correta.
11. O monitoramento do uso de substâncias deve ser feito durante todo o tratamento.

12. A permanência no tratamento por um período de tempo adequado e os cuidados no pós-tratamento (acompanhamento) são itens importantes para um bom desfecho.
13. O acompanhamento de problemas como doenças sexualmente transmissíveis (DSTs), já que a iniciação sexual pode ocorrer também nessa faixa etária, é essencial.

▶ O TRATAMENTO DE CRIANÇAS E ADOLESCENTES COM TUS E AS TCCs: EVIDÊNCIAS NA PRÁTICA CLÍNICA

Embora a TCC não tenha sido tão extensivamente estudada em adolescentes quanto em adultos, vários estudos revelam dados que contribuem para resultados positivos no uso dessa abordagem. A Tabela 31.1 apresenta mitos e verdades sobre a aplicabilidade do modelo cognitivo-comportamental no tratamento de crianças e adolescentes.[22] É importante ficarmos atentos às nossas crenças ou saberes sobre os modelos que podem ser utilizados no tratamento dessa população, a fim de que todas e quaisquer ferramentas disponíveis possam ser utilizadas, para atender, da melhor e mais completa forma possível, tal população.

Kaminer e colaboradores[23] conduziram um estudo com 177 adolescentes, entre 13 e 18 anos, com nove sessões semanais de TCC em grupo. De todos os participantes, 144 completaram o tratamento e, no pós-tratamento, foram randomizados para grupos de intervenção individual com cinco sessões, acompanhamento telefônico ou participação

TABELA 31.1 Mitos e verdades sobre a aplicabilidade do modelo cognitivo-comportamental no tratamento de crianças e adolescentes

Mito	Realidade
A TCC com crianças e adolescentes ocorre exclusivamente no tratamento das alterações de comportamento.	Atualmente, a literatura tem descrito a efetividade da TCC para problemas internalizantes, como ansiedade e depressão.
A prática da psicoterapia cognitiva é diferente em seus princípios básicos com adultos e com crianças e adolescentes.	A TCC com crianças e jovens e com adultos apresenta os mesmos princípios básicos, diferenciando-se na forma de acesso e nas técnicas utilizadas, que ocorrem principalmente no contexto lúdico da criança.
A TCC com crianças e adolescente exige um nível de desenvolvimento cognitivo que essa população ainda não alcançou.	A TCC com crianças e adolescentes utiliza a criação de linguagens (muitas vezes não verbais) para acessar o funcionamento cognitivo da criança e do adolescente.
Apenas as crianças mais velhas, no fim do período da infância, podem ser atendidas na TCC.	Uma revisão de 101 estudos de terapia cognitiva com crianças mostrou que 79% dos estudos incluíam crianças com menos de 10 anos de idade.

Fonte: Pureza e colaboradores.[22]

em grupos de Narcóticos Anônimos (NA). Os resultados mostraram que as ações no pós-tratamento são fundamentais para a manutenção dos resultados obtidos após o fim das primeiras sessões. Há diferenças de aproveitamento em relação ao gênero. Mulheres aproveitam mais o pós-tratamento e recaem menos. O estudo de seguimento realizado com esses mesmos jovens, 12 meses depois, confirma os resultados relativos à importância do pós-tratamento (*after-care*) em adolescentes com TUS.[24]

Um estudo de revisão sobre a eficácia das diversas abordagens de tratamento para adolescentes com transtorno por uso de álcool comparou a TCC, a terapia de grupo interacional e a psicoeducação. Em ambos os casos, os pacientes tratados com TCC apresentaram os melhores resultados em termos de redução de uso de substâncias e completude do tratamento.[25] Quando comparada com a terapia familiar multidimensional, apresenta resultados similares.[26]

Estudos com adolescentes usuários de maconha, do projeto *Cannabis Youth Treatment* (CYT), compararam intervenções baseadas em cinco sessões de TCC e EM com 12 sessões de TCC e EM e terapia de suporte familiar e cinco sessões de TCC e EM com terapia de reforço comunitário em 12 sessões mais 12 sessões de terapia familiar multidimensional. Ambos os estudos evidenciaram a melhor relação custo-benefício nos tratamentos com 5 e 12 sessões de TCC e EM e com a terapia de reforço comunitário, sendo os critérios para tais conclusões: maior número de dias de abstinência e percentual de adolescentes em recuperação (não usar substância e estar inserido na comunidade).[27]

Uma revisão realizada recentemente, que explorou os tratamentos indicados para adolescentes com TUS, revela que, no conjunto de opções, estão combinações de TCC e terapia familiar, particularmente com EM e manejo de contingências (MC), associados com acompanhamento pós-tratamento e com foco no atendimento às necessidades específicas do paciente.[28]

▶ MODELOS DE INTERVENÇÃO PARA TRATAMENTO DE ADOLESCENTES BASEADOS NA TCC

Os manuais de tratamento[29] apresentam modelos de intervenção com número de sessões semanais variando entre 5 e 16, que normalmente incluem:

- Sessões de construção e aumento da motivação para a formação da aliança terapêutica e a adesão ao tratamento
- Sessões para a realização da análise funcional do uso de substâncias para identificar o padrão de uso, déficits em habilidades de enfrentamento e pensamentos e comportamentos disfuncionais
- Sessões com o objetivo de desenvolver habilidade de manejo da fissura, da raiva e de estados negativos de humor e de aumentar a prática de atividades prazerosas
- Sessões para o desenvolvimento de habilidades de resolução de problemas, de comunicação eficiente e de enfrentamento de situações de risco

O projeto para atendimento a adolescentes usuários de maconha, citado anteriormente (CYT), apresentou modelos com 5 e 12 sessões de tratamento[30,31] estruturadas com os seguintes temas centrais (o modelo com cinco sessões):

- Primeira sessão: desenvolvimento de motivação para o tratamento
- Segunda sessão: estabelecimento de metas
- Terceira sessão: desenvolvimento de habilidades para recusar maconha
- Quarta sessão: aumento da rede de suporte social e da prática de atividades prazerosas
- Quinta sessão: planejamento para emergências e manejo da recaída

Acrescidas de mais sete sessões, completando o modelo de 12 sessões estruturadas:

- Sexta sessão: resolução de problemas
- Sétima sessão: tomada de consciência da raiva
- Oitava sessão: manejo da raiva
- Nona sessão: habilidades de comunicação
- Décima sessão: habilidades de enfrentamento da fissura do uso de maconha
- Décima primeira sessão: manejo da depressão
- Décima segunda sessão: manejo dos pensamentos sobre o uso de maconha

A condução das sessões, conforme já mencionado, se dá de forma estruturada dentro do modelo cognitivo-comportamental, por meio de técnicas adaptadas para melhor acolher essa população (existem manuais específicos que sugerem uma grande quantidade de exercícios, técnicas e atividades adaptadas a crianças e adolescentes). Crianças e adolescentes constituem uma população com características muito particulares, que podem interferir na adesão ao processo terapêutico. Portanto, cuidados específicos devem contemplar:

1. Registro do humor. Se necessário, deve ser utilizada uma escala de 0 a 10 para melhor avaliar esse item. Com crianças menores, o terapeuta deve utilizar desenhos; com adolescentes, o terapeuta deve orientar a identificação do humor, sem ser diretivo. A psicoeducação em educação emocional, identificando cada emoção e como ela se desdobra, pode auxiliar muito neste item.
2. Revisão do plano de ação. A revisão do plano de ação é um desafio tanto com crianças como com adolescentes. O uso da criatividade, com exercícios do tipo "Mostro que eu posso", para crianças, e de experimentos comportamentais para adolescentes é útil nesta etapa.
3. Agenda. Trata-se de uma tarefa desconhecida tanto para crianças como para adolescentes. Portanto, a explicação clara a respeito da existência de uma agenda é fundamental. Após o estabelecimento da agenda, o terapeuta a descreve em itens, para que seja mantido o foco. O importante é trabalhar para que tanto crianças como adolescentes estabeleçam o item a ser manejado, pois isso facilita a adesão.
4. Conteúdo da sessão. A criatividade e a flexibilidade do terapeuta, neste item, são fundamentais. O tipo de frase ou da atividade escolhida (um registro de pensamentos ou a discussão de um vídeo) pode aproximar ou afastar o paciente

do processo terapêutico. Uma dica importante é sempre aproximar esse conteúdo da vida do paciente, ou seja, ligar as atividades da sessão às necessidades ou preferências do paciente.
5. Evocação do *feedback*. O terapeuta deve realizar um *feedback* tanto da sessão anterior (no começo da sessão) como da sessão atual (ao fim da sessão). Um clima de confiança e acolhimento, bem como de reforço às colocações do paciente, facilitam essa tarefa para jovens que temem as consequências que suas opiniões podem ter, caso não sejam positivas. Um *feedback* honesto auxilia no replanejamento das ações, facilitando cada vez mais o atingimento das metas.[32]

▶ PRINCIPAIS DESAFIOS NO TRATAMENTO DE ADOLESCENTES COM TUS

Adolescentes, de modo geral, não procuram tratamento por livre e espontânea vontade, de modo que o ambiente terapêutico se constitui em um dos elementos que pode facilitar ou dificultar a adesão à continuidade do tratamento. A utilização das técnicas cognitivo-comportamentais, de forma adequada ao momento pelo qual passa o adolescente, adaptada a sua forma de pensar o mundo, pode ser decisiva como opção para uma desses duas situações.

O ambiente terapêutico é caracterizado, inicialmente, por uma atitude muito mais colaborativa por parte do terapeuta, até que o envolvimento do paciente permita a opção por um caminho voltado para o questionamento de seus pensamentos (descoberta orientada). Nesse ponto, a aliança colaborativa está, então, sendo construída. O tempo necessário para a construção dessa aliança e desse momento terapêutico depende do paciente, do conteúdo trazido para a terapia e de seu envolvimento com o processo. O terapeuta, atento a esses conteúdos, consegue saber o quanto exigir e o quanto reforçar, conforme o processo se desenvolve.[32]

Diversos autores, no modelo cognitivo-comportamental, se ocuparam em desenvolver ou adaptar técnicas cognitivo-comportamentais utilizadas com sucesso no tratamento de crianças e adolescentes. A consulta a esse manuais, fundamental e imprescindível, abastece o terapeuta dos recursos necessários para conduzir bem sessões (cujos temas centrais se assemelham aos dos modelos para pacientes adultos) criativas, interessantes e eficazes para pacientes mais jovens.[24,33,34]

▶ CONSIDERAÇÕES FINAIS

Os esforços dos profissionais da área da dependência química, quando o tema central está focado na infância e na adolescência, têm uma ação muito mais voltada para a prevenção do uso de substâncias do que para o tratamento visando à mudança do comportamento de uso. No entanto, as evidências sugerem que nem sempre os programas de prevenção, sejam eles da comunidade, sejam eles da escola ou da família, são eficazes e, principalmente, permanentes. A inexistência desses programas, ou programas pouco estruturados, o não envolvimento dos setores da sociedade com ações preventivas em relação ao uso de substâncias e a falta de consistência entre o que é falado e feito por parte dos adultos em relação ao envolvimento com substâncias colocam os jovens em risco e criam uma abertura para a experimentação de drogas.

O tratamento de adolescentes com TUS tem-se mostrado um desafio. Na maioria das vezes, esses pacientes não procuram tratamento por vontade própria e apresentam dificuldade de adesão à terapia. Da mesma forma, os profissionais se deparam com a falta de serviços para tratamento do TUS adaptados ou desenhados para crianças e jovens, mesmo para aqueles adolescentes que concordam com uma intervenção mais completa. Portanto, cabe ao profissional especialista no atendimento a essa população criar um ambiente de flexibilidade e acolhimento, que permita a construção do vínculo e de pensamentos/crenças mais funcionais a respeito do processo terapêutico, de forma a facilitar a adesão do paciente, a completude do tratamento e a possibilidade de alcançar desfechos mais positivos e duradouros.

REFERÊNCIAS

1. Swift W, Hall W, Teesson M. Cannabis use disorders among Australian adults: results from the National Survey of Mental Health and Wellbeing. Addiction. 2001;96(5):737-48.
2. Stinson FS, Ruan WJ, Pickering R, Grant BF. Cannabis use disorders in the USA: prevalence, correlates and comorbidity. Psychol Med. 2006;36(10):1447-60.
3. Laranjeira R, Pinsky I, Zaleski M, Caetano R. I Levantamento Nacional sobre os padrões de consumo de álcool na população brasileira. Brasília (DF): SENAD; 2007.
4. Galduróz JCF, Noto AR, Fonseca AM, Carlini EA. V Levantamento nacional sobre o consumo de drogas psicotrópicas entre estudantes do ensino fundamental e médio da rede pública de ensino nas 27 capitais brasileiras. Brasília (DF): SENAD; 2004.
5. Instituto Brasileiro de Geografia e Estatística (IBGE).Pesquisa PENSE 2015 [Internet]. Brasília (DF): IBGE; 2015 [capturado em 13 maio 2018]. Disponível em: www.ibge.gov.br/estatisticas-novoportal/sociais/saude/9134-pesquisa-nacional-de-saude-do-escolar.html
6. United Nations Office on Drugs and Crime (UNODC). World Drug report 2017 [Internet]. Vienna: UNODOC; 2017 [capturado em 13 maio 2018]. Disponível em: http://www.unodc.org/wdr2017/
7. Comisión Interamericana para el Control del Abuso de Drogas. Informe Subregional sobre o uso de drogas em población escolarizada. Información para el diseño de las estratégias nacionales y regionales sobre La problemática de drogas em jóvenes. Lima: CICAD; 2010.
8. National Institute on Alcohol Abuse and Alcoholism (NIAAA). Alcohol Screening and Brief Interventions for Youth: a pratitioner's guide. Bethesda: NIAAA; 2011.
9. Bessa MA, Boarati MA, Scivoletto S. Crianças e adolescentes. In: Diehl A, Cordeiro DC, Laranjeira R. Dependencia química: prevenção, tratamento e políticas públicas. Porto Alegre: Artmed; 2011.p . 359-74.
10. Bukstein OG, Bernet W, Arnold V, Beitchman J, Shaw J, Benson RS, et al. The practice parameter for the assessment and treatment of children and adolescents with substance use disorders. J Am Acad Child Adolesc Psychiatry. 2005;44(6):609-21.
11. Tarter RE. Evaluation and treatment of adolescent substance abuse: a decision tree method. Am J Drug Alcohol Abuse. 1990;16(1-2):1-46.
12. Gruenewald PJ, Klitzner M. Results of a preliminary POSIT analyses. In: Radhert E. Adolescent assessment/referral system. Rockville (MD): National Institute on Drug Abuse; 1991.
13. Winters KC. Development of an adolescent alcohol and other drug abuse screening scale: Personal Experience Screening Questionnaire. Addict Behav. 1992;17(5):479-90.
14. Sartes LMA. Versão brasileira do T-ASI (Teen Addiction Severity Index): análise da consciência interna e validação da área de uso de substâncias [dissertação]. São Paulo: Universidade Federal de São Paulo; 2005.

15. Drug Strategies. Treating teens: a guide to adolescent drug programs. Washington (DC): Drug Strategies; 2003.
16. Center for Substance Abuse Treatment (CSAT). Knowledge Application Program - KAP keys based on TIPs 31 and 32: screening and assessing adolescents for substance use disorders and treatment of adolescents with substance use disorders. Rockville (MD): SAMHSA/CSAT; 2001.
17. Waldron HB, Kern-Jones S, Turner CW, Peterson TR, Ozechowski TJ. Engaging resistant adolescents in drug abuse treatment. J Subst Abuse Treat. 2007;32(2):133-42.
18. Liddle HA. Family based therapies for adolescent alcohol and drug use: research contributions and future research needs. Addiction. 2004;99 Suppl 2:76-92.
19. Brasil. Lei nº 8.069, de 13 de julho de 1990. Dispõe sobre o Estatuto da Criança e do Adolescente e dá outras providências. Diário Oficial da União. 16 jul 1990; Seção 1:13563-77.
20. Center for Substance Abuse Treatment. Treatment of adolescents with substance use disorders [Internet]. Rockville (MD): Substance Abuse and Mental Health Services Administration (US); 1999 [capturado em 13 maio 2018]. (Treatment Improvement Protocol (TIP) Series, No. 32.) Disponível em: https://www.ncbi.nlm.nih.gov/books/NBK64350/
21. National Institute on Drug Abuse (NIDA). Principles of adolescent substance use disorder treatment: a research-based guide [Internet]. Rockville (MD): NIDA; 2014 [atualizado em jan 2014; capturado em 13 maio 2018].Disponível em: https://www.drugabuse.gov/publications/principles-adolescent-substance-u-se-disorder-treatment-research-based-guide/principles-adolescent-substance-use-disorder-treatment.
22. Pureza J, Ribeiro AO, Pureza JR, Lisboa CS. Fundamentos e aplicações da terapia cognitivo comportamental com crianças e adolescentes. Rev Bras Psicoter. 2014;16(1):85-103.
23. Kaminer Y, Burleson JA, Burke RH. Efficacy of outpatient aftercare for adolescents with alcohol use disorders: a randomized controlled study. J Am Acad Child Adolesc Psychiatry. 2008;47(12):1405-12.
24. Burleson JA, Kaminer Y, Burke RH. Twelve month follow-up aftercare for adolescents with alcohol use disorders. J Subst Abuse Treat. 2012;42(1):78-86.
25. Deas D. Evidence based treatments for alcohol use disorders in adolescents. Pediatrics. 2008;121 Suppl 4:S348-54.
26. Liddle HA, Dakof GA, Turner RM, Henderson CE, Greenbaum PE. Treating adolescent drug abuse: a randomized trial comparing multidimensional family therapy and cognitive behavior therapy. Addiction. 2008;103(10):1660-70.
27. Dennis M, Godley SH, Diamond G, Tims FM, Babor T, Donaldson J, et al. The cannabis youth treatment (CYT) study: main findings from two randomized trials. J Subst Abuse Treat. 2004;27(3):197-213.
28. Brewer S, Godley MD, Hulvershom LA. Treating mental health and substance use disorders in adolescents: what is on the menu? Curr Psychiatry Rep. 2017;19(1):5.
29. Riggs PD. Treating adolescent for substance abuse and comorbid psychiatric disorders. Sci Pract Perspect. 2003;2(1):18-29.
30. Sampl S, Kadden R. Motivational enhancement therapy and cognitive behavioral therapy for adolescent cannabis users: 5 sessions, Cannabis Youth Treatment (CYT) Series, Volume 1. Rockville (MD): Center for Substance Abuse Treatment, Substance Abuse and Mental Health Services Administration; 2001.
31. Webb C, Scudder M, Kaminer Y, Kadden R. The motivational enhancement therapy and cognitive behavioral therapy supplement: 7 sessions of cognitive behavioral therapy for adolescent cannabis users, Cannabis Youth Treatment (CYT) Series, Volume 2. Rockville (MD): Center for Substance Abuse Treatment, Substance Abuse and Mental Health Services Administration; 2002.
32. Friedberg RD e McClure JM. A prática clínica de terapia cognitiva com crianças e adolescentes. Porto Alegre, Ed. Artmed, 2004.
33. Stallard P. Guia do terapeuta para os bons pensamentos-bons sentimentos. Porto Alegre: Artmed; 2008.
34. Friedberg RD, McClure JM, Garcia JH. Técnicas de terapia cognitiva para crianças e adolescentes. Porto Alegre: Artmed; 2011.

32

TERAPIA COGNITIVO-COMPORTAMENTAL APLICADA AO TRATAMENTO DE MULHERES COM TRANSTORNO POR USO DE SUBSTÂNCIAS

▶ ANDREA LORENA C. STRAVOGIANNIS
▶ MONICA ZILBERMAN

PONTOS-CHAVE

- Mulheres com transtorno por uso de substâncias (TUS) sofrem desproporcionalmente com o estigma social, quando comparadas aos homens, o que gera relutância na procura por tratamento.
- Deve-se aproveitar o momento da gestação para iniciar o tratamento do TUS, pois as mulheres estão mais propensas a descontinuar o uso de substâncias nessa fase.
- Mulheres com TUS apresentam mais comorbidades psiquiátricas do que os homens, entre as quais se encontram os transtornos depressivos, de ansiedade e alimentares.
- Grupos de tratamento compostos apenas por mulheres podem ser mais eficientes do que grupos mistos, pelo menos como abordagem inicial.

A dependência de álcool e de outras substâncias é um problema de saúde pública grave. Durante muito tempo, as dependências eram mais identificadas na população do sexo masculino. Contudo, muitos estudos vêm constatando que muitas mulheres consomem álcool e outras substâncias. Mulheres com TUS apresentam necessidades que precisam ser reconhecidas e consideradas nos serviços de tratamento e de prevenção, para melhorar a efetividade terapêutica.[1-3] Em geral, elas avançam mais rápido do uso esporádico para o uso regular de substâncias em comparação aos homens. Isso acontece, por exemplo, com a cocaína, o *crack*, o álcool, os opioides e a maconha.[4-6] Mulheres em tratamento para TUS apresentam perfil clínico mais grave e mais problemas associados à família, aos relacionamentos interpessoais, ao trabalho e à saúde física e mental.[7]

Apesar dessas consequências, as mulheres tendem a procurar menos os centros de tratamento, pois enfrentam muitos empecilhos e barreiras. Tais barreiras incluem a falta de recursos sociais e financeiros adequados para arcar com o custo do tratamento, o elevado estigma social associado ao uso de substâncias, a falta de serviços para gestantes, o medo de perder a custódia dos filhos e a impossibilidade de afastar-se da família – sobretudo dos filhos – para dedicar-se ao tratamento. Mulheres também apresentam altas taxas de comorbidades psiquiátricas, como transtornos do humor, alimentares, de ansiedade e de estresse pós-traumático (TEPT), o que dificulta ainda mais a obtenção de intervenções apropriadas.[2,6-9] Elas podem se deparar com a falta de suporte familiar e do parceiro,[6] além de serem consideradas mais agressivas e com maior tendência à promiscuidade, ainda que não haja evidências disso.[10] Outros problemas de saúde, como doenças sexualmente transmissíveis (DSTs), são comuns, e, mesmo com menos anos de uso, as mulheres apresentam mais consequências médicas, psiquiátricas e sociais associadas ao uso de substâncias do que os homens.[4,6] Manifestam, ainda, menor probabilidade de reconhecer a necessidade de tratamento e menor conhecimento sobre como funcionam as intervenções para indivíduos com TUS, assim como vivenciam mais experiências negativas em relação aos tratamentos quando comparadas aos homens.[6] Histórias de abuso sexual e/ou físico podem tornar determinados tratamentos ou programas terapêuticos com grupos mistos menos desejáveis para as mulheres, ao menos como abordagem inicial.[6,9] Entre as usuárias de *crack*, esse quadro se agrava ainda mais, uma vez que elas apresentam nível educacional mais baixo, não têm recursos financeiros suficientes para seu sustento mínimo e são mais propensas a apresentar sorologia positiva para o vírus da imunodeficiência humana (HIV) e episódios de abuso sexual.[11]

A terapia cognitivo-comportamental (TCC) tem mostrado resultados eficazes no tratamento de mulheres com TUS. O manejo de contingências (MC), por exemplo, é bastante útil no atendimento e na manutenção da abstinência de substâncias ilícitas em gestantes que também receberam tratamento com metadona. No entanto, a TCC e as técnicas de prevenção de recaída devem considerar as características específicas das mulheres, por exemplo, a maior tendência a recair diante de situações que envolvam emoções negativas ou conflitos interpessoais.[12]

Neste capítulo, são apresentadas uma breve revisão da literatura, enfocando a epidemiologia da dependência química em mulheres, suas características clínicas, fatores de risco e as complicações físicas, e, por fim, as técnicas cognitivo-comportamentais utilizadas no tratamento.

► EPIDEMIOLOGIA

De acordo com dados do II Levantamento Nacional de Álcool e Drogas, 38% das brasileiras fizeram uso de álcool no período de um ano anterior à pesquisa, 61% delas consumiram até quatro doses em um dia de consumo habitual, e 39% consumiram cinco ou mais doses. Outrossim, 53% referiram consumir álcool pelo menos uma vez por semana e 59% tiveram algum episódio de *binge* nos últimos 12 meses. Com relação à taxa de dependência de álcool, comparando os anos de 2006 e 2012, percebe-se que houve ligeiro aumento da taxa de mulheres dependentes, de 3,38 para 3,63%. Com relação ao tabaco, 12,8% das mulheres declararam-se fumantes. No entanto, foi possível notar decréscimo na prevalência de consumo, de 15 para 13% na comparação entre 2006 e 2012. Entre as mulheres que foram diagnosticadas como usuárias de álcool, 56,9% apresentaram sintomas de depressão. Entre as usuárias de maconha e cocaína, essa taxa era ainda mais elevada: 65,8%.[13]

Uma revisão sistemática realizada com 68 estudos publicados em todo o mundo entre 1980 e 2014 mostrou que a taxa de uso de substâncias está praticamente pareada entre homens e mulheres, sendo que isso é mais evidente entre as mulheres jovens.[14]

Um estudo realizado com dados da Pesquisa Nacional de Saúde de 2013, em 64.348 domicílios de todo o Brasil, mostrou que a prevalência do consumo de álcool, diagnosticado pela quarta edição do *Manual diagnóstico e estatístico de transtornos mentais* (DSM-IV),[15] pelo menos uma vez nos 30 dias anteriores à pesquisa, foi de 44,5% para os homens e de 55% para as mulheres. Entre as últimas, o uso esteve associado a tabagismo, nível de escolaridade universitário e ausência de parceiro. A região do País com maior prevalência de uso de álcool entre as mulheres foi a Centro-Oeste (9%).[16]

De acordo com o I Levantamento Nacional sobre o Uso de Álcool, Tabaco e Outras Drogas, realizado entre universitários das 27 capitais brasileiras,[17] as substâncias utilizadas com maior frequência pelas universitárias são maconha (19,9%), anfetaminas (18,1%), inalantes (16,6%) e tranquilizantes (14,7%). Os homens usam mais maconha, inalantes, cocaína, alucinógenos, *ecstasy* e esteroides anabolizantes, enquanto as mulheres consomem mais anfetaminas, tranquilizantes e analgésicos opioides.

Nos Estados Unidos, na população em geral, a prevalência de uso/dependência de álcool é de 25,4% nas mulheres, correlacionada a altas taxas de comorbidade e alto risco de consequências médicas.[18]

► CARACTERÍSTICAS CLÍNICAS

Considerando a idade de início do uso de álcool, as mulheres costumavam começar o uso mais tardiamente quando comparadas aos homens. No entanto, hoje, a idade de início é similar entre ambos. As mulheres chegam ao tratamento com idade semelhante à dos homens e apresentam perfil clínico mais grave, apesar de terem consumido substâncias por um período menor do que os homens. O termo "efeito telescópio" é utilizado para descrever essa progressão acelerada com relação ao período de início do uso da substância até o aparecimento de sintomas de dependência e, consequentemente, a primeira admissão ao tratamento. Esse fenômeno já foi descrito para o álcool, a maconha e os opioides.[2,9] Da mesma forma, o jogo patológico, uma forma de dependência não química, já foi identificado.[19]

As mulheres com transtorno por uso de álcool e outras substâncias químicas iniciam o uso por razões diferentes daquelas apresentadas pelos homens. Muitas vezes, começam o uso após a ocorrência de eventos traumáticos na vida, como violência física ou sexual, doenças físicas repentinas e acidentes ou problemas familiares, como morte do cônjuge ou separação. Além disso, essas pacientes são, em muitos casos, influenciadas para o consumo por seus parceiros ou foram criadas em lares nos quais conviviam com o consumo pesado de álcool ou de outras substâncias por parte dos cuidadores.[17]

Com frequência, mulheres com TUS apresentam baixa autoestima, maiores sentimentos de culpa e angústia do que homens com o transtorno, assim como altas taxas de depressão, ansiedade, transtorno bipolar, ideação suicida, disfunções sexuais, transtornos alimentares e TEPT (Quadro 32.1).[20,21]

Durante a gestação, o tabagismo e o uso de substâncias, sobretudo o álcool e a cocaína, podem provocar trabalho de parto prematuro e baixo peso corporal do bebê devido ao estado nutricional deficitário da mãe. Algumas dessas consequências podem estar associadas a outros fatores, como alimentação inadequada, falta de cuidados médicos e sociais e doenças infecciosas (HIV/síndrome da imunodeficiência humana [aids] e hepatite), os quais prejudicam a saúde tanto da mãe quanto do bebê.[12]

Diante do estresse e de emoções negativas, as mulheres tendem a consumir mais álcool. Esses fatores estão associados também à maior frequência de comorbidades, que representam um desafio adicional ao tratamento do TUS. Assim, essas pacientes obteriam maiores benefícios com tratamentos direcionados para tais situações.[2]

As mulheres utilizam o álcool e outras substâncias como um meio de medicar a dor envolvida em situações de violência doméstica e traumas.[10] Os relacionamentos íntimos exercem grande influência nos motivos pelos quais as mulheres bebem e têm recaída. Depois do tratamento, tendem a recair com maior frequência na companhia do parceiro e/ou de amigos.[3,9] Ainda hoje, as mulheres parecem dar prioridade para o relacionamento amoroso, esperando que ele dê significado às suas vidas, e muitas vezes usam o álcool para lidar com situações que envolvem sexo não consentido dentro do relacionamento conjugal.[18,22] Em uma amostra de sujeitos com ciúme e amor patológicos, foi verificado que 21% das mulheres com ciúme excessivo e 15% daquelas com amor patológico apresentaram consumo preocupante de bebidas alcoólicas, assim como 12% das mulheres com ciúme excessivo e 8% daquelas com amor patológico apresentaram

QUADRO 32.1 Fatores de risco associados ao uso de substâncias

- Violência física ou sexual
- Morte do cônjuge ou separação
- Conflitos familiares
- Parceiro dependente de substâncias
- Baixa autoestima
- Estresse elevado
- Emoções negativas
- Alta taxa de comorbidades psiquiátricas

índice de tabagismo substancial. Em relação ao uso de substâncias ilícitas, 12% das mulheres com ciúme excessivo e 15% daquelas com amor patológico mostraram uso preocupante. Além disso, essas mulheres com ciúme excessivo (46%) e amor patológico (53%) manifestaram uso pesado de substâncias prescritas.[23]

▶ COMPLICAÇÕES FÍSICAS RELACIONADAS AO USO DE SUBSTÂNCIAS

As mulheres apresentam maior vulnerabilidade aos efeitos do álcool e de outras substâncias e exibem mais problemas físicos do que os homens. O corpo feminino tem menos água do que o masculino, o que facilita a maior intoxicação pelo álcool. Além disso, as mulheres apresentam baixos níveis da enzima álcool desidrogenase na mucosa gástrica, que é responsável pela metabolização da primeira passagem do álcool. As complicações físicas decorrentes do consumo, como a pancreatite, a cirrose e as neuropatias, podem surgir mais rápido e com maior gravidade no sexo feminino do que no masculino. As mulheres mostram também maior risco para o desenvolvimento de dano cerebral e doença cardíaca.[2,12] Além disso, o ciclo menstrual também pode influenciar a taxa de metabolização do álcool.[2,24] A metabolização do álcool e de substâncias ilícitas acontece com mais lentidão no organismo feminino do que no masculino, e, assim, as mulheres tornam-se mais vulneráveis aos prejuízos associados ao consumo, mesmo ingerindo quantidades mais baixas de álcool e/ou drogas por um período mais curto.[8,25]

Em um estudo em que foram medidos os níveis sanguíneos de estradiol e de progesterona, descobriu-se que esses hormônios mudam conforme o ciclo menstrual e que isso parece influenciar o estresse e a fissura pela cocaína. Mulheres com níveis altos de estradiol mostraram fissura mais elevada quando comparadas aos homens; aquelas com níveis moderados ou elevados de progesterona mostraram baixo índice de fissura quando comparadas aos homens e às mulheres com estradiol elevado. Esses resultados podem ajudar no desenvolvimento de técnicas de prevenção de recaída para essa população,[9] que tendem a ser mais sensíveis aos efeitos cardiovasculares da cocaína durante a fase folicular do ciclo menstrual.[2] Também foi descoberto que a cocaína pode alterar o ciclo menstrual e afetar a fertilidade da mulher.[12]

As mulheres são tradicionalmente as maiores usuárias de sedativos e benzodiazepínicos (BZDs), assim como preenchem com mais frequência critérios para dependência de tranquilizantes e sedativos do que os homens.[2]

Com relação a substâncias de uso intravenoso, mulheres tendem a consumi-las com menos frequência do que homens. Quando usam, normalmente, são influenciadas pelos parceiros ou iniciadas por eles.[2] Todavia, elas correm maior risco de contrair HIV do que os homens, pois, em geral, compartilham mais seringas e agulhas e, muitas vezes, são as últimas a usar os equipamentos de drogadição.[12]

As mulheres fumantes têm duas vezes mais chance de ter infarto agudo do miocárdio do que os homens e também apresentam deterioração pulmonar mais rápida, assim como maior risco para o surgimento de doença pulmonar obstrutiva crônica (DPOC) e câncer de pulmão. O uso de nicotina está associado a menopausa, fluxo menstrual aumentado, infertilidade precoce e maiores taxas de aborto espontâneo.[2] Com relação aos gatilhos para eventuais recaídas, as mulheres estão mais sujeitas do que os homens a voltar a fumar diante de gatilhos, como cheiro de cigarro, são menos estimuladas pelos fatores químicos da nicotina e demonstram maior dificuldade para parar de fumar, pois temem o aumento de peso. Parar de fumar nos primeiros 14 dias do ciclo menstrual – fase folicular – costuma apresentar melhores resultados do que fazê-lo na segunda metade do ciclo – fase lútea.[2,12]

▶ MODELOS DE TRATAMENTO UTILIZADOS PARA MULHERES COM TRANSTORNO POR USO DE SUBSTÂNCIAS

Mulheres com TUS sofrem desproporcionalmente com o estigma social e a atitude moralista da sociedade, que apresenta um duplo padrão, criticando menos o uso de substâncias entre os homens. O medo da discriminação pode, muitas vezes, ser uma barreira social e impedi-las de procurar tratamento. Além disso, existe também o medo de perder a guarda dos filhos. Na maioria dos casos, mulheres com TUS se relacionam com parceiros que também têm o transtorno e que, notoriamente, se opõem a seus tratamentos e influenciam a ocorrência de recaídas.[7]

Há evidências de que o tratamento exclusivo para mulheres seja mais eficaz do que o misto, ao menos como abordagem inicial. Programas de tratamento que trabalhem questões ligadas à autoestima e ao corpo (nutricionistas e terapeutas ocupacionais), assim como grupos em que possam ser discutidas questões afetivas e interpessoais, violência física e sexual (e não apenas temas ligados ao uso de substâncias), têm maior chance de adesão e sucesso, pois um grupo só de mulheres pode prover um ambiente de tratamento mais seguro e confortável.[6] As terapeutas mulheres também podem facilitar a adesão e o andamento da terapia, tanto individual quanto em grupo, já que promoveriam uma atmosfera terapêutica mais segura.

Linehan e colaboradores[26] desenvolveram a terapia comportamental dialética (DBT) e testaram sua eficácia no tratamento de mulheres com transtorno da personalidade *borderline* (TPB). Essas pacientes demonstraram redução efetiva dos comportamentos suicidas e abandono terapêutico, menor necessidade de internação e diminuição dos sentimentos de raiva, assim como melhora do funcionamento interpessoal e global e ajustamento social. O uso de substâncias foi monitorado por meio de entrevistas clínicas estruturadas e análises de urina. Esse método engloba estratégias da TCC aliadas a estratégias de aceitação adaptadas do ensinamento e da prática zen e é composto por uma síntese da validação e da aceitação do paciente (*mindfulness*, i.e., atenção para o momento presente, postura de não julgamento e foco na eficácia). Os procedimentos de mudança consistem em sistemática e repetida análise comportamental das cadeias disfuncionais de comportamento, treinamento de habilidades, MC para atenuar ou suprimir respostas desordenadas, reforço de respostas positivas, reestruturação cognitiva, exposição baseada em estratégias voltadas para o bloqueio de evitação e redução de emoções mal-adaptativas. O tratamento envolve sessões individuais semanais com duração de aproximadamente uma hora, sessões de treinamento de habilidades em grupo (duas horas mais 15 minutos de finalização) e telefonemas para treinar habilidades com o terapeuta (quando necessário). São oferecidas reuniões semanais aos terapeutas para reduzir eventuais comportamentos de *burnout* e aumentar a capacidade de treinamento.

As sessões individuais das pacientes são baseadas em metas e focadas no aumento da motivação. O foco das sessões específicas é determinado pelos comportamentos das pacientes conforme a sessão anterior. No grupo de treinamento de habilidades, são trabalhados o conceito de *mindfulness*, a tolerância à angústia, a regulação da emoção, a eficácia interpessoal e o automanejo das habilidades.[26]

Com relação ao objetivo do tratamento para dependência química, busca-se a redução de danos ou abstinência total. Um estudo realizado com usuárias de álcool, que passaram por plano de intervenção tendo por objetivo a abstinência total com duração de 12 sessões baseadas na TCC, mostrou que aquelas que passaram pela modalidade abstinência total desde o início do tratamento tiveram melhores resultados, incluindo as primeiras semanas após a finalização do mesmo, em comparação ao tratamento com o objetivo de reduzir progressivamente o uso de álcool.[27] Isso é importante porque muitas mulheres que procuram tratamento têm a crença de que podem parar sozinhas e de que controlam seu consumo. Essas mulheres demoraram muito mais tempo para buscar tratamento, o que agrava ainda mais seu quadro de saúde.

Outro tratamento disponível é o *Seeking Safety*, intervenção cognitivo-comportamental que aborda em conjunto o TUS e o TEPT, utilizando as técnicas tradicionais da TCC e a psicoeducação. O principal objetivo desse método é promover a abstinência de substâncias e a segurança pessoal. Ele trabalha a estabilização e a redução de comportamentos autodestrutivos e promove o conhecimento dos dois transtornos e as razões pelas quais eles ocorrem frequentemente ao mesmo tempo. Ensina, ainda, habilidades de enfrentamento seguras para ambos os transtornos e explora a relação atual entre a comorbidade (p. ex., uso da substância para lidar com *flashbacks* de traumas), enfatizando que a melhor abordagem é a atenção conjunta das psicopatologias.[28,29] O programa é composto por 25 sessões, todas estruturadas da mesma forma, a saber:[28]

- Verificação de entrada (*check-in*), incluindo relatórios de todos os comportamentos de risco e uso das habilidades de enfrentamento
- Tema da sessão, com uma breve apresentação para envolver afetivamente as participantes
- Relação entre o material exposto e a vida das participantes, facilitação da discussão e prática de habilidades estruturadas
- Verificação de saída (*check-out*), incluindo o comprometimento com a prática das habilidades específicas entre as sessões

Cada sessão cobre um tópico diferente, como demonstrado no Quadro 32.2.

A abordagem *Seeking Safety* teve vários resultados positivos, como a diminuição dos sintomas do TEPT, além de minimização da psicopatologia no período de 3 a 6 meses.[28] Esse programa, em combinação com a prevenção de recaída, é altamente eficaz para mulheres de baixa renda com TEPT, TUS e/ou outros sintomas psiquiátricos.[29]

Outro método que se mostrou eficaz para o tratamento de mulheres com TUS foi a terapia comportamental de casal para o uso de álcool (*Alcohol Behavioral Couple Therapy*). Ela é dividida em 20 sessões de tratamento em grupo ambulatorial baseado na TCC e tem como objetivo promover a abstinência do álcool, a qual está prevista para ser alcançada em, no máximo, seis meses. Todas as sessões incluem ambos os parceiros,

QUADRO 32.2 Tópicos abordados em cada sessão do tratamento *Seeking Safety*

- Introdução ao tratamento e manejo de caso.
- Segurança: as pacientes exploram o significado de segurança.
- TEPT – recuperando seu poder: engloba informação e compreensão do transtorno.
- Isolando a dor emocional ("fincando o pé no chão"): tem como objetivo afastar os sentimentos negativos.
- Quando as substâncias estão no controle: psicoeducação sobre o uso de substâncias; prevenção e exercícios.
- Pedindo ajuda: as pacientes são encorajadas a perceber suas necessidades e pedir ajuda.
- Cuidando bem de si mesmo: as pacientes exploram como podem tomar conta de si mesmas (p. ex., marcar as próprias consultas).
- Compaixão: tentativa de superar os problemas.
- Bandeiras vermelhas e verdes: nesta sessão, as pacientes exploram os altos e baixos da recuperação para ambos os transtornos por meio das bandeiras, que sinalizam a intensidade do perigo (vermelha) ou a segurança (verde). Além disso, elas aprendem a identificar potenciais situações de risco de recaída.
- Honestidade: as pacientes discutem o papel da honestidade na recuperação e fazem *role-play* de situações específicas.
- Pensamento de recuperação: a associação dos pensamentos do TEPT com o uso de substâncias é posta em xeque com os pensamentos saudáveis sobre a recuperação.
- Recuperação do *eu* dividido: as pacientes aprendem a notar as divisões internas e a se esforçar para reintegrá-las.
- Comprometimento: são desenvolvidas estratégias criativas para manter os compromissos.
- Criação de significados: os sistemas de significados são discutidos, por exemplo, "ações falam mais alto do que palavras".
- Utilização dos recursos da comunidade: oferecimento de guias com serviços que possam ajudar na recuperação.
- Colocação de limites nos relacionamentos: são exploradas maneiras de estabelecer limites nos relacionamentos – nem muito próximos, nem muito distantes (assertividade).
- Descoberta: técnica utilizada na redução da inflexibilidade cognitiva.
- Convocação de outras pessoas para ajudar na recuperação: as pacientes são encorajadas a identificar as pessoas que podem ajudar na recuperação.
- Manejo dos gatilhos: as pacientes são encorajadas a lutar contra os gatilhos: "mude com quem você está, o que você está fazendo e onde você está indo".
- Respeite o seu tempo: o tempo é discutido como um grande recurso na recuperação, ou seja, as pacientes aprendem que podem ter um futuro diferente e gerenciar melhor seu tempo presente.
- Desenvolvimento de relacionamentos saudáveis: são discutidas as crenças sobre relacionamentos saudáveis e não saudáveis.
- Autocuidado: as pacientes aprendem a distinguir comportamentos seguros e não seguros.
- Manejo da raiva: nesta sessão, a raiva é explorada como um sentimento válido e que pode ser usado de forma construtiva.
- Jogo das escolhas da vida: sessão de revisão que conduz ao término do tratamento.
- Término: na última sessão, as pacientes expressam seus sentimentos sobre o fim do tratamento e avaliam aspectos positivos e negativos.

Fonte: Najavits,[31] Hien e colaboradores[32] e Cohen e Hien.[33]

e cada uma tem duração de 90 minutos. Podem participar do grupo os parceiros com ou sem TUS; contudo, somente as mulheres são o foco do tratamento. O programa inclui o automonitoramento, a análise funcional sobre o comportamento de consumo de álcool, o desenvolvimento de habilidades de enfrentamento para evitar o álcool, o manejo de outros problemas da vida, a aplicação de intervenções para ensinar ao parceiro como lidar com a abstinência da mulher com TUS e a diminuição da atenção para o comportamento de beber. Aplicam-se, ainda, intervenções para melhorar o relacionamento do casal, as quais incluem o aprimoramento da reciprocidade, da comunicação e da resolução de problemas.[30]

O comportamento de consumo de álcool dos parceiros homens não é diretamente questionado, assim como não se exige pedidos de mudança. No entanto, eles estão liberados para usar as intervenções de redução de consumo, caso desejarem. Além disso, oferece-se a possibilidade de tratamento para os homens que expressem pedido de ajuda para o próprio problema de uso de álcool. Nesse estudo, as mulheres participantes (com os parceiros) aumentaram seu tempo de abstinência e diminuíram a frequência do consumo pesado em comparação àquelas em tratamento individual. Ao término do tratamento, essas mulheres apresentaram maior tendência a agir de forma positiva e estavam bebendo menos e com menor frequência do que as mulheres que participaram dos atendimentos individuais em TCC. McCrady e colaboradores concluíram também que esse tipo de abordagem é mais eficiente em mulheres que apresentaram maior ocorrência de transtornos dos Eixos I e II.[30]

Apesar dos resultados positivos da terapia comportamental de casal para transtornos relacionados ao uso de álcool, seu emprego ainda é limitado no contexto clínico, principalmente devido a:[34]

- Barreiras clínicas, como a falta de treinamento apropriado, a complexidade da técnica e a visão de que o tratamento de casal é inapropriado para pacientes com TUS.
- Barreiras institucionais, como dificuldade para o reembolso das sessões e a relutância em usar essa abordagem como tratamento de primeira linha.
- Fatores da paciente, por exemplo, muitas mulheres preferem os atendimentos individuais, pois temem que seus parceiros não deem apoio.

Um estudo recente que utilizou terapia comportamental de casal para o uso de álcool combinada com terapia individual mostrou resultados levemente melhores em comparação àqueles cujo tratamento contou apenas com terapia comportamental de casal, uma vez que a combinação aplaca o desejo das mulheres por sessões individuais e também diminui as dificuldades encontradas para o agendamento de sessões conjuntas.[18]

Para as gestantes com transtorno por uso de nicotina e/ou cocaína, as intervenções comportamentais e o MC são as técnicas mais recomendadas como tratamento primário. Diversos estudos demonstraram que o MC ajuda a manter a abstinência nessa população. Tais técnicas também podem auxiliar no cumprimento dos cuidados pré-natais necessários e ser úteis para reforçar a abstinência de cocaína em gestantes. Em conjunto, é fornecida psicoeducação sobre os riscos do uso de substâncias na gestação.[35,36]

Outro tipo de tratamento direcionado a mulheres com TUS que utiliza a TCC é o grupo de recuperação para mulheres (*Women's Recovery Group*). São realizadas 12 sessões de terapia de grupo, baseadas em manual e direcionadas para a prevenção de recaída, com duração de 90 minutos cada e divididas como mostra o Quadro 32.3.[6,37]

Os temas para as sessões são construídos com base nas diferenças no uso de substâncias apresentadas entre homens e mulheres, nos antecedentes específicos das pacientes, nas consequências do uso e nos resultados do tratamento. Estes temas in-

QUADRO 32.3 **Grupo de recuperação para mulheres – estrutura das sessões**

- Breve verificação no início da sessão (*check-in*), em que é feita a revisão das práticas das habilidades propostas na semana anterior.
- Apresentação do tópico da sessão, abertura para discussão do tema e espaço para discussão de outros temas trazidos pelas pacientes.
- Revisão da "mensagem para levar para casa" da sessão e prática das habilidades para a sessão seguinte, finalizando com o resumo da sessão (*check-out*).

cluem fatores como efeito das substâncias e do álcool na saúde da mulher, recuperação e relacionamentos afetivos das mulheres, violência e uso de substâncias, ansiedade, transtornos alimentares e TUS, recuperação das habilidades sociais, estigma, vergonha e recuperação, como ser uma cuidadora e estar em recuperação, o que são grupos de mútua ajuda e como alcançar o equilíbrio. Esses temas podem ser escolhidos de forma flexível e aplicados em qualquer ordem durante as 12 semanas de tratamento em grupo.

O grupo de recuperação para mulheres enfatiza a união das participantes na busca de tratamento para o TUS. Além disso, em cada sessão, o tema central do grupo é exposto, por exemplo, "recuperação = prevenção de recaída + trabalhos de reparação". Todos os temas das sessões têm como objetivo promover a prevenção de recaída (p. ex., como ajudar a si mesma a ficar abstinente das substâncias) ou o trabalho de reparação (p. ex., aprender a viver de maneira equilibrada sem substâncias, reparar prejuízos na vida e manejar a vergonha e o estigma social).[2,6,37]

Cada sessão começa com o *check-in*, momento em que cada participante responde a três questões relacionadas a si mesma: "Você teve fissura ou urgência de usar?", "Você usou? Se não, como foi capaz de se manter sóbria?" e "Você fez o treinamento de habilidades? Se fez, o que você achou útil?". As respostas são escritas em uma folha de papel, com tempo limite entre 2 e 3 minutos. Depois, a participante passa a folha para a pessoa sentada a seu lado. Finalizado o *check-in*, durante 20 a 30 minutos, o terapeuta apresenta o tema da sessão. Cada sessão de grupo apresentada é acompanhada de apostilas e quadro de avisos, que resumem a tarefa de cada participante. Após a apresentação do tema da sessão, as participantes do grupo discutem abertamente e relacionam o tema com outros tópicos ligados à recuperação. Essa atividade dura, em média, 30 a 40 minutos. Ao término da discussão, o terapeuta relaciona o material discutido com o tema da sessão e destaca a mensagem a ser levada para casa. A sessão é concluída com a análise da prática das habilidades a serem treinadas para a próxima semana e com um breve *check-out*, em que cada participante fala sobre seus planos para sustentar sua recuperação. Greenfield e colaboradores concluíram que um programa focado somente em mulheres pode aumentar os resultados obtidos a longo prazo.[2,6,37]

A terapia de aceitação e compromisso (ACT) também tem sido usada no tratamento do TUS.[38] Foi realizado um estudo que comparou a eficácia da ACT com a da TCC em uma amostra de 37 mulheres encarceradas diagnosticadas com TUS, as quais foram divididas em dois grupos: 18 passaram por tratamento baseado na ACT, e 19, por tratamento baseado na TCC. Os resultados mostraram que ambos os grupos apresentaram melhora da dependência química, porém, somente no grupo que recebeu ACT, foi possível observar melhora dos transtornos psiquiátricos associados.

O protocolo da ACT teve como principal objetivo diminuir a influência dos efeitos da linguagem literal e construir um contexto alternativo no qual o comportamento estivesse intimamente ligado aos valores da paciente. Todas as sessões contaram com aprendizado didático e experiencial, para que as pacientes entrassem em contato com os seis pontos-chave da ACT: atenção presente, aceitação, difusão, *self* como contexto, compromisso e valores.[39] A descrição do protocolo encontra-se na Tabela 32.1.

Durante o tratamento da dependência de álcool, o desejo de beber (fissura) é extremamente comum, ocorrendo em 44,8% dos casos. Na tentativa de abordar esse problema, Hallgren e colaboradores[40] desenvolveram um programa de TCC com 20 sessões, o qual utilizava técnicas motivacionais e treino de habilidades com o objetivo de identificar os antecedentes do desejo de consumir álcool. Durante esse programa terapêutico, as pacientes apresentaram maior desejo de beber na etapa final do tratamento e principalmente nos fins de semana, o que levou os pesquisadores a concluir que

TABELA 32.1 **Protocolo para mulheres com TUS baseado na terapia de aceitação e compromisso (ACT)**

Sessão	Tema das sessões
1	Construção da aliança terapêutica.
2	Análise funcional.
3	Desesperança criativa. Metáforas: "O homem no buraco" e "O agricultor e o burro".
4	Clarificação dos valores.
5	Construção de comprometimento. Exercício: "O funeral". Metáfora: "Coma a maçã inteira".
6	Controle como problema. "A regra de 95-5%".
7	Controle como problema. Exercícios: "Elefante rosa" e "Qual o nome de sua mãe".
8	A alternativa ao controle. Estar disposto é uma possibilidade.
9	Exercícios de aceitação. Exercício: "Olhos em...".
10	Desfusão cognitiva. Exercícios: "O passeio com cartazes" e "Leite, leite, leite".
11	Estabelecimento das convenções de linguagem. "Estou pensando que sou um fracasso" em vez de dizer "Sou um fracasso".
12	*Self* como contexto. Metáfora: "Tabuleiro de xadrez".
13	Exibição de barreiras e fortalecimento de valores. Metáforas: "A jornada" e "Bem-vindo a todos e os rudes".
14	Aceitação e compromisso. Medo do compromisso. Metáfora: "Você sabe dirigir".
15	Lembre-se da sessão. Diálogo interno: "Isso não funciona, é sempre o mesmo, pensei que era bom, mas não é...". Metáfora: "O piloto".
16	Lembre-se da sessão.

o desenvolvimento de planos de enfrentamento focados nesse espaço de tempo pode ser mais eficaz no controle da fissura e, assim, evitar as recaídas.

Para a dependência de nicotina, foi desenvolvido o programa para parar de fumar, baseado na TCC e totalmente focado em mulheres. Trata-se de um programa constituído por 12 sessões com tópicos tradicionais da TCC, como automonitoramento, controle de estímulos, manejo da fissura, das situações de alto risco e do estresse, bem como técnicas de relaxamento. Foram incluídos, ainda, temas importantes relacionados às mulheres, como alimentação saudável e manejo do peso, do humor, do trabalho e da família. Essa técnica, aliada a exercícios físicos frequentes, elevou as taxas de abstinência entre as mulheres jovens que fumavam, em média, mais de um maço de cigarros por dia por mais de 20 anos.[41,42]

As gestantes fumantes podem se beneficiar do sistema de psicoterapia de análise cognitivo-comportamental (SPACC) com foco na depressão. O SPACC é um modelo de psicoterapia integrativo focado na redução do estresse interpessoal e no aumento da qualidade dos relacionamentos significativos. Esse método é usado para diminuir o estresse interpessoal e os sintomas depressivos. Na primeira visita, são discutidos os objetivos do tratamento e a promoção de ajuda no desenvolvimento de maneiras efetivas de lidar com sentimentos negativos e com estresse interpessoal. A estratégia principal do tratamento é o exercício de resolução de problemas sociais, chamado de análise situacional, técnica usada para criar a consciência de contingências entre os comportamentos de fumar e as situações interpessoais estressoras. Trata-se de sessões de aconselhamento com duração de 60 minutos cada, divididas em 15 minutos de compreensão do padrão comportamental e de aconselhamento motivacional focado na cessação do tabagismo e 45 minutos de qualquer técnica relacionada à análise cognitivo-comportamental.

Para completar a análise situacional, primeiro as participantes identificam uma situação recente de angústia interpessoal relacionada ao fumo. A análise situacional consiste em três fases: eliciação, remediação e generalização. Na fase da eliciação, as pacientes identificam o evento estressor, suas interpretações e seus comportamentos durante o evento, o resultado atual do evento, o resultado desejado e quando ele foi alcançado. Na fase de remediação, são trabalhadas modificações das interpretações do evento e seus comportamentos e/ou resultados desejados, de forma que aumentem as chances de se alcançar o resultado desejado. Na fase de generalização, as participantes aprendem a aplicar essas novas técnicas e a utilizá-las para outros eventos estressores. Outra estratégia consiste na promoção do aumento da consciência das participantes sobre a influência das contingências e seus comportamentos sobre os resultados interpessoais, tanto na relação terapêutica quanto fora do grupo, de forma a melhorar a qualidade dos relacionamentos diários com outras pessoas. Esse modelo de tratamento parte do pressuposto de que a prática repetida de análise situacional, dentro e fora do ambiente terapêutico, e a maior compreensão do impacto das contingências nesse ambiente levam à aquisição de novas habilidades de percepção e de comportamento, que melhoram a resolução de problemas interpessoais em outras situações do cotidiano.[43]

Muitas vezes, gestantes com TUS não fazem o acompanhamento correto durante a gravidez. Nos Estados Unidos, o cronograma típico de acompanhamento pré-natal inclui uma consulta uma vez ao mês durante os dois primeiros trimestres (28 semanas), consultas quinzenais no sétimo e no oitavo mês (28 a 36 semanas) e consultas semanais até o parto (em média 40 semanas). Diante do quadro de dependência química, essas mulheres apresentam taxas elevadas de parto prematuro.[43]

Yonkers e colaboradores[44] desenvolveram uma abordagem voltada ao TUS no acompanhamento pré-natal de gestantes. A EM e a TCC para o TUS foram simplificadas e combinadas de modo que coubessem em seis sessões de 30 minutos de "treinamento de habilidades", que podem ser conduzidas pela equipe de cuidados de saúde primários. Nos primeiros 10 minutos de sessão, é realizada a revisão da tarefa de casa ou das atividades da sessão em questão; os 10 minutos seguintes são usados para o treinamento das habilidades principais propostas na sessão; e os 10 minutos finais servem para especificar o plano de ação e introduzir o tópico da próxima sessão. Há um roteiro com a sequência dos seis tópicos a serem seguidos (Tab. 32.2); no entanto, os terapeutas têm liberdade para modificar a ordem das sessões ou repeti-las, caso seja necessário.[44]

O estudo concluiu, por intermédio do monitoramento do uso de substâncias, de autorrelatos das pacientes, de testes de urina e bafômetro, que esse método é eficaz e viável, se integrado ao serviço de cuidados de pré-natal, por ser um programa de tratamento breve.[44]

Programas baseados em *mindfulness* também têm demonstrado resultados eficientes no tratamento de mulheres com TUS. Short e colaboradores[45] mostraram que programas desenvolvidos exclusivamente para mulheres gestantes ou mães – com temas relacionados a maternidade, regulação emocional, responsabilidades com as necessidades da criança e suas emoções – são eficazes em reduzir o estresse bem como o consumo de substâncias nessas pacientes.

TABELA 32.2 **Roteiro dos temas trabalhados nas sessões**

Sessão	Tema
1	EM para promover o engajamento da paciente no tratamento e a diminuição do uso da substância.
2	Análise funcional para identificar antecedentes, comportamentos e consequências relacionados ao uso de substâncias.
3	Discussão sobre DSTs, incluindo HIV. O terapeuta obtém uma breve história sexual, discute a relação entre o uso de substâncias e a atividade sexual e fornece educação sobre DSTs.
4	Habilidades de comunicação como o objetivo de treinar a prática da assertividade e como dizer não à oferta de substâncias.
5	Prevenção da Recaída incluindo a identificação de situações de alto risco e desenvolvendo habilidades de enfrentamento destas situações.
6	Avaliação do estilo de vida, abordando técnicas de resolução de problemas e o estabelecimento de metas futuras.

► CONSIDERAÇÕES FINAIS

Na tentativa de aumentar a eficácia terapêutica da TCC, os programas de tratamento devem considerar as características e necessidades específicas das mulheres. Ou seja, devem oferecer serviço de creche, cuidados pré-natais, tratamento em grupo voltado somente para mulheres e serviços específicos voltados a questões femininas, como alimentação saudável e cuidados com o corpo. As mulheres também apresentam taxas elevadas de consumo de substâncias utilizadas para perder peso. Assim, os programas de tratamento para essa população também devem incluir temas que trabalhem imagem corporal, peso, transtornos alimentares, atividade física e relacionamentos amorosos.

REFERÊNCIAS

1. National Treatment Agency for Substance Misuse. Women in drug treatment: what the latest figures reveal. London: National Health Service; 2010.
2. Greenfield SF, Back SE, Lawson K, Brady KT. Substance abuse in women. Psychiatr Clin North Am. 2010;33(2):339-55.
3. Lindsay AR, Warren CS, Velasquez SC, Lu M. A gender specific approach to improving substance abuse treatment for women: the healthy steps to freedom program. J Subst Abuse Treat. 2012;43(1):61-9.
4. National Institute of Drug Abuse. Drug abuse dissertation research: epidemiology, prevention, treatment, services, and/or women and sex/gender differences. Bethesda: National Institute of Drug Abuse; 2009.
5. Fals Stewart W, O´Farrell TJ, Birchler GR. Behavioral couples therapy for substance: rationale, methods, and findings. Sci Pract Perspect. 2004;2(2):30-41.
6. Greenfield SF, Trucco EM, McHugh RK, Lincoln M, Gallop RJ. The women´s recovery group study: a stage I trail of women-focused group therapy for substance use disorders versus mixed gender group drug counseling. Drug Alcohol Depend. 2007;90(1):39-47.
7. Grella CE. Substance abuse treatment services for women: a review of policy initiatives and recent research. Los Angeles: California Department of Alcohol and Drug Programs; 2007.
8. Elbreder MF, Laranjeira R, Siqueira MM, Barbosa DA. Perfil de mulheres usuárias de álcool em ambulatório especializado em dependência química. J Bras Psiquiatr. 2008;57(1):9-15.
9. Yan J. Gender: a key consideration in substance abuse treatment. Psychiatr News. 2010;45(13):16.
10. Zilberman ML, Blume SB. Domestic violence, alcohol and substance abuse. Rev Bras Psiquiatr. 2005;27(2):S51-5.
11. Vernaglia TVC, Leite TH, Faller S, Pechansky F, Kessler FHP, Cruz MS. The female crack users: higher rates of social vulnerability in Brazil. Health Care Women Int. 2017;38(11):1170-87.
12. United Nations Office on Drugs and Crime. Substance abuse treatment and care for women: case studies and lessons learned. Viena: United Nations Office on Drugs and Crime; 2004.
13. Laranjeira R, Madruga CS, Pinsky I, Caetano R, Mitsuhiro SS. II Levantamento Nacional de Álcool e Drogas: LENAD 2012. São Paulo: Instituto Nacional de Ciência e Tecnologia para Políticas Públicas de Álcool e Outras Drogas; 2014.
14. Slade T, Chapman C, Swift W, Keyes K, Tonks Z, Teesson M. Birth cohort trends in the global epidemiology of alcohol use and alcohol-related harms in men and women: systematic review and metaregression. BMJ Open. 2016;6(10):e011827.

15. American Psychiatric Association. Manual diagnóstico e estatístico de transtornos mentais: DSM IV TR. 4.ed texto revisado. Porto Alegre: Artmed; 2002.
16. Garcia LP, Freitas LRS. Consumo abusivo de álcool no Brasil: resultados da Pesquisa Nacional de Saúde 2013. Epidemiol Serv Saúde. 2015;24(2):227-37.
17. Andrade AG, Duarte PCA, Oliveira LG, organizadores. I Levantamento nacional sobre o uso de álcool, tabaco e outras drogas entre os universitários das 27 capitais brasileiras. Brasília: SENAD; 2010.
18. Mccrady BS, Epstein EE, Hallgren KA, Cook S, Jensen NK. Women with alchohol dependence: a randomized trial of couple versus individual plus couple therapy. Psychol Addict Behav. 2016;30(3):287-99.
19. Tavares H, Martins SS, Lobo DS, Silveira CM, Gentil V, Hodgins DC. Factors at play in faster progression for female pathological gamblers: an exploratory analysis. J Clin Psychiatry. 2003;64(4):433-8.
20. Ashley OS, Marsden ME, Brady TM. Effectiveness of substance abuse treatment programming for women: a review. Am J Drug Alcohol Abuse. 2003;29(1):19-53.
21. Zilberman ML, Tavares H, Blume SB, el Guebaly N. Substance use disorders: sex differences and psychiatric comorbidities. Can J Psychiatry. 2003;48(1)5-13.
22. Sophia EC, Tavares H, Zilberman ML. Amor patológico: um novo transtorno psiquiátrico. Rev Bras Psiquiatr. 2007;29(1):55-62.
23. Costa AL. Contribuições para o estudo do ciúme excessivo [dissertação]. São Paulo: Universidade de São Paulo; 2010.
24. Zilberman ML. Substance abuse across the lifespan in women. In: Brady KT, Back SE, Greenfield SF, editors. Women and addiction: a comprehensive handbook. New York: Guilford; 2009. p. 3-13.
25. Wolle CC, Sanches M, Zilberman ML, Caetano C, Zaleski M, Laranjeira RR, et al. Differences in drinking patterns between men and women in Brazil. Rev Bras Psiquiatr. 2011;33(4):367-73.
26. Linehan MM, Schmidt H, Dimeff LA, Craft JC, Kanter J, Comtois KA. Dialectical behavior therapy for patients with borderline personality disorder and drug dependence. Am J Addict. 1999;8(4):279-92.
27. Holzhauer CG, Epstein EE, Cohn AM, McCrady BS, Graff FS, Cook S. Heterogeneity in pathways to abstinence among women in treatment for alcohol use disorder. J Subst Abuse Treat. 2017;75:1-9.
28. Zlotnick C, Najavits LM, Rohsenow DJ, Johnson DM. A cognitive-behavioral treatment for incarcerated women with substance abuse disorder and posttraumatic stress disorder: findings from a pilot study. J Subst Abuse Treat. 2003;25(2):99-105.
29. Hien DA, Cohen LR, Miele GM, Litt LC, Capstick C. Promising treatments for women with comorbid PTSD and substance use disorders. Am J Psychiatry. 2004;16(8):1426-32.
30. McCrady BS, Epstein EE, Cook S, Jensen N, Hildebrandt T. A randomized trial of individual and couple behavioral alcohol treatment for women. J Consult Clin Psychol. 2009;77(2):243-56.
31. Najavits LM. Seeking safety: an implementation guide. In: Rubin A, Springer DW, editors. The clinician´s guide to evidence-based practice. Hoboken: John Wiley; 2009.
32. Hien DA, Wells EA, Jiang H, Suarez Morales L, Campbell AN, Cohen LR, et al. Multisite randomized trial of behavioral interventions for women with co-occurring PTSD and substance use disorders. J Consult Clin Psychol. 2009;77(4):607-19.
33. Cohen LR, Hien DA. Treatment outcomes for women with substance abuse and PTSD who have experienced complex trauma. Psychiatr Serv. 2006;57(1):100-6.
34. McCrady BS, Epstein EE, Cook S, Jensen NK, Ladd BO. What do women want? Alcohol treatment choices, treatment entry and retention. Psychol Addict Behav. 2011;25(3):521-9.
35. Winklbaur B, Kopf N, Ebner N, Jung E, Thau K, Fischer G. Treating pregnant women dependent on opioids is not the same as treating pregnancy and opioid dependence: a knowledge synthesis for better treatment for women and neonates. Addiction. 2008;103(9):1429-40.

36. Minnes S, Lang A, Singer L. Prenatal tobacco, marijuana, stimulant, and opiate exposure: outcomes and practice implications. Addict Sci Clin Pract. 2011;6(1):57-70.
37. McHugh RK, Greenfield SF. Psychiatric symptom improvement in women following group substance abuse treatment: results from the Women´s Recovery Group Study. J Cogn Psychother. 2010;24(1):26-36.
38. González-Menéndez A, Fernández P, Rodríguez F, Villagrá P. Long-term outcomes of Acceptance and Commitment Therapy in drug-dependent female inmates: a randomized controlled trial. Int J Clin Health Psychol. 2014;14(1):18–27.
39. Barbosa LM, Murta SG. Terapia de aceitação e compromisso: história, fundamentos, modelo e evidências. Rev Bras Ter Comportamento Cognitiva. 2014;16(3):34–49.
40. Hallgren KA, Mccrady BS, Epstein EE. Trajectories of drinking urges and the initiation of abstinence during cognitive-behavioral alcohol treatment. Addiction. 2016;111(5):854–65.
41. Marcus BH, Albrecht AE, King TK, Parisi AF, Pinto BM, Roberts M, et al. The efficacy of exercises as an aid for smoking cessation in women. Arch Intern Med. 1999;159(11):1229-34.
42. Marcus BH, Lewis BA, King TK, Albrecht AE, Hogan J, Bock B, et al. Rationale, design, and baseline data for commit to quit: an exercise efficacy trial for smoking cessation among women. Prev Med. 2003;36(4):479-92.
43. Cinciripini PM, Blalock JA, Minnix JA, Robinson JD, Brown VL, Lam C, et al. Effects of an intensive depression focused intervention for smoking cessation in pregnancy. J Consult Clin Psychol. 2010;78(1):44-54.
44. Yonkers KA, Howell HB, Allen AE, Ball SA, Pantalon MV, Rounsaville BJ. A treatment for substance abusing pregnant women. Arch Womens Ment Health. 2009;12(4):221-7.
45. Short VL, Gannon M, Weingarten W, Kaltenbach K, LaNoue M, Abatemarco DJ. Reducing stress among mothers in drug treatment: a description of a mindfulness based parenting intervention. Matern Child Health J. 2017;21(6):1377-86.

# 33

TERAPIA COGNITIVO-COMPORTAMENTAL APLICADA AO TRATAMENTO DE IDOSOS COM TRANSTORNO POR USO DE SUBSTÂNCIAS

> NEIDE A. ZANELATTO

PONTOS-CHAVE

- O número de pessoas com transtorno por uso de substâncias (TUS) em idade avançada tem aumentado nos últimos anos.
- Tratamentos planejados para pacientes jovens e jovens adultos funcionam também para indivíduos idosos.
- Problemas associados ao uso de substâncias têm passado despercebidos em adultos idosos, o que gera falta de atenção e de tratamento para essa população.
- São necessários estudos e desenho de modelos de tratamento voltados para o atendimento das necessidades desse grupo específico de indivíduos com TUS.
- Profissionais que se dedicam ao tratamento de idosos devem ter interesse e experiência, se possível, estar inseridos em uma equipe multidisciplinar. Empatia e compaixão são fundamentais no processo terapêutico.
- Diferentemente do que se pensa, idosos se interessam em fazer psicoterapia, preferindo esse tipo de intervenção às abordagens apenas medicamentosas.

Uma pessoa permanece jovem na medida em que ainda é capaz de aprender, adquirir novos hábitos e tolerar contradições.
Marie von Ebner-Eschenbach

▶ INTRODUÇÃO

Pesquisas recentes evidenciam um aumento na expectativa de vida de homens e mulheres no Brasil e no mundo. No ano de 2009, a expectativa de vida dos brasileiros alcançou o índice de 73,17 anos, tendo aumentado três anos na última década, e, em 2015, seis anos depois, aumentou dois anos, atingindo a idade de 75,5.[1] Esse dado é significativo, embora, em alguns países da Europa e da Ásia, o número seja igual ou superior a 81 anos. Com a mudança das feições da pirâmide populacional, estima-se que, em 2030, no Brasil, a participação dos idosos na população será quase igual à dos jovens.[2] A chance de melhor qualidade de vida e de inserção diferenciada no mercado de trabalho, além de outros aspectos positivos, existe em concomitância com problemas decorrentes dessa condição. Os dados pedem uma mudança no olhar para os idosos, em muitos casos, vítimas da falta de atenção.

Nos Estados Unidos, uma pesquisa que avaliou a busca por tratamento para TUS, em um período de 14 anos (1992- a 2005), evidenciou que houve aumento significativo do uso de substâncias ilícitas entre indivíduos com idade acima de 50 anos. As taxas de prevalência do uso de substâncias entre idosos permanecem altas conforme esses usuários envelhecem, e estima-se que, nos Estados Unidos, a necessidade e a busca por serviços que ofereçam tratamento para o TUS nessa população devam aumentar de 2,8 milhões, em 2006, para 5,7 milhões de pessoas, em 2020.[3] Em décadas anteriores, a atenção para esse grupo parecia contemplar apenas a dependência de substâncias lícitas,[4] mas, ainda que pesquisas evidenciem que o tratamento funciona – sobretudo para mulheres –, percebe-se que, assim como ocorre com os jovens, os idosos tendem a não contabilizar os prejuízos decorrentes do uso de substâncias e resistem a procurar tratamento.[5] Nesse sentido, estudos apontam que, embora o uso de tabaco seja menos prevalente em indivíduos com mais de 65 anos, quando comparados a grupos entre 50 e 64 anos, esse uso está muito associado com o de álcool/substâncias ilícitas e prescritas.[4,6] A Tabela 33.1 lista os fatores de risco relacionados ao uso tardio de substâncias na vida.

No Brasil, um estudo sobre o assunto acrescenta aspectos sociais e culturais em relação ao uso de benzodiazepínicos como fatores de risco para o consumo entre mulheres.[7] De modo geral, sentimentos ou vivências relacionados a perdas (entes queridos ou próximos, sensação de isolamento, baixa autoestima, posição profissional ou trabalho propriamente dito, *status* social ou financeiro, responsabilidades, perda de mobilidade, memória e vitalidade), crenças construídas a respeito das substâncias ao longo de muito tempo de uso e o aumento – com o avanço da idade – do uso de medicamentos prescritos parecem -representar fatores de risco para a dependência de substâncias nesse estágio da vida, conforme mostrado na Tabela 33.1.[8]

Da mesma forma que em outros grupos populacionais, o uso e a dependência de substâncias em idosos (65 anos ou mais) cursam com outros transtornos: é forte a prevalência do TUS (álcool, maconha,[9] substâncias prescritas) com depressão,[10] disfunções cognitivas, sobretudo em mulheres,[11] e transtorno de ansiedade.[12]

O uso de maconha continua sendo o mais prevalente entre as substâncias ilícitas, e dados indicam que as políticas de legalização tanto para uso medicinal quanto para uso recreacional, nos Estados Unidos, aumentaram as taxas de consumo da droga entre idosos.[2] Nos Estados Unidos, a procura por atendimento para transtornos relativos ao uso de álcool, com co-ocorrência de outro transtorno, aumentou três vezes em um período

TABELA 33.1 Fatores de risco relacionados ao uso tardio de substância na vida

Fatores de risco físicos	Fatores de risco psiquiátricos	Fatores de risco sociais
Sexo masculino para álcool e sexo feminino para drogas prescritas	Estilo de enfrentamento evitativo	Luto
Etnia branca	História de problemas com uso de álcool	Aposentadoria inesperada ou forçada
Dor crônica	Uso prévio de outras drogas	Isolamento social
Deficiência física ou mobilidade reduzida	Doenças psiquiátricas prévias ou atuais	
Situação de vida		
Mau estado de saúde		
Doença física crônica		
Uso pesado de substâncias		

Fonte: Kuerbis e colaboradores.[3] Simoni-Wastila, Yang.[13]

de 15 anos (10,5 para 31,4%).[14] Outro agravante do TUS entre idosos é o risco de indução ao óbito: pesquisas realizadas na Europa mostram o aumento de casos de morte por TUS entre idosos nos últimos anos.[15] Todos os estudos apontam para a necessidade de serviços planejados especialmente para essa população, bem como estruturas de acesso facilitado e acompanhamento futuro. A maioria dos estudos envolvendo a população idosa e a produção de manuais para uso nesse grupo específico, utilizando as terapias cognitivo-comportamentais (TCCs) como abordagem principal, tem sido voltada para o tratamento da ansiedade e da depressão.[16,17] Esses estudos têm como objetivos principais oferecer ao público de profissionais novas formas de abordagem do idoso utilizando a TCC e diminuir as barreiras que dificultam tanto o acesso desses pacientes ao tratamento quanto seu acolhimento.

A TCC tem-se mostrado eficaz também nos tratamentos voltados para idosos em diversos contextos, e o objetivo deste capítulo é apresentar as evidências que apoiam o tratamento fundamentado nesse referencial teórico, bem como os temas contemplados no manejo terapêutico para o TUS nessa população, de modo que, com ajustes do modelo terapêutico, pessoas da terceira idade possam aproveitar ao máximo o tratamento oferecido.

▶ AVALIAÇÃO E PLANEJAMENTO DA INTERVENÇÃO

Antes de se pensar em um modelo de intervenção, é fundamental fazer a avaliação e o planejamento do tratamento. Assim, o *Michigan Alcoholism Secreening Test – Geriatric Version* (MAST-G), validado para a população brasileira, pode ser considerado uma estratégia de avaliação útil do uso de álcool para essa etapa do processo, na qual a obtenção de dados sobre a vida biopsicossocial do idoso auxilia no diagnóstico efetivo e no planejamento correto da intervenção.[18]

A coleta dos dados para anamnese deve abranger os aspectos cognitivos e emocionais, de forma que se conheça as estratégias de enfrentamento utilizadas pelo idoso para a resolução de problemas da vida cotidiana. O motivo da procura por atendimento nem sempre é a queixa principal. Muitas vezes, o motivo principal aparece nas primeiras consultas. É importante investigar como é o relacionamento familiar e, nesse aspecto, qual é o papel do idoso na família; quais são as áreas de interesse social; como o idoso avalia seus relacionamentos afetivos; e como está organizada a vida profissional e/ou as atividades ocupacionais. Deve-se dar atenção especial ao papel que o idoso ocupa no contexto em que está inserido.

Ao realizar a conceituação cognitiva, é importante verificar em que condições o comportamento (sintoma ou queixa) ocorre, o que acontece quando esse comportamento é apresentado, o padrão cognitivo que está presente e se esse padrão agrava ou mantém o quadro patológico.[19] É provável que, devido a possíveis dificuldades na compreensão da demanda do paciente idoso, seja necessário contatar e considerar o relato dos parentes mais próximos, que possam fornecer informações complementares para um melhor entendimento a respeito do caso e da demanda.[20]

▶ TERAPIAS COGNITIVO-COMPORTAMENTAIS: EVIDÊNCIAS NO TRATAMENTO DE IDOSOS

Uma metanálise realizada por Gould e colaboradores,[21] a partir de 12 estudos controlados sobre a eficácia dos tratamentos baseados em TCCs para idosos com diagnóstico de transtorno de ansiedade, revelou que as TCCs são significativamente mais eficazes do que o tratamento tradicional e que mantinham a eficácia no *follow-up*. Outra metanálise, mais recente, na qual o foco foi a TCC aplicada ao tratamento da depressão maior ou menor, da distimia e de sintomas depressivos, baseada em 23 estudos, evidenciou que a TCC foi significativamente mais efetiva na redução de sintomas depressivos quando comparada ao tratamento tradicional e ao oferecido ao grupo controle.[22]

O diferencial sugerido em pesquisas recentes diz respeito a, dentro do modelo cognitivo-comportamental, promover adaptações às estruturas das sessões, no sentido de atingir melhor a população de idosos. As mudanças sugeridas são:

1. Manejo de mudanças cognitivas: repetir e fazer resumos, apresentar informações de várias formas para facilitar a compreensão, usar material impresso, vídeos e notebook e incluir treino de memória.
2. Manejo de dificuldades sensoriais: oferecer material escrito (adaptado para os pacientes que tiverem dificuldades visuais) e gravado.
3. Limitações físicas: estabelecer metas realísticas e manejo de crenças disfuncionais que limitam a atividade física.
4. Formato e setting terapêutico: ser flexível, considerando outras formas de abordagem, e verificar qual é o melhor formato para cada paciente (terapia em grupo ou individual).

Do ponto de vista do conteúdo da terapia, as crenças do paciente e as do terapeuta devem ser focadas e desafiadas, a fim de que a adesão terapêutica seja facilitada e de que melhores resultados sejam obtidos no tratamento:[23]

1. Desafio de crenças dos idosos: "Estou velho para mudar", "Você é jovem demais para ser meu terapeuta", "Sou velho, então você tem que me ajudar", "Dependo de você para conseguir alguma mudança", "Velhos não mudam". Esses pensamentos tendem a impedir o progresso na terapia, por isso é importante mudar a forma de significar o momento de vida ou a própria idade, para favorecer a adesão e os resultados terapêuticos. Para auxiliar nessa mudança de percepção, o terapeuta pode comparar aspectos positivos e negativos relacionados à idade avançada.
2. Desafio de crenças do terapeuta: "Pessoas idosas não conseguem aprender um comportamento novo", "Idosos são difíceis e precisam de cuidado constante", "A velhice é um momento ruim da vida", "Essas pessoas vão acabar morrendo mesmo...". O terapeuta deve estar preparado para lidar com as questões que envolvem uma expectativa curta de vida por parte dos pacientes, a dificuldade que muitos deles têm com as doenças crônicas típicas desse momento da vida e a cronicidade dos problemas vividos ao longo do tempo.[24]

▶ TERAPIA COGNITIVO-COMPORTAMENTAL PARA IDOSOS COM TUS: TEMAS CENTRAIS DO TRATAMENTO

Diante do aumento da procura por tratamento, da diversificação do perfil dos pacientes e das questões culturais e sociais que facilitam o acesso e o uso de substâncias por parte da população idosa, houve a necessidade de desenvolver programas específicos, objetivando alcançar essa população. Como em qualquer tratamento, o atendimento a idosos com TUS inclui desafios. São eles:[8]

1. A presença de comorbidades em grande escala dificulta o diagnóstico do transtorno. Os pacientes, em geral, tendem a não revelar claramente seu padrão de uso e resistem em procurar tratamento especializado, sendo que, muitas vezes, o problema só é identificado quando há uma internação por problemas físicos, por exemplo.
2. As famílias de idosos convivem com sentimentos de vergonha e culpa por terem um familiar (com idade avançada, do qual seriam esperados outros comportamentos) com TUS, dificultando também a busca por ajuda.
3. A dificuldade de conscientização de quão grave é o transtorno, a tendência a acreditar que os sintomas apresentados (devidos a ele) são relativos à idade avançada e a falta de suporte familiar e até mesmo de dificuldade no transporte para serviços médicos são barreiras que dificultam a procura e a adesão ao tratamento.
4. A população de mulheres idosas, além das barreiras e obstáculos citados, convive com um estigma ainda maior. Pelo fato de serem mulheres, chegam ao serviço em um estado de gravidade maior – visto que bebiam ou utilizavam outras substâncias

escondidas –, em geral moram sozinhas e usam mais medicamentos prescritos que os homens. O profissional da área, treinado no atendimento a idosos e motivado para o exercício desse papel, deve estar disponível para o manejo de tais questões, que ocorrem durante todo o período de tratamento. A empatia e a compaixão são características indispensáveis nesses casos.
5. É importante identificar quando surgiu o TUS, se antes ou depois dos 65 anos. Nos casos em que o transtorno se instalou antes dos 65 anos, é possível haver maior incidência de problemas físicos e psiquiátricos. Estima-se que dois terços da população idosa dependente de álcool estejam nesse grupo. Nos casos em que o transtorno se instalou após os 65 anos, ele provavelmente está relacionado às perdas comuns associadas à idade (perda do cônjuge, perda de participação em atividades profissionais/acadêmicas, mudanças nas situações de vida e isolamento social).[25]

Os manuais produzidos para orientação dos profissionais no tratamento do TUS (álcool e outras substâncias) em idosos recomendam:[8]

1. Oferecer tratamento individual ou em grupo composto por pacientes com pequena diferença de idade. A experiência mostra que grupos com pacientes adultos e jovens não favorecem a adesão dos idosos. Dependendo das necessidades específicas de cada paciente, o atendimento individual pode acolher com mais eficácia ser mesclado com atendimento em grupo. Terapias breves têm mostrado resultados eficazes.
2. Usar abordagens não confrontativas, pois a autoestima desses pacientes já está vulnerável, e o confronto pode resultar na percepção de inferioridade, o que piora a autoestima.
3. Usar escalas de medida e avaliação para compreender melhor a gravidade do uso e os padrões de comportamentos associados ao uso.
4. Oferecer informação (psicoeducação) sobre o processo de envelhecimento, com o objetivo de promover mudança de atitudes em relação à velhice, prevenindo velhice envelhecimento patológico. O oferecimento de informações sobre o momento de vida do paciente e sobre suas condições psiquiátricas tende a aumentar a adesão terapêutica.
5. Focalizar estados emocionais negativos (depressão, isolamento social ou solidão e sentimentos de perda), auxiliando o paciente a identificar os padrões de pensamento que geram tais sentimentos.
6. Desenvolver e treinar habilidades para melhorar a rede de suporte social e seu relacionamento com ela.
   - Desenvolver habilidades de manejo de estresse e tensões.

Também é importante fazer adaptações na forma de abordagem dos pacientes durante a terapia, bem como em relação ao material oferecido durante e após as sessões para essa população, sempre respeitando seu ritmo. Deve-se acolher as necessidades cognitivas dos pacientes de acordo com os seguintes preceitos:[8]

- Fornecer explicações simples: repetir quando necessário; dar outro exemplo ou dizer a mesma coisa com outras palavras, para favorecer o entendimento.

- Adaptar os formulários utilizados durante as sessões: registro de pensamentos automáticos e outros formulários.
- Encorajar o paciente a fazer perguntas quando perceber que ele não entende e responder suas questões.
- Evitar a exposição a situações em que ele se considere inadequado ou ridículo, pois isso dificulta sua participação em grupo ou mesmo durante a sessão individual. Reforçar o que foi dito de positivo ou certo e fazer as correções necessárias, sempre valorizando a participação, de modo que esse comportamento se repita de forma mais estável no futuro.
- Planejar lições de casa de forma adequada às possibilidades do indivíduo ou do grupo, com metas realistas, e identificar pessoas da rede de suporte do paciente que podem auxiliar no cumprimento das tarefas, se for necessário.
- Fazer o acompanhamento pós-tratamento, objetivando o suporte para manutenção da mudança no comportamento de uso.
  - Oferecer orientação familiar, com os seguintes objetivos: fazer uma análise das alternativas mais adequadas para serem implementadas, com vistas a satisfazer tanto o paciente quanto sua família, e favorecer o estabelecimento de uma comunicação honesta entre os envolvidos, em que as expectativas e os sentimentos sejam comunicados de forma clara e assertiva.

O objetivo geral do tratamento é acolher e dar suporte aos pacientes enquanto são treinados no desenvolvimento de habilidades sociais e de enfrentamento de situações de risco, de forma que eles se tornem conscientes do problema que têm, compreendendo-o e controlando os fatores do dia a dia que levam ao uso de álcool e outras substâncias. A entrevista inicial – que fornece dados para o planejamento do tratamento e para a análise funcional do uso de substâncias – e o acompanhamento pós-tratamento, com o intuito de fornecer suporte para a prática das habilidades treinadas, são pontos fortes dos programas voltados para idosos. A seleção dos temas centrais e específicos para o tratamento de idosos segue o mesmo critério utilizado para as demais populações de indivíduos com TUS. Os temas centrais figuram entre aqueles necessários a qualquer tratamento (prevenção de recaída, manejo da fissura, manejo do pensamento disfuncional em relação a substâncias, resolução de problemas, prática do comportamento assertivo e planejamento para emergências) e estão descritos na parte referente à estrutura e à conduta do profissional durante as sessões (ver Cap. 24). Em relação aos temas específicos, sessões que abordem a forma de lidar com pressão social, situações de solidão em casa, ansiedade, tensão, frustração e raiva e prevenção do risco de suicídio (questão importante no tratamento de idosos) são bem-vindas. Considerando que cada paciente precisa de sessões (tema, número e intensidade) específicas, quanto maior for a compreensão do caso, melhor será o tratamento oferecido.

▶ CONSIDERAÇÕES FINAIS

Hoje, sabe-se que o número de pacientes idosos com diagnóstico de transtorno por uso de álcool e outras substâncias está em crescimento constante, o que torna essa situação um problema a ser tratado, e não uma questão a ser mantida em segredo, como se não tivesse importância, por conta do contexto (idade avançada) em que os indivíduos se encontram. Com o aumento da expectativa de vida em todo o planeta, o tratamento do TUS torna-se imprescindível. Se, por um lado, convivemos com a dificuldade de tratamento desses pacientes, seja em função de barreiras sociais e culturais (principalmente em virtude das crenças dos indivíduos entre 50 e 65 anos, que fazem parte de uma geração na qual o uso de substâncias se tornou popular), seja em função das dificuldades próprias do avanço da idade, por outro, os programas terapêuticos implementados revelam sinais de sucesso. O tratamento de pacientes idosos mostra resultados tão efetivos quanto aqueles oferecidos a jovens adultos ou adolescentes. Quanto mais tarde é o início do uso ou dos problemas advindos dele, melhores são os resultados dos tratamentos; o maior tempo possível de acompanhamento pós-tratamento também favorece os resultados. Além disso, terapias breves mostram desfechos positivos. Quanto mais rápido for o acesso a essas pessoas e a disposição do serviço, maiores serão as chances de retomada de um estilo de vida com mais qualidade. Portanto, é preciso desenvolver programas que encontrem os indivíduos onde eles estejam: frequentando os serviços que atendem necessidades básicas, asilos, consultórios médicos privados, igrejas e espaços comunitários, sem restringir o foco para a implementação de um plano de cuidados, mas ampliando-o para um plano de vida.

REFERÊNCIAS

1. Instituto Brasileiro de Geografia e Estatística. Observações sobre a evolução da mortalidade no Brasil: o passado, o presente e perspectivas [Internet]. Rio de Janeiro: IBGE; 2010 [capturado em: 27 maio 2012]. Disponível em: http://www.ibge.gov.br/home/estatistica/populacao/tabuadevida/2009/notastecnicas.pdf.
2. Instituto Brasileiro de Geografia e Estatística. Tábuas completas de Mortalidade: 2015. Rio de Janeiro: IBGE; 2016 [capturado em: 02 set 2017]. Disponível em: https://www.ibge.gov.br/estatisticas--novoportal/sociais/populacao/9126-tabuas-completas-de-mortalidade.html?edicao=9176&t=sobre.
3. Kuerbis A, Sacco P, Blazer DG e Moore AA. Substance Abuse Among Olders Adults. Clin Geriatric Med. 2014;30(3):629-54.
4. Lofwall MR, Schuster A, Strain EC. Changing profile of abused substances by older persons entering treatment. J Nerv Ment Dis. 2008;196(12):898-905.
5. Wu LT, Blazer DG. Illicit and nonmedical drug use among older adults: a review. J Aging Health. 2011;23(3):481-504.
6. Blazer DG, Wu LT. Patterns of tobacco use and tobacco related psychiatric morbidity and substance abuse among middle-aged and older adults in the United States. Aging Ment Health. 2012;16(3):296-304.
7. Mendonça RT, Carvalho ACD. O consumo de benzodiazepínicos por mulheres idosas. SMAD Rev Eletr Saúde Mental Álcool Drog. 2005;1(2).
8. U.S. Department of Health and Human Services. Substance abuse relapse prevention for older adults: a group treatment approach. Rockville: SAMHSA; 2005:05-4053.
9. U.S. Department of Health and Human Services. The NSDUH report: illicit drug use among older adults. Rockville: SAMHSA; 2011.
10. Satre DD, Sterling SA, Mackin RS, Weisner C. Patterns of alcohol and drug use among depressed older adults seeking outpatient psychiatric services. Am J Geriatr Psychiatry. 2011;19(8):695-703.
11. Lopes MA, Furtado EF, Ferrioli E, Litvoc J, Bottino CM. Prevalence of alcohol related problems in an elderly population and their association with cognitive impairment and dementia. Alcohol Clin Exp Res. 2010;34(4):726-33.
12. U.S. Department of Health and Human Services. Substance abuse among older adults: Treatment Improvement Protocol (TIP-26). Rockville: SAMHSA; 1998.

13. Simoni-Wastila L, Yang HK. Psychoactive drug abuse in older adults. Am J Geriatr Pharmacother. 2006;4(4):380-94.
14. U.S. Department of Health and Human Services. Center for Behavioral Health Statistics and Quality. The TEDS report: older adult admissions reporting alcohol as a substance of abuse: 1992 and 2009. Rockville: SAMSHA; 2011.
15. European Monitoring Centre for Drugs and Drug Addiction. Treatment and care for older drug users [Internet]. Lisbon: EMCDDA; 2010 [capturado em: 14 maio 2018]. Disponível em: http://www.emcdda.europa.eu/publications/selected-issues/older-drug-users_en.
16. Laidlwa K, Kishita N, Chellingsworth M. A clinician's guide to: CBT with older people. Norwich: University of East Anglia; 2016 [capturado em: 07 set 2017]. Disponível em: https://issuu.com/uea-deparmentofclinpsychcbt/docs/final_version_cbt_with_older_people
17. Chellingsworth M, Kishita N, Laidlaw K. A clinician's guide to: low intensity CBT with older people. Norwich: University of East Anglia; 2016 [capturado em: 07 set 2017]. Disponível em: https://www.uea.ac.uk/documents/246046/8314842/LICBT_BOOKLET_FINAL_JAN16.pdf/48f28e80-dc02-45b-6-91cd-c628d36e8bca
18. Kano MY, Santos MA, Pillon SC. Uso do álcool em idosos: validação transcultural do Michigan Alcoholism Screening Test – Geriatric Version (MAST-G). Rev Esc Enferm USP. 2014;48(4):648-55.
19. Freitas ER, Berbosa AJG, Neufeld CB. Terapias Cognitivo-Comportamentais com Idosos. Novo Hamburgo: Sinopsys; 2016.
20. Pozzi SC, Boff C. Psicodiagnóstico no Idoso e suas Particularidades. Contemporânea Psican Transdiscipl. 2013;14:69-86.
21. Gould RL, Coulson MC, Howard RJ. Efficacy of cognitive behavioral therapy for anxiety disorders in older people: a meta-analysis and meta regression of randomized controlled trials. J Am Geriatr Soc. 2012;60(2):218-29.
22. Gould RL, Coulson MC, Howard RJ. Cognitive Behavioral Therapy for depression in older people: a meta-analysis and meta-regression of randomized controlled trials. J Am Geriatr Soc. 2012;60(10);1817-30.
23. Evans C. Cognitive behavioral therapy with older people. Advances in Psychiatric Treatment. 2007;13:111-8.
24. Laidlaw K, McAlpine S. Cognitive behaviour therapy: how is it different with older people? J Rat-Emo Cognitive Behav Ther. 2008;26(4):250-62.
25. Bogunovic O. Substance Abuse in aging and elderly adults. Psychiatr Times. 2012;29(8).

LEITURAS RECOMENDADAS

Dupree LW, Schonfeld L, Dearborn Harshman KO, Lynn N. A relapse prevention model for older alcohol abusers. In: Gallagher Thompson D, Steffen AM, Thompson LW. Handbook of behavioral and cognitive therapies with older adults. New York: Springer; 2008.

Hepple J. Psychotherapies with older people: an overview. Adv Psychiat Treat. 2004;10(5):371-7.

Laidlaw K, Davidson K, Toner H, Jackson G, Clark S, Law J, et al. A randomised controlled trial of cognitive behaviour therapy versus treatment as usual in the treatment of mild to moderate late life depression. Int J Geriatr Psychiatry. 2008;23(8):843-50.

Scogin F, Welsh D, Hanson A, Stump J, Coates A. Evidence-based psychotherapies for depression in older adults. Clin Psychol SciPract. 2005;12(3):222-37.

Wilson K, Mottram PG, Vassilas C. Psychotherapeutic treatments for older depressed people. Cochrane Database Syst Rev. 2008;(1):CD004853.

34

TERAPIAS COGNITIVO-COMPORTAMENTAIS EM GRUPO PARA O TRATAMENTO DOS TRANSTORNOS POR USO DE SUBSTÂNCIAS

- ▶ VINICIUS MARINACCI CARDIM
- ▶ GERALDO M. CAMPOS
- ▶ EDILAINE MORAES

PONTOS-CHAVE

- A terapia de grupo é uma estratégia terapêutica eficaz para o tratamento de diversos tipos de transtornos mentais, entre eles os transtornos por uso de substâncias (TUSs), e pode ser utilizada por diferentes categorias profissionais, seja como estratégia principal, seja como coadjuvante em um programa de tratamento.
- As intervenções da terapia de grupo não devem se destinar a tratar o indivíduo "em grupo", mas sim a tratá-lo "por intermédio do grupo", uma vez que é por meio das relações estabelecidas entre os membros que se obtém o efeito terapêutico desejado.
- O profissional que atende esses pacientes necessita, além de domínio do referencial teórico utilizado, do transtorno a ser tratado e do público assistido, se apropriar de um conjunto de estratégias e técnicas relacionadas à boa condução das atividades em grupo.
- A terapia de grupo apresenta algumas limitações, entre as quais o fato de não ser um modelo de tratamento adequado para todos os perfis de pacientes, como aqueles com funcionamento psicótico. Alguns pacientes podem vivenciar sensações de perda de privacidade e se sentir desconfortáveis em participar das discussões grupais.

▶ UTILIZAÇÃO E RELEVÂNCIA DA TERAPIA DE GRUPO EM DIVERSAS ABORDAGENS E PATOLOGIAS

A terapia de grupo é uma estratégia terapêutica amplamente utilizada em tratamentos voltados a diversos transtornos mentais. Profissionais habilitados em diferentes formações – psiquiatras, psicólogos, assistentes sociais e terapeutas ocupacionais – utilizam essa modalidade de atendimento conforme as especificidades do público assistido e dos objetivos do trabalho realizado.[1]

Entre os diversos públicos que a terapia de grupo beneficia, destacam-se aqueles que apresentam depressão, transtornos de ansiedade generalizada (TAG), de pânico, de estresse pós-traumático (TEPT), obsessivo-compulsivo (TOC), alimentares e TUS.[2,3]

Vários aspectos tornam a terapia de grupo uma prática bastante disseminada. Além de ser uma alternativa eficaz para diversos tipos de tratamentos, pode ser utilizada por diferentes profissionais, seja como forma principal de tratamento, seja como coadjuvante em casos clínicos que requeiram um maior nível de atenção, como pacientes que apresentam transtorno da personalidade e psicopatia.[4-6]

A terapia de grupo também se mostra uma estratégia eficaz em locais que apresentam altas demandas de pacientes, visto que possibilita ao profissional atender uma quantidade maior de pessoas em uma mesma sessão, tornando o atendimento mais ágil e otimizado. Como consequência, pessoas que necessitam de atenção imediata, como nos casos de indivíduos com TUS, podem ter suas necessidades prontamente atendidas.

Destaca-se que a terapia de grupo pode variar de acordo com o referencial teórico utilizado pelo profissional, o perfil do grupo assistido, o local em que é aplicada e os objetivos terapêuticos almejados. Da mesma forma, a terapia de grupo apresenta diversas peculiaridades, que podem se tornar obstáculos para o profissional que não possua preparo técnico suficiente.[1]

Já há um consenso de que, para o bom resultado da terapia de grupo, o profissional necessita, além de exímio domínio sobre o referencial teórico utilizado, o transtorno a ser tratado e o público assistido, também se apropriar de uma amálgama de estratégias e técnicas relacionadas à boa condução das atividades em grupo.[1,2,7]

▶ TERAPIA DE GRUPO NOS TUSS E ABORDAGENS UTILIZADAS

Os TUSs apresentam, em sua gênese, uma interação de vários fatores, sendo caracterizados como uma condição que vai além dos comportamentos relacionados à obtenção e à utilização de substâncias. Tais comportamentos representam apenas a superfície de um problema muito mais amplo, que envolve diversas áreas da vida de uma pessoa.[8]

O TUS é considerado um fenômeno complexo, inserido em um contexto de igual complexidade.[4] Sua origem pode estar relacionada à vulnerabilidade presente em um ou mais fatores de ordem biológica, psicológica e social. Esses fatores estão envolvidos tanto nas causas iniciais do consumo como nos desdobramentos e na evolução do transtorno. Em detrimento das consequências negativas advindas do consumo, esses fatores tornam-se gradativamente mais vulneráveis e, desse modo, condicionam o indivíduo a apresentar comportamentos relacionados à busca e ao consumo das substâncias de escolha.

Decorrente desse processo contínuo, o TUS pode levar, progressivamente, a prejuízos cada vez mais graves, evidenciados pelo aumento do consumo de substâncias, comprometimento físico, déficits cognitivos e empobrecimento dos vínculos sociais. Por fim, caso não seja tratado, o TUS pode encontrar seu desfecho na deterioração completa do indivíduo.[8]

A complexidade típica desse transtorno impõe, aos profissionais engajados em seu tratamento, a necessidade de formularem técnicas interventivas que atendam aos diversos fatores arraigados no transtorno e que, além disso, venham proporcionar amplas modificações no estilo de vida do indivíduo.

A premissa básica relacionada ao tratamento de indivíduos com TUS gira em torno da necessidade de um atendimento multidisciplinar que ofereça assistência nas áreas biológica, psicológica, social e espiritual. Tratamentos com base em apenas um tipo de intervenção tendem a fracassar.

Em meio à necessidade emergente de uma solução eficaz para o TUS, algumas modalidades de tratamento compõem um conjunto de técnicas que se destacam tanto pelos resultados que apresentam como pela boa adequação aos diferentes tipos de atendimento.

A terapia de grupo faz parte desse conjunto de modalidades eficazes para o tratamento do TUS, pois abrange os diversos fatores presentes em sua composição. Além disso, mostra uma excelente adaptação quando aplicada nos referenciais teóricos que apresentam bons resultados para o tratamento desse transtorno. Como consequência, existe uma ampla utilização da terapia de grupo para o tratamento dos TUSs.

Considerando a terapia de grupo no contexto do TUS, existe uma predominância pela utilização de métodos fundamentados nas terapias cognitivo-comportamentais (TCCs).[5] Além de ser a abordagem mais empregada, a TCC também apresenta uma quantidade extensa de pesquisas para fundamentar suas práticas no tratamento do TUS.[9]

Evidências cada vez mais consistentes apontam para o fato de que as intervenções compostas por uma variedade de técnicas cognitivas e comportamentais beneficiam diversos indivíduos que apresentam TUS. Desse modo, existe um consenso estabelecido de que as intervenções que combinam procedimentos cognitivo-comportamentais exibem os melhores resultados no tratamento desse transtorno.[9]

Em vista disso, este capítulo apresenta um modelo composto pelo acoplamento da TCC a outras técnicas, como a entrevista motivacional (EM)[10] e o modelo de prevenção de recaída,[11] como exemplo de utilização dessas abordagens, de modo condizente com as atividades da terapia de grupo.

TERAPIAS COGNITIVO-COMPORTAMENTAIS

As TCCs partem da concepção de que a dependência química é estabelecida por um padrão de comportamentos que emergem do aprendizado social. Desse modo, o consumo de substâncias é, a princípio, um comportamento que o indivíduo aprende por meio das observações de determinados eventos, como a ampla exibição do uso de substâncias em meios de comunicação e a utilização destas na família, no grupo de amigos e na sociedade como um todo.[5,11]

No processo de aprendizado e desenvolvimento desses comportamentos, além dos fatores relacionados ao aprendizado social, deve-se enfatizar também a relevância do condicionamento respondente (aprendizado por meio do pareamento de estímulos) e do condicionamento operante (aprendizado por meio das consequências). As consequências relacionadas tanto aos reforços positivos (prazer e "viagem") como aos reforços negativos (redução da tensão e alívio do sofrimento) determinam em grande parte a recorrência desses comportamentos.[11]

Sabemos que, por intermédio dos condicionamentos respondente e operante, as situações anteriormente associadas às substâncias – e as consequências reforçadoras que daí surgiram – exercem controle sobre o indivíduo, bem como aumentam a probabilidade de ocorrência de comportamentos relacionados à obtenção e ao consumo de substâncias.[12]

Dentro dessa estrutura conceitual, o TUS, em qualquer grau de gravidade, se mantém, em parte, pelos efeitos farmacológicos da substância (i.e., o efeito reforçador produzido pela droga quando em interação com o organismo) e, em outra parte, pelos efeitos oriundos dos reforçadores sociais (i.e., efeitos do tipo não farmacológico, que são derivados do estilo de vida do usuário).[11]

É importante notar que, de modo intrínseco ao contexto e ao ambiente, os comportamentos relacionados às substâncias são determinados, em larga escala, pelas crenças e expectativas distorcidas que os indivíduos desenvolvem acerca dos efeitos do uso. Ressalta-se que as emoções e os pensamentos também são considerados processos cognitivos que podem tanto aumentar as chances de ocorrência como manter tais padrões de comportamento.[9,13]

De acordo com Beck, não são poucos os casos em que os indivíduos relacionam o consumo de substâncias apenas aos fatores extrínsecos e, além disso, desconhecem qualquer tipo de envolvimento dos fatores cognitivos nesse processo.[13] Partindo da premissa de que os pensamentos influenciam os sentimentos e de que ambos influenciam os comportamentos, o autor sugere que, para determinado comportamento ocorrer, mais importante do que as situações vivenciadas é o modo como os indivíduos interpretam tais situações. Por meio dessas interpretações, e de modo contíguo ao sistema de crenças de cada indivíduo, emergem pensamentos e sentimentos que, por sua vez, influenciam tanto a qualidade como a frequência dos comportamentos.[13]

Sabe-se que, em muitos casos, os indivíduos consomem substâncias com o intuito de amenizar as sensações desagradáveis advindas da ansiedade ou da raiva, bem como das cognições negativas relacionadas à baixa autoestima e à depressão. Entretanto, o indivíduo passa a atribuir à substância o poder sobre determinadas causas e efeitos, que não dependeriam necessariamente de sua utilização para ocorrer, como reduzir o estresse, ajudar a lidar com os problemas, solucionar os conflitos, aliviar os sentimentos negativos e maximizar os sentimentos positivos.[11]

Fatores cognitivos (como crenças e expectativas) e variáveis ambientais (relacionadas ao contexto e ao ambiente) exercem maior influência nos comportamentos de dependência do que apenas fatores fisiológicos derivados do efeito da substância. Enfatiza-se que, em muitos casos, a dependência física e os efeitos nela incluídos, como síndrome de abstinência e fissura, não são aspectos necessários para que esses comportamentos persistam e se mantenham estáveis por um longo período de tempo.[14]

As TCCs fornecem uma perspectiva mais otimista para o tratamento do TUS, pois não se atêm apenas às causas fisiológicas e relativamente fixas para explicar os comportamentos.[11] De modo complementar a tal afirmação, nessa abordagem, os processos cognitivos e comportamentais são mais relevantes para o desenvolvimento e a manutenção de tais comportamentos.[14] Além disso, na perspectiva das TCCs, tais processos são aprendidos e, de igual modo, são passíveis de mudança caso o indivíduo obtenha novos aprendizados.[12,13]

As intervenções fundamentadas nas TCCs dão ênfase, principalmente, à identificação e à modificação de distorções cognitivas, bem como à substituição de tais padrões distorcidos por padrões mais adaptativos de crenças e pensamentos. Além disso, envolvem o desenvolvimento de novas habilidades de enfrentamento, tanto cognitivas quanto comportamentais, que objetivam capacitar o indivíduo a lidar de modo mais eficaz com as situações que impõem riscos perante o alcance de seus objetivos.[9]

Em relação à aplicabilidade, as TCCs podem ser realizadas por meio de um conjunto de sessões semiestruturadas, objetivas e orientadas para metas.[9] O tratamento é sustentado por quatro componentes essenciais: relacionamento terapêutico colaborativo, conceituação cognitiva do caso, estruturação das sessões e aplicação de técnicas cognitivas e comportamentais.

▶ UTILIZAÇÃO DAS INTERVENÇÕES COGNITIVO-COMPORTAMENTAIS NA TERAPIA DE GRUPO

Conforme já especificado, as TCCs são abordagens de extrema eficácia no tratamento dos TUSs. Em vista disso, cada vez mais estudos estão empregando essa abordagem, também em formato de terapia de grupo.[15]

Todavia, apesar de enfatizar as relações interpessoais, boa parte desses estudos concentrou-se em apenas reproduzir os procedimentos da terapia individual no contexto da terapia de grupo, e, de modo equivocado, as intervenções destinaram-se a tratar o indivíduo "em grupo", quando deveriam tratá-lo "por intermédio do grupo".[16] Em outras palavras, tais procedimentos fizeram o profissional interagir com um membro do grupo ao mesmo tempo que os demais apenas observavam tal interação. Essa prática é muito diferente daquela em que se utilizam as interações entre os membros do grupo para produzir a mudança de comportamentos.[15]

No intuito de proporcionar boas práticas para a utilização da TCC no contexto da terapia de grupo, além de informar os profissionais sobre os procedimentos que devem ser empregados, faz-se necessário discorrer também a respeito dos procedimentos que devem ser evitados. Portanto, antes de se ressaltar as boas práticas, é importante alertar que apenas transferir para o contexto do grupo as técnicas e as intervenções utilizadas na terapia individual talvez seja o principal motivo de resultados insatisfatórios na aplicação da terapia de grupo. Os grupos que desconsideram os processos grupais para realizar suas intervenções também têm uma probabilidade maior de insucesso.[17,18]

As intervenções cognitivo-comportamentais podem ser utilizadas de modo a maximizar os efeitos advindos da terapia de grupo. Contudo, é necessário integrá-las às dinâmicas e variáveis do grupo, bem como garantir que tais processos grupais sejam utilizados para a mudança de comportamentos. Destaca-se que esse procedimento se difere veementemente de apenas introduzir as técnicas cognitivo-comportamentais no grupo para a realização de intervenções isoladas.[15,19]

As terapias que ocorrem em grupos apresentam características peculiares quando comparadas às demais modalidades psicoterapêuticas. Em vista disso, os profissionais devem estar atentos para vários fatores que interferem tanto nos desdobramentos das sessões como nos resultados alcançados. Diferentemente da terapia individual – que ocorre por meio da interação entre terapeuta e paciente –, a terapia de grupo é estabelecida por meio de diversas interações. Por conseguinte, os profissionais responsáveis pela condução da terapia de grupo devem ter ciência de que o principal dispositivo de aprendizado no grupo emerge das observações e interações entre os membros. Além disso, devem otimizar oportunidades para que os membros do grupo dirijam-se ao encontro da mudança de comportamentos, por intermédio da aprendizagem social.[1]

A seguir, são apresentados determinados processos grupais que, além de maximizarem os efeitos da terapia de grupo, auxiliam o profissional na condução das atividades.

IDENTIFICAÇÃO DOS PONTOS EM COMUM

A fim de estimular a participação e a interação dos participantes do grupo, o terapeuta deve, durante as sessões, atentar-se para identificar e trazer para a discussão os pontos em comum existentes entre os membros.[15] Conforme as similaridades são reveladas, um número maior de membros participa das discussões, e esse é um excelente contexto para que eles descubram as experiências que têm em comum e para compartilhar estratégias que possam utilizar para resolver problemas em comum.[16] O profissional deve utilizar suas habilidades para identificar os aspectos comuns entre os membros e produzir uma atmosfera de mudança, na qual todos consigam desenvolver, por meio do grupo e da interação com os demais, uma resposta adaptativa para seus problemas individuais.[7]

Tais procedimentos fazem os membros contribuírem com as discussões realizadas nas sessões, pois, conforme estabelecem um bom relacionamento entre si, conseguem interagir mais e, desse modo, colaborar para que novos conteúdos possam emergir das relações grupais. Além de contribuir para que as interações dentro do grupo sejam mais produtivas, a participação ativa de todos os membros é uma condição essencial para o desenvolvimento de uma qualidade fundamental ao sucesso da terapia de grupo: a coesão estabelecida entre os membros do grupo.

COESÃO

Existe um consenso de que a coesão é a qualidade mais importante para a condução bem-sucedida da terapia de grupo.[1,15,16] Nesse contexto, a coesão pode ser entendida como o grau de empatia que os membros desenvolvem entre si, ou seja, o quanto expressam de compaixão e compartilham o sofrimento uns dos outros.[7] Pode-se considerar que um grupo atingiu tal qualidade quando as pessoas se sentem motivadas a participar das sessões e a se relacionarem umas com as outras. Um grupo coeso é aquele que sabe compartilhar e aprender com as experiências de seus diferentes membros. Esse grupo também será capaz de superar eventuais crises e lidar com as situações que eventualmente possam representar riscos para seu equilíbrio.[7]

FOCO NA ATIVIDADE E NOS OBJETIVOS ESPECÍFICOS DE CADA SESSÃO

As TCCs são abordagens focadas no "aqui e agora", são realizadas em um tempo predeterminado e objetivam proporcionar melhores desfechos para os problemas atuais dos pacientes. Um fator importante para o trabalho com as TCCs é manter o foco na atividade e nos objetivos específicos de cada sessão.[7] Contudo, visto que os relacionamentos na terapia de grupo não são estabelecidos por apenas dois indivíduos, e sim por vários, manter tal procedimento não é tão simples.[1] Além disso, os assuntos discutidos podem se afastar dos objetivos inicialmente propostos para as sessões. Desse modo, o profissional deve estar precavido e, sempre que necessário, trazer a atenção do grupo novamente para os planos de ação e os objetivos determinados para aquela sessão.

GERENCIAMENTO DO TEMPO

As sessões que ocorrem no contexto da terapia de grupo têm duração, em média, de 90 a 120 minutos. Portanto, ao conduzir o grupo, o profissional deve atentar-se para o gerenciamento do tempo, assegurando que todos os membros tenham oportunidades de participar das discussões e, proporcionalmente, abordar todos os tópicos que foram planejados para a sessão. É fundamental fazer todos os membros participarem durante o período planejado; de modo contrário, deve-se evitar que um membro fale por muito tempo, em detrimento da participação dos demais.[15]

DISCUSSÕES ALTERNADAS

A fim de maximizar os efeitos da terapia de grupo, o terapeuta deve manter um equilíbrio entre a participação de cada membro, e, ao considerar tal necessidade, as discussões alternadas mostram-se uma ferramenta eficaz. Nesse procedimento, os terapeutas solicitam que os membros selecionem e comentem sobre um exemplo de cada exercício realizado, em vez de discutirem todo o conteúdo em cada oportunidade. Quando os terapeutas dedicam a devida atenção para explicar sobre a utilização das discussões alternadas, os participantes mostram boa adesão e aceitabilidade.[15]

PLANOS DE AÇÃO

Pesquisas indicam que, na terapia de grupo, os pacientes atribuem um alto grau de importância para as discussões e os exercícios dos planos de ação. No entanto, essas mesmas pesquisas constataram que os pacientes que realizaram atividades relativas aos planos de ação (em detrimento daqueles que não realizaram) obtiveram ganhos mais consistentes e melhores resultados após o término do tratamento.[19]

As atividades são ferramentas extremamente eficazes para o bom desenvolvimento da terapia de grupo, e, no intuito de estimular os pacientes a aderirem a esses exercícios, o terapeuta deve incentivá-los e informá-los sobre os benefícios alcançados por meio dessa prática:

- Na terapia de grupo, boa parte da interação entre os membros ocorre durante as discussões dos exercícios dos planos de ação. Além disso, as revisões dessas atividades representam a parte inicial das sessões de TCC. Por meio do compartilhamento de informações, um membro pode identificar na fala de outros membros meios eficazes de lidar com seus problemas individuais. Tal processo maximiza diversos aspectos do grupo, por exemplo, a identificação dos pontos em comum, o aprendizado e o reforço mútuo, bem como o desenvolvimento da coesão grupal.
- O plano de ação é uma excelente forma de consolidar os benefícios do tratamento e otimizá-los dentro de um período predeterminado de sessões. Outrossim, os indivíduos se mantêm engajados no que é discutido durante a terapia por um período que se estende aos encontros propriamente ditos. Desse modo, podem aplicar as novas habilidades e estratégias que foram aprendidas durante as sessões em seu contexto de vida real, ou seja, onde os problemas realmente se encontram.

CONTRATO TERAPÊUTICO: REGRAS DO GRUPO

Por meio do contrato terapêutico, o profissional informa diversos procedimentos que devem ser seguidos e, principalmente, evitados durante o período da terapia de grupo. Nesse aspecto, o contrato terapêutico deve conter desde os procedimentos relacionados ao prazo mínimo de comparecimento para a conclusão do processo, os honorários, os dias de pagamento, os reajustes e as férias do terapeuta[6] até as regras do grupo, que objetivam estabelecer um ambiente seguro, especificar os comportamentos adequados durante as sessões, bem como fortalecer o desenvolvimento da adesão e da coesão entre os membros durante todo o tratamento.

De acordo com diversos autores, as principais regras que devem reger um grupo são: sigilo e anonimato sobre os assuntos discutidos no grupo; pontualidade; participação por meio de *feedback* e apoio durante os assuntos discutidos (pois, na terapia de grupo, os integrantes são os principais dispositivos de mudança); realização das lições de casa, salientando-se que boa parte da terapia de grupo ocorre por meio das discussões que emanam das lições de casa; comportamentos adequados, como respeitar a opinião dos outros, não ofender, utilizar as discussões alternadas, não interromper a fala dos demais membros; e, por fim, não chegar às sessões sob efeito de substâncias.[15-18]

AVALIAÇÃO: CONTATO INDIVIDUAL ANTES DO GRUPO

No intuito de proporcionar melhores desfechos para a terapia de grupo, estudos indicam que, antes do início das sessões em grupo, seja realizado um contato individual com cada participante.[1,15,20]

A avaliação inicial é de extrema importância para o desenvolvimento do tratamento, pois proporciona ao terapeuta um momento propício para obter uma série de informações relevantes sobre os pacientes e, desse modo, realizar uma conceituação cognitiva adequada a respeito dos casos. Esse procedimento pode durar, em geral, até três encontros e deve ser realizado individualmente.[12]

Durante as sessões de avaliação, o profissional pode se beneficiar da utilização da EM para interagir com o paciente de um modo positivo, favorecendo o aumento da motivação para a mudança e o desenvolvimento de um bom vínculo terapêutico. Nesse primeiro momento, obtêm-se melhores resultados com a utilização de perguntas abertas, em vez de uma série de interrogações.[10] O intuito é fazer o paciente se sentir acolhido e, assim, disposto a falar sobre questões pessoais; ele deve se sentir confortável para expor e sanar qualquer tipo de dúvida relacionada ao tratamento e ao consumo de substâncias. Portanto, no decorrer da avaliação, o profissional deve estar preparado para estabelecer *rapport* e fornecer *feedback*.

Após esse momento, a sessão pode partir para a coleta de diversas informações relacionadas à vida do paciente: consumo de substâncias; fatores que evocaram o início do consumo; fatores que mantêm o padrão atual; prontidão para mudança; possíveis tratamentos anteriores; história vocacional e educacional; vínculos familiares; vulnerabilidades herdadas e aprendidas; e aspectos sociais que o protejam ou coloquem em risco.[9,12]

Durante o período da avaliação, uma situação que requer extrema atenção por parte dos profissionais diz respeito aos indivíduos que apresentam comorbidades, ou seja, além do TUS, apresentam outro transtorno mental. Embora outros transtornos estejam presentes em um número expressivo de indivíduos com TUS, de modo equivalente, sujeitos diagnosticados com outras psicopatologias têm uma probabilidade maior de apresentar TUS.[20]

Sabe-se que, de acordo com a comorbidade apresentada, a terapia de grupo pode não ser o modelo mais indicado para o tratamento. Por conseguinte, destaca-se a importância de as sessões de avaliação abrangerem procedimentos relacionados à identificação de outros transtornos além do TUS. Entre as contraindicações para terapia de grupo, destacam-se as situações em que certos pacientes apresentam funcionamento psicótico e/ou transtorno da personalidade.[4,6]

Em relação aos pacientes com transtornos psicóticos, os níveis de persecutoriedade, característicos da doença, podem ser exacerbados durante a terapia de grupo. Considerando os pacientes com transtorno da personalidade, enfatiza-se que as relações grupais podem se tornar um contexto propício para que tais pacientes apresentem comportamentos ofensivos, agressivos e relacionados à transgressão de regras e transfiram para o grupo os mesmos conteúdos negativos vivenciados em seus demais relacionamentos interpessoais. Desse modo, pessoas com transtornos da personalidade podem representar uma postura intimidadora para os outros membros do grupo, incluindo o próprio terapeuta.[4,6] Mesmo assim, nesses casos, a terapia de grupo pode vir a ser eficaz, desde que o tratamento seja voltado para as especificidades de cada transtorno. Todavia, o ideal seria que tais pacientes recebessem tratamentos individualizados e fossem acompanhados por equipe multidisciplinar.[20]

Realizar o diagnóstico de transtornos comórbidos não é uma tarefa simples, pois, em grande parte dos casos, os sintomas produzidos pelas drogas podem se assemelhar a outros sintomas psiquiátricos, e, por consequência, a distinção desses sintomas pode se tornar difícil para o profissional.[20] A fim de obter maior percepção dos casos em que há indícios de comorbidade, o profissional pode priorizar a utilização de questionários e inventários.[12]

Nesses casos, é importante que o profissional disponha do suporte de uma equipe multidisciplinar, tanto para obter maior clareza no fechamento de diagnósticos como para acompanhar tais indivíduos durante todo o período em que estiverem sob tratamento. Além disso, a composição de uma equipe multidisciplinar auxilia na realização de encaminhamentos adequados para outras modalidades de tratamentos, se a terapia de grupo mostrar-se pouco eficaz.

Após a coleta de dados, o profissional deve seguir para a realização de uma breve descrição do programa e oferecer ao paciente informações de como proceder adequadamente nas atividades em grupo. Em vista disso, deve familiarizá-lo com o modelo cognitivo-comportamental; apresentar a agenda com os temas abordados e o número de sessões (quando este for previamente definido); bem como informá-lo sobre as regras da terapia de grupo e os benefícios que podem ser alcançados com essa metodologia.[12,15]

Nas sessões de avaliação, o profissional também terá oportunidades para elaborar a composição dos grupos, visto que, ao identificar as características e peculiaridades de cada indivíduo, contará com maior embasamento para alocá-los de modo compatível com as especificidades de cada grupo.

A avaliação não deve ser considerada simplesmente uma coleta de dados. Ela representa o início de um tratamento bem-sucedido. Portanto, além de o profissional estruturar uma conceituação cognitiva inicial do caso, espera-se também que ele promova uma atmosfera de otimismo, na qual os pacientes possam se sentir esperançosos quanto ao sucesso do tratamento.[12,15]

TEMAS E ESTRUTURA DAS SESSÕES EM GRUPO

Os temas e a estrutura das sessões em grupo não diferem em muitos aspectos dos procedimentos realizados na terapia individual, visto que muitos dos estudos que se propuseram a discorrer sobre a terapia de grupo adaptaram, para o contexto do grupo, as mesmas sessões realizadas no modo individual.[7] Deve-se enfatizar que as peculiaridades do grupo tiveram de ser conservadas para que bons resultados fossem extraídos da terapia de grupo.[15,19]

Em relação aos temas e à estrutura das sessões que podem ser utilizadas na terapia de grupo, desde que os processos grupais (descritos neste capítulo) sejam mantidos, a Parte VII deste livro apresenta ótimas sugestões para o profissional embasar suas práticas.

▶ MODALIDADES, ESTRUTURAÇÃO E FUNCIONAMENTO DOS GRUPOS

Conforme exposto na literatura referente à terapia de grupo, podem-se identificar variações relacionadas à quantidade de sessões realizadas, bem como aos tipos de atividades que geralmente são desenvolvidos por meio das intervenções grupais. A quantidade de membros que um grupo comporta também pode variar; contudo, independentemente das atividades desenvolvidas, há uma prevalência que gira em torno de 8 a 12 participantes por grupo.

A seguir, são apresentadas as principais modalidades dos grupos no tratamento do TUS.

PSICOEDUCAÇÃO

Os participantes aprendem sobre a natureza do TUS ou outros assuntos relacionados ao tema central, por exemplo, modelo cognitivo-comportamental, estágios de mudança e sintomas característicos do transtorno.[5,21] A duração dos encontros é de 4 a 6 semanas, e a psicoeducação caracteriza normalmente o início do tratamento.

ENVOLVIMENTO E MOTIVAÇÃO

Os participantes são incentivados a identificar as causas de seus problemas, estabelecer objetivos para o tratamento e comprometer-se com um plano de ação, a fim de atingir as metas estabelecidas e, desse modo, proporcionar melhores desfechos para suas vidas.[20] Além disso, as atividades realizadas buscam aumentar a adesão dos participantes ao tratamento e desenvolver a motivação necessária para a mudança de hábitos e comportamentos.[10] O tempo previsto para esses grupos é incerto e pode variar muito, visto que, conforme o local em que acontecem, as sessões podem tanto demarcar o início do tratamento como ocorrer durante todo o período em que o indivíduo estiver sendo atendido.

PREVENÇÃO DE RECAÍDA E TREINAMENTO DE HABILIDADES

Por meio do desenvolvimento de um novo estilo de vida e do aprendizado de novas habilidades, que, em sua maioria, são compostas por intervenções cognitivo-comportamentais, os participantes compartilham ideias sobre como consolidar a sobriedade e evitar a recaída. Os assuntos discutidos nesses grupos também envolvem a identificação de possíveis determinantes para uma recaída, bem como a elaboração de estratégias para a resolução de conflitos interpessoais. Os encontros ocorrem, em média, entre 8 e 16 sessões, definidas desde o primeiro encontro.[5,11]

GRUPO TERAPÊUTICO

Por meio de sessões estruturadas e atividades bem-delineadas, os participantes são treinados para desenvolver uma série de habilidades cognitivo-comportamentais, bem como substituir padrões de pensamentos e comportamentos mal-adaptativos por padrões adaptativos.[20,21] Esses grupos geralmente integram técnicas da EM,[10] da prevenção de recaída,[11] e de habilidades sociais[22] durante as sessões. Tais sessões são preestabelecidas desde o início do tratamento e, de acordo com os estudos e pesquisas realizados, podem variar de 4 a 26 encontros, conforme o local em que são aplicadas e o psicoterapeuta que as conduz. Destaca-se que essa modalidade é uma das mais empregadas nos grupos cognitivo-comportamentais.[21]

Além das variações apresentadas nas modalidades, os grupos também podem apresentar diferentes modelos de estrutura e funcionamento, bem como de composição de perfis de seus membros, como apresentado a seguir.

GRUPOS ABERTOS

Os grupos abertos permitem a entrada de novos participantes a qualquer momento, e, de modo equivalente, os membros mais antigos do grupo podem deixá-lo conforme recebem alta ou abandonam a terapia.[6] Na maioria dos casos, os grupos abertos não apresentam um número predeterminado de sessões ou um tempo específico para o início e o término dos encontros.[15] Na verdade, esses procedimentos variam de acordo com o profissional que conduz as sessões, o transtorno abordado e o local de atendimento.[20,21] Em vista disso, nos grupos abertos, as práticas de sessões por meio de temas preestabelecidos são pouco utilizadas, visto que a alta rotatividade dos participantes e o tempo indeterminado do tratamento inviabilizam o implemento de sessões que mantenham uma continuidade entre os temas abordados.[15]

A alta rotatividade presente nesses grupos pode proporcionar resultados positivos e negativos. Em relação aos resultados positivos, os grupos abertos podem facilitar o engajamento de novos membros no tratamento, uma vez que eles podem contar com o apoio e a experiência dos membros mais antigos para aderir ao programa. Por sua vez, os membros mais antigos podem servir como exemplos aos mais novos, o que, por si só, já é terapêutico, visto que os mais antigos podem assumir uma responsabilidade maior nas próprias recuperações, quando se percebem como modelos para os demais.[20]

A entrada e a saída de muitos membros aumentam os níveis de ansiedade e desconfiança do grupo, já que, a cada momento, os participantes devem lidar com algo novo e inesperado. Além disso, esse fato pode ser uma barreira para a identificação dos pontos em comum e o desenvolvimento da coesão entre os membros do grupo.

Por fim, os grupos abertos são mais adequados para a realização de atividades relacionadas a psicoeducação, envolvimento e adesão ao tratamento e desenvolvimento de motivação para a mudança do que para a elaboração de uma intervenção composta por sessões estruturadas, com base em uma agenda definida desde o início do programa terapêutico.[15]

GRUPOS FECHADOS

Na maior parte dos casos, as TCCs vêm sendo empregadas na terapia de grupo por meio de grupos fechados. Esses grupos são compostos por sessões estruturadas que apresentam temas e objetivos definidos. A quantidade de sessões também é planejada para ocorrer em um período de tempo preestabelecido no início do tratamento. Após o início das sessões dos grupos fechados, não são permitidas admissões de novos integrantes. Assim, todos os participantes que iniciam o tratamento têm a possibilidade de evoluir em tempo simultâneo. Esse procedimento viabiliza a elaboração de uma agenda composta por temas específicos, e, visto que o tempo do tratamento e o número de encontros são preestabelecidos, as sessões podem ser estruturadas de modo a maximizar gradativamente os efeitos positivos alcançados pelo grupo.[15]

Os grupos fechados também fornecem maior oportunidade para a identificação dos pontos em comum entre os membros, e, como consequência, o desenvolvimento da coesão pode ser mais tangível nesses grupos do que nos grupos abertos. No entanto, como os grupos fechados não admitem a entrada de novos participantes, caso um número considerável de membros abandone o tratamento, o desenvolvimento das sessões pode ser prejudicado consideravelmente. Além disso, a evolução de cada membro pode variar, e, portanto, alguns indivíduos podem necessitar de acompanhamento individual após o término da terapia em grupo, ou mesmo durante sua realização.[6,19]

Destaca-se que, na maior parte dos casos, as TCCs vêm sendo empregadas em terapia de grupo por meio de grupos fechados, em consonância com as modalidades de cunho psicoterapêutico e de prevenção de recaída.[15,21]

GRUPOS HETEROGÊNEOS E HOMOGÊNEOS

Dificilmente, um grupo é composto por membros que compartilham as mesmas características, visto que, além da substância de escolha, em geral os indivíduos apresentam diversos aspectos que se diferem entre si. Assim, por mais que um grupo busque uma formação homogênea (p. ex., com membros do mesmo sexo, que utilizem a mesma substância ou que estejam na mesma faixa etária), sabe-se que, na maioria dos casos, há uma diversidade relacionada à história pregressa e à personalidade dos indivíduos. De tal modo, os grupos apresentam, em sua essência, um caráter heterogêneo.

Deve-se enfatizar que os perfis dos membros não devem se contrapor intensamente, pois isso pode prejudicar as vivências grupais. Assim, o ideal seria o profissional avaliar o grupo periodicamente e, quando necessário, realizar intervenções em sua estrutura, de modo a manter um ambiente harmônico.

Entre os principais fatores que requerem a atenção do profissional na formação dos grupos, destacam-se o tipo de substância utilizado e o sexo dos membros. Em relação à substância de escolha, sabe-se que pacientes com transtorno por uso de álcool tendem a interpretar negativamente os indivíduos que utilizam substâncias ilícitas, vendo-os como delinquentes, que se diferenciam por conta de sua personalidade e estilo de vida. Em muitos casos, os alcoolistas, assim como os tabagistas, não se consideram dependentes químicos.[6] Por meio dos grupos de psicoeducação, o terapeuta pode trabalhar tais crenças distorcidas desses pacientes. Todavia, caso os conflitos persistam, pode-se optar pela formação de grupos conforme a substância utilizada.

As mulheres apresentam diversas peculiaridades relacionadas ao TUS. Sabe-se que, quando comparadas aos homens, as mulheres vivenciam efeitos mais intensos e consequências mais graves. Além disso, a sociedade interpreta esse transtorno na mulher de modo mais pejorativo.[6,23] Devido às particularidades que giram em torno desse problema no universo feminino, diversos autores sugerem que os programas voltados a esse público sejam formados unicamente por mulheres.[5]

Conforme já especificado, uma composição extremamente homogênea é uma circunstância com baixa probabilidade de ocorrência. Além disso, por meio de uma composição heterogênea, em que os indivíduos apresentam diferentes níveis culturais, ocupacionais e educacionais, a interação e o aprendizado dos grupos podem ser enriquecidos.[6] Os aspectos considerados mais importantes para a composição adequada dos grupos é o compartilhamento de interesses e objetivos entre seus membros, bem como a dinâmica que surge entre os pares para atingir tais objetivos.

▶ DIFERENÇAS ENTRE OS GRUPOS COGNITIVO-COMPORTAMENTAIS E AS PRÁTICAS POPULARES DE GRUPOS DE MÚTUA AJUDA

Não são recentes os episódios em que indivíduos com TUS recorrem aos grupos de mútua ajuda, tais como os Alcoólicos Anônimos (AA) e os Narcóticos Anônimos (NA), como meio de buscar a solução para seus problemas advindos do transtorno. Além disso, sabe-se que os grupos de mútua ajuda vêm beneficiando um número expressivo de pessoas no alcance e na manutenção da abstinência.

Devido a esses fatos, muitos indivíduos tendem a transferir, para o contexto de outras modalidades de grupo, as práticas realizadas anteriormente em grupos de mútua ajuda. Enfatiza-se que algumas dessas práticas podem ser positivas para um grupo cognitivo-comportamental, por exemplo, a que diz respeito ao anonimato exigido entre os membros e ao sigilo dos assuntos que são discutidos nos grupos. Todavia, existem outras práticas herdadas que, caso sejam desconsideradas, podem se tornar empecilhos para os desdobramentos das sessões de TCC. Desse modo, faz-se necessário discorrer sobre as principais diferenças entre os grupos cognitivo-comportamentais e os de mútua ajuda, como apresentado a seguir.

1. *Os grupos cognitivo-comportamentais estabelecem as relações entre seus membros por meio de devolutivas e* feedbacks.

   Os grupos de mútua ajuda não permitem que seus membros apresentem *feedback* uns aos outros, e, durante os encontros, os membros podem apenas ouvir os depoimentos dos demais, sem fornecer qualquer tipo de retorno. De modo contrário, nos grupos cognitivo-comportamentais, os membros são estimulados a fornecer *feedback* e reforço mútuo. Além disso, a interação entre os membros é considerada o principal dispositivo de mudança.

2. *Os grupos cognitivo-comportamentais compreendem o TUS como um padrão de hábitos aprendidos.*

   Com base no modelo da doença, os grupos de mútua ajuda relacionam o TUS a processos fisiológicos e classificam o transtorno como uma doença progressiva e incurável. Em contrapartida, os grupos cognitivo-comportamentais encaram o TUS como um padrão de hábitos aprendidos. Desse modo, tal padrão pode ser extinto e/ou substituído por novos aprendizados.[11]

3. *Os grupos cognitivo-comportamentais descartam a necessidade de os indivíduos se rotularem como "adictos".*

   Nos grupos de mútua ajuda, os indivíduos são rotulados como "adictos". Em outras palavras, ser um adicto implica aceitar a impotência e a falta de controle perante os próprios comportamentos, desejos e vontades de consumir substâncias. Além disso, esses indivíduos apresentam uma doença chamada de adição, ou seja, a necessidade fisiológica de consumir uma substância.[11] Para uma pessoa que apresenta problemas relacionados ao transtorno por uso de álcool ou outras substâncias, o único meio de não utilizar mais a substância de escolha é aceitar o rótulo de adicto, entregar suas vontades aos cuidados de um "poder superior" e seguir aos caminhos dos 12 passos com a ajuda dos AA e dos NA. Nos grupos cognitivo-comportamentais, não há necessidade de se utilizar rótulos.

Na verdade, existe uma forte ênfase em separar o comportamento de utilizar substâncias da personalidade da pessoa. Os indivíduos não são encarados como impotentes, e sim como responsáveis e ativos na mudança e no controle de seus comportamentos. Por conseguinte, são estimulados a compartilhar uma série de novas estratégias, inclusive participar de grupos de mútua ajuda, para lidar com as situações que impõem riscos.

4. *Os grupos cognitivo-comportamentais encaram a recaída como uma oportunidade de novos aprendizados.*

Devido às influências herdadas do modelo moral, nos grupos de mútua ajuda, as recaídas são atribuídas, na maior parte dos casos, aos defeitos de caráter e à deficiência moral da pessoa. Os lapsos não são considerados parte do processo de recuperação, e qualquer forma de consumo é vista como um retrocesso total do indivíduo a seus padrões anteriores.[11]

Os grupos de TCC não minimizam as consequências negativas de uma recaída. Na verdade, existe um esforço para que os indivíduos aprendam com tais eventos e criem meios mais eficazes para lidar com fatos semelhantes no futuro. Em vez de ser originada por defeitos de caráter ou deficiência moral, a recaída mostra que existem áreas na vida de uma pessoa que ainda não foram devidamente analisadas e trabalhadas e, desse modo, necessitam de maior atenção por parte do indivíduo.

▶ PAPEL DO TERAPEUTA

O modo como o terapeuta conduz a terapia de grupo influencia diretamente nos resultados atingidos pelos membros do grupo. Sabe-se que as experiências grupais proporcionam ótimas oportunidades de aprendizagem para seus membros, contudo é essencial que o terapeuta compreenda o grupo como o principal dispositivo de mudança, uma vez que é por meio das relações estabelecidas entre os membros que se obtém o efeito terapêutico. Em vista disso, o terapeuta deve estar atento para não praticar terapia individual em ambiente grupal; suas ações devem considerar o grupo, e não apenas o indivíduo.[1,16]

É necessário que o terapeuta esteja treinado e familiarizado com determinadas práticas que se distinguem veementemente das modalidades da terapia individual. Isso é de suma importância, visto que muitos profissionais, ao conduzirem atividades em grupo, acabam por apenas transferir suas experiências adquiridas em atendimentos individuais para as intervenções grupais.[19]

Não é necessário que o terapeuta dedique um tempo específico para intervir separadamente com cada membro. De modo contrário, é essencial que o terapeuta faça que os assuntos abordados durante as sessões sejam compostos pela inserção de todos os membros do grupo. Mais importante do que a participação dos terapeutas e coterapeutas é o estímulo à participação dos membros do grupo, incentivando-os a se tornarem agentes de mudança e provedores de reforço mútuo.[15]

Deve-se evitar incisivamente intervenções isoladas dentro do grupo. Em contrapartida, é adequado proporcionar situações nas quais a mudança ocorra por meio do apoio social e da interação entre os membros.[7]

Ao conduzir a terapia de grupo, as ações do terapeuta devem: facilitar a participação de todos os membros; proporcionar oportunidades para que todos possam contribuir com as discussões grupais; estimular os membros a discorr a respeito de seus pontos em comum, bem como sobre as experiências similares que vivenciaram até o momento; estabelecer um ambiente no qual os membros possam se sentir seguros em expor as situações de dificuldade; e, por fim, encorajar os membros a fornecer *feedback* e apoio entre si e reforçar as mudanças de comportamentos positivos nos demais.[1,16-18]

COTERAPEUTA

Devido às diversas relações que afloram na terapia de grupo, existe um consenso estabelecido sobre a presença de um coterapeuta durante as sessões.[1] Nessa perspectiva, os profissionais podem exercer e se intercalar nos papéis de terapeuta ativo (mediador das falas e discussões) e de coterapeuta (facilitador). Tanto o terapeuta como o coterapeuta devem apresentar domínio técnico sobre o referencial teórico utilizado e os procedimentos característicos da terapia de grupo. Diversos aspectos tornam a presença do coterapeuta uma prática adequada para a terapia de grupo, conforme abordado a seguir.

No decorrer das sessões, enquanto o terapeuta explora um assunto que causa desconforto aos membros do grupo, o coterapeuta observa os comportamentos não verbais e identifica as diversas reações nos participantes.[18] Além disso, enquanto o terapeuta fica encarregado de fazer todos os membros compartilharem suas experiências, o coterapeuta é responsável pela administração do tempo de fala de cada membro e da sessão como um todo.[1] Quando houver situações em que o terapeuta fique inseguro em como proceder diante de um assunto delicado, o coterapeuta pode assumir o controle das discussões e intervir de modo mais assertivo.[15] Essas situações auxiliam ambos os profissionais no controle do grupo e na conceituação dos casos de cada indivíduo.

É muito importante que os profissionais estabeleçam contatos verbais e não verbais.[15,24] Além disso, por mais que tenham opiniões e pontos de vista diferentes, a fala de um não pode interferir na fala do outro, ou seja, durante as sessões, é imprescindível que os profissionais não entrem em contradições. Nas situações em que apresentam opiniões distintas, é importante que estas sejam guardadas para serem discutidas entre eles, após o término das sessões.[15,25]

▶ CONSIDERAÇÕES FINAIS

Diversas atividades são realizadas no contexto da terapia de grupo para o TUS. Dessa forma, em muitos locais de atendimento, ela se configura como a modalidade mais utilizada durante todo o período do tratamento.[5] Essa popularidade da terapia de grupo se dá, em grande parte, devido a três grandes vantagens: a provisão de apoio social; a possibilidade de tratar vários pacientes em tempo simultâneo; e o fato de despender um investimento financeiro menor, se comparada à terapia individual.[15,19]

Segundo Satterfield, a terapia de grupo é definida como uma sala de espelhos, pois, ao colocar em prática novas habilidades, um membro tem a possibilidade de identificar, por meio das reações e dos *feedbacks* dos demais membros, as consequências de seus comportamentos e pensamentos manifestos, em uma atmosfera real.[16] Esse fato faz da terapia de grupo uma modalidade singular, visto que proporciona ensejos para que os participantes se desloquem entre os papéis de receptores e provedores de ajuda.[1] A possibilidade de os participantes fornecerem – bem como receberem – apoio emocional e reforço mútuo é de grande auxílio na superação de sentimentos de solidão, característica normalmente encontrada em pessoas que apresentam TUS.[5,6]

A interação promovida pela terapia de grupo é uma ótima oportunidade para o desenvolvimento de novas habilidades sociais.[22] A partir do compartilhamento de experiências, os membros do grupo podem descobrir que apresentam muitos pontos em comum. Desse modo, não apenas a descoberta de problemas, mas, principalmente, o aprendizado de novos comportamentos mais funcionais podem ser maximizados dentro das interações grupais.[1,7]

Visto que a dificuldade de um membro pode ser a facilidade de outro, uma das principais vantagens que a terapia de grupo oferece é a possibilidade de os participantes aprenderem uns com os outros, um processo que dificilmente ocorreria em outra modalidade terapêutica. Devido aos processos de modelagem e generalização de comportamentos, sabe-se que a capacidade do grupo de desenvolver novas respostas de enfrentamento, na maioria dos casos, supera a capacidade dos indivíduos que, por si só, tentam desenvolver tais aptidões.[7]

Como toda e qualquer modalidade terapêutica, a terapia de grupo também apresenta algumas limitações, sendo a principal delas o fato de os pacientes não receberem a mesma proporção de atenção que receberiam do profissional caso estivessem realizando uma terapia individual.[19]

O fato de o profissional ter de lidar com vários pacientes ao mesmo tempo torna a terapia de grupo mais complexa do que outras modalidades terapêuticas. Sabe-se que as interações grupais exigem preparos técnicos diferentes daqueles praticados em modalidades de terapias convencionais; por conseguinte, os profissionais necessitam de treinamentos específicos para lidar com o grupo de maneira eficaz.[15]

Considerando que a terapia de grupo envolve diversas interações, alguns indivíduos podem vivenciar sensações de perda de privacidade e se sentir desconfortáveis em participar das discussões grupais.[4,6] Além disso, a terapia de grupo não oferece possibilidade de remarcar sessões: caso um participante falte à sessão, não há possibilidade de reposição das sessões perdidas, bem como de acompanhar seus desdobramentos, nos casos de grupos fechados. Por fim, em consequência, muitos pacientes podem abandonar a terapia.[19] Conforme já abordado, a terapia de grupo também não é um modelo de tratamento adequado para todos os perfis de pacientes.[4,6]

No decorrer deste capítulo, foram apresentados diversos procedimentos que podem ser adotados pelos profissionais a fim de minimizar tais limitações e, ao mesmo tempo, extrair os melhores resultados da terapia de grupo.

Em relação às pesquisas e aos estudos que se dedicaram a comparar a terapia de grupo com a terapia individual, pode-se destacar uma revisão sobre 24 estudos, conduzida por Weiss e colaboradores;[26] um estudo conduzido por Sobell e Sobell,[19] no qual o mesmo formato de tratamento foi aplicado em ambas as formas de terapia, isto é, mesmo número de sessões e mesmos temas abordados; e quatro pesquisas – Duckert e colaboradores,[27] Graham e colaboradores,[28] Marques e Formigoni[29] e Schmitz e colaboradores[30] –, que utilizaram condições semelhantes, bem como intervenções cognitivo-comportamentais, para conduzir tanto a terapia de grupo como a terapia individual.[15]

A partir desses estudos, pode-se extrair algumas conclusões positivas sobre a terapia de grupo, como o fato de ela permitir que o profissional atenda um número maior de pacientes em um mesmo período de tempo. Esse processo, além de otimizar o tempo de trabalho do profissional, auxilia na redução dos custos financeiros (despendidos por pacientes e terapeutas) e das filas de espera por tratamento. Desse modo, a terapia de grupo torna o tratamento mais acessível em diversos aspectos. Além disso, essas revisões apontaram para o fato de que, desde que os processos grupais sejam considerados durante a condução do tratamento, a terapia de grupo apresenta resultados tão bons quanto os da terapia individual.

REFERÊNCIAS

1. Yalom ID, Leszcz M. Psicoterapia de grupo: teoria e prática. 5. ed. Porto Alegre: Artmed; 2006.
2. Neufeld CB, Rangé BP, organizadores. Terapia cognitivo-comportamental em grupos: das evidências à prática. Porto Alegre: Artmed; 2017.
3. Scheidlinger S. An overview of nine decades of group psychotherapy. Hosp Community Psychiatry. 1994 Mar;45(3):217-25.
4. Melo DG, Figlie NB. Psicoterapia de grupo no tratamento da dependência química. In: Figlie NB, Bordim S, Laranjeira R. Aconselhamento em dependência química. 2. ed. São Paulo: Roca; 2010. p. 426-47.
5. Edwards G, Marshall EJ, Cook CCH. O tratamento do alcoolismo: um guia para profissionais da saúde. 3. ed. Porto Alegre: Artes Médicas; 1999.
6. Silva RL, Borrego ALS, Figlie NB. Psicoterapia de grupo. In: Diehl A, Cordeiro DC, Laranjeira R. Dependência química: prevenção, tratamento e políticas públicas. Porto Alegre: Artmed; 2010. p. 328-39.
7. White JR, Freeman AS. Terapia cognitivo-comportamental em grupo para populações e problemas específicos. São Paulo: Roca; 2003.
8. De Leon GA. Comunidade terapêutica: teoria, modelo e método. 3. ed. São Paulo: Loyola; 2009.
9. Zanelatto NA. Terapia cognitivo-comportamental aplicada à dependência química. In: Diehl A, Cordeiro DC, Laranjeira R. Dependência química: prevenção, tratamento e políticas públicas. Porto Alegre: Artmed; 2010. p. 252-66.
10. Miller WR, Rollnick S. Entrevista motivacional: preparando as pessoas para a mudança de comportamentos adictivos. Porto Alegre: Artes Médicas; 2001.
11. Marlatt GA, Gordon JR. Prevenção de recaída: estratégias de manutenção no tratamento de comportamentos adictivos. Porto Alegre: Artes Médicas; 1993.
12. Higgins ST, Sigmon SC, Heil SH. Transtornos por uso de drogas. In: Barlow DH, organizador. Manual clínico dos transtornos psicológicos: tratamento passo a passo. 5. ed. Porto Alegre: Artmed; 2016. p. 584-612.
13. Beck AT, Wright FD, Newman CF, Liese BS. Cognitive therapy of substance abuse. New York: Guilford; 1993.
14. Marlatt GA, Rohsenow DJ. Cognitive processes in alcohol use: expectancy and the balanced placebo design. In: Mello NK, editor. Advances in substance abuse: behavioral and biological research. Vol. 1. Greenwich: JAI; 1980.
15. Sobell LC, Sobell MB. Terapia de grupo para transtornos por abuso de substâncias: abordagem cognitivo-comportamental motivacional. Porto Alegre: Artmed; 2013.

16. Satterfield JM. Integrating group dynamics and cognitive-behavioral groups: a hybrid model. Clin Psychol Sci Pract. 1994;1(2):185-96.
17. MacKenzie KR. Advances in group psychotherapy. Curr Opin Psychiatry. 1997;10(3):239-42.
18. Bieling PJ, McCabe RE, Antony MM. Cognitive-behavioral therapy in groups. New York: Guilford; 2006.
19. Sobell LC, Sobell MB, Agrawal S. Randomized controlled trial of cognitive-behavioral motivational intervention in a group versus individual format for substance use disorders. Psychol Addict Behav. 2009;23(4):672-83.
20. Greanias T, Siegel S. Diagnósticos duplos. In: White JR, Freeman AS. Terapia cognitivo-comportamental em grupo para populações e problemas específicos. São Paulo: Roca; 2003. p. 163-91.
21. Neufeld CB, Maltoni J, Ivatiuk AL, Rangé BP. Aspectos técnicos e o processo em TCCG. In: Neufeld CB, Rangé BP, organizadores. Terapia cognitivo-comportamental em grupos: das evidências à prática. Porto Alegre: Artmed; 2017. p. 33-54.
22. Bandura A, Azzi RG, Polydoro S. Teoria social cognitiva: conceitos básicos. Porto Alegre: Artmed; 2008.
23. Wolle CC, Zilberman ML. Mulheres. Diehl A, Cordeiro DC, Laranjeira R. Dependência química: prevenção, tratamento e políticas públicas. Porto Alegre: Artmed; 2010. p. 375-82.
24. Bernard HS, MacKenzie KR. Basics of group psychotherapy. New York: Guilford; 1994.
25. Morrison N. Group cognitive therapy: treatment of choice or sub-optimal option? Behav Cogn Psychother. 2001;29(3):311-32.
26. Weiss RD, Jaffee WB, de Menil VP, Cogley CB. Group therapy for substance use disorders: what do we know? Harv Rev Psychiatry. 2004;12(6):339-50.
27. Duckert F, Johnsen J, Amundsen A. What happens to drinking after therapeutic intervention? Br J Addict. 1992;87(10):1457-67.
28. Graham K, Annis HM, Brett PJ, Venesoen P. A controlled field trial of group versus individual cognitive-behavioral training for relapse prevention. Addiction. 1996;91(8):1127-39.
29. Marques AC, Formigoni ML. Comparison of individual and group cognitive-behavioral therapy for alcohol and/or drugs-dependent patients. Addiction. 2001;96(6):835-46.
30. Schmitz JM, Oswald LM, Jacks SD, Rustin T, Rhoades HM, Grabowski J. Relapse prevention treatment for cocaine dependence: group vs. individual format. Addict Behav. 1997;22(3):405-18.

35

TERAPIA COGNITIVO-COMPORTAMENTAL FAMILIAR E TERAPIA COMPORTAMENTAL DE CASAIS APLICADAS AO TRATAMENTO DOS TRANSTORNOS POR USO DE SUBSTÂNCIAS

- NEIDE A. ZANELATTO
- ROBERTA PAYÁ

PONTOS-CHAVE

- Se, em décadas atrás e em estudos posteriores, a terapia familiar foi vista como uma alternativa para o tratamento do transtorno por uso de substâncias (TUS), hoje é consistentemente considerada uma das abordagens mais efetivas para o TUS, seja qual for a gravidade.[1]
- A participação da família nos tratamentos para o TUS aumenta a chance de adesão terapêutica do paciente (Payá, 2016; Miller, 2006).[2,3]
- A intervenção com famílias está sustentada por um consenso das práticas que são adotadas, independentemente da abordagem empregada.
- As relações são o foco da prática terapêutica, no caso a terapia comportamental para casais e o modelo *Community Reinforcement and Family Training* (CRAFT) para o sistema familiar.
- Entre os modelos interventivos com famílias, a terapia comportamental de casais é uma abordagem eficaz, que, além de atuar na redução significativa ou no abandono do uso da substância pelo paciente, proporciona grande melhora nos relacionamentos e, consequentemente, um ambiente mais saudável para os filhos que convivem com o casal.[4]
- O modelo CRAFT, além de apresentar resultados favoráveis à adesão terapêutica em pacientes não motivados para tal, ainda melhora as relações familiares, capacitando os membros a lidar de modo mais satisfatório com a resolução de problemas e conflitos e produzindo estados de humor mais positivos.[5]

► INTRODUÇÃO

As organizações familiares são consideradas um sistema social complexo, dinâmico e em constante mudança, e uma definição simples não é capaz de abarcar todos os tipos de constelações familiares. Elas existem dentro de um contexto social cujos padrões de comportamento influenciam e são influenciados por esse contexto. As variáveis individuais afetam a forma como os indivíduos procuram, recebem e oferecem suporte social. Indivíduos com TUS vivem e têm relações de um contexto social, em que a família tem influência substancial no comportamento de uso de substâncias, por outro lado, esta mesma família pode ser um fator de proteção em relação a esse comportamento, contribuindo para a mudança e manutenção de um comportamento mais funcional, quando o problema foi instalado.[6]

O objetivo deste capítulo é apresentar algumas premissas das intervenções familiares, expondo o que há de consenso na prática clínica com famílias, e, sobretudo, destacar alguns formatos de terapias cognitivo-comportamentais (TCCs) destinadas ao acolhimento de familiares de pessoas com TUS que não estão suficientemente motivados ou se recusam a participar de um tratamento específico, e onde a família pode desempenhar papel importante na adesão a esse tratamento (CRAFT) e também orientadas para o tratamento de casais em que ao menos um dos parceiros tem TUS (BCT).

► INTERVENÇÃO FAMILIAR E TERAPÊUTICA

As intervenções familiares buscam a integração e a diferenciação do indivíduo no sistema familiar. Isso parece simples, mas trata-se de algo bastante desafiador para o tratamento de famílias nas quais um ou mais membros apresentam TUS leve, moderado ou grave.

De acordo com Groisman,[7] a integração do indivíduo com seu grupo familiar implica compreender não apenas a estrutura familiar, mas também a dinâmica e os valores que a família carrega ao longo das gerações.

Para desenvolver habilidades interventivas familiares, é necessário que o terapeuta esteja conectado com o próprio sistema de valores, de modo a estar também atento ao fato de ser influenciado em toda e qualquer interação social.[8] Para esse manejo, é necessário recorrer ao grupo de origem do indivíduo, a fim de compreender as seguintes questões:

- Em quais circunstâncias os personagens familiares se desenvolveram e realizaram suas escolhas?
- Em que etapa do ciclo vital familiar o paciente foi inserido, ao nascer, e no caso da dependência química com a interseção do percurso do uso e da história familiar?
- Quais valores estão presentes na história familiar e como eles compõem um cenário de maior ou menor autonomia e/ou dependência emocional nas relações?

Groisman[7] reforça que a família é o ponto inicial do desenvolvimento das habilidades mais primitivas, como andar, falar, manipular os objetos e manejar as situações, expressar, calar, etc. Na família, estão guardados tesouros importantes, habilidades familiares, inteligências naturais de figuras influentes na construção de crenças e dinâmicas do sistema familiar de origem. Recorrer à família auxilia na identificação dos valores, principalmente daqueles que podem ser mantidos para a história familiar. Por essa razão, desenvolver habilidades de enfrentamento e resolução do problema familiar requer o levantamento de toda a herança da família.

No processo terapêutico, o profissional e a família precisam ouvir e entender a perspectiva de cada membro. A relação terapêutica permeada por confiança e respeito favorece a receptividade do paciente para novas ideias, novas representações e novas significações.[9]

▶ MODALIDADES DE INTERVENÇÕES FAMILIARES

O percurso do tratamento dos TUSs e o estudo sobre a terapia familiar favoreceram o desenvolvimento de modelos e abordagens que empregassem enfoques distintos nas práticas clínicas com as famílias. Atualmente, inúmeros modelos estão em operação no campo desse transtorno, seja qual for sua gravidade.

Segundo Silveira,[10] as intervenções familiares devem oferecer acolhimento e orientação; procurar conhecer a cultura familiar e sua linguagem, suas crenças e suas normas; elaborar diagnóstico diferencial para propor um plano de tratamento à família; estabelecer, com a família, um plano de tratamento após o diagnóstico diferencial; orientar a família em relação às próprias competências; valorizar as áreas "preservadas" dos vínculos familiares; orientar e motivar a família a participar do processo de tratamento; e evitar julgamentos e preconceitos.

O terapeuta também deve identificar o padrão familiar, levando em conta os seguintes aspectos:

- Considerar que todo o sistema familiar, e não apenas o membro usuário, necessita de ajuda.
- Desafiar o padrão da família, com profundo respeito à história familiar presente.
- Na presença de obstáculo no padrão habitual, recuperar outras capacidades de relacionamento, bem como promover o reconhecimento de outras competências da família.
- Ter formação teórica, técnica e profissional adequada para lidar com famílias, de acordo com as premissas do *setting* ou serviço de atendimento.
- Propiciar um ambiente que ofereça ao paciente e à sua família condições de adquirir conhecimentos e ferramentas que promovam a reestruturação de todos os envolvidos.

Com relação às metas do trabalho familiar, Smith e Meyers[5] apontam três objetivos fundamentais para qualquer modelo e abordagem que envolvam famílias:

- Motivar o membro usuário para o tratamento.
- Enquanto a busca por tratamento não ocorre, auxiliar o membro a reduzir os prejuízos decorrentes do uso de substâncias.
- Colaborar para a promoção de mudanças positivas nos padrões de comportamento e dinâmica emocional do familiar, independentemente da presença ou não de adesão terapêutica do usuário.

Indiscutivelmente, o consenso é que a família é um fator crítico no tratamento, e sua abordagem é um procedimento fundamental nos programas terapêuticos. A própria intervenção terapêutica em si significa o direito de ajuda aos familiares, incluindo o trabalho da rede social, que amplia os recursos do sistema como um todo pertencente. Em geral, toda e qualquer família pode se beneficiar de técnicas psicopedagógicas sobre como lidar com o TUS. Em contrapartida, famílias "patologicamente" estruturadas, ou mais vulneráveis, necessitam de tratamento mais aprofundado, sendo indicada a psicoterapia familiar.

Stanton[11] sinaliza a importância de avaliar positivamente a diversidade de modelos terapêuticos existentes no momento. Entre esses inúmeros modelos, há mais de 20 abordagens de terapia familiar para o tratamento do TUS. A literatura e a prática clínica apontam aspectos favoráveis para sua aplicabilidade, a saber:

- Engajamento do paciente e manutenção da adesão terapêutica
- Estabelecimento de uma intervenção consistente para os estágios de mudança iniciais do familiar em tratamento
- Melhora de resultados quanto ao uso da substância relacionada
- Melhora do funcionamento familiar, principalmente em relação às habilidades de enfrentamento e comunicação
- Redução do impacto e dos prejuízos decorrentes da dependência (psicológicos e/ou físicos) nos membros familiares, incluindo filhos
- Abordagem de outras questões, tais como violência doméstica, separação e perdas
- Melhor custo-benefício quando comparada com intervenções individuais e terapia de grupo
- Mudança do comportamento familiar de coautora do problema *versus* coautora de soluções de problemas

Quanto às modalidades de terapia familiar, Schenker e Minayo[12] revisaram as principais abordagens terapêuticas para as famílias inseridas nesse contexto, destacando as seguintes:

- **Intervenção.** A ação prevê a união de familiares e pessoas importantes para o usuário com o objetivo de dar a ele um ultimato quanto ao uso de substâncias.
- **Abordagem de reforço da comunidade (CRA).** Todo o contexto em volta do usuário se organiza para que, por meio de uma política de reforços positivos, seja possível o alcance e a manutenção da abstinência. Familiares e grupos social, recreacional e ocupacional estão envolvidos na ação.
- **Treinamento de reforço da comunidade (CRT).** O profissional envolvido está à disposição em tempo integral para assistência à família, de modo a atendê-la durante os períodos mais críticos.
- **Treinamento de família e reforço da comunidade (CRAFT).** Tem como objetivo motivar o paciente a aceitar tratamento por meio do atendimento aos familiares.
- **Identificação do membro mais motivado da família.** Tem como objetivo facilitar a entrada do paciente no tratamento e ajudá-lo ao longo do processo terapêutico.
- **Terapia de família unilateral (UFT).** Abordagem realizada com o cônjuge, no sentido de facilitar a entrada do paciente no tratamento.

- **Aconselhamento cooperativo.** Treinamento oferecido a familiares que necessitam de ajuda em função de estarem envolvidos com indivíduos com TUS, recrutados pela mídia.
- **Método de engajamento sistêmico estrutural-estratégico (SSSE).** Tratamento focado na mudança dos padrões de interação familiar, já que enfatiza a importância desses padrões, uma vez que alguns deles podem estar relacionados ao uso de substâncias.
- **Sequência de intervenção relacional para o engajamento (ARISE).** Forma de intervenção mais flexível que permite à família, com seu familiar dependente, tomar decisões relacionadas a ele função de seu uso de substâncias.
- **Terapia de rede (NT).** Foca a família como um grupo que atua como substrato para a mudança, ampliando o apoio para o contexto social dos pacientes (rede).

No cenário nacional, grupos de acolhimento, orientação e treinamento de habilidades se destacam na assistência às famílias. As abordagens cognitivo-comportamentais têm sido amplamente utilizadas no tratamento das dependências e de outros transtornos mentais, apresentando resultados positivos.

As duas abordagens em destaque envolvem o membro familiar em suas relações. Enquanto o modelo CRAFT enfoca o sistema familiar do paciente, o modelo BCT se direciona especificamente ao casal. Esses dois modelos são descritos a seguir.

TERAPIAS COGNITIVO-COMPORTAMENTAIS PARA FAMILIARES DE INDIVÍDUOS COM TUS

De acordo com as abordagens cognitivo-comportamentais, os comportamentos mal-adaptativos, geradores de prejuízo, incluindo o uso de substâncias lícitas ou ilícitas, podem ser reforçados pelas interações entre os membros da família. Então, o objetivo do desenvolvimento de habilidades de comunicação e de resolução de problemas é mudar o tipo de interações familiares, de modo que elas não sejam gatilho para o comportamento de uso de substâncias.[13] A maioria dos estudos relevantes sobre a aplicação desse modelo voltado para o atendimento a famílias foi publicada a partir do ano de 2004, principalmente nos Estados Unidos e na Inglaterra.[14]

Algumas técnicas cognitivo-comportamentais têm grande aplicabilidade no modelo de intervenção familiar, tais como:

1. Contratos de reforço: são acordos que estipulam o que cada membro deve fazer para reforçar o comportamento de outro membro da família.
2. Treinamento de habilidades: trata-se do desenvolvimento de habilidades de comunicação e de resolução de conflitos, que são treinadas e praticadas durante as sessões de terapia, com o compromisso de serem replicadas no convívio familiar.
3. Reestruturação cognitiva: objetiva identificar as crenças irrealistas que os membros da família têm sobre o familiar dependente, sobre a substância utilizada e sobre o problema do TUS, evidenciando-se o quanto elas podem ser um obstáculo para o tratamento do usuário e o quanto interferem no estado emocional da família. Os familiares são encorajados a testar suas crenças, substituindo-as por crenças mais funcionais, quando for o caso.[13]

Entre os vários modelos de TCC utilizados no atendimento a famílias, é apresentado, neste capítulo, o modelo CRAFT. Trata-se de uma abordagem que foi construída pensando na resistência que muitos indivíduos com problemas de uso de álcool ou outras substâncias apresentam em aderir a um tratamento formal, apesar das consequências de seu comportamento, que afetam não apenas o indivíduo que consome a substância, mas toda a sua família. O modelo CRAFT objetiva ajudar os membros da família a manejar essa situação e sensibilizar o usuário para procurar tratamento. A intervenção baseada no modelo CRAFT concentra-se em melhorar as relações familiares e aumentar a autoeficácia dos membros que não usam substância, auxiliando no manejo da situação.[5] Trata-se de um modelo de intervenção que foi desenvolvido a partir de um programa originalmente desenhado para o tratamento de pacientes com transtorno por uso de álcool, a CRA.[15,16]

Estudos evidenciam que o modelo CRAFT aumenta a chance de adolescentes e adultos com TUS aceitarem realizar o tratamento, após a família ter passado por ele. Um estudo que acompanhou 42 famílias cujos filhos adolescentes se recusavam a participar do tratamento evidenciou, ao término da intervenção terapêutica, que 30 desses adolescentes acabaram aderindo a ele. Os resultados no *follow-up* de três meses mostraram melhora significativa nos sintomas negativos da família, mas, embora 71% dos adolescentes tivessem aderido ao programa terapêutico, mesmo recebendo intervenção individual, não houve redução relevante no uso de maconha.[17]

Um estudo conduzido recentemente, destinado a aumentar a adesão de pacientes com transtorno por uso de opioides, empregando o modelo CRAFT, realizado em 14 semanas, com duas sessões com os pacientes e 10 sessões com os familiares, aumentou moderadamente a adesão dos pacientes ao tratamento. Observou-se também que o resultado mostrava-se mais promissor em termos de adesão quanto maior era o vínculo do familiar com o paciente portador de TUS.[18] Um estudo conduzido com aborígenes australianos mostra que o modelo funciona também em culturas diversas e comunidades específicas. Especificamente nesse estudo, a aceitabilidade foi muito maior nas mulheres.[19]

É interessante notar que, além de aumentar a adesão de pacientes resistentes ao tratamento, o modelo CRAFT também produz mudanças na dinâmica familiar, aumentando a coesão familiar, a capacidade de resolução de conflitos[20] e a mudança do estado emocional das famílias. Da mesma forma, o modelo pode atenuar a depressão e os episódios de raiva (em pacientes cujos familiares atendem critérios para diagnóstico de jogo patológico[21]), bem como a ansiedade e sintomas físicos, em muitos casos.[22]

O CRAFT é um modelo baseado na psicoeducação e no treino de habilidades de comunicação e de resolução de problemas. Apresenta literatura amplamente publicada, voltada para as famílias que precisam de auxílio para o manejo do TUS, instaura esperança nas famílias e promove mudanças no comportamento familiar.[23]

A seguir, é apresentado um modelo de aplicação prática do CRAFT.

CRAFT – APLICAÇÃO PRÁTICA

As subseções a seguir apresentam um modelo de intervenção, com sessões estruturadas para aplicação do modelo CRAFT, em tratamentos com foco nas famílias de indivíduos com TUS.[5,24]

Primeira sessão: apresentando os participantes e o programa

- Objetivos da sessão: apresentar os objetivos e o modelo do programa, promover a integração dos participantes, apresentar o contrato terapêutico.
- Estrutura da sessão:

1. Os objetivos do programa (motivar o familiar com TUS para o tratamento, reduzir ou cessar o consumo de álcool ou outras substâncias e melhorar a vida dos familiares envolvidos com o usuário).
2. A responsabilidade do familiar no tratamento.
3. O referencial teórico utilizado.
4. Premissas básicas do CRAFT.
5. A duração do tratamento e das sessões.
6. O contrato terapêutico.

Encerramento da sessão: colher sentimentos e opiniões dos participantes, dirimir dúvidas e marcar a próxima sessão.

Segunda sessão: construindo a motivação para a mudança e reestruturando crenças

- Objetivos da sessão: auxiliar na construção de motivação para que os familiares participem do tratamento, explorando a ambivalência, se estiver presente.

1. Identificar o estágio de mudança em que se encontra o usuário (aplicação de escalas).
2. Promover o treino para o desenvolvimento da empatia, usando técnicas específicas para esse tema.
3. Identificar as expectativas e os benefícios do usuário relacionados ao tratamento.
4. Identificar os aspectos que são reforçadores para os familiares (além da cessação do uso).
5. Identificar as crenças sobre o portador de TUS (lembrar seus atributos positivos antes do uso e mesmo durante o período de uso de substâncias).
6. Enfatizar os três objetivos principais da intervenção (reforçando a primeira sessão).

Entre a 2ª e a 3ª sessão: entrevistando um membro da família

Entrevista semiestruturada com um membro da família (feita individualmente entre a 2ª e 3ª sessão ou substituindo a segunda sessão).

É realizada uma análise funcional do comportamento do usuário (descrito pelo familiar que frequenta o grupo de tratamento). Objetiva-se também obter o máximo de informações sobre o comportamento do familiar não usuário e pensar em um planejamento de mudanças para o comportamento deste em relação ao familiar com TUS. A análise deve contemplar:

- O que levou ao uso (gatilhos internos e externos).
- As situações de risco para uso ou recaída, identificadas pelos familiares.

- O que já foi feito, tentado e não deu certo, e o que funcionou.
- Os fatores mantenedores do uso.

É importante evidenciar que:

1. A meta é alterar o uso de substância do paciente por meio da mudança das interações dele com a sua família.
2. Com a redução do uso, a chance de o usuário entrar no tratamento tende a aumentar.
3. O familiar é a pessoa ideal para fornecer essas informações, porque conhece o usuário e tem grande contato com ele.
4. Os episódios de uso são previsíveis, de modo que o familiar começa a perceber que existem possibilidades de planejamento para lidar com essas ocorrências.
5. A partir da análise funcional, é possível evidenciar os gatilhos que levam ao uso, de modo que o familiar não usuário pode tentar evitar as situações de alto risco para uso e recaídas (com quem está, onde e quando; o que pensa e sente o usuário quando consome a substância).
6. É possível identificar as consequências positivas a curto prazo do usuário, bem como as consequências negativas de longo prazo, favorecendo, assim, a abstinência.

Terceira sessão: prevenindo a violência doméstica/enfrentando o comportamento agressivo do usuário

- Objetivos da sessão: eliminar o comportamento violento do usuário, aumentando-se a chance de o paciente iniciar o tratamento; obter o máximo de informações para formular um plano de ação; evidenciar que um familiar é a pessoa ideal para realizar essa tarefa, pois está em contato com o usuário durante os episódios de violência; mostrar que os episódios de violência podem ser previsíveis; identificar a frequência e a gravidade dessas ocorrências e os benefícios que o usuário tem quando desses episódios; e capacitar os familiares em tratamento a não reforçar positivamente esse comportamento disfuncional.

1. Prevenir a violência doméstica.
2. Desenvolver nos familiares condições para respostas relativas à segurança destes.
3. Identificar os gatilhos.
4. Pensar em lugares em que a família se sinta segura quando convive com uma pessoa que usa de violência quando está intoxicada.
5. Discutir acerca de intervenções legais.
6. Ajudar as famílias vitimadas a lidar com a culpa e a raiva.

Quarta sessão: treinando habilidades de comunicação

- Objetivos: treinar habilidades de comunicação, tais como assertividade, asserção positiva (reforço positivo – elogios) e asserção negativa (críticas construtivas), quando necessário.

1. Apresentação dos vários estilos de resposta (p. ex., passiva, agressiva, passivo-agressiva e assertiva).
2. Treino em fazer e receber elogios.
3. Treino em fazer e receber críticas.[25,26]

Quinta sessão: reforçando positivamente a sobriedade e a abstinência

- Objetivos: apresentar o conceito de reforço positivo, treinando com os familiares essa prática.

1. Mostrar o quão reforçadora pode ser a substância usada, compelindo o indivíduo à repetição do comportamento de uso.
2. Evidenciar os comportamentos da família que podem ser também reforçadores para a manutenção do uso de substância.
3. Descobrir com os familiares outros comportamentos que podem ser reforçadores para o usuário, mas que não estão relacionados com a manutenção do comportamento de uso da substância.
4. Reforçar comportamentos saudáveis.
5. Antecipar repercussões negativas em função do oferecimento de reforço positivo (na tentativa de impedir um episódio de uso de substância).
6. Reforçar comportamentos de sobriedade e abstinência.

Sexta sessão: usando as consequências negativas como motivação para a mudança de comportamento

- Objetivos: evidenciar como a ênfase nas consequências negativas do comportamento de uso de substância pode auxiliar na busca por tratamento; treinar habilidade de resolução de problemas que normalmente aparecem quando o usuário se vê diante das consequências de seus atos.

1. Discutir a retirada do reforço positivo. Como escolher as ocasiões? Que tipo de reforço realmente conta para o paciente?
2. Descobrir como a família deve se focar no comportamento do uso de substâncias e não atuar como mantenedora, mas fazendo com que o paciente lide com as consequências do seu uso.
3. Realizar treino em habilidades de resolução de problemas, visando ao melhor manejo de situações nas quais o usuário terá que lidar com os desdobramentos dos comportamentos disfuncionais resultantes do uso de substâncias.

Sétima sessão: ajudando os familiares a aumentar as atividades prazerosas para melhorar sua qualidade de vida

- Objetivos: evidenciar a importância da atenção especial ao familiar e verificar como está sua estrutura emocional devido ao fato de conviver com um usuário de substâncias. Auxiliar no desenvolvimento dessa estrutura e sensibilizar o familiar para que busque ajuda especializada se houver necessidade.

1. Realizar aplicação de escalas para identificar a necessidade do familiar.
2. Realizar treino de habilidades em aumento de atividades prazerosas (elaborar um menu de atividades que deem prazer ao familiar em tratamento e programar horários para executá-las [30 a 60 minutos por dia], com equilíbrio entre o que deseja fazer e o que deve fazer).
3. Desenvolver atividades prazerosas mesmo que o familiar com TUS não esteja envolvido, ou apesar de ter uma familiar com TUS.
4. Discutir as dificuldades de colocar esse plano em prática.

Oitava sessão: convidando o paciente usuário a entrar no tratamento

- Objetivos da sessão: capacitar os familiares a trabalhar com a motivação do paciente com TUS, escolhendo o momento ideal e convidando-o a iniciar o tratamento no momento de motivação mais elevada.

A motivação para o tratamento é mais bem entendida como um processo dinâmico, a chave para qualquer mudança. Inclui elementos de vários contextos, tende a flutuar (ambivalência) e é influenciada pelas interações sociais e pelo estilo de interação que é adotado no contexto em que se encontra a pessoa que participa do processo. Parece alcançar uma direção para a mudança quando o indivíduo "ouve aquilo que ele mesmo diz".[27]

É importante, portanto:

1. Discutir a importância de se aproveitar as janelas de oportunidade:
   a. O paciente percebe que seu consumo de substância causa problema
   b. O paciente percebe que outras pessoas identificam seu uso de substâncias, e ele achava que isso não aconteceria
   c. O paciente começa a perguntar sobre o tratamento dos familiares
   d. O paciente questiona a mudança de comportamento dos familiares
2. Investigar como incutir no paciente a ideia de tentar o tratamento:
   a. Oferecendo sempre a oportunidade de um encontro informal com o terapeuta.
   b. Informando que o terapeuta do paciente deve ser outro que não o do familiar.
   c. Dando sempre a opção de simplesmente "experimentar" o tratamento.
   d. Informando sempre que o paciente não precisa fazer aquilo que não quer fazer.
   e. Tendo a opção de trabalhar outras áreas de sua vida, que não seja a do uso de substâncias.
3. Reforçar o uso da comunicação positiva quando em contato com o paciente com TUS.
4. Apresentar outras formas de convidar o paciente com TUS para o tratamento: por meio de uma pessoa específica e influente na família ou do terapeuta.
5. Investigar formas de agilizar o processo de ingresso no tratamento e sua importância.

6. Treinar os familiares como manejar com a recusa ao ingresso no tratamento, no caso de surgimento de episódios de raiva.
7. Alertar sobre a importância da manutenção do tratamento do familiar mesmo quando o usuário ingressa no tratamento e estruturar o familiar participante para o caso de o usuário não apresentar adesão terapêutica.

Nona sessão: fornecendo e recebendo *feedback* e fazendo encaminhamentos

Objetivos da sessão: dar e receber *feedback* para os participantes do grupo e fazer os encaminhamentos necessários para a continuidade do tratamento.

1. Fornecer *feedback* para cada familiar participante do grupo de tratamento, evidenciando os pontos positivos alcançados no tratamento e as metas que ainda devem ser mantidas, se não foram atingidas.
2. Fazer um planejamento voltado a emergências, envolvendo questões que não foram discutidas no programa (p. ex., para quem ligar, quais os números de telefones importantes, contatos com grupos de mútua ajuda, etc.)
3. Os familiares também devem dar *feedback* ao terapeuta, para avaliação da intervenção terapêutica.

As demais sessões podem e devem ser marcadas em intervalos de tempo para manutenção e acompanhamento de cada caso.

▶ TERAPIA COMPORTAMENTAL DE CASAIS COM TUS

Partindo-se da observação de que, em casais nos quais ao menos um dos parceiros apresenta TUS, ocorre a deterioração nos relacionamentos, com risco de separação e abuso físico ou verbal, com consequências graves para os filhos, a terapia comportamental de casais, nesse contexto específico, tem os seguintes objetivos:[4]

1. Eliminar o uso de álcool ou outras substâncias
2. Validar e estimular o apoio da família com relação aos esforços de mudança do paciente
3. Modificar os padrões de interação familiar e conjugal, de modo que a abstinência se mantenha a mais longo prazo e que garanta relacionamentos mais estáveis

A terapia comportamental de casais é uma abordagem terapêutica bastante indicada para casais que estão ou estiveram casados, vivendo juntos por mais de um ano, antes do início da terapia, que querem trabalhar em conjunto para a resolução do problema da dependência, quando apenas um dos parceiros tem problema com uso de substâncias e aceita como meta a abstinência temporária. A ausência de condições psiquiátricas mais graves, como quadros psicóticos, também colabora para eleger esses casais como aqueles para quem esse tipo de terapia é mais indicado.

Trata-se de uma abordagem manualizada, que pode ser utilizada com outras intervenções, por exemplo, a terapia de 12 passos, outros grupos de mútua ajuda e sessões de aconselhamento individuais ou em grupo. A terapia comportamental de casais também tende a facilitar a adesão ao tratamento medicamentoso, quando introduzido como abordagem complementar.[4,28]

A terapia comportamental de casais para o TUS tem sua eficácia comprovada em vários estudos publicados nos últimos 30 anos. Uma metanálise sobre o assunto evidencia que essa abordagem produz melhores desfechos do que o tratamento individual para o TUS, reportando, inclusive, melhores resultados no pós-tratamento quanto às relações conjugais.[29,30] Resultados positivos com essa abordagem também são observados quando as variáveis evidenciadas são menor incidência de comportamento violento com o parceiro (mesmo quando o transtorno aparece na esposa) e maior ajustamento psicossocial e emocional observados nos filhos desses casais.[31,32] Um estudo recente[33] voltado para a cessação de fumar, embora não evidencie resultados melhores do que com outras abordagens, demonstra que esse tipo de terapia também é uma alternativa para tratamento.

Observam-se ganhos com essa modalidade de terapia também quando o parceiro com o transtorno é a esposa: é o que mostra um estudo com 105 mulheres com transtorno por uso de álcool cujos maridos não tinham quaisquer problemas com essa substância. Além da redução do consumo, também se observou relações conjugais mais satisfatórias.[34] Pode-se também afirmar que essa modalidade de terapia tem chances aumentadas de adesão, pois, quando oferecida para indivíduos que estão em tratamento ambulatorial, é geralmente aceita por 80% deles.[31] Foi sugerida uma variação desse modelo, denominada terapia comportamental de casal integrativa (TCCI), que inclui um elemento-chave: a aceitação do outro (aspectos positivos e vulnerabilidades), como ponto essencial para o processo terapêutico.[35]

As limitações do TCCI estão relacionadas com a possibilidade de dificuldades na adesão de pacientes com transtorno grave por uso de cocaína ou heroína, bem como com a falta de treinamento por parte dos terapeutas para conduzir de forma eficaz as sessões estruturadas nesse modelo. No entanto, quando considerada a relação de custo-benefício, o modelo apresenta-se muito positivo para benefícios, em comparação a modelos de aconselhamento ou terapia individual.

TERAPIA COMPORTAMENTAL DE CASAIS – APLICAÇÃO PRÁTICA

O modelo de intervenção, também chamado de BCT, consiste em 12 a 20 sessões semanais, com duração de 50 a 60 minutos cada sessão.

Geralmente, a BCT trabalha com pacientes que já estão em tratamento. Nesse caso, o primeiro passo para engajar o cônjuge não usuário é obter a permissão do cônjuge paciente, trabalhando minuciosamente com ele a forma como esse primeiro contato será feito. Havendo concordância do casal em participar do tratamento (pois ele enfoca primeiramente o uso de substância, e, por isso, o contrato de recuperação torna-se peça-chave de adesão, tanto para o tratamento quanto para a retomada de confiança entre o casal), a primeira sessão tem os seguintes objetivos:

1. Reforçar a concordância do casal em participar do programa
2. Orientar o casal dentro do programa terapêutico
3. Determinar o interesse do casal e sua adequação ao modelo
4. Identificar se existe necessidade de algum encaminhamento antes de iniciar a terapia
5. Avaliar o consumo de substâncias pelo casal ou por um dos parceiros

6. Avaliar a estabilidade e o comprometimento no relacionamento
7. Identificar se há comportamentos violentos ou risco de suicídio, por parte de algum dos cônjuges, e os riscos desses comportamentos para ambos
8. Avaliar o risco a que estão sujeitas crianças que façam parte da família, caso existam
9. Identificar a relação entre as crises, as situações de estresse e o uso de substâncias

As sessões iniciais também se destinam a diminuir os sentimentos e as interações negativas sobre o o uso de álcool e/ou de outras substâncias no passado, encorajando comportamentos positivos entre o casal. Os acordos ou "promessas" entre o casal também têm lugar no início do tratamento, pois delimitam os limites do comportamento. Entre esses acordos, estão: não deve existir ameaça de separação ou divórcio; não deve haver violência ou ameaça de violência; o foco deve estar no presente e no futuro, jamais no passado; e ambos os cônjuges devem se comprometer a cumprir as tarefas que forem acordadas nas sessões de terapia. A introdução do contrato de recuperação, como uma ferramenta que aproxima o casal do problema enfrentado e confirma o envolvimento diariamente, também é feita nesse primeiro momento.

As demais sessões têm como temas centrais:[4]

1. O desenvolvimento de outros suportes para a abstinência, tais como redução da exposição às substâncias, manejo de problemas da vida diária e não promoção de armadilhas por parte de um dos cônjuges, as quais podem se constituir em situação de risco para que o outro recaia no uso da substância.
2. O aumento das atividades prazerosas, buscando novas formas de obtenção de prazer e melhorando as relações conjugais.
3. O treino da comunicação assertiva para desenvolver habilidades de negociação e aprender a dizer: "Não").
4. As maneiras de falar e ouvir sobre sentimentos.
5. A resolução de conflitos e problemas.
6. A manutenção da mudança e prevenção de recaída.

▶ CONSIDERAÇÕES FINAIS

As intervenções familiares destinadas a pessoas com TUS de qualquer gravidade têm um caráter muito complexo. Se, por um lado, há evidências que valorizam tais práticas, como preditoras de sucesso terapêutico, por outro, há carência de profissionais capacitados, de uma melhor articulação e estruturação dos serviços e de rede e incentivos para pesquisas.

Incluir a família no tratamento é uma questão de saúde pública. É um caminho que requer medidas políticas e sociais de órgãos competentes e dedicação, estudo e tempo dos profissionais envolvidos no tratamento dessas pessoas. É preciso que haja a compreensão de que as famílias estão sofrendo de um problema que causa prejuízos ao próprio bem-estar físico e emocional, além de outras perdas, mas também a família representa o elemento social básico, que possibilitará que tanto transformações de cunho pessoal quanto dentro da própria família aconteçam e se reverberem.

As TCCs sustentam uma parte importante do percurso das intervenções familiares em relação ao uso e à dependência de substâncias. Nesse sentido, destaca-se a aplicabilidade dos modelos CRAFT e BCT como vias terapêuticas consistentes e bem-estruturadas.

As TCCs partem do racional teórico de que as cognições, matéria-prima desses modelos, determinam os sentimentos, comportamentos e reações fisiológicas do indivíduo. Quanto mais funcionais elas forem, ou seja, mais construídas a partir de evidências de realidade, o humor, as tomadas de decisão, a comunicação e o comportamento de modo geral das pessoas serão melhores.

Assim, as intervenções baseadas nesses modelos, orientadas para o tratamento de famílias ou casais que vivenciam um problema com TUS, apresentam como objetivo central, primeiramente, a reestruturação das crenças, que determinam os pensamentos a respeito de quem é o indivíduo com o transtorno, da extensão de seu real problema e da posição e do papel da família diante do problema (é muito comum pensar que o usuário só mudará de comportamento quando tiver vontade de fazê-lo). Em um segundo momento, nesses modelos interventivos, ocorre o treinamento de habilidades, orientadas tanto para aprimorar as comunicações como para desenvolver técnicas de resolução de problemas. Essas intervenções se mostram eficazes para alcançar os objetivos propostos, porém ainda são necessários mais estudos, a fim de personalizar cada vez mais os processos de intervenção, de modo a adaptá-los às necessidades específicas de cada família ou grupos de famílias.

REFERÊNCIAS

1. Rowe CL. Family Therapy for drug abuse: review and updates 2003-2010. J Marital Fam Ther. 2012;38(1):59-81.
2. Payá R, organizadora. Intervenções familiares para o abuso e dependência de álcool e outras drogas. São Paulo: Gen; 2016.
3. Miller WR. Motivational factors in addictive behaviors. In: Miller WR, Carroll KM. Rethinking substance abuse: what the Science shows, and what we should do about it. New York: Guilford; 2006.
4. O'Farrel TJ, Fals-Stewart W. Terapia comportamental de casais para dependência de álcool e abuso de drogas. São Paulo: Roca; 2010.
5. Smith JE, Meyers RJ. Motivating substance abusers to enter treatment: working with family members. New York: Guilford; 2004.
6. McCrady BS. Family and others close relationships. In: Miller WR, Carroll KM. Rethinking substance abuse. New York: Guilford; 2006.
7. Groisman, M. Histórias dramáticas: terapia breve para famílias e terapeutas. Rio de Janeiro: Rosa dos Tempos; 2003.
8. Whitaker C. Desabrochar pessoal e instrumentos profissionais: oposição ou complementariedade? In: Elkaim M, editor. Formações e práticas em psicoterapia familiar. Porto Alegre: Artes Médicas; 1988.
9. Aleluia G, Vianna C. Terapia familiar sistêmica nas adições. Gigliotti A, Guimaraes A, organizadores. Adição, dependência, compulsão e impulsividade. Rio de Janeiro: Rubio; 2017.
10. Silveira PS, Silva EA. Família, sociedade e uso de drogas: prevenção, inclusão social e tratamento familiar. In: Ronzani TM, organizador. Ações Integradas sobre Drogas – Prevenção, Abordagens e Políticas Públicas. Juiz de Fora: UFJF; 2013.
11. Stanton MD, Heath AW. Family/couples approaches to treatment engagement and therapy. In: Lowinson JH, Ruiz P, Millman RB, Langrod JG. Substance abuse: a comprehensive textbook. 4. ed. Philadelphia: Lippincott Williams & Wilkins; 2005.
12. Schenker M, Minayo MSC. A Importância da família no tratamento do uso abusivo de drogas: uma revisão da literatura. Cad Saúde Publica. 2004;20(3):649-59.
13. Substance Abuse and Mental Health Services Administration. Center for Substance Abuse Treatment. Substante abuse treatment and family therapy: Treatment Improvement Protocol (TIP). n. 39. Rockville: Substance Abuse and Mental Health Services Administration; 2004.

14. Evans P, Turner S, Trotter C. The effectiveness of family and relationship therapy: a review of the literature. Melbourne: PACFA; 2012.
15. Azrin NH. Improvements in the community-reinforcement approach to alcoholism. Behav Res Therapy. 1976;14(5):339-48.
16. Miller WR, Meyers RJ, Hiller-Sturmhofel S. The community reinforcement approach. Alcohol Res Health. 1999;23(2):116-21.
17. Waldron HB, Kem-Jones S, Turner CW, Petterson TR, Ozechowski TJ. Engaging resistant adolescents in drug abuse treatment. J Subst Abuse Treat. 2007;32(2):133-42.
18. Brigham GS, Slesnick N, Winhusen TM, Lewis DF, Guo X, Somoza E. A randomized pilot clinical trial to evaluate the efficacy of Community Reinforcement and Family Training for treatment retention (CRAFT-T) for improving outcomes for patients completing opioid detoxification. Drug Alcohol Depend. 2014;138:240-3.
19. Calabria B, Clifford A, Shakeshaft A, Allan J, Bliss D, Doran C. The acceptability to Aboriginal Australians of a Family-based intervention to reduce alcohol-related harms. Drug Alcohol Rev. 2013;32(3):328-32.
20. Manuel JK, Austin JL, Miller WR, McCrady BS, Tonigan JS, Meyers RJ, et al. Community reinforcement and family training: a pilot comparison of group and self-directed delivery. J Subst Abuse Treat. 2012;43(1):129-36.
21. Hong J, Yang S. Effects of a family education program for families of pathological gamblers. J Korean Acad Nur. 2013;43(4):497-506.
22. Meyers RJ, Miller WR, Hill DE, Tonigan JS. Community reinforcement and family training (CRAFT): engaging unmotivated drug users in treatment. J Subst Abuse. 1999;10(3):291-308.
23. Meyers RJ, Wolfe BL. Get your loved one sober: alternatives do nagging, pleading and threatening. Minnesota: Hazelden; 2004.
24. Meyers RJ, Smith JE, Lash DN. A program for engaging treatment-refusing substance abusers into treatment: CRAFT. Int J Behav Consult Therapy. 2005;1(2):90-100.
25. Monti PM, Kadden RM, Rohsehow DJ, Cooney NL, Abrams DB. Tratando a dependência de álcool: um guia de treinamento das habilidades de enfrentamento. São Paulo: Roca; 2005.
26. Jungerman FS, Zanelatto NA. O tratamento do usuário de maconha e de seus familiares: um guia para terapeutas. São Paulo: Roca; 2007.
27. Miller WR, Rollnick S. Motivational interviewing. 3rd ed. New York: Guilford; 2013.
28. O'Farrel TJ, Schein AZ. Behavioral couples therapy for alcoholism and drug abuse. J Subst Abuse Treat. 2010;18(1):51-4.
29. Powers MB, Vedel E, Emmelkamp PM. Behavioral couples Therapy (BCT) for alcohol and drug disorders: a meta-analysis. Clin Psychol Rev. 2008;28(6):952-62.
30. Meis LA, Griffin JM, Greer N, Jensen AC, Macdonald R, Carlyle M, et al. Couple and family involvement in adult mental healt treatment: a systematic review. Clin Psychol Rev. 2013;33(2):275-86.
31. Fals-Stewart W, O'Farrel, TJ, Birchler GR. Behavioral couples therapy for substance abuse: rationale, methods and findings. Sci Prat Perspect. 2004;2(2):30–41.
32. Schumm JA, O'Farrel TJ, Murphy C, Fals-Stewart W. Partner violence before and after couples-based alcoholism treatment for female alcoholic patients. J Consult Clin Psychol. 2009;77(6):1136-46.
33. LaChance H, Cioe PA, Tooley E, Colby SM, O'Farrel TJ, Kahler CW. Behavioral couples therapy for smoking cessation: a pilot randomized clinical trial. Psychol Addict Behav. 2015;29(3):643-52.
34. Schumm JA, O'Farrel TJ, Kahler CW, Murphy MM, Muchowski P. A randomized clinical trial of behavioral couples therapy versus individually based treatment for women with alcohol dependence. J Consult Clin Psychol. 2014;82(6):993-1004.
35. Jacobson NS, Christensen A, Prince SE, Cordova J, Eldrige K. Integrative behavioral couple therapy an aceeptance-based, promising new treatment for couple discord. J Consult Clin Psychol. 200068(2):351-5.

PARTE IX

CUIDADO DO CUIDADOR

36

TERAPIA COGNITIVO-COMPORTAMENTAL PARA PACIENTES DIFÍCEIS OU RESISTENTES

▶ NEIDE A. ZANELATTO

PONTOS-CHAVE

- O profissional da saúde faz parte de uma das classes trabalhadoras mais afetadas pelo estresse.
- Embora tenha havido interesse, nas últimas décadas, sobre como o estresse afeta profissionais da saúde e sobre a importância do estudo e de uma intervenção sobre esse tema, "descuidado" talvez seja a palavra que melhor defina o estado em que se encontram esses profissionais.
- Um dos motivos que geram estresse nos profissionais da saúde é o fato de estarem envolvidos com pacientes difíceis: que não aderem ao tratamento, que desafiam o profissional constantemente ou que usam qualquer tipo de estratégia para conseguirem o que querem.
- A terapia cognitivo-comportamental (TCC), mantendo seu foco na relação terapêutica (profissional-paciente), pode ajudar a melhorar essas relações e proporcionar um cuidado maior para o profissional.

> Há pessoas com as quais não é fácil conviver,
> mas que jamais se podem abandonar.
> **Thomas Mann**

Nas últimas décadas, tem havido crescente interesse no estudo de como as situações de estresse geradas pelo trabalho em saúde mental afetam a saúde dos profissionais. Esse estresse é criado ora por condições que não estão relacionadas com o desempenho da função, mas por questões externas a esse aspecto (condições de trabalho ou a falta delas), ora pela percepção que, em determinado momento, o profissional da saúde começa a ter a respeito de seu desempenho, das pessoas com quem trabalha, do tipo de problema com o qual lida e do tipo de pessoas que atende. Essas percepções afetam os sentimentos e comportamentos em relação ao trabalho. Aí, entram questões como a transferência e a contratransferência nas relações profissional-paciente, a forma como é interpretada a resistência dos pacientes em relação ao tratamento de um modo geral e a dificuldade com o manejo de pacientes com transtornos mais específicos. Judith Beck[1] e Robert Leahy[2] são nossas referências principais neste capítulo, cujo objetivo é apresentar as principais fontes de desconforto no trato com pacientes difíceis e maneiras de lidar com essas situações de modo a preservar a saúde mental do profissional e oferecer ao paciente um tratamento digno e respeitoso.

▶ A SAÚDE MENTAL ENTRE PROFISSIONAIS DA SAÚDE

Estudos nessa área, a respeito do cuidar e dos cuidados com o cuidador, têm sido objeto de interesse nas últimas décadas, e alguns elementos (objetivos e subjetivos) vêm sendo apontados como importantes no próprio discurso de trabalhadores em saúde mental. A falta de cuidado com o cuidador, que pode se refletir na falta de tempo para o cuidado do profissional dessa área, bem como a falta de tempo para a discussão de casos e dos sentimentos neles envolvidos, a falta de acolhimento da supervisão técnica, a necessidade de cuidar de si para cuidar do outro, são considerados aspectos mais objetivos. Os aspectos considerados subjetivos estão relacionados ao sofrimento psíquico vivido por esses trabalhadores: angústias e preocupações no envolvimento com o sofrimento do usuário, sentimentos de angústia, decepção, frustração e raiva quando o tratamento não atende às expectativas do profissional e quando a família do usuário não adere ao tratamento proposto, além das dificuldades nas relações interpessoais no trabalho e da falta de reconhecimento e troca no ambiente profissional.[3]

Aspectos muito particulares do trabalho desenvolvido na área de saúde, de modo geral, e principalmente entre os profissionais da medicina, agrupam-se criando uma situação favorável ao adoecimento: estar em contato íntimo e frequente com a dor e o sofrimento, lidar com a intimidade corporal e emocional, estar em contato com pacientes terminais e lidar com pacientes difíceis (queixosos, rebeldes, que não aderem ao tratamento, hostis e desafiadores, reivindicadores, autodestrutivos e cronicamente deprimidos).[4] Dos aspectos citados, este capítulo se ocupa em auxiliar o profissional no manejo com a relação paciente-profissional, um dos aspectos eliciadores de estresse e causadores de adoecimento em profissionais da saúde mental.

O desenvolvimento da resiliência (quanto maior, menor a chance de surgir ansiedade ou depressão) tem sido apresentado como um fator que auxilia no manejo das situações de estresse geradas tanto pelo trabalho em saúde como pela vida acadêmica, para estudantes que optaram pela área da saúde.[5] A capacidade de se mostrar resiliente parece estar ligada a determinadas formas de perceber e decodificar a realidade, cuja base está nas crenças mais internas, construídas ao longo da vida do indivíduo.

▶ TRANSFERÊNCIA E CONTRATRANSFERÊNCIA EM TERAPIA COGNITIVA

Nos últimos anos, muito se tem estudado sobre a relação terapêutica e sua importância dentro do contexto da terapia cognitiva. Aliança terapêutica tem sido definida, em TCC, como um vínculo construído entre terapeuta e paciente com base na cordialidade, na empatia, na atenção, no respeito mútuo e na competência.[6] Ela é fundamental para a realização de um processo terapêutico eficaz. Embora alguns pacientes deem a impressão de que não se importam com essa relação, buscando apenas uma ferramenta para lidar com suas angústias e dores, é bem possível que a verdadeira aprendizagem de habilidades para mudar suas cognições só seja realmente realizada em um ambiente de apoio, acolhimento e empatia.[1]

Embora os termos "transferência" e "contratransferência" tenham se originado a partir de paradigmas das teorias psicodinâmicas e haja um interesse crescente dos terapeutas cognitivos na relação terapêutica, há pouca discussão sobre a relevância da transferência e da contratransferência. A compreensão desses conceitos é fundamental como parte da prática reflexiva (da autossupervisão) e da inserção na supervisão clínica, especialmente no que diz respeito ao entendimento e ao manejo das respostas de contratransferência.[7] A transferência, em seu sentido mais lato, é considerada parte de todas as relações humanas e, portanto, também parte da relação terapêutica. Embora não tão aprofundada em seu estudo no modelo cognitivo-comportamental, quando se trata de pacientes difíceis, não há como prescindir desse aspecto, até porque questões éticas esbarram na formação da aliança terapêutica, e todo o cuidado é necessário para a compreensão das relações de transferência. O relacionamento de transferência pode tanto ajudar na terapia como distorcê-la ou bloqueá-la. No caso de pacientes difíceis, a relação de transferência pode auxiliar na identificação de pensamentos automáticos, pressupostos disfuncionais, crenças centrais e suas mudanças. No entanto, ela também pode ser conduzida de forma distorcida em favor do terapeuta e à custa do paciente. Portanto, é importante que, do ponto de vista ético, o terapeuta compreenda o processo de transferência do paciente, o use de maneira favorável e fique atento às suas respostas de contratransferência.[8]

Nos processos de transferência, é importante que o terapeuta esteja atento às reações negativas ou positivas vindas do paciente para ele, tomando o cuidado de não provocá-las ou ignorá-las. Deve estar focado na identificação de estados emocionais negativos, como raiva, frustração e decepção, experimentados pelo paciente dentro da relação terapêutica, do mesmo modo que na identificação de estados emocionais positivos, como amor exagerado, idealizações demasiadas, elogios ou tentativas de desviar a atenção da terapia para o terapeuta. Essas reações abrem um espaço para o entendimento das relações passadas e reais do paciente fora do contexto terapêutico. No que tange à contratransferência, o terapeuta deve monitorar seus pensamentos e sentimentos que indicam a presença desse processo e discuti-los durante os encontros de supervisão.[9]

Quando nos referimos aos pacientes considerados de difícil manejo, sobretudo aqueles com transtorno da personalidade, cuja morbidade co-ocorre com frequência naqueles que apresentam diagnóstico de transtorno por uso de substâncias (TUSs), o cuidado com esses processos deve merecer atenção especial.

Estudos recentes indicam que, entre os usuários com TUS (álcool, maconha e nicotina), estão indivíduos com diagnóstico fechado para transtornos da personalidade, mais especificamente transtorno da personalidade antissocial (TPAS) e transtorno de personalidade borderline (TPB), e com traços de personalidade esquizotípica (mais frequentemente relacionados ao uso de maconha), relação que altera de modo expressivo o curso do TUS nesses indivíduos.[10] Aproximadamente 40 a 50% dos indivíduos com diagnóstico de TUS preenchem os critérios para o diagnóstico de TPAS, e quase 90% daqueles diagnosticados com TPAS apresentam uso problemático ou TUS.[11] O transtorno por uso de cocaína é um diagnóstico com alta prevalência entre indivíduos de ambos os sexos que preenchem os critérios para TPAS, embora sua incidência seja menos frequente entre as mulheres.[12,13] Quando se trata de TPB, nota-se que a prevalência da co-ocorrência dos dois transtornos parece a mesma entre homens e mulheres, com a exceção de que os homens procuram mais o tratamento, devido aos prejuízos mais graves durante o período de uso.[14]

Pacientes com essas características, considerados de manejo difícil, apresentam dificuldades na adesão terapêutica e na mudança de comportamentos, o que acaba levando ao abandono do tratamento. Os episódios de recaída aparecem mais precocemente. E a combinação entre estratégicas farmacológicas, motivacionais e cognitivo-comportamentais é o método terapêutico que apresenta resultados mais animadores.[2]

Alguns autores[15] classificam os pacientes considerados difíceis em cinco categorias. São elas:

- Dominadores: sua autoconfiança e independência são construídas à custa do domínio sobre uma pessoa poderosa (presentes nos transtornos da personalidade narcisista e obsessivo-compulsiva). Nesses casos, o terapeuta deve promover intervenções que ampliem as possibilidades de escolha por parte do paciente.
- Paranoides: em virtude de enxergarem o mundo como hostil e ameaçador, os pacientes duvidam da sinceridade e lealdade dos outros (presentes no transtorno da personalidade paranoide e TPAS). As intervenções terapêuticas devem sempre priorizar a verdade e a clareza nas informações, não deve haver expressão de pontos de vista pessoais, e o foco deve estar nos comportamentos e acontecimentos observáveis e presentes.
- Obstrutivos: os pacientes são imprevisíveis e explosivos, com caraterísticas de cinismo e baixa autoestima (presentes no TPAS, TPB e transtorno da personalidade esquizotípica). O terapeuta deve mostrar-se interessado, tolerante e empático com as ideias, sentimentos e necessidades do paciente, a fim de evitar o aumento da resistência.
- Queixosos: os pacientes são inibidos, submissos, perfeccionistas, passivos e, algumas vezes, masoquistas. Frequentemente, usam estratégias de autopunição para reparação da culpa vivenciada, apresentando insatisfação constante, o que pode gerar irritação no profissional responsável pela terapia (presentes nos transtornos da personalidade evitativa e obsessivo-compulsiva). O terapeuta deve mostrar-se paciente, compreensivo e interessado.
- Dependentes: os pacientes são submissos, carentes, confiáveis, dependentes e necessitam de ajuda e afeição constantes. São fortemente sensíveis a rejeições ou críticas e apresentam muita dificuldade na prática da assertividade (presentes no transtorno da personalidade dependente). O terapeuta deve instaurar a autoconfiança por meio de *feedbacks* positivos para quaisquer ganhos evidenciados.

A TCC tem sua aplicabilidade bem-documentada no tratamento desses transtornos da personalidade, focando tanto a reestruturação cognitiva como o desenvolvimento de habilidades sociais, de enfrentamento de situações de risco e de resolução de problemas.

Qualquer diagnóstico deve ser realizado após o período de desintoxicação, visto que o estado de intoxicação prejudica a avaliação, uma vez que o comportamento do paciente pode ser atribuído a condições clínicas relativas tanto ao TUS como ao transtorno da personalidade. Neste capítulo, são abordados os transtornos da personalidade mais prevalentes que co-ocorrem com o TUS, isto é, TPAS e TPB, e nas possíveis condutas para o manejo de pacientes com esses diagnósticos.

▶ TRANSTORNO DA PERSONALIDADE ANTISSOCIAL

EXEMPLOS DE CONCEITUAÇÃO COGNITIVA E CRENÇAS E COMPORTAMENTOS QUE INTERFEREM NA TERAPIA[1]

Crenças sobre si mesmo:

"Potencialmente sou uma vítima (e se assim é, a única alternativa que tenho é vitimar)."
"Regras consideradas normais não se aplicam a mim, não tenho que segui-las."

Crenças sobre os outros:

"A maioria das pessoas vai tentar me controlar, manipular ou levar vantagem sobre mim."
"Posso usá-las a meu favor."

Regras condicionais:

"Se eu atacar ou manipular primeiro, ficarei por cima, ficarei no controle, mas se não fizer primeiro, eles me controlarão."
"Se eu agir de forma mais agressiva e rígida, conseguirei o que quero, mas se não o fizer, estarei nas mãos deles."

Estratégias compensatórias (superdesenvolvidas): mentir e manipular, levando vantagem sobre os outros, ameaçar ou atacar os outros, resistir ao controle de todas as formas e agir impulsivamente.

Estratégias compensatórias (subdesenvolvidas): cooperar com as demais pessoais, aderir ao cumprimento de regras sociais e pensar sobre as consequências do próprio comportamento.

Crenças do paciente que interferem na terapia:

"Se eu dominar o terapeuta, ele não conseguirá me controlar."
"Se eu concordar com o terapeuta, significa que ele é mais forte que eu."
"Se eu falar a verdade, ele não vai me compreender e vai me punir."
"Se eu me envolver no tratamento, não vou conseguir fazer o que realmente quero fazer."

Comportamentos do paciente que interferem na terapia: tentar intimidar, mentir e/ou tentar manipular o terapeuta e adotar uma postura de envolvimento superficial.

Pacientes com TPAS dificilmente buscam terapia por vontade própria, assim como não admitem ter problemas, logo sua chegada à terapia se dá por imposição de outras pessoas. Como resultado de suas percepções distorcidas, esses pacientes podem ver o terapeuta como alguém que faz parte de um sistema que deseja oprimi-los e, assim, mantêm-se em uma posição de defesa durante todo o tempo, apresentando, muitas vezes, mais uma resistência passiva do que um perfil intimidador. Tendem a manter o uso de substâncias durante o tratamento, minimizando os prejuízos e dando informações falsas sobre se estão ou não abstinentes. A ênfase do tratamento, além de se encontrar na questão do uso de álcool e outras substâncias, deve ser colocada também no manejo da impulsividade, do comportamento agressivo e de dificuldades no relacionamento interpessoal (que geram comportamentos de violência). Estudos evidenciam que mesmo os pacientes com comportamentos considerados de maior risco se beneficiam da intervenção cognitivo-comportamental, sendo fundamental, durante todo o processo, o encorajamento para a permanência e a completude do tratamento.[16]

O terapeuta deve:[17]

- Manter o espírito colaborativo, sendo esse o foco constante da terapia. Uma das estratégias que parecem manter a adesão do paciente com TPAS ao processo terapêutico está relacionada à maneira como o terapeuta oferece a ele estímulos, mantendo-o "entretido".
- Ficar atento para não "cair na armadilha" do paciente, que consegue sempre se desvencilhar do tema da sessão. Manter a agenda: uso de substâncias e comportamentos geradores de prejuízo.
- Deixar claro ao paciente o plano de tratamento, seus objetivos e suas razões. Informar sobre o diagnóstico dele, estabelecendo condições claras para o tratamento.
- Ser fiel ao cumprimento do horário das sessões, da política de cancelamentos, das regras dos contatos entre as sessões e da exigência da tarefa de casa.
- Considerar um contrato terapêutico que contemple um número de sessões predeterminado e uma mudança comportamental esperada.
- Estar treinado para manejar problemas de raiva, dissociação, desonestidade e dificuldade de relacionamento no contexto de uma aliança de trabalho instável.
- Ser paciente e perseverante, não levando as reações do paciente para o lado pessoal, de forma a não responder de maneira pejorativa às verbalizações com conteúdos humilhantes e hostis.
- Modelar comportamentos apropriados, mantendo fronteiras e limites, não reforçando a crença disfuncional do paciente de que ele pode viver sem ficar atento às regras.
- Quando essas intervenções são realizadas em grupo, devem ser de longa duração (ao menos 18 meses), com o foco da mudança não apenas no manejo de comportamentos ditos ofensivos ou no uso de substâncias, mas também em outros aspectos da vida.[17] Nesse caso, o profissional deve ser treinado para o manejo do grupo.

▶ TRANSTORNO DA PERSONALIDADE BORDERLINE

EXEMPLOS DE CONCEITUAÇÃO COGNITIVA E CRENÇAS E COMPORTAMENTOS QUE INTERFEREM NA TERAPIA[1]

Crenças sobre si mesmo:

"Sou mau, insignificante, não mereço ser amado. Sou anormal, sou incompetente, fraco e vulnerável. Sou uma vítima, sou desamparado."

Crenças sobre os outros:

"Os outros são fortes, potencialmente perigosos, superiores a mim, e me rejeitarão ou abandonarão."

Regras condicionais:

"Se eu evitar desafios, ficarei bem (se os aceitar, corro o risco de falhar)."
"Se eu depender dos outros, ficarei bem (mas não sobreviverei, se não for assim)."
"Se faço tudo o que os outros querem, eles ficarão comigo (mas se eu não fizer, posso ser abandonado)."
"Se eu ficar muito atento ao perigo que os outros representam para mim, posso me proteger (se não, posso sofrer)."
"Se eu punir os outros quando estou aborrecido, consigo me sentir mais fortalecido (mas se não fizer isso, vou ficar nas mãos deles)."

Estratégias compensatórias (superdesenvolvidas): desconfiar, culpar os outros, evitar desafios e depender dos outros, subjugar-se ou dominar excessivamente outras pessoas, evitar emoções negativas, praticar autoagressão quando experiencia emoções intensas.

Estratégias compensatórias (subdesenvolvidas): comparar suas necessidades com as dos outros, buscar explicações que não sejam tendenciosas para o comportamento dos outros, confiar nas pessoas, procurar acalmar-se, resolver problemas interpessoais e persistir no atingimento de metas.

Crenças que interferem na terapia:

"Só posso melhorar e sobreviver, se depender totalmente de meu terapeuta."
"Se confiar em meu terapeuta, ele me rejeitará e me abandonará, então é melhor eu rejeitá-lo primeiro."
"Se me concentrar na solução de problemas, não obterei resultados e me sentirei pior."

Comportamentos que interferem na terapia: menosprezar o profissional, confiar excessivamente nele para se sentir melhor, fazer várias chamadas de emergência durante as sessões e solicitar constantemente a aprovação do terapeuta em todas as decisões tomadas.

Pacientes com TPB tendem a agir impulsivamente, experimentando baixa tolerância à frustração, apresentando dificuldades de aprender com a experiência passada, usando substâncias como forma de lidar com o estresse e evidenciando dificuldades em estabelecer vínculos estáveis e relações confiáveis com seus cuidadores. O uso de substâncias parece estar relacionado a um padrão que mais visa a preencher uma sensação de vazio do que se expor a determinado risco (como no TPAS). Os comportamentos, no entanto, são mais destrutivos do que em qualquer outro transtorno da personalidade.

A terapia tem como objetivos[18] reduzir a impulsividade e a frequência do comportamento automutilante, promover a condição de abstinência do uso de substâncias, fortalecer o controle das emoções e a compreensão dos problemas vivenciados e seus desdobramentos.

Intervenções específicas com pacientes com TPB:[18]

- Abordagem hierárquica: identificar os problemas mais importantes a serem tratados (p. ex., questões de vida e morte, comportamentos que colocam a vida em risco, impulsos suicidas, etc.).
- Treinamento de habilidades psicossociais, habilidades de resolução de problemas, controle de contingências, reestruturação cognitiva.
- Manejo de crise: o terapeuta deve mostrar-se disponível, pois a intervenção precoce diminui a possibilidade de piora (p. ex., atender 10 a 15 minutos no telefone, desde que estabelecidos limites e acordos).
- Estabelecimento de limites: por exemplo, o paciente nunca deve comparecer às sessões intoxicado (usar de firmeza, sempre focando o comportamento inadequado, e não a pessoa).
- Intervenções combinando terapia de aceitação e compromisso (ACT; Cap. 10), terapia comportamental dialética (DBT; Cap. 12) e terapia funcional analítica indicam desfechos mais satisfatórios no tratamento desse tipo de transtorno da personalidade, ainda que a DBT seja o modelo de escolha.[19] O Capítulo 12 aborda de maneira detalhada o modelo de DBT, indicada como abordagem teórica eficaz no tratamento de pacientes com TPB.

▶ PROBLEMAS NA ADESÃO TERAPÊUTICA

Independentemente do transtorno do paciente, a falta de adesão terapêutica é um aspecto que ativa pensamentos, muitas vezes disfuncionais, no profissional da saúde. Muitos profissionais se queixam de pacientes que, apesar do conhecimento acerca dos prejuízos que têm, continuam com o mesmo comportamento, gerando ainda mais danos. Pensamentos como "não sei mais o que fazer para meus pacientes mudarem, fico muito frustrado", "às vezes tenho vergonha que contem para alguém que são meus pacientes, pois me sinto incompetente", "em alguns casos, desisto e deixo para lá, pois se quer morrer, que morra", "fiz o que pude, agora é com ele; se não quer, problema dele" geram sentimentos de impotência, indignação, frustração e, em alguns casos, o desejo de desistir do paciente.[20]

A adesão se refere ao esforço que o paciente faz no sentido de aproveitar tudo o que o tratamento pode proporcionar. Se a adesão não ocorre, há o comprometimento da aliança terapêutica, que é colaborativa. Nos tratamentos para pacientes com TUS, a adesão terapêutica tem sido vista como um desafio a ser enfrentado. Ela acontece em um processo gradual, com aumento da motivação e desenvolvimento da maturidade, e tem como consequência a afiliação. O fato de a maioria dos pacientes ter vivenciado experiências estigmatizadoras, seja em ambientes de tratamento, seja nos ambientes social ou familiar, aumenta a resistência em pedir ajuda e dificulta a expressão da empatia e a construção de uma aliança colaborativa. Nesse aspecto específico, a função da TCC, em última análise, é corrigir essa experiência.

É importante, quando se identificar uma adesão fraca durante o processo terapêutico, seja no início, seja mais adiante, que se explore as expectativas sobre o tratamento e o significado atribuído a ele, enfatizando-se que a responsabilidade pessoal e a aliança colaborativa são itens fundamentais do processo. As regras do contrato devem sempre ser reforçadas quando necessário: a importância da regularidade nos atendimentos, da pontualidade nas sessões e do compromisso de desmarcar a sessão quando não for possível o comparecimento, agendando outro horário. O terapeuta deve fornecer ao paciente cartões de visita, cartões com marcação das datas das sessões e números de telefone. O paciente pode usar recursos disponíveis nos celulares, para que o compromisso agendado não seja esquecido.[21]

FOCO NO TERAPEUTA

Até o momento, foram abordadas as crenças distorcidas apresentadas pelos pacientes difíceis, mas é importante evidenciar que o processo de contratransferência pode (e talvez deva) estar presente na relação terapêutica. Para o terapeuta, entender as próprias limitações e a própria resistência em fazer mudanças, é descobrir mais sobre si mesmo e sobre o próprio paciente, de modo que, ao perceber como o comportamento do paciente o afeta, o terapeuta é capaz de inferir como esse comportamento tem afetado outras pessoas. Os terapeutas cometem os mesmos erros de pensamento que seus pacientes. São eles:[2]

Generalizar e rotular:

"Como esse paciente não fez a atividade do plano de ação, isso quer dizer que ele é preguiçoso."

"Devo ser um completo estúpido para não ter percebido como meu paciente estava irritado."

"Nem adianta elaborar um plano de ação para ele, pacientes desse tipo não se envolvem com isso."

"Tratar pacientes com transtorno por uso de substâncias sempre dá nisso. Eles nunca melhoram."

Catastrofizar:

"Não consigo aguentar quando esse paciente resmunga."

"Esse paciente nunca vai melhorar."

"Eu nunca vou conseguir acessar esse paciente."

"Ele está procurando um erro em minha conduta, então tenho que ficar atento, porque ele vai me processar."

"Tratar pacientes que têm esse problema é difícil demais, eu nunca vou conseguir sucesso com nenhum deles."

Tirania do "eu deveria":

"Eu deveria ter previsto que ele iria recair."
"Eu deveria que ter percebido que ele iria se suicidar."
"Eu deveria ter sido mais assertivo para que ele fizesse a atividade do plano de ação."
"Eu deveria ter estudado mais e ter conseguido identificar que a recaída viria mesmo se ele não tivesse me dado muitas dicas."

Personalização:

"É minha culpa que ele ainda esteja deprimido."
"Ele recaiu porque não fiquei atento à fala dele na última sessão."
"Ele se sentiu pior durante a sessão, e não consegui fazer nada para que ele melhorasse."

Desqualificação do positivo:

"O progresso da última semana foi só uma ilusão."
"Só houve melhora porque esse era um caso fácil."

Pensamentos sobre o paciente, sobre a própria conduta ou competência como profissional, sobre o transtorno do qual trata são frequentes, se o terapeuta para para fazer uma análise minuciosa, o que nem sempre acontece. O terapeuta deve monitorar seus pensamentos automáticos durante e entre as sessões de terapia, a partir do monitoramento de seu nível de desconforto, por exemplo, quando esses pensamentos são em relação ao fato de achar que não vai conseguir atender ao paciente, que ele não vai gostar da forma como estruturou a sessão ou que a culpa da recaída do paciente é sua (terapeuta).

Geralmente, os pensamentos automáticos do terapeuta envolvem ideias como "conheço bem isso, faço meu registro de pensamentos disfuncionais de cabeça, não preciso escrever". Talvez o pensamento mais funcional poderia ser: "é verdade que consigo me sair bem em meu trabalho sem usar diariamente as ferramentas da TCC comigo mesmo. Mas qual seria a desvantagem de fazer isso? Talvez eu ganhe, aprendendo as dificuldades que os pacientes podem apresentar ao se envolverem com essa atividade". Portanto, o cuidado do terapeuta deve estar na identificação de seus pensamentos disfuncionais e da própria conceituação cognitiva.[22]

Leahy[2] propõe o Questionário de Esquema do Terapeuta, apresentado no Quadro 36.1, que pode servir como um guia para autoavaliação para os terapeutas, com base em seus pensamentos automáticos e nos processos de contratransferência.

A avaliação dos pensamentos automáticos do terapeuta em relação ao paciente, ao seu desempenho e ao tipo de transtornos que trata deve ser constante: "Quem eu gostaria que cancelasse a sessão hoje?", "Se ele faltar, não vou oferecer um horário para reposição", "Esse paciente me sobrecarrega", "Não consigo agradá-lo por mais que o faça", "O paciente tem um problema em relação a mim".

QUADRO 36.1 Questionário de Esquema do Terapeuta

Na coluna "Classificação", indique como você se sente sobre sua relação com o paciente. Não há respostas corretas ou incorretas. Tente evitar dar respostas que são desejáveis. Use uma escala em que 1 - completamente incorreto, 2 - relativamente incorreto, 3 - levemente incorreto, 4 - levemente correto, 5 - relativamente correto e 6 - completamente correto

Pressupostos	Classificação
1. Tenho que curar todos os meus pacientes.	
2. Devo sempre atingir os padrões mais altos.	
3. Meu paciente deveria fazer um excelente trabalho.	
4. Nós nunca deveríamos perder tempo.	
5. Tenho direito de ser bem-sucedido.	
6. Meus pacientes deveriam apreciar tudo o que faço por eles.	
7. Eu não deveria me sentir entediado quando faço terapia.	
8. Pacientes tentam me humilhar.	
9. Conflitos são perturbadores.	
10. Eu não deveria levantar questões que incomodarão o paciente.	
11. Se meu paciente está aborrecido com a terapia, ele pode abandoná-la.	
12. É perturbador quando os pacientes interrompem o tratamento.	
13. Posso acabar sem pacientes.	
14. Sinto-me controlado por meu paciente.	
15. Meus movimentos, meus sentimentos e o que digo estão limitados.	
16. Eu deveria ser capaz de fazer ou dizer o que desejo.	
17. Algumas vezes, me pergunto se me perderei nessa relação.	
18. Não tenho controle do ambiente ou das pessoas à minha volta.	
19. Algumas pessoas são, no fundo, más.	
20. Pessoas deverm ser punidas quando fazem coisas erradas.	
21. Frequentemente, me sinto provocado.	
22. O paciente está tentando me pegar.	
23. Tenho que me proteger daqueles que querem se aproveitar de mim ou me ofender.	
24. Quero ser querido pelo paciente.	
25. Se o paciente não está feliz comigo, significa que estou fazendo algo errado.	
26. É importante que eu goste do paciente.	

(Continua)

QUADRO 36.1 Questionário de Esquema do Terapeuta (Continuação)

Pressupostos	Classificação
27. Incomoda-me se não gosto do paciente.	
28. Deveríamos nos dar bem – quase como amigos.	
29. Quero negar pensamentos e sentimentos do paciente.	
30. Não quero dar o que eles querem.	
31. Sinto que estou retraído emocionalmente durante a sessão.	
32. Sinto que não sei o que fazer.	
33. Temo cometer erros.	
34. Pergunto-me se sou realmente competente.	
35. Algumas vezes, me sinto como se estivesse desistindo.	
36. Meu paciente está me impedindo de atingir minhas metas.	
37. Sinto-me como se estivesse perdendo tempo.	
38. Eu deveria ser capaz de atingir minhas metas nas sessões sem a interferência de meu paciente.	
39. Eu deveria satisfazer às necessidades do paciente.	
40. Eu deveria fazer meu paciente se sentir melhor.	
41. As necessidades dos pacientes geralmente têm precedência sobre as minhas.	
42. Algumas vezes, acredito que faria quase tudo para satisfazer as necessidades de meus pacientes.	
43. Sinto-me frustrado quando estou com esse paciente porque não posso expressar a forma como realmente me sinto.	
44. Acho difícil ocultar meus sentimentos.	
45. Não posso ser eu mesmo.	

Fonte: Leahy.[2]

ESTRATÉGIAS PARA TORNAR AS REAÇÕES DO TERAPEUTA MAIS FUNCIONAIS EM RELAÇÃO AOS PACIENTES DIFÍCEIS (RESISTENTES)

O aprimoramento de suas competências como terapeutas sempre tende a resolver uma parte dessa demanda. Procurar cursos de aprimoramento e envolver-se em grupos de estudo ou de supervisão são atitudes extremamente bem-vindas nessas situações.[23]

O questionamento do terapeuta a respeito dos próprios pensamentos disfuncionais também deve ser considerado um plano de ação constante para o exercício terapêutico.

O que pensa a respeito do paciente, de seu progresso, da própria atuação, do tipo de transtorno que escolheu tratar, etc., são questões que o terapeuta deve fazer a si mesmo diariamente, a fim de buscar formas mais funcionais de contemplar esses aspectos. Isso tem como consequência o desenvolvimento de expectativas mais realistas para si como pessoa e profissional, assim como para os pacientes.

Outra estratégia importante diz respeito ao treino para aumentar e melhorar a expressão de empatia e compaixão, características fundamentais na relação profissional-paciente. A compaixão pode ser entendida como uma ferramenta para promover o bem-estar do outro, e não somente a atitude de se colocar no lugar dele, e facilita a aproximação do profissional mais na direção da pessoa, e não do problema que ela tem. Empatia e compaixão devem ser melhoradas conforme o profissional aprimora suas práticas de TCCs.

Dar *feedback* constante ao paciente ajuda o terapeuta a refletir sobre o caso e a entendê-lo melhor, quando tem o retorno do *feedback* fornecido. O estabelecimento de limites, em casos de difícil manejo, pode ser obtido, de forma assertiva e com benefícios para ambos os lados, a partir de um *feedback* honesto de terapeuta para paciente.

A ênfase na melhora do autocuidado, buscando-se uma qualidade de vida mais satisfatória, o aumento de atividades prazerosas e a atenção à saúde mental e física também são estratégias importantes.

Por fim, caso o tratamento esteja comprometido em função dos aspectos relacionados anteriormente, o encaminhamento do paciente a um profissional de confiança é bem-vindo, mantendo-se a ética e o respeito ao encaminhar.

▶ CONSIDERAÇÕES FINAIS

Quando o terapeuta é abordado por um paciente que possui expectativas razoáveis a respeito do tratamento e boas referências do profissional, e que se mostra disponível para o contato, aceitando a intervenção terapêutica, a aliança começa a se construir nesse primeiro momento. A dificuldade começa quando esse mesmo paciente é forçado a comparecer ao encontro terapêutico e tem a percepção de que está sendo lesado, mostrando-se desconfiado e apresentando resistência no nível mais alto. O trabalho do terapeuta começa, então, com a construção de uma relação que vai servir de palco para que o tratamento possa acontecer.

É importante considerar que o paciente não está tão somente reagindo a uma técnica, a um modelo teórico ou a um plano de tratamento. Ele está respondendo a uma pessoa, seu terapeuta, que difere dos demais, e essa particularidade faz toda a diferença. O terapeuta deve ter o cuidado de, ao usar o modelo das TCCs, fazer uma autoavaliação, para gerar uma situação mais funcional tanto para si quanto para aqueles que o procuram.

O aperfeiçoamento constante, a prática pessoal das técnicas utilizadas no contexto terapêutico, bem como a participação em grupos de estudo ou de supervisão, são atitudes que ajudam o terapeuta no manejo de situações mais difíceis dentro da prática clínica, bem como no autocuidado da saúde mental.

REFERÊNCIAS

1. Beck JS. Terapia Cognitiva para desafios clínicos: o que fazer quando o básico não funciona. Porto Alegre: Artmed; 2007. p.328.
2. Leahy RL. Superando a Resistência em terapia cognitiva. Porto Alegre: Artmed;2008. p.370.
3. Silva EA, Costa II. Saúde mental dos trabalhadores em saúde mental: estudo exploratório com os profissionais dos Centros de Atenção Psicossocial de Goiânia/GO. Psicol Rev. 2008;14(1):83-106.
4. Nogueira Martins LM. Saúde mental dos profissionais de saúde. In: Botega NJ, organizador. Prática psiquiátrica no hospital geral: interconsulta emergência. Porto Alegre: Artmed; 2002. p.130-44.
5. Tempski P, Santos IS, Mayer FB, Enns SC, Perotta B, Paro HBMS, et al. Relationship among medical student resilience, educational environment and quality of life. PLoS ONE. 2015;10(6):e0131535.
6. Beck, JS. Terapia cognitiva: teoria e prática. Porto Alegre: Artmed; 1997.
7. Cartwright C. Transference, countertransferece and cognitive behavioural therapy. New Zea Clin Psychol. 2004;14(2):18-23.
8. Vyskocilová J, Slepecky M, Prasko J, Kotianova A, Ociskova M. Transference in cognitive behavioral therapy and its ethical implications. European Psychiat. 2015;111(1):87-98.
9. Prasko J, Diveky T, Grambal A, Kamaradova D, Mozny P, Sigmundova Z, et al. Transference and countertransference in cognitive behavioral therapy. Biomed Pap Med Univ Palacky Olomouc Czech Repub. 2010;154(3):189-97.
10. Hasin D, Fenton MC, Skodol A, Krueger R, Keyes K, Geier T, et al. Personality disorders and the 3-year course of alcohol, drug and nicotine use disorders. Arch Gen Psychiatry. 2011;68(11):1158-67.
11. Haase JM. Co-ocurring antisocial personality disorder and substance use disorder: treatment interventions. Graduate J Couns Psychol. 2009;1(2).
12. López Durán A, Becoña Iglesias E. Patterns and personality disorders in persons with: cocaine dependence treatment. Psicothema. 2006;18(3):578-83.
13. Lewis CF. Substance use and violent behavior in women with antisocial personality disorder. Behav Scienc Law. 2011;29(5):667-76.
14. Sansone, RA, Sansone LA. Substance use disorders and borderline personality. Innov Clin Neurosci. 2011;8(9):10-3.
15. Rangé B. Relação terapêutica. In: Rangé B. Psicoterapia comportamental e cognitiva de transtornos psiquiátricos. Campinas: Psy; 1998.
16. National Institute for Health and Clinical Excellence: Guidance. Antisocial personality disorder: treatment, management and prevention. Leicester: British Psychological Society; 2010.
17. Beck AT, Freeman A, Davis DD. Terapia cognitiva dos transtornos da personalidade. Porto Alegre: Artmed; 2005.
18. Linehan M. Vencendo o transtorno da personalidade borderline com a terapia cognitivo-comportamental. Porto Alegre: Artmed; 2010.
19. Cunha OR, Vandenberghe L. O relacionamento terapeuta-cliente e o transtorno da personalidade borderline. Rev Bras Terapia Comportamental Cognitiva. 2016;18(1):72-86.
20. Malagris LEN, Almeida RA. Psicologia da Saúde e terapia cognitivo comportamental: teorias, implicações e práticas. In: Federação Brasileira de Terapias Cogntivas, Neufeld CB, Falcone EMO, Rangè B, organizadores. PROCOGNITIVA: Programa de Atualização em Terapia Cognitivo Comportamental: Ciclo 2. Porto Alegre: Artmed Panamericana; 2015. p.97-156.
21. Kouimtsidis C, Reynolds M, Drummond C, Davis P, Tarrier N. Cognitive-behavioural therapy in the treatment of addiction: a treatment planner for clinicians. New York: John Wily and Sons; 2007. p.84
22. Beck JS. Terapia cognitivo-comportamental: teoria e prática. Porto Alegre: Artmed; 2013.

ÍNDICE

A
Abordagem BRENDA, 291
  estratégia de intervenção
    psicossocial, 291
  dependência de substâncias,
    291
  aplicação, 300
  apoio empírico, 294
    aconselhamento diretivo
      ao paciente, 297
    avaliação biopsicossocial,
      294
    avaliação reações/
      respostas, 298
    empatia para
      compreender a situação
      do paciente, 295
    necessidade colaborativa
      pelo paciente e
      profissional da saúde,
      296
    relatório dos resultados da
      avaliação, 295
Abordagens atuais das
  terapias cognitivo-
  comportamentais, 80
  fundamentos e implicações para
    a intervenção, 80
Abstinência, 36
  efeitos do uso agudo e crônico,
    36
  Sintomas, 36
Análise funcional, 383, 384
  avaliação inicial, 385

C
comorbidades, 54
  transtornos por uso de
    substâncias, 3
  esquizofrenia, 57
  transtorno da personalidade,
    63
  transtorno de ansiedade, 64
  transtorno de déficit de
    atenção/hiperatividade,
    60
  transtorno do humor, 62
  transtornos alimentares, 65
Conceituação cognitiva, 383, 394
  dados levantados, 394
  plano de tratamento, 394
Crianças e adolescentes com
  transtorno por uso de
  substâncias, tratamento,
  589, 591
  evidências na prática clínica, 594
  modelo de intervenção, 595
  principais desafios, 597

D
Dependência química, 1
  aplicações da abordagem
    BRENDA como
    intervenção, 291
  classificação das substâncias
    psicoativas, 25
  efeitos do uso agudo e crônico e
    sintomas de abstinência,
    36
  entrevista motivacional no
    tratamento, 305
  modelo cognitivo de Aaron
    Beck, 102
  técnicas e terapias
    comportamentais
    aplicadas ao tratamento,
    365
  terapia cognitiva processual, 256
  terapias cognitivo-
    comportamentais no
    tratamento, 305
  transtornos por uso de
    substâncias, 3
    critérios diagnósticos, 14
    principais comorbidades
      associadas, 54
  terapia cognitivo-
    comportamental de
    casais, 644
  terapia cognitivo-
    comportamental em
    grupo, 625
  terapia cognitivo-
    comportamental
    familiar, 644
  terapia cognitivo-
    comportamental
    tratamento de crianças e
    adolescentes, 589
  terapia cognitivo-
    comportamental
    tratamento de idosos,
    616
  terapia cognitivo-
    comportamental
    tratamento de mulheres,
    600
  terapia comportamental
    dialética, 171

E
Entrevista motivacional, 305
  combinada com terapia
    cognitivo-
    comportamental, 306
  desenvolvimento e definição,
    307
  habilidades de comunicação,
    310
  estilo, 312
  fala de mudança (*chage talk*),
    317
  metodologia, 314
    afirmação, 315
    informações, 317
    perguntas abertas, 314
    refletir, 315
    resumir, 316
  prática, 310

processos, 313
  engajamento, 313
  evocação, 314
  foco, 313
  planejamento, 314
tratamento da dependência de substâncias, 305
Estrutura das sessões, 381
  análise funcional, 383
  conceituação cognitiva, 383
  formulação de caso, 383
  temas centrais, 402
    atividades prazerosas em um dia típico, 465
    categorias do comportamento assertivo, 458
    como lidar com as preocupações, 464
    comportamento assertivo, álcool e outras substâncias, 428
      estrutura da sessão, 429
      objetivos da sessão, 429
      observações importantes, 429
      plano de ação, 431
      referencial teórico, 428
    construção e manutenção da motivação para mudança, 404
      estrutura da sessão, 405
      objetivos da sessão, 404
      observações importantes, 404
      plano de ação, 408
      referencial teórico, 404
    crenças tradicionais *versus* direitos legítimos, 456
    diário de automonitoramento, 450
    ensaio comportamental, 457
    escala de avaliação da fissura de cigarro, 453
    escala de avaliação da fissura de cocaína, 452
    escala de avaliação da fissura de maconha, 451
    estilo de vida, 433
      estrutura da sessão, 434
      objetivos da sessão, 434
      observações importantes, 434
      plano de ação, 436
      referencial teórico, 433
    experimento comportamental, 466

    identificando decisões aparentemente irrelevantes, 449
    inventário de comportamentos de enfrentamento, 447
    inventário de estratégias de enfrentamento, 461
    lidando com a fissura, 454
    manejo da angústia, aumento de atividades prazerosas, 437
      estrutura da sessão, 438
      objetivos da sessão, 437
      observações importantes, 438
      plano de ação, 438
      referencial teórico, 437
    manejo da fissura, 418
      estrutura da sessão, 419
      objetivos da sessão, 418
      observações importantes, 419
      plano de ação, 421
      referencial teórico, 418
    manejo do pensamento, álcool e outras substâncias, 425
      estrutura da sessão, 427
      objetivos da sessão, 426
      observações importantes, 427
      plano de ação, 428
      referencial teórico, 425
    mitos e verdades sobre o uso de álcool e outras substâncias, 446
    passos para a resolução de problemas, 460
    planejamento geral para lidar com emergências, 467
    prevenção de recaída, alto risco, 411
      estrutura da sessão, 412
      conhecendo a recaída, 412
      desenvolvendo estratégias de enfrentamento, 414
      identificando SARs, 414
      lidando com decisões irrelevantes, 415
      objetivos da sessão, 411
      observações importantes, 412
      plano de ação, 417
      referencial teórico, 411
    psicoeducação, sessão informativa, 409
      estrutura da sessão, 410

      objetivos da sessão, 409
      observações importantes, 409
      plano de ação, 410
      referencial teórico, 409
    recuperar de um lapso, 421
      estrutura da sessão, 423
      objetivos da sessão, 422
      observações importantes, 422
      plano de ação, 424
      referencial teórico, 421
    relaxamento muscular ou relaxamento progressivo de Jacobson, 455
    resolução de problemas, conflitos, tomada de decisões, 431
      estrutura da sessão, 432
      objetivos da sessão, 432
      observações importantes, 432
      plano de ação, 433
      referencial teórico, 431
    situações de crise e emergência, 439
      estrutura da sessão, 439
      objetivos da sessão, 439
      plano de ação, 439
      referencial teórico, 439
    tratamento e estabilidade, 440
      estrutura da sessão, 441
      objetivos da sessão, 441
      observações importantes, 441
      plano de ação, 442
      referencial teórico, 440
    treino de resolução de conflitos, 460
  temas específicos, 468, 469
    autoconfiança e autoestima, 478
      estrutura da sessão, 480
      objetivos da sessão, 479
      observações importantes, 479
      plano de ação, 481
      referencial teórico, 478
    automonitoramento dos sintomas depressivos, 497
    dificuldades nos relacionamentos familiares e pessoais, 481
      estrutura da sessão, 483
      objetivos da sessão, 482

observações importantes, 482
plano de ação, 484
referencial teórico, 481
escala da depressão de Hamilton, 493
escala de autoestima de Rosenberg, 501
estratégia ACALME-SE, 499
experiências traumáticas e de abuso, 477
estrutura da sessão, 477
objetivos da sessão, 477
plano de ação, 478
referencial teórico, 477
manejo da impulsividade e da raiva, 487
estrutura da sessão, 488
objetivos da sessão, 488
observações importantes, 488
plano de ação, 489
referencial teórico, 487
manejo da ansiedade, 474
estrutura da sessão, 475
objetivos da sessão, 475
plano de ação, 476
referencial teórico, 474
manejo do humor, depressão, 470
estrutura da sessão, 472
objetivos da sessão, 470
observações importantes, 472
plano de ação, 473
referencial teórico, 470
mapeamento das relações familiares, 502
post-traumatic stress disorder checklist – civilian Version, 499
problemas de sono, 484
estrutura da sessão, 486
objetivos da sessão, 486
observações importantes, 486
plano de ação, 487
referencial teórico, 484
termômetro da raiva, 504
terapia cognitivo-comportamental aplicada, 507, 528, 544, 554, 571, 589, 600, 616, 625, 644, 661
em grupo para tratamento dos transtornos por uso de substâncias, 625

pacientes difíceis ou resistentes, 661
tratamento de crianças e adolescente por uso de substâncias, 589
tratamento de idosos por uso de substâncias, 616
tratamento de mulheres por uso de substâncias, 600
tratamento de pacientes com transtorno por uso de álcool, 507
tratamento de pacientes com transtorno por uso de maconha, 528
tratamento de pacientes com transtorno por uso de cocaína/*crack*, 544
tratamento de pacientes com transtorno por uso de benzodiazepínicos, 554
tratamento de pacientes com transtorno por uso de metanfetaminas, 554
tratamento de pacientes com transtorno por uso de tabaco, 571
Evolução, 73
terapias cognitivo-comportamentais, 73

F

Formulação de caso, 283, 391
caso clínico, 392
dados levantados, 394
plano de tratamento, 394

G

Grupo, terapia cognitivo-comportamental, 625
transtorno por uso de substâncias, tratamento, 625
abordagens utilizadas, 626
terapia cognitivo-comportamentais, 627
diferenças entre cognitivos-comportamentais e práticas populares de mútua ajuda, 638
intervenções, 629
avaliação, contato individual antes do grupo, 632
coesão, 630
contrato terapêutico, regras, 632

discussões alternadas, 631
foco na atividade de cada sessão, 631
foco nos objetivos específicos de cada sessão, 631
planos de ação, 631
pontos em comum, 630
temas e estrutura das sessões, 634
modalidades, estruturação e funcionamento, 635
envolvimento e motivação, 635
grupo terapêutico, 635
grupos abertos, 636
grupos fechados, 636
grupos heterogêneos e homegêneos, 637
prevenção de recaída, 626
psicoeducação, 635
treinamento de habilidades, 635
papel do terapeuta, 639
coterapeuta, 640
utilização em diversas abordagens e patologias, 626

H

História, 73
terapias cognitivo-comportamentais, 73

I

Idosos com transtorno por uso de substâncias, tratamento, 616
avaliação e planejamento da intervenção, 619
evidências, 619
temas centrais, 620
Intervenção em crise, 322
terapia cognitivo-comportamental, 322
articulação do modelo cognitivo e modelo R-SSCI para TUS, 327
conceitos, 323
crise, 323
teoria da crise, 324
modelo de intervenção, 325
cognitivo, 325
sete estágios de Roberts, 325
transtorno por uso de substâncias, 326

proposta de intervenção com modelo R-SSCI para TUS, 328
aconselhamento e orientação familiar, 336
conceitualização cognitiva, 337
estado de transcrise (pós-crise), 332
hospital-dia, 333
implementação do plano de ação, 333
psicoterapia de grupo, 335
psicoterapia individual, 335
pontos de transcrise, 328
alternativas de plano de ação pós-crise, 332
avaliar letalidade, 328
engajamento do paciente, 329
estabelecer *rapport*, 329
estado mental do paciente, 328
explorar alternativas, 331
explorar emoções, 331
explorar pensamentos disfuncionais, 331
explorar sentimentos, 331
identificar o problema, 330
necessidade de segurança, 328
R-SSCI: *follow-up*, 337
ressocialização e reinserção social, 336

M

Mindfulness e terapia cognitivo-comportamental na prevenção de recaída, 213, 217
comportamentos dependentes, 214
fissura e afetos negativos, 215
"piloto automático", 218
Programa de prevenção, 219, 221
Modelo cognitivo de Aaron Beck, 102
dependência química, 102
crenças, pensamentos automáticos e conceituação cognitiva, 108
esquemas e crenças, 104
estratégia compensatória, 106
pensamentos automáticos, 106
princípio básico, 103

intersecção com modelos biológico e social, 112
Mulheres com transtorno por uso de substâncias, 600
características clínicas, 602
complicações físicas, 604
epidemiologia, 602
modelos de tratamento, 605

O

Origens das abordagens cognitivo-comportamentais, 74

P

Pacientes com transtorno por uso de álcool, tratamento, 507
etapa final, 522
prevenção de recaída, 523
baseada em *mindfulness*, 523
rede de apoio social e familiar, 524
terapia cognitivo-comportamental em grupo, 524
treinamento de habilidades, 523
etapa inicial, 509
avaliação, 510
anamnese, 510
avaliação laboratorial e *feedback*, 511
avaliação neuropsicológica, 512
comorbidades, 513
instrumentos para avaliação, 511
motivação para mudar o comportamento, 513
desintoxicação, 514
psicoeducação, 514
etapa intermediária, 515
automonitoramento, 518
estratégias de enfrentamento, 519
intervenções comportamentais, 520
manejo de contingências, 520
mudança de estilo de vida, 521
plano de metas, 522
reconhecimento de "gatilhos", 515
reestruturação cognitiva, 518
Pacientes com transtorno por uso de benzodiazepínicos

e metanfetaminas, tratamento, 554
abstinência, 557
benzodiazepínicos, 555
metanfetaminas, 560
consequências do uso repetido, 563
mecanismo de ação, 562
tratamento, 558, 564
entrevista motivacional, 566
farmacoterapia, 558
manejo de contingências, 566
prevenção de recaída, 567
terapia cognitivo-comportamental, 565
terapias não farmacológicas, 558
Pacientes com transtorno por uso de cocaína/*crack*, tratamento, 544, 545
evidências de eficácia, 548
hábitos alimentares, 550
prejuízos cognitivos, 547
técnicas de abordagem e manejo, 549
Pacientes com transtorno por uso de maconha, tratamento, 528
novas formas de uso, 530
perfil do usuário, 533
pesquisas, 537
prevalência do uso de maconha, 529
problemas relacionados ao uso, 531
psicoterapias, 534
uso medicamentoso da *Cannabis*, 531
Pacientes com transtorno por uso de tabaco, tratamento, 571
abordagem intensiva, 578
entrevista de avaliação, 578
tratamento individual ou em grupo, 579
evidências de eficácia, 574
manutenção, 586
modelo da estrutura das sessões, 581
tema central, benefícios, 586
procedimentos, 586
tema central, manter abstinência e evitar situações de risco, 585
procedimentos, 585

tema central, por que se fuma e como afeta a saúde, 581
    procedimentos, 581
tema central, primeiros dias sem fumar, 582
    procedimentos, 582
tema central, vencer obstáculos, 583
    procedimentos, 584
modelo de intervenção breve, 575
    acompanhar, 577
    aconselhar/preparar, 577
    perguntar/avaliar, 575
    tratamento, 578
Pacientes difíceis ou resistentes, 661
terapia cognitivo-comportamental, 661
    adesão terapêutica, problemas, 668
    estratégias funcionais, 672
    foco no terapeuta, 669
    saúde mental entre profissionais da saúde, 662
    transferência e contratransferência, 663
    transtorno da personalidade antissocial, 665
        comportamentos que interferem na terapia, 665
        conceituação cognitiva, 665
        crenças, 665
    transtorno da personalidade borderline, 667
        comportamentos que interferem na terapia, 667
        conceituação cognitiva, 667
        crenças, 667
Prevenção de recaída, 187
    alicerces, 191
    decisões aparentemente irrelevantes, 195
    modelo dinâmico de recaída, 197
    modelo linear, 192
        mudança no estilo de vida, 194
    situações de alto risco, 191
    efetividade da técnica e novas fronteiras, 198
    fatores que influenciam, 190

lapso, 188
mindfulness e terapia cognitivo-comportamental, 213, 217
processo de mudança, 188
recaída, 188
Princípios e práticas das abordagens cognitivo-comportamentais, 76
Princípios teóricos, 73
    terapias cognitivo-comportamentais, 73

S

Sintomas de abstinência, 36, 37
    efeitos agudos e crônicos do uso de substâncias, 37
    álcool, 37
        complicações clínicas, 38
        efeitos agudos e crônicos, 38
        síndrome de abstinência, 38
    anabolizantes, 39
        efeitos e riscos à saúde, 39
    anfetaminas, 40
        efeitos agudos, 40
        riscos à saúde, 41
    benzodiazepínicos, 45
        efeitos agudos e crônicos e riscos à saúde, 46
        síndrome de abstinência, 46
    cocaína e *crack*, 41
        efeitos agudos, 42
        efeitos crônicos, 42
        síndrome de abstinência, 43
    drogas sintéticas, 49
        designer drugs ou *club drugs*, 49
    inalantes tranquilizantes, 51
        efeitos agudos, 52
        efeitos crônicos, 52
    maconha, 43
        efeitos agudos e crônicos, 43
        riscos à saúde, 44
        sintomas de abstinência, 44
    nicotina, 44
        efeitos agudos e crônicos e riscos à saúde, 45
        síndrome de abstinência, 45
    opioides, 47
        complicações, 48
        efeitos agudos e crônicos e riscos à saúde, 47
        síndrome de abstinência, 48
        tipos de opioides, 47
    efeitos do uso agudo e crônico, 36

Substâncias psicoativas, 25
    aspectos básicos da neurobiologia, 26
    classificação, 25
        de acordo com a forma de apresentação, 31
        de acordo com aspectos jurídicos, 33
        de acordo com os efeitos, 28
        alucinógenos, 30
        depressores, 29
        estimulantes, 28
        opioides, 31

T

Técnicas cognitivas, 341, 343
    eficácia no tratamento dos transtornos por uso de substâncias, 361
    escolha das técnicas, 344
        estratégias não refinadas, 345
        atividades e contatos de apoio, 346
        biblioterapia, 350
        cartões de enfrentamento, 348
        distração, 345
        material psicoeducacional, 350
        psicoeducação, 350
    estratégias refinadas, 350
        ensaio cognitivo, 355
        método socrático, 350
        questionamento socrático, 350
        reatribuição, 357
        seta descendente, 358
        questionamento de crenças intermediárias e centrais, 358
        questionamento de regras condicionais, 358
Técnicas comportamentais, 363
    tratamento da dependência química, 365
        manejo de contingências, 374
            aplicação, 376
            no Brasil, 377
            perspectiva teórica, 374
            princípios práticos, 375
            resultados obtidos, 376
        terapia comportamental de casal, 367
            perspectiva teórica, 367
            princípios práticos, 367
            indicação do tratamento, 367

procedimentos gerais, 368
resultados obtidos, 369
tratamento por reforço
   comunitário, 370
   perspectiva teórica, 371
   princípios práticos, 372
      abstinência, 372
      análise funcional do
         padrão de uso, 372
      inclusão de pessoa no
         tratamento, 373
      motivação parar de usar
         substâncias, 372
      reforçadores positivos, 372
   resultados obtidos, 373
Temas centrais, 402
   estrutura das sessões, 402
   atividades prazerosas em um
      dia típico, 465
   categorias do comportamento
      assertivo, 458
   como lidar com as
      preocupações, 464
   comportamento assertivo,
      álcool e outras
      substâncias, 428
      estrutura da sessão, 429
      objetivos da sessão, 429
      observações importantes, 429
      plano de ação, 431
      referencial teórico, 428
   construção e manutenção
      da motivação para
      mudança, 404
      estrutura da sessão, 405
      objetivos da sessão, 404
      observações importantes,
         404
      plano de ação, 408
      referencial teórico, 404
   crenças tradicionais *versus*
      direitos legítimos, 456
   diário de automonitoramento,
      450
   ensaio comportamental, 457
   escala de avaliação da fissura
      de cigarro, 453
   escala de avaliação da fissura
      de cocaína, 452
   escala de avaliação da fissura
      de maconha, 451
   estilo de vida, 433
      estrutura da sessão, 434
      objetivos da sessão, 434
      observações importantes,
         434

plano de ação, 436
referencial teórico, 433
experimento comportamental,
   466
identificando decisões
   aparentemente
   irrelevantes, 449
inventário de comportamentos
   de enfrentamento, 447
inventário de estratégias de
   enfrentamento, 461
lidando com a fissura, 454
manejo da angústia, aumento
   de atividades prazerosas,
   437
   estrutura da sessão, 438
   objetivos da sessão, 437
   observações importantes,
      438
   plano de ação, 438
   referencial teórico, 437
manejo da fissura, 418
   estrutura da sessão, 419
   objetivos da sessão, 418
   observações importantes,
      419
   plano de ação, 421
   referencial teórico, 418
manejo do pensamento, álcool
   e outras substâncias, 425
   estrutura da sessão, 427
   objetivos da sessão, 426
   observações importantes, 427
   plano de ação, 428
   referencial teórico, 425
mitos e verdades sobre o
   uso de álcool e outras
   substâncias, 446
passos para a resolução de
   problemas, 460
planejamento geral para lidar
   com emergências, 467
prevenção de recaída, alto
   risco, 411
   estrutura da sessão, 412
   conhecendo a recaída, 412
   desenvolvendo estratégias
      de enfrentamento, 414
   identificando SARs, 414
   lidando com decisões
      irrelevantes, 415
   objetivos da sessão, 411
   observações importantes,
      412
   plano de ação, 417
   referencial teórico, 411

psicoeducação, sessão
   informativa, 409
   estrutura da sessão, 410
   objetivos da sessão, 409
   observações importantes, 409
   plano de ação, 410
   referencial teórico, 409
recuperar de um lapso, 421
   estrutura da sessão, 423
   objetivos da sessão, 422
   observações importantes,
      422
   plano de ação, 424
   referencial teórico, 421
relaxamento muscular ou
   relaxamento progressivo
   de Jacobson, 455
resolução de problemas,
   conflitos, tomada de
   decisões, 431
   estrutura da sessão, 432
   objetivos da sessão, 432
   observações importantes,
      432
   plano de ação, 433
   referencial teórico, 431
situações de crise e
   emergência, 439
   estrutura da sessão, 439
   objetivos da sessão, 439
   plano de ação, 439
   referencial teórico, 439
tratamento e estabilidade, 440
   estrutura da sessão, 441
   objetivos da sessão, 441
   observações importantes,
      441
   plano de ação, 442
   referencial teórico, 440
treino de resolução de
   conflitos, 460
Temas específicos, 468, 469
estrutura das sessões, 468
   autoconfiança e autoestima,
      478
      estrutura da sessão, 480
      objetivos da sessão, 479
      observações importantes, 479
      plano de ação, 481
      referencial teórico, 478
   automonitoramento dos
      sintomas depressivos,
      497
   dificuldades nos
      relacionamentos
      familiares e pessoais, 481

estrutura da sessão, 483
objetivos da sessão, 482
observações importantes, 482
plano de ação, 484
referencial teórico, 481
escala da depressão de
    Hamilton, 493
escala de autoestima de
    Rosenberg, 501
estratégia ACALME-SE, 499
experiências traumáticas e de
    abuso, 477
    estrutura da sessão, 477
    objetivos da sessão, 477
    plano de ação, 478
    referencial teórico, 477
manejo da impulsividade e da
    raiva, 487
    estrutura da sessão, 488
    objetivos da sessão, 488
    observações importantes,
        488
    plano de ação, 489
    referencial teórico, 487
manejo da ansiedade, 474
    estrutura da sessão, 475
    objetivos da sessão, 475
    plano de ação, 476
    referencial teórico, 474
manejo do humor, depressão,
    470
    estrutura da sessão, 472
    objetivos da sessão, 470
    observações importantes,
        472
    plano de ação, 473
    referencial teórico, 470
mapeamento das relações
    familiares, 502
*post-traumatic stress disorder
    checklist – civilian
    Version*, 499
problemas de sono, 484
    estrutura da sessão, 486
    objetivos da sessão, 486
    observações importantes,
        486
    plano de ação, 487
    referencial teórico, 484
termômetro da raiva, 504
Teoria analítico-comportamental,
    115
Conceito de normalidade, 117
psicopatologia, 117
Teoria e terapia cognitivo-
    comportamental, 87

antecedentes históricos, 88
conceito de dependência, 119
    parâmetros da cultura, 119
    processos respondentes, 120
emergência, 89
esquemas e crenças, 93
estrutura das sessões, 98
estrutura do processo clínico,
    98
flexibilidade cognitiva como
    objetivo terapêutico, 97
hipótese de vulnerabilidade
    cognitiva, 93
interação entre os processos
    respondentes, 124
    abstinência, 124
    overdose, 124
    processos operantes de
        tolerância, 124
    procura ativa pela substância,
        124
    recaída, 124
modelo cognitivo de
    processamento de
    informação, 91
    fluxograma, 91
modelo cognitivo de
    psicopatologia, 93
modelo comportamental para os
    excessos, 128
    comportamento adjuntivo, 128
modelo de discriminação e
    generalização de uso de
    substâncias, 129
objetivos e fases do processo
    clínico, 95
    intervenção estrutural, 96
    intervenção funcional, 95
premissas do processo
    terapêutico, 97
princípio básico e pensamentos
    automáticos, 92
sistema de psicoterapia, 90
visão naturalista da dependência
    de substâncias, 118
Terapia cognitiva processual, 256
    dependência química, 256
    conceituação do caso, 258
    processo, 271
        descrição, 271
        uso, 278
        possíveis problemas, 288
    role-play consensual, 260
        descrição, 260
        uso, 262
        possíveis problemas, 270

Terapia cognitivo-comportamental
    das habilidades sociais e
    de enfrentamento, 203
    de situações de risco, 203
    habilidades sociais e de
        enfrentamento, 206
    transtornos por uso de
        substância, 206
    teoria das habilidades sociais,
        204
        conceitos centrais, 204
Terapia cognitivo-comportamental
    familiar, 644
    tratamento dos transtornos por
        uso de substâncias, 644
    intervenção e terapêutica, 645
    modalidades de intervenções,
        646
        CRAFT, aplicação prática,
            649
            atividades prazerosas, 652
            comportamento agressivo
                do usuário, 651
            consequências negativas
                como motivação, 652
            feedback, 654
            habilidades de
                comunicação, 651
            membros da família,
                entrevista, 651
            motivação para mudança
                e reestruturação de
                crenças, 649
            paciente usuário,
                tratamento, 653
            participantes e programa,
                649
            qualidade de vida, 652
            sobriedade e abstinência,
                651
            violência doméstica do
                usuário, 651
        para familiares de indivíduos
            com TUS, 648
Terapia comportamental de casais,
    644, 654
    tratamento dos transtornos por
        uso de substâncias, 644,
        655
    aplicação prática, 655
Terapia comportamental dialética,
    171
    transtornos por uso de
        substâncias, 171
        aplicabilidade, 172
        efetividade, 181

panorama, 173
   estágios do tratamento, 176
   estrutura de tratamento, 176
   modelo biossocial, 173
   objetivos terapêuticos, 175
   teoria dialética, 174
   treinamento de habilidades, 177
      antecipar-se, 180
      mente lúcida, 178
      mindfulness, 180
      "queimando pontes" e construindo novas, 179
      Rebelião alternativa e negação adaptativa, 180
      reforço de grupo, 179
      "surfando" na fissura, 180
      tolerância ao mal-estar, 178
Terapia de aceitação e compromisso, 133
   flexibilidade psicológica, 135
   intervenções, 137
      complementares, 146
      mindfulness e *self* como contexto, 146
      metáfora do tabuleiro de xadrez, 146
      observador, 147
      controle, 138
      metáfora da microfonia, 141
      metáfora do bolo de chocolate, 141
      desesperança criativa, 138
      serviço dos valores, 150
      exercício do herói, 153
      role-play do funeral, 152
      sofrimento, 142
      aceitação, 142
      desfusão, 142
      exercício dos rótulos com olho no olho, 144
      role-play da metáfora do ônibus, 143
      abrindo mão da luta, 144
      dirigir o ônibus, 144
      luta com os passageiros, 143
      motorista se compromete com passageiros, 144
Terapia focada na compaixão, 158
   compaixão, conexão social e bem-estar, 160

compaixão e uso de álcool, 166
estudo de caso, 167
   terapia focada na compaixão, 168
mudança, 164
neurobiologia da compaixão, 165
origens, 159
passos para o treino da compaixão, 161
relação terapêutica, 161
três sistemas de regulação emocional, 162
Terapia focada no esquema, 226
   avaliação empírica com duplo foco, 251
   conceito de esquema, 227
   domínios de esquemas mal-adaptativos precoces, 230
   duplo foco, 248
   exemplo de caso, 249
   esquemas culturais, 228
   estilos e respostas de enfrentamento mal-adaptativos, 231
   estratégias terapêuticas, 232
   uso de inventários, 232
   modos, 231
   obstáculos à percepção, 227
   origem dos esquemas, 230
   self espiritual, 252
   terapia de aceitação e compromisso, 252
   transtornos por uso de substâncias, 247
Terapias cognitivo-comportamentais, 71
   Aplicações da abordagem BRENDA como intervenção, 291
   dependência química e modelo de Aaron Beck, 102
   enfrentamento de situações de risco, 203
   entrevista motivacional no tratamento, 305
   evolução, 73
   habilidades sociais, 203
   história, 73
   intervenção em crise, 322
   prevenção de recaída, 187
   mindfulness, 213

princípios teóricos, 73
teoria, 87
teoria analítico-comportamental, 115
terapia comportamental dialética, 171
terapia de aceitação e compromisso, 133
terapia focada na compaixão, 158
terapia focada no esquema, 226
terapia processual, 256
Transtornos por uso de substâncias, 3
   comorbidades, 54
   esquizofrenia, 57
   transtorno da personalidade, 63
   transtorno de ansiedade, 64
   transtorno de déficit de atenção/hiperatividade, 60
   transtorno do humor, 62
   transtornos alimentares, 65
conceitos sobre o consumo, 9
   abuso ou uso nocivo, 9
   dependência, 9
   uso, 9
conceituação, 3
critérios para diagnóstico, 14, 17
   CID-10, 19
   conceito de dependência química, 15
   diagnóstico, 16
   dependência, 17
   transtorno por uso de substâncias, 19
   uso nocivo, 18
   DSM-5, 22
diagnóstico, 10
   segundo CID-10, 11
   segundo DSM-5, 11
modelos teóricos, 3, 5
   biológico, 8
   biopsicossocial, 8
   degenerescência neurológica, 6
   espiritual, 6
   moral, 5
   psicológico, 7
   temperança ou sobriedade, 6